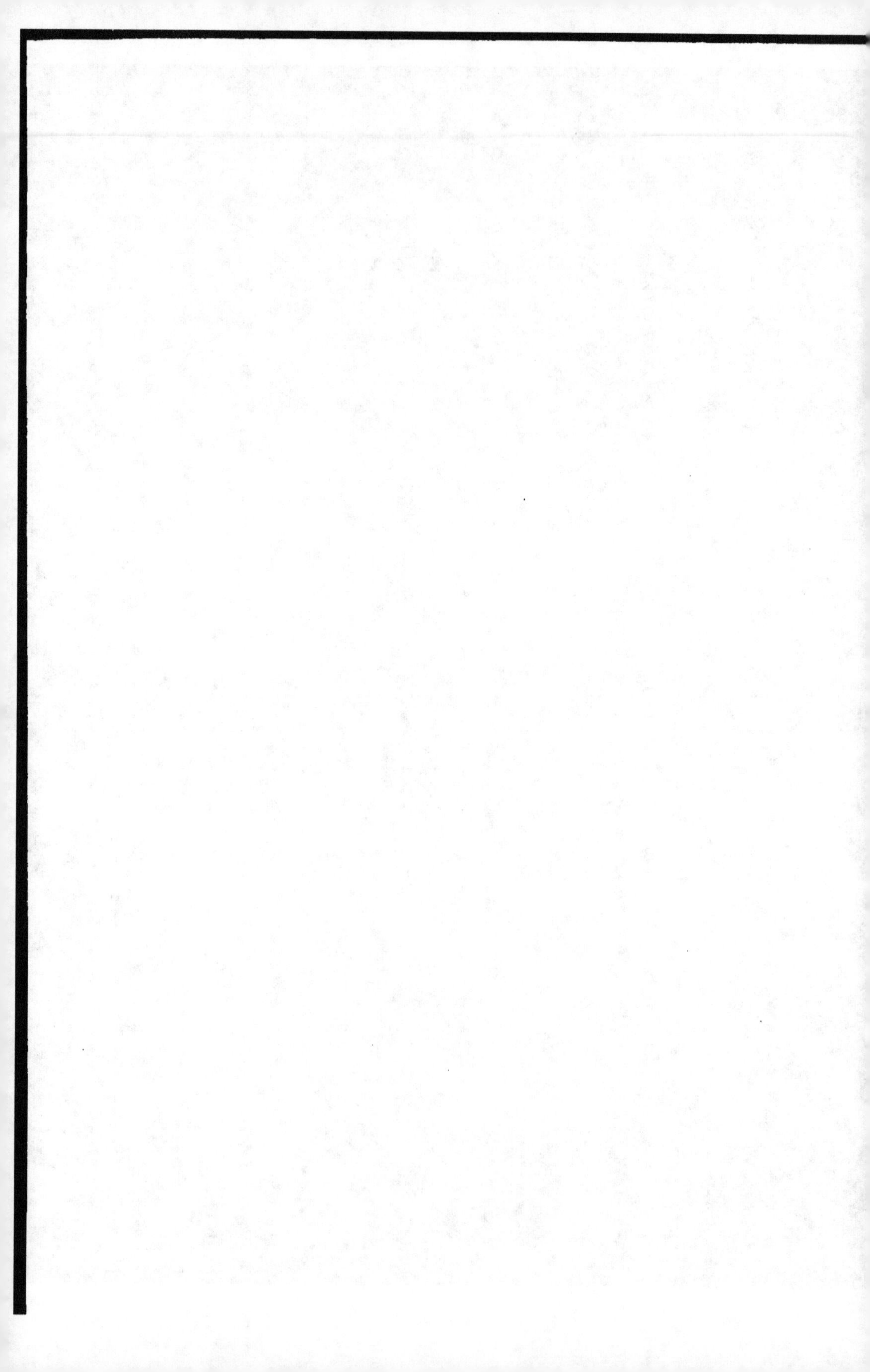

XV

ÉGOUTS ET VIDANGES
ORDURES MÉNAGÈRES
CIMETIÈRES

LISTE DES COLLABORATEURS

ACHALME — Directeur du Laboratoire colonial de l'École des Hautes-Études.

ADAM (Paul) — Inspecteur principal des établissements classés à la Préfecture de Police.

ALLIOT — Médecin des troupes coloniales.

ANTHONY — Secrétaire de la Société d'anthropologie.

BEZANÇON — Professeur agrégé à la Faculté de médecine de Paris, médecin de l'Hôpital de la Charité.

BLUZET — Insp. g^{al} des Services administratifs du Ministère de l'Intérieur.

BONJEAN — Chef du Laboratoire du Conseil supérieur d'hygiène.

BOREL — Directeur de la IIe Circonscription sanitaire maritime.

BOULAY — Ancien interne des Hôpitaux de Paris.

BOULIN — Inspecteur divisionnaire du travail.

BROUARDEL (G.) — Médecin des Hôpitaux de Paris.

BROUARDEL (P.) — Professeur à la Faculté de médecine de Paris, membre de l'Institut et de l'Académie de médecine.

CALMETTE — Directeur de l'Institut Pasteur de Lille, professeur à la Faculté de médecine de Lille.

CHANTEMESSE — Professeur d'hygiène à la Faculté de médecine de Paris, médecin de l'Hôtel-Dieu, membre de l'Académie de médecine.

CLARAC — Médecin principal du Service de Santé des troupes coloniales. Direct. de l'École du Service de santé des troupes coloniales.

COURMONT (J.) — Professeur d'Hygiène à la Faculté de médecine de Lyon.

COURTOIS-SUFFIT — Médecin en chef des Manufactures de l'État.

DE JONG (Israel) — Ancien interne des Hôpitaux de Paris.

DOPTER — Professeur agrégé à l'École du Val-de-Grâce.

DUCHATEAU — Directeur du Service de Santé de la Marine, à Lorient.

DUPRÉ (E.) — Professeur agrégé à la Faculté de médecine de Paris, médecin de l'hospice La Rochefoucauld.

FONTOYNONT — Professeur à l'École de médecine de Tananarive.

GENEVRIER — Ancien interne des Hôpitaux de Paris.

IMBEAUX — Ingénieur des Ponts et Chaussées, directeur du Service municipal de Nancy.

JAN — Médecin en chef de la Marine.

JEANSELME — Professeur agrégé à la Faculté de médecine de Paris, médecin de l'Hôpital Broca.

KERMORGANT — Inspecteur général du service de santé des Colonies.

LAFEUILLE — Médecin-major de l'Armée.

LAUBRY — Ancien interne des hôpitaux de Paris.

LAUNAY (de) — Ingénieur en chef des Mines, professeur à l'École des Mines.

LECLERC DE PULLIGNY — Ingénieur en chef des Ponts et Chaussées, secrétaire de la Commission d'hygiène industrielle près le Ministère du Travail.

LESIEUR (Ch.) — Professeur agrégé à la Faculté de médecine de Lyon.

LEVADITI — Chef de Laboratoire à l'Institut Pasteur.

LEVY-SIRUGUE — Ancien interne des Hôpitaux de Paris.

MARCH (L.) — Chef des Services de la Statistique générale de France.

MARCHOUX — Médecin principal de deuxième classe des troupes coloniales.

MARTEL (E.-A.) — Membre du Conseil supérieur d'hygiène.

MARTIN (L.) — Médecin en chef de l'Hôpital Pasteur.

MÉRY — Professeur agrégé à la Faculté de médecine de Paris, médecin de l'hôpital des Enfants-Malades.

MORAX — Ophtalmologiste des Hôpitaux de Paris.

MOSNY (E.) — Médecin de l'Hôpital Saint-Antoine, membre de l'Académie de médecine.

MOUCHOTTE — Chef de clinique à la Faculté de médecine de Paris.

NOC — Médecin-major de deuxième classe des troupes coloniales.

OGIER (J.) — Chef du Laboratoire de toxicologie de la Faculté de médecine de Paris.

PIETTRE — Inspecteur vétérinaire du département de la Seine.

PLANTÉ — Médecin principal de la Marine.

POTTEVIN — Secrétaire général de l'Office international d'hygiène.

PUTZEYS (E.) — Ingénieur en chef de la Ville de Bruxelles.

PUTZEYS (F.) — Professeur d'hygiène à l'Université de Liége.

REY — Architecte, membre du Conseil supérieur des habitations à bon marché

RIBIERRE — Médecin des Hôpitaux de Paris.

ROLANTS — Chef de Laboratoire à l'Institut Pasteur de Lille.

ROUGET — Professeur à l'École du Val-de-Grâce.

SERGENT (Éd.) — De l'Institut Pasteur.

SERGENT (Et.) — De l'Institut Pasteur.

SIMOND (L.) — Médecin principal de 2e classe des troupes coloniales, professeur à l'École du service de santé des troupes coloniales.

THOINOT — Professeur à la Faculté de médecine de Paris, médecin de l'Hôpital Laennec, membre de l'Académie de médecine.

TOREL — Directeur de la Santé à Marseille.

WIDAL — Professeur à la Faculté de médecine de Paris, médecin de l'Hôpital Cochin, membre de l'Académie de médecine.

WURTZ (R.) — Professeur agrégé à la Faculté de médecine de Paris, médecin des Hôpitaux de Paris, membre de l'Académie de médecine.

BROUARDEL et MOSNY

TRAITÉ D'HYGIÈNE

PUBLIÉ EN FASCICULES

SOUS LA DIRECTION DE MM.

A. CHANTEMESSE ET **E. MOSNY**

PROFESSEUR D'HYGIÈNE
A LA FACULTÉ DE MÉDECINE DE PARIS
CONSEILLER TECHNIQUE SANITAIRE DU MINISTÈRE
DE L'INTÉRIEUR
MEMBRE DE L'ACADÉMIE DE MÉDECINE

MÉDECIN
DE L'HOPITAL SAINT-ANTOINE
MEMBRE
DU CONSEIL SUPÉRIEUR D'HYGIÈNE
MEMBRE DE L'ACADÉMIE DE MÉDECINE

XV

ÉGOUTS ET VIDANGES
ORDURES MÉNAGÈRES
CIMETIÈRES

PAR LES DOCTEURS

A. CALMETTE **IMBEAUX**

DIRECTEUR DE L'INSTITUT PASTEUR DE LILLE
PROFESSEUR A LA FACULTÉ DE MÉDECINE DE LILLE

INGÉNIEUR DES PONTS ET CHAUSSÉES
DIRECTEUR DU SERVICE MUNICIPAL DE NANCY

H. POTTEVIN

SECRÉTAIRE GÉNÉRAL DE L'OFFICE INTERNATIONAL D'HYGIÈNE

Avec 268 figures dans le texte.

PARIS

LIBRAIRIE J.-B. BAILLIÈRE ET FILS

19, Rue Hautefeuille, près du Boulevard Saint-Germain

1911

BROUARDEL et MOSNY

TRAITÉ D'HYGIÈNE

PUBLIÉ SOUS LA DIRECTION DE

MM. CHANTEMESSE et E. MOSNY

ÉPURATION DES EAUX D'ÉGOUT
URBAINES ET INDUSTRIELLES

PAR

le Dr **A. CALMETTE,**

Membre correspondant de l'Institut et de l'Académie de médecine,
Directeur de l'Institut Pasteur de Lille.

I. — GÉNÉRALITÉS.

Tous les êtres vivants, depuis les microbes jusqu'à l'homme, produisent des excrétions, résidus de leur nutrition et de leur activité vitale, dont l'accumulation ne tarde pas à devenir nuisible pour leur existence. La levure de bière périt en quelques semaines dans le moût sucré dont elle a achevé la fermentation alcoolique : de même les animaux supérieurs et l'homme succomberaient bientôt s'ils étaient obligés de vivre au milieu de leurs déjections. Mais la faculté qu'ils possèdent de se mouvoir sur de larges espaces leur permet heureusement de s'en éloigner.

Les anciens hommes menaient une vie nomade : aussitôt que l'endroit où ils campaient devenait insalubre, ils s'en allaient ailleurs. Le problème de la destruction des immondices ne présentait donc pour eux aucun intérêt. Plus tard, les peuples plus policés, éprouvant le besoin de construire des villes, établirent celles-ci au bord de la mer ou sur les rives des cours d'eau, qui leur servaient en même temps de voies d'accès et d'égouts.

De nos jours, il en est encore ainsi pour beaucoup de grandes cités : *Marseille, Bordeaux, Lyon, Nantes, Bruxelles, Anvers, Liége,* rejettent à la mer ou dans les fleuves la plupart de leurs résidus. *Paris, Londres, New-York, Liverpool, Hambourg* faisaient de même jusqu'à ces dernières années. Mais l'abondance des déchets de ces énormes agglomérations devint si considérable que les fleuves restaient souillés sur une longue étendue de leur parcours et que la mer ramenait constamment sur les rivages la plus grande partie des immondices qu'on y déversait.

Un tel état de choses présentait de graves dangers pour la santé publique. On assistait de temps à autre à des hécatombes meurtrières causées par de terribles épidémies de peste, de choléra ou de typhus. Ces maladies, dont la cause était alors ignorée, fauchaient d'un seul coup des multitudes de vies humaines.

Lorsque, après les découvertes de Pasteur, on s'aperçut enfin qu'on pouvait les empêcher de se propager et de naître, et qu'il suffisait pour cela d'assainir les demeures, d'éloigner les ordures et de procurer aux habitants des villes une eau potable indemne de toute pollution, les autorités publiques se virent contraintes d'édicter des mesures pour faciliter l'évacuation et la destruction des immondices et pour protéger les cours d'eau.

Bientôt, la plupart des nations civilisées élaborèrent des lois et des règlements prescrivant l'interdiction de déverser dans les rivières ou les fleuves des matières excrémentitielles ou résiduaires. Mais comme il n'existait aucun moyen pratique de se débarrasser de celles-ci autrement qu'en les utilisant comme engrais, et que cette utilisation n'était possible que dans un petit nombre de circonstances, les lois et règlements restèrent le plus souvent inappliqués.

On dut alors se mettre à la recherche de procédés permettant de purifier les eaux d'égout et de les rendre inoffensives. De nombreux travaux ont été entrepris dans ce but depuis près d'un demi-siècle, surtout en Angleterre, en Amérique et en France, sur le *rôle épurant du sol cultivé*, puis sur l'épuration par divers *réactifs chimiques*, puis enfin sur les méthodes récentes d'épuration biologique artificielle qui absorbent actuellement l'attention des hygiénistes et des ingénieurs sanitaires de tous les pays.

II. — VARIATIONS DE COMPOSITION ET DE DÉBIT DES EAUX D'ÉGOUT DES VILLES. — SYSTÈME UNITAIRE ET SYSTÈME SÉPARATIF.

Les eaux d'égout des villes contiennent en proportions extrêmement variables deux sortes de substances organiques :

1° Des substances *ternaires*, composées de *carbone*, d'*oxygène* et d'*hydrogène*, et dont les plus importantes sont les *résidus cellulosiques de papier ou de végétaux*, l'*amidon*, les *dextrines* et les *sucres*, les *alcools*, les *acides organiques* (lactique, malique, succinique, etc.) et les *graisses*.

2° Des substances *quaternaires*, composées elles aussi de *carbone*, d'*oxygène* et d'*hydrogène* et, en plus, d'*azote*, avec des proportions plus ou moins considérables d'autres corps minéraux simples, tels que le *soufre*, le *phosphore*, l'*arsenic*, le *fer*, le *manganèse*, les *métaux alcalins* ou *alcalino-terreux*, etc. On les trouve dans les résidus animaux et dans une foule de détritus végétaux. Les principales sont la *fibrine*, les *albumines*, les *caséines*, la *lécithine*, l'*urée*, le *gluten*, etc.

La désintégration moléculaire des substances *ternaires* s'effectue surtout par des microbes anaérobies ou par des espèces microbiennes capables de vivre à l'abri de l'oxygène de l'air. Ces microbes empruntent alors l'oxygène dont ils ont besoin, comme tous les êtres vivants, aux substances même qu'ils décomposent, et cette décomposition aboutit à la formation d'*hydrogène libre* ou d'*hydrogène carboné* (*gaz des marais*) et d'*acide carbonique*.

Les substances *quaternaires*, abondantes surtout dans les résidus d'*abattoirs*, de *laiteries*, de *tanneries*, peuvent être désintégrées par une multitude d'espèces microbiennes anaérobies ou aérobies, c'est-à-dire capables de vivre et de se multiplier en l'absence ou en présence de l'air atmosphérique. Leur désintégration s'opère par une série d'étapes successives qui aboutit à la formation de *peptones*, de *composés ammoniacaux* et d'*ammoniaque libre*, puis de *nitrites* et de *nitrates*, avec élimination d'une proportion plus ou moins grande d'*azote libre*, d'*hydrogène libre*, ou *sulfuré*, ou *carboné* et d'*acide carbonique*.

Outre ces substances organiques, qui se trouvent *dissoutes* ou en *suspension* dans les eaux d'égout, celles-ci renferment une proportion également très variable de substances minérales (sable, charbon, argile, sels). Les quantités et la nature de ces corps présentent une importance considérable et doivent être déterminées aussi exactement que possible dans chaque cas particulier : les uns, *insolubles*, peuvent être retenus par une décantation convenable et enlevés au moyen de dispositifs mécaniques; les autres, *dissous*, sont susceptibles de favoriser ou de gêner les phénomènes biologiques de désintégration de la matière organique.

D'une manière générale, on trouve que les eaux du tout à l'égout des grandes villes, comme Paris, contiennent environ par litre $1^{gr},250$ de résidus solides constitués par $0^{gr},800$ de matières minérales et $0^{gr},450$ de matières organiques. Mais ces chiffres peuvent être notablement plus élevés : nous ne les donnons ici qu'à titre de simple indication.

La quantité moyenne d'eau d'égout évacuée dans les villes (convenablement alimentées en eau propre aux divers usages domestiques) est d'environ 100 litres par habitant et par jour.

Ces 100 litres entraînent toutes les matières solides ou dissoutes provenant des excréments, des urines, des lavabos, bains, cuisines, etc.

Les excréments seuls, produits quotidiennement par un homme adulte normalement alimenté, fournissent $29^{gr},2$ de résidus organiques (pesés après dessiccation) et les urines 37 grammes, soit ensemble, pour les excreta humains, $66^{gr},2$ par jour.

Si les eaux d'égout étaient uniquement constituées par ces matières diluées dans 100 litres d'eau, chaque litre d'eau d'égout contiendrait déjà $0^{gr},662$ de substances organiques. En réalité, il y en a davantage, car les résidus des cuisines, des lavages et aussi les excrétions des animaux domestiques viennent s'y ajouter. De sorte que, d'après les chiffres fournis par divers auteurs, il faut admettre que chaque litre d'eau d'égout contient en moyenne de 750 à 800 milligrammes de matières organiques susceptibles d'être minéralisées par le travail d'épuration, soit 750 à 800 grammes par mètre cube.

Si, au lieu d'être diluées dans 100 litres d'eau, les mêmes matières le sont seulement dans 50 ou 25 litres, la concentration des eaux d'égout se trouve portée respectivement à 1 500 grammes et à 3 kilogrammes par mètre cube. Suivant le procédé d'épuration qu'il s'agira d'appliquer, il en résultera des difficultés plus ou moins grandes, et il importe d'en être averti.

Les conditions de l'épuration sont également très différentes suivant qu'on s'adresse à des eaux-vannes provenant d'un *réseau d'égout unitaire* ou à des eaux-vannes provenant d'un *réseau séparatif*.

Avec le *système unitaire*, qui comporte l'évacuation simultanée des eaux ménagères, des matières de vidange et des eaux pluviales, l'apport extrêmement variable de ces dernières, dont le volume peut atteindre jusqu'à 60 fois et plus celui des eaux-vannes ménagères seules, en rend l'épuration toujours très difficile à réaliser convenablement. Elle est surtout très coûteuse parce qu'elle nécessite la construction de bassins de décantation très vastes et l'aménagement d'énormes surfaces de terrains d'épandage ou de filtres artificiels.

Le *système séparatif*, de construction presque toujours plus économique, est infiniment préférable à ce double point de vue : le volume d'eau évacué chaque jour étant sensiblement constant, la capacité des bassins de décantation et les surfaces de terrains d'épandage ou de filtres artificiels sont réduites au minimum. En outre, la régularité du débit et la constance de composition moyenne des eaux-vannes ménagères, *non diluées par les apports trop variables d'eaux pluviales*, rend l'épuration beaucoup plus régulière, plus parfaite et moins coûteuse, quel que soit le procédé choisi.

Lorsqu'on se propose de dresser un projet pour l'épuration des eaux résiduaires d'une agglomération urbaine pourvue d'un égout séparatif, la première information à prendre est celle relative au volume moyen d'eaux-vannes produites en vingt-quatre heures.

Ce volume est extrêmement variable suivant les heures de la journée ; mais, dans la plupart des villes, les grandes oscillations se produisent aux mêmes heures et à peu près exactement comme l'indique la courbe de la figure 1.

On admet généralement que les 100 litres évacués en moyenne par habitant et par jour, dans les villes, se répartissent comme suit d'après la provenance :

	Litres par personne et par jour.
Propreté corporelle, lavabos, toilette....................	16,5
Water-closets et urinoirs.............	15
Lavage des légumes, des assiettes, etc........ ,.........	6,5
Lavage des habitations, cours, cuisines.................	10
Boissons et préparation des aliments................... .	3,5
Bains (un bain par personne et par mois, soit 10 litres par jour)	10
Lavage du linge...........	11
Divers écoulements continus, réservoirs de chasse, petites industries (boulangers, pâtissiers, etc.).................	11
Écuries, remises, lavage des fils d'eau.................	16,5
Au total, par habitant et par jour...	100 litres.

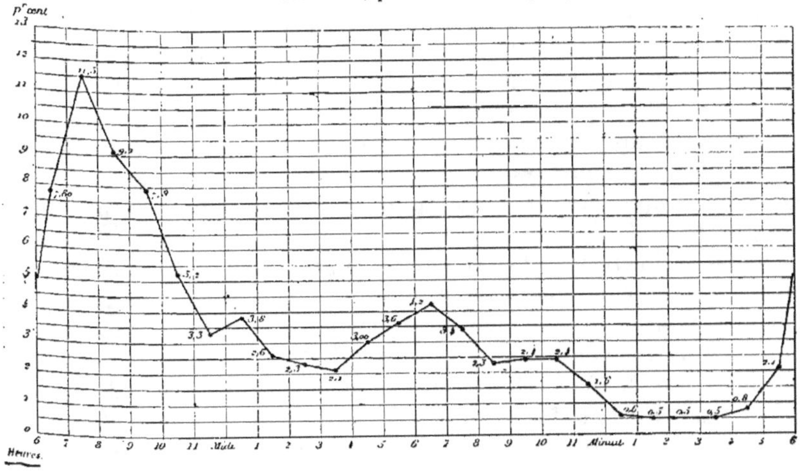

Fig. 1. — Courbe montrant les variations horaires de débit dans un égout séparatif.

COMPOSITION DES EAUX RÉSIDUAIRES INDUSTRIELLES.

— Les eaux résiduaires industrielles ont le plus souvent une composition moyenne constante, mais leur degré élevé de souillure et la nature des substances organiques ou minérales qu'elles renferment, et qui sont en rapport avec les industries qui les produisent, occasionnent ordinairement une pollution intense des rivières. Aussi la nécessité de les épurer s'impose-t-elle partout; mais les difficultés que présente cette épuration sont quelquefois si grandes et les procédés qu'on leur appliquait jusqu'à ces derniers temps se montraient si peu satisfaisants qu'on hésitait à y avoir recours.

Fort heureusement, les recherches poursuivies avec succès depuis quelques années nous ont fourni à cet égard des indications précises, dont les industriels avisés s'empressent de faire leur profit. Nous en parlerons plus loin.

CONDITIONS DÉTERMINANT LE CHOIX D'UN PROCÉDÉ D'ÉPURATION. — Beaucoup de personnes ont cru qu'il était possible de traiter les eaux résiduaires industrielles ou urbaines, quelle que fût leur provenance, par les mêmes procédés : réactifs chimiques précipitants ou irrigation agricole. Or c'était là une grave erreur qui a procuré de nombreux mécomptes. On ne doit pas envisager le problème de l'épuration comme résolu par l'adoption d'un système *passe-partout*, uniformément applicable dans tous les cas à l'assainissement des villes ou des industries. Tel procédé, parfaitement efficace lorsqu'il s'adresse à des eaux-vannes de tout à l'égout, donnera des résultats médiocres ou mauvais s'il est inconsidérément appliqué à des eaux qui renferment en abondance certains résidus industriels.

Tantôt il est avantageux, au point de vue économique, de confier aux actions microbiennes le soin de détruire la totalité des matières putrescibles contenues dans les eaux à épurer. Tantôt, lorsqu'il s'agit de résidus albuminoïdes très concentrés, par exemple, ou d'eaux industrielles contenant des acides organiques, des matières tinctoriales ou des corps minéraux trop abondants, on peut être obligé de recourir à l'emploi de réactifs chimiques précipitants, neutralisants ou oxydants.

Ailleurs enfin, il peut arriver que l'on soit conduit à séparer des eaux-vannes soit des matières grasses, soit des produits riches en azote, présentant une réelle valeur commerciale et susceptibles d'être vendus avec profit.

Donc, avant de faire choix d'un procédé, il faut d'abord établir par des analyses chimiques et des mensurations aussi exactes que possible la *composition moyenne* et les *quantités d'eau* qu'on se propose de soumettre à l'épuration.

Disons cependant tout de suite que, lorsqu'il s'agit d'eaux-vannes ménagères ou du tout à l'égout, même mélangées d'une assez forte proportion de résidus de certaines usines, telles que brasseries, tanneries, déchets d'abattoirs, laiteries, etc., il est tout indiqué de recourir à l'un des systèmes d'*épuration biologique naturelle* ou *artificielle* sur la description desquels nous nous étendrons tout à l'heure.

On réservera de préférence l'emploi des réactifs chimiques aux cas où la désintégration des matières par les microbes est impossible à réaliser.

III. — INCONVÉNIENTS DES PROCÉDÉS DE TRAITEMENT CHIMIQUE APPLIQUÉS AUX EAUX RÉSIDUAIRES URBAINES. — LA QUESTION DES BOUES.

On ne doit pas se dissimuler que l'utilisation pratique des boues qui résultent soit de la simple décantation mécanique, soit de la précipitation chimique, présente des difficultés considérables. Leur valeur comme engrais est très minime. Au début d'une exploitation de quelque importance, on parvient presque toujours à écouler ces résidus au voisinage des grandes villes. La culture les achète volontiers. Mais bientôt, celle-ci n'en ayant plus le placement immédiat, on est obligé de les céder à vil prix, puis de payer pour s'en défaire parce qu'on ne peut les laisser s'accumuler et qu'il est indispensable de les évacuer au loin. Les frais de transport deviennent alors beaucoup plus élevés que leur valeur propre.

Sauf quelques exceptions, la plupart des villes qui ont essayé l'application en grand des systèmes d'épuration chimique ont éprouvé ces vicissitudes et ces déboires. On ne saurait en être surpris, si l'on veut bien réfléchir à ce fait que partout, à l'heure actuelle, l'usage des engrais chimiques s'est largement répandu, et qu'il est facile aux cultivateurs éclairés de se procurer des engrais riches dont 100 kilogrammes renferment une valeur de 16 à 20 francs d'azote, par exemple. Pourquoi ces mêmes cultivateurs s'aviseraient-ils alors de transporter à grands frais 2 ou 3000 kilogrammes de boues sèches, valant ensemble 10 à 12 francs d'après leur teneur en azote, c'est-à-dire ce qu'ils peuvent trouver dans moins de 100 kilogrammes d'un engrais chimique de composition plus constante et répondant plus exactement à leurs besoins?

Outre cet inconvénient si grave de l'encombrement des boues, les procédés chimiques en présentent d'autres, également redoutables : ils obligent à des dépenses continuelles pour l'achat de réactifs : et, *pour que ceux-ci agissent efficacement, il est indispensable de varier leurs proportions dans l'eau à traiter, suivant les changements de composition que présente celle-ci.* Dans les villes, aussi bien que dans les industries, les eaux résiduaires subissent de larges oscillations dans leur volume, dans leur aspect et dans la nature des résidus qu'elles reçoivent. Il est facile de comprendre que les quantités de réactifs à mélanger doivent osciller parallèlement, si l'on veut que la précipitation s'effectue d'une manière satisfaisante. Et c'est là une difficulté quelquefois malaisée à vaincre.

Toutes ces considérations justifient la volonté des hygiénistes de chercher plutôt la solution du problème du côté des systèmes d'épuration qui utilisent les actions microbiennes. Ceux-ci du moins visent à réduire le volume des boues et à la suppression des réactifs, en même temps qu'ils réalisent une *épuration* dans le sens scientifique de ce mot, par la *désintégration des matières organiques*, par la transformation de ces dernières en *éléments minéraux*, tandis que les *traitements chimiques ne font que précipiter les matières en suspension et les substances albuminoïdes coagulables.*

Il y a cependant des cas où ces traitements chimiques, *précédant les actions microbiennes d'épuration*, rendent de très grands services : par exemple lorsqu'il s'agit d'épurer des eaux d'égout urbaines, qui renferment une très forte proportion d'eaux résiduaires industrielles. Tel est le cas de la ville de *Bradford* en Angleterre, ou encore celui de la ville de *Kœpenick*, près de Berlin, dont les eaux extrêmement riches en graisses doivent être préalablement débarrassées de la majeure partie de celles-ci pour que les processus de désintégration microbienne puissent s'y accomplir.

Dans quelques circonstances, il peut encore devenir avantageux d'éliminer rapidement les matières en suspension dans l'eau d'égout au moyen d'une précipitation chimique, pour éviter certains inconvénients de la décantation lente ou pour accroître la capacité d'épuration d'un filtre biologique artificiel.

Mais, en thèse générale, on doit reconnaître que les traitements chimiques sont trop coûteux et trop compliqués pour que les villes puissent en faire usage. Ils trouvent presque exclusivement leur application aux eaux résiduaires industrielles, où ils rendent d'inappréciables services.

IV. — PRINCIPES DE L'ÉPURATION BIOLOGIQUE NATURELLE. — AUTO-ÉPURATION DES COURS D'EAU. — ÉPANDAGE. — IRRIGATION AGRICOLE. — FILTRATION INTERMITTENTE.

A. L'auto-épuration biologique des eaux d'égout dans les fleuves et les rivières. — C'est un fait bien connu que les matières organiques putrescibles contenues dans les eaux d'égout, lorsqu'elles sont déversées dans les rivières, polluent celles-ci sur une certaine étendue de leur parcours, mais qu'au bout d'un trajet plus ou moins long les eaux de ces rivières s'en débarrassent complètement. Ce phénomène résulte de ce que les matières dont il s'agit, les unes en suspension, les autres dissoutes, subissent dans le lit même de la rivière toute une série de décantations, de réactions chimiques et finalement de dégradations microbiennes d'une grande complexité. Ces dégradations microbiennes constituent ce que nous appelons l'*auto-épuration biologique.*

Celle-ci a été scientifiquement étudiée, surtout en Allemagne d'abord par Alex. Müller, Von Pettenkoffer et Franz Hulwa, puis par H. Buchner, Prasnitz, H. Schenk, E. Salkowsky, A. Wernich, Uffelmann, etc., et en Amérique par Arthur R. Reynolds.

Les principaux facteurs de l'*auto-épuration biologique* des rivières sont naturellement, en premièreligne, les *microbes*; mais les animaux inférieurs, les algues et les végétaux aquatiques y prennent aussi une grande part. Certains animaux qui se nourrissent de microbes et de vase, tels que les *Moules d'eau douce*, les *Gastéropodes*, les *Vers*, les *Bryozoaires*, certaines *larves d'insectes* et même certains *poissons* jouent ainsi un rôle très important.

L'auto-épuration s'effectue avec une rapidité plus ou moins grande suivant la température, suivant l'intensité des courants et suivant la composition chimique des eaux, qui est plus ou moins favorable à la vie des espèces microbiennes, animales ou végétales, dont l'intervention est le plus efficace.

F. Hulwa a publié à ce sujet un très intéressant travail sur les eaux de l'Oder (1), dont voici résumés les résultats :

	Résidu total.	Perte à la calcination.	Ammoniaque.	Azote albuminoïde.
Eau de l'Oder, en amont de Breslau.........	169	38	0,07	0,24
— en amont de l'embouchure des égouts.........	172	39	0,20	0,24
— immédiatement en aval de l'embouchure des égouts...	533	179	10,34	2,98
— à la sortie de la ville	186	43	1,12	0,42
— à 9 kilomètres en aval.......	179	43	0,48	0,33
— à 14 — en aval..........	194	28	0,17	0,30
— à 32 — en aval..........	183	34	0,54	0,23

(Milligrammes par litre.)

Ce trajet de 32 kilomètres est effectué en quinze heures environ.

Aux rapports publiés par Arthur R. Reynolds sur la pollution du *Mississipi* entre le *lac Michigan* à *Chicago* et *Saint-Louis*, nous empruntons le schéma ci-après, qui montre de la manière la plus saisissante la marche de l'auto-épuration dans l'Illinois après les déversements d'eaux d'égout de la ville de *Chicago* dans le lac et le canal *Michigan* (fig. 2).

Il est évident que, quelque efficaces et puissants que puissent être les processus biologiques qui réalisent ainsi l'*auto-épuration* des rivières et des fleuves, la lenteur relative avec laquelle ils produisent leurs effets n'empêche pas les eaux d'égout et les eaux résiduaires industrielles fortement polluées d'occasionner des *nuisances*, comme disent les Anglais, soit en raison des dépôts de matières fermentescibles qui encombrent le lit des cours d'eau, soit en raison des odeurs que les fermentations dégagent, soit encore parce que les

(1) Beiträge zur Schwemmkanalisation, etc., der Stadt Breslau, 1890.

gaz ou les produits de désintégration moléculaire qui résultent de ces fermentations exercent une action toxique sur les organismes animaux ou végétaux supérieurs.

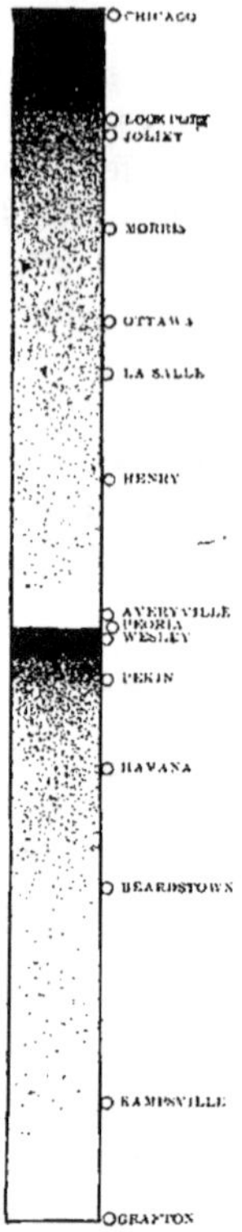

Il est donc tout à fait indispensable d'accélérer le plus possible la minéralisation de toutes ces substances, de les rendre inoffensives et de leur permettre en même temps de rester dans le cycle de la vie.

Tel est précisément le but que l'homme et les peuples civilisés atteignent de plus en plus par l'étude et l'adoption des méthodes scientifiques, dont la plus simple est l'*épuration biologique naturelle*.

B. Épandage. — Irrigation agricole et filtration intermittente. — C'est surtout à trois éminents savants français, Berthelot, Th. Schlœsing et Müntz, que nous devons la connaissance exacte des fonctions épuratrices du sol et du rôle des microbes qu'il renferme. C'est à ces microbes, dont la terre végétale recèle d'innombrables espèces, que la nature confie le soin de décomposer toutes les substances organiques végétales ou animales, résidus ou déchets des êtres vivants qui naissent, pullulent et meurent à sa surface. Ce sont eux aussi qui, dans la pratique de *l'épandage*, désintègrent et *minéralisent la matière organique* apportée par les eaux d'égout.

La puissance épurante du sol qui leur sert de support est en relation directe avec leur vitalité et leur nombre. Or tous les sols ne sont pas également aptes à faciliter leur multiplication : ils ont besoin de beaucoup d'oxygène, qu'ils empruntent à l'air et qui leur sert à oxyder la matière organique; il leur faut un milieu chimique neutre ou légèrement alcalin, et ils craignent les températures trop basses.

Fig. 2. — Schéma montrant l'auto-épuration des eaux polluées entre le débouché des égouts collecteurs principaux à Chicago et le confluent de la rivière Illinois et le Mississipi à Grafton, près de Saint-Louis (d'après A.-R. Reynolds).

Les sols argileux, compacts, imperméables à l'air et peu absorbants, de même que les sols tourbeux à réaction acide, ne sauraient leur convenir.

L'épandage n'est donc possible que sur les terrains perméables à l'air sur une profondeur suffisante et bien drainée.

Pour que l'épuration s'effectue, il faut en outre que *le sol fixe la matière organique dissoute, comme un tissu fixe une teinture*, et qu'il ne se laisse pas traverser trop rapidement par l'eau. Le sable mélangé d'un peu d'argile, de calcaire ou d'humus, est beaucoup meilleur à ce point de vue que le sable pur à grains fins.

D'autre part, les *microbes nitrificateurs* qui transforment l'*ammoniaque en nitrates* étant essentiellement aérobies, il importe de ne jamais noyer pendant plusieurs heures de suite les terrains d'épandage. *L'air doit y pénétrer en même temps que l'eau.* Il faut donc proportionner les quantités d'eau d'égout déversées, de manière à ne jamais entraver la pénétration de l'air, et il est indispensable de ne pratiquer l'irrigation que *par intermittences*, pour éviter le colmatage des couches superficielles par les matières organiques non dissoutes, dont la décomposition est plus lente.

La nécessité de cette intermittence de la filtration s'était imposée dès 1888 aux expérimentateurs américains de la station de *Lawrence* (*Massachusetts*), alors dirigée par Hiram Mills.

En déversant l'eau, par intermittences soigneusement réglées, sur des lits de sable à gros grains, profonds d'environ 2 mètres et riches en microbes nitrificateurs, ces savants avaient constaté les premiers que l'on parvenait à brûler sur une surface de 1 hectare presque toute la matière organique contenue dans 1 350 mètres cubes d'eau d'égout par jour, ce qui correspond à 135 litres par mètre carré, ou à une couche d'eau de 135 millimètres !

Le sol sableux du *Massachussets* se prête admirablement à l'emploi de cette méthode de *filtration intermittente*, telle que l'avait proposée Frankland dès 1870. Malheureusement elle ne peut pas être appliquée partout : elle nécessite des surfaces trop considérables (environ 1 hectare par 2 000 habitants) et l'accumulation plus ou moins rapide des boues sur les lits de sable rend indispensables de fréquents raclages ou hersages et des périodes souvent longues de repos permettant l'aération du sable dans toute sa masse.

Avec l'*épandage sur sol cultivé* (*irrigation agricole*), les surfaces nécessaires sont encore plus considérables. Les meilleurs terrains perméables et homogènes, *cultivés en prairies*, pourraient, d'après P. Vincey, recevoir sans difficultés jusqu'à 100 litres d'eau d'égout par mètre carré et par jour. Mais ce chiffre n'est jamais atteint dans les *champs d'épandage de la ville de Paris*, où les décrets du 11 avril 1899 ont fixé comme *maximum 40 000 mètres cubes par hectare et par an*, soit 11 *litres par mètre carré et par jour*.

A *Berlin*, les terrains d'irrigation, formés de sable argileux mais peu profonds, reçoivent seulement un volume d'eau quatre fois moindre (*12 000 mètres cubes par hectare et par an ou 3^l,29 par mètre carré et par jour*).

Si l'on ne veut point être exposé à sacrifier trop souvent les intérêts de la culture aux nécessités de l'épandage, on doit considérer ce taux de 12 000 mètres cubes par hectare et par an comme ne devant pas être dépassé. Or, une ville de 10 000 habitants produisant en moyenne, à raison de 100 litres par habitant et par jour (en faisant abstraction des eaux pluviales), un volume quotidien de 1 000 mètres cubes d'eau d'égout, doit pouvoir disposer, si elle veut faire de l'irrigation agricole, d'une surface de terrains culturaux d'au moins *30 hectares.*

En supposant qu'une telle surface, suffisamment perméable, fût disponible à son voisinage, elle serait le plus souvent d'un prix trop élevé, d'autant qu'il faut encore tenir compte des frais d'aménagement, de drainage et d'entretien d'un réseau très étendu de canaux souterrains pour la distribution des eaux sur toutes les surfaces à irriguer.

On comprend donc que ce système, malgré ses résultats incontestablement excellents, n'ait pu être adopté que par de grandes capitales comme *Paris, Berlin,* ou quelques villes comme *Reims, Breslau, Fribourg-en-Brisgau, Dantzig, Magdebourg, Odessa,* qui avaient à leurs portes de vastes terrains sablonneux ou calcaires, très abondants et de peu de valeur.

Les villes de moindre importance ou moins favorablement situées sont dans l'impossibilité d'y avoir recours.

D'autre part, il ne faut pas se dissimuler qu'on a commis une erreur en comptant, comme on l'a fait au début, sur le *rôle épurant de la culture.* Les promoteurs de l'épandage à Paris, Mille et Durand-Claye, supposaient que les plantes agissent de deux manières en se développant : ils pensaient que la pénétration de leurs racines rend le sol plus perméable, ce qui est exact ; mais ils croyaient aussi qu'elles peuvent utiliser pour leur nutrition une grande partie des matières organiques de l'eau d'égout. Or la science a montré, depuis les acquisitions récentes de la physiologie végétale et de la bactériologie, que les plantes n'assimilent pas les matières organiques azotées complexes. Il faut, pour que ces matières organiques servent d'aliments aux plantes, qu'elles soient préalablement *minéralisées* ou transformées en ammoniaque et en nitrates solubles par les *actions microbiennes dues aux ferments figurés du sol.*

On a également commis une erreur en cherchant à développer l'utilisation de l'eau d'égout dans la culture maraîchère. Outre que les terrains consacrés à cette culture ne peuvent absorber qu'une très faible quantité d'eau pendant les mois d'été pour ne pas noyer les récoltes, il est manifestement contraire à l'hygiène d'épandre dans les sillons, au voisinage de légumes destinés pour la plupart à être mangés crus (céleris, salades, raiforts, artichauts, etc.), des matières fécales non dissoutes, qui se décomposent lentement à l'air et favorisent la dissémination, par les vents et par les insectes ailés, de toutes sortes de vers, parasites intestinaux (*trichocéphales, ascaris, oxyures,* etc.) ou *bacilles pathogènes.*

L'expérience ne prouve pas, il est vrai, que les habitants de *Genne-villiers* ou des communes voisines des autres champs d'épandage parisiens soient plus particulièrement frappés par les maladies contagieuses depuis que les champs d'épandage existent, mais rien ne démontre qu'ils n'en souffriraient pas cruellement si quelques cas de choléra, par exemple, survenaient un jour à Paris, et rien ne prouve surtout que les légumes apportés aux halles ne contribueraient pas à diffuser rapidement une épidémie de cette nature, comme on les accuse déjà de répandre dans la population parisienne les parasites intestinaux et l'appendicite !

On pourrait, il est vrai, comme le veulent les prescriptions du *Conseil supérieur d'hygiène publique de France*, ne tolérer l'épandage des eaux d'égout que sur les prairies naturelles ou artificielles, ou sur des cultures fourragères qui permettent une large irrigation. Mais, quoi qu'en pense P. Vincey, l'alimentation du bétail par des fourrages récoltés dans ces conditions présente aussi certains risques (tels que la propagation de la fièvre charbonneuse, du tétanos et de diverses épizooties). Il faut donc n'y recourir qu'avec prudence et, lorsqu'on le pourra, se résoudre de préférence à pratiquer tout simplement l'épuration par *épandage intermittent sur un sol naturel perméable non cultivé, ou sur un sol artificiel poreux (lit bactérien)*.

Plusieurs villes américaines ont trouvé avantageux de combiner la filtration intermittente sur sol *non cultivé* et l'irrigation agricole. La ville de *Brochton*, par exemple, qui compte 40 000 habitants et produit 5 600 mètres cubes d'eau d'égout par jour, évacue celle-ci par un canal dans un bassin collecteur couvert, de 2 000 mètres cubes de capacité, à l'entrée duquel on enlève à l'aide de peignes mécaniques toutes les grosses impuretés. De ce bassin collecteur, les eaux sont envoyées par deux pompes aux lits filtrants, qui occupent une superficie de $8^{ha},7$ et qui sont éloignés de toute habitation. Les lits filtrants sont au nombre de vingt-trois et remplis de sable (dont les grains ont de $0^{mm},04$ à $0^{mm},75$ de diamètre), sur une moyenne de $2^{m},30$ de profondeur. L'arrivée de l'eau sur chaque filtre dure environ trente minutes. Quatre filtres sont spécialement affectés aux eaux qui se sont accumulées pendant la nuit dans les tuyaux et qui sont très riches en sédiments. On les nettoie après vingt remplissages, et on enlève de leur surface 1 700 tonnes de boues par an. Celles-ci sont vendues aux agriculteurs.

Les autres filtres ont rarement besoin d'être labourés : on se contente d'enlever les herbes qui y croissent. Quelques-uns d'entre eux sont ensemencés chaque année avec du maïs, qui paraît être la culture la mieux appropriée. En automne, on dispose la surface des lits en sillons, de sorte que la neige et la glace restent en hiver dans les sillons, tandis que l'eau se répartit au-dessus. La moyenne de la température annuelle des eaux est de 10 à 12°. Par les froids les plus rigoureux, on a encore 7 à 8°. On ne peut épurer par jour que 30 litres environ par mètre carré. Les eaux brutes sont très impures : elles renferment en moyenne 70 milligrammes d'ammoniaque par litre et, après filtration, elles n'en contiennent plus que 2 milligrammes. Le coefficient de l'épuration est de 98 p. 100. Les dépenses de première installation se sont élevées à 1 062 000 francs, et les frais d'exploitation aunuels sont de 19 000 francs, soit 2 fr. 22 par habitant, ce qui est excessif.

Du reste, — et nous reviendrons sur ce sujet avec plus de détails, — l'expérience montre que le traitement des eaux d'égout par l'*épandage avec utilisation agricole* entraîne, lui aussi, des dépenses annuelles considérables. Si, pour les très petites villes ou pour les établissements collectifs isolés (asiles d'aliénés, écoles d'agriculture, etc.), elles peuvent s'abaisser à 0 fr. 675 dans des conditions exceptionnellement favorables (soit 12 fr. 80 par 1 000 mètres cubes), elles s'élèvent le plus souvent à 1 fr. 50 et même à 2 fr. 15 par habitant et par an (soit de 28 à 37 francs par 1 000 mètres cubes).

L'épuration chimique entraîne, bien entendu, des frais encore plus élevés (2 fr. 25 par habitant et par an : moyenne de cinq grandes villes anglaises).

V. — PRINCIPES DE L'ÉPURATION BIOLOGIQUE ARTIFICIELLE.

Le principe des divers systèmes d'*épuration biologique artificielle*, dont l'étude force depuis quelques années l'attention des hygiénistes et des ingénieurs sanitaires de tous les pays, consiste à *utiliser exclusivement les actions microbiennes pour dissoudre les matières organiques que renferment les eaux d'égout et pour les décomposer jusqu'à ce qu'elles soient ramenées à l'état d'éléments minéraux (nitrates, acide carbonique, hydrogène, formène, eau, azote gazeux).*

Le processus d'épuration est donc exactement le même que dans l'épandage agricole ou que dans la filtration intermittente sur sol perméable non cultivé. Dans l'un et les autres cas, les mêmes microbes interviennent. La seule différence, et elle est capitale, consiste en ce fait que, dans l'épuration biologique artificielle, on accélère, on règle et on série à volonté le travail des microbes, tandis que, dans l'épandage agricole ou dans la filtration intermittente, les phénomènes s'accomplissent au gré des conditions locales atmosphériques et géologiques.

On peut très exactement comparer ces phénomènes à ceux que l'on observe dans la fabrication de la bière, par exemple. Certains brasseurs, particulièrement en Belgique, laissent fermenter *spontanément* leurs moûts dans les tonneaux, sans y ajouter de levure. La transformation de la maltose en alcool s'effectue alors avec une grande lenteur, et une partie de cette maltose ou de l'alcool formé se change en acide lactique ou en vinaigre, sans qu'on puisse empêcher cette mauvaise utilisation de la matière première.

Le plus grand nombre des brasseurs, au contraire, trouvent plus avantageux d'ensemencer immédiatement des levures alcooliques dans leurs moûts : ils achèvent ainsi la fermentation en un temps beaucoup plus court ; ils utilisent mieux leur matière première et obtiennent des produits de qualité plus parfaite.

L'épuration biologique artificielle présente les mêmes avantages ; elle permet d'épurer dans un temps très court, et sur des surfaces très réduites, une quantité d'eau d'égout infiniment plus considérable (*jusqu'à 2 mètres cubes et quelquefois plus par mètre carré de surface et par jour au lieu des 11 litres d'épandage parisien*), avec des résultats pleinement satisfaisants pour l'hygiène publique et pour les services de protection des cours d'eau.

VI. — PHASES DE L'ÉPURATION BIOLOGIQUE NATURELLE OU ARTIFICIELLE.

L'épuration biologique naturelle ou artificielle des eaux d'égout comprend quatre phases bien distinctes :

1° *La séparation ou désagrégation des résidus solides non putrescibles* (sable, gravier, scories, charbon, débris de fer, de pierres, etc.);

2° *L'élimination par décantation, par précipitation chimique ou par désintégration microbienne (fermentation septique) des matières organiques ;*

3° *La fixation des matières organiques dissoutes sur des substances* (terre végétale ou lits bactériens) *capables de servir en même temps de supports aux microbes oxydants aérobies ;*

4° *La transformation, par les microbes, des matières azotées dissoutes et fixées en* nitrites, *puis en* nitrates solubles, *et des matières ternaires en produits gazeux et en eau.*

Dans la première phase, purement mécanique, les microbes ne jouent aucun rôle.

Le travail d'épuration proprement dite ne commence qu'à la seconde phase, qui consiste à recevoir l'eau, débarrassée des corps minéraux non putrescibles, dans des bassins disposés en vue d'y permettre tantôt la décantation simple des matières organiques en suspension, tantôt, en même temps que cette décantation, la pullulation rapide et abondante des *microbes anaérobies stricts* ou *facultatifs*, agents naturels des putréfactions. Dans ce dernier cas, les matières organiques doivent y être retenues pendant un temps suffisant pour que leur dissolution complète s'effectue : les *substances ternaires* ou *hydrocarbonées* s'y décomposent en *carbure d'hydrogène* (*formène*), en *acide carbonique* et en *eau*. Les *substances quaternaires ou azotées* s'y désintègrent en *peptones*, en *composés amidés solubles* et en *ammoniaque*.

Au sortir de ces bassins, l'eau ne contenant plus de matières solides en suspension, est dirigée sur ce que l'on appelle les *lits d'oxydation* ou *lits bactériens*. Ceux-ci, généralement constitués par une couche plus ou moins épaisse de scories ou mâchefer, ou de coke, ou de briques concassées, ou de calcaire dur, doivent être alternativement mouillés et aérés dans toute leur masse. Pendant les périodes de *mouillage* par l'eau d'égout, les fragment de scories ou de calcaire fixent la matière organique dissoute, et cette troisième phase de l'épuration représente exactement un phénomène de teinture : les *matériaux poreux se teignent en matière organique*.

Pendant les périodes d'*aération* qui suivent les précédentes, les microbes, dont la multiplication s'effectue très activement dans les anfractuosités des scories ou du coke, *oxydent* et *nitrifient* la matière organique fixée sur leurs supports, grâce à l'oxygène qu'ils empruntent à l'air atmosphérique. Cette quatrième phase de l'épuration termine le cycle. L'eau sort des lits, débarrassée de toute substance putrescible et définitivement épurée.

Certains dispositifs permettent d'accomplir simultanément les deux dernières phases : nous les trouverons réalisés dans les systèmes dits *percolateurs* continus ou intermittents.

Dans d'autres, connus sous le nom de *procédés de contact* ou *lits bactériens de contact*, les deux phases restent, au contraire, nettement séparées.

Nous les étudierons successivement un peu plus loin.

VII. — DÉCANTATION PRÉALABLE DES EAUX D'ÉGOUT. — SÉPARATION DES MATIÈRES EN SUSPENSION ET DES GRAISSES.

A. **Grilles.** — Quel que soit le procédé d'épuration auquel on s'adresse (précipitation chimique, épandage ou traitement biologique artificiel), il est d'abord indispensable d'éliminer des eaux d'égout les matières minérales non putrescibles, les matières organiques en particules de dimensions supérieures à 3 centimètres qui peuvent être retenues par des grilles, et enfin les graisses.

Cette *ségrégation* préalable des matières minérales et des matières organiques difficilement solubles est surtout nécessaire lorsque le système d'épuration choisi est soit l'*épandage agricole*, soit le *traitement biologique artificiel*.

Elle doit avoir pour objet non seulement d'arrêter les corps volumineux, dont la dissolution par les actions microbiennes serait trop lente, mais aussi d'empêcher que les sables, graviers, scories, débris

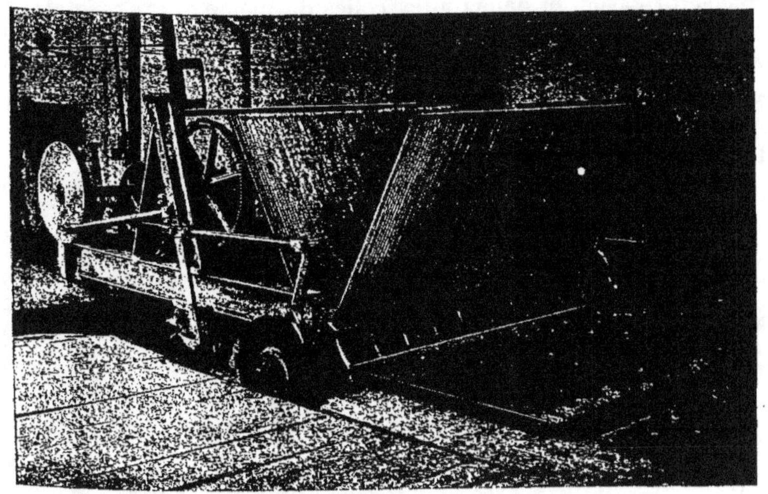

Fig. 3. — Grille à râteaux mobiles de Garfield.

métalliques, cendres, etc., viennent colmater le sol ou encombrer les bassins de fermentation (*fosses septiques*), diminuer leur capacité

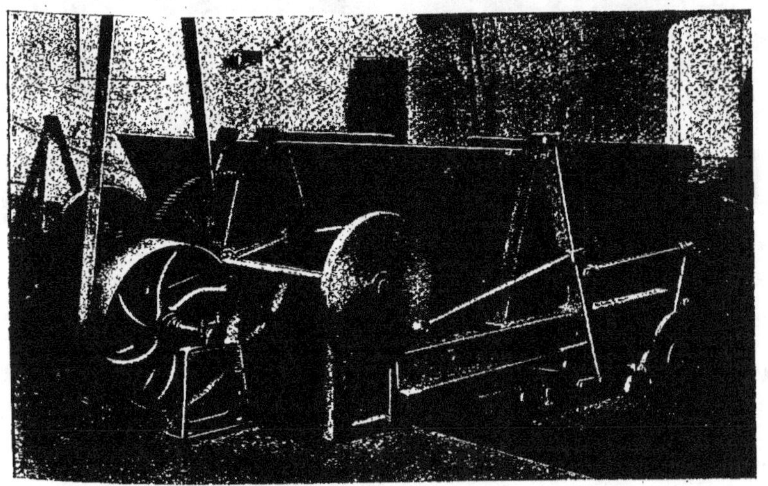

Fig. 4. — Grille à râteaux mobiles de Garfield.

volumétrique utile et rendre nécessaires de trop fréquents dragages.

On a imaginé un grand nombre d'appareils qui répondent à ce but. Le plus anciennement connu est la *grille à peignes mobiles*, que l'on peut voir fonctionner à l'usine de refoulement des eaux d'égout de Paris, à Clichy.

Dans cette station et dans toutes celles du même genre qui datent de la même époque, les grilles placées devant les pompes de refoulement consistent en barreaux de fer inclinés à angle de 30 à 45° et espacés de 15 à 40 millimètres. En amont de ces grilles, l'eau traverse des puits où les matières les plus lourdes s'accumulent et d'où elles sont enlevées par des corbeilles ou dragues mécaniques.

Les grilles sont maintenues constamment libres au moyen de

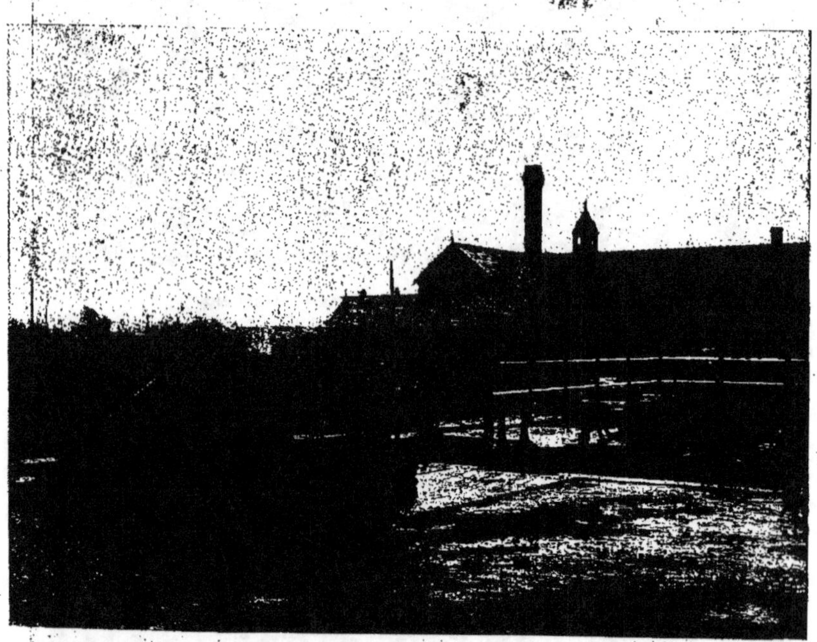

Fig. 5. — Grilles roulantes de J. Smith, à Birmingham.

peignes ou râteaux mobiles qui s'engagent entre leurs barreaux pour en extraire les dépôts.

Parmi les dispositifs plus récents et plus perfectionnés, nous citerons les grilles à râteaux mobiles tournants de J. Garfield (fig. 3 et 4), utilisées à *Bradford*, et le tamis rotatif de John Smith (de Carshalton), que l'on peut voir fonctionner à *Chester*, à *Birmingham* et à *Nuneaton* (fig. 5). Ce tamis, placé à la façon d'une large courroie sur deux cylindres mobiles, est mis en mouvement par le courant d'eau d'égout. Les matières en suspension retenues à sa surface sont enlevées par une brosse tournante et envoyées dans une gouttière spéciale, d'où une vis sans fin peut les conduire automatiquement au dehors et les déverser dans des wagonnets ou des chariots.

L'appareil de Riensch (fig. 6) se compose d'un tamis circulaire presque horizontal et animé d'un mouvement de rotation.

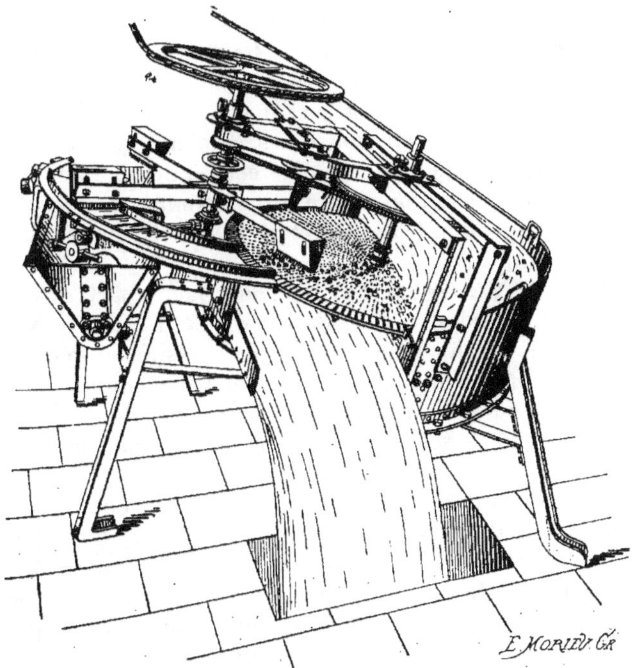

Fig. 6. — Appareil de Riensch pour la séparation des matières flottantes (d'après Dunbar).

Le *ségrégateur* ou crible inventé par Weand et employé à Reading (Pennsylvanie) (fig. 7) consiste en un cylindre de 1ᵐ,80 de diamètre sur 4ᵐ,80 de longueur, qui tourne sur un axe horizontal. Le crible proprement dit est formé d'une toile de cuivre à seize mailles au centimètre carré, qui est fixée sur une seconde toile métallique plus grosse, en fer galvanisé, à mailles de 17ᵐᵐ,5. L'eau d'égout entre dans le crible à une de

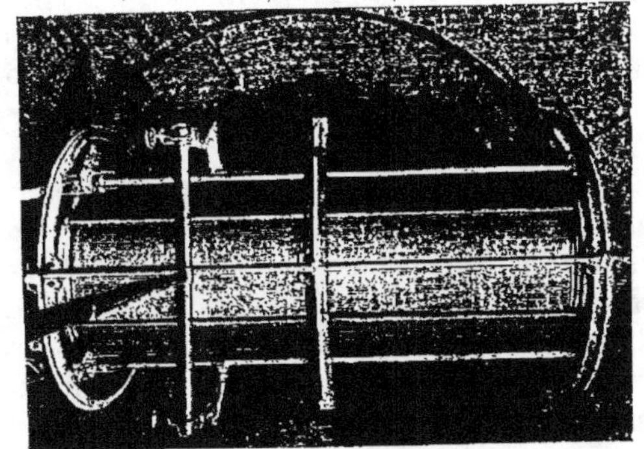

Fig. 7. — Ségrégateur ou tambour-filtre tournant de Weand, à Reading.

ses extrémités par un tuyau dont l'orifice, exactement dans l'axe de l'appareil, trouve devant lui une plaque brisante obligeant le liquide à se répandre sur toute la circonférence de la grille. A l'extérieur de celle-ci, des jets d'eau, de vapeur et d'air comprimé, permettent de délayer la boue et d'éviter ainsi tout colmatage, de telle sorte que la surface filtrante est toujours propre. La boue s'avançant graduellement vers l'extrémité opposée du tambour est reçue dans un wagonnet et déchargée dans des sacs. Ces sacs sont placés dans une machine centrifuge qui fait 800 tours à la minute et qui achève l'expulsion du liquide. Le résidu solide est vendu comme engrais ou mélangé avec du charbon pour être utilisé comme combustible.

Après son passage dans le *ségrégateur*, l'eau est pompée et refoulée à la station d'épuration.

B. **Bassins de décantation**. — Dans la plupart des stations d'épuration des grandes villes, les eaux d'égout, après passage à travers les grilles, sont reçues dans des bassins de décantation à fond horizontal, qu'un appareil débourbeur mécanique peut racler sur toute son étendue. Par exemple, à *Birmingham*, le débourbeur est mobile sur rails et peut enlever les dépôts au moyen d'une grue mécanique.

A *Dresde*, l'installation faite par le système de Riensch comprend, pour le traitement de 43 000 mètres cubes d'eau d'égout par jour, une fosse à sable à fond horizontal, circulaire, de 7 mètres de diamètre, portant à l'intérieur une deuxième chambre à sable concentrique, beaucoup plus petite et ouverte en un point de la paroi sur toute la hauteur de celle-ci. Cette disposition brise le courant d'eau et facilite le dépôt des corps lourds.

Pour les installations peu importantes, on adopte généralement en Allemagne un dispositif en forme de puits dans lequel plonge un panier en toile perforée, qu'on peut soulever à volonté pour en opérer la vidange lorsqu'il est plein.

Les recherches les plus intéressantes effectuées dans ces dernières années sur la *décantation des eaux d'égout* sont celles de Steuernagel à *Cologne*, de Bock et Schwartz à *Hanovre*, et de Schmidt à *Oppeln.*

Steuernagel a constaté que le fond des bassins de décantation doit être incliné *en sens inverse du courant et non pas dans le sens du courant*. Ses expériences ont été effectuées sur les bassins de décantation de *Cologne*, qui, longs de 45 mètres, présentent, au point d'arrivée des eaux, une fosse à boues vers laquelle s'incline le fond du bassin, en sens inverse du courant. Dans ces conditions, avec une vitesse de courant de 4 millimètres à la seconde, les bassins retiennent 72,31 p. 100 des matières en suspension. Avec un courant de 20 millimètres à la seconde, ils retiennent encore 69,08 p. 100 de ces matières. Avec 40 millimètres, la proportion s'abaisse à 58,9 p. 100.

On a constaté en outre que, pour la vitesse de 4 millimètres à la seconde, 70,7 p. 100 des boues sont retenues dans la fosse à boues et que 29,3 se répartissent sur le fond du bassin. A 20 millimètres, la fosse ne recueille plus que 51 p. 100 des boues et 49 p. 100 se répandent dans le bassin. A 40 millimètres, la fosse à boues retient 45 p. 100, le bassin 55 p. 100.

Avec un courant de 4 millimètres par seconde, on a recueilli pour 1 000 mètres cubes d'eau 4^{mc},04 de boues; avec un courant de 20 millimètres, 2^{mc},474; avec un courant de 40 millimètres, 1^{mc},838. Et on a calculé que la teneur en eau de ces boues était la suivante :

	Eau p. 100.	Substance sèche.
Avec un courant de 4 millimètres par seconde.	95,57	4,43
— 20 — —	92,87	7,13
— 40 — —	91,34	8,66

Dans ces conditions, si l'on compare les quantités de matières sèches retenues par un courant de 4 millimètres à la seconde et un courant de 40 millimètres, on voit que ces quantités sont à peu près équivalentes. Mais ces recherches portent seulement sur un essai d'un seul jour, et il est très possible que les résultats ne soient pas identiques avec des essais prolongés pendant plusieurs jours (Dunbar).

Bock et Schwartz ont constaté à *Hanovre* que les eaux qui arrivent pendant la nuit ne fournissent presque pas de dépôts, et qu'au contraire elles tendent à entraîner ceux qui se sont déposés pendant le jour. Il paraît donc avantageux de supprimer pendant la nuit le passage de l'eau dans les bassins de décantation, ce qui permet d'augmenter par le repos la précipitation des matières retenues dans ces bassins.

Bock et Schwartz ont également étudié les courants qui se produisent dans les bassins, et ils ont pu vérifier que les eaux se déplacent tantôt en haut, tantôt en bas, tantôt sur les côtés, avec une vitesse deux ou trois fois plus grande que celle apparente.

Schmidt, à Oppeln, a fait des constatations analogues. Quand les journées sont froides, les eaux coulent à la surface, au-dessus de la partie profonde du bassin. Quand les journées sont chaudes, les courants d'eau s'abaissent vers le fond pour revenir vers la surface à la sortie du bassin.

Mairich a construit pour *Stargard* et *Neustadt* des décanteurs (fig. 8) profonds de 6^{m},80, dans lesquels l'eau arrive par douze tuyaux tangentiels à 4^{m},50 au-dessous du niveau supérieur. La décantation des boues se fait par l'orifice *b*, tandis qu'un agitateur *c* délaie la masse des dépôts.

Mairich a construit également des petits décanteurs qu'on réunit en groupes. C'est ainsi que la ville de *Ohrdruf* possède vingt-huit décanteurs pour 6 000 personnes; *Guben* en possède quatre-vingt-quatre pour le traitement journalier de 9 000 mètres cubes d'eau d'égout.

Ces petits décanteurs ont en général 2^m,60 de hauteur sur 5 mètres carrés de surface.

Le décanteur du type *Dortmund*, très répandus en Allemagne et en Angleterre, sont beaucoup plus simples et très pratiques. Ils sont constitués par un cône renversé, généralement en ciment armé, où s'accumulent les boues et d'où, par simple pression de l'eau sur leur masse, elles sont évacuées par intermittences au moyen d'un robinet-vanne. Le liquide décanté remonte vers la surface et se déverse de chaque côté d'une passerelle à bords perforés formant gouttière, d'où il est conduit aux réservoirs de fermentation (fosses septiques).

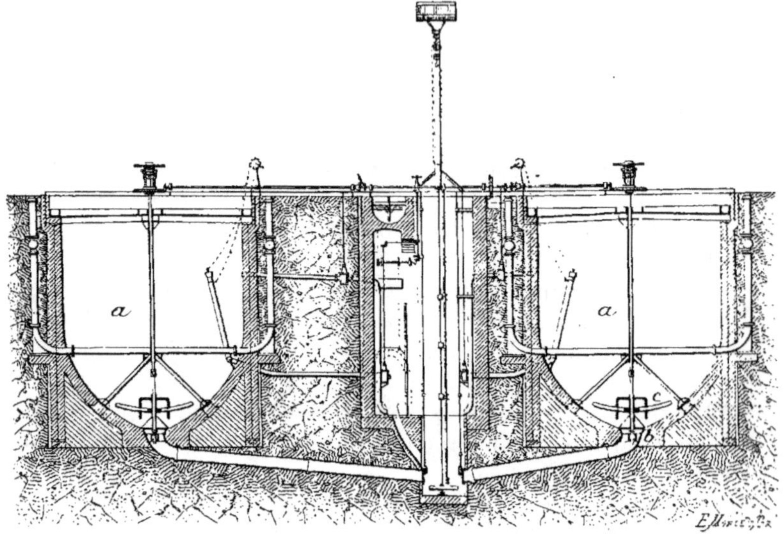

Fig. 8. — Décanteurs automatiques de Mairich, à Neustadt (Silésie).

A *Birmingham*, avant d'être distribuées aux lits bactériens, les eaux traversent des décanteurs *Dortmund* de 750 mètres cubes de capacité, où elles séjournent quatre heures. Chaque décanteur, à raison de six remplissages par jour, peut recevoir quotidiennement 4 500 mètres cubes.

Le travail dans les bassins à fond plat est toujours beaucoup plus simple que dans les décanteurs, qui laissent souvent échapper, lors de la vidange des boues, de grandes quantités d'eau, et il est probable que la préférence sera toujours donnée aux bassins ordinaires, dont on pourra aisément enlever les boues sans avoir à les vider. Dans cet ordre d'idées, des essais ont été faits à *Bolton*, et Fidler a fait construire par Ham, Baker et Cie, un appareil (fig. 9) qui a pour but de diriger les boues vers un orifice central d'évacuation.

Ce même appareil fonctionne en grand aux *Bury Corporation sewage's works*, près de Birmingham.

A *Barmen-Elberfeld*, on a récemment disposé au fond des bassins de décantation une série de dépressions en forme d'entonnoirs, d'où la boue est évacuée.

Les décanteurs Emscher (de Imhoff) (1) réunissent en un même appareil le bac de décantation mécanique et la fosse septique. La figure 10 en représente les dispositions. L'eau entre alternativement dans l'appareil de droite et dans l'appareil de gauche, mais ceux-ci communiquent par leur partie supérieure à l'endroit où se trouve le canal qui reçoit les eaux décantées. Les gaz ne se dégagent pas dans

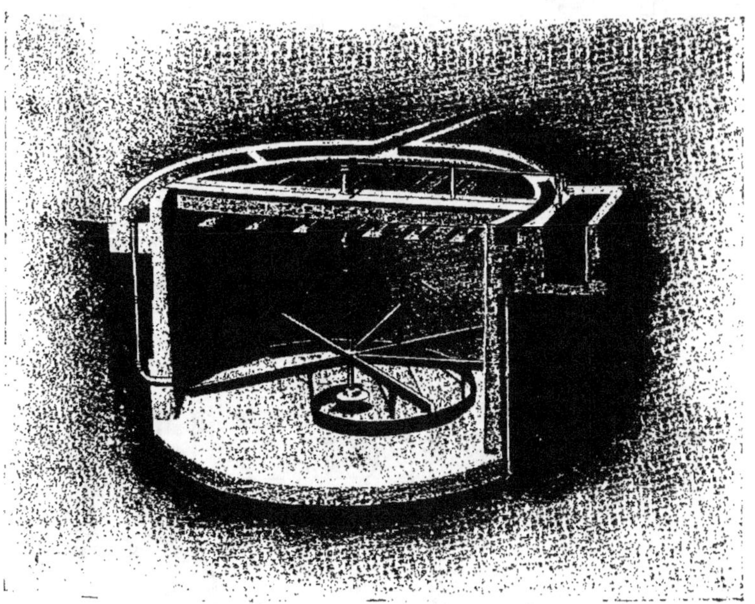

Fig. 9. — Coupe d'un bassin de décantation, système Ham-Baker
(Bolton et Birmingham).

ce canal, mais se rassemblent dans un espace recouvert avec des planches.

Ces appareils retiennent 70 p. 100 des matières en suspension quand l'eau y séjourne de trois quarts d'heure à une heure. La boue qu'on en extrait est presque inodore, et elle est si concentrée qu'elle devient solide au bout de cinq à six jours sur un sol bien drainé, et qu'elle peut être incinérée dans des fours Custodis par exemple.

La teneur en eau n'est pas supérieure à 50 p. 100.

Les avantages de ces décanteurs sont les suivants :

1° L'eau arrive non fermentée et sans odeur aux lits bactériens ou sur les terrains d'épandage, où elle s'épure plus aisément ;

(1) Construits par la maison Heinrich Scheven (de Dusseldorf).

2° Les boues, très concentrées, sont facilement évacuées et n'occupent qu'un faible volume ;

3° Ces appareils sont très commodes pour séparer les matières en suspension, qui sont entraînées hors des lits bactériens et qui troublent l'eau épurée. On évite par leur emploi les fermentations secondaires, qui donnent souvent aux eaux épurées une odeur désagréable.

Coupe a,b.

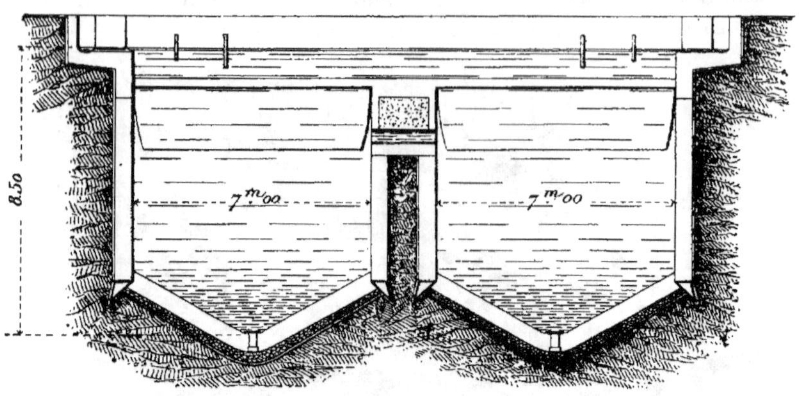

Coupe c,d,e,f,g,h

Coupe i,k.

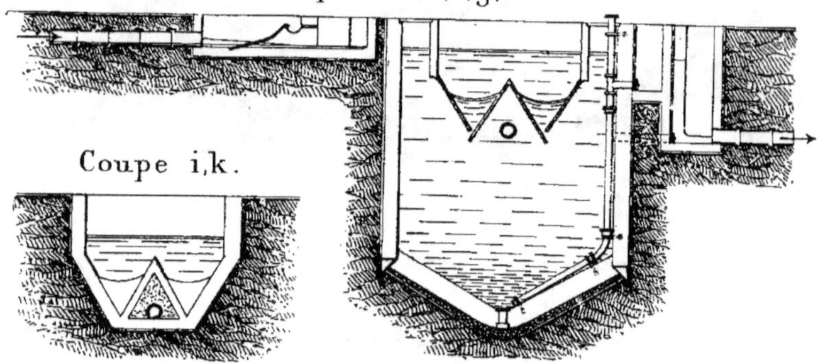

Fig. 10. — Décanteur Emscher, de Imhoff.

Il existe déjà en Allemagne près de cent installations de ces décanteurs Emscher : les frais de leur construction sont dè 1^{mk},60 à 3 marks par tête d'habitant (de 2 francs à 3 fr. 75), suivant les localités.

C. Centrifugation des boues. — De nombreux essais ont été entrepris récemment pour séparer en partie l'eau des boues, afin d'obtenir une matière plus sèche, plus transportable et plus facile à utiliser. On a cherché notamment à centrifuger les boues brutes des bassins de décantation.

Quand on centrifuge ces boues, les matières se séparent dans l'ordre de leur densité : les minérales, qui sont les plus lourdes, se réunissent contre le manteau du tambour ; puis viennent les substances organiques ; enfin les corps légers, l'eau et les graisses, se rassemblent au voisinage de l'axe de rotation de l'appareil.

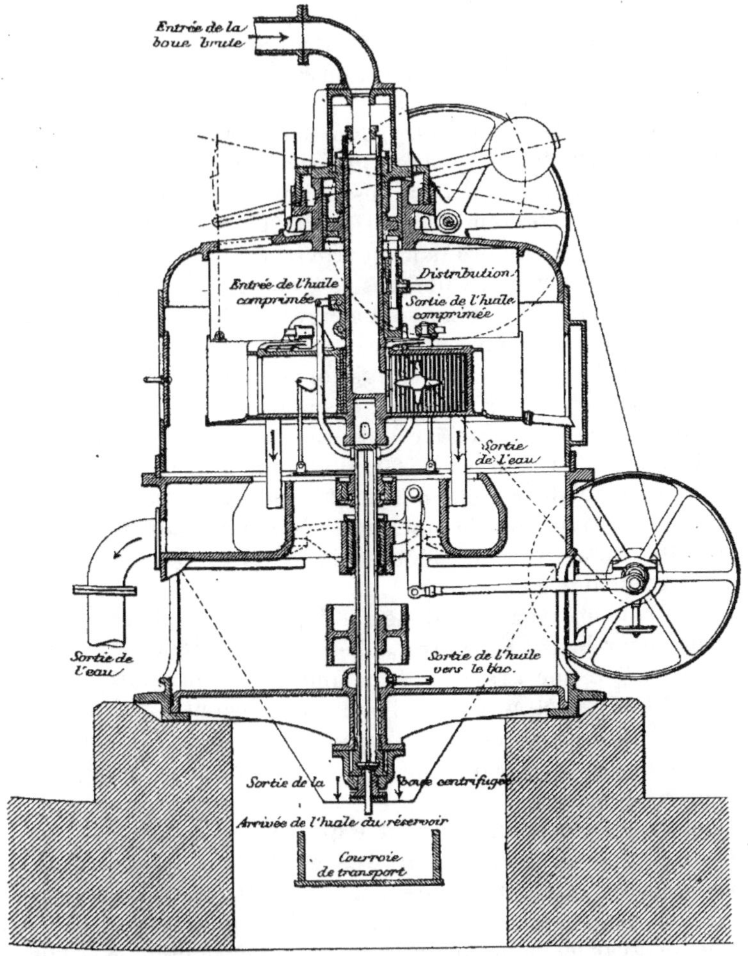

Fig. 11. — Appareil à centrifuger les boues, système Schäfer-ter-Meer.

Dans les premiers essais, on a tenté de séparer l'eau en employant un tambour perforé, animé d'un mouvement de rotation rapide et fonctionnant comme une turbine de sucrerie ; mais les matières en suspension encrassent rapidement la toile métallique du tambour, qui ne laisse plus passer l'eau. Les mauvais résultats .obtenus avec cette méthode ont conduit à placer la sortie de l'eau près de l'axe de la turbine et à utiliser un tambour non perforé ; ces appareils fonctionnent alors comme les écrémeuses centrifuges en laiterie. Toutefois, même en employant cette méthode, l'opération reste longue. En outre, il faut enlever à bras d'homme l'anneau de boue centrifugée, ce qui rend le procédé trop coûteux dans la pratique.

L'appareil Schäfer-ter-Meer, construit par la maison Georg-Egestorff, à Hanovre-Linden, rend ce travail automatique ; le chargement et la vidange se font d'eux-mêmes, de sorte que les frais d'exploitation deviennent minimes (fig. 11).

On en a fait l'essai à *Harburg*, dont la canalisation d'égouts, du système séparatif, évacue chaque jour de 3 000 à 4 000 mètres cubes d'eaux, sur lesquels les eaux industrielles (tanneries, fabriques de gutta-percha, d'huile) représentent 600 à 700 mètres cubes.

Les eaux passent d'abord dans quatre bassins de décantation, puis elles sont reprises par des pompes et évacuées dans un canal. Les boues restées dans les bassins sont aspirées, refoulées dans un réservoir à agitation mécanique et distribuées aux centrifugeurs.

A *Harburg*, les frais de centrifugation comprennent les dépenses de force motrice, l'amortissement des appareils et la main-d'œuvre. Les dépenses de force motrice ont atteint $0^{mk},2$ par mètre cube de boue brute, soit $1^{mk},63$ par 1 000 kilogrammes de boue centrifugée. L'installation totale revient de 22 à 25 000 marks par appareil, non compris les bâtiments et le moteur. En comptant un amortissement de 5 p. 100, on arrive à une dépense de $2^{mk},87$ par 1 000 kilogrammes de boue centrifugée obtenue.

La centrifugation entraîne donc une dépense journalière de 13 marks environ pour les 3 500 mètres cubes d'eaux d'égout de la ville de *Harburg*. Pour une grande ville comme Paris, produisant journellement 775 000 mètres cubes d'une eau d'égout qui renferme en moyenne $1^{gr},25$ de matières en suspension par litre, la dépense journalière dépasserait 7 000 francs, et il faudrait 400 appareils centrifugeurs.

La méthode n'est donc applicable qu'aux petites installations.

D. Séparation mécanique des graisses. — Appareil Kremer. — Il est très important de séparer le plus possible les graisses flottantes des eaux résiduaires et aussi celles qui sont entraînées par les dépôts, car les boues dégraissées se dessèchent plus facilement et se désagrègent plus vite. En outre, leur emploi en agriculture est bien plus facile.

Le procédé Kremer présente sous ce rapport un grand intérêt. De petits appareils ont d'abord été installés dans un grand nombre de villes allemandes, notamment dans des hôtels, des casernes, des hôpitaux, pour tirer parti des graisses précédemment évacuées sans aucun profit dans les égouts. En 1903, on installa le premier grand appareil à *Osdorf*, près de Berlin. Depuis juillet 1907, la station de *Charlottenbourg* et la ville de *Cremnitz* en possèdent trois (fig. 12).

L'appareil Kremer a pour but de séparer les matières légères et les matières lourdes en suspension dans l'eau. Il se compose en principe de quatre caisses placées les unes dans les autres, de manière à laisser entre elles un espace libre. La caisse extérieure est terminée en entonnoir; la caisse centrale est munie d'un couvercle qui sert à la répartition de l'eau dans l'appareil. L'eau passe d'abord dans un bassin, où elle se débarrasse du sable, puis elle coule sur le couvercle, se répartit de chaque côté dans l'appareil et pénètre dans

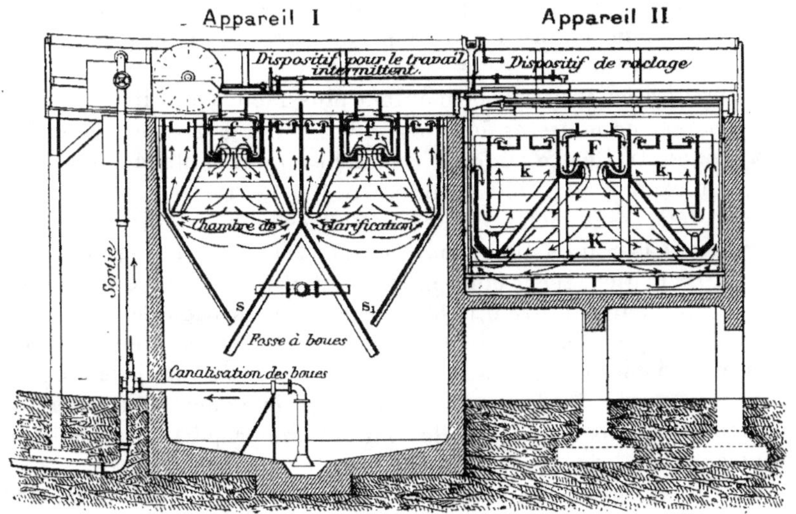

Fig. 12. — Séparation mécanique des graisses. Appareil Kremer.

la caisse centrale. Là, elle remonte un éperon, qui retarde son mouvement de descente et dirige le courant vers le haut. Dans ces conditions, il se produit une séparation des matières en suspension : les matières légères sont entraînées vers la surface, où elles s'accumulent sous le toit f, en formant une couche plus ou moins épaisse ; les matières lourdes suivent la direction des grandes flèches droites et se rassemblent au fond. L'eau, après avoir subi ce mouvement vers le haut, reprend son chemin dans la direction des flèches courbes et s'écoule à l'extérieur. En outre, il se forme aussi, le long des parois, de véritables colonnes d'eau dormante, où se rassemblent encore quelques substances légères qui ont échappé à la première séparation.

La surface occupée par un appareil Kremer est de 15 mètres carrés; sa hauteur est de 1ᵐ,20 à 2 mètres, et un tel appareil peut traiter 1 000 mètres cubes d'eau par vingt-quatre heures. Les essais effectués à *Osdorf* ont montré que l'eau, à la sortie, est débarrassée de la majeure partie des graisses et des matières en suspension. En travail continu, l'appareil élimine environ 50 p. 100 de ces matières ; en travail discontinu, c'est-à-dire en laissant l'appareil dix minutes en fonctionnement, puis dix à vingt minutes en repos, on arrive à éliminer en moyenne 70 p. 100 de ces matières.

Les avantages de l'appareil Kremer sont les suivants : économie de place, facilité d'extension en augmentant le nombre des éléments, récolte facile des graisses et des boues, séparément à la surface et au fond. L'inconvénient principal est que, quand on doit traiter de grandes masses d'eau, ce qui est le cas des grandes villes, il faut tous les jours enlever la couche de graisse et vider les boues, ce qui nécessite une main-d'œuvre continue, que n'exigent pas les bassins de décantation.

Les matières extraites sont d'autant plus faciles à utiliser qu'elles sont séparées en matières lourdes et en matières grasses. Avec les eaux d'égout traitées à *Osdorf*, la couche superficielle récoltée contient en moyenne 86 p. 100 d'eau et 6 p. 100 de graisse. Cette couche est donc déjà assez sèche. Elle se prête très bien, grâce à sa teneur en graisse, à la combustion ; mais il est préférable d'en extraire la graisse. La matière sèche contient en effet 45 à 50 p. 100 de matières grasses, qui peuvent être utilisées pour la fabrication des savons et des bougies. Quant à la couche inférieure, elle ne contient plus de graisse : elle peut donc être facilement pressée et employée, après dessiccation, comme engrais. Elle peut servir également à faire des briquettes combustibles, car elle contient une proportion notable de cellulose.

Voici un exemple, emprunté à un travail du Pr Backhaus, des résultats fournis par le traitement préalable au Kremer des eaux d'égout de *Berlin* destinées à l'épandage :

	Milligr. par litre d'eau	
	primitive.	après traitement.
Extrait sec	1560	875
Perte au rouge	670	340
Résidu au rouge	890	535
Azote total	91,7	86,5
Ammoniaque	65,5	65,5
Permanganate décomposé	1 115,1	1 121,8
Oxygène correspondant	282,2	283,8

Les résidus obtenus ont été utilisés en partie pour l'extraction des graisses, en partie pour la fabrication des briquettes combustibles. La détermination de la valeur calorifique de ces briquettes a donné 3467 calories, et leur composition était la suivante :

Carbone	32,93 p. 100.
Hydrogène	3,22 —
Oxygène, azote, soufre, etc.	16,74 —
Cendres	47,11 —

Les cendres résiduaires peuvent elles-mêmes être avantageusement employées comme engrais.

E. Évacuation des boues. Leur utilisation agricole. Extraction chimique des graisses; incinération. — Les boues recueillies dans les bassins de décantation contiennent en général de 90 à 97 p. 100 d'eau. C'est assez dire que leur manipulation est onéreuse autant que désagréable, car il s'agit là de matières organiques fraîches en pleine décomposition putride.

Suivant les circonstances, on les évacue par pompage, par compression ou par gravitation, soit dans des bassins d'attente d'où elles sont chargées sur des navires, des chalands, des wagons ou des tombereaux, soit directement dans des tranchées creusées parallèlement les unes aux autres à 1 mètre environ de profondeur en plein champ.

Évacuation à la mer. — Le déversement à la mer par l'intermédiaire de navires ou de chalands spéciaux est préféré partout où il est possible. On le pratique pour *Londres* à l'embouchure de la Tamise, pour *Manchester* à l'embouchure de la *Mersey*. Il est employé aussi à *Glascow*, à *Dublin*, à *Salford*, à *Southampton*.

Les dépenses qui en résultent varient suivant les distances.

Par tonne de boues fraîches (90 p. 100 d'eau en moyenne), ces dépenses sont :

> 0 fr. 455 à Londres.
> 0 fr. 54 à Glascow.
> 0 fr. 994 à Manchester.
> 1 fr. 690 à Southampton.

Compression des boues. — Sous forme de tourteaux comprimés, beaucoup de villes trouvent à se débarrasser de leurs boues au prix de 0 fr. 60 la tonne. Pour passer les boues aux filtres-presses, on les additionne généralement de 0,5 à 1 p. 100 de chaux sous forme de lait. Les tourteaux obtenus ne contiennent plus que 50 à 65 p. 100 d'eau. Ce mode de traitement coûte environ 2 fr. 50 à 6 fr. 25 par tonne de tourteaux produits, suivant la nature des boues, la quantité de chaux ajoutée et l'importance de l'exploitation. La chaux a pour effet d'agglomérer les matières.

Le pressurage des boues, sauf pendant les mois très chauds, peut s'effectuer sans dégagement d'odeurs trop nauséabondes, pourvu que le local soit bien ventilé et isolé de toute habitation.

A *Birmingham-Tyburn*, la méthode d'enfouissement en tranchées est très scientifiquement mise en œuvre. Le flot d'eau d'égout quotidien y est réparti entre cinq bassins de décantation de 4 500 mètres cubes de capacité chacun, divisés en trois compartiments. L'eau y circule à une vitesse moyenne de $0^m,35$ à la minute et y reste environ *quatre heures trente-six minutes*. Une grande quantité de détritus de rues et de matières lourdes s'arrêtent dans le premier compartiment et sont enlevées une fois par semaine au moyen d'une drague Priestman.

Ces détritus contenant 50 p. 100 d'eau sont enlevés par des wagonnets et incinérés dans un four à ordures ménagères ou *destructor*.

La boue du second compartiment (à 90 p. 100 d'eau) est également extraite une fois par semaine et dirigée par gravitation vers un éjecteur Shone (à air comprimé), qui la refoule dans une canalisation de 10 kilomètres de longueur, pour la distribuer par des vannes spéciales dans des tranchées parallèles de 0^m,90 de largeur sur 0^m,45 de profondeur, creusées en plein champ (fig. 13).

Lorsqu'une série de ces tranchées est pleine de boue, on la recouvre immédiatement avec de la terre et, si la saison est favorable, on y sème du seigle. L'été suivant, après une récolte, on laboure profondément le sol et on le laisse en jachère. Deux ans après, on peut y creuser de nouvelles tranchées, y faire un déversement de boues, et ainsi de suite.

Quarante hectares de terre sont exclusivement consacrés à cet épandage spécial.

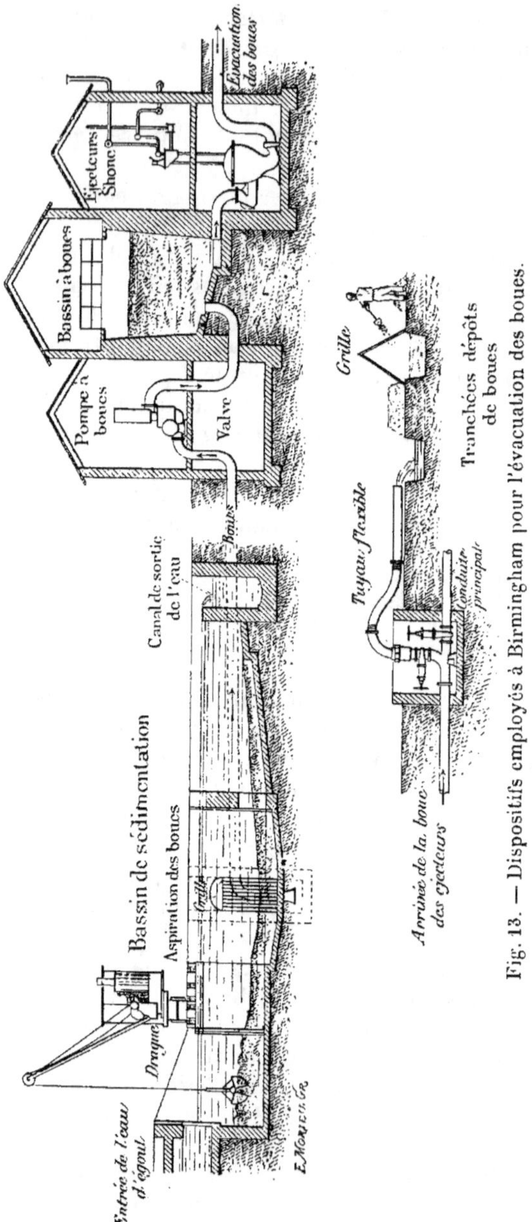

Fig. 13. — Dispositifs employés à Birmingham pour l'évacuation des boues.

Le coût total, comprenant la main-d'œuvre, le pompage, l'amortissement et la location des terres, est d'environ 5 francs par tonne de boue à 90, 95 p. 100 d'eau. On en évacue ainsi de 60 000 à 80 000 tonnes par an.

A *Guildford*, on enfouit annuellement de la même manière 18 720 tonnes de boues avec une dépense moyenne de 6 fr. 45 par tonne.

Dessiccation à l'air en « lagunes ». — Dans certains cas, en préfère creuser simplement dans le sol un bassin dont le fond, drainé par des tuyaux, est garni d'une couche plus ou moins épaisse de mâchefer. Les boues liquides y sont déversées et y restent jusqu'à ce qu'elles soient suffisamment sèches pour être manipulées à la pelle, ce qui nécessite de deux à six mois suivant le temps et suivant la profondeur de la masse. A *Accrington*, les boues ainsi desséchées sont chargées sur des chalands et vendues au prix de 1 fr. 37 la tonne aux bateliers qui les transportent dans les districts agricoles.

L'inconvénient de ce système est que les *étangs de boues* dégagent pendant longtemps des odeurs désagréables et qu'ils constituent un danger pour les travailleurs, surtout pour les enfants exposés à y tomber.

Utilisation agricole. — L'utilisation agricole des boues, lorsque celles-ci sont produites en grande quantité, est très difficile au voisinage des villes, et nous avons expliqué plus haut les raisons pour lesquelles leur transport au loin ne sera jamais possible.

Les expériences de conversion en engrais, qui ont été faites par le *Board of Agriculture* et par *The Royal Agricultural Society*, de 1905 à 1907, en Angleterre, ont montré qu'unité pour unité l'azote et le phosphate de ces boues sont moins utilisés par les cultures, toutes circonstances étant égales d'ailleurs, que les mêmes éléments employés sous la forme habituelle des engrais chimiques.

A *Glascow* (*Dalmarnock*), on a employé le procédé Melvin pour la fabrication du *Globe fertiliser*, qui n'est autre chose que la boue obtenue par précipitation des eaux d'égout au moyen de la chaux et du sulfate ferrique. Cette boue, séchée à 65-70°, est passée dans un moulin à farine. Elle en sort à l'état de poudre brune, dont la composition moyenne est la suivante :

Humidité	22,51	p. 100.
Matières volatiles au rouge	33,98	—
Matières fixes	43,51	—
	100,00	—

Les matières fixes sont constituées par :

Cendres	10,75	p. 100.
Oxyde de fer et d'alumine	13,42	—
Chaux	12,09	—
Potasse (soluble dans HCl)	0,10	—
Aide phosphorique	1,11	—
Phosphate tribasique de chaux	2,42	—
Azote total	1,30	—

Le coût de la fabrication de cet engrais est de 12 fr. 50 par tonne. L'économie réalisée par sa vente sur le coût de l'épuration est d'environ 5 francs pour 4 540 mètres cubes d'eau traitée. L'écoulement du produit est assez facile autour de *Glascow* jusqu'à présent.

Incinération. — On a fait beaucoup d'essais en vue de brûler les boues, soit seules, soit mélangées avec des ordures ménagères, du charbon, des huiles ou des résines. La plupart de ces tentatives ont échoué, soit à cause des frais que nécessite la dessiccation préalable, soit parce qu'on a voulu traiter directement les boues humides contenant environ 90 p. 100 d'eau. Il est cependant possible de brûler les boues comprimées en tourteaux. A *Ealing*, les boues ainsi comprimées (à 60 p. 100 d'eau) sont additionnées d'ordures ménagères sèches dans la proportion de 1,5 à 2 d'ordures pour 1 de tourteau de boue, et brûlées dans un four à ordures.

A *Huddersfield*, les boues de précipitation chimique pressées sont mélangées avec 20 p. 100 de coke et incinérées dans un four *Horsfall*. Le coût total du traitement, y compris le pressurage des boues, est, par tonne de boues pressées et brûlées, de 6 fr. 40.

A *Koepenick*, près de *Berlin*, on précipite 4 000 mètres cubes d'eau d'égout par jour au moyen d'un mélange de liquide et de sulfate d'alumine. Les eaux sont d'abord additionnées de 900 grammes de lignite en poudre grossière par mètre cube, puis d'une solution concentrée de sulfate d'alumine à la dose de 200 grammes de sel par mètre cube. Les boues ainsi obtenues, lentement décantées dans de vastes bassins qui occupent une superficie de 12 350 mètres carrés, sont égouttées et transportées sous un hangar, où elles sèchent en partie. Au bout de trois semaines environ, elles ne contiennent plus que 60 p. 100 d'eau. On y ajoute alors un cinquième de leur poids en charbon. En cet état, elles servent de combustible à une usine électrique qui fournit l'éclairage et la force motrice aux tramways et aux industries.

On peut admettre que 1 mètre cube d'eau d'égout donne environ 3 kilogrammes de boues à 60 p. 100 d'eau, soit environ 400 tonnes par mois.

Bien que les prix de vente de l'électricité soient assez réduits (0 fr. 50 le kilowatt-heure pour l'éclairage et 0 fr. 175 pour la force motrice), l'exploitation semble devoir donner de bons résultats financiers ; mais la quantité de matières combustibles retirées des eaux d'égout étant minime, il semble que ce soit seulement à la proportion considérable de lignite et de charbon ajoutée que ces résultats satisfaisants soient dus.

Substances extractibles des boues. — Le principal exemple de boues dont il est possible d'extraire des substances utilisables est *Bradford*, en Angleterre. Les eaux d'égout de cette ville, comme celles de *Roubaix-Tourcoing* en France, contiennent une quantité considérable de résidus de lavage de laines (savons et graisses).

Depuis plusieurs années, on y a expérimenté de nombreux procédés, et J. Garfield, ingénieur, a réussi à tirer un parti avantageux de ces substances, dont la valeur vient en déduction des frais d'épuration.

Le débit des égouts par temps sec est, à *Bradford*, de 59000 mètres cubes par jour, dont la moitié est constituée par des eaux résiduaires industrielles et 20 p. 100 par des eaux de peignages de laine.

Le procédé utilisé est le suivant : l'eau d'égout passe à travers des bassins de décantation, où elle abandonne environ $7^{mc},164$ de dépôts grossiers par jour, puis à travers des grilles. On lui ajoute ensuite de l'acide sulfurique en quantité telle que le liquide garde une acidité de 0,10 p. 1000 en SO^4H^2.

L'eau d'égout ainsi traitée se rend alors dans d'autres bassins de décantation, disposés en séries. Le tableau suivant indique la composition du liquide décanté par rapport au liquide brut :

	Liquide brut.	Liquide décanté.
Matières en suspension..	0,84	0,16
Matières en solution........	1,81	2,24
Oxygène absorbé en 24 heures.............	0,17	0,11
Ammoniaque libre.........................	0,03	0,01
Azote albuminoïde.........................	0,02	0,01

Les boues évacuées des bassins de décantation sont transportées dans des caissons métalliques : on y ajoute une nouvelle quantité d'acide sulfurique ; on les chauffe aux environs de 100° avec la vapeur d'échappement des chaudières, et on les passe aux filtres-presses. Ces derniers sont également chauffés à la vapeur, et on y lance alternativement de la vapeur, puis des boues chaudes. Le liquide qui s'en échappe consiste en eau et en graisse. On le conduit dans des récipients spéciaux, où la graisse se sépare; après quoi celle-ci est bouillie avec de l'acide et de l'oxyde brun de manganèse pour lui donner des qualités marchandes.

Chaque année on produit environ 100000 tonnes de boues contenant 80,15 p. 100 d'eau et 7,43 p. 100 de graisses, soit 37,7 de graisses p. 100 de matières sèches.

Les boues comprimées et dégraissées représentent un poids de 20000 tonnes par an (à 27 p. 100 d'eau). Une partie est brûlée dans un four spécial; l'autre est vendue aux cultivateurs à 4 fr. 50 la tonne, au rail.

Pendant six mois, en 1907, la dépense totale de la station, non compris les frais d'installation et les intérêts, s'est élevée à 249000 francs, et les recettes provenant de la vente des graisses ont été de 293150 francs.

A *Cassel* (*Allemagne*), les boues décantées sont additionnées d'acide sulfurique dans un réservoir en bois, de façon que le liquide soit légèrement acide au rouge-Congo. Après repos, il se sépare une certaine quantité d'eau qui est évacuée. Débarrassées ensuite des matières volumineuses par criblage, les boues sont portées à l'ébullition par un courant de vapeur, puis, reprises par des monte-jus, elles sont passées au filtre-presse. Les tourteaux obtenus (à 50-60 p. 100 d'eau) sont séchés sur des cylindres par la vapeur surchauffée, jusqu'à ce qu'ils ne contiennent plus que 20 à 30 p. 100 d'eau.

On les traite alors par déplacement par des benzols ou des pétroles (de densité 0,8). Par distillation, on récupère le benzol et la matière grasse purifiée. Cette dernière vaut alors 375 francs la tonne. Le tourteau épuisé contient 2 à 2,5 p. 100 d'acide phosphorique. Il peut être vendu comme engrais à un prix modéré.

Dans les bassins de décantation de *Cassel*, on recueille environ 80 p. 100 des matières en suspension des eaux d'égout. La boue sèche contient 18 p. 100 de matières grasses, dont 15 p. 100 peuvent être extraites. On traite annuellement 15 000 mètres cubes de boues à 90 p. 100 d'eau, soit environ 1 500 tonnes de tourteaux secs. On en sépare 240 tonnes de matières grasses, et il reste 1 350 tonnes de tourteaux engrais.

F. **Coût comparé des différentes méthodes de traitement des boues.** — Les dépenses afférentes au traitement des boues varient beaucoup suivant les circonstances locales. Néanmoins les chiffres ci-après, relevés par la *Commission royale anglaise pour l'étude des procédés d'épuration*, fournissent de bons éléments de comparaison :

Méthode de traitement.	Coût moyen par tonne de boue à 90 p. 100 d'eau (y compris les intérêts, l'amortissement et toutes charges). Fr.
Dessiccation simple à l'air, « en lagunes »	0,20
Transport et évacuation à la mer	0,50
Enfouissement dans le sol, en tranchées	0,50
Compression en tourteaux	De 0,60 à 1,15
Compression en tourteaux et incinération (non compris intérêt et amortissement)	1,85

Il n'est pas douteux que les boues provenant de la décantation des eaux d'égout aient une certaine valeur comme engrais. Mais les matières fertilisantes qu'elles renferment étant nécessairement mélangées à une masse considérable de substances inertes (sable, mâchefer, cendres, etc.), la possibilité de leur utilisation dépend surtout du prix de revient de leur transport à pied d'œuvre.

On doit prohiber l'emploi cultural des boues qu'on soupçonnerait pouvoir contenir des spores de bactéridies charbonneuses. Ce cas est exceptionnel d'ailleurs, mais il peut se présenter lorsque les eaux d'égout renferment une grande quantité d'eaux résiduaires de tanneries ou d'usines de lavage de laines.

VIII. — ÉLIMINATION PAR PRÉCIPITATION CHIMIQUE DES MATIÈRES EN SUSPENSION DANS LES ÉGOUTS. SYSTÈME VIAL.

Lorsque les eaux d'égout renferment une forte proportion d'eaux résiduaires industrielles, comme c'est le cas par exemple dans les villes manufacturières, telles que *Leeds, Glascow, Salford, Huddersfield, Bradford*, il est indispensable ou tout au moins avantageux de rendre la décantation des matières en suspension plus rapide et plus complète, en la faisant précéder d'un traitement chimique.

L'addition de réactifs précipitants à des eaux-vannes ménagères peut être recommandable comme traitement préliminaire, lorsqu'il s'agit d'épurer ensuite celles-ci par une surface très restreinte de sol perméable ou de lits bactériens. Les substances chimiques choisies doivent alors produire une sorte de collage entraînant les particules solides en même temps que les matières albumineuses coagulables.

Les réactifs auxquels on s'adresse varient naturellement selon la nature des eaux à traiter et selon les conditions économiques locales Les principaux sont :

La *chaux ;*

La *chaux* et le *sulfate ferreux ;*

La *chaux* et le *réactif alumino-ferrique ;*

Le *sulfate d'alumine et de fer ;*

Le *sulfate d'alumine* avec *sang* et *poudre de charbon* (procédé anglais dit *A-B-C* : « *Alum, Blood and Coal* ») ;

Le *ferrozone ;*

Le *sulfate ferrique ;*

Le *chlorure ferrique ;*

L'*acide sulfurique ;*

Le *chlorure de chaux.*

Le *sulfate d'alumine et de fer* est le plus généralement usité en Angleterre et en Écosse. On peut cependant affirmer que, d'une manière générale, tant sous le rapport de l'économie que sous celui de l'efficacité, le *sulfate ferrique* permet d'obtenir de meilleurs résultats. Immédiatement après vient le *sulfate ferreux*, employé avec la chaux.

La chaux seule est à rejeter, parce qu'elle facilite la dissolution des matières putrescibles. D'autre part, il en reste toujours trop en solution (sauf lorsqu'il s'agit d'une eau d'égout acide) et lorsque les matières organiques dissoutes additionnées de cette substance sont diluées dans les rivières, elles entrent immédiatement en fermentation putride et produisent des odeurs nauséabondes.

Quels que soient les réactifs choisis, ceux-ci (sauf la chaux) seront employés en solutions et en quantités variables suivant les volumes d'eau d'égout à traiter. Toutefois, dans les petites stations d'épuration, comme ce réglage est très difficile, on trouvera plus commode de faire traverser à l'eau d'égout un panier ou un bassin contenant les réactifs à l'état de blocs solides.

La chaux, lorsqu'on ne pourra pas éviter d'y avoir recours, sera utilisée sous forme de *lait de chaux*, car, à l'état d'*eau de chaux*, elle nécessiterait un volume énorme de réactif à mélanger à l'eau d'égout.

Il a été récemment beaucoup question, surtout en Belgique, d'un procédé basé sur l'emploi de cette substance et sur une méthode spéciale de décantation qui présente seule quelque originalité. Ce procédé, connu sous le nom de son inventeur M. Vial, vient d'être appliqué à *Ostende*, après avoir été essayé à *Haren*, près de *Bruxelles*.

En voici la description :

Les bassins dans lesquels s'effectue la décantation sont formés de deux parties : la poche à boues et le bassin de clarification. On utilise pour la précipitation (à *Haren*) de 250 grammes à 1 kilogramme de chaux éteinte par mètre cube. Cette chaux donne à l'analyse 67 à 68 p. 100 de CaO.

La décantation s'effectue en marche continue : une lame de liquide de quelques centimètres d'épaisseur parcourt tout le bassin avec une vitesse de 2 mètres environ par minute, en glissant sur une masse d'eau immobilisée par des cloisons sans qu'il s'y produise ni remous ni courants internes : pendant ce temps, elle abandonne toutes ses matières en suspension. L'eau reste ainsi le moins possible en contact avec les matières précipitées.

Celles-ci s'accumulent particulièrement en deux endroits du bassin ; de là elles sont enlevées par une pompe, en mélange avec beaucoup d'eau, et envoyées dans un grand récipient, où elles se déposent. Elles sont concentrées ensuite dans un appareil spécial dit « concentreur », qui est une espèce de filtre : les boues liquides arrivent sous une pression de 3 à 4 mètres, obtenue par différence de niveau dans une cuve renfermant des tubes en toile serrée ; les matières solides sont retenues et s'amassent dans l'appareil, tandis que l'eau est évacuée à l'intérieur des tubes vers un conduit central. Les boues sortent de cet appareil à l'état pâteux, ne renfermant plus que 70 à 80 p. 100 d'eau. Elles sont ensuite séchées.

La quantité de boues produites varie suivant la concentration des eaux d'égout et suivant la quantité de réactif employé. Dans les expériences de Haren effectuées sur les eaux d'égout du collecteur de *Bruxelles*, pour 288 grammes de matières en suspension, en obtenait 395 grammes de boues (pesées à l'état sec) par mètre cube. Lorsqu'il y avait 1^{kg},500 de matières en suspension, la proportion de boues s'élevait à 2^{kg},142 par mètre cube.

Leur valeur était assurément très minime. Elles renfermaient seulement :

Azote ammoniacal........ 0gr,083 au maximum p. 100 de matières sèches.
— organique .... 1gr,762   —   100   —
— phosphorique...... 0gr,83   —   100   —

Soit pour environ 1 fr. 85 de matières fertilisantes (dans les cas les plus favorables, c'est-à-dire avec l'eau d'égout la plus concentrée) par 100 kilogrammes de matières sèches.

Les décanteurs Vial permettent incontestablement d'obtenir une eau bien débarrassée de matières en suspension et, si la quantité de réactif ajoutée est suffisante, une partie des matières en solution est également précipitée. Mais il reste toujours dans l'effluent une importante proportion d'azote albuminoïde et d'ammoniaque, de sorte qu'on ne peut pas le considérer comme réellement *épuré*. Tant que le liquide reste très alcalin, il ne se putréfie pas, mais, dès qu'il se trouve dilué avec de l'eau de rivière et que le taux de son alcalinité s'abaisse jusqu'à permettre la vie des germes microbiens, ceux-ci entrent en action et manifestent leur activité par un dégagement abondant d'odeurs nauséabondes.

Les eaux d'égout traitées par le système Vial ne pourraient donc être rejetées dans les rivières qu'à la condition d'être *épurées* ultérieurement par épandage ou par lits bactériens, après dilution convenable de manière à permettre la vie des ferments nitrificateurs.

L'emploi d'un tel procédé ne paraît en aucune manière pouvoir convenir aux villes de quelque importance, d'abord parce qu'il est extrêmement onéreux en raison surtout des dépenses de réactif et de main-d'œuvre, et ensuite parce que, loin de solutionner favorablement le problème des boues, il l'aggrave en accroissant le volume de celles-ci, ainsi que les difficultés de leur manutention.

A *Salford*, grande ville industrielle de 220 000 habitants qui fait partie de l'agglomération de *Manchester*, les eaux d'égout, mélangées d'un énorme volume d'eaux résiduaires industrielles, se rendent, après passage à travers des grilles, dans un *mélangeur* où elles reçoivent une mixture de *chaux* et de *sulfate ferreux* (0gr,05 de chaux et 0gr,02 de sulfate ferreux par litre). On les dirige ensuite par deux canaux vers *dix* bassins de précipitation, qui ont chacun 33 mètres de longueur sur 24 mètres de largeur et de 1m,80 à 2m,70 de profondeur, soit une capacité de 22 715 mètres cubes (fig. 14).

Ces bassins, munis de vannes de fond, permettent d'évacuer les boues, sans les draguer, et d'envoyer celles-ci dans un large réservoir d'où on les refoule par des pompes jusqu'à un navire de 600 tonnes qui les transporte périodiquement à une distance de 60 milles environ, en mer, à l'embouchure de la *Mersey*. Ce navire fait, en moyenne, 230 voyages par an.

L'effluent des bassins de précipitation est dirigé sur six filtres dégrossisseurs, à travers une épaisseur de 0^m,50 de gravier de calibre mélangé de 7 à 50 millimètres, qu'on peut nettoyer par un système de barbotage d'air, deux ou trois fois par jour.

Ces filtres travaillent normalement à raison de 215000 mètres cubes par hectare et par jour.

Toutes ces installations occupent une surface de près de 5 hectares.

L'épuration proprement dite de l'effluent de précipitation chimique est réalisée par un vaste lit bactérien à becs pulvérisateurs,

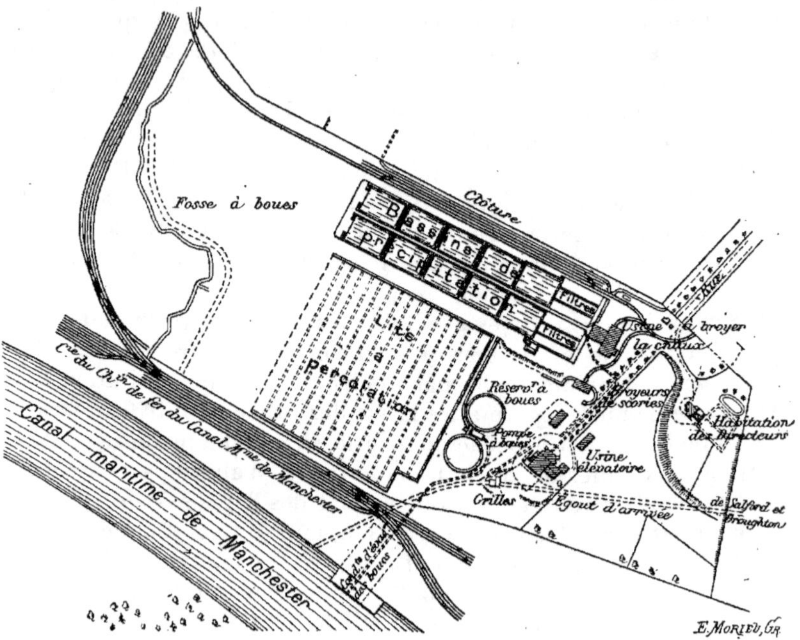

Fig. 14. — Station d'épuration de Salford.

de 2^{ha},5 de superficie. Les résultats en sont pleinement satisfaisants.

A la station expérimentale de la *Madeleine-lès-Lille*, M. Buisine a fait, sur notre demande, en 1905, des essais comparés de précipitation avec différents réactifs, en vue de déterminer ceux de ces réactifs dont l'emploi est le plus avantageux pour le traitement préliminaire des eaux d'égout urbaines lorsqu'on jugera plus commode d'y avoir recours.

Les meilleurs résultats ont été obtenus avec le *sulfate ferrique*, avec le *chlorure ferrique* ou avec les *sels ferriques combinés au chlorure de chaux*.

Le *sulfate ferrique*, que l'industrie prépare très économiquement par l'action de l'acide sulfurique sur la cendre de pyrite de fer, coûte bon marché et joint à ses propriétés précipitantes une action désodorisante qui doit le faire préférer dans la plupart des cas.

La quantité de ce réactif qu'il faut employer pour avoir une bonne précipitation varie, suivant la teneur de l'eau d'égout en impuretés, de 100 à 250 grammes par mètre cube. Les réactions qu'il provoque peuvent se résumer ainsi :

D'abord le sulfate ferrique est décomposé par les sels alcalins et alcalino-terreux que l'eau renferme toujours. L'oxyde ferrique, ainsi précipité, entraîne avec lui la totalité des matières en suspension, se combine aux matières albuminoïdes, forme des laques avec les matières colorantes, décompose les savons, les principes odorants, les sulfures, et fixe ces derniers à l'état de sulfure de fer insoluble.

L'agent épurant, l'*oxyde ferrique précipité*, qui est gélatineux, forme avec les matières organiques azotées une sorte de *laque* qui entraîne les particules les plus ténues ; il en résulte un véritable collage du liquide.

L'eau brute, chargée de matières en suspension, plus ou moins colorée et possédant l'odeur spéciale des eaux d'égout, est rendue, après ce collage, parfaitement limpide, inodore et imputrescible aussi longtemps qu'elle n'est pas mélangée à une quantité suffisante d'eau de rivière pour que l'action antiseptique du réactif ne puisse plus exercer ses effets.

Le prix de revient du réactif pour la clarification de l'eau d'égout de la Madeleine est de 1 centime environ pour 1 mètre cube (le sulfate ferrique coûtant 4 francs les 100 kilogrammes).

Le *chlorure ferrique* coûte un peu plus cher : 7 francs les 100 kilogrammes en gros. Son action est la même, mais il présente l'avantage de ne pas introduire dans l'eau de l'acide sulfurique, qui passe à l'état de *sulfates*, lesquels, par les actions microbiennes subséquentes, peuvent être réduits à l'état de sulfures.

Le *chlorure de chaux*, mélangé au *sulfate ferrique* à une dose correspondant à 5 litres de chlore actif par mètre cube d'eau d'égout à traiter, permet d'oxyder les matières hydrocarbonées sur lesquelles l'hydrate ferrique est sans action et de détruire complètement les microbes pathogènes que la plupart des autres réactifs précipitants épargnent toujours en partie.

Nous reviendrons d'ailleurs sur son utilisation, bien plus avantageuse à ce point de vue, pour la stérilisation de l'effluent des lits bactériens.

A *Kingston-on-Thames*, on a expérimenté sur une grande échelle le *procédé A-B-C* (alumine-sang-charbon), qui, tout en éliminant 83 p. 100 de l'azote albuminoïde des eaux d'égout, permettrait d'obtenir des boues sèches valant 90 francs la tonne et que l'on baptisa « guano indigène ». Mais les rapports officiels établirent bientôt l'exagération de son prix de revient, et un inconvénient très grave ne tarda pas à se révéler : l'eau épurée devenait le siège d'un développement extraordinaire de certains organismes qui finissaient par menacer d'obstruction les conduites : il s'agissait surtout de *Sphærotilus natans*, de *Crenothrix ochracea* et d'une algue cyanophycée, probablement du genre *Sirosiphon*.

Ce mode de traitement de l'eau d'égout dut donc être abandonné.

IX. — L'ÉPURATION BIOLOGIQUE NATURELLE SUR LA TERRE ARABLE.

A. Rôle épurant du sol. — Ferments nitrificateurs. — Les premières observations scientifiques sur la purification des eaux d'égout par filtration dans le sol sont dues à *Hiram Mills* et à ses collaborateurs du *Board of Health of Massachusetts*. Elles ont été faites à partir de 1886 sur de grandes cuves en bois, de 5 mètres de diamètre et de 2 mètres de profondeur, garnies de matériaux variés : terre végétale, sable de différentes grosseurs, tourbe, marne et mélanges de ces différents éléments.

L'eau d'égout, préalablement analysée, était distribuée à la surface de ces cuves, en volumes variables et par arrosages *continus* ou *intermittents*.

On constata tout d'abord qu'avec la *filtration continue* il n'y avait pas de nitrification possible, tandis que celle-ci s'effectuait très régulièrement avec la *filtration intermittente*. On vit ensuite que cette même nitrification était nulle ou très faible dans les terres trop fines ou compactes, imperméables à l'air; qu'elle était très active dans les sols poreux et que, dans ces sols poreux, son intensité s'accroissait même jusqu'à une certaine limite maxima, de telle sorte que, à une période donnée de *maturité* du filtre, on pouvait lui faire brûler jusqu'à 250 grammes environ de matière organique par mètre carré et par jour, ce qui fait 2 500 kilogrammes (correspondant à 2 000 mètres cubes d'eau d'égout) à l'hectare.

Depuis des siècles, on connaissait les propriétés fertilisantes des eaux d'égout. On les utilisait sur des centaines d'hectares dans les *Marcites* de *Milan* et dans les *Huertas* de *Valence*, immenses champs de culture, célèbres par leur fécondité si colossale qu'on y pouvait faire jusqu'à six coupes de fourrage par an !

Mais la fonction *épurante* du sol, c'est-à-dire l'aptitude qu'il possède de désintégrer la matière organique par étapes successives jusqu'à la minéralisation complète de celle-ci, nous a été révélée vers 1878 par la célèbre expérience de Schlœsing et Müntz.

En faisant couler de l'eau d'égout à travers de longs tubes remplis de terre, ces savants virent que la transformation des matières azotées en nitrates ne s'effectuait plus si la terre était préalablement stérilisée par chauffage à 110°, ou si l'eau d'égout était additionnée d'un peu de chloroforme.

La meilleure terre arable, ainsi privée de germes microbiens, devient incapable de nitrifier les solutions de sulfate d'ammoniaque. Mais si, après l'avoir privée de germes, on y ensemence de nouveau les microbes nitrificateurs que Winogradsky, Omeliansky, Boullanger et Massol nous ont fait connaître et nous ont appris à cultiver, elle redevient promptement apte à réaliser la nitrification. Celle-ci est donc fonction de la vie de certains microbes, hôtes normaux de la plupart des sols, et comme ces microbes sont aérobies, comme ils ne peuvent vivre et oxyder l'ammoniaque qu'à la faveur de l'oxygène atmosphérique, on ne les rencontre que dans les couches superficielles du sol, c'est-à-dire jusqu'où l'air peut pénétrer.

Nous savons aujourd'hui qu'il existe de nombreuses espèces de ferments nitrificateurs, les unes prenant l'ammoniaque pour le transformer en azote nitreux ou en *nitrites*, les autres s'emparant de ces nitrites pour en faire de l'azote nitrique, des *nitrates*, dernier terme de la minéralisation de la matière organique azotée.

Nous savons aussi qu'à côté de ces ferments *nitrificateurs* il y a dans le sol, surtout dans les couches profondes, plus difficilement accessibles à l'air, d'autres microbes *anaérobies* capables d'emprunter aux nitrates l'oxygène dont ils ont besoin pour assurer leur existence. Ces microbes *dénitrificateurs* jouent un rôle important dans l'épandage des eaux d'égout. S'ils se multiplient en abondance, comme il arrive dans les terrains compacts, ou colmatés, ou mal drainés, les nitrates sont détruits au fur et à mesure de leur formation, et il n'en reste plus assez pour les besoins des plantes.

La *nitrification* est donc un phénomène de *vie microbienne aérobie*, la *dénitrification* un phénomène de *vie microbienne anaérobie*.

Ces faits fondamentaux nous permettent de comprendre le processus d'épuration des eaux d'égout dans le sol. Ce processus s'accomplit en deux étapes : l'une de *fixation* de la matière organique par adhérence capillaire sur les particules poreuses de l'humus ou des autres matériaux constituant la terre arable : l'autre d'*oxydation* aboutissant soit à la *nitrification* d'une partie de la matière organique fixée, soit à la *dénitrification* ou à la *désintégration en produits gazeux* (*azote, acide carbonique, hydrogène*) d'une autre partie de cette matière organique fixée.

Les deux phénomènes, *fixation* et *oxydation*, sont évidemment sous la dépendance de conditions multiples que tous les sols ne réalisent pas au même degré. Ces conditions sont : le pouvoir fixateur ou tinctorial, la capacité de rétention pour l'eau, la porosité ou perméabilité à l'air. De sorte qu'il existe entre les différents sols d'énormes variations dans leur aptitude à épurer les eaux d'égout.

Indépendamment de ces *qualités* du sol, l'efficacité de l'épuration par épandage résulte en outre d'autres facteurs dont l'importance ne saurait être méconnue, tels que le volume d'eau déversé par rapport à la surface, l'intermittence des déversements, la manière dont ceux-ci sont effectués (en nappes, en billons, par infiltration), la saturation préalable du sol par les précipitations d'eaux pluviales, la température, l'intensité de l'évaporation.

Lorsque tous ces facteurs sont harmonieusement équilibrés, — et ce n'est malheureusement que dans des cas exceptionnellement rares, — l'épuration biologique naturelle, autrement dit l'*épandage*, constitue le mode le plus parfait et le plus rationnel de traitement des eaux d'égout, puisqu'il permet, par l'utilisation plus ou moins immédiate des produits de désintégration des déchets de la vie, de *reconstituer de la matière végétale vivante et de fermer le cycle de la rotation de la matière.*

On a calculé que les déjections de vingt personnes peuvent suffire pour entretenir en bon état de culture 1 hectare de terrain si elles ne laissent rien perdre. Ces vingt personnes, vivant en symbiose avec les microbes du sol, pourraient donc s'alimenter sur 1 hectare de terre sans rien emprunter à l'extérieur pour leur nourriture. Or la France, dans son ensemble, ne compte pas un habitant par hectare : avec une meilleure utilisation de notre sol national, la population pourrait décupler sans s'appauvrir. Il y a donc encore de la place. « Nous élargissons le monde quand nous en découvrons les lois » (Duclaux).

B. **Utilisation agricole des eaux d'égout**. — Dans la *Rome* antique, chaque maison avait ses latrines, généralement situées, comme on peut le voir à *Pompéi*, à côté des cuisines, probablement pour servir aux esclaves. Le maître avait la *sella*, la chaise, qu'on plaçait pour la nuit et qu'on emportait le matin. Les vidanges, avec l'évier des cuisines et les tuyaux de toiture, arrivaient à une sorte de fosse fixe qui était en communication avec l'égout ; par lui les liquides se déchargeaient au *Cloaca maxima*, qu'avait fait construire Tarquin l'Ancien pour l'écoulement des pluies, au milieu du Forum, et se rendaient ensuite au Tibre (1).

L'utilisation des eaux d'égout pour la culture fut réalisée pour la première fois par les Lombards, dans les *Marcites* milanaises (de *marcescere*, pourrir), vastes prairies qui durent depuis six siècles et comprennent près de 1 500 hectares, enrichissant leurs propriétaires et leurs fermiers grâce aux huit coupes de fourrage qu'elles fournissent chaque année.

Elle le fut ensuite dans la *Huerta* des environs de *Valence* (*Espagne*), dont les terres, irriguées à l'eau d'égout, ou *regados*, se vendent couramment de 12 000 à 13 000 francs l'hectare, tandis que les terres des régions non arrosées, les *secanos*, valent à peine 1 000 francs.

(1) A. MILLE, Assainissement des villes, Paris, Dunod, éd. 1886.

Au commencement du XIXe siècle, la réforme de l'assainissement des villes fut mise à l'étude par les ingénieurs anglais. Le *Board of Health* ou *Conseil supérieur de salubrité*, sous l'impulsion hardie de *Chadwick*, avait formulé un programme d'après lequel, dans toute ville moderne, l'eau pure devait traverser les maisons, emportant immédiatement dans les égouts les déchets susceptibles de vicier l'air, pour aller se répandre en irrigations sur un sol cultivé, dont elle deviendrait la fumure et où elle serait *épurée*. Les environs d'*Édimbourg* fournissaient, depuis plus de cent années, la preuve que ce programme était réalisable : des sables marins, stériles, avaient été arrosés avec les eaux d'égout contenant les liquides des water-closets, et ils étaient devenus les *Craigentimy meadows*, prairies si fertiles qu'elles donnent cinq coupes de fourrage vert aux vaches dont le lait et la crème alimentent les habitants de la ville.

C. **Épandage agricole à Paris**. — Bien que le jet des matières usées dans les rivières eût été proscrit par des ordonnances royales dès 1669, la Seine est restée jusqu'à ces dernières années et elle reste encore partiellement aujourd'hui le grand égout collecteur de *Paris* et de sa banlieue.

Ce qu'écrivait en 1876, dans son journal d'hygiène, de Pietra Santa peut être réédité sans qu'actuellement un seul mot cesse d'être vrai :

« En amont de *Paris*, dans la traversée de la capitale, ainsi qu'entre les fortifications et *Asnières*, la Seine présente un aspect satisfaisant. Les poissons vivent dans toute la largeur de la rivière ; des végétaux d'ordre élevé poussent sur les berges ; le fond est formé de sables blancs.

« En aval du pont d'*Asnières*, la situation change brusquement. Sur la rive droite de la Seine, au débouché du grand collecteur de Clichy, un courant considérable d'eau noirâtre sort de ce collecteur et s'épanouit en Seine, en formant une couche parabolique qui se rapproche parfois de la rive gauche.

« Cette eau est d'un aspect répugnant : elle est chargée de débris organiques de toutes sortes, recouverte d'une couche de matière graisseuse ; une vase grise, mélangée de débris organiques, s'accumule le long de la rive en formant des bancs d'atterrissements.

« Cette vase, qui descend jusqu'au thalweg du fleuve, est le siège d'une fermentation active qui se traduit par d'innombrables bulles de gaz (hydrogène carboné et sulfuré) venant crever à la surface de l'eau. »

A la même époque, dans un rapport présenté au nom de la Commission d'enquête du département de la Seine, Schlœsing disait :

« 1° L'infection de la Seine par les eaux d'égout de *Paris* est un fait absolument incontestable. La Commission, réitérant un avis déjà énoncé par le Conseil général des Ponts et Chaussées et par le Conseil de salubrité de la Seine, déclare que cette infection doit cesser dans le plus bref délai ;

« 2° Les causes de l'infection résident dans les matières organiques des eaux d'égout solubles et insolubles ;

« 3° Lors même que les matières insolubles seraient éliminées, les matières solubles suffiraient pour corrompre les eaux de la Seine ;

« 4° Il est indispensable que les eaux d'égout soient dépouillées des matières organiques avant d'être admises dans la Seine. »

Or, dix ans auparavant, dès 1886, on avait déjà commencé, d'abord à *Clichy*, puis à *Gennevilliers*, des expériences d'utilisation culturale et d'épuration par le sol. En présence des résultats obtenus, et s'appuyant sur les travaux de De Freycinet, de Schlœsing, de P. Frankland et de Marié-Davy, on décida d'étendre l'expérimentation sur une plus large échelle, et une mission d'études à l'étranger était confiée à l'ingénieur des Ponts et Chaussées A. Mille.

En 1869, une partie des eaux du collecteur était refoulée à *Gennevilliers*, où la ville avait acheté une propriété de 6 hectares (jardin modèle d'aujourd'hui).

Malheureusement ces essais furent interrompus presque aussitôt par la guerre franco-allemande, et ce n'est qu'en 1872 qu'ils purent être repris.

Pour relater aussi exactement que possible leurs résultats successifs et les discussions qu'ils ont provoquées, nous ne saurions mieux faire que d'analyser ici le rapport présenté par M. Marié-Davy à la Conférence d'hygiène de Seine-et-Oise le 7 juin 1903 (1).

En 1876, 295 hectares seulement étaient irrigués à *Gennevilliers* et, tandis qu'une pétition était adressée aux Chambres pour réclamer la suppression de l'épandage, une contre-pétition, couverte d'un nombre à peu près égal de signatures, comprenant des médecins, des pharmaciens, des membres des municipalités, plaidait pour l'extension de ces mêmes irrigations.

Le mouvement favorable ne fait dès lors que s'accroître. En 1881, la municipalité de *Gennevilliers*, jusqu'alors hostile, cesse son opposition et passe avec la Ville de *Paris* un traité lui assurant la « jouissance » des eaux d'égout pendant douze ans.

En 1884, le chiffre d'hectares irrigués s'élève à 616. En 1892, il atteint 776, et tous ces terrains appartiennent à des particuliers qui ne sont aucunement forcés d'avoir recours à l'irrigation.

Des terrains dont la valeur locale était de 90 à 150 francs l'hectare atteignaient en 1892 jusqu'à 400 et 500 francs.

La valeur foncière des mêmes terrains était passée de 10 à 12 000 francs l'hectare à 20 000 et 22 000 francs. Et la population de *Gennevilliers*, suivant une progression semblable, passait de 4 445 habitants en 1886 à 7 386 en 1896.

On accusait, il est vrai, l'épandage de porter une grave atteinte à

(1) *Journal d'hygiène*, 25 juillet 1903.

la salubrité générale du pays, de donner lieu à des fièvres intermittentes, de surélever et de polluer la nappe souterraine. Mais les enquêtes sanitaires furent assez rassurantes, tout au moins au sujet d'une partie de ces allégations, car la mortalité totale de *Gennevilliers*, bien que supérieure à celle de Paris, n'était pas plus considérable qu'à *Asnières*. Par contre, en ce qui concernait la surélévation de la nappe souterraine, le cri d'alarme était fondé. Voici ce qu'écrivait M. Schlœsing, chargé par la Commission d'enquête du département de la Seine d'étudier la question :

« La nappe des eaux souterraines est actuellement surélevée d'environ 2 mètres au-dessus de l'ancien niveau de l'étiage antérieur à l'année 1868. A cet exhaussement, on peut assigner trois causes : la surélévation de 1 mètre au moins du niveau de la Seine depuis l'établissement du barrage de *Bezons*; le gonflement de la nappe souterraine à la suite des pluies tombées en février et mars 1876; les irrigations. La Commission n'a nul besoin de mesurer la part de chaque cause dans le résultat général ; il lui suffit de constater l'état actuel, pour en conclure la nécessité absolue de drainer le sol partout où l'irrigation est ou sera établie, afin que, la nappe souterraine ayant un libre écoulement, le sol filtrant conserve au-dessus d'elle l'épaisseur nécessaire pour l'épuration. »

Et il conclut :

« En ce qui concerne les intérêts matériels des populations, les oppositions à l'avant-projet, fondées sur l'insalubrité des irrigations, ne sont plus motivées, du moment que cette insalubrité n'existe pas. Celles qui sont fondées sur l'exhaussement du plan d'eau perdront également toute valeur par l'exécution du drainage recommandé par la Commission. »

Progressivement, le programme tracé par Belgrand, Mille et Durand Claye en 1875 fut exécuté. On acheta d'abord le domaine d'*Achères*, puis *Carrières-Triel* et *Méry-Pierrelaye*, en tout 6 000 hectares environ, dont 1 765 de domaines municipaux et le reste en cultures libres, presque toutes ces terres constituées par des sables argileux, assez uniformément perméables.

Les domaines municipaux, mis en régie, devaient permettre d'épurer tout ce que les cultivateurs libres ne pourraient pas utiliser sur leurs champs. Disons tout de suite que cette mise en régie des terres à irrigation forcée fut une faute : elle devint une source de perpétuelles difficultés et d'interminables procès entre la ville, qui exigeait le déversement d'un volume déterminé d'eau d'égout, et les fermiers régisseurs qui se refusaient à noyer dans cette eau d'égout leurs cultures lorsqu'un excès d'humidité était préjudiciable à celles-ci.

En 1902, sur la surface totale irrigable de 6 000 hectares environ, on avait distribué 226 544 409 mètres cubes d'eau d'égout, soit en moyenne 42 744 mètres cubes par hectare et, en 1903, 253 031 563 mètres cubes, soit en moyenne 42 083 mètres cubes par hectare. Ces volumes sont voisins de la dose maxima de 40 000 mètres cubes par hectare et par an, autorisée par les lois des 4 avril 1889 et 10 juillet 1894 et par le décret du 11 avril 1896, qui règlent les conditions de l'épandage agricole pour la ville de *Paris*.

En 1904, les 905 hectares de *Gennevilliers* ont reçu 41 689 361 mètres cubes, soit 46 065 mètres cubes par hectare.

Les 1 500 hectares d'*Achères* ont reçu 57 850 522 mètres cubes, soit 38 567 mètres cubes par hectare.

Les 2 150 hectares de *Méry-Pierrelaye* ont reçu 74 858 805 mètres cubes, soit 34 818 mètres cubes par hectare.

Les 950 hectares de *Carrière-Triel* ont enfin reçu 41 568 540 mètres cubes, soit 43 756 mètres cubes par hectare.

Pendant cette même année, le volume total d'eaux d'égout débité par les collecteurs parisiens fut de 268 397 561 mètres cubes, dont

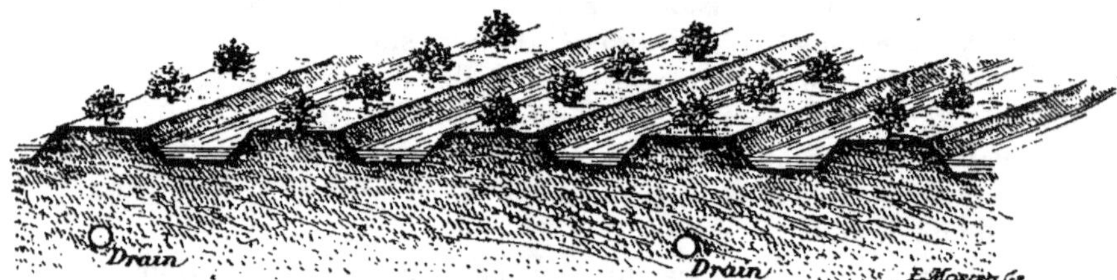

Fig. 15. — Méthode d'irrigation agricole par déversement intermittent des eaux d'égout entre *billons*.

215 967 228 mètres cubes ont été refoulés par les pompes sur les champs d'irrigation, et 51 509 828 mètres cubes (soit 141 670 mètres cubes par jour) ont été déversés directement en Seine, soit à *Clichy*, soit à la porte de *la Chapelle*.

En 1907, les quatre régions d'apandage ont reçu un total de 203 453 703 mètres cubes d'eau d'égout.

L'irrigation se fait sur les champs d'épandage par la méthode dite d'*infiltration*. L'eau d'égout est amenée aux réseaux par les *émissaires*, grosses canalisations d'où part toute une série de conduites en ciment.

Le réseau partiel de chaque section se compose d'une conduite principale sur laquelle s'embranchent normalement, de part et d'autre, à des intervalles variables (400 mètres pour *Achères*) les conduites de service.

La distribution de l'eau s'effectue au moyen de bouches placées au-dessus ou au niveau du sol et branchées directement sur les conduites. Chacune de ces bouches dessert environ 3 à 4 hectares.

L'eau y est amenée dans des rigoles assez profondes, entre lesquelles sont dressés les billons ou planches de culture (fig. 15), et les déversements s'y font par *intermittences*, celles-ci, nous l'avons déjà dit, étant indispensables à la nitrification de la matière organique. Ces intermittences se répètent à des intervalles variables, suivant les besoins de la végétation dans la culture libre et suivant les nécessités de l'épuration dans les domaines municipaux.

D'après Bechmann, qui a dirigé pendant de longues années les services d'assainissement de la ville de Paris, « le passage répété des eaux d'égout dans les rigoles et l'infiltration qui s'y produit par le fond et par les côtés, ont pour conséquence la formation rapide d'un dépôt de matières solides sur les parois. Tant que ce dépôt est assez mince, il se fendille entre deux épandages, se détache en lamelles et ne s'oppose point à la pénétration de l'eau ; mais, lorsque, par la superposition de nombreuses couches successives, il acquiert une épaisseur un peu grande, sa perméabilité diminue, s'annule même, et l'eau ne pénètre plus dans les terres. Il faut alors rafraîchir les surfaces de contact, soit en curant les rigoles et en rejetant le produit du curage sur les planches intermédiaires, soit en les déplaçant à la bêche ou à la charrue ; dans l'un et l'autre cas, les dépôts sont incorporés à la terre à titre de supplément d'engrais ; les substances organiques qu'ils contiennent ne tardent pas à y être transformées, et les matières minérales tendent à modifier peu à peu la composition originaire du sol arable, qui se recouvre de la sorte d'une couche d'humus, dont l'épaisseur croît d'ailleurs très lentement ».

Dans les *cultures* « *libres* » de *Gennevilliers*, l'irrigation porte en moyenne chaque jour sur un neuvième de la surface totale irrigable, c'est-à-dire que le même sol cultivé reçoit *tous les neuf jours* une ration d'eau d'égout. Chaque hectare reçoit donc environ 1 000 mètres cubes, soit une nappe de $0^m,10$ de hauteur d'eau d'égout à chaque irrigation, et celle-ci est répétée quarante fois par an. Elle dure en moyenne six heures, et la terre reste en état d'aération pendant un temps trente-six fois plus considérable, soit deux cent seize heures.

Il est bien évident qu'il ne s'agit là que de chiffres moyens, très variables d'ailleurs avec les diverses cultures. Les prairies, par exemple, peuvent être irriguées tous les deux jours, alors que les asperges ne doivent l'être que trois fois par an.

Dans les domaines municipaux, la culture est entièrement subordonnée aux nécessités de l'épuration, de sorte que l'irrigation culturale n'y pourrait être poursuivie utilement qu'à la condition d'y organiser un système d'assolement rationnel permettant d'absorber en tout temps la quantité maxima d'eau d'égout.

Dans son étude récente sur les champs d'épandage (1910), M. Vincey montre que les déversements d'eaux d'égout en Seine, qui avaient fléchi de 1899 à 1902, ont, par la suite, régulièrement augmenté. Si l'on tient compte du contingent des pluies ordinaires, c'est-à-dire de toutes les eaux souillées dont la ville de Paris a l'obligation légale

---

(1) P. Vincey, Épuration terrienne des eaux d'égout de la Ville de Paris et l'assainissement de la Seine *Mémoires de la Soc. nat. d'agriculture*, 1904 et 1910.

d'assurer l'épuration, on voit que, dans les années 1906, 1907, 1908, les déversements directs d'eau non épurée au fleuve s'élèvent à 21, 22 et 25 p. 100 de la totalité des eaux d'égout.

Ces déversements sont relativement peu importants de juin à octobre, mais beaucoup plus élevés en automne et surtout au printemps. Ils sont aussi plus abondants la nuit que le jour, toutes proportions gardées du débit correspondant des collecteurs parisiens. Il y a lieu de remarquer que les égouts des départements de la Seine et de Seine-et-Oise évacuent dans le fleuve un volume double de celui qui est rejeté par la ville de Paris.

D'après l'expérience de quarante années, on peut, suivant M. Vincey, admettre que la dose d'irrigation culturale et épuratrice est susceptible d'atteindre 1 000 mètres cubes par hectare moyen.

L'irrigation normale dure depuis quatre heures, en terrains sableux, jusqu'à huit heures en sols argileux, soit six heures consécutives environ, pour les terres de perméabilité moyenne. Elle revient approximativement tous les sept jours. Or nous savons que, d'après les limites légales, les intervalles entre deux irrigations seraient de neuf jours. En pratique, les intervalles ne peuvent être moindres que quarante-huit heures, car généralement l'irrigation cesse alors d'être soit culturale, soit épuratrice. C'est ainsi que l'expérience a fait abandonner les *mares stagnantes*, qui avaient conduit à l'apparition des *taches chlorotiques* dans lesquelles toute culture et toute épuration étaient devenues impossibles pendant des périodes de très longue durée.

Toujours d'après M. Vincey, l'irrigation culturale et épuratrice à l'eau d'égout peut être pratiquée sur tous les sols. Mais la quantité d'eau utilisée varie considérablement selon leur perméabilité. La durée des intervalles entre les irrigations normales peut être d'autant plus réduite que les terrains mettent moins de temps à se dessécher. Aussi, dans les graviers sableux anciens, la dose légale peut être doublée, tandis que, dans les alluvions anciennes, limoneuses, elle doit être réduite au cinquième.

Ayant ainsi exposé les connaissances actuelles sur l'épandage, résumées ici brièvement, M. Vincey établit, en prenant pour base l'année normale 1906, un projet par lequel il montre que, par l'aménagement convenable des assolements culturaux et le règlement judicieux des irrigations, les terrains d'épandage de la ville de Paris pourraient être capables de satisfaire aux nécessités de l'assainissement parisien sans compromettre en rien les résultats de l'agriculture. Dans les domaines administratifs, il supprime les céréales et les betteraves industrielles, dont la culture supporte fort mal l'irrigation épuratrice. Il réduit sensiblement les productions potagères, la pomme de terre hâtive notamment, dont la faculté irrigatrice est insuffisante. Par contre, il instaure largement la prairie, dont le coefficient d'irrigation culturale est très élevé, sans aucun préjudice pour l'épuration des eaux d'égout.

Or, dans la région de *Méry-Pierrelaye*, près de la moitié du territoire consacré à la culture libre portait, en 1903, soit des cultures d'*asperges*, soit des *pois*, qui n'utilisent presque pas d'eau d'égout. Pour les cultures domaniales, on voit également que les assolements choisis ne répondent en aucune manière aux besoins de l'épandage. Pour le printemps notamment, la possibilité d'irrigation culturale est absolument insuffisante. Il en résulte des déversements abusifs, qui ont des effets désastreux aussi bien pour la culture que pour l'épuration.

Ces faits regrettables peuvent-ils être évités par l'adoption, dans les domaines municipaux, d'assolements convenables, et peut-on établir des assolements capables de satisfaire à la fois l'épuration et la culture?

M. Vincey répond affirmativement, et il déclare qu'avec l'étendue actuelle et la nature éminemment favorable des terrains, les champs d'épandage de la ville de Paris seraient suffisants pour assurer en tout temps la parfaite épuration culturale des 775 000 mètres cubes d'eau, qui doivent journellement aboutir aux collecteurs d'égouts. Mais, au lieu de récoltes qui ne répondent qu'à des intérêts privés (fort mal compris d'ailleurs), il faudrait pratiquer, dans les domaines administratifs tout au moins, des cultures qui cadrent avec les nécessités de l'assainissement, et adopter des assolements dont la possibilité d'irrigation épuratrice et culturale soit correspondante en tout temps aux besoins généraux. En portant à 1 300 hectares la totalité des prairies, on pourrait y épandre au printemps 375 000 mètres cubes d'eau d'égout, à cause de la grande capacité épuratrice de cette culture. Les 4 000 autres hectares pourraient être soumis à des cultures capables de supporter la dose de 100 mètres cubes par hectare et par jour, ce qui correspond à peu près à la dose légale.

En Allemagne, la pratique a démontré que la dose convenable d'irrigation à l'eau d'égout, sur les sables fins des environ de *Berlin*, pour l'épuration et la culture, n'est que de 12 à 15 000 mètres cubes par hectare et par an. En France, l'expérience de *Gennevilliers* avait permis d'admettre la dose de 40 000 mètres cubes.

Étant donnée la nature des terrains dont dispose la ville de Paris, ce chiffre eût pu encore être dépassé dans une proportion très notable si l'exploitation agricole des champs d'épandage eût été plus scientifiquement conduite.

Devant les difficultés de concilier les besoins de l'épuration avec les intérêts de la culture libre, on est en droit de se demander si cette dernière a sa raison d'exister. Les fermiers ou maraîchers ayant à leur disposition la manœuvre des bouches d'irrigation, il est clair qu'ils se gardent bien d'irriguer lorsque l'état de la culture ne le permet pas, ou pendant la nuit. De sorte que la ville de Paris, qui expédie chaque jour environ 600 000 mètres cubes d'eau d'égout vers les champs d'épandage, ne peut pas dire quel est exactement le volume *utilisé* et *épuré*.

On peut évidemment déterminer avec exactitude la quantité d'eau d'égout envoyée journellement aux champs d'épandage en se basant sur le nombre des tours de machines; mais on n'a aucun moyen de se renseigner sur le volume *réellement employé en irrigation*.

Les fermiers ou maraîchers prennent ce qui leur est nécessaire, et le surplus, sans épuration, est rejeté en Seine.

Pour dissimuler cette situation fâcheuse, on a créé à certains moments des *zones régulatrices*, vastes marais d'eau d'égout de plusieurs hectares, et l'on a soumis de grandes surfaces de prairies à l'irrigation intensive. Mais ces mesures, si préjudiciables à la mise en valeur des terrains, se sont encore montrées insuffisantes, surtout au printemps, de sorte qu'à cette époque de l'année les déversements d'eau non épurée en Seine ont dépassé la proportion de 35 p. 100 du volume total !

Il en résulte que le degré d'épuration des eaux sortant des drains des champs d'épandage, que M. Vincey a dit atteindre 99,9 p. 100, n'est plus qu'un trompe-l'œil. En effet, si l'on tient compte des 35 p. 100 d'eau non épurée déversée en Seine, le taux d'épuration moyen descend à 65 p. 100 !

En 1904, par exemple, le fleuve a reçu par déversement direct, tant à *Clichy* qu'à *La Chapelle*, 151 670 mètres cubes d'eau non épurée chaque jour, en moyenne annuelle (dont 90 986 mètres cubes pour les eaux d'égout parisiennes seules et 50 684 mètres cubes pour les eaux de banlieue), contre 591 965 mètres cubes envoyés aux champs d'épandage, soit 23,9 p. 100.

Par conséquent, les centaines de millions dépensés depuis 1868 pour l'achat, la mise en état et l'entretien des champs d'épandage, n'ont permis jusqu'à présent d'atténuer la pollution de la Seine que dans une proportion tout à fait insuffisante.

D. Résultats chimiques et bactériologiques de l'épandage parisien. — Au point de vue chimique, il est indéniable que l'irrigation culturale sur les terrains d'épandage parisiens donne, en *général*, des résultats satisfaisants, sauf dans les circonstances exceptionnelles où des fautes ont été commises, ou lors des accidents survenus aux canalisations. La nitrification est à peu près partout très active, principalement à *Gennevilliers*, dans les champs de culture libre, où les déversements sont mesurés par les fermiers suivant l'état du sol et celui des cultures. On peut s'en rendre compte par le tableau ci-après, tiré des *Annales de l'observatoire municipal de Montsouris* (4 août 1905) ;

Moyennes générales (en milligr. par litre).

	Matière organique.	Azote.			Résidu sec à 80°.
		Nitrique.	Ammoniacal.	Organique.	
Eaux d'égout :					
Bassin de dégrossissage de Clichy	43,3	0,3	22,0	2,4	520
Eaux de drainage :					
Drains de *Gennevilliers*..	1,025	31,1	0,0	»	1,022
— d'*Achères*.........	1,750	17,9	0,475	»	818
— de *Méry-Pierrelaye*.	0,817	14,23	0,0	»	685
— de *Carrières-Triel*.	1,240	26,24	0,0	»	874

Par contre, au point de vue bactériologique, l'épuration est beaucoup moins régulière.

La numération des germes contenus dans l'eau des différents drains ne fournit d'indications utiles que pour le drain dans lequel le prélèvement a été effectué.

Il n'est possible d'en faire état que lorsqu'on veut se rendre compte de la marche de l'épuration dans tel ou tel secteur.

L'épuration peut être parfaite en un point déterminé du champ d'épandage et très défectueuse à quelques mètres plus loin. Bien plus, en un même endroit, le chiffre des bactéries peut varier considérablement d'un jour à l'autre.

En voici quelques exemples :

Au drain de *La Bonne-Ville* (*Méry-Pierrelaye*), le D#r# Miquel, chef du Service micrographique du laboratoire de Montsouris, trouvait, le 10 janvier 1902, 200 bactéries par *centimètre cube*, et du 10 au 31 du même mois, une moyenne journalière de 216. Tout à coup, le 7 février, il en compte 39 785. Le 14, il n'en passe plus que 145 et le régime normal se rétablit jusqu'au 7 mars. A cette date, l'analyse accuse 161 780 *germes par centimètre cube* !

A la même époque, l'eau d'un puits voisin (puits *Loraint*, à *La Bonne-Ville*) contenait habituellement de 1 100 à 2 700 germes par centimètre cube. Le 19 février, elle en renferme 22 040 !

Cette région de *Méry-Pierrelaye* montre avec évidence combien est variable la puissance épurante des différentes parcelles. Pendant le premier trimestre 1902, on relève dans l'eau de ces différents drains les moyennes générales suivantes, au point de vue de la teneur en bactéries :

Drain de *Méry*...................	1 355	
— de *La Bonne-Ville*........	16 970	
— d'*Épluches*	595	Moyenne : 3 690 bactéries
— de *Courcelles*...........:....	2 430	par cent. cube.
— de la *Chaussée Jules-César*.	230	
— de la *Ruelle-Darras*........	560	

A *Carrières-Triel*, des faits identiques se présentent.

Le drain de *Saint-Blaise* donne 3 744 bactéries le 4 octobre 1901, et il n'en fournit plus que 60 le 11 octobre, 32 le 29 novembre, 12 le 6 décembre, 264 le 27 décembre.

Le drain de *Carrières*, dont la teneur moyenne est de 200 germes, en accuse 2 829 le 15 novembre et 5 281 le 13 décembre !

Les moyennes fournies par les différents drains de toute la presqu'île de *Carrières*, pendant le quatrième trimestre de cette année 1901, étaient les suivantes :

Drains de l'Est......	*Saint-Blaise*.......... 525 bact. par cc.			
	Carrières........... 780 —		Moyenne 340.
	Goupil............. 275 —		
	Chautemps.......... 300 —		
	Denouval........... 17 —		
Drains du Sud.......	*Saint-Louis*..................... 8 165		Moy. 7 720.
	Beauregard..................... 7 275		
Drains de l'Ouest....	*Gilbertes*..................... 450 300		Moy. 221 910.
	Côtes Barthelius.............. 211 145		
	Triel......................... 4 280		

On voit donc combien sont variables les effets de l'épuration par l'épandage sur les parcelles d'un même territoire !

De sorte que, pour bien juger les effets de l'irrigation agricole au point de vue de l'assainissement de la Seine, le seul procédé vraiment exact dont nous puissions disposer consiste à rechercher la teneur en bactéries des eaux du fleuve en divers endroits de son parcours, *en amont* et *en aval* des points de déversement des drains et des eaux d'égout non épurées.

Or, à cet égard, voici ce que nous enseignent les *Annales de l'observatoire de Montsouris* (t. V, fasc. 3, p. 288) :

Teneur en bactéries, par centimètre cube, des eaux de la Seine, pendant le 3e trimestre 1904 :

A *Choisy-le-Roy*.......................	150 000	bact. par c. c.
Au *Pont-Royal*........................	119 460	—
Au *Point-du-Jour*.....................	293 220	—
Au *Pont de Saint-Ouen* (après les déversements du trop-plein du grand collecteur de Clichy)...........................	900 000	—
A *Argenteuil* (après les drains de Gennevilliers.............................	10 145 000	—
Au *Pont de Conflans* (après les drains d'Achères).............................	61 560 000	—

Plus loin, après le confluent de l'*Oise*, l'auto-épuration s'effectue très vite et, à *Mantes*, la teneur en germes redevient à peu près ce qu'elle était *en amont de Paris*.

Rien, mieux que les chiffres qui précèdent, ne peut nous fixer sur les imperfections de l'épandage agricole, et rien ne peut mieux nous faire comprendre que, si ce système est parfaitement capable de donner d'excellents résultats *sur des surfaces réduites, perméables et homogènes, convenablement drainées et bien surveillées* ou sur de vastes espaces, à la condition de n'épandre que des eaux très diluées comme dans les *Marcites* de *Milan*, ou les *Huertas* de *Valence*, ce serait une grave erreur de compter sur son efficacité pour épurer *régulièrement*, chaque jour, un volume de près de 800 000 mètres cubes d'eau d'égout et pour assainir la Seine!

E. Résultats économiques de l'épandage parisien. — Les procédés de gestion financière des domaines municipaux ne permettent pas d'établir avec précision le bilan des recettes brutes et des dépenses de culture des champs d'épandage parisiens. Nous ignorons quelle est la valeur des frais de main-d'œuvre et celle des produits récoltés, de sorte qu'il n'est pas possible de savoir ce que coûte en somme, à la Ville, le travail d'épuration. Nous savons seulement que le total des dépenses du service d'assainissement s'élèvent à près de 4 000 000 par an (3 884 839 francs pour 1907), dont 608 000 francs pour l'entretien des champs d'épandage et que, d'après les calculs de ce service, le prix moyen du mètre cube d'eau épuré reviendrait actuellement à 0 fr. 00177.

Les seuls renseignements que nous avons pu nous procurer sont relatifs à la valeur comparée des terres avant et après l'irrigation.

Sans faire entrer en ligne de compte les travaux d'amenée des eaux d'égout jusqu'aux champs d'épandage et les dépenses énormes qu'ils ont nécessitées (machines, aqueducs, canalisations, travaux d'art, etc.), il est tout au moins intéressant de savoir quelle plus-value en est résultée pour les terrains exploités par la culture libre.

A *Gennevilliers*, les fermiers usent *librement* et *gratuitement* des eaux d'égout. La Ville n'en retire aucune rémunération. Au point de vue financier, elle a donc fait une opération désastreuse, car l'accroissement de la valeur des terrains susceptibles d'être irrigués par les eaux d'égout profite uniquement aux propriétaires. Les parcelles qui se louaient autrefois 90 et 100 francs l'hectare atteignent couramment aujourd'hui 400 et 500 francs. La valeur moyenne du fonds s'élève à 10 000 et même 15 000 francs l'hectare.

Dans les domaines municipaux, la ville reçoit, il est vrai, le produit de la location, mais celui-ci est loin d'être en rapport avec les dépenses effectuées.

A *Achères*, on louait jadis les bons terrains de 90 à 100 francs l'hectare; les moyens, 70 francs, et les mauvais, sableux, 20 francs. Avec l'irrigation, tous se louent indifféremment de 130 à 150 francs.

Les bons terrains se vendaient jadis de 4 000 à 5 000 francs l'hectare; les moyens, de 2 500 à 3 000 francs et les mauvais 1 000 francs. Ils se vendent aujourd'hui de 4 000 à 6 000 francs.

Dans la région de *Triel*, les terrains sableux se louaient avant l'irrigation 35 francs l'hectare, et ils se vendaient 1 500 francs. Aujourd'hui, ils se louent 150 francs et se vendent 5 000 francs.

La Ville a loué à *Achères* environ 800 hectares de terres cultivables pour une période de douze années, de 1901 à 1913. Le prix de location a été établi par périodes de quatre en quatre années, à raison d'environ 40 francs par hectare pour la première période, de 45 à 47 francs pour la seconde et de 60 francs pour la troisième. Si nous prenons le chiffre moyen de 50 francs, nous voyons que les recettes brutes à provenir de cette location s'élèvent à $800 \times 50 = 40\,000$ francs. Encore y a-t-il lieu d'en déduire les frais généraux d'entretien des canalisations, des vannes, des routes et chemins, qui restent à la charge du service d'assainissement.

Le résultat financier est donc aussi déplorable pour les domaines municipaux que pour la culture libre.

Le seul profit réalisé par la Ville résulte de l'accroissement de la valeur de son domaine. Mais cet accroissement n'a pu être obtenu que moyennant des dépenses très importantes d'aménagement des terres et des frais d'exploitation relativement lourds.

« La culture à l'eau d'égout, écrit M. Bechmann, suppose en effet le règlement soigné des surfaces, qui implique parfois des terrassements considérables, puis la confection d'un réseau de rigoles, l'établissement d'un drainage. Si l'on ajoute à ces travaux d'appropriation du terrain ceux qui sont nécessaires pour l'amenée et la distribution de l'eau, conduites forcées, rigoles en terre ou à revêtement maçonné, bouches, ventelles, etc., il n'est pas rare d'arriver à un total qui s'élève à 1 000, 1 500, 2 000 francs l'hectare et plus. L'acquisition même du terrain revient quelquefois assez cher, parce que les propriétaires escomptent par avance la plus-value qu'on attend de l'irrigation et entendent en bénéficier (1). »

F. **L'épandage agricole à Reims et dans d'autres villes françaises.** — Depuis 1887, la ville de *Reims* a traité avec la Compagnie des eaux-vannes (filiale de la Compagnie générale des eaux de Paris) pour l'épuration de ses eaux d'égout par épandage agricole. Elle paie à cet effet une redevance annuelle variable, qui ne dépasse en aucun cas 66 000 francs et qui est calculée à raison de 0 fr. 0045 par mètre cube. La Compagnie fournit une partie des terrains, 397 hectares, et la ville 183 hectares, soit en tout 580 hectares, lesquels sont loués à un unique fermier et s'étendent entre *Champigny*, *La Neuvillette* et *Merfy*.

Les eaux d'égout y sont amenées par deux grands aqueducs et refoulées par quatre machines élévatoires, dont trois avec pompes à pistons plongeurs et une avec pompes centrifuges.

Les champs d'épandage sont pourvus de drains représentant une longueur de 13 kilomètres, et les eaux épurées s'écoulent dans la rivière la *Vesle*.

L'irrigation se fait à des doses qui n'excèdent généralement pas 25 000 mètres cubes par hectare et par an, sur des cultures de betteraves

____

(1) BECHMANN, *Distributions d'eau et assainissement*, Ch. Béranger, éditeur. Paris, 1899.

industrielles, de choux, d'artichauts, de céréales et sur des prairies.

Le sol est constitué par des sables et de la craie. Les eaux envoyées aux champs d'épandage comprennent presque exclusivement les eaux vannes ménagères et les eaux résiduaires industrielles. A *Reims*, les matières de vidange sont encore, presque partout, retenues dans des fosses fixes.

Outre *Paris* et *Reims*, quelques autres villes françaises réalisent l'épuration totale ou partielle de leurs eaux d'égout par déversement sur des champs d'épandage plus ou moins bien aménagés et qui ne sont d'ailleurs l'objet d'aucune surveillance régulière.

Parmi ces villes, nous citerons : Poitiers, Montélimar, Rodez, Commentry, Salon, Château-Renard, Vic-sur-Cère, Ussel, Guéret, Revel, Yssingeaux, Bruyères.

Nous ne possédons aucun renseignement sur les résultats chimiques et bactériologiques obtenus dans ces diverses installations, très rudimentaires pour la plupart.

G. **Champs d'épandage en Allemagne** (1). — **Ville de Berlin**. — Les domaines agricoles utilisés par la ville de *Berlin* pour l'épuration de ses eaux d'égout comprenaient environ, en 1905, 15722 hectares. Sur ce chiffre, 8000 sont actuellement aménagés pour l'épandage ; les terrains disponibles atteignent donc encore 7722 hectares, qui se répartissent de la façon suivante :

Terres labourables	1 831 hect.	Parcs, jardins, etc.	124 hect.
Prairies	599 —	Oseraies	33 —
Bois	1 564 —	Terres affermées	857 —
Cours, chemins, fossés, etc.	1 400 —	Jachère	1 314 —

La quantité d'eau d'égout à traiter journellement atteint en moyenne 240000 mètres cubes : comme la ville dispose de 8 000 hectares aménagés pour l'épandage, chaque hectare doit donc recevoir journellement une dose de 30 mètres cubes d'eau, soit 3 litres par mètre carré de surface et par jour. L'expérience a démontré que cette quantité peut parfaitement être supportée par les terres, surtout si l'on fait précéder l'épandage d'une décantation préalable de l'eau d'égout, opération qui sera étudiée plus loin. Comme la surface aménagée peut être portée au minimum à 12 000 hectares, il en résulte que la ville de Berlin possède des terrains suffisants pour traiter une quantité d'eau supérieure de moitié à la quantité actuellement traitée.

Avec la dose de 30 mètres cubes par hectare et par jour, 1 hectare de terrain correspond environ à 250 habitants. Il est hors de doute que, même avec cette faible alimentation, on perd une quantité sensible de matières nutritives pour les plantes. Pour utiliser d'une

____

(1) Les renseignements relatés ici proviennent en partie du rapport du Dr BACKHAUS sur l'épandage à Berlin en 1904 et en partie de documents recueillis sur place.

façon rationnelle les substances fertilisantes contenues dans les eaux, il faudrait augmenter beaucoup la surface des champs d'épandage : mais le bénéfice réalisé par une meilleure utilisation des matières résiduelles serait illusoire, à cause du prix élevé des terrains aux environs de *Berlin* et à cause de l'augmentation de la main-d'œuvre et des difficultés d'écoulement des produits. Au point de vue agricole, il n'est donc pas rationnel de chercher à diminuer ce chiffre de 30 mètres cubes par hectare et par jour ; on examine plutôt, au contraire, s'il ne serait pas possible de l'augmenter.

Administration. — Les propriétés agricoles de la ville de Berlin sont divisées en huit *administrations*, d'environ 2 000 hectares chacune, et correspondant chacune à une canalisation déterminée. La ville exploite ainsi directement ses domaines, et les terres affermées ne représentent qu'une faible portion de l'étendue totale. Les administrations d'Osdorf, de Malchow, de Falkenberg et de Blankenfelde, qui entourent immédiatement la ville de *Berlin*, sont organisées surtout pour la vente directe du foin, de betteraves, de la paille et des fruits à la ville ; elles ont, en outre, trouvé à louer des terres à des jardiniers pour la culture des légumes. L'administration de Grossbeeren, placée près du chemin de fer d'Anhalt, écoule ses produits par cette voie ; celle de Buch a pu jusqu'ici se maintenir grâce à l'exploitation rationnelle de la laiterie et de la distillerie, et elle trouve dans les établissements avoisinants de bons débouchés. Mais, pour les administrations de Sputendorf et de Schmetzdorf, beaucoup plus mal situées, le problème de l'écoulement des produits est très difficile et n'est pas encore résolu.

Sol. — Aménagement. — Le sol des environs de *Berlin* est un sol d'alluvions, tantôt marneux, tantôt sableux, tantôt argileux et sableux, parfois tourbeux. Les sols les plus légers ne sont pas ceux qui y donnent les meilleurs résultats ; l'épuration y laisse souvent à désirer. Le sol qui se montre le plus favorable, aussi bien au point de vue agricole qu'au point de vue épuration, est le sol moyen, constitué par du sable argileux.

On a remarqué que l'aménagement des champs a, au début, une influence très défavorable sur la culture. Le nivellement exige en effet, dans beaucoup d'endroits, l'enlèvement de la terre arable superficielle, et, dans d'autres endroits, l'apport de terres provenant de fossés, de chemins, etc. A *Malchow*, les conséquences de cet aménagement sont encore sensibles après vingt-cinq ans. En outre, l'aménagement a occasionné des pertes considérables de terrain sous la forme de fossés et de chemins. Le meilleur moyen de réduire ce dernier inconvénient consiste à adopter des parcelles assez grandes. Mais, par contre, les petites surfaces sont celles qui se prêtent le mieux à un épandage régulier ; l'expérience a démontré qu'à *Berlin* l'eau ne pouvait pas être conduite régulièrement plus loin que

50 mètres. On a donc dû adopter des dimensions moyennes, et la meilleure paraît être celle de 50 ares, 50 mètres de large sur 100 mètres de longueur. L'exploitation agricole en est plus facile, mais souvent ces dimensions ne peuvent être adoptées qu'au prix d'un nivellement onéreux.

Si on rapporte à l'hectare les dépenses effectuées par la ville de *Berlin* pour le drainage et l'aménagement de ces terres, on arrive au chiffre de 1 322 marks par hectare.

Capital. — En 1903, les dépenses totales effectuées pour les 14 184 hectares de terres ont atteint 54 184 075 marks, soit 3 820 marks par hectare. Sur ce chiffre, 1 858 marks correspondent à l'achat, 1 322 marks au drainage et à l'aménagement et 640 marks aux bâtiments, matériel et dépenses diverses. Le capital se trouve ainsi réparti :

	Par hectare.		Chiffres normaux.	
	Marks.	P. 100.	Marks.	P. 100.
Valeur du sol	1858	48,76	360	30
Aménagement	1322	34,50		
Bâtiments	509	13,32	276	23
Inventaire matériel	43	1,12	144	12
Inventaire animaux	59	1,54	240	20
Capital courant	29	0,76	180	15
Total	3820	100,00	1200	100

On voit, par le tableau qui précède, emprunté au rapport du P\u02b3 Backhaus, que la plus grande partie du capital est prise par l'achat du sol et l'aménagement, tandis que les autres fractions, qui doivent être considérées en agriculture comme les plus lucratives, sont extraordinairement basses. En outre, le capital total est au moins trois fois plus élevé que dans les conditions normales. Le capital n'a donc pas été épargné pour cette mise en exploitation, mais sa répartition laisse à désirer, à cause des conditions spéciales où se trouve cette culture au point de vue de l'achat des terrains et de l'aménagement.

Cultures. — Assolements. — Au voisinage immédiat de *Berlin*, la culture la plus rémunératrice est celle des légumes, qu'on écoule à la ville ; aussi trouve-t-on aisément à louer des terrains à des maraîchers à raison de 240 marks, soit 300 francs par hectare. Il est cependant à remarquer que ces légumes sont dépréciés sur le marché de *Berlin*.

Les betteraves et les pommes de terre constituent d'excellentes cultures. La pomme de terre a l'inconvénient de ne pas supporter l'épandage au printemps et en été ; mais on arrive cependant, par épandage exclusif en hiver et par un mode rationnel de culture, à bien faire venir la pomme de terre sur les champs d'épandage.

La prairie est la culture idéale pour l'épandage : elle donne, à *Berlin*, facilement six coupes de foin d'excellente qualité ; mais l'inconvénient de cette exploitation réside dans la difficulté d'écoulement de ce produit. On y remédie partiellement en desséchant le foin dans des appareils dessiccateurs spéciaux, dont un certain nombre sont actuellement à l'étude.

La betterave à sucre, le houblon, le tabac ne peuvent être cultivés sur les champs d'épandage à *Berlin*, car ils fournissent des produits de trop basse qualité. Le cumin, le colza, la navette donnent de bons résultats, mais les prix de ces produits sont si bas qu'on en cultive assez peu. On a également tenté la culture du chanvre.

Enfin les céréales sont également cultivées, mais le moins possible, car les produits obtenus ne sont jamais comparables à ceux qu'on obtient dans les autres exploitations agricoles. La qualité des grains est médiocre, sa conservation en greniers est mauvaise.

La culture fruitière, notamment des pommiers, se fait le long des chemins et des fossés et réussit bien ; elle permet de compenser en partie les pertes de terrain occasionnées par les chemins. Il en est de même des oseraies dans les fossés.

Les champs non aménagés sont soumis à la culture ordinaire : on y fait surtout de la pomme de terre, du seigle et de l'avoine. Enfin 1 750 hectares de bois sont conservés jusqu'au moment où leur aménagement pour l'épandage deviendra nécessaire ; bien exploités, ils fournissent le mode d'attente le plus rémunérateur.

Voici quelques exemples d'assolements des champs d'épandage :

1°

1. Loué.	7. Céréales d'été.
2. —	8.
3. —	9. } Prairie.
4. Céréales d'été.	10.
5. Céréales d'hiver.	11. Betteraves ou pommes de terre.
6. Betteraves ou pommes de terre.	12. Céréales d'été.

2°

1.	7. Betteraves ou pommes de terre.
2.	8. Céréales d'été.
3. } Prairie.	9. Céréales d'hiver.
4.	10. Colza.
5.	11. Céréales d'hiver.
6.	12. Céréales d'été.

3°

1. Betteraves ou pommes de terre.	5. Céréales d'hiver.
2. Céréales d'été.	6. Betteraves ou pommes de terre.
3. Céréales d'hiver.	7. Céréales d'été.
4. Colza.	

4°

1. Betteraves ou pommes de terre.	7. Colza.
2. Céréales d'été.	8. Céréales d'hiver.
3.	9. Betteraves ou pommes de terre.
4. } Prairie.	10. Céréales d'été.
5.	
6.	

Épandage proprement dit. — L'eau d'égout est envoyée par des pompes dans les canalisations en fonte jusque sur les champs. La longueur de ces canalisations est parfois très considérable, et certaines administrations sont environ à 20 kilomètres de la section dont les eaux doivent êtres épurées. Ces canalisations sont, par suite, extrêmement coûteuses. Un des faubourgs de *Berlin*, *Wilmersdorf*, a dû faire construire une canalisation de 18 kilomètres, qui a coûté 4 000 000, pour conduire ses eaux à un endroit suffisamment vaste pour pouvoir y faire l'application des *procédés biologiques artificiels*, la surface utilisable étant encore, même à cette distance, tout à fait insuffisante pour y pratiquer l'épandage avec utilisation agricole !

On peut assez exactement contrôler, dans les stations de pompes, les quantités d'eaux envoyées à l'épuration : on trouve que le volume total des eaux est d'environ 240 000 mètres cubes par jour ; chaque administration reçoit donc environ 32 000 mètres cubes. Il est assez difficile de connaître la composition chimique moyenne de ces eaux, car elle varie sans cesse. Voici cependant des analyses, dues à *Hagen* et *Grandtke* :

Extrait sec par mètre cube......................	1 178 grammes.
Azote	109 —
Potasse.......................................	74 —
Acide phosphorique............................	29^{gr},4

D'autres analyses plus récentes semblent montrer que ces chiffres sont trop élevés; la quantité d'azote par mètre cube ne paraît pas dépasser par exemple le chiffre de 95 grammes.

La bonne répartition de l'eau sur les champs d'épandage est un problème difficile, qui attire toute l'attention des administrateurs. Les quantités d'eau que peuvent absorber les terres sont variables avec la nature des cultures; en outre, il se produit assez fréquemment des fausses manœuvres qui font que certains champs reçoivent trop d'eau et d'autres pas assez. Lorsque le nivellement du terrain n'est pas parfait, et notamment sur les grandes parcelles, les points bas reçoivent beaucoup plus d'eau que les points élevés; les dépôts s'accumulent alors dans les creux, et le colmatage ne tarde pas à s'y manifester.

On n'est pas encore fixé, à *Berlin*, sur le chiffre le plus favorable à adopter pour le volume d'eau à épandre. Il est certain qu'il y a des cultures qui peuvent parfaitement supporter plus de 30 mètres cubes par hectare et par jour, tandis que pour d'autres cultures, comme les céréales, ce chiffre est déjà trop élevé.

Traitement préalable des eaux. Utilisation des boues. — Pendant longtemps, on s'est contenté d'envoyer directement les eaux sur les champs d'épandage sans aucun traitement préalable. Les dommages causés par le colmatage des terres ont amené peu à peu les administrateurs à adopter des bassins de décantation préalable, qui retiennent une grande quantité de boues, notamment les particules grossières et les graisses, et ne laissent passer que l'eau et les fines particules. L'inconvénient de ce mode de travail est que l'exploitation devient beaucoup plus coûteuse : ces bassins de dépôt font perdre du terrain ; il faut prévoir dans leur voisinage des espaces suffisants pour l'égouttage des boues ; leur vidange exige une main-d'œuvre coûteuse et donne naissance à des odeurs très désagréables. Enfin les boues sont assez difficiles à utiliser.

A Osdorf, le traitement préalable des eaux se fait ordinairement

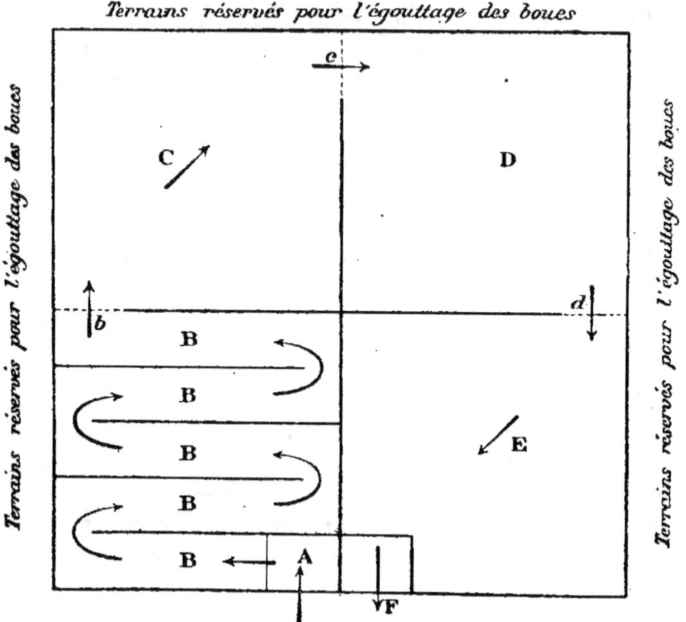

Fig. 16. — Schéma des bassins de dépôt pour le traitement préalable des eaux destinées à l'épandage, à Osdorf (Berlin).

de la façon suivante. Les eaux brutes arrivent en A (fig. 16) et parcourent d'abord une série de compartiments B, disposés en chicanes sous forme de canaux de 20 centimètres de profondeur ; le courant s'y ralentit peu à peu et est devenu très faible quand l'eau arrive à la grille *b* du premier bassin C. Les bassins, au nombre de trois, ont environ chacun 10 mètres de côté et 1 mètre de profondeur. L'eau arrive d'abord dans le bassin C, passe par la grille *c* dans le bassin contigu D, puis par la grille *d* dans le bassin E et s'écoule en F vers les champs d'épandage.

A la surface du bassin C se forme bientôt une croûte très épaisse de graisses et de corps flottants, tandis que les matières lourdes se déposent. Dans le bassin D, on constate le même phénomène, mais moins accentué ; enfin, dans le troisième bassin E, la croûte superficielle est devenue très faible.

L'eau, qui entre noire et chargée de graisses et de dépôts lourds, sort encore noirâtre, mais elle ne contient plus que des dépôts très légers, qui flottent dans toute la masse.

Les grilles sont généralement formées tout simplement par des osiers. Sur les côtés des bassins, on a réservé un espace à peu près égal pour l'égouttage et la dessiccation des boues.

Celles-ci sont généralement enlevées deux fois par an, et pendant cette période le bassin ne fonctionne pas. Les boues, dont l'odeur est très désagréable, sont étendues sur le sol qui entoure les bassins et abandonnées à la dessiccation. L'analyse des boues fraîches retirées d'un bassin de décantation d'Osdorf a fourni au Pr Salkowsky les résultats suivants :

	Boues.	Cendres p. 100.		Boues.	Cendres p. 100.
Chaux	4,000	20,24	Oxyde de cuivre	»	1,39
Potasse	0,071	0,36	Eau	36,73	
Soude	0,290	1,46	Graisse	6,18	
Acide phosphorique	0,950	4,78	Cellulose	31,39	
Chlorure de sodium	0,044	0,22	Azote	3,23	

On voit que ces boues sont surtout composées de cellulose et de graisses qui ne peuvent avoir sur les terres qu'une influence nuisible. Par contre, leur teneur en azote, en acide phosphorique et en potasse en fait un engrais d'assez grande valeur. Mais il est nécessaire, pour pouvoir les employer comme engrais, de les abandonner d'abord à l'air libre au moins pendant six mois, en les retournant pour permettre la destruction partielle des graisses et de la cellulose par les moisissures et par l'oxygène de l'air. Elles sont alors recueillies, laissées en repos encore, parfois pendant un an, puis broyées et utilisées comme engrais sur les terres non aménagées.

Des expériences entreprises à *Berlin* sur la valeur fertilisante de ces boues ont montré que, quand on les mélange intimement à la terre, elles ont sur la végétation une influence néfaste. Il est nécessaire, après avoir répandu ces boues, de les enfouir à 15 ou 18 centimètres de profondeur, afin que les racines des plantes ne les atteignent que quand elles sont déjà décomposées : on observe alors une action favorable. On a également cherché à brûler ces résidus de décantation qui sont très combustibles par suite de leur richesse en cellulose et en graisses. On les transforme alors en briquettes, et on cherche actuellement à utiliser comme engrais les cendres qui proviennent de cette combustion.

Des essais ont été faits, en outre, à *Osdorf*, sur le traitement préalable des eaux au moyen de l'appareil Kremer pour séparer les matières en suspension dans l'eau et les diviser en deux groupes : les matières légères et les graisses, qui vont à la surface, et les matières lourdes, qui tombent au fond.

Il résulte de tout ce qui précède que la décantation préalable des eaux avant l'épandage est considérée aujourd'hui comme nécessaire par la ville de *Berlin*. Chaque litre d'eau d'égout apporte en effet près de 1500 milligrammes de matières en suspension, et on peut évaluer, d'après les analyses de Schreiber, à 20 grammes par tête d'habitant et par jour la quantité de graisse apportée par l'eau d'égout. Il est donc nécessaire de tenir compte, dans les prix de revient de l'épandage agricole, de l'espace employé pour l'aménagement de ces dispositifs de décantation et des frais nécessités par le traitement ultérieur des boues.

Quantités de matières fertilisantes apportées par l'eau d'égout. — Voici, d'après le Pr Backhaus, quelles sont, en kilogrammes, les quantités de matières fertilisantes apportées par les eaux d'égout sur les champs d'épandage, dans les diverses administrations de la ville de Berlin :

	OSDORF : 12 378 mèt. cub. par hectare et par an.	GROSSBEEREN : 11 167 mèt. cub. par hectare et par an.	SPUTENDORF : 14 283 mèt. cub. par hectare et par an.	FALKENBERG : 12 003 mèt. cub. par hectare et par an.	MALCHOW : 13 525 mèt. cub. par hectare et par an.	BLANKENFELDE : 9 622 mèt. cub. par hectare et par an.
Azote	859	807	1 033	1 220	1 016	998
Acide phosphorique	161	197	243	313	193	268
Potasse	711	807	697	752	757	653

Ce sont là des quantités énormes, mais il ne faut pas perdre de vue que beaucoup de substances, notamment de l'azote et un peu de potasse, sont enlevées par les eaux de drainage. En tenant compte de la composition et des volumes moyens des eaux de drainage, on peut évaluer ainsi ce qui reste, pour les 12 378 mètres cubes de l'administration d'*Osdorf* :

Azote	454 kilogrammes.	
Acide phosphorique	154	—
Potasse	637	—

On voit que les rapports de l'acide phosphorique à la potasse et à l'azote sont de 1 à 4 et de 1 à 3, tandis que, dans la pratique, on adopte ordinairement les rapports de 1 à 2 et de 1 à 1. On a songé, pour rétablir l'équilibre, à ajouter de l'acide phosphorique et à réduire les quantités d'eau ; mais cette mesure n'est pas pratique, et ses avantages ne compenseraient pas ses inconvénients.

Voici enfin quelques chiffres moyens de la composition des eaux de drainage des champs d'épandage de la ville de *Berlin* :

COMPOSITION MOYENNE DE L'EAU DE DRAINAGE POUR 100000 PARTIES (1903).

| | ADMINISTRATIONS. | | | | | |
	OSDORF.	GROSS-BEEREN.	SPUTEN-DORF.	MAL CHOW.	FALKEN-BERG.	BLANKEN-FELDE.
Nombre des analyses..	8	4	10	4	8	5
Extrait sec............	203,25	82,00	88,62	112,44	113,19	100,70
Perte au rouge........	17,39	14,46	10,50	12,76	12,18	12,28
Résidu au rouge.......	185,86	67,54	78,12	99,68	101,01	88,42
Permanganate de potasse...........	3,7 7	4,46	2,65	2,97	2,94	2,41
Ammoniaque..........	0,13 ⎱ 0,20	0,11 ⎱ 0,21	0,08 ⎱ 0,11	0,19 ⎱ 0,24	0,17 ⎱ 0,22	0,15 ⎱ 0,18
Azote organique en AzH^3...	0,07 ⎰	0,10 ⎰	0,03 ⎰	0,05 ⎰	0,05 ⎰	0,05 ⎰
Acide nitreux.........	0,63	1,34	0,29	0,35	0,28	0,23
— nitrique.........	17,90	13,27	10,25	13,62	13,51	14,85
— phosphorique ...	0,03	0,04	0,02	traces.	0,03	traces.
— sulfurique.......	16,88	4,41	6,07	14,10	10,29	8,95
Chlore...............	66,26	14,91	15,15	20,38	21,97	15,25
Potasse	3,55	2,86	2,28	4,31	2,73	1,83
Soude...............	57,86	16,87	13,56	21,46	27,25	12,50
Germes par cent. cub..	4 850	86 620	29 137	2 226	2 207	3 837

COMPOSITION MOYENNE DE L'EAU DE DRAINAGE, POUR 100000 PARTIES COMPARÉE A L'EAU BRUTE ET AVEC DIFFÉRENTES CULTURES.

| | EAU BRUTE (190). | EAU DE DRAINAGE (1903). | | | |
		Betteraves	Prairies.	Betteraves et prairies.	Fossés.
Nombre des analyses............	6	19	20	39	30
Extrait sec....................	102,58	121,44	119,62	120,51	74,49
Perte au rouge................	29,57	14,37	11,94	13,12	8,95
Résidu au rouge...............	73,01	107,07	107,68	107,39	65,54
Permanganate de potasse........	37,39	3,16	5,09	3,13	3,91
Ammoniaque...................	10,23	0,15 ⎱ 0,20	0,12 ⎱ 0,17	0,14 ⎱ 0,19	0,38 ⎱ 0,45
Azote organique en AzH^3		0,05 ⎰	0,05 ⎰	0,05 ⎰	0,07 ⎰
Acide nitreux..................	»	0,41	0,51	0,46	0,47
— nitrique	»	16,10	11,48	13,73	4,47
— phosphorique.............	2,20	0,01	0,04	0,03	0,01
— sulfurique...............	5,71	»	10,11	10,11	»
Chlore.......................	20,42	23,29	31,61	27,56	14,69
Potasse......................	6,13	»	2,93	2,93	»
Soude.......................	22,22	»	24,91	24,91	»
Germes par cent. cub	»	22 271	14 162	18 113	29 893

On voit par les tableaux qui précèdent que la composition de l'eau de drainage est très variable, ce qui s'explique aisément par les différences dans la nature des sols d'épandage. On voit notamment que, pour *Grossbeeren*, les chiffres relatifs au permanganate, à l'acide nitreux et au nombre de germes par centimètre cube sont peu satisfaisants, très probablement à cause de la légèreté et de la perméabilité du sol. Les autres administrations, situées en terrains plus forts et plus argileux, fournissent une épuration meilleure.

Récoltes. — Les récoltes obtenues en moyenne par hectare, de

1898 à 1902, sur les champs d'épandage de la ville de *Berlin*, ont été les suivantes :

Cultures.	Grains. Racines ou graines. Kg.	Paille. Kg.
Navette d'hiver	1 224,25	2 298,25
Navette d'été	723,25	2 500,00
Moutarde	516,44	1 405,75
Blé d'hiver	1 707,84	3 110,19
Blé d'été	1 527,21	2 816,78
Seigle d'hiver	1 624,32	2 930,93
Orge	1 921,25	3 055,45
Avoine	1 420,23	2 180,10
Féveroles	1 114,40	2 317,10
Pois	1 225,35	2 797,66
Betteraves fourragères	31 209,53	»
Carottes	24 652,03	»
Pommes de terre	11 709,03	»
Colza d'hiver	1 535,66	3 378,50
Choux blancs	15 687,00	»
Osier cultivé	14 540,75	»
Lupin	1 111,00	2 381,00
Seigle d'été	867,00	1 630,66
Betteraves à sucre	22 375,60	»

On voit, par ce qui précède, que le colza fournit des résultats supérieurs à la navette d'hiver, et que celle-ci donne de meilleurs rendements que la navette d'été. Le seigle, qui croît sur des terrains beaucoup plus mauvais que le blé, donne des rendements à peu près égaux. L'avoine, qui est cultivée surtout sur les terres défectueuses, donne une récolte plus faible. Les féveroles, les pois, les betteraves fourragères, les pommes de terre, les betteraves à sucre, les lupins, le seigle d'été, donnent des rendements assez peu satisfaisants.

Si l'on retranche de la recette brute les frais de culture et de récolte, on arrive au produit brut suivant :

	Épandage agricole. Produit brut par hectare en marks.
Blé d'hiver	154,58
Blé de printemps	131,20
Seigle d'hiver	144,54
Orge	110,34
Avoine	36,58
Betteraves fourragères	80,74
Pommes de terre	69,32
	Culture ordinaire.
Prairies naturelles	70,99
Seigle d'hiver	112,72
Avoine	108,76
Pommes de terre	60,92

Ces chiffres montrent qu'il y a peu de différence entre la culture ordinaire et l'épandage. Ils sont d'ailleurs très variables suivant les prix de vente et suivant les frais généraux, qui sont assez difficiles à déterminer.

Animaux, bâtiments et matériel. — Les animaux de trait utilisés sur les champs d'épandage sont au nombre total de 1 400, qui se répartissent de la façon suivante :

ADMINISTRA-TIONS.	SURFACES (hectares).	NOMBRE de chevaux.	NOMBRE de bœufs.	NOMBRE TOTAL 3 bœufs = 2 chevaux.	CHEVAUX par hectare.	HECTARES pour un cheval.
Osdorf........	1 625	84	172	197	0,12	8,23
Grossbeeren ..	998	58	118	136	0,14	7,33
Sputendorf ...	1 428	74	140	166	0,12	8,60
Falkenberg...	1 459	57	160	164	0,11	8,89
Malchow......	1 026	45	125	126	0,12	8,14
Blankenfelde..	1 341	50	143	144	0,11	9,31
Buch	918	46	50	79	0,09	11,62
Total....	8 795	414	910	1 012	»	»

On peut donc compter qu'il y a en moyenne, sur les champs d'épandage de la ville de *Berlin*, un cheval de trait par 9 à 10 hectares.

Si on examine maintenant les bâtiments qui se trouvent sur les domaines, on trouve les moyennes suivantes pour toutes les administrations :

	SURFACES.	VALEUR des bâtiments au 1er déc. 1904.	VALEUR par hectare des bâtiments.
	Hectares.	Marks.	Marks.
Surface totale	14 227	7 238 986	508,82
Surface cultivée y compris les terres louées.	10 054	7 238 986	720,01
Surface cultivée non compris les terres louées.	9 036	7 238 986	801,12

Ces chiffres sont beaucoup trop élevés et ne devraient pas dépasser 500 marks au maximum par hectare de surface cultivée. Ce fait tient à la nécessité de construire des maisons pour les travailleurs et aux frais de construction, qui sont très élevés au voisinage des grandes villes.

L'inventaire du matériel et des animaux, rapporté en bloc à toutes les administrations, donne les chiffres suivants :

SURFACE.	VALEUR DE L'INVENTAIRE.			VALEUR PAR HECTARE.		
	Matériel.	Animaux.	Totale.	Matériel.	Animaux.	Totale.
	Marks.	Marks.	Marks.	Marks.	Marks.	Marks.
Totale..............	605 498	837 380	1 442 878	42,55	58,85	101,40
Cultivée, y compris les terres louées..........	605 498	837 380	1 442 878	60,22	83,28	143,50
Cultivée, non compris les terres louées..........	605 498	837 380	1 442 878	69,66	96,34	166,00

Ces chiffres doivent être en général considérés comme trop bas, particulièrement ceux qui sont relatifs au matériel. Ils doivent être normalement à peu près égaux à ceux qui se rapportent aux bâtiments, c'est-à-dire atteindre environ 400 à 500 marks par hectare de surface cultivée.

Main-d'œuvre. — Le tableau suivant résume la main-d'œuvre utilisée par les diverses administrations, exprimée en journées de travail par an :

ADMINISTRATIONS.	JOURNÉES DE TRAVAIL		SURFACE cultivée non compris les terres louées.
	d'hommes.	de femmes.	
			Hectares.
Osdorf...................	60 860	39 840	1 625
Grossbeeren...................	48 792	27 514	998
Sputendorf...................	58 270	15 200	1 428
Falkenberg...................	61 134	19 518	1 459
Malchow...................	59 547	26 000	1 026
Blankenfelde...................	51 795	20 952	1 341
Buch...................	23 600	18 195	918
Total............	363 998	167 219	8 795
Soit par hectare.........	41,39	19,01	»

Ces chiffres ne comprennent pas les surveillants d'épandage et des canalisations. On voit que cette main-d'œuvre est trop élevée : elle se monte en moyenne à 200 marks à l'hectare, tandis qu'on ne dépasse pas 150 marks dans les autres exploitations avec culture intensive. Cette augmentation de la main-d'œuvre est occasionnée par la présence de petites parcelles où on ne peut pas employer les machines, et aussi par le grand travail manuel qu'occasionnent le nivellement des terres, l'enlèvement des boues, la façon des sillons, etc.

Production du lait et industries diverses. — Comme les prix du foin et des betteraves deviennent de plus en plus bas, on a cherché un remède dans l'engraissement des bestiaux et dans la production du lait. L'engraissement est particulièrement recommandable ; il fournit un moyen d'utiliser à la fois les produits et tous les résidus qu'on ne peut vendre ; en outre, le fumier peut servir pour les terres non agencées. Mais c'est surtout vers la production du lait que des efforts doivent être tentés. Dans les débuts de l'épandage, des essais furent faits pour déterminer les avantages de l'exploitation laitière aux environs de *Berlin* ; les résultats n'en furent pas satisfaisants. Mais aujourd'hui les conditions sont bien différentes : les produits se vendent moins cher et beaucoup plus difficilement ; les institutions telles que les hôpitaux, les asiles, se sont multipliées autour des grandes villes et fournissent un débouché assuré pour le lait ; la grande étendue des domaines agricoles permet l'exploitation laitière sur une vaste échelle. Les hôpitaux et asiles paient en effet le lait pur de 16 à 18 pfennig le litre, et le lait écrémé 11 pfennig. Les domaines agricoles de la ville de *Berlin* peuvent parfaitement fournir le lait à ce prix, et rien que les hôpitaux de la ville en consommeraient journellement 5000 litres. L'administration de *Buch* est déjà entrée dans cette voie, et tout son lait est très aisément venu aux asiles d'aliénés et autres institutions voisines.

En dehors de la laiterie, la seule industrie annexée aux domaines agricoles de la ville est la distillerie. Il y a deux distilleries sur les administrations de *Buch* et de *Schmetzdorf*, et leurs résultats financiers sont excellents. L'alcool se fait au moyen des pommes de terre, et les vinasses obtenues servent à l'engraissement du bétail. Les avantages offerts par cette industrie et les bons résultats qu'elle donne dans les deux administrations ci-dessus font croire à la possibilité d'étendre ultérieurement la distillerie sur les domaines agricoles de la ville de Berlin.

D'autres villes allemandes épurent leurs eaux d'égout par irrigation agricole. Les principales sont : *Breslau, Dantzig, Magdebourg, Brunswick, Darmstadt, Worms, Fribourg-en-Brisgau*.

Dantzig a installé la première un « Riesefeld » (champ d'épandage) en 1871 sur un terrain de 500 hectares dans les dunes de *Heubude*.

Breslau possède un domaine de 1 250 hectares, dont le sol est constitué par du sable et du gravier. Il a coûté en moyenne pour l'achat et l'aménagement 2957 marks par hectare (3 696 francs).

A *Fribourg-en-Brisgau* l'irrigation se fait seulement à la dose de 14 200 mètres cubes par hectare et par an sur un terrain formé de gravier qu'on a dû artificiellement drainer. Ce terrain, d'une superficie de 254 hectares, a nécessité pour frais d'achat et d'aménagement une dépense de 3 650 marks par hectare (4 562 francs). La nitrification y est satisfaisante, mais l'eau épurée contient encore environ 20 000 bactéries par centimètre cube, dont le colibacille.

H. **Épandage agricole en Angleterre.** — Beaucoup de villes anglaises ont tenté d'épurer leurs eaux d'égout par épandage agricole. En 1878, on en comptait déjà 64 qui possédaient des *sewage farms*. Mais la plupart d'entre elles ont dû les abandonner, n'en ayant obtenu que des résultats médiocres ou mauvais, parce que les terrains n'étaient pas suffisamment perméables ou parce que les nappes aquifères souterraines étaient trop superficielles. Elles se sont décidées depuis à adopter les nouvelles méthodes d'*épuration biologique artificielle*.

Pourtant il existe encore des champs d'épandage à *Oxford*, à *Banbury*, à *Warwick*, à *Nottingham*, à *Leicester*, à *Cambridge*, à *Croydon* (près de *Londres*). Le champ de *Croydon* a servi de modèle pendant longtemps. Il occupe une superficie de 226 hectares, et l'irrigation s'y fait successivement sur trois étages. Le ray-grass y fournit quatre coupes par an. Les prairies sont arrosées pendant trois ou quatre jours. Tous les trois ans, on les laboure pour y cultiver du blé ou des betteraves. Les eaux collectées par les drains n'indiquent pas que l'épuration y soit très satisfaisante : elles contiennent peu de nitrates et encore une assez forte proportion d'ammoniaque (5 à 6 milligrammes par litre, d'après *Frankland*).

I. **Frais d'installation des champs d'épandage**. — Si l'on avait à établir le devis d'installation d'un champ d'épandage pour épurer, par exemple, 5 000 mètres cubes d'eau d'égout par jour (ville de 50 000 habitants), voici les chiffres approximatifs sur lesquels il faudrait tabler :

Devis approximatif des frais d'installation d'un champ d'épandage pour épurer 5 000 mètres cubes d'eau d'égout par jour (conformément à la figure 17).

1° Terrain :

Mètres carrés.

Surface utile pour l'épandage sur la base de 110 mètres cubes par hectare et par jour (40 000 mètres cubes par hectare et par an) : *50 hectares* ou	500 000
Route centrale de 10 mètres de largeur = 1 200 × 10	12 000
Chemin de pourtour, de 6 mètres. soit 3 300 × 6	19 800
Chemins de service, de 4 mètres, soit 2 100 × 4	8 400
Réserve en prairies	50 000
Ferme, hangars, dépôts et divers	10 000
Total	600 200

ou 60 hectares.

Francs.

Prix d'achat du terrain, à raison de 3 000 francs l'hectare	180 000

2° Préparation du sol en vue de l'utilisation culturale :

Déplacements de terres, nivellement des surfaces pour l'irrigation, environ 1 000 francs l'hectare, pour 55 hectares	55 000

3° Drainage :

Collecteur principal en 300 millimètres de diamètre, y compris fouilles et remblais, 1 100 mètres à 12 francs le mètre	13 200
Tuyaux de drainage secondaire en 200 millimètres y compris fouilles et remblais, 6 500 mètres à 8 francs	52 000
Regards de nettoyage des drains, maçonnerie et couverture : 52 × 120 francs	6 240

4° Routes et empierrements :

Route centrale de 10 mètres de largeur, empierrement sur 6^m,50 de largeur, nivellement, préparation de la forme, cailloux, 1 200 m. × 6,50 = 7 800 mètres carrés à 5 fr. 50	42 900
Chemins de pourtour de 6 mètres de largeur, comme ci-dessus : 3 300 m. × 3 000 = 9 900 mètres carrés à 5 fr. 50	54 450
Chemins transversaux de culture, sans empierrement, mais nivelés, 4 mètres de largeur ; 2 100 m. × 4 = 8 400 m. à 0 fr. 25.	2 100

5° *Conduites et appareils d'irrigation :*

Conduite principale d'amenée en ciment armé de 400 millimètres de diamètre, y compris, bagues, tranchées et remblais : 1200 mètres à 22 fr. 50......................	27 000
Conduites secondaires en ciment armé de 300 millimètres de diamètre comme ci-dessus : 2500 à 17 francs..............	42 500
Dix vannes de 300 millimètres pour arrêts, joints et pose, à 300 fr.	3 000
Trente bouches d'irrigation de 250 millim. : 30 à 20 francs....	6 000
Trente puisards circulaires en maçonnerie avec accessoires, vannes en bois et châssis, à 80 francs	2 400
Rigoles de distribution communiquant avec les puisards des bouches d'irrigation : 6600 mètres à 1 franc...............	6 600
Traversées en tuyaux de 300 millimètres, sous les chemins de service : 24 × 4 mètres = 96 mètres y compris terrassements et raccordements : 96 mètres à 17 francs.................	1 632
Fossés pour eaux pluviales sur route centrale : 2400 mètres à 1 franc..	2 400
Fossés pour eaux pluviales sur les chemins de pourtour : 6600 mètres à 0 fr. 50....................................	3 300
Travaux divers évalués à................................	4 378
Total......................	505 100

Ce devis ne comprend *aucun travail relatif à la ferme* : les eaux sont supposées amenées à l'entrée du terrain d'épandage. Il en est de même des eaux sortant des drains, qui sont conduites jusqu'à la sortie de ce même terrain.

Il faudrait y ajouter les dépenses de défrichements et celles relatives à la confection des billons.

Disons tout de suite qu'une *installation d'épuration biologique arti-*

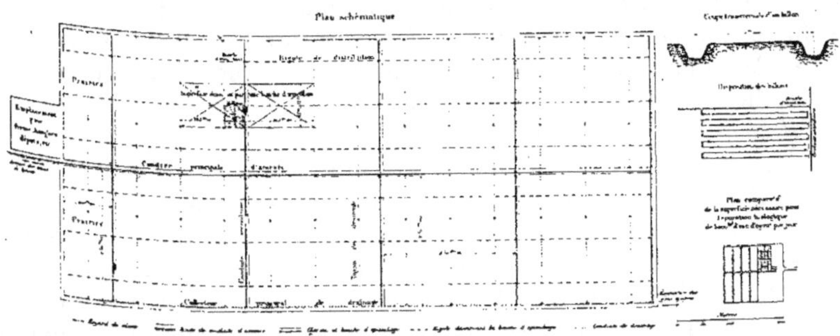

Fig. 17. — Plan d'aménagement d'un champ d'épandage pour épurer par irrigation agricole 5 000 mètres cubes d'eau d'égout par jour.

ficielle de même puissance occuperait une surface cinquante fois moindre, soit 12 000 mètres carrés au lieu des 600 200 mètres carrés indispensables pour l'épandage agricole (plan comparatif en bas et à droite de la figure 17).

Et le coût, comprenant la construction des bassins de décantation, des fosses septiques et des lits bactériens, d'aménagement des chemins, d'appareillage, etc., serait au maximum de 200000 francs au lieu de 500000 francs.

X. — L'ÉPURATION BIOLOGIQUE ARTIFICIELLE.

Nous avons vu précédemment que, *pour réaliser convenablement l'épuration des eaux d'égout par irrigation agricole ou par épandage, il était nécessaire de disposer de terrains perméables, homogènes, faciles à drainer, suffisamment vastes et peu coûteux.* Or ces conditions ne se trouvent que très exceptionnellement réunies, surtout au voisinage des villes de quelque importance.

D'autre part, la crainte de contaminer les nappes aquifères souterraines oblige très souvent à renoncer à cette méthode d'épuration. Il est rare, en effet, que le sol soit d'une composition assez uniforme; chaque couche dont il se compose a des épaisseurs différentes suivant les lieux et présente des cassures, des failles, dans lesquelles les eaux d'égout peuvent s'engouffrer pour aller directement rejoindre les nappes aquifères utilisées pour l'alimentation. Comme les eaux d'égout charrient fréquemment des microbes pathogènes, elles peuvent donc propager de graves épidémies.

Même si l'épuration est certaine et la protection des nappes aquifères assurée, la simple prudence commande d'interdire sur les champs d'irrigation la culture de tout légume ou fruit destiné à être consommé cru, car leur ingestion n'est pas sans dangers. L'irrigation doit se faire sur les terres de grande culture ou dans les prairies. Dans ce dernier cas, on met entre l'homme et le végétal une sorte de filtre animal, l'herbivore, chargé de retenir les microbes pathogènes. Mais les travaux récents, montrant les dangers de l'ingestion de bacilles tuberculeux, peuvent faire craindre que ce ne soit point une précaution suffisante.

La difficulté et, dans la plupart des circonstances, l'impossibilité de pratiquer l'épuration des eaux d'égout par le sol a donc conduit à rechercher si, par certains dispositifs, on ne pouvait pas mettre en œuvre les mêmes agents microbiens, mais de façon à leur faire produire le maximum de travail de désintégration de la matière organique sur le minimum d'espace possible et dans le minimum de temps.

C'est ce qu'on a pu réaliser par les procédés *biologiques artificiels.*

Une installation d'épuration biologique artificielle se compose ordinairement de *bassins de décantation préalable* ou chambre de dépôt pour les sables, scories, cendres, etc., de *fosses septiques* ou *bassins de digestion,* et de *lits bactériens* ou *filtres nitrificateurs.*

La *décantation préalable* a pour but de séparer les matières minérales non putrescibles et les matières volumineuses qui se trouvent en suspension dans les eaux d'égout. Elle s'effectue soit avec l'un quelconque des appareils que nous avons déjà décrits soit avec de simples bassins de sédimentation en *eau stagnante* ou en *eau courante.*

La *sédimentation en eau stagnante* s'obtient en laissant séjourner les eaux d'égout en repos complet pendant deux ou trois heures avant d'évacuer vers les dispositifs d'épuration proprement dits l'effluent décanté.

La *sédimentation en eau courante* est plus généralement adoptée. Elle consiste à faire traverser à l'eau d'égout un ou plusieurs bassins successifs, dans lesquels la nappe superficielle seule est en mouvement de translation continue, du point d'entrée au point de sortie. Les matières lourdes tombent au fond, dans des cuvettes ou sur un plan incliné, ou sur une toile métallique mobile, de telle sorte qu'on puisse aisément les enlever soit par dragages intermittents, soit par entraînement continu.

Aucune règle ne permet de déterminer d'avance les dimensions ou la capacité que doivent présenter ces bassins de décantation préalable. Tout dépend de la nature des eaux d'égout à traiter, de leur volume et du temps nécessaire pour assurer le dépôt de toutes les substances inorganiques que les fermentations subséquentes ne sauraient dissoudre et dont l'accumulation dans les fosses septiques serait bientôt gênante. Des expériences préliminaires sont donc indispensables pour préciser ces différents facteurs dans chaque cas.

A. **Fosses septiques (septic tanks ou bassins de digestion).** — C'est en 1881 que, le premier, Louis Mouras (de Vesoul) proposa de supprimer la vidange des fosses d'aisances en transformant ces dernières en réservoirs de fermentation anaérobie suivant les principes de Pasteur, de telle sorte que les matières y puissent subir une véritable dissolution résultant de la vie microbienne.

A la surface du liquide accumulé dans cette fosse, dont nous reparlerons avec plus de détails, les substances les plus légères venaient former une sorte de chapeau plus ou moins épais ; au fond, les substances les plus lourdes se déposaient et se liquéfiaient peu à peu.

La zone intermédiaire ne renfermait bientôt plus qu'un liquide jaune ambré, légèrement louche, peu odorant, riche en ammoniaque. C'est dans celle-ci que plongeait le tuyau de déversement.

Au fur et à mesure que l'on déversait dans la fosse de nouvelles quantités de matières, un volume égal de liquide s'échappait par le déversoir ; et ce liquide, à demi épuré, pouvait être employé très utilement en irrigations sur le sol. Il ne présentait plus les inconvénients ni les dangers de l'épandage des substances putrescibles, et il gardait toute la valeur de celles-ci comme engrais.

C'est cette même fosse Mouras, agrandie, appliquée non plus à la solubilisation des matières excrémentitielles fournies par une seule maison, mais à celles évacuées par toute une ville, qui nous est revenue d'Angleterre en 1896, brevetée de nouveau par Cameron sous la dénomination de *septic tank* ou *fosse septique*, après avoir été expérimentée à *Exeter*.

Cameron, convaincu que le processus de solubilisation était surtout anaérobie, donnait à sa fosse la forme d'un bassin rectangulaire, profond d'environ 2^m,5, entièrement couvert d'un plafond en maçonnerie ou en ciment. Le bassin était intérieurement disposé de manière à ce que les courants y fussent suffisamment lents et que les substances organiques en suspension s'y déposassent dans l'ordre de leur densité. Sa capacité était calculée pour retenir le flot d'eau d'égout produit en vingt-quatre heures. L'entrée de

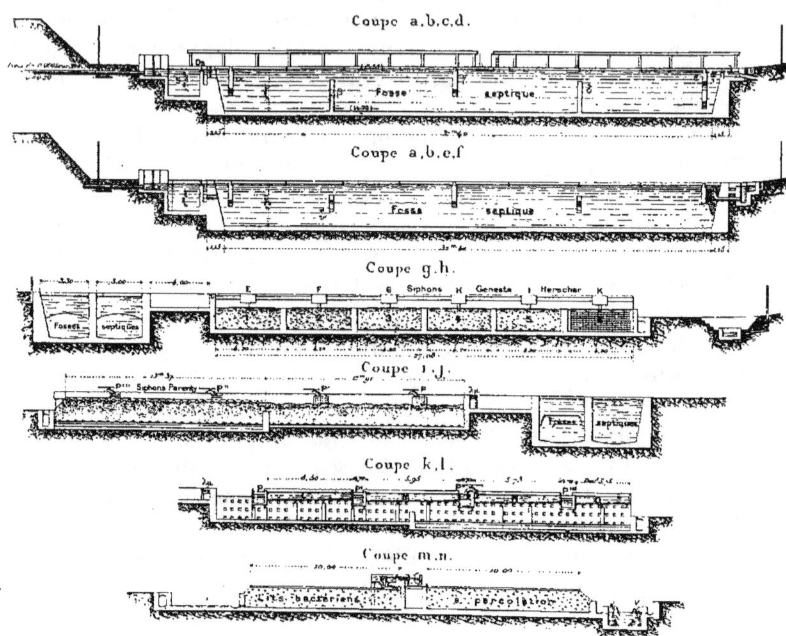

Fig. 18. — Station expérimentale de la Madeleine
(fosses septiques et lits bactériens percolateurs).

l'eau d'égout se faisait à l'une des extrémités, un peu au-dessous de la surface, et la sortie du liquide ne contenant plus que des matières dissoutes s'effectuait sous la protection d'une chicane plongeant transversalement, fendue à 30 centimètres environ de cette même surface. Les gaz provenant des fermentations microbiennes étaient conduits à l'extérieur par une cheminée perçant la voûte ; ils pouvaient être brûlés dans un bec de gaz ou captés dans une cloche pour être employés à tout autre usage.

Depuis les essais d'*Exeter*, de nombreuses villes anglaises ont tenté d'appliquer le *septic tank* à l'épuration de leurs eaux d'égout. On étudia le système successivement à *Leeds*, à *Manchester*, à *Sutton*, à *Sheffield*, à *Ilford*, etc., en y apportant des modifications plus ou moins profondes.

Nous-même, à la station expérimentale de *la Madeleine*, près de *Lille*, avons fait construire en 1904, pour le traitement de 500 à 800 mètres cubes d'eau d'égout par jour, deux fosses septiques de 250 mètres cubes de capacité chacune, profondes de $2^m,60$, longues de 33 mètres, l'une entièrement couverte d'un plafond en ciment armé, l'autre ouverte à l'air libre sur toute sa surface (fig. 18).

Les deux fosses sont pourvues de cloisons incomplètes ou *chicanes*; les unes émergent de la surface et plongent jusqu'à 60 centimètres du fond; les autres partent du fond et ne s'élèvent que jusqu'à 60 centimètres de la surface.

La fosse ouverte porte en son milieu une passerelle avec un thermomètre enregistreur à longue tige, plongeant dans l'eau à 2 mètres de profondeur.

La fosse couverte est abritée de l'air extérieur par son revêtement, et celui-ci porte une enveloppe de terre végétale de 30 centimètres d'épaisseur, semée de gazon, pour former une protection efficace contre le froid. Ce revêtement est percé de trois ouvertures, l'une au milieu, pour un thermomètre enregistreur plongeant, les deux autres pour permettre l'échappement et l'analyse des gaz produits par la fermentation anaérobie de l'eau d'égout.

A l'extrémité de chacune des fosses, se trouve une chicane de surface plongeant seulement à 60 centimètres et destinée à retenir les parcelles de matières en suspension que le courant aurait pu entraîner jusque-là. Immédiatement après, un déversoir très large laisse échapper les eaux ne contenant plus que des matières organiques dissoutes. Ce déversoir est divisé en deux lames d'inégale largeur : la plus étroite permet de diriger *un centième* du débit total vers un bassin spécial où s'effectuent des prises d'échantillons moyens destinés à l'analyse.

Grâce à ce bassin et à un autre semblable, situé près de l'orifice d'entrée et qui reçoit une quantité équivalente de l'eau brute apportée directement par l'égout, nous avons pu nous rendre compte aussi exactement que possible de ce qui se passe dans ces *fosses septiques* et établir comparativement le bilan du travail fourni par les fermentations anaérobies, soit à l'air libre, soit à l'abri de l'air.

Lorsque nous avons commencé nos expériences, on affirmait en Angleterre que le *septic tank* solutionnait la question des boues et que toutes les matières organiques en suspension pouvaient y être solubilisées. On prétendait également que les microbes pathogènes y étaient détruits.

On affirmait enfin que l'eau d'égout, préalablement fermentée en *septic tank*, était plus facile à purifier par oxydation subséquente sur *lits bactériens* que l'eau d'égout simplement décantée ou traitée par les réactifs chimiques précipitants.

On sait aujourd'hui que la première de ces revendications en faveur des *septic tanks* n'est pas absolument exacte : en fait, toutes les matières organiques ne sont pas solubilisables, et la quantité de ces matières qu'un *septic tank* peut dissoudre varie suivant les caractères de l'eau d'égout, suivant la dimension des bassins par rapport au volume traité et suivant la fréquence des dragages qui y sont effectués.

Le pourcentage des matières organiques dissoutes après un séjour de vingt-quatre heures varie de 30 à 50 p. 100, rarement davantage.

On sait également que la seconde revendication relative à la disparition des microbes pathogènes est encore moins justifiée : l'effluent des *septic tanks* est bactériologiquement au moins aussi impur, généralement même beaucoup plus riche en microbes que l'eau d'égout brute : et cela se conçoit, puisque le *septic tank* est le siège de fermentations dont l'activité est fonction de la multiplication des microbes capables de désintégrer les matières en suspension.

La troisième revendication est aussi très exagérée : la *Commission royale anglaise* a fait la preuve que la fermentation septique ne favorise en aucune manière l'épuration subséquente sur lits bactériens.

Donc, aucun des avantages primitivement attribués aux *fosses septiques*, ou *septic tanks*, ne peut leur être reconnu. En revanche, et c'est à cette conclusion que, comme nous-même, a abouti la *Commission royale anglaise*, il n'est pas douteux que la fermentation septique, comme procédé de traitement préliminaire des eaux d'égout, soit, dans beaucoup de circonstances, efficace et économique. Elle assure une décantation presque parfaite, et elle permet d'éliminer par digestion au moins de 30 à 35 p. 100 des matières organiques en suspension dans l'eau d'égout brute. Les boues qui restent accumulées dans les bassins doivent être évacuées de temps en temps par *dragage* et non par vidange totale de ces bassins, car il importe de n'y point interrompre la bonne marche des fermentations septiques, et il est essentiel que le volume d'eau d'égout qui les traverse reste sensiblement constant.

La *durée* du séjour de l'eau d'égout en fosse septique est subordonnée aux conditions suivantes :

La décantation et la solubilisation des matières en suspension doivent être aussi complètes que possible ;

Le mélange de la masse doit fournir un effluent de concentration moyenne à peu près constant.

D'une manière générale, on peut admettre, comme limite maxima de durée, vingt-quatre heures et, comme limite minima, douze heures. La dimension des fosses septiques sera donc calculée de manière à retenir le flot moyen d'une période de vingt-quatre heures en temps sec. Plus le séjour de l'eau d'égout en fosse septique est prolongé au delà du délai optimum, plus les odeurs dégagées par l'effluent sont désagréables et plus difficile est l'épuration subséquente sur lits bactériens.

On a beaucoup discuté la question de savoir si les fosses septiques doivent être ouvertes ou couvertes, la couverture étanche réalisée dans la fosse Mouras, ou dans la fosse Cameron par exemple, étant supposée favoriser les fermentations anaérobies. Disons tout de suite qu'actuellement on est d'accord pour admettre que, sauf dans les cas où il est indispensable d'éviter les odeurs, la couverture est le plus ordinairement inutile et qu'elle peut même présenter des dangers par suite de l'accumulation et de l'explosion possible des gaz.

A la station expérimentale de *la Madeleine*, près Lille, nous avons suivi comparativement pendant trois années consécutives le travail de solubilisation des matières organiques dans nos deux fosses, l'une couverte, l'autre ouverte à l'air libre, de mêmes dimensions et recevant toutes deux un volume égal d'eau d'égout dans le même temps.

Des dispositifs particuliers nous permettant de diriger vers des réservoirs d'échantillonnage une partie de l'eau d'égout brute à l'entrée et une partie du liquide sortant de chaque fosse septique, nous obtenions ainsi des échantillons moyens destinés à l'analyse chimique et permettant d'établir le travail de solubilisation respectivement fourni par les fermentations à l'abri de l'air ou à l'air libre.

1. *Bilan de l'azote et du carbone à l'entrée et à la sortie des fosses septiques.* — Les expériences rapportées ici ont été faites à la station de *la Madeleine* par E. Boullanger. Ce savant a déterminé les quantités totales de carbone organique et d'azote organique et ammoniacal *entrées* dans la fosse septique pendant une période déterminée et les quantités totales de carbone organique et d'azote organique et ammoniacal *sorties* pendant cette même période.

Pour effectuer cette détermination, il fallait connaître les volumes d'eau entrés chaque jour et recueillir pour l'analyse un échantillon moyen journalier représentant aussi exactement que possible la composition de l'eau entrée et sortie pendant les vingt-quatre heures. Il fallait en outre opérer pendant une période assez longue pour avoir un chiffre moyen acceptable. C'est pourquoi l'expérience fut répétée pendant quinze jours de suite. La fosse septique était en marche régulière depuis un an. Il s'était formé au fond une certaine quantité de dépôts qui étaient le siège de fermentations très actives, et ces dépôts se gazéifiaient en grande partie sous l'action des microbes: une autre partie passait après solubilisation dans l'effluent de sortie.

Enfin une certaine proportion restait inattaquée et devait être étudiée à part.

L'expérience a montré que, pour la période de quinze jours, le chiffre de carbone et d'azote solubles éliminés par la fosse septique est resté à peu près constant.

Les résultats obtenus peuvent être résumés comme suit :

1° Le carbone organique est toujours beaucoup moins abondant à la sortie qu'à l'entrée ;

2° L'azote ammoniacal est beaucoup plus abondant à la sortie ;

3° L'azote organique est en plus faible quantité dans l'effluent de sortie que dans l'eau d'égout à l'entrée.

Pendant la période d'expérience, on a retrouvé en moyenne à la sortie 54 p. 100 du carbone entré. On peut donc dire que la moitié environ du carbone disparaît dans la fosse septique, soit sous la forme gazeuse, soit sous la forme de dépôts qu'on extraira lors des dragages.

Quant à l'azote organique, on n'en retrouve que 64 p. 100 à la sortie. Mais cette perte est en grande partie compensée par l'augmentation de l'azote ammoniacal. Toutefois on ne retrouve pas tout l'azote entré. Il y a une perte de 8 p. 100 qui peut être attribuée à plusieurs causes. D'abord le liquide ammoniacal de la fosse septique est le siège de dégagements gazeux incessants, qui entraînent forcément avec eux une certaine quantité d'ammoniaque dans l'air. Ensuite une petite proportion de matières azotées reste dans la fosse sous forme de dépôts, qu'on élimine au bout d'un temps plus ou moins long. Celle-ci est faible, mais cependant non négligeable. On comprend donc qu'on ne retrouve pas, à la sortie de la fosse septique, tout l'azote qui y était entré.

La comparaison du travail de la fosse septique ouverte avec celui de la fosse fermée a montré que les résultats étaient un peu inférieurs avec la fosse fermée.

Somme toute, il est évident que la fosse septique, ouverte ou fermée, contribue très efficacement à dégrader et à détruire les matières hydrocarbonées. Vis-à-vis de l'azote, son rôle se borne à solubiliser et à transformer en ammoniaque les matières azotées complexes.

Il serait incorrect de lui attribuer une fonction plus étendue et de la considérer comme un instrument d'*épuration*.

L'*épuration*, c'est-à-dire la *minéralisation de l'azote organique*, ne *peut être réalisée qu'ultérieurement par les actions microbiennes aérobies sur les lits bactériens*.

II. Boues des fosses septiques. Leur élimination. — Dans les expériences de *la Madeleine*, les dépôts de boues restant dans les fosses septiques se sont élevés pour une moyenne de trois années, à 0^{kg},352 par mètre cube.

Leur composition était la suivante :

		MATIÈRES sèches p. 100 de boues humides.	MATIÈRES volatiles au rouge.	MATIÈRES fixes au rouge.	MATIÈRES grasses.	AZOTE.
Fosse septique ouverte.	Moyenne	20,65	34,7	65,5	5,4	1,37
	Minimum entrée.	18,0	31,2	68,8	3,18	0,85
	Maximum sortie.	21,2	39,0	61,0	7,27	1,80
Fosse septique couverte.	Moyenne	21,54	28,62	71,38	5,64	1,04
	Minimum........	18,33	2,5	78,5	3,67	0,86
	Maximum	28,28	32,4	67,6	7,35	1,27

Bien entendu, la composition chimique des boues varie suivant la nature des eaux d'égout. Les chiffres qui précèdent ne valent donc qu'à titre d'indication.

Lorsqu'on remplit pour la première fois une fosse destinée à être une fosse septique, celle-ci fonctionne d'abord comme simple bassin de décantation. Les matières lourdes s'y déposent par ordre de densité et les matières légères (graisses, débris de légumes, bouchons, pailles, etc.) viennent flotter à la surface.

Peu à peu, en dix ou vingt jours suivant la saison (plus rapidement en été qu'en hiver), la fermentation septique s'y établit. On ne tarde alors pas à voir apparaître des bulles de gaz de plus en plus nombreuses, qui viennent crever à la surface et, dans les premiers compartiments, les graisses flottantes s'accumulent en formant un chapeau plus ou moins épais.

Au bout d'un mois environ, le levain de microbes aéro-anaérobies s'est constitué, et la solubilisation des matières organiques azotées marche de pair avec la gazéification des matières hydrocarbonées. Dès lors, il n'y a plus à intervenir, si ce n'est pour effectuer périodiquement la *vidange des boues*.

Celles-ci sont principalement formées d'argile ou de poussières minérales très fines, mélangées à des débris de cellulose ou de substances organiques particulièrement résistantes à la putréfaction (poils, déchets de laine ou de coton, fragments de cuir ou de tissus, etc.). A la longue, elles finissent par former au fond de la fosse septique une couche dense, assez épaisse, et elles tendent à s'accumuler dans les parties les plus déclives et les plus voisines du point d'arrivée. Lorsque leur volume devient assez considérable, — ce dont il est facile de se rendre compte par la résistance que l'on éprouve en y enfonçant un bâton terminé par une palette plate, — il est nécessaire de les évacuer, soit par dragage mécanique ou à la main, soit au moyen de vannes de fond, soit par aspiration à l'aide de pompes ou par refoulement à l'air comprimé. On les dirige alors dans un bassin d'égouttage creusé à côté de la fosse, directement dans le sol, entre talus de terre, ou bien dans des tranchées.

Ces boues, de couleur noire très foncée, ne dégagent aucune odeur nauséabonde : elles s'égouttent et se dessèchent avec une grande facilité et, lorsqu'elles ne renferment plus que 50 p. 100 d'eau environ, elles ont l'aspect de la *tourbe*.

On peut les livrer sans autre préparation aux cultivateurs comme amendement pour les sols argileux; ou bien on en fait des briquettes pour les brûler.

La quantité de boues qu'on doit extraire ainsi des fosses septiques est naturellement très variable suivant les localités et suivant la nature des résidus que charrient les eaux d'égout.

Avec le système *séparatif*, elles ne dépassent généralement pas un *dixième* de l'ensemble des matières en suspension. Or le poids total de celles-ci s'élevant à 9kg,320 par mètre cube environ (à 85 p. 100 d'eau, soit 110 grammes à l'état sec), on devra compter sur une accumulation quotidienne de 935 grammes ou environ 1 kilogramme par mètre cube, soit 5 tonnes par jour pour 5 000 mètres cubes.

En se basant sur ces chiffres, qu'il sera toujours prudent de vérifier par quelques essais préliminaires, on évacuera chaque mois environ 150 tonnes de boues. On assurera ainsi le fonctionnement aussi régulier que possible de la fosse septique, et la capacité volumétrique de celle-ci ne sera jamais sensiblement amoindrie.

Avec le système *unitaire*, il est de règle, dans les installations anglaises, que les fermentations ne parviennent guère à dissoudre ou à gazéifier plus de 30 p. 100 des matières en suspension. Il sera donc indispensable d'opérer plus souvent la vidange des boues et de prévoir un bassin d'égouttage plus étendu.

A *Dorking*, Eric-H. Richards a fait des expériences très démonstratives de l'efficacité des fosses septiques pour l'élimination des boues. Il a étudié comparativement le poids de ces boues abandonnées par un volume d'eau d'égout dans un bassin de décantation simple, dans un bassin de précipitation chimique et dans une fosse septique. Ces poids ont été dans les rapports ci-après :

	Décantation.	Précipitation.	Fosse septique.
Boues { humides	3	5	1
sèches	2	2,5	1

Les données qui précèdent attestent donc que, contrairement à l'opinion émise en France (sans preuves d'ailleurs) par quelques auteurs, en particulier par Vincey, et en Russie par S. K. Dziersgowski, les fosses septiques permettent de réduire d'au moins un *tiers*, et parfois de *la moitié*, le volume des boues que les eaux d'égout déposeraient par la simple décantation.

III. **Gaz dégagés par les fosses septiques**. — Outre les phénomènes de *dissolution* dont on ne peut nier l'existence, il est facile de constater qu'une fosse septique en bonne marche est toujours le siège de *dégagements gazeux* attestant que la matière organique y subit une désintégration plus ou moins complète. Certains de ces gaz, en particulier l'acide carbonique et l'hydrogène sulfuré, se dissolvent en fortes proportions dans le liquide de la fosse. Ce qui ne peut y être dissous se dégage dans l'atmosphère, et les bouillonnements que l'on perçoit à la surface sont, en général, intermittents et ressemblent à ceux produits par une forte ébullition : aussi les volumes de gaz dégagés par jour, mesurés à un endroit déterminé, sont-ils très variables. La seule explication possible de ces variations est que, dans la profondeur de la fosse, les gaz s'accumulent sous des amas de boue et y forment des poches qui ne se crèvent que lorsque leur tension est suffisante pour vaincre la pression du liquide sus-jacent.

Dans les expériences faites à la station de *la Madeleine*, on a constaté que les dégagements de gaz ne semblent pas influencés par les pluies ni par la pression barométrique. Ils sont toutefois plus abondants en été qu'en hiver, ce qui s'explique facilement par l'activité plus grande des fermentations. Les volumes variaient, par mètre carré et par jour, de 210 litres à l'entrée des eaux dans la fosse à 40 litres seulement près de la sortie. La moyenne journalière pour toute une fosse de 100 mètres carrés de superficie et de 260 mètres cubes de capacité était de 11^{mc},137, soit environ 4 000 mètres cubes pour une année.

La composition de ces gaz est également très variable, comme le montrent les chiffres ci-après, qui résument un grand nombre d'analyses :

	Acide carbonique.	Méthane.	Hydrogène.	Azote.
Moyenne p. 100.	4,5	47,8	22,9	24,8
Minima	3,0	37,5	16,2	10,5
Maxima.........	6,6	59,3	32,8	32,3

Dans le *septic-tank* de *Cameron* à *Exeter*, S. Rideal a relevé les chiffres suivants :

	Acide carbonique.	Méthane.	Hydrogène.	Azote.
Moyenne p. 100 en poids......	0,3	20,3	18,2	61,2
En volume p. 100............	0,6	24,4	36,4	38,6

A ces gaz principaux il faut ajouter de petites proportions d'hydrogène sulfuré (maximum 4 p. 100), de mercaptan et d'autres gaz malodorants. De plus, l'eau des fosses septiques retient en dissolution une quantité plus ou moins grande (selon la température et la pression barométrique) d'acide carbonique, d'ammoniaque et d'hydrogène sulfuré.

B. **Dissolution ou désintégration des diverses substances organiques dans les fosses septiques. -- W. Favre,** à *Hambourg* (1), et nous-même, à *la Madeleine*, avons déterminé la rapidité plus ou moins grande de désintégration de diverses substances organiques dans une fosse septique en marche normale.

En expérimentant séparément avec de l'albumine d'œuf coagulée, de la viande crue ou cuite, des graisses, du papier, etc., placés dans des récipients en toile métallique et immergés les uns dans la fosse septique, d'autres dans de l'eau d'égout stagnante, d'autres encore dans l'eau courante, on a étudié les pertes de poids que subissent ces substances en des temps variables et à la même température (16 à 17°).

On a constaté ainsi qu'en six semaines 100 grammes d'*albumine d'œuf cuite* ne laissent plus que 1 gramme de résidu dans la fosse septique, tandis qu'il en restait 77 grammes dans l'eau d'égout stagnante et 83 grammes dans l'eau courante.

Déjà, après trois semaines, 75 p. 100 de l'albumine avait disparu. La *viande crue* et plus encore la *viande cuite* augmentent d'abord de poids par absorption d'eau. Elles se corrodent ensuite et se dissolvent. En trois semaines, dans la fosse septique, la *viande crue* perd 49 p. 100 de son poids, en six semaines 96 p. 100.

Dans l'eau stagnante, le changement d'état est beaucoup plus lent: la perte n'est que de 15 p. 100 en six semaines. Dans l'eau courante, la désagrégation ne commence à s'effectuer qu'après quinze jours pour la viande crue, après trois semaines pour la viande cuite.

La *chair de poisson*, plus altérable, disparaît totalement en deux semaines.

Les *animaux entiers* (pigeon) sont très énergiquement attaqués dans leurs parties albumineuses, mais la graisse de leur revêtement cutané les protège assez longtemps contre la putréfaction.

D'une manière générale, les *albuminoïdes*, notamment les collagènes et la kératine, se dissolvent avec une grande rapidité. Même les substances qu'on pourrait croire très résistantes, comme les *cartilages* et les *tendons*, perdent en cinq semaines, les premiers 99 p. 100, les seconds 65 p. 100 de leur poids. La *laine* et les *plumes* se décomposent aussi : dans le même temps, la perte de poids fut de 50 p. 100.

Le *cuir de bœuf tanné* reste inaltéré. Les graisses sont particulièrement résistantes, mais elles finissent, à la longue, par se dédoubler partiellement en acides gras et en glycérine.

Les *hydrates de carbone* ou les corps riches en hydrates de carbone (choux, pommes de terre) se décomposent dans la fosse septique avec la plus grande facilité. Une demi-tête de *chou cru* pesant 675 grammes et une demi-tête de *chou cuit* pesant 835 grammes ont été à peu près entièrement dissous en six semaines (99 et 99,5 p. 100).

La *cellulose* (toile de lin, corde, papier) est également désintégrée.

(1) *Gesundheits Ingenieur,* 1907.

Une *corde de chanvre*, après cinq semaines de séjour en fosse septique, ne pouvait plus résister sans se rompre à un effort de traction de 15 grammes, tandis que d'autres morceaux de la même corde, restés le même temps dans l'eau d'égout stagnante ou dans l'eau courante, supportaient encore des poids de 12 kilogrammes.

Le *papier de journal* commence à se dissoudre après trois semaines en dégageant des bulles de gaz. Dans l'eau stagnante et dans l'eau courante, il se ramollit, mais ne subit aucun changement appréciable.

Par contre, les *bouchons de liège* demeurent constamment intacts jusqu'à près six semaines d'observation.

On voit donc que, dans les conditions favorables de température et de milieu, les fosses septiques désintègrent avec énergie une foule de substances, et les actions microbiennes qui s'y exercent sont évidemment plus puissantes sur de fines particules de matières organiques que sur les matières volumineuses expérimentées comme il a été dit ci-dessus.

Le retard considérable que subit la décomposition de ces mêmes matières dans l'eau stagnante est apparemment dû à l'accumulation excessive des sécrétions microbiennes qui ne tardent pas à gêner les actions diastasiques et la multiplication des microbes eux-mêmes. Dans l'eau courante, le retard encore plus marqué s'explique par ce fait que les microbes et surtout leurs sécrétions diastasiques n'ont pas le temps d'agir, étant constamment balayés et entraînés, sauf dans les surfaces anfractueuses, où l'influence des courants se fait moins sentir.

Il ne faudrait évidemment pas tirer des expériences relatées ci-dessus cette conclusion que les fosses septiques finissent par dissoudre en totalité les matières putrescibles que leur apportent les eaux d'égout. Inévitablement, un certain nombre de substances organiques échappent à leur action. C'est ainsi que, comme l'ont montré *Kammahn*, *Grâf* et *Korn*, les feuilles de thé, les peaux de fruits cuits, le marc de café, le bois, restent à peu près inaltérés après deux mois de séjour.

D'autre part, toutes les matières aisément solubilisables ne se dissolvent pas avec assez de rapidité pour compenser l'importance des nouveaux apports. Ceux-ci finissent toujours par être en excès. C'est pourquoi, pour éviter une trop grande diminution de la capacité volumétrique des fosses, il devient nécessaire d'évacuer de temps en temps une partie des boues qui s'y accumulent. Toutefois cette évacuation ne devra jamais être complète, afin de ne pas troubler le travail régulier des fermentations. Si la vidange totale d'une fosse septique était rendue indispensable, pour cause de réparations par exemple, il faudrait un délai de trois semaines ou un mois après son nouveau remplissage pour que les fermentations y soient redevenues régulières. Jusque-là, l'effluent qui s'en échapperait contiendrait une proportion plus ou moins grande de matières non dissoutes et surtout de matières colloïdales susceptibles de gêner l'épuration subséquente sur les lits bactériens.

C. Désodorisation de l'effluent des fosses septiques. Protection contre les mouches et autres insectes ailés. — Il peut être indiqué, dans certaines circonstances, de supprimer les odeurs plus ou moins désagréables, — assez semblables à celles que l'on perçoit au voisinage des usines à gaz, — qui se dégagent des fosses septiques, que celles-ci soient *ouvertes à l'air libre* ou *couvertes.*

Lorsque les fosses sont couvertes, les odeurs sont concentrées dans l'effluent, à la sortie de celui-ci, et elles sont alors généralement, — contrairement à ce que l'on eût pu supposer, — plus gênantes que celles qui sont produites par les fosses ouvertes.

On réussit en tout cas à les supprimer dans une large mesure par l'addition à cet effluent, immédiatement au sortir de la fosse, d'une petite quantité de chlore sous forme d'*hypochlorite de chaux* par exemple. Une partie de chlore pour 10000 d'eau septique suffit largement pour désodoriser celle-ci.

On obtiendra parfois une atténuation convenable des inconvénients qu'entraîne le voisinage d'une fosse septique pour les habitations en recouvrant celle-ci d'un plancher mobile portant une couche de *tourbe* sur quelques centimètres d'épaisseur. Cette tourbe sera changée de temps en temps, à intervalles d'ailleurs éloignés, et la dépense qui en résultera sera minime.

Certaines eaux d'égout malodorantes peuvent encore être suffisamment corrigées par l'addition de 40 à 50 milligrammes de chaux par litre. Tout cela est une question d'espèces. On essayera dans chaque cas les réactifs qui paraîtront les plus convenables. Mais, en règle générale, les fosses septiques qui reçoivent les eaux du tout à l'égout des villes ne dégagent pas d'odeurs assez fortes pour occasionner une gêne sérieuse, si l'on prend soin de les éloigner de quelques centaines de mètres des endroits habités et de les entourer de talus plantés d'arbres à feuillage compact et persistant.

En revanche, surtout dans les pays chauds, il peut être indiqué d'empêcher les mouches et autres insectes ailés d'y pulluler. On y parvient aisément en déversant à la surface de la fosse, une ou deux fois par an, une petite quantité d'huile lourde de pétrole (huile de schiste). On retient celle-ci entre deux chicanes de surface placées l'une à l'entrée, l'autre tout près de la sortie, et elle constitue une membrane éminemment protectrice qui empêche parfaitement l'éclosion des larves de toutes espèces.

XI. — LITS BACTÉRIENS.

L'idée première de réaliser l'oxydation des matières organiques contenues dans les eaux d'égout au moyen de la filtration intermittente sur un sol artificiel poreux, permettant le travail intensif des microbes nitrificateurs, dérive des expériences poursuivies dès 1888 à *Lawrence*, par le *State board of Massachusetts*. En 1891, ces expériences répétées à *Barking*, près de l'embouchure de la Tamise, sur les eaux d'égout de *Londres*, montrèrent que le meilleur sol filtrant était constitué par des brisures de coke. C'est alors que Dibdin publia son premier rapport qui mit en relief le rôle capital des microorganismes dans le processus d'épuration. Par toute une série d'essais poursuivis à *Barking*, à *Exeter* et à *Sutton*, de 1892 à 1896, Dibdin établit les principes du travail biologique de ce qu'il a, le premier, appelé les *lits bactériens de contact (Contact bacteria beds)*.

Ces lits étaient représentés par des bassins rectangulaires de 1 mètre environ de profondeur, remplis de différents matériaux (coke, brique concassée, mâchefer, gros gravier) et construits sur plusieurs étages, de telle sorte que l'eau d'égout, après avoir séjourné pendant un temps variable *au contact* des matériaux du lit le plus élevé, pût s'écouler par gravitation dans le lit le plus bas, y séjourner encore un temps plus ou moins long et être enfin définitivement évacuée. Par cette série de *contacts* ou de stagnation dans les bassins, l'eau d'égout abandonnait successivement une portion des matières organiques qu'elle renfermait. Celles-ci se trouvaient retenues sur les matériaux poreux par un phénomène physique d'adhésion moléculaire; et, lorsqu'on vidait chaque bassin, l'air atmosphérique, prenant la place de l'eau, s'infiltrait dans toute la masse des matériaux. A ce moment intervenaient les *microbes oxydants* ou *nitrificateurs*, qui, fixant l'oxygène de l'air sur les substances organiques retenues par le coke ou par le mâchefer ou par le gravier, comme ils le font dans le sol arable lorsqu'on pratique la filtration intermittente ou l'épandage, transformaient les produits ammoniacaux en nitrites et en nitrates.

Cette succession de phénomènes de *fixation* et d'*oxydation* nécessitait des alternances régulières de remplissage des bassins avec l'eau d'égout et d'aération complète des matériaux contenus dans ces bassins. Suivant l'impureté plus ou moins grande de l'eau d'égout. et suivant les matériaux poreux choisis pour la garniture de chaque bassin, elle nécessitait aussi des contacts plus ou moins longs ou plus ou moins nombreux. Toutefois, d'après Dibdin, on pouvait admettre, en règle générale, que deux contacts suffisent et que l'alternance de fonctionnement pour chaque contact, c'est-à-dire pour chaque *lit bactérien*, devait être réglée de la manière suivante :

Une heure pour le remplissage du lit;

Deux heures de plein contact;

Une heure pour la vidange du lit;

Quatre heures d'aération.

Soit *huit heures pour une période.*

La journée de vingt-quatre heures permettait donc d'effectuer, pour chaque lit, *trois remplissages* et d'accomplir trois cycles d'épuration. Le volume d'eau d'égout (préalablement décantée) admis sur un lit de contact à chaque cycle pouvait s'élever à un tiers de la capacité géométrique du lit, les deux autres tiers étant occupés par les matériaux.

On arrivait ainsi facilement à traiter, sur des lits de 1 mètre de profondeur, 333 litres d'eau d'égout par mètre carré de surface à chaque contact, soit, pour les trois cycles par vingt-quatre heures, 1 mètre cube. Si deux contacts pouvaient suffire, le débit total des lits bactériens était dès lors de 500 litres par mètre carré de surface et par jour. Si trois contacts étaient indispensables, le débit se réduisait à 333 litres par mètre carré de surface totale et par jour.

La rétention de la matière organique par chaque contact était d'environ 50 p. 100 de celle contenue dans l'eau d'égout à l'arrivée. Avec deux contacts, on en retenait 75 p. 100 ; avec trois contacts, 82,5 p. 100, et le liquide s'enrichissait d'une quantité correspondante de nitrates indiquant ainsi le degré d'épuration effectivement obtenu.

Tel était le système de Dibdin. Il provoqua parmi les hygiénistes et les ingénieurs sanitaires anglais un enthousiasme justifié par ce fait que la plupart des villes, alors obligées par les lois sur la protection des rivières d'effectuer l'épuration de leurs eaux d'égout, avaient vainement essayé d'appliquer les méthodes connues jusqu'alors. L'irrigation agricole n'était possible que pour un petit nombre d'entre elles, faute de terrains propices à l'épandage, et les divers traitements chimiques, tous très onéreux, ne réalisaient qu'une épuration insuffisante.

Aussi de multiples efforts furent-ils tentés pour inciter les grandes agglomérations industrielles à entreprendre la construction de bassins d'épuration biologique. *Manchester, Salford, Leeds, Birmingham, Bradford, Accrington, Chester, Huddersfield, York* furent des premières à entrer dans cette voie. La station d'épuration de *Manchester*, située à *Davyhulme*, près de *Urmston*, et placée sous l'intelligente direction scientifique de Gilbert J. Fowler, acquit bientôt une importance si prépondérante, par l'ampleur des expériences qui y furent instituées, qu'elle resta en quelque sorte, de 1901 à 1907, le *la Mecque* des ingénieurs sanitaires et des hygiénistes. On y dépensa 12 000 000 de francs, et on y traite actuellement, par deux séries successives de lits de contact, un volume quotidien de 200 000 mètres cubes d'eau d'égout préalablement débarrassée de matières en suspension par douze heures de séjour en fosses septiques.

L'eau d'égout de *Manchester* présentait des difficultés particulières de traitement, en raison de son énorme teneur en résidus de manufactures. Elle renferme relativement peu d'azote, mais est très riche en matières oxydables par le permanganate et en produits ferrugineux

En arrivant à la station, elle traverse d'abord une série de chambres à grilles, d'où sont enlevées, par des peignes et des dragues mécaniques, les matières flottantes volumineuses et les corps lourds. Elle se rend ensuite, par un canal de 3 mètres de largeur, dans une série de vingt fosses septiques, dont onze sont d'anciens bassins de précipitation chimique transformés et qui ont une capacité totale de 56 000 mètres cubes (fig. 19). Chacun de ces bassins mesure 33 mètres $\times$ 90 mètres et environ 1^m,60 de profondeur. Les boues non solubilisées par les fermentations microbiennes peuvent en être périodiquement et automati-

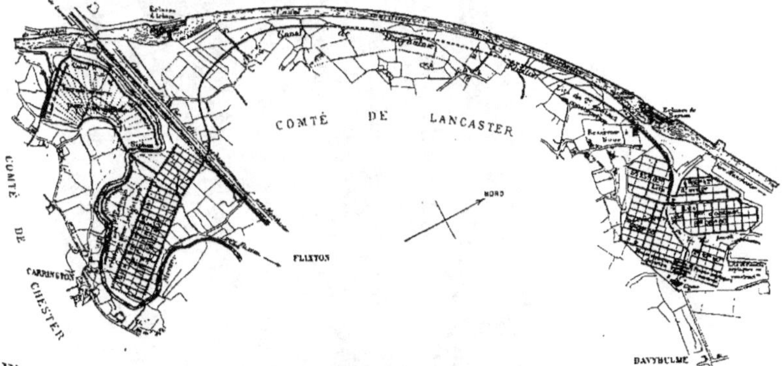

Fig. 19. — Plan général des installations d'épuration des eaux d'égout de la ville de Manchester, à Davyhulme (près Urmston).

quement évacuées vers des réservoirs spéciaux et chargées sur un vapeur qui les transporte en mer, au large de l'embouchure de la *Mersey*.

Au sortir des fosses septiques, l'eau est distribuée par des canaux ouverts aux différents lits de premier, puis de second contact.

Sur les lits, le liquide se répartit dans des rigoles disposées en rayonnant à la surface du mâchefer, dont ils sont exclusivement constitués. Ce mâchefer repose sur un système de drainage qui assure l'évacuation totale et rapide vers une vanne de vidange (fig. 20).

En temps de pluie, tout l'effluent non susceptible d'être traité par les lits de contact est dirigé sur des lits filtrants, dits *lits d'orage*.

La dépense moyenne pour le fonctionnement et l'entretien de cette station est de 1 franc par 1 000 mètres cubes d'eau épurée.

Les résultats de l'épuration sont satisfaisants. Mais ils sont incontestablement beaucoup meilleurs dans d'autres stations plus récemment construites, par exemple dans celle de la ville de *Toulon*, à *Lagoubran*, exécutée sur les plans de M. Valabrègue pour traiter 12 000 mètres cubes d'eau d'égout par jour.

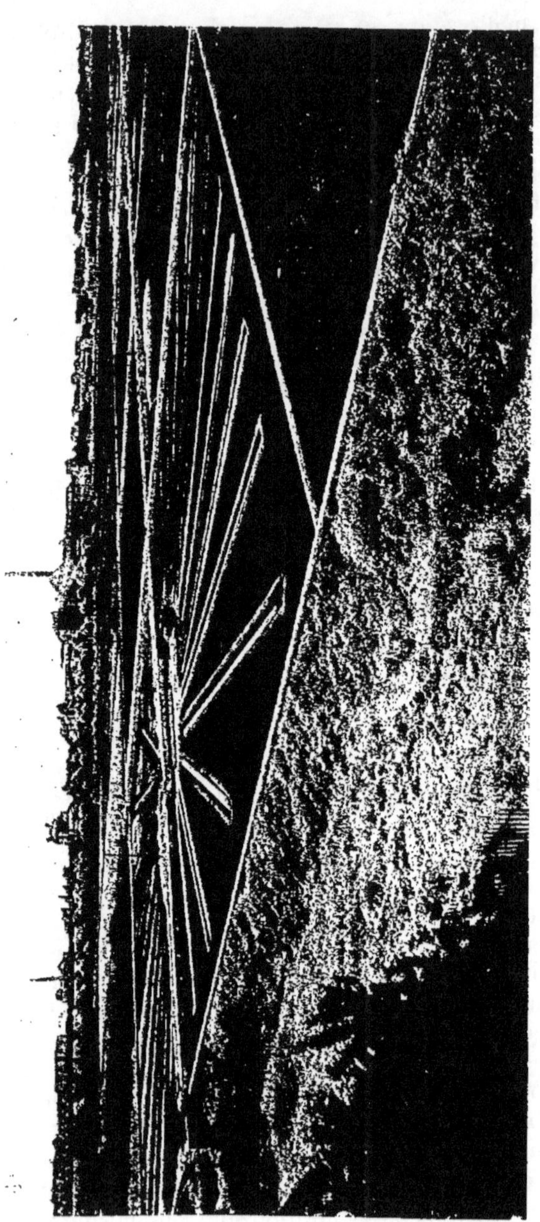

Fig. 20. — Lits bactériens de contact à Manchester.

XII. — MÉCANISME DE L'ÉPURATION BIOLOGIQUE SUR LITS BACTÉRIENS DE CONTACT.

Les procédés d'épuration par *lits de contact* consistent à laisser pendant environ deux heures *en contact* avec un sol artificiel poreux, généralement constitué par des scories, l'eau débarrassée au préalable, par décantation ou par fermentation en fosse septique, de la presque totalité des matières en suspension qu'elle renfermait à l'état brut.

Le sol artificiel du *lit bactérien* est entièrement noyé dans la masse liquide. Il faut donc que celle-ci ne puisse pas s'échapper au dehors : le lit doit, par suite, reposer sur une sole en béton imperméable et être entouré de murs en maçonnerie étanches.

Au bout de deux heures d'immersion, on ouvre une vanne qui permet d'évacuer le plus rapidement possible tout le contenu du lit sur un second lit semblable, — lit de second contact, — placé en contre-bas du premier. L'eau y séjourne encore deux heures et, le plus souvent, on peut alors la considérer comme suffisamment épurée. Quelquefois cependant, lorsqu'il s'agit d'eaux très impures, un troisième contact sur un troisième lit, placé en contre-bas des deux autres, est indispensable. Mais ces cas doivent être considérés comme exceptionnels.

Entre chaque période d'immersion, les lits de contact restent vides pendant au moins quatre heures, afin de leur permettre de s'égoutter et de s'aérer jusque dans leurs parties les plus profondes. C'est là une condition essentielle de leur bon fonctionnement.

Lorsque les alternances d'immersion et d'aération sont bien réglées (et elles peuvent l'être), soit au moyen de vannes actionnées à la main par un personnel exercé et attentif, soit au moyen d'appareils automatiques de divers systèmes, ces lits de contact épurent aisément de 350 à 500 litres d'eau d'égout de composition moyenne par mètre carré et par jour, en trois périodes de vingt-quatre heures.

Leur puissance de travail utile est donc, par mètre carré et par jour, environ quarante fois plus considérable que celle des meilleurs champs d'épandage cultivés.

Le processus d'épuration qui s'y accomplit présente une assez grande complexité. Pour le bien comprendre, il faut se rappeler le mécanisme de l'*adsorption* des matières organiques par les sols de différente nature.

Chacun sait que, lorsqu'une eau d'égout filtre à travers un sol suffisamment perméable et convenablement drainé, on voit sortir par les drains une eau limpide, dont la pureté est tout à fait comparable à celle des ruisseaux ou des rivières les mieux protégées contre les causes accidentelles de pollution. C'est donc que le sol *a adsorbé* et retenu les impuretés, alors même que celles-ci étaient dissoutes.

Ce phénomène d'adsorption a été observé pour la première fois, il y a cent cinquante ans, par un apothicaire nommé Bronner, puis en 1819 par un agronome italien, Gazzeri. Trente ans plus tard, il a été signalé de nouveau par Huxtable et Thomson. Ces savants remarquèrent qu'en agitant de l'eau de fumier avec une terre arable, cette terre s'empare de la matière organique ; l'eau de fumier se décolore et devient limpide.

Si donc on filtre sur de la terre une dissolution de purin, par exemple, chacun des éléments du sol fixe les matières dissoutes comme par un phénomène d'adhésion ou de teinture. Chaque élément appauvrit la dissolution au passage, et bientôt celle-ci se trouve débarrassée de toutes les substances organiques susceptibles d'être fixées. La distance à laquelle se produit cette épuration varie avec l'épaisseur, le pouvoir adsorbant, l'hygroscopicité, la température. Elle varie aussi avec la richesse en matières organiques de l'eau déversée et suivant la nature de ces matières. Celles qui sont le plus complexes, le plus voisines de l'état végétal ou animal, sont le plus activement fixées. La puissance d'adhésion diminue à mesure que la molécule se simplifie : elle est nulle vis-à-vis de certaines substances cristallisables.

En expérimentant sur des terres stérilisées, pour éviter toute intervention microbienne, E. Boullanger a constaté, à l'Institut Pasteur de Lille, que la glucose, par exemple, échappe totalement aux actions adsorbantes du sol.

Il est hors de doute que les phénomènes d'attraction physique ou de teinture jouent un rôle important dans l'adsorption des matières organiques. Mais les phénomènes chimiques interviennent aussi pour une grande part : c'est ainsi que la fixation de l'acide phosphorique est due en partie à l'adsorption du phosphate monocalcique par les matières humiques. C'est ainsi encore que les oxydes de fer ou de manganèse possèdent un pouvoir adsorbant énergique pour beaucoup de substances organiques, et que ces mêmes substances sont surtout évidemment retenues par les sols calcinés, qui sont privés de microbes et ne renferment plus que des éléments minéraux.

Il importe toutefois de remarquer que ces actions de fixation sont *limitées* ; si l'apport d'eau impure est *continu* à la surface du sol, elles cessent bientôt de se produire, à *moins que les microbes n'interviennent pour rompre l'équilibre*.

Fort heureusement tous les sols, surtout ceux qui sont les plus riches en humus, sont peuplés d'une infinité de microbes auxquels la matière organique sert d'aliment. En s'en nourrissant, ils la ramènent graduellement à l'état de molécules plus simples et finalement à l'état de matières minérales : *nitrates, azote gazeux, acide carbo-*

nique et eau. Mais, pour effectuer ces désintégrations successives, ils ont besoin d'oxygène; ils doivent emprunter cet élément à l'atmosphère et, comme conséquence de cette *aérobiose*, le sol qui leur sert de support doit rester perméable à l'air. S'il leur arrivait d'être noyés trop longtemps dans l'eau d'égout et d'être, par conséquent, bientôt privés d'oxygène, ils ne tarderaient pas à périr. Le sol resterait alors saturé de matière organique, et son pouvoir d'épuration disparaîtrait du même coup.

Ainsi apparaît la nécessité de *l'intermittence* dans les irrigations d'eau d'égout, aussi bien sur la terre *nue* que sur les champs d'épandage livrés à la culture.

On comprend tout de suite que ces notions s'appliquent intégralement au travail des *lits bactériens.*

Un savant allemand, Bretschneider, a cependant donné une théorie d'après laquelle le fonctionnement de ces lits devrait être considéré comme purement mécanique. D'après lui, les matières ne seraient qu'en état de *pseudo-solution* dans les eaux d'égout, et elles viendraient s'agréger aux scories par simple action de capillarité, de manière à constituer à leur surface une couche filtrante analogue à la *membrane* des filtres à sable. Mais cette théorie a été victorieusement combattue par Dunbar. Ce savant a montré en effet qu'un lit bactérien en activité dégage toujours de l'acide carbonique et donne naissance à des nitrates; tandis que, — comme l'avaient déjà prouvé Schlœsing et Müntz pour la terre arable, — en présence du chloroforme, ou dans une atmosphère d'hydrogène, l'épuration diminue très rapidement et s'arrête bientôt tout à fait.

Les recherches de Dunbar l'ont ainsi amené à établir la théorie suivante de l'épuration dans les lits bactériens de contact : les matières en suspension sont arrêtées par les lits; les matières en solution sont fixées par un pouvoir adsorbant analogue à celui du sol. Pendant les périodes d'aération, les microbes décomposent les matières fixées et régénèrent les scories en permettant une nouvelle fixation.

Pour vérifier expérimentalement cette conception, il est nécessaire d'étudier les phénomènes de fixation sur les scories et de démontrer l'intervention microbienne dans ces phénomènes.

Les expériences sont rendues difficiles par ce fait que les actions de fixation, qui sont d'ordre physico-chimique, sont influencées par des causes insignifiantes en apparence et s'exercent d'une façon très variable parfois avec les mêmes échantillons. Nous connaissons cependant aujourd'hui, grâce à des expériences faites par E. Boullanger à l'Institut Pasteur de Lille, la marche générale de ces phénomènes. Le mode opératoire consiste à ajouter à un poids donné de scories, ou de tous autres matériaux, une quantité déterminée de solution d'une matière organique de constitution chimique connue. On laisse en contact une ou deux heures, puis on prélève une portion du liquide clair pour le soumettre à l'analyse. Si la dissolution s'est appauvrie, c'est qu'il y a eu fixation, et l'abaissement du titre en mesure l'intensité.

On a pu constater ainsi que, en mettant en contact avec des scories fraîches, stérilisées et exemptes de matières organiques, une solution de peptone à $0^{gr},02$ par litre, la fixation s'opère d'abord très rapidement; au bout de cinq minutes, un tiers de la peptone est fixé; au bout de trente minutes, on n'en trouve plus que la moitié; les deux tiers ont disparu au bout de deux heures trente minutes, les trois quarts au bout de quatre heures, les quatre cinquièmes au bout de huit heures. On voit que la fixation, très rapide au début, se ralentit ensuite beaucoup ; elle a atteint, dans l'expérience actuelle, 80 p. 100 de la peptone introduite au bout de huit heures.

On a pu voir, en outre, que les matières organiques sont fixées d'autant plus énergiquement que leur molécule est plus complexe : l'albumine d'œuf est fixée plus énergiquement que la peptone; la peptone l'est plus que les amines, les amines le sont plus que l'ammoniaque, qui n'est que faiblement retenue. La glucose et l'empois d'amidon ne sont pas fixés du tout.

Voici, par exemple, quelques résultats expérimentaux :

Proportion centésimale d'azote fixé.

Albumine	17,6 p. 100.
Peptone	13,4 —
Asparagine	2,2 —
Ammoniaque	2,0 —

La fixation augmente quand la concentration des matières est accrue, mais la proportion centésimale fixée est d'autant plus faible que la concentration est plus forte. Elle atteint, en moyenne, avec les albuminoïdes complexes et les scories fraîches, 60 à 70 p. 100 au bout de deux heures, pour les solutions à la concentration ordinaire des eaux d'égout.

Dunbar a également montré que le violet de méthyle, mis en contact avec des scories, se fixe et disparaît en deux heures, en dehors de toute intervention microbienne.

Dzierzgowsky a fait, de son côté, des expériences très intéressantes. Il a étudié le pouvoir fixateur de la terre d'infusoires, du coke et des scories, sur l'albumine, la peptone, la leucine, la glucose, l'empois d'amidon, l'urée et l'ammoniaque. Il a constaté que toutes ces substances, sauf la glucose, l'urée et l'empois d'amidon, sont plus ou moins fixées par ces corps, et que l'adsorption est d'autant plus faible que la molécule est plus dégradée. Cet auteur a montré, en outre, que les oxydes de fer, de cuivre, de manganèse possèdent un pouvoir adsorbant énergique pour beaucoup de substances organiques et minérales des eaux d'égout.

Exemples :

	Adsorption p. 100.		
	Albumine.	Peptone.	Ammoniaque.
Bioxyde de fer	30,2	59,4	3,5
— de cuivre	10,6	12,0	6,4
— de manganèse	92,1	89,3	7,4

En traitant les matériaux par l'acide sulfurique pour enlever l'oxyde de fer, la fixation devient beaucoup plus faible.

Pour démontrer l'influence des microbes, Dzierzgowsky a comparé la fixation sans chloroforme avec la fixation en présence de chloroforme. Il a trouvé que celle-ci était beaucoup plus énergique dans le premier cas que dans le second ; par exemple, 36 p. 100 d'albumine fixée sans chloroforme et 11 p. 100 avec chloroforme. Ces 11 p. 100 se rapportent évidemment à une fixation physico-chimique en dehors de toute action microbienne, et la différence entre les deux fixations, 36—11 = 25 p. 100, ne peut provenir que du travail des microbes.

D'ailleurs, en plaçant dans les lits des solutions de peptone stérile, Dzierzgowsky a constaté que l'épuration est beaucoup moins intense qu'en présence de microbes et qu'elle s'arrête rapidement. En outre, en réalisant une expérience avec le sucre, qui n'est pas fixé par les scories, il a vu que l'épuration est nulle en présence de chloroforme, tandis qu'elle atteint 75 p. 100 en l'absence de cet antiseptique.

Tous ces faits démontrent avec évidence l'action des microbes et attestent que la décomposition des matières organiques dans les lits bactériens s'effectue non seulement pendant les périodes d'aération, mais aussi pendant celles d'immersion, au moins pour les substances qui ne sont pas fixées par les scories.

Donc, dans l'épuration bactérienne par les lits de contact, on doit distinguer :

1° Des *actions physiques* : arrêt des matières en suspension, fixation de certaines matières en solution;

2° Des *actions chimiques* : formation de combinaisons avec les oxydes de fer, de cuivre et de manganèse à la surface des lits, et oxydation de certaines substances par voie chimique ;

3° Des *actions biologiques*, constituées par la fixation, l'adsorption et la désintégration des matières nutritives par les microbes qui peuplent les corps poreux dont les lits sont constitués.

Lorsqu'on se propose de créer une station d'épuration biologique, il est essentiel d'étudier au préalable comment pourront s'exercer ces diverses actions *physiques*, *chimiques* et *biologiques* avec les matériaux dont on veut faire usage et avec l'eau d'égout qu'il s'agit d'épurer.

La nature et la dimension des matériaux qui servent à constituer les lits bactériens, la profondeur et la surface à donner à ces lits, varient nécessairement suivant les exigences de chaque localité.

En règle générale, on doit admettre que le coke d'usines à gaz représente le matériel de choix, en raison de son extrême porosité et de sa résistance à l'effritement. Malheureusement il est trop coûteux. En seconde ligne, on choisira les scories de hauts fourneaux ou les briques concassées. S'il n'est pas possible de se procurer économiquement ces matériaux, on s'adressera aux laves, aux pouzzolanes, aux pierres calcaires. Mais on écartera délibérément les pierres dures, compactes, non poreuses, les cailloux roulés, les silex et les graviers siliceux.

La profondeur à donner aux lits de contact est de 1 mètre à $1^m,20$ au maximum, et leur surface sera calculée d'après cette profondeur, de telle sorte que, la capacité utile pour l'eau représentant un peu plus du tiers de la capacité géométrique, chaque mètre cube de coke ou de scories ait à traiter au minimum 250 litres d'eau d'égout par période de contact. Théoriquement, on devrait donc pouvoir épurer sur chaque lit de contact 750 litres d'eau par vingt-quatre heures, en trois périodes divisées, comme nous l'avons déjà dit, en :

Une heure de remplissage ;

Deux heures de plein (contact) ;

Une heure de vidange ;

Quatre heures d'aération.

Soit huit heures par période et trois périodes par vingt-quatre heures.

Mais, en fait, il faut tenir compte de ce qu'en marche industrielle les lits perdent à la longue une partie de leur capacité par suite du tassement des matériaux ou par la rétention d'une masse de liquide d'autant plus considérable que les matériaux sont plus fins.

D'autre part, les amenées d'eau à la station d'épuration ne sont jamais régulières. A certaines heures du jour, et surtout de la nuit, les déversements des égouts sont presque insignifiants. Certains lits sont alors exposés à ne se remplir que très lentement ou qu'incomplètement et, s'ils sont desservis par des appareils automatiques, tels que les siphons d'Adams ou autres analogues, dont l'amorçage ne peut s'effectuer qu'au moment où le lit achève de se remplir, il arrive très souvent que les scories ou le coke restent noyés pendant un temps beaucoup trop long. Alors les microbes oxydants et nitrificateurs qui les peuplaient périssent, ou bien ils sont remplacés par une flore microbienne anaérobie *dénitrifiante*. Il en résulte que les résultats d'épuration deviennent très défectueux ou même nuls.

Ce fait d'importance capitale a échappé jusqu'ici à la plupart des ingénieurs ou des architectes qui ont construit des lits bactériens de contact. Presque toutes les installations qui ont été faites en Angleterre, en France et en Algérie, au cours de ces dernières années, ont été ainsi établies sans tenir compte des lois biologiques qui devaient présider à leur fonctionnement, et *aucun des appareils de remplissage ou de vidange automatiques actuellement préconisés par leurs inventeurs ne permet d'observer ces lois avec la rigueur indispensable.*

Tous exposent ceux qui les emploient à de cruels déboires. Pour qu'un appareil de ce genre puisse être utilisé, il faudrait qu'il assurât toujours la vidange *totale* du lit *après deux heures de contact*, alors même que ce lit n'aurait reçu qu'une quantité d'eau d'égout insuffisante pour le remplir. Il faudrait, en outre, que l'eau ne pût être déversée de nouveau sur le même lit qu'après quatre heures d'aération. Le réglage devrait donc s'effectuer d'après les *temps* et non d'après les *volumes*. Jusqu'à présent, le problème n'a pas été résolu. C'est pourquoi les seuls lits de contact qui fonctionnent d'une manière satisfaisante sont ceux dont la commande est faite au moyen de vannes manœuvrées à la main.

Outre les dépenses exagérées de main-d'œuvre, rendues de ce chef inévitables, les lits de contact entraînent des frais relativement élevés de premier établissement. Ils nécessitent la construction de bassins étanches, et ceux-ci doivent être pourvus d'un système de drainage capable d'évacuer dans le délai maximum d'une heure toute l'eau admise à chaque période de contact.

Sur ce drainage, il faut encore disposer les scories ou le coke en couches successives de dimensions différentes : les matériaux du fond sont les plus volumineux et ceux de la surface les plus fins.

Or, lorsqu'on remplit le lit avec l'eau d'égout, une grande partie de celle-ci (un cinquième environ en volume) se précipite dans les drains et dans la couche sus-jacente de gros matériaux. Les matières organiques dissoutes qu'elle contient échappent ainsi aux actions physiques, chimiques et biologiques, qui ne peuvent s'accomplir qu'à la surface ou dans les pores des scories ou du coke. Il en résulte que le coefficient d'épuration final se trouve toujours réduit aux quatre cinquièmes seulement de ce qu'il devrait être si toutes les molécules de matière organique pouvaient être fixées et oxydées.

Tous ces inconvénients ont forcément conduit les ingénieurs sanitaires et leurs collaborateurs les bactériologistes à chercher une méthode d'épuration biologique d'une application plus sûre et plus simple. Cette méthode existe aujourd'hui, et il ne paraît guère possible de la rendre plus parfaite qu'elle ne l'est déjà. Les hygiénistes anglais, qui l'ont employée les premiers, lui ont donné le nom de *percolating system*, et nous l'appelons : *procédé d'épuration par lits bactériens percolateurs.*

XIII. — MÉCANISME DE L'ÉPURATION BIOLOGIQUE SUR LITS BACTÉRIENS PERCOLATEURS.

Ce procédé consiste à recevoir l'eau d'égout, — toujours préalablement débarrassée de matières en suspension par fermentation en fosse septique ou par décantation convenable, — dans des appareils distributeurs qui la répartissent en pluie ou en nappes minces, et par *intermittences*, à la surface d'un lit bactérien.

Le lit bactérien dont il est fait alors usage n'a plus besoin d'être encastré entre des murs de maçonnerie étanches. On peut lui donner la forme d'un simple tas de scories, de coke ou de pierres concassées, reposant sur une sole imperméable, de béton ou d'argile. Il n'est pas nécessaire non plus de classer les matériaux par ordre de grosseur. Il suffit de les débarrasser des poussières par un bon lavage et de les disposer en talus sur 1^m,50 à 2^m,50 de hauteur. Leur dimension moyenne ne doit guère dépasser 5 à 25 millimètres. On a tout avantage à les employer assez fins, pourvu que l'air circule facilement dans toute la masse.

Le seul point délicat du système consiste à assurer une distribution aussi égale et régulière que possible de l'eau à la surface du lit, à des intervalles assez rapprochés pour que le rendement soit maximum, et assez éloignés pour que les substances organiques fixées sur les matériaux aient le temps de s'oxyder.

On y parvient actuellement à l'aide de dispositifs variés, les uns très compliqués, très coûteux, et donnant des résultats d'épuration presque parfaits ; les autres plus économiques et plus simples, permettant d'obtenir néanmoins une épuration largement suffisante.

Parmi les premiers, dont l'emploi n'est guère recommandable que pour les petites installations, se classent les *tourniquets hydrauliques* ou *sprinklers*, les *distributeurs rotatifs*, les *gouttières à renversement automatique*.

Il existe un grand nombre de modèles de ces appareils mécaniques, tous plus ingénieux les uns que les autres.

Parmi les seconds, qui sont applicables aux installations urbaines importantes et à l'épuration des eaux résiduaires d'industrie, où l'on cherche à donner simplement satisfaction aux règlements sur la pollution des rivières avec le minimum de dépenses de main-d'œuvre et d'entretien, il en est deux surtout qu'on peut considérer comme excellents :

L'un est constitué par les simples siphons de chasses automatiques, du type d'Adams, de Geneste-Herscher-Doulton ou de Parenty, qui déversent par *intermittences*, dans une série de caniveaux placés à la surface du lit, une quantité toujours égale de liquide. C'est ce système qui est appliqué à Lille, à la station expérimentale de la Madeleine : l'épuration qu'il fournit est très satisfaisante, et il ne nécessite aucune dépense d'entretien ni de main-d'œuvre.

L'autre emploie, pour distribuer l'eau, également par *intermittences*, à la surface des lits, les dispositifs de becs pulvérisateurs verticaux placés de distance en distance en quinconces. Ces becs restent à demeure sur des canalisations en fer ou en fonte, qui reçoivent le liquide à épurer sous une pression d'environ 1ᵐ,50 à 2 mètres. Ce mode de répartition est, sans conteste, le plus parfait; mais on peut lui reprocher d'être assez coûteux et d'être gênant pour le voisinage, parce que les mauvaises odeurs que dégage l'eau d'égout pulvérisée se répandent au loin jusqu'à 400 ou 500 mètres, parfois davantage.

Quel que soit celui de ces divers systèmes auquel on donne la préférence, le mécanisme de l'épuration est identique dans tous les cas. Au lieu de rester *en contact* avec les matériaux du lit bactérien, l'eau traverse le lit percolateur en s'égouttant lentement dans toute sa masse, et les périodes d'intermittences doivent être réglées de manière à permettre à l'air d'y pénétrer largement partout. Les phénomènes de fixation et d'oxydation de la matière organique dissoute, au lieu de se succéder, comme dans les lits de contact, s'y accomplissent presque simultanément, et on ne risque jamais de noyer les microbes en les privant trop longtemps d'oxygène, comme cela arrive dans les lits de contact, dont l'immersion se prolonge accidentellement au delà du délai normal de deux heures.

Indépendamment de ces avantages très appréciables de sécurité et d'économie par suppression presque totale de surveillance et de main-d'œuvre, les *lits percolateurs* permettent d'épurer, par mètre carré de surface et par jour, un volume d'eau au moins double et souvent triple de celui qu'il est possible de traiter sur les lits à *double contact*. On parvient aisément à leur faire débiter, en marche industrielle, de 10 000 à 15 000 mètres cubes par hectare et par jour, soit un volume de liquide cent fois plus considérable que les meilleurs champs d'épandage agricole.

L'épuration n'y est pas aussi parfaite, surtout au point de vue de la réduction du nombre des germes microbiens; mais le liquide qui s'en écoule ne renferme ni ammoniaque, ni matières organiques putrescibles, ce qui est incontestablement suffisant dans la plupart des cas.

On ne serait fondé à exiger davantage et à parachever l'épuration sur un filtre à sable par exemple, ou sur des champs de culture, que s'il s'agissait de déverser les eaux biologiquement épurées dans une rivière ou un fleuve, en amont d'une prise d'eau servant à l'alimentation d'une ville. Or cette circonstance ne peut se présenter que très exceptionnellement.

Nous ne croyons d'ailleurs pas qu'il soit raisonnable d'imposer aux municipalités ou aux établissements industriels l'obligation de rendre aux rivières ou aux fleuves une eau plus pure que celle qu'on peut leur emprunter.

XIV. — TRAVAIL COMPARÉ DES LITS DE CONTACT ET DES LITS PERCOLATEURS.

De 1904 à 1907, nous avons pu étudier comparativement, dans notre station expérimentale de la Madeleine-lez-Lille, la marche du travail d'épuration sur les lits de contact et dans les lits percolateurs munis de dispositifs de distribution variés.

Nos expériences accusent très nettement l'infériorité des lits de contact, tant au point de vue du rendement qu'à celui de l'efficacité épurante. Dans les lits de contact, la nitrification était moitié moins active, et 38,4 p. 100 seulement des germes aérobies existant dans l'eau brute étaient éliminés, tandis que la percolation en élimine 79,6 p. 100.

Dans le même temps et sur la même surface, nos lits percolateurs arrivaient à traiter jusqu'à *trois fois et demie plus d'eau d'égout que les lits de contact.*

Sidney Barwise (1) a compulsé les rapports de toutes les stations d'épuration biologique anglaises et il a résumé, ainsi qu'il suit, les avantages et les inconvénients respectifs des lits de contact et des lits à percolation :

Lits de contact.	*Lits percolateurs.*
1. Les lits de contact doivent être construits en maçonnerie *étanche*, ce qui entraîne nécessairement des frais considérables.	Les lits percolateurs sont moins coûteux à construire, parce qu'ils n'ont pas besoin d'être supportés par des murs en maçonnerie.
2. Un *double contact* est indispensable pour obtenir une épuration égale à celle d'un lit percolateur.	Ils donnent des résultats beaucoup plus satisfaisants.
3. Le volume d'air qui pénètre dans un lit de contact est seulement égal au volume d'eau d'égout traité; par suite, l'oxydation y est limitée.	Le volume d'air qui pénètre dans les scories peut être au moins égal à cinq fois le volume d'eau d'égout traité; par suite, l'oxydation y est beaucoup plus active.
4. L'eau d'égout noyant les scories du lit de contact tend sans cesse à y produire des tassements.	Si le lit percolateur est bien construit, il ne s'y produit aucune détérioration; seule, la surface peut se tasser légèrement à la longue.
5. Les lits à double contact permettent de traiter au maximum *500 litres d'eau d'égout par mètre carré et par jour.*	Les lits percolateurs peuvent facilement épurer plus de *2 mètres cubes d'eau d'égout par mètre carré et par jour,* soit 4 fois plus que les lits de double contact intermittents.

On voit que, dans l'ensemble, les lits percolateurs ont une supériorité évidente sur les lits de contact.

(1) The Purification of sewage, London, 1904.

Il peut cependant se présenter des circonstances où les lits de contact doivent être préférés; par exemple lorsque, le sous-sol étant formé d'argile compacte, il est possible de les construire en maçonnerie, ou lorsque la différence de niveau dont on dispose est trop faible.

En Angleterre, l'une des installations les plus parfaites du système

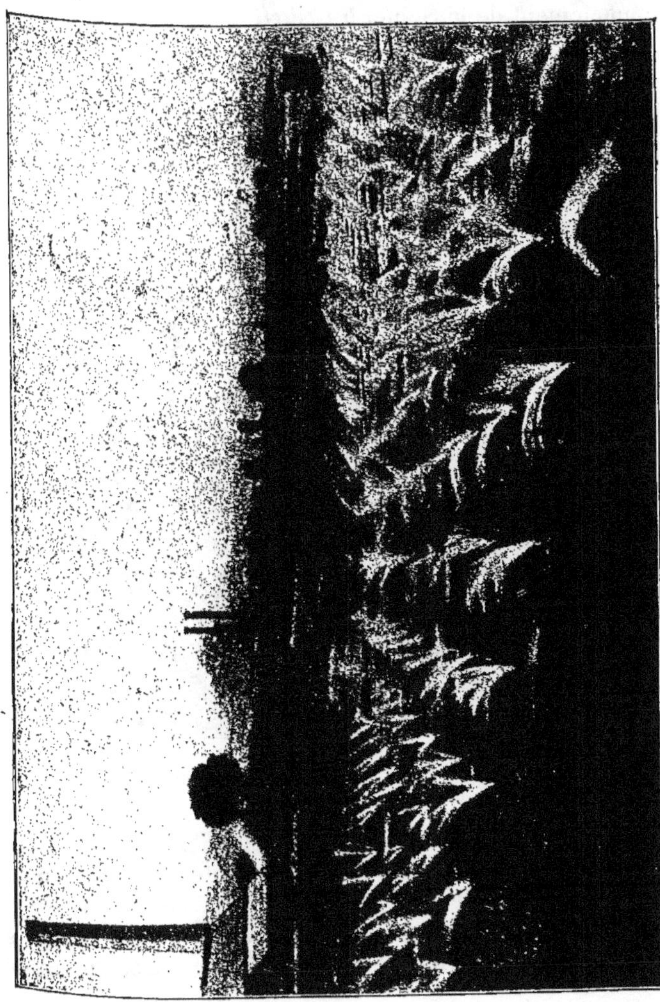

Fig. 21. — Distribution par becs pulvérisateurs sur lits percolateurs, à Chesterfield.

percolateur est celle de *Chesterfield*, qui comprend deux lits de 515 mètres carrés de surface chacun, séparés l'un de l'autre par un large tuyau qui reçoit l'eau d'égout refoulée par un éjecteur Shone. De ce tuyau, formant axe principal, partent une série de canaux secondaires cylindriques dont le diamètre va en diminuant et qui portent, tous les 1m,82, un orifice dirigé verticalement.

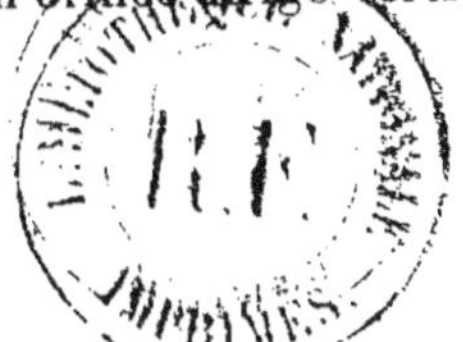

Chaque fois que l'éjecteur fonctionne, une masse de 454 litres d'eau d'égout est propulsée par l'air comprimé à travers ces orifices et sort en autant de jets verticaux qui se brisent sur une lame métallique inclinée. Les figures 21 et 22 indiquent très clairement le fonctionnement du système, qu'on peut d'ailleurs voir appliqué, avec de légères variantes, à la Station d'épuration biologique artificielle du département de la Seine, à *Créteil*.

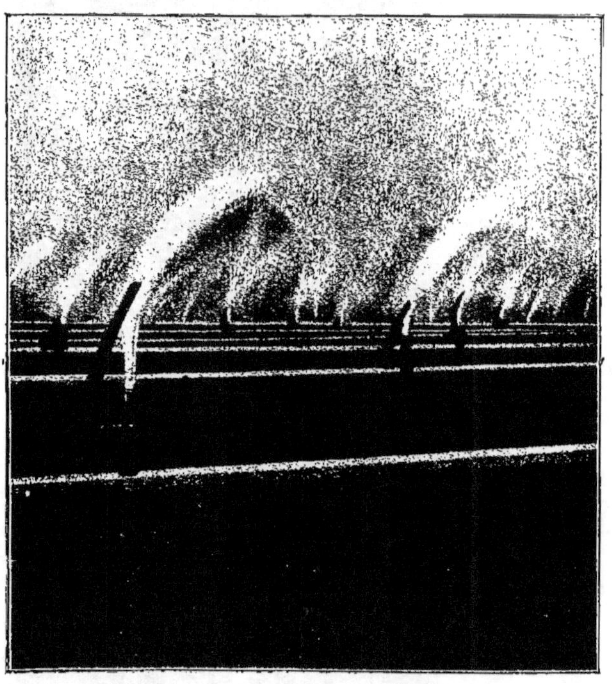

Fig. 22. — Becs pulvérisateurs de Chesterfield.

L'éjecteur Shone, de *Chesterfield*, expulse en moins de dix secondes ses 454 litres de liquide, qui se dispersent aussitôt en pluie sur toute la surface des lits. L'un de ces lits a été garni de coke, l'autre de scories provenant de l'incinération des ordures ménagères. Ils sont pourvus d'un drainage en tuyaux de grès perforé, directement posés sur le sol.

Tous les deux donnent d'excellents résultats depuis *dix ans*. Le tableau analytique ci-après montre les différences de composition chimique du liquide à l'entrée (après pulvérisation) et à la sortie du lit percolateur :

	Eau brute sortant de la fosse septique.	Eau épurée.
Matières en suspension (par litre)...........	0gr,83	0gr,02
Chlore...	0gr,11	0gr,11
Alcalinité en carbonate de chaux...........	0gr,375	0gr,185
Ammoniaque libre	0gr,008	0gr,002
Azote albuminoïde..........................	0gr,0039	0gr,0005
Nitrates..	0	0gr,002
Nitrites..	0	traces.
Oxygène dissous	0cc,5	7cc,4
Acide carbonique libre	0cc,40	0cc,176

A *Birmingham*, le même système de percolation par becs pulvérisateurs à déversement intermittent fonctionne de la manière la plus satisfaisante depuis six années (fig. 23).

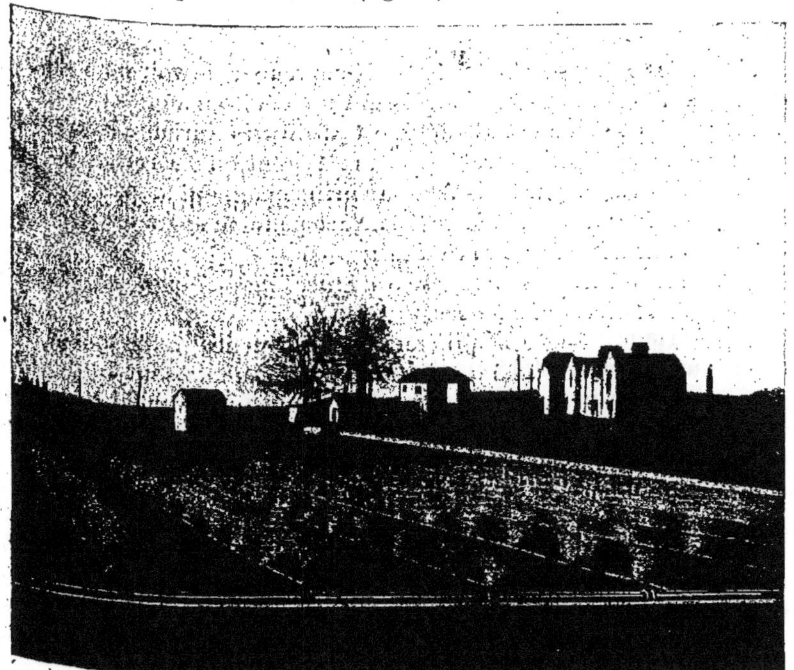

Fig. 23. — Lit bactérien avec pulvérisateurs de Birmingham.

La station d'épuration biologique qui dessert cette grande ville industrielle se trouve près de *Tyburn*. Elle est placée sous l'habile direction de l'ingénieur John D. Watson et comprend une série d'immenses lits bactériens répartis sur deux étages. Ces lits peuvent traiter 70 000 mètres cubes d'eau d'égout par jour. Ils sont presque exclusivement constitués par des fragments de quartzite dure de *Hartshill*, dont les dimensions varient de 3 à 8 centimètres de diamètre.

Leur disposition est très simple : ils sont encadrés par des murs en pierre sèche (granit), reposent sur une sole entièrement couverte de tuiles faîtières renversées, formant drainage, et ont, pour chaque rectangle, une superficie de 4000 mètres carrés sur 1ᵐ,80 de hauteur. Ils épurent très aisément 850 litres par mètre carré et par jour en moyenne.

Le coût de chaque lit rectangulaire a été de 177000 francs, y compris les travaux de terrassements, de cimentage de la sole, les drains, les murs en pierre sèche, les tuyaux de distribution en fonte et les becs pulvérisateurs (du système *Ham, Baker and Cᵒ*) ou *fixed spray jets*. Cette somme représente un prix de revient de 44 fr. 25 par mètre carré. Les frais d'entretien annuels ne dépassent pas 1 centime par mètre cube d'eau traitée, soit 10 francs par 1000 mètres cubes.

Débit des lits percolateurs. — Nous venons de voir qu'à surface égale les lits percolateurs fournissent un débit au moins double de celui des lits de contact. Ce débit est d'ailleurs variable suivant la nature et le degré d'impureté des eaux d'égout qu'il s'agit de traiter.

Il est déterminé par trois facteurs principaux, qui sont :

1° *La nature des matériaux* (à surface polie ou rugueuse) ;

2° *La dimension de ces matériaux* ;

3° *L'état du lit par rapport aux bactéries et aux organismes* (*larves, vers, etc.*) *qui s'y développent.*

1° **Matériaux**. — En ce qui concerne l'influence de la nature des matériaux, on a constaté que les meilleurs résultats sont fournis par ceux à surface rugueuse et qu'avec une aération convenable le coefficient d'épuration varie avec la durée du temps que met l'eau d'égout à traverser l'étendue du lit.

En règle générale, on aura avantage à choisir les matériaux poreux ou rugueux les plus durs que l'on puisse se procurer économiquement sur place. Le granit concassé, les quartzites, la pierre meulière, les calcaires durs, les laves volcaniques, les pouzzolanes et les scories de hauts fourneaux sont, à tous égards, préférables. On évitera d'employer les pierres friables ou lisses. Les scories d'usines sont à rejeter parce qu'elles s'effritent trop rapidement.

2° **Dimensions des matériaux**. — D'après les expériences faites à la station de *Lawrence (Massachusetts)*, dans les lits de pierres cassées de 6 à 25 millimètres de diamètre, les eaux déversées au taux de 1 mètre cube par mètre carré et par heure traversent 0ᵐ,75 par heure, et cette vitesse de translation peut être triplée dans les lits profonds, sans nuire à l'épuration. Sur un lit composé de pierres en couches séparées, de grosseurs variables de 150 à 200 millimètres, puis de 100 à 150 millimètres, puis de 50 à 100 millimètres, puis de 12 à 50 millimètres et enfin une mince couche de coke et de charbon, avec un déversement égal, les eaux ont une vitessse de translation de 1ᵐ,80 par heure. Dans les lits de scories, l'eau passe plus lentement, à taux de déversement égal, par suite de la rugosité de la surface des matériaux, car la surface de ruissellement est plus grande que pour les pierres. Aussi ces lits sont-ils plus efficaces, à profondeur égale, que ceux de pierre. La vitesse de translation est moitié moins grande que pour les lits de pierre de même grosseur. Cependant ces lits de scories ont le grave désavantage de se désagréger et, si la décantation en fosse septique n'est pas parfaite, ils se colmatent plus facilement.

La nitrification est d'autant plus active que le lit est plus profond. Toutes conditions égales, un lit de 3 mètres de profondeur laissera écouler un effluent contenant quatre fois plus de nitrates qu'un lit de $1^m,50$ de profondeur; en d'autres termes, en doublant la profondeur du lit, on quadruple la nitrification.

Mais, d'une manière générale, on peut affirmer qu'un lit percolateur de 1 mètre de profondeur, travaillant avec un débit de 10 litres par mètre carré et par jour, donnera des résultats équivalents à ceux que pourra fournir un lit de 2 mètres de profondeur recevant 2 litres par mètre carré et par jour.

S'il n'y a pas de colmatage, la balance penchera légèrement en faveur du lit épais parce que, plus l'épaisseur est grande, mieux les erreurs de distribution sont neutralisées. Toutefois la limite de 1 mètre ne devra jamais être réduite.

3° **État du lit par rapport aux bactéries et aux organismes (larves, vers, etc.) qui s'y développent.** — La multiplication des organismes sur les matériaux des lits finit par constituer des masses gélatineuses qui absorbent une grande quantité d'oxygène et dégagent beaucoup d'acide carbonique. Ces organismes jouent un rôle capital dans le processus d'épuration, mais ils se multiplient quelquefois en trop grand excès ; on est alors obligé de laisser reposer les lits pendant une ou deux semaines, ou de les arroser avec un peu de sulfate de cuivre, qui fait disparaître les zooglées gélatineuses et les algues.

Les bactéries assimilent une grande partie des matières azotées dissoutes contenues dans les eaux d'égout. Elles servent alors à la nourriture d'une multitude d'infusoires, qui vivent dans les anfractuosités des matériaux poreux ; puis ces infusoires sont la proie des vers, et ces derniers, éliminés avec l'effluent, passent dans les rivières, où ils servent à leur tour de nourriture aux poissons. L'azote, par ces étapes successives, passe des lits bactériens dans les tissus animaux.

XV. — LITS PERCOLATEURS A TOURBE.

A. Müntz et Lainé ont montré (1906) que la *tourbe* constitue un support très favorable à l'activité des microbes nitrificateurs. Divisée en fragments, mélangée de calcaire et ensemencée avec une dilution de terre arable, puis arrosée avec une solution de sulfate d'ammoniaque, la tourbe compacte devient le siège d'une nitrification extrêmement active, dépassant de beaucoup celle que peuvent fournir les terres riches en matières organiques. On pouvait donc espérer que la tourbe serait utilisable pour constituer des lits bactériens et servir à l'épuration des eaux d'égout.

Déjà, en 1896, le Dr Franck (de Wiesbaden) avait publié une étude sur le même sujet. Il avait construit des lits d'expériences composés de 0^m,20 de gravier et 0^m,10 de tourbe. Mais, au lieu de distribuer l'eau par intermittence, à la surface, comme le font Müntz et Lainé, il laissait celle-ci en charge continue sur le support sous une épaisseur de 0^m,60. Il en résulta un colmatage rapide nécessitant des remaniements fréquents de la tourbe et qui détermina à abandonner les essais.

Nous les avons repris à la station expérimentale de la Madeleine et au laboratoire, à l'aide d'un dispositif spécial représenté ci-après (fig. 24). Les liquides à épurer sont d'abord versés dans les bassins A. d'où ils sont repris par les pompes B pour être élevés dans les réservoirs C. L'écoulement de l'eau sur les lits devant être très faible par suite de la petite surface de ces lits, le réglage est effectué par l'interposition entre les réservoirs C et les appareils distributeurs de petits bassins, munis à la partie inférieure de deux ouvertures : l'une dans la partie principale laisse écouler le liquide dans les distributeurs; l'autre en est séparée par une cloison et n'est alimentée que par le trop-plein du bassin, dans lequel le liquide se trouve donc toujours au même niveau. Cette dernière partie de liquide retourne au bassin A.

L'écoulement du liquide des bassins D est réglé par des pinces P. Sa distribution égale dans chaque lit s'effectue au moyen de vases triangulaires basculant sur des pivots, réglables par des contrepoids.

Les lits G sont formés de cylindres en toile métallique à mailles de 1 centimètre, de 1^m,50 de hauteur et de 0^m,20 de diamètre ; la surface de chaque lit est donc de 0^m,0314. Deux lits GG$_1$ sont remplis de tourbe de la Somme, en morceaux de 2 à 3 centimètres, les deux autres G'G'$_1$, de scories triées et lavées de 1 à 2 centimètres. Le fond des lits, également en toile métallique, laisse écouler le liquide traité qui est recueilli dans les réservoirs H.

Le volume du liquide écoulé sur les lits est évalué chaque jour à

la même heure par la hauteur du liquide restant dans les réservoirs C,
après y avoir pompé la partie écoulée dans les bassins A et par les
trop-pleins des bassins D.

Si l'on compare la nitrification obtenue avec la tourbe et avec les

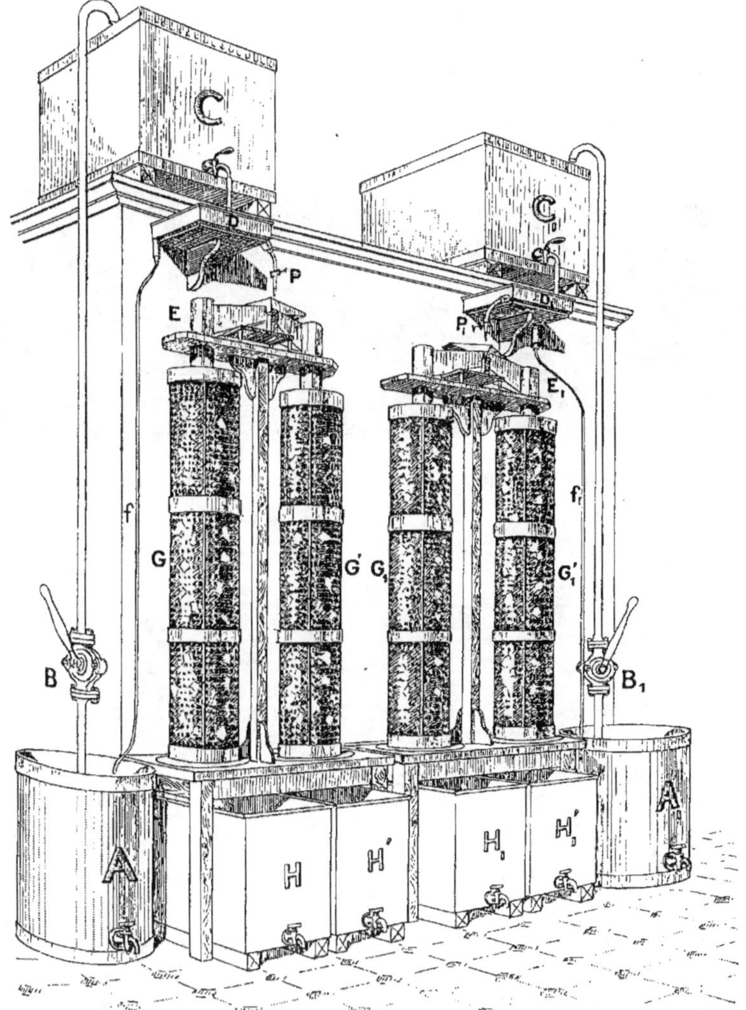

Fig. 24. — Dispositif d'expériences relatives à l'épuration biologique comparée
par lits bactériens percolateurs formés de différents matériaux.

scories, dans les conditions qui précèdent, on observe une action
bien plus intense avec la tourbe (environ cinq fois plus). Mais, au bout
de quelques semaines de fonctionnement, la tourbe se tasse, ses
fragments se recouvrent de zooglées microbiennes glaireuses et

d'algues qui ne tardent pas à constituer un feutrage imperméable.

Sur les lits à plus grande échelle, cet inconvénient grave apparaît encore plus vite. La tourbe devient au bout de peu de temps une masse compacte, qui ne se laisse plus traverser par l'eau.

Pour obvier à cela, nous avons construit des lits formés d'un mélange à parties égales de tourbe et de calcaire. Les résultats en ont été plus satisfaisants, mais à la longue ils se tassaient aussi. Alors nous avons construit un lit formé de cellules à parois de

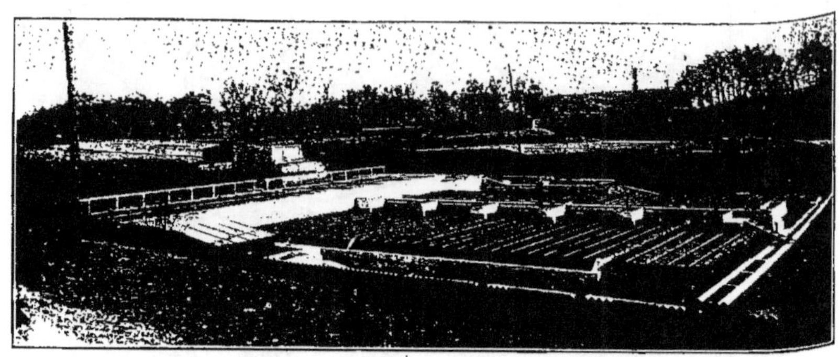

Fig. 25. — Lits bactériens percolateurs, station expérimentale de la Madeleine.

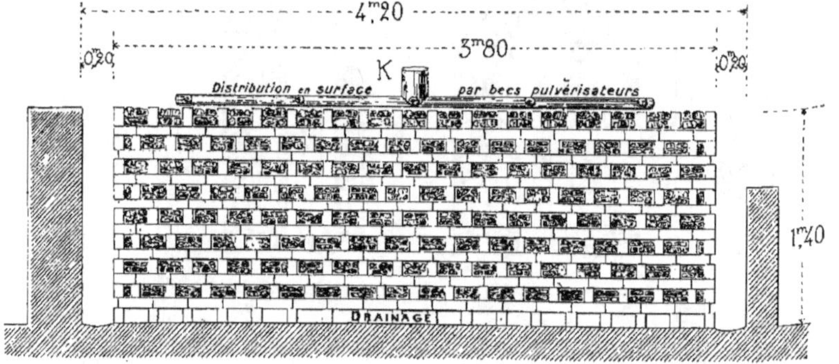

Fig. 26. — Nouveau lit bactérien permanent de la Madeleine (briques, tourbe et calcaire).

briques entières disposées les unes horizontalement, les autres verticalement, par couches alternatives en quinconces, laissant entre elles des espaces vides rectangulaires. A l'intérieur de chaque cellule, nous avons placé des briquettes de tourbe et quelques fragments de calcaire (fig. 25 et 26).

Il est évident qu'un tel lit est de construction plus coûteuse, mais les briques entières qui le constituent sont inusables, et la tourbe s'y trouve préservée à la fois du colmatage et du tassement. L'eau s'infiltre successivement de haut en bas en traversant plusieurs cellules au large contact de l'air, et l'épuration obtenue ainsi est excellente. Ce dispositif nous paraît actuellement le plus parfait qu'on puisse recommander.

XVI. — DISPOSITIFS POUR LA DISTRIBUTION DE L'EAU SUR LES LITS PERCOLATEURS.

L'essentiel pour le bon fonctionnement d'un lit percolateur est d'assurer une distribution aussi régulière que possible de l'eau d'égout à sa surface, de telle sorte que chaque parcelle de matériaux reçoive dans le même temps une égale quantité d'eau. Les appareils de distribution doivent donc répondre aux conditions ci-après :

1° Distribuer le liquide uniformément sur toute la surface du lit;

2° Ne pas être influencés par les circonstances atmosphériques, telles que le vent, la gelée, etc. ;

3° Être susceptibles de s'adapter aux variations de débit de l'eau d'égout, par suite distribuer avec une égale régularité les faibles débits nocturnes et les grands débits diurnes ou les flots d'orage;

4° Ne pas être influencés du fait de l'obstruction de quelques trous ou orifices par des matières en suspension provenant de l'eau d'égout ou de l'effluent des fosses septiques;

5° Être facilement visitables et nettoyables ;

6° Être construits de telle sorte que les parties mobiles du distributeur, s'il en existe, soient isolées du liquide qu'il doit distribuer.

En choisissant un distributeur, il est nécessaire de considérer la pression de l'eau, la force qu'il absorbera et, naturellement aussi, son prix d'achat et d'entretien.

La *Commission royale anglaise* pour l'étude des procédés d'épuration des eaux d'égout en a étudié six types différents (*sprinklers* ou *tourniquets hydrauliques*, *becs pulvérisateurs*, *distributeurs à gouttes de Stoddart*). Elle n'en recommande spécialement aucun et se borne à signaler les défectuosités et les difficultés de réglage des *Sprinklers*. Elle indique qu'à *Birmingham* les meilleurs résultats sont obtenus avec les *becs pulvérisateurs fixes* que J. Watson a préconisés.

Elle insiste aussi sur ce fait que tous les modes de distribution sur lits percolateurs ont l'inconvénient de dégager de mauvaises odeurs. Cet inconvénient est d'autant plus manifeste que l'eau est plus énergiquement projetée ou pulvérisée au-dessus du lit (*becs pulvérisateurs* et *sprinklers*). Il est réduit au minimum avec les systèmes qui répartissent l'eau très près de la surface du lit, ou immédiatement sur celle-ci.

Les appareils distributeurs que l'on s'accorde généralement à adopter comme étant les plus simples, les plus robustes, les plus économiques et les plus efficaces, sont les *becs pulvérisateurs fixes* ou *fixed spray jets*.

Le principe sur lequel ils reposent consiste à placer sur toute la surface d'un lit bactérien une série de tuyaux métalliques percés, de distance en distance (tous les 1ᵐ,50 environ), d'un orifice sur lequel est adapté un ajutage pulvérisateur spécial. L'eau d'égout sortant des fosses septiques est amenée à chaque tuyau par une *nourrice* (conduite à large section) dont le diamètre intérieur est calculé de

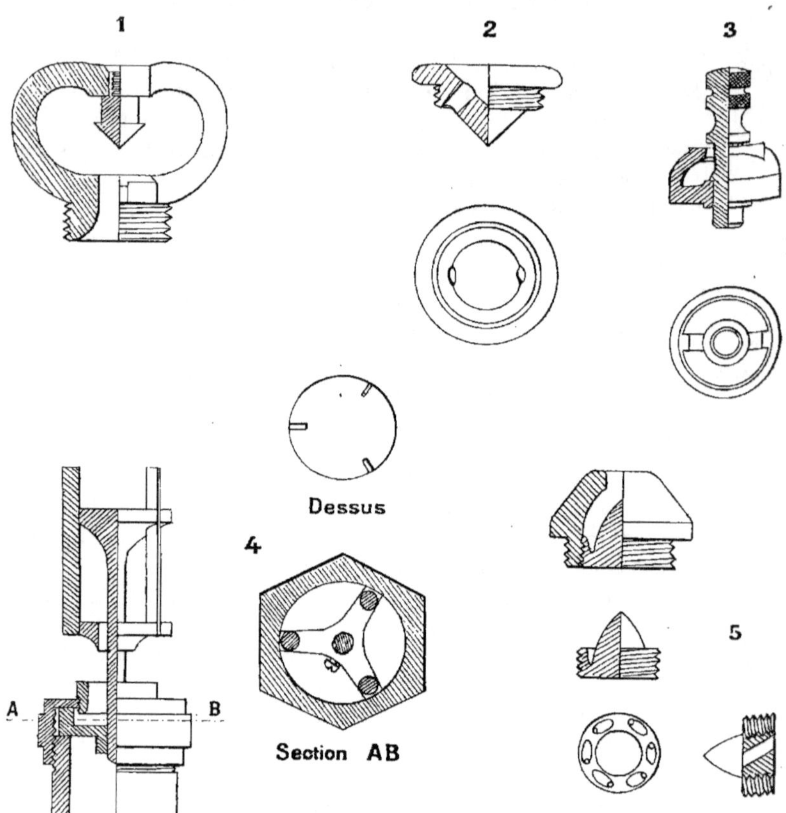

Fig. 27. — Principaux types de becs pulvérisateurs.

1, Columbus; 2, Salford (ancien modèle); 3, Birmingham : 4, Waterbury ; 5, Salford (nouveau modèle).

sorte que toutes les canalisations secondaires, perpendiculairement branchées sur elle, reçoivent une égale quantité de liquide.

Toute la surface du lit bactérien se trouve ainsi couverte d'un réseau de becs pulvérisateurs qui projettent l'eau d'égout sous une pression suffisante pour obliger celle-ci à retomber en pluie fine sur les scories. La hauteur de chute doit être d'environ 1 mètre.

Plusieurs types différents de ce système sont actuellement employés en Angleterre. Outre celui de *Birmingham*, dans lequel l'eau passe à travers un espace annulaire étroit et se brise en frappant le bas d'un tampon de métal placé un peu au-dessus, nous citerons celui de *Salford*, qui est garni d'une série de trous disposés en spirale, et enfin ceux de *Columbus* et de *Waterbury*. La figure 27 en fera suffisamment comprendre le fonctionnement.

Les becs construits par Ham Baker pour *Birmingham* peuvent lancer, sous forme de *spray*, plus de 5^{mc},500 d'eau par hectare et

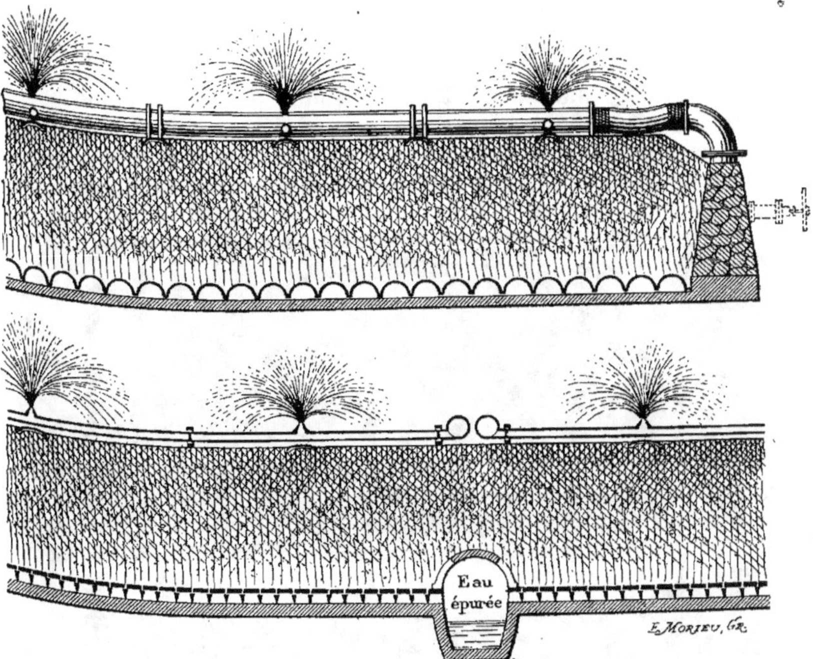

Fig. 28. — Becs pulvérisateurs de Ham Baker et C°, à Birmingham.

par vingt-quatre heures sous une pression moyenne de 1^m,80, mais qui ne doit pas être inférieure à 1^m,30. Ils sont disposés en quinconces et espacés les uns des autres de 3 à 4 mètres, suivant la pression à laquelle on les alimente (fig. 28).

Lorsque la pression de l'eau est insuffisante pour que la pulvérisation soit possible, on peut supprimer les becs pulvérisateurs et les remplacer par de simples trous perforés (en quinconces) à angle de 45° de chaque côté du réseau de tubes distributeurs.

L'eau jaillit alors latéralement à ces tubes à des distances d'abord grandes, puis de plus en plus petites selon la hauteur de chute formée par les réservoirs de chasse intermittente. C'est ce dispositif que nous avons adopté à *la Madeleine*, et il nous satisfait pleinement.

Parmi les *sprinklers rotatifs* ou *tourniquets hydrauliques*, nous citerons celui d'Adams, qu'on peut voir fonctionner dans les stations d'épuration d'un grand nombre de villes anglaises, principalement

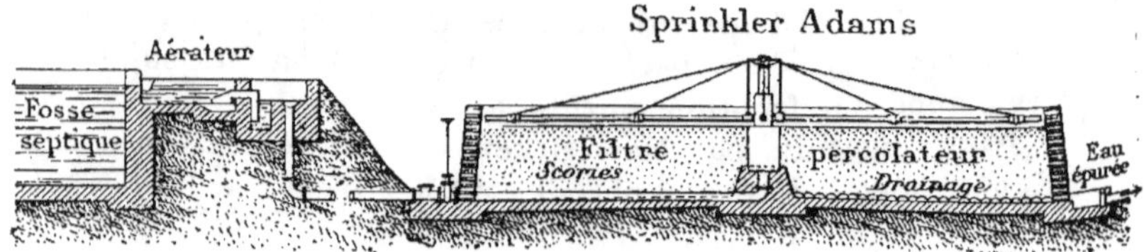

Fig. 29. — Schéma d'une installation d'épuration biologique à sprinkler.

à *York*; celui de Mather and Platt, actionné par une turbine axiale que l'eau d'égout met en mouvement; celui de Candy, employé à *Chester*, à *Uxbridge*, etc. (fig. 29).

Les gouttières à renversement ne sont pas recommandables pour

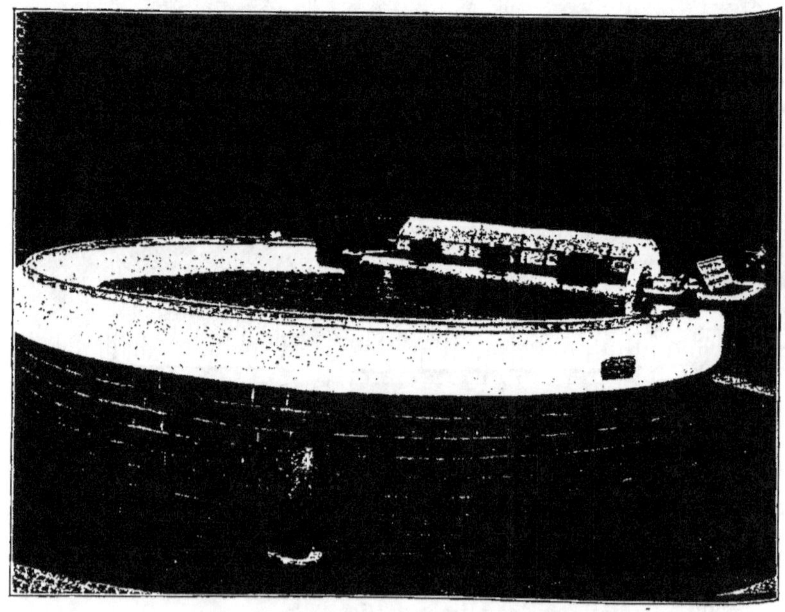

Fig. 30. — Distributeur rotatif de Fiddian.

les stations d'épuration urbaines. Elles sont trop susceptibles de se détériorer par oxydation et par usure de leur axe. L'un des dispositifs les plus intéressants de ce genre est le *Fiddian rotatif*, qu'on peut voir fonctionner à *Liverpool*, à *Walsall* et, en France, à la *station expérimentale de la Madeleine*.

Cet appareil se compose d'une roue cylindrique dont toute la surface porte une série d'augets. Le remplissage successif de ceux-ci détermine un mouvement circulaire d'autant plus rapide que l'eau arrive en plus grande quantité. L'alimentation des augets s'effectue par des déversoirs formant vases communicants avec un réservoir axial. Les augets se vident successivement à la surface du lit au fur et à mesure que la rotation de l'appareil s'effectue (fig. 30).

Le distributeur automatique « Va-et-vient » de Wednesbury, près Birmingham (fig. 31), construit par Ham Baker, d'un système analogue mais spécialement agencé pour desservir des lits bactériens rectangulaires. Il est alimenté par un canal latéral au lit et ouvert à l'air libre, dans lequel plonge un siphon qui amène l'eau, au moyen de deux tuyaux parallèles, alternativement de chaque côté d'un long

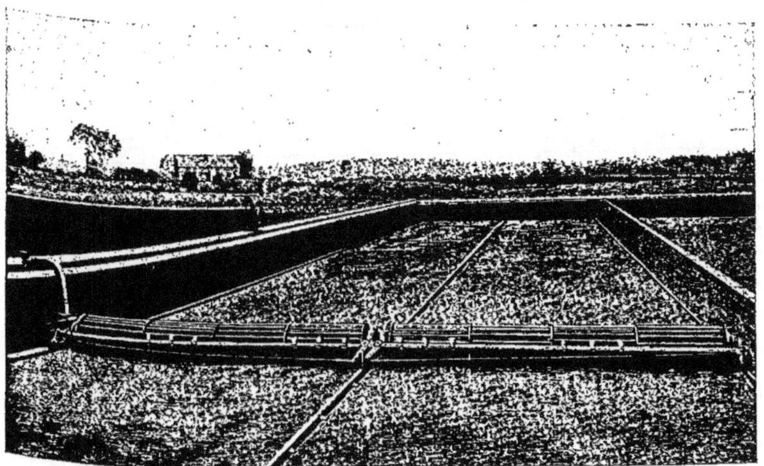

Fig. 31. — Distributeur automatique « Va-et-vient » de Ham Baker, à Wednesbury.

cylindre couvert d'augets. Une valve à renversement est fixée sur l'extrémité de l'appareil, à la base du siphon d'alimentation. Elle dirige l'eau à épurer tantôt dans le tuyau longitudinal droit, tantôt dans le gauche, et le renversement du courant s'effectue chaque fois qu'une tige qui commande la valve vient buter sur un obstacle fixe placé à l'extrémité du lit. Le distributeur alimente ainsi successivement et régulièrement d,'avant en arrière, toute la surface du lit. Son débit peut varier suivant le calibre et l'ouverture du siphon. Il n'est pas susceptible de s'obstruer, puisque l'eau est simplement déversée par les augets, et les vents les plus violents ne gênent pas sa marche, non plus que la gelée. Il présente à cet égard des avantages incontestables sur les *sprinklers*, dont les vents contrarient parfois la rotation et dont l'axe constitue toujours un organe délicat.

A tous ces appareils mécaniques d'une usure rapide, d'un prix d'achat élevé, d'un entretien coûteux et qui nécessitent une surveillance constante, nous préférons le dispositif si simple et si robuste des réservoirs à siphons de chasses intermittentes et automatiques des types *Doulton-Geneste-Herscher* ou *Parenty*, que nous avons adoptés à notre *station expérimentale de la Madeleine* (fig. 32).

Le fonctionnement de ces siphons est réglé de telle sorte que chaque réservoir de chasse met au moins dix minutes à se remplir et au plus cinquante secondes à évacuer son contenu sur la portion de lit bactérien qu'il doit desservir. Nous obtenons ainsi des alternances parfaitement régulières de mouillage et d'aération des matériaux du lit, et l'expérience nous a démontré qu'il fallait donner aux périodes d'aération une durée minima dix fois plus longue qu'aux périodes de mouillage. L'eau trouve alors le temps de s'infiltrer en entraînant avec elle une grande quantité d'air indispensable à l'accomplissement des fonctions des microbes nitrificateurs.

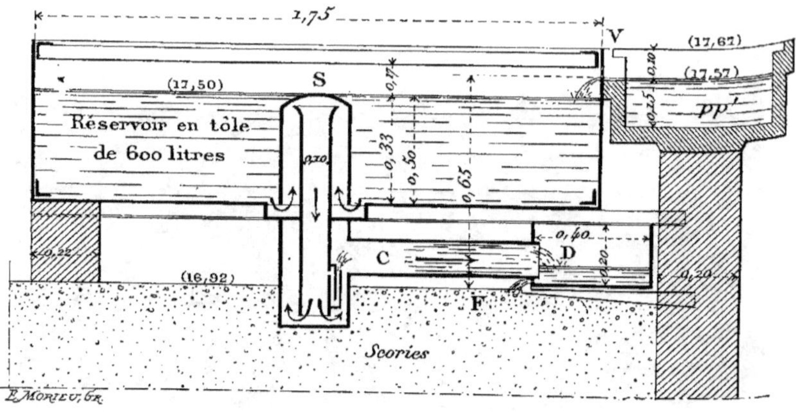

Fig. 32. — Siphon de chasses automatiques, type Doulton, Geneste et Herscher.

Le siphon construit par *Geneste-Herscher* sur les indications de Parenty est à deux branches d'égale longueur, dont l'une plonge dans le réservoir de chasse et l'autre dans un seau actionné par un contrepoids. Dès que la hauteur d'eau dans le réservoir crée une pression, si légère fût-elle, sur le niveau du liquide contenu dans le seau, celui-ci s'abaisse automatiquement et se relève ensuite sous l'action de son contrepoids lorsque le volume de liquide pour lequel celui-ci est réglé s'est écoulé. Le seau restant plein d'eau, le siphon se maintient constamment amorcé (fig. 33).

Dans notre *station de la Madeleine*, chaque réservoir de chasse muni de son siphon déverse son contenu dans une nochère qui sert de nourrice et alimente des tubes pulvérisateurs à jets multiples, parallèlement disposés à la surface des lits bactériens.

On obtient ainsi une répartition très régulière, et ces appareils n'exigent aucune surveillance. Leur prix de revient est infime par

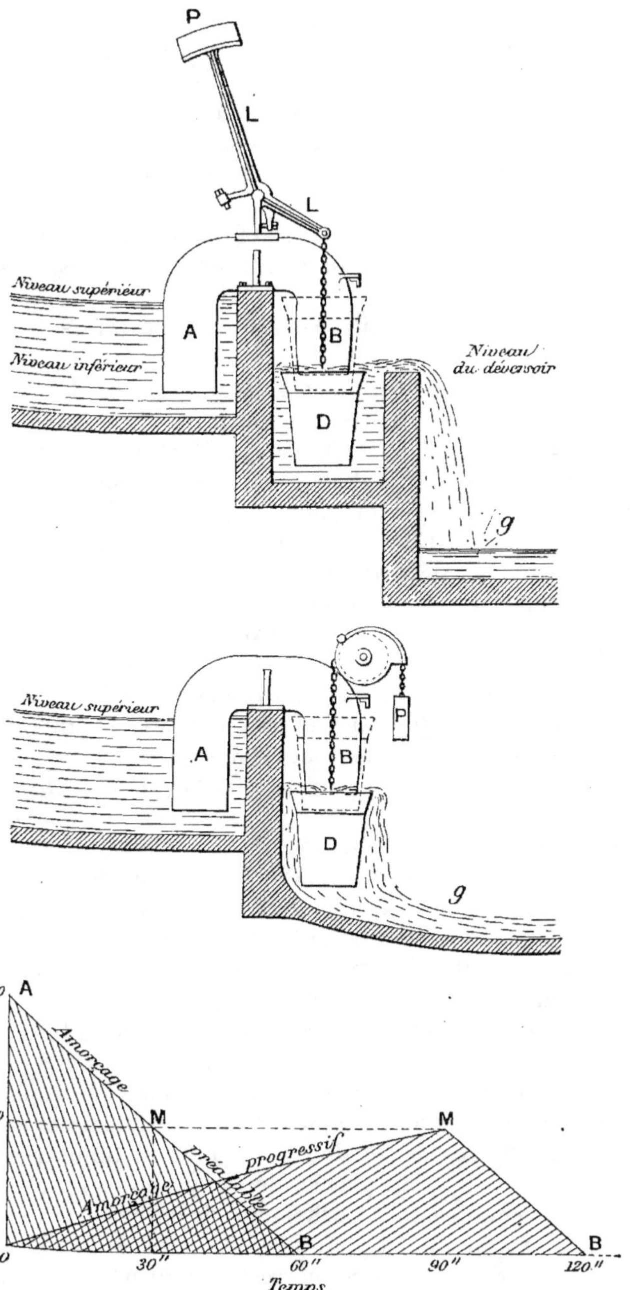

Fig. 33. — Siphons de chasses automatiques, type Parenty.

rapport à celui des appareils mécaniques mobiles, et les frais d'entretien en sont à peu près négligeables.

Les dispositifs qui précèdent ont été en partie adoptés pour la station d'épuration biologique que le département de la Seine a récemment fait construire au *Mont-Mesly*, près de *Créteil*, sur les plans dressés par l'ingénieur en chef des ponts et chaussées Mahieu.

Cette station peut épurer 21 000 mètres cubes d'eau d'égout par jour. Elle comprend :

8 400 mètres carrés de lits percolateurs desservis par des siphons de chasses automatiques et intermittentes identiques à ceux de la Madeleine ;

4 200 mètres carrés de lits percolateurs desservis par des becs pulvérisateurs ;

8 400 mètres carrés de lits percolateurs rectangulaires alimentés par des appareils mobiles dits *Va-et-vient*.

L'eau d'égout provenant de *Maisons-Alfort* et d'*Ivry* subit d'abord une fermentation septique dans une série de vingt-deux fosses qui ont chacune 35 mètres de longueur, 9 mètres de largeur et 4 mètres de profondeur utile. Elle passe ensuite dans un décanteur genre *Dortmund* pour s'y débarrasser des particules en suspension qui ont pu échapper à la dissolution ou à la décantation préalable, et, de là, elle est répartie entre les divers systèmes de distributeurs sur les lits bactériens.

Deux de ces systèmes, analogues à ceux de Ham Baker précédemment décrits, sont particulièrement intéressants. Seule une expérience suffisamment prolongée nous fixera sur leurs qualités respectives. Ce sont : 1° les appareils *Lajotte-Durey-Sohy* ; 2° les appareils *Lajotte-Laffly*.

1° **Appareils Lajotte-Durey-Sohy.** — L'effluent des fosses septiques est amené dans un canal longeant toute la longueur du lit, dans lequel plonge un siphon qui dessert deux tuyaux étendus transversalement à la surface du lit. Ces tuyaux sont percés de trous, chacun sur la moitié de leur longueur. Ils sont fixés sur un même chariot monté sur roues, lesquelles peuvent rouler sur deux rails placés à droite et à gauche du lit dans le sens de sa longueur.

Un câble sans fin, mû par une roue à aube qu'actionne l'eau d'égout elle-même, met en mouvement tout le système et le déplace alternativement dans chaque sens. La pulvérisation est assurée par la pression de l'eau ($2^m,50$) au moyen de becs formés de tubulures en cuivre au-dessus desquelles sont placées des lames minces inclinées à 60° et en forme d'éventail. Le jet s'échappant de la tubulure vient se briser sur la lame et retombe en pluie fine.

Une surface de 2 100 mètres carrés est couverte au moyen de deux appareils marchant chacun sur 42 mètres de longueur et sur $25^m,80$ de largeur. Le mouvement est tel que, l'appareil marchant de l'amont vers l'aval, la moitié droite du lit est arrosée à 42 mètres de son point de départ ; le mouvement s'inversant, c'est la moitié gauche qui est arrosée à son tour.

Le renversement du sens de la marche et le changement d'arrosage sont assurés au moyen d'un tiroir spécial placé sur le chariot et qui se meut automatiquement chaque fois qu'il arrive à l'une des extrémités du lit.

Les rails de roulement sont en acier ; ils sont supportés au-dessus de la surface des matériaux (mâchefer) par des piliers en béton armé de $0^m,15$ qui le traversent et reposent sur le radier.

La quantité d'eau distribuée par l'appareil est de 1 mètre cube par mètre carré et par jour.

2° **Appareils Lajotte-Laffly.** — Deux roues hydrauliques à aubes courbes reçoivent l'eau du décanteur *Dortmund* et la laissent retomber dans un bassin qu'elles portent avec elle et qui, à son tour, est prolongé par un tuyau qui s'étend transversalement à la surface du lit, sur la moitié de sa largeur totale, et qui est percé de trous. L'eau, après avoir passé dans l'une des roues, vient sortir du tuyau par les trous et tombe sur les matériaux sous-jacents.

Comme, en même temps, l'une des roues hydrauliques peut rouler sur trois rails placés au milieu et de chaque côté du lit à desservir, elles avancent sur les rails. Un tiroir automatique envoie l'eau dans l'une des roues quand le mouvement a lieu dans un sens, et dans l'autre quand l'appareil est arrivé au bout de sa course. Il en résulte qu'à ce moment le premier appareil ne reçoit plus d'eau, que le mouvement s'inverse et que l'arrosage de la deuxième partie du lit s'effectue.

La pulvérisation est assurée par des becs identiques à ceux du système précédent.

XVII. — DÉCANTATION ET DÉSINFECTION DE L'EAU ÉPURÉE AU SORTIR DES LITS BACTÉRIENS PERCOLATEURS.

1° **Décantation de l'eau épurée.** — Dans l'effluent des lits bactériens percolateurs, on constate toujours l'existence de particules en suspension plus ou moins colorées et qui sont constituées par des zooglées de microbes et par des parcelles d'humus ou de fins précipités d'oxyde de fer. Ces matières donnent à l'eau un aspect légèrement louche et, bien que leur présence ne soit acunement l'indice d'un mauvais fonctionnement des lit, — tout au contraire, — on peut dans certains cas trouver préférable de les séparer, s'il s'agit par exemple de rejeter l'effluent dans un cours d'eau très limpide et à faible débit.

Pour y parvenir, nous avons proposé et expérimenté l'emploi d'un filtre à sable de faible épaisseur ; mais c'est un moyen coûteux, parce qu'il nécessite beaucoup de main-d'œuvre pour l'entretien de la surface du filtre en bon état de perméabilité, et aussi parce qu'il exige une étendue de terrain au moins égale à celle occupée par les lits bactériens eux-mêmes.

John D. Watson, à Birmingham, a obtenu des résultats presque aussi satisfaisants dans des conditions beaucoup plus économiques : il dispose tout simplement, sur le trajet du canal qui collecte l'effluent des divers lits bactériens, un ou plusieurs bassins en forme de pyramide renversée à base rectangulaire. Les eaux s'y déversent sans remous en large nappe sur l'un des bords, cheminent dans le bassin à une vitesse telle que chaque molécule de liquide met environ trente minutes à le traverser et ressortent également en large nappe par le bord opposé.

Les particules en suspension se déposent dans une cuvette au fond de la pyramide. Elles peuvent en être expulsées de temps en temps, par la simple pression du liquide sus-jacent, au moyen d'une valve et d'un tuyau qui permet de les déverser soit sur le sol voisin, soit dans une tranchée, soit dans des wagonnets. Ces boues, complètement inodores et inoffensives, présentent d'ailleurs un volume presque insignifiant, et le coût de leur séparation, à *Birmingham*, n'atteint pas un centime par 20 000 mètres cubes.

Ces bassins de décantation pour l'eau épurée ou *separators* ont en outre l'avantage de faciliter l'achèvement du processus d'épuration avant le rejet de l'effluent à la rivière. Il est donc recommandable, au moins pour les grandes installations urbaines, d'en prévoir un ou plusieurs, d'une capacité totale correspondant au quarantième environ du volume d'eau d'égout épurée en vingt-quatre heures.

2° Désinfection de l'eau épurée. — Les eaux épurées, soit par lits de contact, soit par lits percolateurs, renferment toujours un nombre de germes microbiens relativement considérable (de 800 000 à 3 000 000). L'immense majorité de ces germes est constituée par des espèces qui jouent un rôle utile dans la minéralisation de la matière organique. Il ne saurait donc être question de chercher à les supprimer, car, si les lits bactériens en étaient privés, leur fonction épuratrice serait abolie.

Mais comme, parmi ces germes, quelques espèces pathogènes peuvent survivre, traverser les matériaux poreux du lit et se retrouver dans l'effluent, il y a des circonstances où il devient nécessaire d'assurer leur destruction avant le rejet de cet effluent dans un cours d'eau.

Tel est le cas, par exemple, où l'on serait obligé de déverser des eaux biologiquement épurées dans une rivière, en amont d'une prise d'eau servant à l'alimentation d'une ville, ou dans la mer au voisinage de parcs à huîtres.

Il faut alors faire en sorte que l'effluent final soit *désinfecté* et rendu complètement *inoffensif*.

On peut atteindre ce résultat sans grands frais, en aménageant, après le bassin de décantation dont nous avons parlé ci-dessus, un second bassin plus vaste, permettant de retenir les eaux épurées pendant environ deux heures et de mélanger à celles-ci, à leur entrée dans ce second bassin, une substance énergiquement bactéricide à une dose qui ne soit pas susceptible d'intoxiquer ensuite les êtres vivants supérieurs.

L'antiseptique de choix est celui qui, après avoir produit ses effets, se décompose et disparaît sans laisser de traces dans l'effluent.

Les moins coûteux et les plus efficaces sont le *chlorure de chaux*, que nous avons particulièrement étudié, et le *permanganate de soude ou de chaux*, indiqué par Bordas.

Le mélange doit être fait dès l'entrée dans le bassin, de telle sorte que l'eau soit parfaitement mélangée au réactif.

La dose de permanganate de soude ou de chaux à employer, d'après Bordas, est de 0^{gr},50 par mètre cube.

Rideal, puis Phelps et Carpenter ont établi que de très petites quantités de *chlore* sont capables de rendre un effluent pratiquement stérile.

Nous avons fait quelques essais de stérilisation sur l'effluent de nos lits à percolation de la Madeleine. Nous avons employé des solutions de chlorure de chaux du commerce, que nous avons filtrées et dans lesquelles nous avons dosé le chlore actif. Les chiffres que nous donnons ci-après indiquent les quantités de chlore :

	Par centimètre cube.	
	Nombre de colonies microbiennes.	Nombre de colonies liquéfiantes.
Effluent du lit à percolation..................	105 000	8 000
Chlore : 3 milligr. par litre	70	120
— 6 —	70	40
Permanganate de chaux :		
20 milligr. par litre..................	400	100
40 —	350	80
Sulfate de cuivre :		
100 milligr. par litre..................	<10 000	<1 000
200 —	9 000	100

Nos expériences confirment les conclusions de Phelps et Carpenter, qui avaient fixé à 5 milligrammes par litre la quantité de chlore nécessaire pour la stérilisation. Les quelques colonies qui persistent proviennent de germes sporulés, tels que le *subtilis*, tout à fait inoffensifs.

On doit donc admettre qu'un effluent traité par 5 milligrammes de chlore actif par litre fournira, après une action de deux heures, une eau débarrassée de tout microbe pathogène.

L'évaluation du coût de cette stérilisation est facile à établir. Le prix du chlorure de chaux est d'environ 18 francs les 100 kilogrammes. Le chlorure de chaux commercial doit contenir le tiers de son poids en chlore actif, ce qui donne le prix de 54 francs pour 100 kilogrammes de chlore actif.

Si l'on emploie 5 milligrammes de chlore par litre, 1000 mètres cubes d'eau traitée nécessiteront 5 kilogrammes de chlore, soit 2 fr. 70 pour la dépense de réactif. Ce prix peut paraître assez élevé, mais comment peut-on mettre en balance la sécurité que donne un effluent ainsi rendu absolument inoffensif, en regard de la contribution si faible de 0 fr. 10 à 0 fr. 20 par habitant et par an?

Pour une installation très importante, le prix de revient du chlorure de chaux pourrait probablement être abaissé. D'ailleurs, Phelps et Carpenter ont établi que, lorsque la consommation de chlore est considérable, on peut le produire sur place et l'employer à l'état gazeux, ce qui réduit de moitié le prix du réactif.

Dunbar a comparé le prix des divers désinfectants utilisés pour tuer les microbes dans les eaux après l'épuration biologique artificielle, et il est arrivé aux chiffres suivants :

Désinfectant.	Prix de la désinfection, le chlorure de chaux étant pris comme unité.
Chlorure de chaux	1
Chaux	2
Chlorure de cuivre	4
Permanganate de potasse	6
Chloros	6
Eau de Javel	8
Acide sulfurique brut	10
Acide phénique brut	20
Sublimé	25
Sulfate de fer	40
Sulfate de cuivre	150
Lysol	500
Formaline	500

Le chlorure de chaux est donc le désinfectant le plus économique : il est plus cher que la chaux, mais il agit à une concentration de 1 : 15000, mieux que la chaux à une concentration de 1 : 500. En outre, il a l'avantage de ne pas donner de précipitation appréciable.

Les recherches de Schumacher et celles de Schwartz ont montré qu'il est nécessaire, pour contrôler l'action du chlorure de chaux et des désinfectants en général, d'opérer sur des volumes assez considérables. Schumacher a vu que, en additionnant l'eau de 5 grammes de chlorure de chaux par mètre cube, on trouve encore, après deux heures, du *Bacterium coli* vivant dans 12 p. 100 des prises d'échantillons de 1 litre. Avec une addition de chlorure de chaux de 1 : 5000, le chiffre est monté à 38 p. 100. En prolongeant la durée de contact jusqu'à trois heures et demie, la destruction du *Bacterium coli* est totale (Dunbar). Schwartz a montré que les vibrions sont toujours tués par le chlorure de chaux à 1 : 5000, même en prenant pour l'examen des échantillons de 1 litre. Les mêmes résultats ont été obtenus avec le chlorure de chaux à 1 : 10000 et 1 : 20000. A la dose de 1 : 50000, on a trouvé des vibrions vivants deux fois sur dix échantillons de 1 litre, une fois sur 10 échantillons de 50 centimètres cubes, et l'on n'en a pas trouvé dans dix échantillons de 1 centimètre cube. Avec le *Bacterium coli*, Schwartz a constaté que, après action du chlorure de chaux à 1 : 2000 pendant quatre heures, on ne retrouvait plus de *coli* dans 82,5 p. 100 des échantillons de 1 litre, dans 95 p. 100 des échantillons de 50 centimètres cubes et dans 100 p. 100 des échantillons de 1 centimètre cube. Il a obtenu d'aussi bons résultats avec le chlorure de chaux à 1 : 10 000 et 1 : 20000, en faisant des prises d'échantillons de 1 centimètre cube.

Le tableau suivant indique la diminution du nombre de germes d'eau d'égout renfermant 1350000 microbes par centimètre cube, après action du chlorure de chaux pendant quatre heures :

Concentration du chlorure de chaux.	Nombre de germes par cent. cube	
	dans l'eau brute.	dans l'eau traitée.
1 : 2 000......................	1 350 000	15
1 : 5 000......................	»	23
1 : 10 000......................	»	36
1 : 20 000......................	»	72
1 : 30 000......................	»	3 620
1 : 40 000......................	»	59 000

Ces résultats montrent que, en additionnant l'eau de chlorure de chaux à la concentration de 1 p. 5000, on arrive à une désinfection pratiquement satisfaisante.

XVIII. — RÈGLES A ADOPTER POUR L'ÉTABLISSEMENT DES LITS PERCOLATEURS.

Il est toujours recommandable de disposer les lits percolateurs de manière à pouvoir interrompre le fonctionnement d'une partie d'entre eux. Dans les petites installations où la totalité des eaux d'égout doit être traitée sur un seul lit alimenté par exemple par un *sprinkler*, lorsque celui-ci est arrêté par suite d'accident ou pour cause de réparation, on est réduit à évacuer le liquide non épuré, à moins qu'on ne puisse le diriger sur un champ d'épandage.

L'expérience montre qu'il est indispensable d'aérer largement les faces latérales des lits percolateurs et qu'il est contre-indiqué de les enfermer entre des murs verticaux ou de les diviser en secteurs séparés.

Lorsqu'on fait usage de *sprinklers*, il faut pouvoir disposer de trois de ces appareils au moins, pour permettre leur nettoyage et assurer la non-interruption du travail pendant les périodes de repos.

Avec les *siphons de chasses automatiques et intermittentes*, on devra calculer le volume des chasses, par rapport à la surface desservie par les tubes distributeurs de chaque siphon, de manière à ce que les chasses, plutôt peu abondantes et fréquentes qu'abondantes et espacées, ne se succèdent pas à moins de dix minutes d'intervalle l'une de l'autre, aux heures les plus chargées. Avec les eaux de moyenne concentration, chaque mètre carré de lit percolateur pourra facilement recevoir 1 mètre cube par vingt-quatre heures.

Pour que la distribution s'effectue régulièrement, il sera prudent de donner aux tubes perforés ou à becs pulvérisateurs une longueur maxima de 10 mètres.

Dans chaque cas particulier, suivant la hauteur de chute ou la pression dont on peut disposer, on calculera l'espacement des orifices d'évacuation ou des becs, de telle sorte que la totalité de la surface du lit soit mouillée aussi également que possible.

XIX. — COUT COMPARÉ DE L'ÉPURATION BIOLOGIQUE PAR LITS DE CONTACT, PAR LITS PERCOLATEURS ET PAR ÉPANDAGE SUR SOL CULTIVÉ.

A. **Lits de contact et lits percolateurs.** — La *Commission royale anglaise* pour l'étude des procédés d'épuration de eaux d'égout a établi comme suit le prix moyen du traitement de 1 000 mètres cubes d'eau d'égout par jour et par temps sec, y compris les intérêts et amortissements :

Mode de traitement préliminaire.	Lits bactériens de contact (deux contacts).	Lits bactériens percolateurs.
Simple décantation continue..............	39 fr. 10	23 fr. 30
Fosses septiques........................	40 fr. 00	24 fr. 20

Les dépenses d'épuration par lits percolateurs sont donc seulement environ les deux tiers de celles qu'entraîne l'emploi des lits de contact.

Toutefois, lorsqu'on fait subir à l'eau d'égout un traitement chimique préalable par décantation simple, comme un seul contact peut suffire, le coût de l'épuration devient alors équivalent à celui d'un lit percolateur.

Les dépenses sont naturellement en rapport avec le type d'installation ou de construction choisi.

Il faut compter en moyenne pour les lits bactériens à double contact de 1 mètre de profondeur, y compris les matériaux de construction et de garniture, les drains, les canaux de distribution, les appareils mécaniques, etc., sur une dépense de 35 francs par mètre carré.

Avec les lits percolateurs, voici, d'après notre propre expérience, comment il convient d'établir la dépense approximative de première installation pour une station type capable de traiter 5000 mètres cubes par jour :

Surface des lits bactériens, y compris les talus.. 5 400 mètres carrés.
Fosses de décantation préliminaire, fosse sep-
tique, caniveaux et chemins.................... 2 700 —
Emplacement pour l'égouttage des boues, logement de gardien et réserves................... 3 900 —

Total...................... 12 000 mètres carrés.

1° Valeur du terrain au prix moyen de 3 000 francs
l'hectare............................... 3 600 francs.
2° Terrassements et transports de terre (environ
7 003 mètres cubes à 1 fr.)................... 7 003 —
3° Maçonnerie : 1 573 mètres carrés à 20 fr........... 31 464 —
4° Caniveaux en briques, enduit et béton........... 38 960 —
5° Drains et goulottes........................ 6 000 —
6° Arrangement des chemins................... 2 500 —
7° Appareillage (vannes, siphons percolateurs, réservoirs de chasse, goulottes de distribution, regards, etc., à 10 fr. le mètre cube)................ 50 000 —
8° Matériaux de garniture des lits sur 1^m,75 de hauteur
à 3 fr. le mètre cube : 9 100 mètres cubes.......... 27 300 —
9° Divers et imprévus........................ 2 173 —

Total................... 169 000 francs.

*Les frais de premier établissement ressortent donc à 33 fr. 50 par
mètre cube d'eau à épurer.* Mais il est bien évident que ces frais
doivent être majorés ou réduits suivant la valeur des matériaux et le
prix de la main-d'œuvre dans les diverses localités.

**B. Coût comparé de l'épuration par lits bactériens et par
épandage sur sol cultivé** (déduction faite des bénéfices de
culture). Le tableau ci-après a été dressé par la *Commission royale
anglaise,* à la suite de l'enquête effectuée par ses soins dans toutes les
stations d'épuration du *Royaume-Uni :*

*Prix comparatif de l'épuration des eaux d'égout d'une ville de 30 000 habitants
(évacuant en moyenne 150 litres par habitant et par jour).*

Méthode de traitement.	Coût annuel.	Coût par 1 000 m³.	Coût par tête d'habitant et par an.
1° Lits percolateurs :	Fr.	Fr.	Fr.
Décantation simple et lits perco-lateurs	38 126,35	22,30	1,25
Fosses septiques et lits percola-teurs........................	38 762,15	24,20	1,30
Précipitation chimique, décanta-tion et lits percolateurs.......	41 913,95	27,10	1,50
2° Lits de contact :			
Décantation simple et double contact.....................	64 921,55	39,10	2,15
Fosses septiques et double con-tact........................	66 536,85	40,00	2,175
Précipitation chimique, décanta-tion et un seul contact........	57 865,50	34,90	1,90
3° Irrigation culturale (suivant la nature des sols) :			
Minimum de frais.............	22 211,75	12,80	0,65
Maximum —	65 700,80	37,45	2,15

Dans le traitement des eaux d'égout par irrigation, une partie des frais est compensée par les bénéfices de culture. Le montant de ces bénéfices varie pour les différentes exploitations, mais la *Commission royale anglaise* a calculé, d'après l'étude de treize fermes que, déduction faite du coût du travail cultural, il pourrait s'élever à environ *92 fr. 75 par heclare moyen.*

Si l'on admet qu'une terre réellement convenable peut être achetée au prix de 6 000 francs l'hectare, le traitement par irrigation est probablement moins coûteux que l'épuration biologique artificielle. Mais, lorsque le sol n'est pas approprié à l'épuration terrienne, comme c'est le cas le plus fréquent aux environs immédiats des grandes villes, ou lorsqu'on n'y peut traiter qu'un faible volume d'eau d'égout par hectare, le coût du traitement par irrigation devient plus considérable que celui des procédés biologiques artificiels.

Les différences de prix ne sont cependant pas telles qu'on doive beaucoup en tenir compte. Le choix entre les deux méthodes sera dicté et imposé par les conditions locales.

XX. — CONTROLE DE L'EFFICACITÉ DE L'ÉPURATION (D'APRÈS LES INSTRUCTIONS FORMULÉES PAR LE CONSEIL SUPÉRIEUR D'HYGIÈNE PUBLIQUE DE FRANCE EN 1909). — MÉTHODES D'ANALYSE.

Aux termes des articles 21 et 25 de la loi du 15 février 1902, relative à la protection de la santé publique, le Conseil supérieur d'hygiène publique de France, les conseils départementaux et les Commissions sanitaires doivent être consultés sur les projets d'assainissement et sur les dispositifs d'épuration d'eaux d'égout ou d'eaux-vannes ménagères ou industrielles.

Or, la plupart des projets d'assainissement et des dispositifs d'épuration récemment soumis à l'examen desdits conseils ou commissions, bien qu'établis en apparence conformément aux données scientifiquement admises, fournissent après leur réalisation des résultats défectueux, et, loin d'améliorer les conditions de salubrité des localités et des cours d'eau, ils constituent au contraire de réels dangers pour la santé publique. Il paraît donc indispensable d'imposer aux autorités sanitaires locales ou régionales l'obligation de contrôler fréquemment l'efficacité de l'épuration obtenue et d'interdire les déversements d'eaux d'égout ou d'eaux-vannes ménagères ou industrielles insuffisamment épurées, non seulement dans les cours d'eau, mais aussi à la surface du sol, lorsqu'une nappe aquifère souterraine servant à l'alimentation de puits voisins est susceptible d'être contaminée.

Pour que ce contrôle soit pratiquement réalisable, il faut qu'il puisse être effectué par des moyens très simples. Il faut en outre que, tenant compte des circonstances ou des dispositions spéciales à chaque localité, les autorités sanitaires n'exagèrent pas les difficultés du problème à résoudre et sachent se borner à exiger que les eaux usagées soient rendues imputrescibles aux nappes souterraines ou aux cours d'eau. Il serait évidemment déraisonnable d'imposer aux municipalités ou aux industriels l'obligation de rendre aux rivières ou aux fleuves une eau plus pure que celle qu'on peut leur emprunter.

Quel que soit le procédé employé, on peut admettre que l'épuration est satisfaisante et que l'eau traitée peut être évacuée sans inconvénients quand elle ne renferme aucune matière en suspension suceptible de se déposer sur les bords ou dans le lit des rivières, ni aucune matière en solution capable soit de fermenter en dégageant des gaz nauséabonds, soit d'intoxiquer les êtres vivants, animaux ou végétaux.

Il n'est pas possible d'établir des règles invariables basées sur des résultats d'analyses. Ceux-ci n'ont de valeur que pour déterminer le meilleur procédé à appliquer dans telle ou telle circonstance et pour comparer sur une même eau d'égout, *avant* et *après* traitement, le degré d'efficacité du procédé choisi.

Hormis certains cas très exceptionnels, la pureté *bactériologique* ne saurait être exigée. On ne peut l'obtenir ni par l'irrigation intermittente sur sol nu ou cultivé, ni par les méthodes biologiques artificielles. Si les eaux d'égout épurées doivent servir à l'alimentation d'agglomérations urbaines en aval de leur point de déversement, il sera toujours nécessaire d'assurer leur purification complète par l'un quelconque des procédés de stérilisation applicables aux eaux de ruissellement.

Les eaux d'égout traitées par les méthodes biologiques artificielles renferment le plus souvent, à leur sortie des lits bactériens, un grand nombre de germes saprophytes, qui jouent un rôle très actif dans les processus d'épuration. Ces germes s'éliminent d'eux-mêmes lorsque la matière organique a disparu. Ils ne contribuent en aucune manière à polluer les rivières qui les reçoivent, et ils ne constitueraient une cause de souillure pour celles-ci que s'ils trouvaient dans l'eau de ces rivières un milieu organique favorable à leur multiplication.

En règle générale, on peut donc ne tenir aucun compte de leur présence lorsque l'eau épurée qui les véhicule ne renferme plus de substances organiques putrescibles et a subi une nitrification satisfaisante. Il est d'ailleurs facile de constater qu'ils n'accroissent pas l'impureté des rivières, en faisant la numération des germes contenus dans l'eau de ces rivières sur deux échantillons prélevés en plein courant, l'un en amont, l'autre en aval, à quelques centaines de mètres du point de déversement.

L'élimination aussi complète que possible des matières en suspen-

sion est autrement importante : c'est elle surtout qu'il faut exiger.
La *Commission royale anglaise* pour l'étude des procédés d'épuration
des eaux d'égout fixe à 0^{gr},03 p. 1 000 (dont 0^{gr},02 de matière organique et 0^{gr},01 de substances minérales) le maximum de ces matières
en suspension qu'on peut considérer comme tolérable. Nous propo-
sons d'admettre cette limite, qui, dans les installations d'épuration
biologique convenablement aménagées, ne doit jamais être dépassée.

Il convient également d'attacher un grand intérêt à la détermination de la *putrescibilité* par l'épreuve très simple connue sous le nom
de « test d'incubation » (1).

Cette épreuve consiste à prélever dans un flacon, après décantation
ou filtration sur papier, un échantillon de l'eau supposée épurée. Le
flacon, bouché à l'émeri, est conservé pendant sept jours à l'étuve à
la température de 30°. On titre, avant et après cette « incubation »,
la quantité d'oxygène que l'eau est susceptible d'emprunter au permanganate de potasse en trois minutes (2).

Si cette eau contient des matières organiques putrescibles, les
ferments qui la peuplent s'emparent d'abord de l'oxygène dissous;
puis, lorsque celui-ci a été utilisé, ils décomposent les composés
oxygénés, d'abord les nitrates, puis les sulfates. Avec ces derniers,
ils forment, par réduction, des sulfures que révèle facilement leur
odeur nauséabonde.

Un effluent convenablement épuré emprunte sensiblement la même
quantité d'oxygène au permanganate *avant* et *après* les sept jours
d'incubation à 30°. Au contraire, un effluent putrescible contenant
des composés avides d'oxygène, tels que l'hydrogène sulfuré, absorbe
plus d'oxygène, et les résultats de la détermination sont plus forts
après qu'*avant* l'incubation.

La *Commission royale anglaise* indique justement que cette épreuve
du *test d'incubation* fournit des données plus exactes sur un mélange,
en *proportions correspondantes à leur volume respectif*, de l'eau
épurée et de l'eau de la rivière qui doit recevoir celle-ci. Le but
essentiel que l'on poursuit en l'effectuant est d'évaluer approximativement la quantité de matières organiques contenues dans l'eau.
Mais il importe de se rappeler qu'il ne s'agit là que d'une approximation, car certaines substances parfois abondantes dans les eaux
résiduaires industrielles, telles que les sulfures, les nitrites, les sulfo-
cyanates, les phénols et leurs dérivés, les matières colorantes, etc.,
sont également capables de réduire le permanganate de potassium.

Pour apprécier si une eau d'égout traitée par filtration intermit-

----

(1) Voy. plus loin la technique de cette méthode.

(2) Généralement, en Angleterre, ce « test d'incubation » se pratique en éva-
luant la quantité d'oxygène emprunté au permanganate en trois minutes; on y ajoute
une détermination spéciale de la quantité d'oxygène emprunté à froid au permanganate en quatre heures, et cette épreuve permet d'évaluer la quantité de matières
organiques contenues dans l'eau.

tente sur le sol ou sur des lits bactériens est suffisamment épurée, il n'est ordinairement pas indispensable de faire d'autres analyses. Il peut toujours être utile de doser, *avant et après épuration*, l'azote organique, l'ammoniaque, les nitrites et les nitrates ; mais les éléments d'information qu'apporteront les résultats de ces analyses ne modifieront pas le jugement que le test d'incubation et la teneur de l'eau épurée en matières en suspension auraient permis de porter.

L'expérience montre, en effet, qu'il n'existe aucun rapport défini entre la proportion d'azote albuminoïde ou d'azote total et la quantité d'ammoniaque que peut contenir une eau épurée. En revanche, la détermination du taux d'ammoniaque et celle des nitrates fournissent une indication utile sur l'intensité des phénomènes d'oxydation qui s'accomplissent soit dans un champ d'épandage, soit sur un lit bactérien. Pour cette raison, il conviendra de ne pas les négliger.

En résumé, et bien que les études actuellement en cours sur les méthodes d'analyse des eaux d'égout ne permettent pas de préciser la nature des substances organiques contenues dans ces eaux, nous estimons qu'on doit provisoirement admettre que *l'épuration est satisfaisante* :

1° *Lorsque l'eau épurée ne contient pas plus de 0ᵍʳ,03 de matières en suspension par litre ;*

2° *Lorsque, après filtration sur papier, la quantité d'oxygène que l'eau épurée emprunte au permanganate de potassium en trois minutes reste sensiblement constante avant et après sept jours d'incubation à la température de 30°, en flacon bouché à l'émeri ;*

3° *Lorsque, avant et après sept jours d'incubation à 30° l'eau épurée ne dégage aucune odeur putride ou ammoniacale ;*

4° *Enfin lorsque l'eau épurée ne renferme aucune substance chimique susceptible d'intoxiquer les poissons et de nuire aux animaux qui s'abreuveraient dans le cours d'eau où elle est déversée.*

Dans certains cas, on pourra tolérer l'évacuation d'un effluent incomplètement épuré et légèrement putrescible, lorsque cet effluent ne renfermera pas un excès de matières en suspension et lorsqu'il sera déversé dans un cours d'eau à grand débit (d'un volume au moins 50 fois plus considérable). On s'assurera alors que l'eau de la rivière ou du fleuve a une composition chimique et bactériologique sensiblement égale dans les échantillons prélevés *en amont et en aval*, *à quelques centaines de mètres du point de déversement.*

Rappelons en outre que, si parfaite que puisse être l'épuration réalisée par les procédés biologiques (lits bactériens ou irrigation intermittente avec ou sans utilisation culturale), *on ne doit jamais employer une eau d'égout épurée, même très diluée, à des usages alimentaires, sans purification chimique ou filtration préalable.*

Il est extrêmement désirable que, avant d'être présenté à l'examen du Conseil supérieur d'hygiène publique de France, des conseils d'hygiène départementaux ou des commissions sanitaires, chaque projet d'épuration soit étudié avec le plus grand soin pour éviter les dépenses inutiles et l'adoption de procédés ou de dispositifs non appropriés aux conditions locales.

Il importe enfin que toutes les stations d'épuration d'eaux d'égout ou d'eaux résiduaires industrielles susceptibles d'intéresser la santé publique soient l'objet d'une surveillance constante de la part des autorités sanitaires, lesquelles devront s'assurer fréquemment de leur bon fonctionnement et de leur état d'entretien.

A. **Technique du test d'incubation ou indice de putrescibilité des eaux épurées**. — Les réactifs nécessaires pour employer cette méthode d'analyse sont :

1° Solution de permanganate de potasse contenant $0^{gr},395$ de permanganate par litre (1 centimètre cube de cette solution correspond à $0^{mg},1$ d'oxygène);

2° Solution d'acide sulfurique pur au cinquième en volume ;

3° Solution d'iodure de potassium à 10 p. 100 ;

4° Empois d'amidon à 2 grammes par litre ;

5° Solution titrée d'hyposulfite de soude. On dissout 7 grammes de ce sel dans 1 litre d'eau. Cette solution doit être préparée de façon que 1 centimètre cube corresponde à 2 centimètres cubes de la solution de permanganate. Pour cela, on mélange 50 centimètres cubes d'eau distillée, 10 centimètres cubes d'acide sulfurique dilué au cinquième et 50 centimètres cubes de la solution de permanganate. On ajoute alors goutte à goutte la solution d'iodure de potassium jusqu'à ce que le mélange ait la coloration jaune brun clair de l'iode. Au moyen d'une burette graduée, on verse la solution d'hyposulfite jusqu'à coloration jaune pâle.

On ajoute quelques gouttes de l'empois d'amidon, et on continue à faire couler la solution d'hyposulfite jusqu'à décoloration. Si la solution est exacte, on aura employé 25 centimètres cubes d'hyposulfite. Si l'on n'obtient pas ce résultat, on ajuste la solution par une dilution convenable.

Cette solution est très altérable; aussi doit-on en préparer peu à l'avance et, en tout cas, la titrer chaque fois avant d'en faire usage.

Technique de la méthode. — On mesure dans un matras 50 centimètres cubes de l'eau à analyser, préalablement bien décantée ou filtrée sur papier ; on ajoute 5 centimètres cubes d'acide sulfurique au cinquième, puis 20 centimètres cubes ou davantage de solution de permanganate. On abandonne le matras pendant trois minutes à la température du laboratoire. Au bout de ce temps, on ajoute la solution d'iodure, et l'on titre à l'hyposulfite. En tenant compte du volume d'eau employé (50 centimètres cubes), 1 centimètre cube de la solution d'hyposulfite correspond à 4 milligrammes d'oxygène.

Il est nécessaire qu'il y ait toujours un excès de permanganate pendant les trois minutes et qu'après ce délai le mélange soit encore nettement coloré en rouge.

Le titrage par la solution d'hyposulfite doit être effectué aussitôt après l'addition de la solution d'iodure, pour éviter les erreurs que produirait la mise en liberté d'une partie de l'iode par l'acide sulfurique en solution.

L'analyse, faite une première fois sur l'échantillon d'eau après son prélèvement, est répétée sur le même échantillon après qu'il a été conservé en flacon bouché à l'émeri pendant sept jours à l'étuve à 30°. Si l'eau est convenablement épurée, la quantité d'oxygène empruntée au permanganate avant et après incubation est sensiblement la même. Il y a lieu de remarquer toutefois que certaines eaux épurées, non putrescibles, mais riches en nitrates et contenant encore des matières organiques, peuvent absorber plus d'oxygène après qu'avant l'incubation, par suite de la décomposition des nitrates en nitrites. On doit donc toujours s'assurer si l'eau ne contient pas, *après* incubation, des quantités importantes de nitrites.

B. **Conseils pour les prélèvements d'échantillons destinés à l'analyse des eaux d'égout.** — Lorsqu'il s'agit d'établir un projet d'installation d'épuration d'eaux d'égout, il y a lieu de déterminer tout d'abord le volume d'eau à traiter en vingt-quatre heures. Pendant les périodes de jaugeage et seulement par temps sec, on prélève des échantillons toutes les demi-heures ou toutes les heures, l'émissaire dans lequel on aura installé l'appareil permettant la détermination ou l'enregistrement des débits d'eaux. Ces échantillons sont entourés de glace et, après vingt-quatre heures, mélangés en quantité proportionnelle au volume de l'eau qui s'écoulait au moment du prélèvement.

Il est indispensable d'effectuer les analyses le plus rapidement possible après la prise d'échantillons. Lorsque, par suite de la distance, les analyses ne peuvent être effectuées qu'au bout de quelques jours, il est recommandé d'introduire dans chaque flacon quelques centimètres cubes de chloroforme pour arrêter les fermentations.

Les déterminations principales à effectuer sont les suivantes :

Matières en suspension totales : sèches à 110°; fixes au rouge; volatiles au rouge;

Matières en solution totales; extrait à 110°; fixes (cendres au rouge); volatiles (différence entre les deux résultats);

Oxydabilité au permanganate de potasse à chaud en solution acide : résultats exprimés en oxygène (il y a lieu d'opérer sur des dilutions dans l'eau distillée, au dixième au moins);

Azote ammoniacal (méthode de *Nessler* après dilution et défécation);

Azote organique (méthode volumétrique de *Mohr* au nitrate d'argent);

Alcalinité (méthode de *Bonjean*, méthyl orange comme indicateur).

Si les eaux étaient acides, ce qui est extrêmement rare, doser l'acidité et déterminer la nature du où des acides.

Les résultats seront exprimés en milligrammes par litre.

XXI. — L'ÉPURATION BIOLOGIQUE DES EAUX D'ÉGOUT DANS LES MAISONS PARTICULIÈRES, DANS LES HOPITAUX, LES CASERNES ET AUTRES ÉTABLISSEMENTS COLLECTIFS.

La question de l'épuration des eaux-vannes ménagères et des matières de vidange pour les habitations isolées ou pour les établissements collectifs (collèges, casernes, hôpitaux, prisons, etc.), isolés ou trop éloignés d'un réseau d'égout, préoccupe avec juste raison les hygiénistes qui veulent la suppression des *fosses fixes*, nids à mouches et à pestilences, dont les émanations empoisonnent l'atmosphère et dont les infiltrations polluent les nappes d'eau souterraines et les puits du voisinage.

La routine séculaire veut qu'on ne laisse rien perdre de ces substances riches en azote, qu'on les restitue au sol en *nature*, sous forme d'*engrais flamand*. Dans certains pays, tels que le nord de la France, on les épand périodiquement sur les terres cultivées ou dans les jardins, sans souci des dangers que cette pratique coupable fait courir à la santé publique.

Le but qu'il s'agit d'atteindre pour sauvegarder l'hygiène est de ne restituer au sol les déchets de la vie des hommes qu'après les avoir *minéralisés*. Toute la question est là. Peut-on y parvenir pratiquement ?

Oui sans doute, si l'on réussit à combiner des appareils qui permettent de réaliser, sur de petites masses de matières, les mêmes séries de désintégrations successives que les microbes anaérobies et aérobies accomplissent sur de grandes masses des mêmes matières, dans les installations urbaines d'épuration biologique.

Depuis quelques années, un grand nombre d'inventeurs ont essayé de résoudre ce problème. C'est ainsi que nous avons vu prôner tour à tour la *fosse Mouras* et ses nombreuses imitations (fosses à vidange automatique, fosse simplex, etc.).

A. Fosses Mouras et appareils qui en dérivent. — A ses débuts déjà anciens (1881), la fosse imaginée par Louis Mouras (de Vesoul) était constituée simplement par une fosse fixe, d'une capacité égale à environ *un dixième de mètre cube par personne à desservir*, aussi étanche que possible, toujours pleine de matières provenant des water-closets, et munie d'un tuyau de chute plongeant et d'un déversoir de trop-plein.

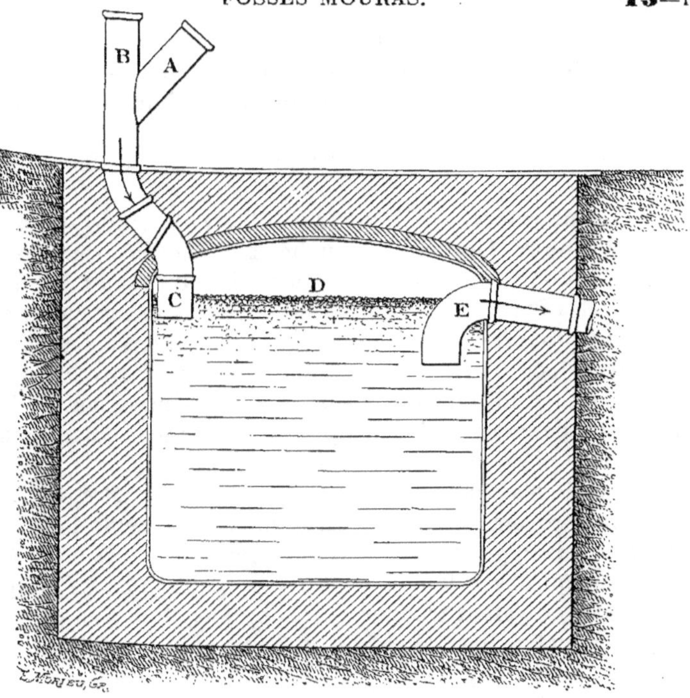

Fig. 34. — Fosse Mouras.

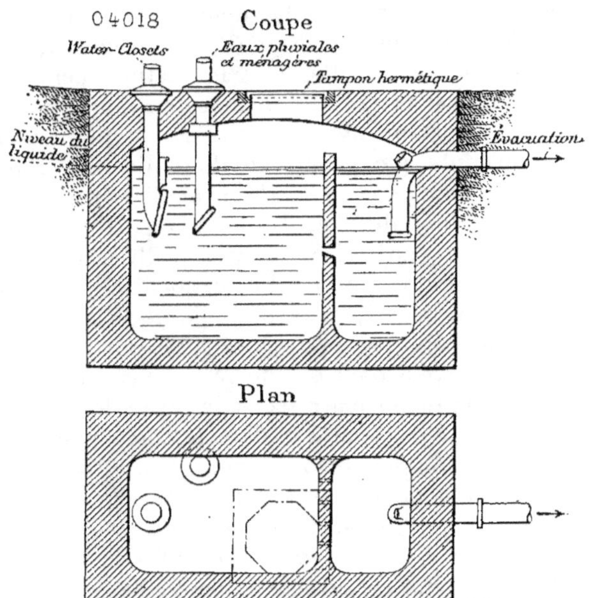

Fig. 35. — Fosse septique de Bezault.

Cette fosse devenait, quelques semaines après sa mise en œuvre, le siège de fermentations actives aboutissant à la solubilisation des matières qui s'y accumulaient. A la surface du liquide, les substances les plus légères venaient former une sorte de chapeau plus ou moins épais ; au fond, les substances les plus lourdes se déposaient et se liquéfiaient peu à peu.

La zone intermédiaire ne renfermait bientôt plus qu'un liquide d'un jaune ambré, légèrement louche, peu odorant, riche en ammoniaque. C'est dans celles-ci que plongeait le tuyau de déversement.

Au fur et à mesure que l'on déversait dans la fosse de nouvelles quantités de matières, un volume égal de liquide s'échappait par le déversoir ; et ce liquide, à demi épuré, pouvait être employé très utilement en irrigations sur le sol. Il ne présentait pas les inconvénients ni les dangers de l'épandage des substances putrescibles, et il gardait toute la valeur de celles-ci comme engrais.

La fosse Mouras (fig. 34), vulgarisée par l'abbé Moigno (1883), ne tarda pas à recevoir de nombreuses applications même dans certaines villes (*Bordeaux*, par exemple), qui, ne pouvant se résoudre à tolérer le déversement des vidanges dans leurs égouts à cause de leur trop faible pente, croyaient trouver, en l'adoptant, le moyen de propager l'usage des water-closets à chasses d'eau et de satisfaire ainsi les exigences de l'hygiène.

Les modifications diverses que l'on a faites à la fosse Mouras depuis 1883 n'ont rien changé à ses dispositifs essentiels. Quelques-uns cependant présentent certains perfectionnements utiles à connaître.

La *fosse septique automatique Bezault*, par exemple, a l'avantage d'être étanche parce que métallique et hermétiquement close. « Sa capacité est de 1^{mc},500 pour dix personnes en moyenne, et elle est divisée en deux compartiments inégaux. Dans le plus grand arrive le ou les tuyaux de chute, plongeant dans le liquide d'une quantité en rapport avec le volume de la fosse. Ce tuyau d'arrivée, de profil spécial, se termine en dauphin, dans le but de répartir les matières de préférence suivant un plan horizontal, et de faciliter ainsi leur dispersion dans la masse liquide. La forme de cet orifice est un obstacle de plus aux gaz qui tenteraient, malgré les liquides, de remonter par les tuyaux de chute (fig. 35).

La cloison séparative a pour but de ralentir le courant qui pourrait s'établir entre le tuyau d'arrivée et le tuyau de sortie, et aussi d'empêcher le passage des matières dans le compartiment de sortie avant qu'elles soient complètement désagrégées.

Le passage d'un compartiment dans l'autre s'effectue par de petites ouvertures longitudinales, placées sous la surface du liquide, à une distance qui varie avec le volume de la fosse.

« La tubulure de sortie est coudée et plonge dans le liquide d'une quantité à peu près égale à celle du tuyau d'arrivée ; elle porte à l'endroit du coude un petit branchement permettant l'échappement du trop-plein des gaz. »

Cette fosse fonctionne exactement comme celle de *Mouras*, en solubilisant ou gazéifiant les matières solides des déjections. Mais *elle ne réalise à aucun degré l'épuration des matières dissoutes.*

On trouve aujourd'hui dans le commerce une foule d'appareils analogues, et quelques-uns d'entre eux, d'après leurs inventeurs, achèvent le cycle d'épuration en transformant les matières dissoutes en nitrates. Tel le *transformateur* dit *intégral* de *Bordigoni*, le *sanito-bactérien* de *Lucas*, la fosse septique épuratrice de Monney, etc.

Ils se composent alors de plusieurs compartiments que les matières traversent pour se dissoudre dans les uns, s'oxyder et se nitrifier dans les autres.

Mais aucun de ces systèmes n'a résisté jusqu'à présent à l'épreuve de la pratique. Leur échec tient à plusieurs causes, dont la principale est que les inventeurs n'ont jamais su tenir compte des conditions de travail des ferments nitrificateurs. Tantôt ils admettaient, dans les compartiments de solubilisation, à la fois les matières des water-closets à chasses d'eau, les eaux ménagères (bains, éviers de cuisines, eaux de lavage) et même les eaux pluviales des toitures : alors les déjections proprement dites étaient simplement dissociées et diluées, mais ne subissaient aucune fermentation anaérobie capable de les dissoudre. Tantôt ils recevaient dans ces mêmes compartiments septiques des matières trop concentrées, et les matières organiques dissoutes qui s'en échappaient étaient incapables de se nitrifier parce que leur teneur en ammoniaque se trouvait excessive. *L'expérience montre en effet que, aux doses supérieures à 200 ou 250 milligrammes au maximum par litre d'eau d'égout, l'ammoniaque ou les substances transformables en ammoniaque ne permettent plus le développement ni le travail des ferments nitrificateurs.*

On a également eu le grand tort de vouloir généraliser l'emploi de quelques-uns de ces systèmes, en particulier celui des *fosses septiques*, dans les agglomérations urbaines, pour permettre aux propriétaires d'immeubles de ne point obéir aux règlements municipaux qui les obligent à adopter le tout à l'égout.

Or il est incontestable que ces *fosses septiques domestiques* produisent une assez grande quantité d'hydrogène sulfuré et d'autres gaz malodorants résultant de la désintégration anaérobie des matières. Si on les construit en maçonnerie (telle l'ancienne *fosse Mouras*), elles ne sont jamais étanches : elles polluent alors les sous-sols par leurs infiltrations, comme les fosses fixes (plus facilement même que ces dernières, parce que les matières qu'elles renferment sont plus diluées, donc plus fermentescibles), et elles infectent l'atmosphère environnante par les produits gazeux qui s'en dégagent.

Si elles sont étanches, les contaminations du sous-sol et des nappes souterraines ne sont plus à craindre, mais les gaz ne s'en échappent pas moins dans l'air extérieur, soit par leurs tuyaux d'évent, soit par l'égout.

On comprend tout de suite combien la situation hygiénique d'une ville pourrait être compromise si l'on tolérait que chaque maison soit munie d'un appareil de ce genre ! Par les temps chauds et calmes de la saison d'été, l'atmosphère deviendrait bientôt irrespirable.

Il est bien évident qu'aucun hygiéniste ne saurait souscrire à l'adoption d'un système dit *d'assainissement*, qui a pour objet de conserver dans le sous-sol de chaque demeure les déjections *fermentées* de ses habitants. Et, si nous réclamons avec tant d'insistance la suppression des fosses fixes à vidange, ce n'est pas pour les remplacer par d'autres fosses fixes, c'est pour leur substituer *le tout à l'égout, qui éloigne immédiatement des habitations humaines et de leurs agglomérations tous les déchets putrescibles de la vie.*

Le Conseil supérieur d'hygiène publique et le Conseil d'hygiène du département de la Seine ont d'ailleurs obéi à cette préoccupation en se prononçant *pour l'interdiction absolue du déversement direct* dans les égouts des eaux-vannes provenant des fosses septiques, sauf dans les cas où les liquides en provenant sont conduits par des tuyaux étanches sur des terrains d'épandage ou sur des lits bactériens d'oxydation acceptés par l'administration et placés sous sa surveillance ».

En somme, disait Hétier, inspecteur général des ponts et chaussées, le système de la fosse septique est défectueux au point de vue de l'hygiène de l'habitation, parce qu'il conserve la fosse d'aisances et qu'il supprime l'occlusion hydraulique entre les cabinets et les chutes ; il est dangereux pour la santé des ouvriers égoutiers, et l'admission de leur effluent dans les égouts constituerait une nouvelle et grave cause de contamination de la Seine et de la Marne.

En ce qui concerne les villes, la question est donc jugée ; loin d'encourager, comme le font encore quelques municipalités, l'établissement de ces fosses ou d'autres appareils analogues, il faut les proscrire au même titre que les fosses fixes, et les villes désireuses de réaliser leur assainissement ne doivent pas hésiter à adopter le *tout à l'égout, séparatif* de préférence, aboutissant à une station d'épuration.

Dans les villages ou dans les maisons de campagne isolées, il n'en est plus de même. Là, la fosse septique est vraiment à sa place, et la généralisation de son emploi est tout à fait désirable, sous la seule réserve qu'elle soit *étanche*, donc *métallique*, afin de protéger sûrement, contre toute infiltration suspecte, les nappes souterraines qui alimentent les puits.

Là, on peut l'adapter aux water-closets non pourvus de chasses d'eau, à condition de diluer suffisamment les matières avec les eaux pluviales des toitures et avec les eaux ménagères.

Mais là aussi, pour qu'elle soit inoffensive, il faut lui adjoindre un lit *bactérien d'oxydation*, capable de transformer en nitrates toute la matière organique dissoute contenue dans son effluent.

L'appareil de choix sera celui qui réunira le mieux les conditions qui précèdent, et ceux que nous avons cités plus haut, s'ils sont installés dans des conditions satisfaisantes, trouveront alors leur utilisation. Mais il importe d'exiger qu'ils ne laissent écouler au dehors que des liquides dépourvus de toute odeur fécale ou ammoniacale et imputrescibles. L'épreuve de cette imputrescibilité peut être faite par tout le monde sans le secours d'un chimiste ; il suffit de recueillir un peu d'eau épurée, d'en remplir un flacon bouché à l'émeri, et de tenir ce flacon dans un endroit tiède, aux environs de 25 à 30° pendant une huitaine de jours. Si, en le débouchant ensuite, on perçoit une odeur d'hydrogène sulfuré ou d'*œuf pourri*, on peut être sûr que l'épuration est insuffisante. Elle est parfaite, au contraire, si l'odeur est nulle.

Nous avons eu l'occasion d'expérimenter un type d'appareil *épurateur biologique pour habitations*, qui répond pleinement aux conditions que nous venons d'indiquer.

Cet appareil, dit *épurateur domestique de Degoix*, se compose de deux récipients métalliques étanches d'égale capacité, accolés l'un à l'autre. L'un (fig. 36) constitue la fosse septique solubilisatrice des matières brutes qui y sont admises (déjections et eaux-vannes ménagères) ; c'est une simple fosse *Mouras*.

L'autre représente un lit bactérien (coke et calcaire et tourbe compacte) qui repose sur un faux fond métallique perforé, aéré en dessous par une cheminée spéciale et qui porte à sa partie supérieure un réservoir de chasse automatique enfermé un vase clos.

Le volume de ce réservoir est calculé, suivant l'importance de l'installation, de manière à retenir une quantité d'eau (sortant de la fosse septique) correspondante au produit de plusieurs chasses. On assure ainsi, d'une manière aussi parfaite que possible, l'intermittence des déversements de liquide sur le lit bactérien, et ces déversements s'effectuent par une série de *jets* formant *becs pulvérisateurs*. Les matériaux du lit ne se trouvent, par suite, jamais noyés, et l'air y circule constamment, aspiré de bas en haut par la cheminée d'appel, de telle sorte que l'évacuation de l'acide carbonique provenant des fermentations aérobies, d'une part, et l'oxydation des matières fixées par les matériaux du lit, d'autre part, s'effectuent dans les meilleures conditions.

Des appareils de ce genre fonctionnent à l'hôpital de Dunkerque, au casino d'*Enghien*, au lycée de *Saint-Omer*, etc. Ils donnent toute satisfaction. Les liquides épurés qui s'en échappent ne sont pas putrescibles et contiennent une quantité de nitrates variant de

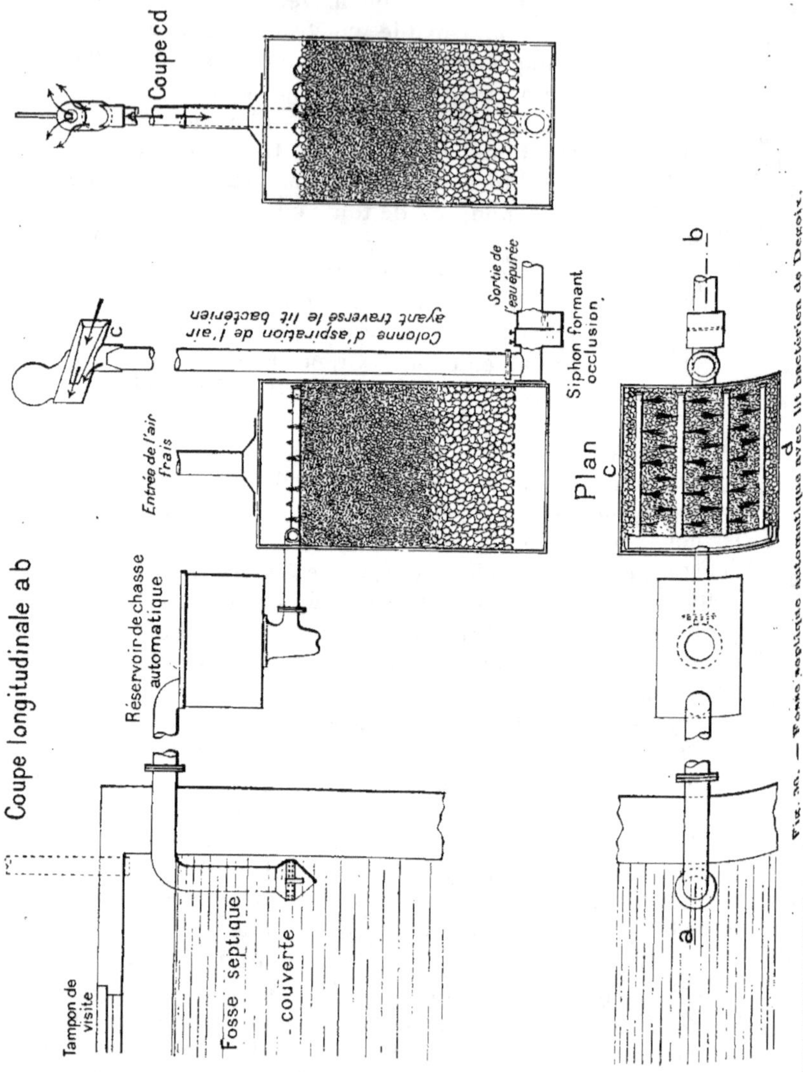

39 à 125 milligrammes par litre, ce qui indique une excellente épuration.

Pour les installations faites à la campagne, il est évidemment possible de tolérer le déversement de telles eaux soit dans des bassins, pour qu'elles puissent être utilisées à l'arrosage des cultures, soit dans des puisards absorbants remplis de matériaux poreux (scories, pierres calcaires, sable) et pourvus d'un dispositif d'aération.

Dans les pays chauds où il importe au plus haut point d'éviter la pullulation des mouches, moustiques et autres insectes ailés, on devra toujours prendre la précaution de garnir de toiles métalliques fines les ouvertures des tuyaux de chute et celles des cheminées d'aération des lits bactériens.

B. Dispositions spéciales en vue de l'épuration biologique dans les hôpitaux et les sanatoriums. — Il n'est pas superflu de discuter ici la question de savoir si l'épuration biologique est recommandable pour les hôpitaux, dont les eaux d'égout renferment constamment en abondance des germes de maladies contagieuses.

Les recherches du Dr P. Musehold (1) ont montré les dangers de l'épandage agricole au point de vue de la propagation de la tuberculose en particulier, en prouvant expérimentalement que, malgré les influences nuisibles qui agissent sur eux, malgré le froid, la neige, la pluie, le soleil, et malgré la concurrence des autres espèces microbiennes, la résistance des bacilles tuberculeux est telle que, dans la terre des champs d'épandage, ils conservent leur pouvoir de contamination pendant plusieurs mois. L'inoculation aux animaux de la terre de ces champs a montré que les bacilles virulents y étaient extrêmement nombreux.

La sécurité est-elle plus grande avec l'épuration biologique? Il est difficile d'en faire la preuve. Sans doute la fermentation anaérobie en fosse septique détruit un très grand nombre de bactéries pathogènes, et nous avons pu nous assurer que le bacille typhique et le vibrion cholérique n'y résistent pas même douze heures. Mais nous n'oserions pas l'affirmer pour le bacille tuberculeux, à cause des moyens de protection tout à fait efficaces que son enveloppe de cire et de graisse lui fournit.

On ne doit donc pas, en principe, tolérer le déversement des produits tuberculeux, surtout des crachats, dans une canalisation d'eaux-vannes épurées par le système biologique, sans que ces produits aient été préalablement désinfectés et rendus sûrement inoffensifs.

Pour les crachats, il est relativement facile d'y détruire la vitalité des bacilles en les faisant macérer pendant quelques heures dans une solution concentrée de carbonate de soude (à 5 p. 100) ou en les faisant bouillir. On peut alors, sans crainte, les jeter à l'égout, et le carbonate de soude, dilué par les eaux-vannes, ne gêne aucunement l'action ultérieure des bactéries nitrifiantes.

Mais, pour ce qui concerne les déjections, le problème est plus

(1) *Arbeiten aus dem kaiserlichen Gesundheitsamte*, Bd. XVII, 1900.

difficile à résoudre, et nous avons dû précisément nous préoccuper de lui chercher une solution pratique à propos du sanatorium pour tuberculeux de *Montigny-en-Ostrevent*. Répondant aux indications que nous lui avons précisées, M. Degoix, ingénieur à Lille, a fait construire un système spécial de water-closets et de vidoirs à double chasse que nous n'avons pas hésité à adopter, et qui atteint parfaitement le but cherché.

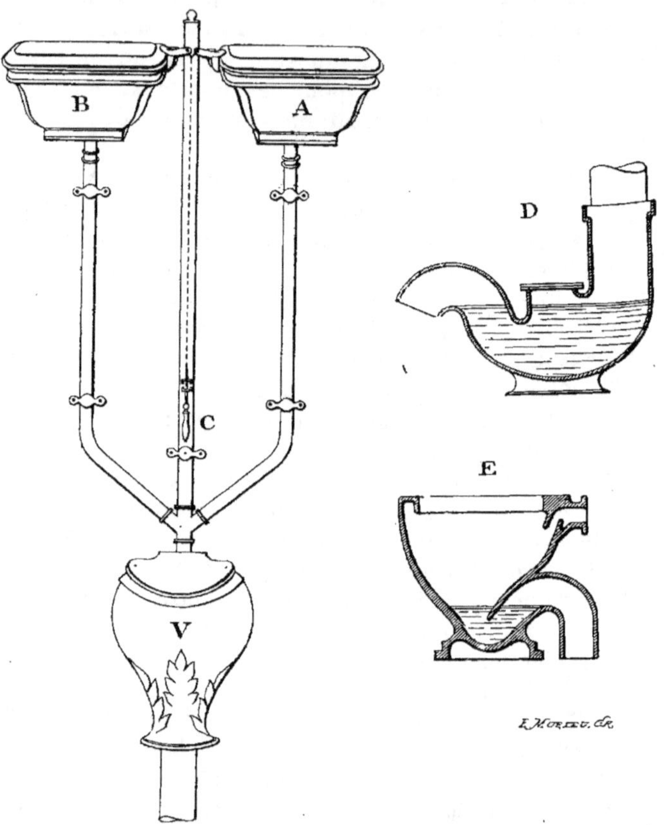

Fig. 37. — Water-closet à double chasse antiseptique de Degoix.

Cet appareil, représenté dans la figure 37, se compose d'une cuvette ou d'un vidoir V (représenté en coupe en E) et de deux réservoirs de chasse A et B. Le réservoir A est en communication normale avec la canalisation d'eau et s'alimente automatiquement, comme tous les appareils du même genre, au moyen d'un robinet à flotteur.

Le réservoir B reçoit, par une canalisation différente, d'un autre réservoir placé aux étages supérieurs de l'édifice, un liquide antiseptique quelconque (solution concentrée de carbonate de soude ou d'hypochlorite de chaux, ou de lysol). Il s'alimente également par un robinet qui s'ouvre seulement pendant un instant après qu'on a tiré la chaîne de vidange C. Lorsque des matières susceptibles de contenir des germes contagieux sont déposées dans la cuvette V, il suffit, pour en provoquer l'expulsion, de tirer une seule fois la chaîne C. Aussitôt après, 5 litres environ de solution antiseptique viennent s'écouler automatiquement dans la cuvette V et y restent jusqu'à ce qu'une nouvelle chasse vienne à se produire. Le mélange de matières et d'antiseptique se rend alors dans une cuvette siphoïde intermédiaire D, placée en sous-sol, et les dimensions de cette cuvette sont calculées de manière à ce que le volume de six chasses au moins puisse y rester accumulé, assurant ainsi un *temps de contact* suffisant avec l'antiseptique pour que les germes contagieux soient détruits. Ce temps de contact, suivant l'antiseptique employé, doit être au minimum de quatre heures ; mais, plus l'action est prolongée, plus elle est sûrement efficace.

La cuvette siphoïde D se déverse par trop-plein dans la canalisation d'égout.

La seule objection possible à l'emploi de cet appareil est que la forte proportion d'antiseptique employée pour la désinfection des matières peut gêner le travail des fermentations anaérobies en fosse septique.

L'expérience a montré que cette crainte n'était pas justifiée. La dilution avec les eaux-vannes ménagères (cuisines, bains, lavages, etc.) est telle que, arrivées dans la fosse septique en présence d'un levain de microbes en pleine activité, les matières n'en subissent pas moins une désintégration très rapide. Du reste, de nombreux essais de laboratoire ont montré qu'il faut, pour arrêter une fermentation anaérobie en pleine marche, plus de 1/10 000 de chlorure de chaux et plus de 1/1000 de lysol. Or ces concentrations ne peuvent jamais être atteintes lorsque 200 litres, par exemple, d'une solution à 5 p. 100 de chlorure de chaux ou de lysol se trouvent dilués dans 30 ou 50 mètres cubes d'eaux-vannes.

Il nous paraît donc certain que, dans les hôpitaux, les sanatoriums, les maisons de santé et, en général, dans tous les établissements qui reçoivent des malades contagieux, l'usage d'appareils de ce genre, d'ailleurs peu coûteux, rendra de très grands services.

Et, lorsque leur utilisation n'est pas possible, on peut très économiquement leur substituer le simple *seau hygiénique* garni, préalablement à son usage, d'une certaine quantité de liquide antiseptique. Il suffit d'y laisser séjourner les matières pendant un temps suffisant pour assurer leur stérilisation, avant de les rejeter à l'égout.

Ce moyen, adopté à Paris à l'*hôpital Pasteur*, est à la portée de tout le monde, et il n'est pas inutile de savoir que son emploi est parfaitement compatible avec l'épuration biologique des eaux-vannes.

C. **Règles générales pour l'établissement des fosses septiques et des lits bactériens pour habitations isolées.**

— Quel que soit le système auquel on veuille s'adresser pour réaliser l'épuration des eaux d'égout d'une habitation privée ou collective, lorsque l'effluent doit être évacué, soit dans un réseau de canalisations urbaines, soit dans un puisard absorbant ou dans un cours d'eau, il est certaines règles que nous croyons nécessaire de préciser et dont on ne devra jamais se départir.

1° *Fosses septiques*. — Elles devront être construites en maçonnerie cimentée à l'intérieur et parfaitement étanches, ou mieux en ciment armé, ou encore en métal pour les appareils de petites dimensions.

La capacité de la fosse sera de *dix fois* le volume qu'elle peut être appelée à recevoir journellement.

Si cette fosse ne doit recevoir que le produit des water-closets, il faut, autant que possible, utiliser pour ces derniers des appareils à effets d'eau débitant 10 litres par chasse.

On compte alors, en moyenne, 25 litres par personne et par jour pour les habitations privées ; 15 litres seulement pour les habitations collectives (casernes, collèges, prisons, etc.) et 15 litres de plus dans les deux cas pour les eaux de toilette.

Si l'on veut y joindre les eaux de lavage de cuisine et autres, on ajoutera encore 4 litres par personne et par jour. Toutefois, comme ces eaux renferment beaucoup de graisses, il faut augmenter la capacité de la fosse septique et la porter à vingt fois le volume total journalier.

On se gardera d'admettre en fosse septique les eaux des *bains* et celles des *buanderies*, car l'afflux irrégulier et important, correspondant à la capacité d'une baignoire et arrivant tout d'un coup dans la fosse, apporterait une perturbation dans le travail des bactéries. D'ailleurs ces eaux, comme celles des buanderies, peuvent s'écouler à ciel ouvert sans inconvénients et être simplement filtrées sur gravier avant leur rejet dans les cours d'eau.

A titre d'exemple, une fosse septique correspondant à une famille de six personnes aurait les dimensions ci-après :

1° $6 \times 25 \times 10 = 1^{mc},500$, si elle ne reçoit que les water-closets ;

2° $6 \times 40 \times 10 = 2^{mc},400$, si elle reçoit en plus les eaux de toilette ;

3° $6 \times 20 \times 46 = 5^{mc},520$, si elle reçoit en outre les eaux-vannes de cuisine et de lavage.

La fosse septique doit avoir une profondeur de 2 à 3 mètres. Elle doit être munie d'une trappe de visite (ordonnance de police) et d'un tuyau de ventilation de 110 millimètres, en zinc ou en fonte, allant jusqu'au toit (la fonte est indispensable dans la traversée des maçonneries). Ce tuyau a pour objet, contrairement à ce qui a été fait pour les fosses *Mouras*, d'éviter que les gaz provenant de la décomposition des matières organiques se mettent en pression dans la fosse.

Les tuyaux de chute des matières doivent plonger de 0^m,050 en dessous du niveau du liquide dans la fosse ; une plus grande plongée entraîne des inconvénients dans le fonctionnement des water-closets.

Lorsque les appareils de water-closets ne sont pas des appareils de chasse donnant environ 10 litres d'eau par chasse, il devient nécessaire d'ajouter un volume d'eau suffisant pour former le débit journalier de 20 litres par personne et par jour. On arrive à ce résultat soit par un écoulement continu, soit par un siphon de chasses automatiques et intermittentes, communiquant avec un réservoir d'eau.

2° *Lit bactérien.* — On doit toujours faire précéder le lit bactérien d'un réservoir de chasse automatique ou de tout autre dispositif permettant d'assurer l'*intermittence des déversements* et la *régularité de l'épuration.*

Tout l'ensemble de l'installation doit être fermé pour éviter le dégagement des odeurs.

La hauteur des matériaux poreux dans le lit bactérien ne sera pas moindre de 1 mètre et la différence de niveau entre la sortie de la fosse septique et la surface des matériaux sera d'environ 0^m,60. Il faut ajouter à ces chiffres 0^m,10 pour l'évacuation de l'effluent, soit au total 1^m,70.

Si la configuration du sol permet d'augmenter la hauteur du lit jusqu'à 1^m,75 ou 2 mètres, on n'hésitera pas à en profiter.

Les dimensions du lit bactérien en surface seront déterminées sur la base d'une épuration de 0^{m3},500 par mètre carré et par jour.

Donc, pour une famille de six personnes, le lit aura respectivement, dans chacun des cas prévus ci-dessus au sujet de la fosse septique :

$$1° \qquad \frac{0,150}{0,500} = 0^{mq},30$$

$$2° \qquad \frac{0,240}{0,500} = 0^{mq},48 \,;$$

$$3° \qquad \frac{0,276}{0,500} = 0^{mq},55.$$

Le tuyau de rentrée d'air frais, amenant l'air à la surface du lit, aura 0^m,150 de diamètre. Il sera, en principe, le moins haut possible s'il s'agit d'habitations isolées ; mais, dans les agglomérations, on l'élèvera à 2^m,50 de hauteur, en l'éloignant de 5 mètres environ de toute fenêtre ouvrante.

Le tuyau d'aspiration, entraînant les gaz pris sous le lit bactérien, aura également 0^m,150 de diamètre, s'élèvera à la hauteur du toit et sera surmonté d'une girouette aspiratrice.

La répartition du liquide à la surface du lit bactérien peut s'effectuer soit par des rigoles distributrices à trous ou à fentes, soit avec un dispositif de tuyaux perforés à leur partie supérieure tous les 3 ou 5 centimètres et fonctionnant sous la pression du réservoir de chasse automatique.

L'évacuation de l'effluent épuré se fera par une canalisation quelconque en grès ou en fonte. Il sera toujours indiqué de prévoir, à son départ, l'installation d'un petit réservoir de 2 ou 3 litres de capacité permettant de recueillir des échantillons d'eau épurée et de vérifier de temps en temps, par des analyses, l'efficacité du système.

XXII. — L'ÉPURATION BIOLOGIQUE ARTIFICIELLE DES EAUX D'ÉGOUT EN ANGLETERRE, EN ALLEMAGNE ET AUX ÉTATS-UNIS.

A. Angleterre. — En 1896 furent publiés en Angleterre les premiers travaux de W.-J. Dibdin sur l'épuration biologique artificielle des eaux d'égout d'après les expériences effectuées par ce distingué chimiste à *Barking Creek*, puis à *Sutton*, près de Londres, sous la dénomination de *Bacterial process*. Presque à la même époque, Cameron appliquait le même principe à *Exeter*.

Ainsi que nous l'avons déjà exposé, le procédé primitif de Dibdin consistait à créer, soit avec des scories ou mâchefer, soit avec des fragments de briques concassées ou de silex, un sol artificiel extrêmement perméable, sur lequel les eaux d'égout, préalablement débarrassées par simple décantation de la majeure partie de leurs impuretés solides, étaient déversées par intermittences.

En réglant les périodes alternatives d'immersion et d'aération de ce sol artificiel, de manière à laisser aux matières organiques déposées dans la masse filtrante le temps de s'oxyder au large contact de l'air, Dibdin montrait, — et c'est là le point essentiel de sa découverte, — que les phénomènes d'oxydation s'y accomplissent avec une grande énergie, grâce à des *actions microbiennes* beaucoup plus intenses, mais *identiques à celles que réalise l'irrigation intermittente sur le sol nu ou sur le sol cultivé.*

Les résultats de ses premiers essais furent si encourageants que, pressées par les hygiénistes officiels d'arrêter la pollution toujours croissante des rivières, plusieurs grandes cités industrielles anglaises, au premier rang desquelles il convient de citer *Leeds* et *Manchester*, s'empressèrent d'établir des stations d'études pour expérimenter le nouveau système.

On s'aperçut bientôt que celui-ci n'est applicable, dans les conditions décrites par Dibdin, qu'à des eaux d'égout très diluées et parfaitement décantées, mais que, lorsqu'elles renferment une certaine quantité de matières en suspension, ou des substances difficilement oxydables comme les résidus hydrocarbonés, le support ou *lit bactérien* que représente le sol artificiel se *colmate* et perd très vite ses propriétés épurantes.

Donald Cameron, que ce fait avait vivement frappé, eut alors l'idée ingénieuse de faire précéder le déversement intermittent sur *lits bactériens* d'une solubilisation aussi complète que possible des matières organiques, et, à cet effet, il pensa à utiliser les avantages de l'appareil imaginé dès 1881, en France, par Mouras, connu sous le nom de *Fosse Mouras*, et dont l'abbé Moigno avait expliqué à diverses reprises le fonctionnement si curieux dans une série d'articles de la revue *Cosmos* (décembre 1881, janvier 1882 et janvier 1883).

L'appareil Mouras, comme nous l'avons expliqué précédemment, est basé sur ce principe que les déjections animales renferment tous les éléments de fermentation ou de dissolution nécessaires et suffisants pour les *liquéfier* et pour permettre au sol arable de les utiliser sans perte appréciable. Pour que la liquéfaction soit complète, il suffit de donner à la fosse d'aisances une capacité convenable (soit environ un dixième de mètre cube par personne), d'y admettre les matières mélangées avec un volume d'eau correspondant à environ vingt fois leur masse, et de les tenir accumulées pendant vingt à trente jours. La fosse doit rester constamment remplie : elle porte seulement un trop-plein par où s'échappe peu à peu une quantité de liquide correspondant exactement au volume des matières qu'on y introduit.

En obligeant les eaux d'égout à séjourner dans un appareil de ce genre, — pendant beaucoup moins longtemps que les déjections de water-closets, puisqu'elles sont beaucoup plus diluées, — il devenait possible de solubiliser une grande partie des matières en suspension qu'elles renferment et d'éviter, par suite, l'apport de boues à la surface du matériel filtrant des lits bactériens.

L'expérience d'Exeter, conduite par Cameron, bientôt répétée à *Yeovil*, à *Manchester*, à *Leeds* et à *Sutton*, montra qu'on pouvait tirer un excellent parti de cette association du principe de Mouras à celui de Dibdin et que, dans presque tous les cas, on obtenait des résultats d'épuration satisfaisants eh laissant fermenter spontanément les eaux d'égout pendant douze à vingt-quatre heures dans de vastes fosses Mouras, et en déversant le trop-plein de celles-ci, par intermittences, sur des *lits bactériens*.

La fosse Mouras, adaptée à sa nouvelle fonction, reçut en Angleterre le nom de *septic tank*, que nous traduisons en français par *fosse septique*.

Une foule d'appareils et de dispositifs particuliers, d'ailleurs tous basés sur les principes établis par Mouras, Dibdin et Cameron, ne tardèrent pas à être proposés par un grand nombre d'ingénieurs sanitaires ou de constructeurs, au choix des villes intéressées à l'adoption du nouveau système. Quelques-uns seulement présentent

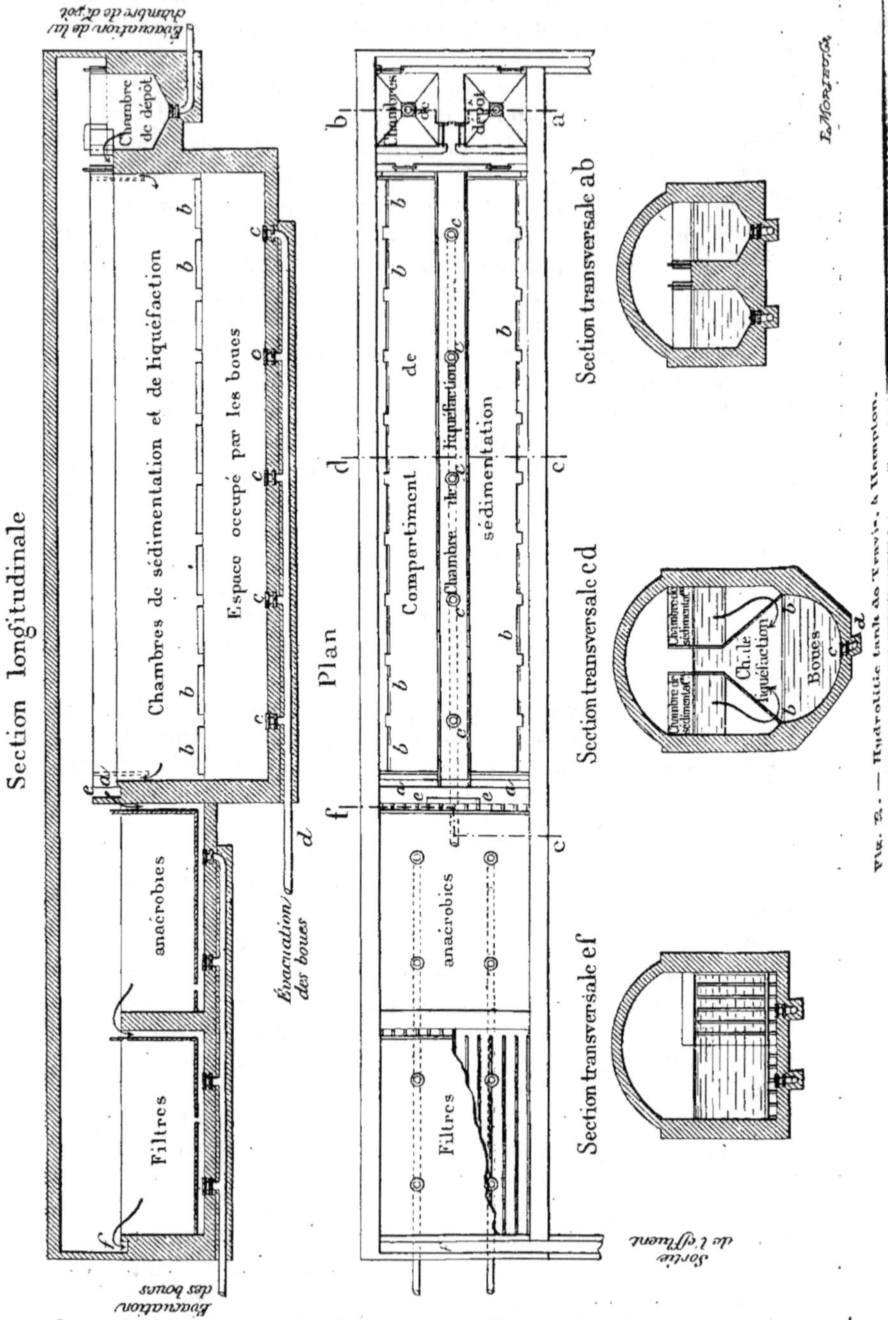

Fig. 2. — Hydrolitic tank de Travis, à Hampton.

de réels avantages ; la plupart compliquent inutilement, ou rendent coûteuses à l'excès les installations d'épuration qu'on doit chercher à éviter de grever de trop lourdes charges.

La *Royal Commission of sewage's disposal* en a fait l'étude, mais elle a pris grand soin, dans ses rapports, de n'en recommander aucun. Elle se borne à constater leurs résultats, et elle permet leur adoption lorsque ceux-ci répondent aux conditions d'efficacité qu'elle exige.

Le nombre des villes anglaises qui ont adopté ou expérimenté les procédés d'épuration biologique en vue de leur adoption prochaine dépasse, à l'heure actuelle, le chiffre de 250. Quelques-unes d'entre elles traitaient antérieurement leurs eaux d'égout par les procédés chimiques les plus divers, dont aucun ne donnait satisfaction. Les autres avaient créé depuis plus ou moins longtemps des champs d'épandage avec utilisation agricole ; elles avaient dû y renoncer pour de multiples raisons. Et partout les résultats ont été pleinement satisfaisants.

Les stations d'épuration biologique artificielle les plus importantes du Royaume-Uni sont celles de :

Accrington : six fosses septiques ouvertes de 8 630 mètres cubes de capacité totale ; dix lits bactériens à sprinkler couvrant ensemble 4 614 mètres carrés et épurant 5 678 mètres cubes d'eau d'égout par jour.

Birmingham : vingt fosses septiques ouvertes de 65.920 mètres cubes de capacité totale ; douze lits bactériens à becs pulvérisateurs couvrant 48 000 mètres carrés, épurant actuellement 850 litres par mètre carré et par jour. Le coût de construction de ces lits en quartzite sur 1^m,80 de hauteur a été de 44 fr. 25 par mètre carré, y compris le drainage et les appareils de distribution. Les frais d'entretien annuel sont de 1 centime par mètre cube d'eau traitée, soit 10 francs par 1 000 mètres cubes. Leur fonctionnement est parfaitement régulier depuis 1905.

Chesterfield a abandonné l'épandage pour l'épuration biologique artificielle. Trois fosses septiques ayant ensemble 3 039 mètres cubes de capacité ; douze lits bactériens à sprinklers rotatifs traitant 2 270 mètres cubes d'eau d'égout par temps sec, mais pouvant recevoir 9 350 mètres cubes avec un débit de 500 litres par mètre carré et par jour.

Darley-Abbey, près de *Derby*, traite 100 mètres cubes par jour pour sa population de 2 000 habitants, sur des lits à deux étages et à sprinklers du système Wittaker-Candy. Cette petite installation a coûté 10 500 francs. Les frais d'entretien sont à peu près nuls.

Derby, pour sa population de 125 000 habitants, a construit, sous la direction du Dr Barwise, une magnifique installation d'épuration biologique par fosses septiques et lits bactériens à *sprinklers d'Adams*. Les résultats en sont excellents.

Exeter traite 4 500 mètres cubes d'eau d'égout par le système dit *septic tank* de *Cameron*; fosses couvertes et douze lits bactériens de contact, ayant chacun 836 mètres carrés de surface. Il n'y a pas de lits de second contact. Cette installation a coûté 310 000 francs.

Hampton, près de *Londres*, jolie petite ville de villégiature, dont la population est de 8 000 habitants, traite 1 000 mètres cubes d'eau d'égout par jour sur lits bactériens à triple contact. Il y a cinq lits pour chaque contact. Ils ont ensemble une surface de 2 628 mètres carrés.

Chaque lit fonctionne à raison de trois remplissages par vingt-quatre heures. Les vannes sont manœuvrées à la main.

On a construit également à *Hampton*, à titre d'essai, un *hydrolytic tank* de *Travis*, fosse septique de 1 362 mètres cubes de capacité, composée de deux chambres de sédimentation, d'une chambre de liqué-faction et de filtres anaérobies.

Cet appareil, entièrement couvert, retient parfaitement les matières en suspension et en liquéfie 80 p. 100. L'espace réservé à l'accumu-lation des boues est suffisant pour qu'il ne soit utile de les évacuer qu'environ tous les deux mois.

L'eau d'égout, refoulée par des éjecteurs *Shone* à air comprimé, entre d'abord dans la chambre de dépôt et pénètre dans les chambres de sédimentation, dont les murs intérieurs, comme l'indique la coupe transversale *cd* (fig. 38), sont perforés de longues fentes permettant aux matières solides de tomber peu à peu dans la chambre de liqué-faction, puis dans l'espace sous-jacent, si elles sont insolubles.

L'effluent de la chambre de liquéfaction s'échappe par un déversoir et entre, de bas en haut, successivement dans les deux filtres anaé-robies qui sont formés de grosses pierres concassées. Au sortir de ces filtres, il est dirigé sur les lits bactériens à triple contact.

Hanley (Staffordshire) : fosses septiques et lits percolateurs ali-mentés par un appareil du système Willcox et Raikes (fig. 39). Le coût de la force motrice pour actionner ce distributeur est de 2 francs par 1000 mètres cubes d'eau traitée.

Huddersfield : ville industrielle de 100 000 habitants. La station d'épuration est à *Deighton*. Fosses septiques et lits percolateurs à becs pulvérisateurs rotatifs de Campbell travaillant à raison de 1 945 litres par mètre carré.

Leeds, grande ville de 500 000 habitants, a essayé tous les systèmes d'épuration biologique dans sa station d'essais de *Knostrop*. La fer-mentation en fosses septiques a permis de réduire le volume des boues à un tiers de celui que produisait la précipitation chimique. Elle fait disparaître 30 p. 100 de la matière organique contenue dans l'eau brute. Les lits percolateurs donnent les meilleurs résultats au taux de 1 500 litres par mètre carré et par jour, bien que les eaux soient très chargées en résidus industriels (d'usines métallurgiques principalement).

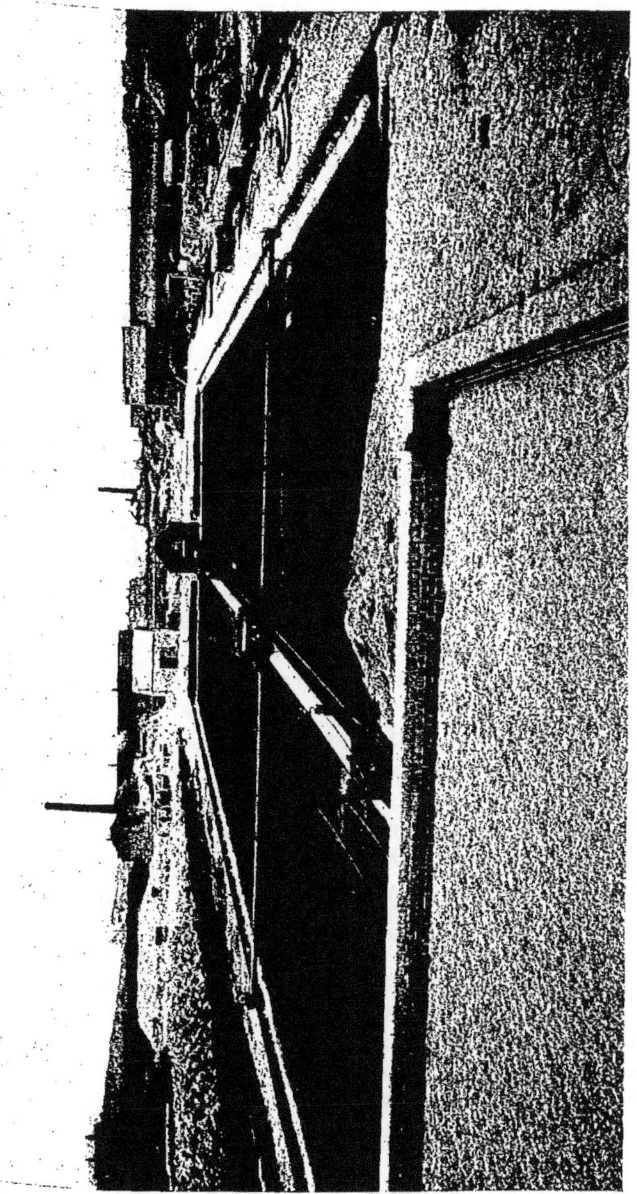

Fig. 39. — Appareil distributeur automatique de Willcox et Raikes, à Hanley.

Manchester traite 150 000 mètres cubes d'eau d'égout par jour dans sa station de *Davyhulme*, près *Urmston*, et 20 000 mètres cubes dans celle de *Withington*.

A *Davyhulme*, l'eau d'égout, répartie entre vingt-deux fosses septiques, est épurée exclusivement par lits bactériens de premier contact et, en partie, par lits de second contact. Toute l'installation a coûté 12 000 000 de francs, et les dépenses d'entretien sont de 1 franc par 1 000 mètres cubes d'eau traitée (Voy. fig. 20).

Salford, faubourg de *Manchester*, épure 36 000 mètres cubes dans une autre station au moyen de lits bactériens à becs pulvérisateurs fixes. L'eau est d'abord traitée par $0^{gr},05$ de chaux et $0^{gr},02$ de sulfate ferreux par litre, puis décantée et filtrée à travers un lit de gravier avant d'être distribuée sur les lits. Le coût de ces derniers a été de 45 francs par mètre carré sur $2^m,40$ de hauteur.

Salisbury : traite de 2 500 à 8 000 mètres cubes d'eau d'égout par jour au moyen de deux fosses septiques et de cinq lits percolateurs à sprinklers. Ceux-ci travaillent à raison de 4 500 litres par mètre carré et par jour au maximum.

Uxbridge : petite ville située à 30 kilomètres environ dans la banlieue ouest de *Londres*, qui compte 12 000 habitants. Les industries de toutes sortes (tanneries, brasseries, blanchisseries) y sont nombreuses ; aussi son sewage est-il assez chargé. Son volume moyen représente environ 3 600 mètres cubes par jour, mais il peut s'élever à 10 000 mètres cubes en temps de pluie, car le système d'égouts est unitaire.

On emploie depuis 1901 le système F. Candy (*sprinkler sur lit de carboferrite*) sans fermentation septique préalable.

Les eaux sont décantées dans un premier bassin circulaire de $4^m,50$ de diamètre, disposé en entonnoir, de manière à faciliter le dépôt des boues qui s'accumulent dans la partie conique et peuvent être évacuées à l'extérieur au moyen d'une vanne. De ce premier bassin elles se rendent par un canal ouvert à trois autres bassins dits *préparateurs*, de 340 mètres cubes de capacité chacun et de 20 mètres de longueur sur 12 mètres de largeur. Elles y séjournent quatre heures au moins et cinq heures au plus, et ce délai suffit pour liquéfier la plupart des particules de matières azotées solides.

L'effluent de ces bassins s'écoule par un déversoir dans une rigole qui le conduit jusque dans l'axe de lits bactériens à sprinklers.

Deux de ces lits ont 12 mètres de diamètre et trois $22^m,50$.

Les sprinklers rotatifs sont à deux et quatre bras. La surface totale des lits est de 1 200 mètres carrés environ. Seuls les grands lits sont formés de deux couches de scories, entre lesquelles est étalée une couche de carboferrite (1).

___

(1) Le *carboferrite* ou *polarite* est un produit breveté par M. Candy, préparé par calcination du carbonate de fer naturel.

La composition chimique du carboferrite, d'après *Naylor*, est la suivante :

```
Peroxyde de fer et oxyde magnétique ....................   54,52
Alumine.................................................    6,21
Chaux...................................................    0,98
Magnésie................................................    7,24
Silice..................................................   24,92
Eau.....................................................    6,13
```

C'est une substance à pores très fins, qui a la propriété de condenser l'oxygène à sa surface. M. Candy lui attribue un rôle très efficace dans l'épuration.

Les *sprinklers* de *Candy*, modifiés par *Wittaker*, présentent cette particularité intéressante qu'ils tournent pendant quelques instants, deux ou trois minutes, puis s'arrêtent et reprennent automatiquement leur mouvement de rotation. Ils réalisent donc l'arrosage *intermittent* des lits, et c'est là une condition essentielle pour obtenir une bonne épuration.

Avec les autres systèmes, qui tournent constamment, on est obligé d'interrompre de temps en temps l'arrivée d'eau d'égout pour permettre aux scories de s'aérer.

A *Uxbridge*, les résultats de l'épuration sont tout à fait satisfaisants : celle-ci atteint 90 p. 100, avec un débit très élevé de 2 700 litres environ par mètre carré et par jour.

On pourrait d'ailleurs la rendre plus parfaite en repassant sur un second lit à *sprinkler* le liquide épuré par les premiers. Ce liquide renferme en effet presque toujours une assez grande quantité de matières en suspension noirâtres, échappées des scories, et qui sont constituées par des zooglées de microbes emprisonnant des parcelles de fer ou de charbon. On les sépare par une décantation finale dans un bassin dit *reviseur* avant de rejeter l'effluent dans la rivière.

Le dispositif de *Candy* réduit, en somme, considérablement la durée du séjour de l'eau d'égout en fosse septique, grâce à une décantation parfaite. Les résultats sont très satisfaisants, et plusieurs villes anglaises l'ont adopté en lui faisant subir des modifications appropriées aux circonstances locales.

Nous lui reprocherons seulement de ne pas échapper aux inconvénients que présentent tous les types de *sprinklers*, c'est-à-dire de constituer un mécanisme délicat, coûteux et susceptible d'être arrêté ou contrarié par les vents.

Quoi qu'il en soit, il mérite d'être retenu parmi les appareils les plus ingénieux et les plus parfaits utilisés en Angleterre.

D'après *Candy*, une installation réellement complète de son système doit comprendre :

1° Un bassin de décantation ;

2° Une fosse de liquéfaction ou d'hydrolyse (*préparateur*) ;

3° Un premier lit à *sprinkler* intermittent ;

4° Un deuxième bassin de décantation;

5° Un second lit à *sprinkler* intermittent;

6° Un bassin de dépôt des particules entraînées par l'effluent.

La figure 40 montre en plan et en coupe la disposition et les dimensions respectives de ces appareils dans une installation *type*, et la figure 41, le mode de construction et de drainage des lits circulaires à *sprinklers* de *Candy-Wittaker* (type de *Chester*).

B. Allemagne et Hollande. — Depuis quelques années, il s'est produit en Allemagne un mouvement très actif vers l'étude des procédés d'épuration des eaux résiduaires. Les excellents résultats obtenus en Angleterre par l'application des procédés biologiques ont attiré l'attention des hygiénistes allemands, qui ont entrepris aussitôt l'examen de ces méthodes. Le Pr Dunbar, directeur de l'*Institut d'hygiène de Hambourg*, a notamment poursuivi d'importantes études théoriques et pratiques sur cette question. Dès 1895, Dunbar faisait installer à *Hambourg* une station expérimentale pour l'étude des procédés d'épuration des eaux résiduaires, et particulièrement, à partir de 1897, des procédés biologiques.

L'*Institut d'hygiène de Hambourg* a ainsi poursuivi de nombreuses recherches, notamment sur la puissance épuratrice des méthodes biologiques, sur l'influence de la nature et de la grosseur des matériaux et des dimensions des lits bactériens sur l'épuration, sur les conditions pratiques du travail par ces méthodes.

Sous l'impulsion vigoureuse donnée par Dunbar, et aussi par d'autres savants tels que Schmidtmann, Günther, Thumm, etc., l'étude de ces questions prit une extension de plus en plus grande. En 1900, les grandes villes et les sociétés industrielles de la Prusse déposaient au ministère une pétition réclamant l'organisation d'un *Institut central chargé spécialement de l'examen des questions d'approvisionnement des villes en eau potable et d'épuration des eaux résiduaires.* Sur le rapport du Pr Schmidtmann, l'État prussien votait, en 1901, les fonds nécessaires à l'organisation de cet Institut, dont le fonctionnement a commencé le 1er avril 1901, sous la direction des P^{rs} Schmidtmann et Günther.

Le rôle de cet établissement est le suivant :

1° Il doit étudier les questions qui se rattachent à l'approvisionnement des villes en eau et à l'épuration des eaux résiduaires, principalement au point de vue de l'hygiène des agglomérations urbaines;

2° Il doit faire les essais relatifs à ces études dans l'intérêt général;

3° Il doit exécuter, dans son domaine scientifique, les recherches et analyses qui lui sont soumises par les différents ministères, et aussi, contre rémunération, celles qui lui sont adressées par les autorités et par les particuliers;

4° Il doit centraliser toutes les études faites en Allemagne et à l'étranger sur ces questions d'eaux et fournir ainsi tous les rensei-

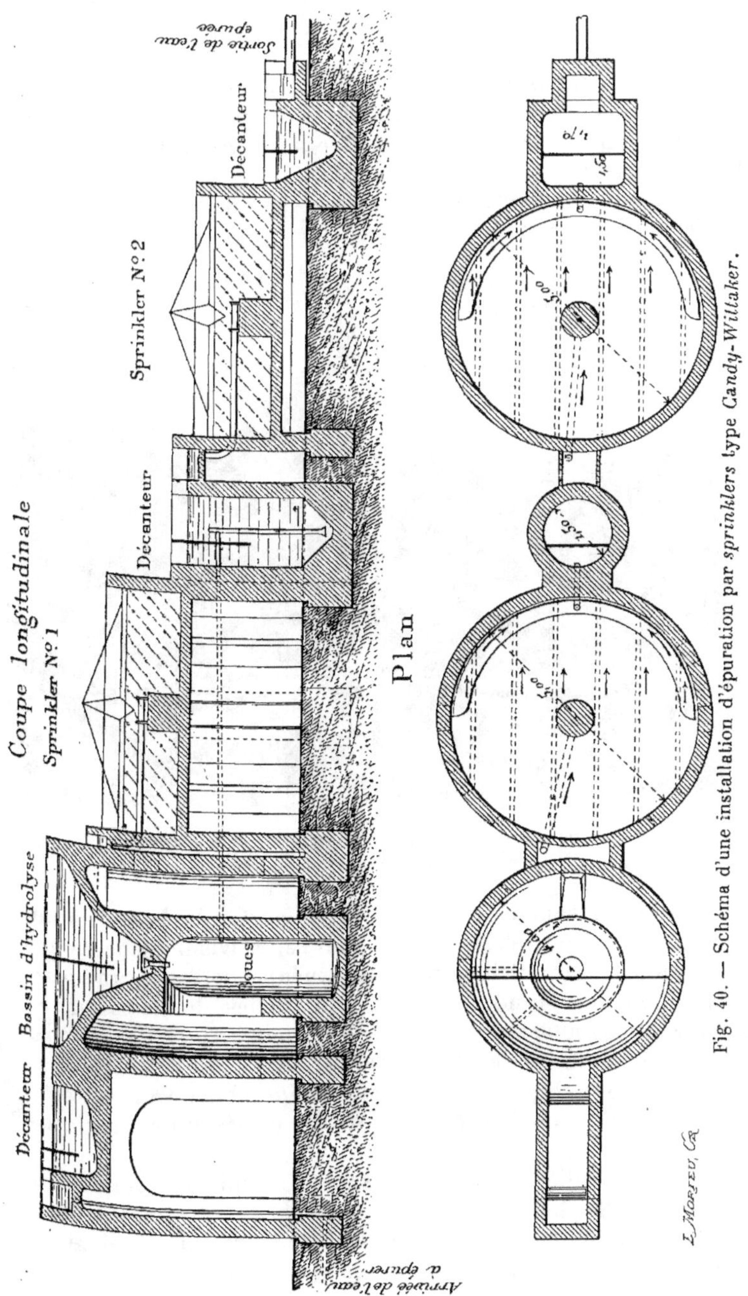

Fig. 40. — Schéma d'une installation d'épuration par sprinklers type Candy-Willaker.

gnements utiles aux autorités, aux communes et aux industries, avec tous les développements et perfectionnements que comporte la science du jour.

5° Il doit donner chaque année des séries de cours spéciaux pour les médecins des épidémies, les agents des ponts et chaussées et des différents ministères, pour les mettre au courant des questions qui les intéressent.

Les analyses effectuées par les services de l'Institut rapportent 70000 marks par an ; le Gouvernement prussien ajoute, à titre de

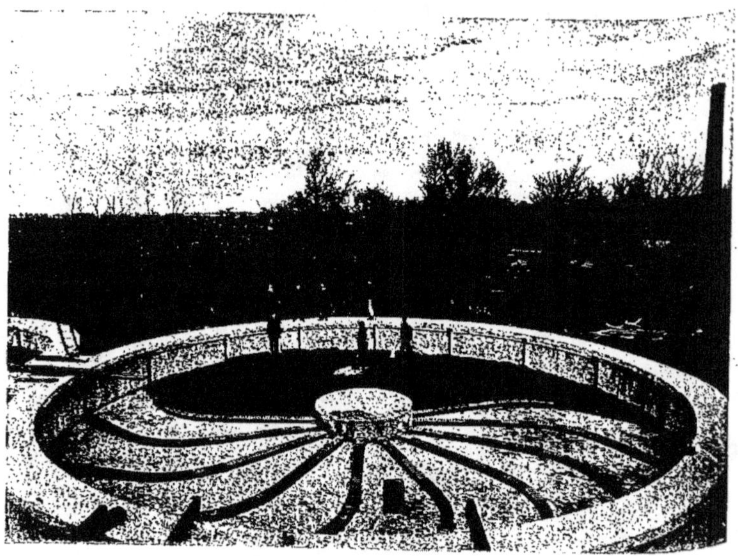

Fig. 41. — Mode de construction et de drainage des lits circulaires à *sprinklers* de *Candy-Wittaker* (type de *Chester*).

subvention, la somme nécessaire pour porter le budget annuel à 130000 marks. En outre, la Société pour l'approvisionnement en eau et l'épuration des eaux résiduaires, constituée par soixante grandes villes et la plupart des grandes sociétés industrielles, donne par an, à titre de subvention, 50000 marks. L'établissement a ainsi à sa disposition une somme annuelle de 225000 francs.

Ces chiffres indiquent l'extension considérable qu'a prise cet Institut et fournit la meilleure preuve de son utilité et des services qu'il rend à la Prusse.

Il est particulièrement intéressant d'examiner quelles sont, à l'heure actuelle, les dispositions prises par les diverses villes allemandes au point de vue de l'épuration de leurs eaux résiduaires. Le Dr Salomon a pu réunir en un volume (1) les documents relatifs aux

(1) Die städtische Abwässerbeseitigung in Deutschland, Fischer, Iéna, 1906.

diverses installations des villes situées dans les bassins de la Meuse, du Rhin et du Danube. Il résulte de cette enquête que, sur 152 villes examinées, 69 font subir à leurs eaux un traitement d'épuration, et 84 les évacuent sans aucun traitement.

Épandage. — 8 villes : *Darmstadt, Dortmund, Enkirch, Freiburg-B, Laasphe, Mulhouse, Pfalzburg, Schweln*.

Épuration purement mécanique dans les bassins de décantation. — 34 villes : *Andernach, Bamberg, Barmen, Bernkastel, Bonn, Borbeck, Bottrop, Budingen, Cologne, Duisburg, Dusseldorf, Elberfeld, Erlangen, Eschweiler, Frankenthal, Frankfurt, Gelsenkirchen, Giessen, Godesberg, Grevenbroich, Herne, Lörrach, Mansheim, Marburg, München-Gladbach, Neuwied, Pfaffendorf, Rappenau, Saint-Johann, Süchteln, Trier, Viersen, Wiesbaden, Willich*.

Épuration par clarification mécanique ou chimique. — 6 villes : *Baden-Baden, Bochum, Essen, Hambourg, Soest-i.-W. Strasbourg*.

Épuration par les procédés biologiques. — 21 villes, se subdivisant ainsi :

a. **Sans fosses septiques et par procédés de contact**. — 11 villes : *Bertrich, Hagen, Hanau, Idstein, Königstein, Langenberg, Langendreer, Remscheid, Ruttenscheid, Siegburg, Thionville*.

b. **Sans fosses septiques et par procédés à percolation**. — 5 villes : *Ems, Huls, Kettwig, Königsfeld, Markirch*.

c. **Avec fosses septiques et par procédés de contact**. — 2 villes : *Brühl, Witten*.

d. **Avec fosses septiques et par procédés à percolation**. — 3 villes : *Ludenscheid, Unna, Wilmersdorf*.

On voit, d'après ce qui existe dans les bassins de la Meuse, du Rhin et du Danube, qu'un certain nombre de villes allemandes ont aujourd'hui adopté les procédés biologiques. D'autre part, K. Imhoff, dans son étude sur l'épuration biologique en Allemagne (1), signale 17 autres villes qui ont adopté l'épuration biologique, et 19 petites installations d'asiles, de casernes, d'hôpitaux, pour l'épuration des eaux ménagères par les mêmes méthodes. Ces 17 villes sont : *Beuthen-in-Oberschlesien, Binz-auf-Rügen, Borsigwalde-bei-Berlin, Brieg, Brockau-bei-Breslau, Culmsee, Haynau-in-Schlesien, Homberg-bei-Cassel, Langensalza, Lötzen, Merseburg, Mulheim-an-der-Rhur, Naumburf-an-der-Saale, Weissensee-bei-Berlin, Stargard-in-Pommern, Tempelhof-bei-Berlin, Wilhelmsburg-an-der-Elbe*.

Les stations d'épuration biologique allemandes les plus importantes sont celles d'*Ems*, de *Unna*, de *Stuttgart* et surtout celle de *Wilmersdorf*, faubourg de *Berlin*.

Wilmersdorf. — *Wilmersdorf* compte environ 200 000 habitants. Il

____

(1) Die biologische Abwasserreinigung in Deutschland, Berlin, 1906.

n'a pas été possible de recourir à l'épandage pour l'épuration des eaux : les terrains font absolument défaut, et la ville a dû faire construire une canalisation de 18 kilomètres, qui a coûté 4 000 000 de marks, pour amener ses eaux à un endroit assez vaste pour y faire l'application des procédés biologiques. L'espace, à cette grande distance, était encore à peine suffisant pour épurer par épandage les eaux de 20 000 habitants, ce qui rendait cette méthode impraticable.

L'installation est faite pour 600 000 habitants, car on a prévu le cas où les faubourgs voisins viendraient se joindre à *Wilmersdorf.* Elle est capable de traiter 600 000 mètres cubes par vingt-quatre heures, et sa superficie totale, en y comprenant les chemins, les terrains pour l'égouttage des boues, etc., atteint 65 hectares, soit 1 hectare environ pour 9000 habitants, tandis que la ville de Berlin utilise avec l'épandage 1 hectare environ pour 250 habitants. Le rapport des surfaces employées est donc de 1 p. 35.

L'installation a été précédée d'essais qui ont été effectués par la station royale d'études pour l'approvisionnement des villes en eau et pour l'épuration des eaux résiduaires à Berlin. La construction a été à peu près terminée en août 1906, et la mise en marche a eu lieu au commencement de septembre.

Le mode de travail adopté est le suivant : l'eau, envoyée par des pompes, passe d'abord dans des bassins de décantation, où elle abandonne ses dépôts ; puis elle va alimenter des lits percolateurs à *sprinklers* ; elle s'écoule alors vers d'autres bassins de dépôt, où elle achève de se débarrasser des matières entraînées ; puis elle est filtrée sur sable et évacuée.

Les bassins de dépôt sont au nombre de six, communiquant entre eux par des grilles et disposés de telle sorte que l'eau doit les parcourir tous les six avant d'être envoyée aux lits percolateurs. Ces bassins sont carrés ; leur profondeur est de 3 mètres, et leur volume total est égal à la moitié du volume d'eau journalier, soit par conséquent $0^{mc},5$ par mètre cube d'eau à traiter chaque jour. Ils ont été disposés au-dessus des *sprinklers* et les alimentent ainsi directement par pente naturelle. On a prévu des dragues pour enlever les dépôts qui s'accumulent dans ces bassins. Ces boues sont étendues et abandonnées à la dessiccation sur des terrains avoisinants.

L'eau sortant des bassins de dépôt coule dans un bac-jauge qui alimente tous les *sprinklers* à la fois, quand le volume voulu est atteint. Cette opération se fait d'une manière très simple, au moyen d'une vanne de fond, équilibrée par un vaste seau placé au dehors. Tant que le seau est vide, la vanne reste fermée ; mais, quand le niveau atteint le point voulu dans le bac-jauge, le trop-plein se déverse dans le seau ; l'augmentation de poids du seau entraîne sa descente et, par suite, l'ouverture de la vanne. Quand le volume d'eau voulu est évacué, un flotteur ouvre le clapet du fond du seau, qui se vide, remonte et referme ainsi la vanne du fond. Cette alimentation automatique se fait d'une façon tout à fait régulière.

Les lits bactériens, alimentés par des *sprinklers* rotatifs, sont actuellement au nombre de 55. Leur forme est tronconique, leur diamètre moyen est de 20 mètres, et leur hauteur de 2^m,50. Pour les 20000 mètres cubes que fournit actuellement *Wilmersdorf*, la surface totale des lits est d'environ 16000 mètres carrés et leur volume total de 40000 mètres cubes. On voit donc qu'on a prévu 2 mètres cubes de volume de lit par mètre cube d'eau à traiter par vingt-quatre heures, ce qui correspond à 1^{mc},25 d'eau à traiter par mètre carré de surface et par jour.

Les matériaux employés sont constitués par du coke en gros morceaux, dont les dimensions varient de la grosseur du poing à celle de la tête. Quelques lits sont cependant aménagés avec du granit ou avec des briques. A mi-hauteur des lits, on a placé, suivant des rayons du cercle de section horizontale, des tuyaux d'aération en poterie, de 20 centimètres de diamètre environ, percés de trous. La sole du lit est constituée par des nervures en ciment, hautes environ de 10 centimètres, larges de 15 centimètres et distantes de 10 centimètres les unes des autres. On obtient ainsi un drainage excellent et une aération parfaite. Autour se trouve une rigole pour l'évacuation des eaux.

Pour protéger les *sprinklers* contre l'action perturbatrice du vent, on les a placés, autant que possible, dans les points bas, abrités du côté du nord par une haute dune plantée de sapins. Le fonctionnement est ainsi très régulier.

L'eau qui a traversé les lits bactériens coule alors aux seconds bassins de dépôt, qui sont destinés à retenir les substances entraînées lors du passage de l'eau dans les lits. Ces bassins sont au nombre de six et identiques aux grands bassins de décantation ; mais ils sont de dimensions beaucoup plus réduites, car l'eau y séjourne moins longtemps. Leur volume total correspond environ au quart du volume d'eau traité par vingt-quatre heures, soit environ un quart de mètre cube par mètre cube d'eau.

Après avoir parcouru ces six bassins, l'eau est évacuée sur un filtre à sable et s'écoule limpide vers la rivière.

Cette installation, qui se trouve à *Stahnsdorf*, près Berlin, a coûté environ 2000000 de marks pour les 200000 habitants de *Wilmersdorf*, soit environ 10 marks par tête d'habitant.

Amsterdam (Hollande). — La ville d'*Amsterdam* a établi un projet d'épuration biologique de ses eaux d'égout. L'installation est faite pour 150000 habitants, à raison de 300 litres par habitant et par jour, soit 45000 mètres cubes par vingt-quatre heures.

Les eaux sont d'abord envoyées par des pompes dans trois fosses septiques de 100 mètres de long et 50 mètres de large; leur profondeur est de 3^m,50 à l'entrée et de 2^m,50 à la sortie, de sorte que le volume total des trois fosses est de 49500 mètres cubes. On a prévu une vanne d'évacuation des boues.

L'eau séjourne vingt-quatre heures dans les fosses septiques, puis elle est distribuée sur dix-huit lits à percolation, carrés, de 50 mètres de côté et de 1^m,50 de hauteur, soit 1 mètre carré de surface par mètre cube d'eau. La répartition de l'eau à la surface des lits se fait au moyen d'une fine couche filtrante (*système Dunbar*). Ces couches ont 50 mètres de longueur, 2 mètres de largeur et 30 à 40 centimètres d'épaisseur, et elles sont disposées à intervalles de 1 mètre. On doit travailler en été par percolation, et en hiver par contact, et les lits sont à cet effet entourés de murs.

C. États-Unis d'Amérique. — Il n'est que juste de reconnaître que, si l'épuration biologique par lits de contact ou par lits percolateurs a pris, surtout en Angleterre, un développement considérable à la suite des travaux de Dibdin et de Cameron, c'est aux *États-Unis*, dans les résultats des expériences poursuivies depuis de longues années sur la filtration intermittente, à la station de *Lawrence* (*Massachusetts*), que ces savants ont puisé leurs suggestions.

Si le nombre des villes américaines qui ont adopté l'épuration biologique artificielle n'est pas encore très élevé, cela tient surtout à ce que la plupart d'entre elles avaient déjà pris une avance considérable et s'étaient pourvues d'installations très satisfaisantes en appliquant les principes établis par Hiram Mills et ses collaborateurs.

Seules les villes de l'ouest, dont la population s'est accrue très vite au cours de ces dernières années et qui sont presque toutes construites dans des régions qui ne se prêtent ni à l'irrigation agricole ni à la filtration intermittente, ont été amenées à essayer et à adopter l'épuration biologique.

Nous nous bornerons à relater ici les essais très scientifiquement conduits qui ont été réalisés à *Columbus (Ohio)* et qui ont fait l'objet d'un excellent rapport de la part de George A. Johnson.

Columbus. — La ville de *Columbus* est située dans l'État d'*Ohio*, à environ 100 milles du lac *Érié*, au confluent du *Scioto* et de l'*Olentangy river*. Sa population est de 150 000 habitants.

Différents projets d'irrigation ou de filtration intermittente sur sable y furent successivement essayés, puis abandonnés à cause des difficultés locales d'exécution.

En 1901, M. Rudolph Hering, ingénieur-conseil, de *New-York*, proposa de construire des fosses septiques et des filtres à sable intermittents, établis avec le sable des rives du lac *Érié*.

Les fosses septiques devaient contenir le flot de douze heures, et les filtres à sable devaient être construits pour travailler sur la base d'environ 2 500 mètres cubes par hectare ou 250 litres par mètre carré.

D'après ce projet, en période de hautes eaux, lorsque le sewage serait dilué au huitième, on l'évacuerait directement dans les rivières.

La question fut soumise à un referendum populaire à l'occasion des élections de novembre 1903, avec une proposition d'emprunt de 1 200 000 dollars (6 000 000 de francs). Le vote fut favorable. Dès lors on institua une station d'essai en vue d'expérimenter les divers systèmes de fosses septiques et de distributeurs.

Les *sprinklers* en particulier n'avaient jamais été éprouvés dans des conditions aussi sévères qu'à *Columbus*, au point de vue de la rigueur de la température pendant la saison froide.

On décida de consacrer d'abord 46 000 dollars (230 000 francs) à ces essais, qui portèrent sur :

7 fosses septiques rectangulaires, chacune de 600 mètres cubes de capacité ;

2 filtres à coke, respectivement de 39 et 13 mètres carrés de surface ;

4 lits de contact primaires et 2 secondaires ;

5 filtres à *sprinklers*, en calcaire concassé ;

21 filtres à sable de dispositions variées.

La station devait épurer 160 mètres cubes par jour, du 15 juin 1904 au 30 juin 1905.

Les spécimens de sewage brut furent d'abord recueillis à des intervalles de trente minutes pendant le jour, et on fit de fréquentes analyses de l'eau brute et de l'effluent de tous les systèmes expérimentés.

L'eau d'égout de Columbus renferme beaucoup de résidus industriels de toutes sortes et une proportion très élevée de matières en suspension. On peut en juger par les chiffres suivants :

	Par tête d'habitant, en grammes, par jour.	
Matières en suspension.	Totales.	Décomposables par la combustion au rouge.
Maxima	387	102
Minima	6	3
Moyenne	98	47

La proportion de matières en suspension s'élevait donc en moyenne à 39,5 par 1 000 habitants et par an.

Traitements préparatoires. — Ils comprennent l'emploi :

De chambres à gravier ;

De bassins de sédimentation méthodique ;

De fosses septiques ;

De bassins de précipitation chimique ;

De filtres à coke.

On trouva que 50 ou 60 p. 100 des matières en suspension contenues dans le sewage brut (5 à 6 grammes par litre) sont si fines qu'on ne peut pas les éliminer par les procédés qui précèdent. Elles doivent donc être enlevées par un traitement subséquent.

En ce qui concerne la sédimentation naturelle, on observa que 13 grammes environ par litre, soit 65 p. 100 des matières en suspension, peuvent se déposer dans les bassins capables de recevoir le flot moyen de quelques heures : un délai de quatre heures est très suffisant à cet effet. Lorsqu'on le prolonge, il ne se dépose pratiquement plus rien.

La sédimentation simple permet de séparer environ $1^{kg},44$ de boues par mètre cube, évalué à l'état sec. Cette boue contient environ 87 p. 100 d'eau : 1 mètre cube en produit donc $12^{kg},528$ à l'état frais.

La précipitation chimique par la chaux et le sulfate ferreux ou par le sulfate d'alumine fut essayée dans des bassins de sédimentation ayant une capacité égale au flot de huit heures. On trouva que, tandis que les coagulants produisaient une précipitation plus rapide des matières en suspension que la sédimentation simple, les particules fines pouvaient être éliminées dans une proportion plus grande, mais avec plus de difficultés et avec une dépense assez considérable de réactifs précipitants. Le volume de boues est tellement plus grand que, dans le cas de la sédimentation simple, il apparaît avec évidence que ce procédé, à cause des frais qu'il entraîne, ne peut pas être pris en considération.

Dans les bassins de sédimentation simple, on est obligé d'enlever la boue accumulée, au moins une fois chaque semaine, dès qu'elle commence à se putréfier et à dégager des gaz.

On a étudié les *fosses septiques* de capacités différentes, permettant de recevoir le flot pendant des temps variables de quatre à vingt-quatre heures. Celles qui gardent le liquide huit heures sont suffisantes en pratique pour permettre aux fermentations de s'accomplir. 50 p. 100 de la boue séparée du sewage brut y disparaît par liquéfaction et gazéification.

Les fosses septiques qui retiennent le flot de vingt-quatre heures n'accroissent pas très sensiblement le volume des boues dissoutes et, d'autre part, leur effluent ne s'épure pas avec plus de difficultés, malgré cette fermentation prolongée.

Aucune odeur offensive n'est perceptible autour des fosses septiques, et la boue déposée, lorsqu'on l'enlève, est remarquablement inodore.

Les *filtres à coke* sont à rejeter, car ils obligent à enlever environ 1 mètre cube de coke colmaté par 1 000 mètres cubes d'eau traitée.

L'élimination des graisses par les filtres à coke fut d'environ 77 p. 100 ; par les bassins de sédimentation, elle n'était que de 53 p. 100.

Question des boues. — Il est toujours possible de déposer les boues sur le sol autour des bassins. Celles des fosses septiques présentent l'avantage considérable d'être beaucoup moins abondantes qu'avec les autres procédés. Elles peuvent en outre être évacuées dans les rivières aux époques de hautes eaux, parce qu'elles ne sont pas putrescibles. Rien n'empêche dès lors de prévoir la construction de bassins capables d'accumuler les boues produites en huit mois ou davantage, et de les vider en une seule ou en deux périodes par an, dès qu'elles peuvent être diluées dans 800 volumes d'eau de rivière.

Un autre avantage des fosses septiques est que la conservation des boues pendant un si long temps amène la mort de la plupart des germes pathogènes. Au point de vue hygiénique, cet avantage est capital, et aucun procédé de sédimentation ne le possède.

Avec la dilution dans 800 parties d'eau de rivière, la quantité de matière organique que renferme l'eau de la rivière en aval du point d'évacuation est moindre que celle que renferme la même rivière à l'époque des basses eaux, lorsqu'elle reçoit seulement le sewage épuré par les lits bactériens.

L'évacuation de cette boue fermentée est infiniment moins nocive que la décharge en temps d'orage du flot d'eau d'égout brut qui peut contenir un nombre considérable de germes virulents.

Procédés de filtration. — Les procédés d'épuration finale susceptibles de donner des résultats pratiques sont :

1° Les filtres à sable intermittents, dont M. *Hering* a proposé l'adoption en 1901 ;

2° Les lits de contact et les filtres à sprinklers, qui n'ont jamais été employés dans les régions du nord de l'Amérique, où les hivers sont rigoureux.

Les *filtres à sable intermittents* se composent d'une couche de $0^m,90$ à $1^m,50$ de sable poreux provenant des rives du lac *Érié*.

On peut leur distribuer chaque jour une dose de sewage de $0^m,10$ à $0^m,30$ d'épaisseur. Le fond du filtre est drainé et les pores s'aèrent pendant les intervalles qui séparent les immersions.

Les *lits de contact* sont formés d'aires de cailloux brisés ou de coke en couches de 2 à 50 millimètres de diamètre sur $0^m,90$ à $1^m,50$ de profondeur. Ils fonctionnent par remplissage avec sewage et évacuation après des temps variables de contact, de une à trois fois par jour.

Les *filtres sprinklers*, de $0^m,90$ à $1^m,50$ de profondeur également, formés de cailloux brisés, reçoivent le sewage en *spray*, soit par les tourniquets hydrauliques, soit par les jets fixes. Les derniers seuls peuvent fonctionner par les temps froids. Il s'accumule bien un peu de glace à la surface des filtres, mais les expériences ont prouvé qu'il n'en résulte aucun dommage sérieux.

Le choix des différents types de filtres doit varier beaucoup suivant la perfection avec laquelle les matières en suspension sont éliminées par le traitement préparatoire.

Les lits de contact se sont montrés nettement inférieurs aux lits à *sprinklers*, tant au point de vue du degré d'épuration obtenu qu'à celui du volume d'eau traitée avec de bons résultats sur une même surface.

Avec l'eau d'égout distribuée au moyen des becs pulvérisateurs fixes sur des filtres de pierres concassées, de 1ᵐ,50 de profondeur, la projection du sewage se faisant à environ 1ᵐ,20 au-dessus de la surface du lit, on a trouvé parfaitement possible d'obtenir un effluent imputrescible avec un débit d'environ 2ᵐᶜ,27 par mètre carré et par jour.

L'effluent des fosses septiques s'est comporté aussi bien, mais pas mieux que celui des bassins de sédimentation simple. Et, bien que les odeurs soient perceptibles et désagréables près des becs, on ne sentait plus rien à une distance supérieure à 300 mètres.

Malgré que l'eau épurée ne soit plus putrescible, elle restait plus ou moins louche, et cela est dû à ce que des particules détachées à intervalles irréguliers des matériaux filtrants s'échappent en forme de filaments ou *films*. On doit chercher à éliminer par sédimentation la plus grande quantité possible de ces particules. Cela est facile en recueillant l'eau dans les bassins qui lui permettent de stagner pendant environ deux heures.

Conclusions. — Dans les conditions locales de *Columbus*, le procédé de choix consiste :

1° A traiter l'eau d'égout dans des fosses septiques de capacité telle que le flot de huit heures y soit capté et soumis à la fermentation septique ;

2° A purifier l'effluent des fosses septiques par des lits bactériens à becs pulvérisateurs, au taux net de 2227 litres par mètre carré et par jour ;

3° A clarifier finalement l'effluent en faisant séjourner l'eau épurée dans des bassins capables de retenir le flot de deux heures.

Ce procédé produit un effluent imputrescible, parfaitement satisfaisant, et dans lequel 90 p. 100 des bactéries présentes dans l'eau d'égout brute sont éliminées.

D'autres villes américaines ont adopté récemment l'épuration biologique artificielle. Les plus importantes sont : *Baltimore*, qui va traiter par ce système 340000 mètres cubes d'eau d'égout par jour ; *Newton (New-Jersey)* et *Reading (Pensylvanie)*.

XXIII. — TRAITEMENT DES EAUX RÉSIDUAIRES INDUSTRIELLES.

Les industries dont les eaux résiduaires sont une importante cause de pollution pour les fleuves, rivières ou canaux, peuvent être rangées en deux catégories :

1° Celles qui mettent en œuvre des matières premières de nature organique ;

2° Celles qui portent sur le travail des produits chimiques, minéraux ou des métaux.

Les premières comprennent la *sucrerie*, l'*amidonnerie*, la *féculerie*, la *distillerie* et les *diverses industries de fermentation*, la *tannerie*, les *industries textiles*, les *fabriques de pâtes de bois*, les *papeteries*, les *teintureries*, les *peignages de laines*, les *fabriques de produits alimentaires*, la *laiterie*, les *abattoirs*, etc.

Elles sont de beaucoup les plus nombreuses, et l'extrême putrescibilité de leurs résidus les rend particulièrement redoutables.

Les secondes (*forges et fonderies*, *mines de houille et de fer*, *salines*, *usines à gaz*, *fabriques de produits chimiques minéraux*, *galvanoplastie*, *chaudronneries*, *blanchisseries*, etc., empoisonnent les eaux par leurs déversements de substances toxiques pour les êtres vivants, poissons ou plantes.

Les industries de la première catégorie éprouvent les plus grandes difficultés à rendre imputrescibles leurs résidus de nature organique.

Il n'existe pas de procédé *passe-partout* qui leur soit applicable. Pour chacune d'elles, une étude spéciale s'impose pour déterminer leur composition chimique moyenne, leur volume, les effets de la décantation, des fermentations anaérobies et aérobies ou des divers réactifs chimiques sur les matières en suspension et sur les matières dissoutes qu'elles contiennent.

Beaucoup d'entre elles, principalement les *sucreries*, *amidonneries*, *distilleries*, *brasseries*, *tanneries*, *laiteries*, peuvent avantageusement utiliser l'épandage sur le sol nu ou cultivé ou l'épuration biologique artificielle, soit seule, soit précédée d'une précipitation chimique.

Quant aux *industries métallurgiques* ou *minérales*, leurs eaux résiduaires sont à peu près exclusivement justifiables de traitements chimiques.

Il ne saurait entrer dans le cadre de cet ouvrage d'étudier ce grave problème avec les développements qu'il comporte. Nous devons donc nous borner à indiquer les conditions légales qui régissent, dans les grandes nations civilisées, les déversements industriels dans les cours d'eau.

Mais il arrive que certaines villes, par exemple *Roubaix*, *Tourcoing* en France, *Verviers* en Belgique, *Bradford* en Angleterre, où se trouvent concentrées des industries telles que celle du lavage et du peignage des laines, éprouvent de grandes difficultés à épurer convenablement leurs eaux d'égout, parce que les eaux résiduaires d'usines, chargées d'une énorme proportion de savons et de matières grasses, viennent s'y mélanger.

Dans de tels cas, la solution du problème ne peut être obtenue que par des procédés mixtes permettant de séparer tout d'abord les matières grasses et les savons à l'aide de réactifs chimiques appropriés, et de minéraliser ensuite soit par épandage, soit par lits bactériens, les matières organiques en solution dans les eaux d'égout.

Voici, à titre d'exemple, la composition des eaux résiduaires de *Tourcoing*, actuellement évacuées sans épuration dans le ruisseau l'*Espierre*, qui se jette dans l'*Escaut*, en Belgique :

	Milligrammes par litre.
Extrait sec	8gr,450
Résidu fixe	3,225
Perte par calcination au rouge	5,225
Couleur	Brunâtre.
Odeur	Très forte (de suint).
Réaction	Acide.
Ammoniaque	61
Azote organique	155
Matières grasses	1,930
— en suspension organiques	1,504
— — minérales	1,819

Ces matières en suspension contiennent :

Matières grasses	17,6 p. 100.
Azote	2,0 —

Pour les deux villes de *Roubaix* et *Tourcoing*, la solution qui s'imposera tôt ou tard consiste à recueillir les eaux de peignage de laines dans une canalisation séparée pour les conduire à une usine d'épuration chimique dont l'effluent, après séparation des graisses et des dépôts, serait ensuite rejeté dans l'égout collecteur des eaux-vannes urbaines.

Ces dernières, ne contenant dès lors plus que les graisses ménagères, présenteraient une composition à peu près identique à celle des localités de même importance, et l'on n'éprouverait aucune difficulté à les épurer par les procédés biologiques usuels.

Non seulement cette solution est la seule qui, en l'état actuel de nos connaissances, permette d'éviter l'extrême pollution de l'*Espierre*, mais elle est certainement la plus économique, puisque le traitement chimique, toujours très onéreux, ne porterait plus que sur un volume de 15 000 mètres cubes par jour au maximum, alors que le débit total de l'égout unique est de 70 000 mètres cubes en moyenne.

On peut ajouter qu'elle est également la plus équitable, car il est logique d'admettre que les 20 000 habitants des deux villes ne doivent pas payer les frais d'épuration des eaux résiduaires de quelques usines, alors que cette épuration entraîne des frais particulièrement élevés. Il serait juste que la population entière supporte la part de dépenses qui résulte du traitement des eaux-vannes communes, et que les industriels prissent à leur charge celle qu'entraîne la séparation chimique des graisses et des boues de nature spéciale que les usines évacuent actuellement à l'égout unique, interurbain.

Il est, d'ailleurs, très probable que la précipitation chimique ne portant que sur un volume d'eaux résiduaires relativement restreint (15.000 mètres cubes par jour au maximum) et extrêmement riche en suint de mouton, permettrait de récupérer sous forme de graisses commercialement utilisables (au moins comme combustible) une proportion importante de matières grasses. La valeur de celles-ci venant en déduction des frais de traitement rendrait l'épuration moins onéreuse.

Certaines villes industrielles, dans lesquelles le travail de la laine est très développé, doivent évacuer des volumes parfois énormes d'eaux contenant une si forte proportion de matières grasses qu'elles ne peuvent être traitées par les procédés biologiques. Ainsi les eaux d'égout de *Bradford* (*Angleterre*) contiennent 630 grammes de matières grasses par mètre cube ; les eaux de l'*Espierre* (*Roubaix-Tourcoing*), de 500 à 1 000 grammes; il en est de même pour les eaux de *Verviers* (*Belgique*).

De très nombreux procédés ont été proposés pour l'épuration de ces eaux grasses (procédés chimiques basés sur l'emploi de réactifs précipitants), mais ils produisent des quantités considérables de boues inutilisables comme engrais. On a bien essayé d'en retirer les graisses, mais les modes opératoires proposés n'ont jamais donné les résultats qu'on en espérait.

Ainsi que nous l'avons déjà dit, la méthode la plus rationnelle d'utilisation de ces boues semble être la combustion. En effet, desséchées convenablement, elles peuvent contenir près de la moitié de leur poids en matières grasses éminemment combustibles. Des essais entrepris dans ce sens, à Roubaix et à Bradford, ont donné des résultats très encourageants.

La précipitation des eaux de peignage par l'eau de chaux permet d'obtenir un effluent limpide ne contenant pas de matières en suspension, pourvu que l'eau de chaux ajoutée soit en proportion convenable et que le mélange soit intime. L'addition d'une certaine quantité de tourbe ou de lignite, comme on le fait à *Kœpenick*, près de Berlin, ou encore de charbon maigre en poussière, favorise la décantation et produit une rapide décoloration de l'eau. Pour rendre transportables les boues obtenues par précipitation par la chaux seule, on a généralement fait usage de filtres-presses, dont l'emploi est très coûteux par suite de l'usure rapide des toiles ; la précipitation avec addition de charbon a l'avantage de donner des boues qui s'égouttent plus facilement et n'exigent pas d'être filtrées.

A *Yorkshire* (*Angleterre*), les eaux de lavage des laines sont d'abord concentrées par évaporation, puis traitées par des appareils centrifuges qui agissent comme les écrémeuses sur le lait. On obtient ainsi trois couches : une de boues, qui n'est pas utilisée ; une solution concentrée de savon de potasse, qui est calcinée et transformée en carbonate de potasse ; enfin une couche de *lanoline* brute, marchande.

Ces méthodes ne sont évidemment pas applicables aux villes dont les eaux ne renferment qu'une quantité faible de matières grasses, mais elles présentent un grand intérêt pour celles, comme *Roubaix-Tourcoing*, *Fourmies* en *France*, *Verviers* en *Belgique*, *Bradford* en *Angleterre*, etc., où il existe un grand nombre d'usines où l'on traite les laines.

La société pour l'utilisation des résidus des villes à *Francfort-sur-le-Mein* (*Frankfürter Gesellschaft für Verwertung städtischer Abfalle*) a imaginé pour la séparation des graisses un appareil absolument analogue à l'appareil *Kremer*, que nous avons décrit en détail à propos de la séparation des matières en suspension dans les eaux d'égout, et qui est aujourd'hui employé avec avantage par plusieurs stations d'épuration urbaines (*Manchester* entre autres), ainsi que par beaucoup de blanchisseries privées.

On ne connaît pas encore bien les transformations que subissent les graisses sous l'influence des fermentations anaérobies et aérobies dans les processus d'épuration biologique. D'après *Rideal*, l'ammoniaque qui se forme en abondance dans les fosses septiques favoriserait leur émulsion, et Bechold a constaté que les microorganismes les détruisent dans les boues de sédimentation putréfiées, surtout à l'abri de la lumière. Les moisissures qui se développent très activement sur le chapeau des fosses contribuent aussi, dans une large mesure, à les décomposer.

Aux dépens de la graisse, il se forme de la glycérine et des acides gras. La glycérine, soluble dans l'eau, sert d'aliment aux microbes, et les acides gras se combinent en partie aux alcalis libres pour former des savons qui sont décomposés à leur tour.

J. Lacomble a cherché à déterminer le sort des graisses sur les supports d'oxydation. Il est arrivé à conclure que leur désintégration s'effectue à peu près complètement sous l'influence des actions microbiennes, à moins qu'elles ne soient trop abondantes, auquel cas leur arrêt mécanique dans les pores des matériaux amène un rapide colmatage des lits bactériens. D'où la nécessité de les séparer autant que possible avant l'entrée des eaux d'égout en fosses septiques par des procédés mécaniques ou par l'emploi de l'appareil *Kremer*.

XXIV. — LÉGISLATION RELATIVE A LA PROTECTION DES COURS D'EAU.

En France, jusqu'à la promulgation de la loi du 15 février 1902 sur l'hygiène publique, la protection des cours d'eau n'était rendue possible que par l'article 25 de la loi du 15 avril 1829 interdisant de *jeter dans les eaux des drogues ou appâts de nature à enivrer le poisson ou le détruire*. Cet article n'avait évidemment en vue que la protection du poisson ; mais les arrêtés préfectoraux qui s'appuyaient sur lui pour interdire les déversements aboutissaient par ricochet à sauvegarder la santé publique. Malheureusement ces arrêtés ne pouvaient viser que les déversements industriels et non ceux des eaux d'égout des villes, pourtant beaucoup plus généralement nocives.

La *loi du 15 février 1902* a comblé cette grave lacune. Son *article 1er* impose aux maires l'obligation de prendre un arrêté municipal contenant un règlement sanitaire et, parmi les prescriptions que doit renfermer ce règlement, sont stipulées celles relatives à l'alimentation en eau potable et à l'*évacuation des eaux usées*.

En outre, par son *article 9*, elle dispose qu'au cas où, pendant trois années consécutives, le nombre des décès dans une commune a dépassé le chiffre de la mortalité moyenne de la France, le préfet est tenu de faire procéder par le Conseil départemental d'hygiène à une enquête sur les conditions sanitaires de cette commune.

Si cette enquête établit la nécessité des travaux d'assainissement, notamment si la commune n'est pas pourvue suffisamment d'eau potable de bonne qualité ou *si les eaux usées y restent stagnantes*, ou si elles polluent les nappes souterraines qui alimentent les puits, le préfet, après une mise en demeure à la commune restée sans effet, invite le *Conseil départemental d'hygiène* à délibérer sur la nature des travaux qu'il juge nécessaire.

En cas d'avis de ce conseil contraire à l'exécution de travaux, ou de réclamations de la commune, le *préfet* transmet la délibération au *ministre de l'Intérieur*, qui peut saisir le *Conseil supérieur d'hygiène publique*.

Sur l'avis du *Conseil départemental* et, s'il y a lieu, du *Conseil supérieur*, le *préfet* met la commune en demeure de dresser le projet des travaux et d'y procéder. Si le *Conseil municipal* ne s'est pas, dans le mois, engagé à déférer à cette mise en demeure, ou n'a pris, dans les trois mois, aucune mesure en vue de l'exécution de ces travaux, ceux-ci sont ordonnés par un décret du *Président de la République*, rendu en *Conseil d'Etat*, qui en détermine les conditions d'exécution. Mais la dépense ne peut être mise à la charge de la commune que par une loi, et l'on prévoit la participation du département à cette dépense, bien entendu avec le consentement du *Conseil général*.

D'autre part, pour les villes de 20 000 habitants au moins, le chapitre II concernant les mesures relatives aux immeubles remplace les prescriptions de la loi du 13 avril 1850 sur les logements insalubres et permet d'imposer à toutes les maisons des villes pourvues d'un réseau complet d'égouts la suppression des fosses fixes à vidange et l'établissement d'une conduite particulière servant à évacuer dans l'égout public les matières solides et liquides des cabinets d'aisances, les eaux ménagères, etc.

Enfin le *titre IV* édicte les pénalités qu'encourent les contrevenants. Il déclare notamment passible du maximum des peines de simple police le fait de laisser introduire des matières excrémentitielles ou autres susceptibles de polluer les eaux dans celles servant à l'alimentation publique. Mais il ne prononce aucune peine contre le déversement de ces substances dans les eaux courantes non affectées à l'alimentation publique. Il en résulte que le fait de déverser des matières fécales et résidus putrescibles dans les cours d'eau, malgré la défense qui en serait faite par un règlement sanitaire municipal ou préfectoral, ne ferait encourir à son auteur que l'amende de 1 à 5 francs, dont l'article 471 du Code pénal punit la contravention aux règlements de l'autorité administrative.

Aussi le *ministère de l'Agriculture*, dont le service hydraulique est plus particulièrement chargé de la surveillance et de la protection des cours d'eau, a-t-il pris l'initiative d'élaborer un nouveau texte de loi dont la promulgation est, sans aucun doute, très prochaine et qui a fait l'objet d'une étude très approfondie de la part d'une Commission spéciale comprenant à la fois des industriels, des hygiénistes et des délégués de tous les services intéressés.

Nous croyons utile d'en reproduire ci-après le texte :

Projet de loi pour la conservation des eaux qui ne font pas partie du domaine public.

TITRE PREMIER.

Cours d'eau non navigables ni flottables.

CHAPITRE PREMIER. — DISPOSITIONS GÉNÉRALES. — ARTICLE PREMIER. — Il est interdit de jeter, déverser ou laisser écouler soit directement, soit indirectement dans les cours d'eau aucune matière susceptible de nuire :

A l'écoulement des eaux ;

A la salubrité ;

A l'utilisation des eaux pour l'alimentation des hommes ou des animaux,

pour les besoins domestiques, pour les emplois agricoles ou industriels ;
A la vie des poissons.

Art. 2. — Un arrêté du ministre de l'Agriculture fixera les conditions que les jets, déversements ou écoulements devront remplir aux points de vue organoleptique, physique, chimique et bactériologique.

Le simple fait qu'un jet, déversement ou écoulement ne remplit pas les conditions ainsi fixées, constituera un délit, sans qu'il y ait lieu de rechercher quelles en ont été les conséquences.

Chapitre II. — Déversements des résidus industriels. — Art. 3. — Un arrêté du ministre de l'Agriculture, pris après accord avec le ministre du Commerce et de l'Industrie, fixera les industries qui ne pourront déverser directement ou indirectement leurs résidus dans les cours d'eau qu'après leur avoir fait subir une épuration efficace.

Les dispositions à prendre pour l'épuration seront proposées par l'industriel et devront être reconnues acceptables par un arrêté du préfet rendu dans le délai d'un an sur le rapport du Service hydraulique.

Les déversements effectués sans épuration préalable ou en ne se conformant pas aux dispositions acceptées par le préfet seront assimilées aux délits prévus par les articles 1 et 2.

Le préfet pourra toujours prescrire la revision des dispositions agréées par lui pour l'épuration, si les déversements ne remplissent pas les conditions imposées à l'article 2.

Art. 4. — Les résidus industriels dont les déversements dans les cours d'eau sont interdits pourront être admis, sous réserve de l'autorisation de l'autorité compétente, dans les égouts autorisés, comme il est prévu au chapitre III.

Toutefois, un arrêté du préfet sur le rapport du Service hydraulique pourra interdire l'admission dans les égouts de certains résidus industriels ou la subordonner à certaines conditions.

Art. 5. — Un arrêté du ministre de l'Agriculture fixera les sections de cours d'eau où les déversements de résidus industriels pourront être effectués, bien que ne remplissant pas les conditions imposées à l'article 2, sous la réserve d'avoir subi une épuration préalable, comme il est prévu à l'article 3.

Cette tolérance pourra toujours être retirée par un arrêté du ministre de l'Agriculture, mais les industries qui en bénéficieraient disposeront, pour se conformer aux conditions imposées à l'article 2, d'un délai qui sera fixé par le préfet sur le rapport du Service hydraulique, sans pouvoir être inférieur à deux ans ni supérieur à quatre ans.

Les irrigations au moyen des eaux résiduaires d'industrie bénéficieront de la servitude d'aqueduc, telle qu'elle est réglée par la loi du 29 avril 1845.

Les propriétaires des fonds traversés pourront toujours exiger que les eaux soient renfermées dans des tuyaux ou des aqueducs souterrains.

Lorsque la pollution d'un cours d'eau par les résidus d'un établissement industriel, rentrant dans la catégorie définie à l'article 3, ne pourra disparaître que par des travaux s'étendant en dehors de l'immeuble d'où ils proviennent, la commune pourra exproprier, pour le compte des propriétaires de l'établissement, après l'accomplissement des formalités prescrites par la loi du 3 mai 1841, les propriétés indispensables à l'exécution des travaux. Toutefois, ne pourront être compris dans cette expropriation les maisons, cours, jardins, parcs et enclos attenants aux habitations.

CHAPITRE III. — DÉVERSEMENTS D'EAUX USÉES PROVENANT DES COMMUNES.

ART. 7. — Les déversements d'eaux usées provenant des agglomérations communales ne pourront être effectués directement ou indirectement dans les cours d'eau que s'ils remplissent les conditions imposées à l'article 2, paragraphe 1er.

Les dispositions à prendre à cet effet seront proposées par la commune et devront être fixées par le préfet sur le rapport du Service hydraulique.

Si les égouts sont destinés à recevoir des matières provenant des fosses d'aisances, l'arrêté du préfet devra être approuvé par le ministre de l'Agriculture.

ART. 8. — Faute par les communes de se conformer aux dispositions fixées par le préfet, il y sera pourvu, après une mise en demeure sans résultat, d'office et à leurs frais. Les mesures nécessaires seront ordonnées par un décret rendu sur les propositions des ministres de l'Agriculture et de l'Intérieur.

ART. 9. — Les communes pourront se constituer en syndicats dans les conditions prévues par la loi du 22 mars 1890, pour l'usage commun d'égouts et de travaux destinés à l'épuration des eaux usées.

ART. 10. — Les projets relatifs à l'épuration des eaux d'égouts par le sol ou par tout autre procédé pourront faire l'objet de déclarations d'utilité publique autorisant le département ou les communes ou les syndicats de communes, propriétaires des égouts, à exproprier les terrains nécessaires pour assurer l'épuration des eaux.

Si l'épuration doit être effectuée par le sol, ne pourront être compris dans l'expropriation des maisons, cours, jardins, parcs et enclos attenants aux habitations, si mieux n'aime leur propriétaire requérir l'expropriation dans le cas où l'immeuble se trouverait enclavé dans les champs d'épuration. Cette exception sera étendue à une zone attenante à ces immeubles et dont les limites seront déterminées dans chaque cas par l'acte portant déclaration d'utilité publique.

Les habitants et les propriétaires des communes où seront établis les travaux et ceux des communes dans l'intérêt desquelles ces travaux seront exécutés ne pourront être appelés à faire partie du jury spécial d'expropriation, qui statuera sur les indemnités à allouer.

ART. 11. — Lorsque les égouts d'une commune traverseront le territoire d'autres communes pour atteindre le lieu de l'épuration ou le cours d'eau où l'effluent est déversé, ces dernières pourront déverser leurs eaux usées dans l'égout établi sous leur sol, à la condition de contribuer, proportionnellement à l'usage qui sera fait par elles de cet ouvrage, aux frais d'établissement et d'entretien des égouts et à ceux des procédés d'épuration.

En cas de désaccord sur la part contributive de chaque commune, le Conseil de préfecture statuera, sauf recours au Conseil d'État.

Lorsqu'il s'agira d'égouts à construire, les communes devront déclarer leur intention d'en faire usage, au moment des enquêtes préalables à la déclaration d'utilité publique. Elles ne pourront faire usage des égouts existants que si les dimensions de ces égouts permettent de recevoir leurs eaux.

TITRE II.

Eaux souterraines.

Art. 12. — Un arrêté du préfet sur le rapport du Service hydraulique pourra soit interdire l'évacuation, le déversement direct ou indirect, à la surface ou dans le sol, dans des puits perdus, dans des excavations naturelles ou artificielles, des matières qui contamineraient les eaux souterraines ou compromettraient leur utilisation, soit subordonner leur maintien à certaines conditions.

Art. 13. — Un arrêté du ministre de l'Agriculture fixera les matières qui ne pourront être évacuées, déversées directement ou indirectement, soit à la surface, soit dans le sol, soit dans des puits perdus, soit dans des excavations naturelles ou artificielles, qu'après que des dispositions convenables auront été prises pour ne pas contaminer les eaux souterraines et ne pas compromettre leur utilisation.

Ces dispositions seront proposées par l'intéressé et devront être reconnues acceptables par un arrêté du préfet rendu dans le délai d'un an sur le rapport du Service hydraulique.

Le simple fait qu'une évacuation ou un déversement de matières rentrant dans la catégorie définie au premier paragraphe a été effectué sans autorisation ou en ne se conformant pas aux dispositions acceptées par le préfet, constituera un délit, sans qu'il y ait lieu de rechercher quelles en ont été les conséquences.

L'arrêté du ministre de l'Agriculture visé au présent article devra être pris d'accord avec le ministre du Commerce et de l'Industrie en ce qui concerne les résidus industriels et les produits industriels en dépôt ou en travail.

Art. 14. — Les opérations d'épuration par le sol des eaux usées provenant des communes ne pourront être effectuées qu'à la condition de ne pas contaminer les eaux souterraines et de ne pas compromettre leur utilisation.

Les dispositions à prendre à cet effet seront proposées par les communes et fixées par un arrêté du préfet sur le rapport du Service hydraulique. Cet arrêté devra être approuvé par le ministre de l'Agriculture.

Faute par les communes de se conformer aux dispositions fixées, il y sera pourvu d'office à leurs frais, comme il est prévu à l'article 8.

TITRE III.

Commissions de conservation des eaux.

Art. 15. — Il sera institué, auprès de la Direction de l'hydraulique et des améliorations agricoles, une Commission supérieure de conservation des eaux, dont les membres seront nommés par le ministre de l'Agriculture.

Cette Commission comprendra deux membres de la Commission de l'hydraulique et des améliorations agricoles, deux membres du Conseil supérieur d'hygiène publique de France, deux membres du Comité consultatif des Arts et Manufactures, le directeur de l'Hydraulique et des Améliorations agricoles, des inspecteurs généraux ou ingénieurs du Service hydraulique, des inspecteurs ou ingénieurs du Service des Améliorations agricoles, des représentants des diverses administrations intéressées, des géologues, des chimistes, des industriels, des agriculteurs, des représentants de communes, de syndicats de pêcheurs et de pisciculteurs.

Le nombre des industriels dans la Commission devra toujours être le tiers du nombre total de ses membres.

Un laboratoire sera créé auprès de la Commission pour effectuer les recherches nécessaires à son fonctionnement et pour procéder à l'expérimentation des systèmes d'épuration ainsi qu'à des études en vue de leur amélioration.

Art. 16. — Il sera institué dans chaque département une Commission de conservation des eaux, dont les membres seront nommés par le Préfet.

Cette Commission comprendra l'ingénieur en chef du Service hydraulique, deux membres désignés par le Conseil général, deux membres du Conseil départemental d'hygiène, des représentants du Service hydraulique et des diverses administrations intéressées, des géologues, des chimistes, des industriels, des agriculteurs, des représentants de communes, de syndicats de pêcheurs et de pisciculteurs.

Le nombre des industriels dans la Commission devra toujours être le tiers du nombre total de ses membres.

Art. 17. — Les arrêtés du ministre de l'Agriculture, prévus aux articles 2, 3, 5, 13, devront être pris après avis de la Commission supérieure de conservation des eaux.

Les arrêtés du Préfet prévus aux articles 3, 4, 7, 12, 13, 14 devront être pris après avis de la Commission départementale de conservation des eaux.

. Lorsqu'un arrêté du Préfet, pris par application des articles précédents, fera l'objet d'un recours au ministre, il sera statué après avis de la Commission supérieure de conservation des eaux.

TITRE IV.

Pénalités et constatations des délits.

Art. 18. — Les infractions aux articles 1, 2, 3 et 13 de la présente loi, aux arrêtés préfectoraux pris en vertu des articles 3, 4, 12 et 13, aux règlements d'administration publique prévus à l'article 22 seront punies par les tribunaux correctionnels d'une amende de 50 à 100 francs. En cas de récidive, cette amende sera portée de 100 à 2 000 francs.

Sera considéré comme étant en état de récidive quiconque, ayant été condamné par application de la présente loi, aura, dans les cinq ans qui suivront la date à laquelle cette condamnation sera devenue définitive, commis un nouveau délit tombant sous l'application de la présente loi.

En cas de pluralité des délits, l'amende sera appliquée autant de fois qu'il aura été relevé d'infractions.

Les tribunaux correctionnels pourront appliquer, pour la première condamnation, les dispositions de l'article 463 du Code pénal, sans que l'amende puisse être inférieure à 16 francs.

Le sursis à l'exécution des peines d'amende édictées par le présent article ne pourra être prononcé en vertu de la loi du 26 mars 1891.

Lorsqu'il s'agira d'un déversement ou d'une évacuation de résidus industriels, les chefs de l'industrie, gérants, administrateurs ou directeurs pourront être rendus pénalement responsables des délits commis par leurs ouvriers ou leurs employés.

Dans tous les cas, les maîtres de l'entreprise (particuliers ou sociétés) seront civilement responsables des condamnations prononcées contre les ouvriers, employés, gérants, administrateurs ou directeurs.

Le jugement devra toujours imposer au maître de l'entreprise l'obligation de prendre, dans les conditions prévues aux articles 3 ou 13, les dispositions nécessaires pour sauvegarder le cours d'eau ou les eaux souterraines et lui impartir un délai pour leur mise en fonctionnement, sous peine, pour chaque jour de retard, d'une astreinte pénale qui sera fixée entre 5 francs et 100 francs par jour, suivant l'importance de l'établissement, et qui ne devra en aucun cas se confondre avec les amendes prévues aux paragraphes précédents.

Le préfet devra accuser réception des propositions qui seront faites par le maître de l'entreprise en ce qui concerne l'épuration et lui notifier dans un délai de six mois s'il les reconnaît ou non acceptables.

ART. 19. — Les procès-verbaux constatant les infractions commises seront dressés par les agents du Service hydraulique commissionnés à cet effet par le ministre de l'Agriculture, soit sur leur initiative, soit sur la plainte des intéressés.

La constatation nécessaire pour réprimer les infractions commises aux articles 3, 5, 12, 13 pourra être faite, indépendamment des agents du Service hydraulique, par des agents spécialement commissionnés à cet effet par le ministre de l'Agriculture.

Les procès-verbaux seront transmis à l'ingénieur en chef du Service hydraulique, qui en adressera deux expéditions, l'une au préfet et l'autre au procureur de la République.

Les agents des deux catégories pourront pénétrer de jour et de nuit dans les usines closes, et non closes ou leurs dépendances, pour procéder aux constatations qu'exige l'application de la présente loi. Pour pénétrer de nuit dans les parties closes, ils devront être accompagnés d'un représentant de l'autorité municipale ou d'un commissaire de police.

Ils prêteront serment de ne point révéler les secrets de fabrication et en général les procédés d'exploitation dont ils pourraient prendre connaissance dans l'exercice de leurs fonctions. Toute violation de ce serment sera punie conformément à l'article 378 du Code pénal.

Sera puni d'une amende de 100 à 500 francs quiconque aura mis obstacle à l'accomplissement des devoirs des agents ci-dessus mentionnés. En cas de récidive, l'amende sera portée de 500 à 1 000 francs. Les tribunaux correctionnels pourront appliquer, pour la première condamnation, les dispositions de l'article 463 du Code pénal, sans que l'amende puisse être inférieure à 16 francs.

ART. 20. — Des arrêtés du ministre de l'Agriculture fixeront les conditions dans lesquelles les prélèvements d'échantillons des déversements seront opérés, les laboratoires chargés des analyses, ainsi que toutes les autres mesures ayant pour objet la constatation des délits et les poursuites devant les tribunaux.

ART. 21. — Les associations syndicales constituées en vertu des lois des 21 juin 1865, 22 décembre 1888, les associations organisées par l'Administration en vertu des lois des 14 floréal an XI, 16 septembre 1807 et 8 avril 1890, les associations de riverains pour la protection des cours d'eau et les syndicats et sociétés de pêcheurs formés en vertu de la loi du 1er juillet 1901 pourront exercer les droits reconnus à la partie civile par les articles 63, 64, 66, 67, 68 et 182 du Code d'instruction criminelle, en ce qui concerne l'exécution de la présente loi.

TITRE V.

Dispositions diverses et transitoires.

Art. 22. — Des règlements d'administration publique, rendus sur la proposition du ministre de l'Agriculture, fixeront les mesures à prendre pour l'application de la présente loi.

Art. 23. — Les déversements dans les cours d'eau provenant des établissements industriels existant au moment de la promulgation de la présente loi ne pourront plus être effectués dans un délai de quatre ans s'ils n'ont pas été au préalable épurés comme il est prévu à l'article 3.

Ils devront, dans un délai de dix ans, remplir les conditions imposées à l'article 2, paragraphe 1er.

Les dispositions à prendre pour l'épuration des résidus provenant de ces établissements devront être proposées par les industriels au préfet, au plus tard deux ans, et mises en fonctionnement après avoir été reconnues acceptables par celui-ci, au plus tard quatre ans après la promulgation de la présente loi.

Les évacuations ou déversements de matières rentrant dans la catégorie définie au premier paragraphe de l'article 13 existant au moment de la promulgation de la présente loi ne pourront plus être effectués dans un délai de quatre ans s'ils ne remplissent pas les conditions imposées à cet article.

Les dispositions à prendre à cet effet devront être proposées par les intéressés au préfet, au plus tard deux ans, et mises en fonctionnement après avoir été reconnues acceptables par celui-ci, au plus tard quatre ans après la promulgation de la présente loi.

Les déversements dans les cours d'eau et les opérations d'épuration par le sol, des eaux usées des communes, pratiquées au moment de la promulgation de la présente loi ne pourront plus être effectués dans un délai de quatre ans, s'ils ne remplissent pas les conditions imposées soit à l'article 2 paragraphe 1er, soit à l'article 14, paragraphe 1er.

Les dispositions à prendre à cet effet devront être proposées par les communes au préfet, au plus tard deux ans, et mises en fonctionnement après avoir été fixées par celui-ci, sous réserve de l'approbation du ministre de l'Agriculture, au plus tard quatre ans après la promulgation de la présente loi.

Avant d'adopter le texte du projet de loi qui précède, la Commission qui l'a élaboré a pris connaissance des législations étrangères, en particulier des *Rivers pollution Prevention Acts* de 1886 et 1893 et *Public Health (amend)* 1890 du *Royaume Uni de Grande-Bretagne et d'Irlande*, des travaux de la *Sewage's disposal royal Commission* et de ceux de l'*Institut Royal prussien d'essais et d'examens pour l'épuration des eaux résiduaires*.

En Allemagne, l'interdiction de déversement dans un cours d'eau porte :

1° Sur les eaux résiduaires contenant du chlore libre, des hypochlorites, de l'acide sulfurique, de l'acide sulfhydrique, des sulfures métalliques solubles ou des cyanures dans une proportion supérieure à la quantité minima que l'on peut directement y déceler par voie chimique ;

2° Sur les substances solides ou liquides putrides si elles n'ont pas été au préalable diluées de façon à ne plus pouvoir subir de processus de putréfaction fétide ;

3° Sur les hydrocarbures (pétrole, goudrons, etc.) et les graisses en quantité telle qu'on puisse nettement en constater la présence ;

4° Sur les solutions de chaux vive, à moins qu'elles n'existent dans un état de dilution tel qu'on ne puisse observer de réaction alcaline nette, en aval de leur débouché ;

5° Sur les eaux résiduaires susceptibles d'augmenter la teneur du cours d'eau en sels minéraux solubles.

Les *Rivers pollution Prevention Acts* anglais formulent des indications beaucoup plus précises :

Le *Conseil du Comté* peut *obliger* les autorités sanitaires de district à faire épurer les eaux résiduaires nuisibles aux cours d'eau dans le district ou en dehors de celui-ci. Si les autorités sanitaires n'obéissent pas, le *Conseil du Comté* en appelle à une *Cour du Comté*, qui examine la question et fixe un délai pour l'adoption de moyens d'épuration. Appel peut-être interjeté à un tribunal supérieur contre la décision de cette cour.

Les méthodes adoptées pour l'épuration peuvent être *quelconques* ; mais la table suivante donne les titres fixés par les commissaires de surveillance de pollution des rivières. Ils recommandent qu'aucun effluent donnant des titres plus élevés ne soit toléré dans les cours d'eau :

Matières en suspension.	Organiques sèches	0,01
	Minérales sèches	0,03
Matières dissoutes	Carbone organique	0,02
	Azote organique	0,003
Métaux (excepté calcium, magnésium, potassium ou sodium)		0,02
Arsenic		0,0006
Chlore (libre après addition d'acide sulfurique)		0,01
Soufre (en sulfate)		0,01
Acidité (en acide chlorhydrique)		0,02
Alcalinité (en soude caustique)		0,01
Matières huileuses (pétrole ou huiles)		0,0005

Couleur : Aucune couleur lorsqu'on examine sur un fond blanc l'eau à travers une épaisseur d'un pouce ($0^m,0254$).

Les autorités sanitaires sont autorisées par le *Local Government Board* à limiter autant que possible leurs exigences, en ce qui concerne les eaux résiduaires des grandes industries. Elles n'ont pas à exiger l'épuration *avant le rejet dans un égout*; mais on doit alors traiter la totalité des eaux à la sortie de l'égout.

Les eaux résiduaires industrielles ne peuvent, bien entendu, être admises dans les égouts que si elles ne sont pas susceptibles de détériorer les canalisations. Des règlements municipaux fixent pour chaque ville les conditions de cette admission. Voici, à titre d'exemple, le texte du contrat que la ville de Bradford impose à tous les industriels :

Contrat passé entre la ville de Bradford et les industriels.

1° Aucun canal destiné à recevoir les eaux résiduaires industrielles ne peut être établi sans l'autorisation préalable de la direction des travaux de la ville; il ne peut être installé avant que les dispositifs d'épuration des eaux soient terminés et déclarés satisfaisants par la direction des travaux municipaux.

2° et 3° Un canal qui reçoit les eaux résiduaires industrielles ne peut en aucun cas être utilisé pour les eaux ménagères, et inversement il ne doit y avoir aucune communication, dans l'usine, entre les canalisations d'eaux résiduaires industrielles et d'eaux résiduaires ménagères.

4° L'industriel s'engage à établir, avant la jonction de son canal avec les égouts publics, des bassins de décantation et des réservoirs suffisants pour retenir toutes les matières en suspension de ses eaux résiduaires; il doit établir également des bassins et autres dispositifs de clarification et d'épuration de ces eaux. L'acceptation de ces dispositifs d'épuration par la direction des travaux municipaux doit être faite par écrit : ils doivent être maintenus en bon état et fonctionner régulièrement. Si, par la suite, la ville juge que les dispositifs ne donnent plus une purification suffisante, l'industriel doit procéder aux changements et agrandissements nécessaires, jusqu'à ce que la ville se déclare, par écrit, satisfaite.

5° L'industriel s'engage à n'utiliser les canalisations de ses eaux résiduaires dans aucun autre but que pour évacuer les effluents de sa propre usine.

6° L'industriel doit veiller à faire passer tous les effluents des diverses parties de son usine dans les dispositifs de clarification et d'épuration avant de les évacuer dans les canaux publics.

7° L'industriel s'engage à disposer un orifice de contrôle sur son canal d'évacuation pour que la ville puisse, nuit et jour, s'assurer de l'état des eaux et prélever des échantillons.

8° L'industriel doit permettre aux agents de la ville et de la direction des travaux municipaux de pénétrer dans son usine pour qu'ils puissent se rendre compte de l'état et du fonctionnement des dispositifs de clarification prévus par ce contrat.

9° L'industriel s'engage à ne laisser écouler dans les égouts publics que des eaux qui donnent satisfaction aux exigences de la ville.

10° La ville ne s'engage pas, par ce contrat, à recevoir d'une façon définitive et durable les eaux d'égout industrielles dans ses canaux et à les purifier.

11° Le contrat peut, de part et d'autre et à toute époque, être résilié après un préavis de trois mois. Le raccordement avec les égouts publics doit être supprimé par l'industriel après cette résiliation.

12° En cas d'infraction par l'industriel à un des articles de ce contrat, ou si la ville juge que les eaux évacuées sont insuffisamment épurées et peuvent entrainer un surcroît de difficultés pour l'épuration de l'ensemble des autres eaux d'égout, la ville peut, par écrit, réclamer la suppression de la jonction de la canalisation avec les égouts publics, dans un délai de sept jours; elle a le droit, dans le cas de retard apporté par l'industriel à cette suppression, de faire pénétrer ses agents dans l'usine et de faire exécuter les travaux de suppression nécessaires, sans être responsable d'aucun dommage causé par cette opération.

XXV. — DIFFÉRENTS ASPECTS DU PROBLÈME DE L'ÉPURATION DES EAUX D'ÉGOUT DANS LES AGGLOMÉRATIONS URBAINES. — PROCÉDÉS DE CHOIX SUIVANT LES CIRCONSTANCES LOCALES.

Le nombre des installations d'épuration biologique naturelle ou artificielle qui ont été réalisées jusqu'à présent en France est extrêmement restreint. Ce fait est d'autant plus surprenant et regrettable que la plupart de nos villes et de nos grandes industries polluent abominablement nos rivières, nos fleuves et nos canaux, sous les yeux trop bienveillants des administrations publiques, et que l'ignorance des exemples que nous donnent les pays étrangers ne peut même pas être invoquée, puisque depuis six ans, dans une suite de publications ininterrompues, nos collègues hygiénistes font avec nous les plus grands efforts pour créer un mouvement d'opinion favorable à la grande cause de l'assainissement.

Nous pouvons espérer que la nécessité d'appliquer la loi du 15 février 1902 sur l'hygiène publique obligera bientôt les municipalités à s'occuper de cette question et qu'un vote prochain du parlement permettra de promulguer le projet de loi actuellement en préparation au ministère de l'Agriculture pour la protection des cours d'eau et dont nous avons précédemment reproduit le texte.

Comment concevoir que le pays qui a vu naître Pasteur n'ait pas été le premier à comprendre l'importance des mesures destinées à sauvegarder la santé du peuple ?

Lorsqu'on réfléchit aux avantages et aux inconvénients que comportent les différents procédés ou systèmes d'épuration actuellement connus, on comprend que la seule excuse aux hésitations des municipalités, des ingénieurs et des autorités sanitaires est dans leur embarras de faire un choix.

Notre expérience du sujet nous autorise à leur donner quelques conseils, que nous espérons pouvoir leur être utiles dans ce but :

Avant d'établir un projet ou un plan d'épuration, la première précaution à prendre est de bien connaître la composition chimique moyenne des eaux qu'il s'agit de traiter ; car, si ces eaux renferment une forte proportion de certaines substances à réaction acide, ou des antiseptiques, ou un excès d'alcalis, il sera tout à fait impossible de les épurer par l'un quelconque des procédés biologiques ou par l'irrigation agricole. On se trouvera alors nécessairement amené à neutraliser préalablement les acides ou les alcalis, ou à précipiter les antiseptiques par des réactifs convenablement choisis. La question se posera ensuite de savoir si, après cette neutralisation, le liquide peut être déversé sans inconvénients sur un sol cultivé ou sur des lits bactériens.

Pour éviter les expériences toujours coûteuses et les erreurs difficilement réparables, il sera prudent de consulter à la fois un ingénieur et un hygiéniste bactériologiste, spécialisés dans l'étude de ces questions. On les priera d'examiner les plans élaborés, d'en contrôler l'exécution et de surveiller les débuts du fonctionnement du procédé adopté.

Le *choix d'un système d'épuration* ne pourra dans tous les cas être utilement effectué que lorsqu'on aura déterminé :

1° La nature et la composition chimique des eaux à épurer ;

2° La quantité de ces eaux à traiter par jour ;

3° Les variations horaires journalières et saisonnières du volume ;

4° La disposition des canaux d'égout (unitaires ou séparatifs) ; leur développement, leur pente ;

5° La disposition du lieu où s'effectuera l'épuration (hauteur de chute, nature et étendue du terrain) ;

6° Le point de déversement des eaux épurées (utilisation possible de celles-ci à l'irrigation culturale, rejet dans des cours d'eau ou à la mer) ;

7° Dans les cas où les eaux épurées devraient être déversées dans un cours d'eau, on indiquera le régime de ce dernier, et on précisera si les eaux servent à l'alimentation de localités situées en aval ou s'il existe des parcs à huîtres voisins, susceptibles d'être contaminés par les microbes pathogènes provenant des égouts.

Les *procédés d'épuration chimique* trouveront leur application partielle ou exclusive lorsqu'on aura affaire à des eaux contenant soit des matières tinctoriales ou des graisses en fortes proportions, soit des résidus industriels acides ou alcalins capables de gêner les actions microbiennes d'oxydation.

L'*irrigation agricole*, dont les effets épurants sont incontestablement les plus parfaits, n'est applicable que dans les cas *extrêmement rares* où l'on dispose, à proximité des villes, de terrains d'une grande perméabilité, peu coûteux et suffisamment vastes pour qu'on ne soit jamais obligé de faire absorber au sol cultivé des quantités d'eaux d'égout susceptibles de nuire à la culture.

En principe, on n'admettra jamais en irrigation culturale des eaux renfermant plus de 300 grammes d'azote organique et 10 grammes de graisse par mètre cube.

On s'assurera en outre, par des épreuves à la fluorescéine par exemple, que les infiltrations souterraines ne pourront jamais contaminer les nappes d'eau servant à l'alimentation de sources ou de puits dans un rayon de plusieurs kilomètres alentour.

L'*épandage intensif sur sol nu* sera avantageusement employé par les villes dans le voisinage immédiat desquelles se trouvent des plaines sablonneuses non cultivables. Les déversements intermittents d'eau d'égout sur ces plaines divisées en compartiments ou bassins alternativement irrigués peuvent alors être effectués à la dose de 40 litres par mètre carré et par jour; mais c'est là un maximum qu'il ne faudra pas dépasser. En réduisant ce taux d'irrigation intermittente à 20 litres, il sera le plus souvent possible d'utiliser bientôt les sables, ainsi fertilisés, à la culture du maïs fourrager ou du topinambour, ou mieux à l'établissement d'oseraies.

Dans toutes les circonstances où l'on serait conduit à adopter soit l'irrigation agricole, soit l'épandage intensif sur terrains sablonneux, avec ou sans les cultures sus-indiquées, il conviendra de *décanter* ou mieux encore de *solubiliser* préalablement les matières organiques contenues dans les eaux d'égout en faisant séjourner celles-ci pendant un temps suffisant dans des *bassins de décantation* ou dans des *fosses septiques*. L'épuration par le sol s'effectuera alors dans des conditions parfaites, et l'on évitera tout colmatage par l'élimination ou la dissolution préalable de la plus grande partie des matières organiques en suspension. On réalisera du même coup une importante économie de main-d'œuvre, qui compensera largement les frais de construction des fosses.

Chaque fois que l'un des systèmes d'épuration qui précèdent ne s'imposera pas pour les raisons très spéciales que nous avons indiquées, on devra s'adresser de préférence aux *procédés biologiques artificiels*, parce qu'ils présentent le maximum d'efficacité avec le minimum de dépenses.

Les procédés biologiques conviennent à merveille dans tous les cas où il s'agit de traiter des eaux d'égout de faible ou de moyenne concentration et contenant des matières de vidange.

Il sera presque toujours avantageux d'adopter le système des *lits percolateurs à distribution automatique et intermittente*, plutôt que le système des *lits de contact*.

On choisira, pour la distribution automatique sur les lits percolateurs, des appareils aussi robustes que possible, distribuant l'eau uniformément à la surface des matériaux, et non influençables par les variations de débit ni par les influences atmosphériques.

Quel que soit le mode construction et de distribution adopté pour les lits bactériens percolateurs comme pour les lits de contact, il est essentiel de décanter soigneusement les eaux d'égout, et il est recommandable de solubiliser le plus possible les matières organiques en suspension dans des fosses septiques bien construites avant de les admettre sur les lits bactériens. Plus la décantation et la solubilisation préalables sont parfaites, plus l'épuration finale est satisfaisante, et mieux est évité le colmatage ou l'encrassement des lits.

Dans tous les cas, on ne devra jamais considérer comme *potables* les eaux épurées par l'un quelconque des systèmes biologiques artificiels, pas plus d'ailleurs que celles épurées par l'irrigation agricole. Ces eaux renferment toujours des microbes en plus ou moins grand nombre, et quelques-uns de ceux-ci peuvent accidentellement appartenir à des espèces pathogènes (colibacille).

S'il arrivait qu'on fût obligé de s'en servir immédiatement ou de les déverser dans un cours d'eau à faible débit servant à l'alimentation d'une ville ou d'un village, ou dans la mer au voisinage de parcs à huîtres, il faudrait réaliser leur purification bactériologique complète, soit par des filtres à sable fin, submergés ou non submergés, soit par les appareils beaucoup plus efficaces de stérilisation par l'ozone ou par les rayons ultra-violets.

Hâtons-nous d'ajouter que la nécessité de cette épuration complémentaire ou de cette stérilisation des eaux d'égout épurées ne se présentera probablement qu'à titre tout à fait exceptionnel et qu'il serait ridicule d'imposer, sans raisons particulièrement graves, aux municipalités ou aux industriels, ce luxe onéreux! *La seule chose qu'on soit en droit d'exiger légitimement des villes ou des industries est qu'elles rendent aux rivières ou aux fleuves des eaux dont le degré de pollution ne soit pas sensiblement plus élevé que celles qu'elles leur ont elles-mêmes empruntées.*

ÉVACUATION
DES IMMONDICES LIQUIDES :
ÉGOUTS ET VIDANGES

PAR

le Dr **ED. IMBEAUX**

Ingénieur en chef des Ponts et Chaussées,
Directeur du Service municipal de Nancy.

I. — PROLOGUE ET HISTORIQUE DE LA QUESTION.

Dès que l'homme se bâtit quelque part une habitation, il ne tarde pas à être gêné par les produits de déchets de la vie humaine et animale qui s'y concentrent. Les peuplades primitives et voyageuses savaient se soustraire à cet inconvénient en changeant de lieu de campement : la chose n'est plus possible chez les nations civilisées, et il faut qu'elles sachent éloigner artificiellement des maisons et des cités les immondices de toutes sortes et le danger qui en résulterait pour la santé publique. Plus l'on s'écarte des conditions de la vie libre, c'est-à-dire plus les agglomérations grandissent, plus il est clair que ce problème de l'évacuation des déchets devient impérieux, difficile et onéreux.

Nous ne reviendrons pas ici sur cette nécessité hygiénique. Dans le fascicule XII du présent *Traité d'hygiène*, un chapitre est entièrement consacré à la mettre en évidence (p. 118 à 172), et un autre (p. 313 à 348) esquisse déjà les mesures générales propres à défendre les agglomérations humaines contre cette cause puissante d'insalubrité. Dans le fascicule XIII (*Hygiène rurale*), on a indiqué aussi comment les habitations rurales peuvent se débarrasser, — généralement pour les convertir sur place en engrais au profit de l'agriculture, — des matières usées. D'autre part enfin, le fascicule V (*Hygiène de l'habitation*) fait connaître les mesures à prendre dans l'intérieur même des maisons : il en résulte que nous n'avons ici qu'à suivre le sort qu'ont — ou plutôt que devraient avoir — les immondices au sortir de nos demeures, jusqu'à ce que, évacuées loin des villes, désintégrées et rendues inoffensives pour tout le monde, elles rentrent en quelque sorte dans l'ordre universel.

Parmi les matières usées, on distingue tout de suite celles qui sont liquides, ou plus exactement qui peuvent être dissoutes, délayées, ou véhiculées par l'eau. Ce véhicule est non seulement désagréable et dangereux par lui-même (à cause de la submersion qu'il produit et de l'humidité qu'il laisse après son passage), mais il a à un haut degré la propriété de s'insinuer partout et d'entraîner les souillures dont il est chargé sur et dans le sol, dans les puits, sources et nappes souterraines, comme dans les rivières. L'eau en excès, et spécialement l'eau souillée, est donc un des ennemis redoutables du bien-être et de la santé de l'homme, et il n'est pas étonnant que, dès la plus haute antiquité, celui-ci ait cherché à s'en débarrasser.

Dans l'intérieur d'une cité, les liquides à évacuer proviennent soit de la distribution (dont les eaux après usage deviennent les eaux usées proprement dites), soit de la surabondance de la nappe phréatique (qu'il faut drainer pour en abaisser le niveau), soit enfin des projections intermittentes que déverse la pluie. Ce sont les eaux de cette dernière catégorie qui sont les plus variables comme débit et de beaucoup les plus abondantes à certains moments : pures à l'instant de leur chute, elles ne tardent pas, en ruisselant dans les rues, à se charger de détritus de toutes sortes et à devenir très souillées. Il n'est guère possible, dans une agglomération tant soit peu civilisée, de laisser ces eaux submerger les rues : aussi trouve-t-on des aqueducs pour les évacuer, autrement dit des égouts, dans les plus anciennes villes du monde.

Antiquité. — C'est ainsi que Babylone avait de vastes égouts, communiquant avec les maisons par des tuyaux particuliers (Layard). Comme Bagdad, Jérusalem avait des canaux, en partie creusés dans le roc, qui évacuaient dans la vallée de Cédron les eaux usées du quartier du Temple et de la partie nord-est de l'ancienne ville. Dans les villes d'Égypte, on mentionne que les criminels étaient occupés à entretenir et nettoyer les égouts. A Athènes, à Olympie, à Agrigente, à Samos, on retrouve des égouts fort anciens ; à Syracuse, Gélon fit construire les égouts dits *phéaques* (du nom de l'architecte Phéax) par les prisonniers carthaginois (309 avant J.-C.).

Rome se distingua de bonne heure par sa *cloaca maxima*, construite comme on sait par un ingénieur étrusque sous le règne de Tarquin l'Ancien (514 avant J.-C.) et restée en service jusque dans ces dernières années. Cet égout, de dimensions variables et qui a jusqu'à 4^m,27 de diamètre, représente la première voûte connue ; elle est faite de pierres volcaniques, taillées et juxtaposées sans ciment. Les figures 42 et 43 en montrent deux vues de parties bien conservées.

Le tracé, de 738 mètres de long, semble avoir suivi le thalweg d'un ruisseau : l'ouvrage asssécha et assainit des régions marécageuses,

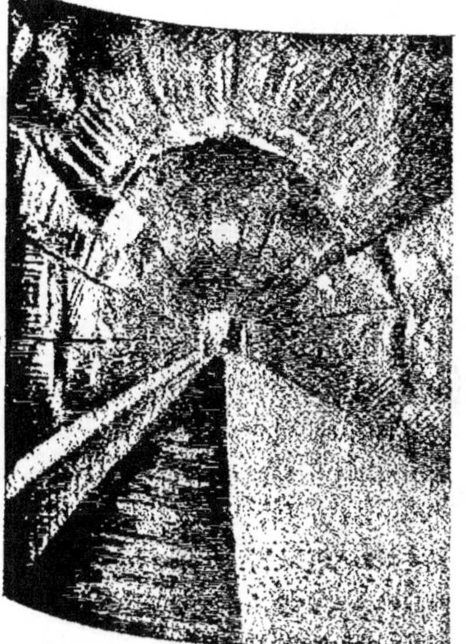

La *cloaca maxima* sous le *Forum romanum*.

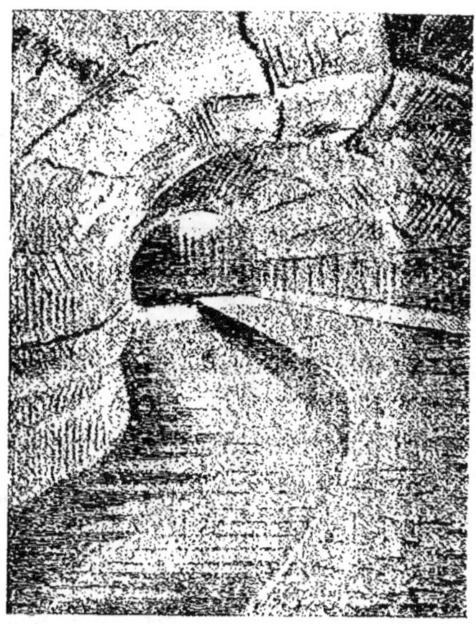

La *cloaca maxima* sous la *Curia astia*.

Fig. 42. — Égouts de l'ancienne Rome (état actuel).

notamment le Velabrum (entre le Capitole et le Palatin). Plus tard, au fur et à mesure du développement de la ville, d'autres collecteurs furent construits, ainsi que des égouts affluents (*cloacula*) : Agrippa, gendre d'Auguste, établit un grand égout et se chargea de nettoyer la *cloaca maxima*, qu'il descendit en bateau et où il fit lâcher les eaux des sept aqueducs existants. En l'an 15, Tibère créa une charge pour veiller à la propreté du Tibre, et une épigraphe désigne un certain Julius Ferox : *curator alvei et riparum Tiberis et cloacarum*. Enfin l'impôt spécial destiné à l'entretien des égouts de Rome portait le nom de *cloacarium*.

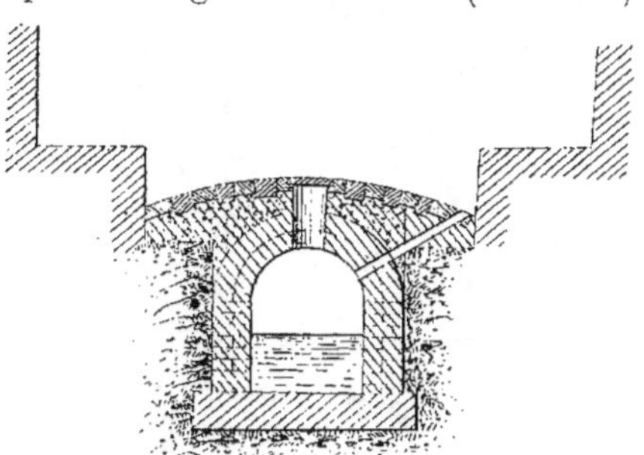

Fig. 43. — Égout romain avec rue au-dessus.

Au-dessus des égouts, les rues étaient généralement pavées (fig. 43), les pavés étant posés sur un massif de blocage qui garnissait les reins de la voûte et formait le *nucleus* de la chaussée. Celle-ci, fortement bombée et comprise entre des bordures élevées, écoulait ses eaux par des bouches ouvertes dans les caniveaux : en outre, des

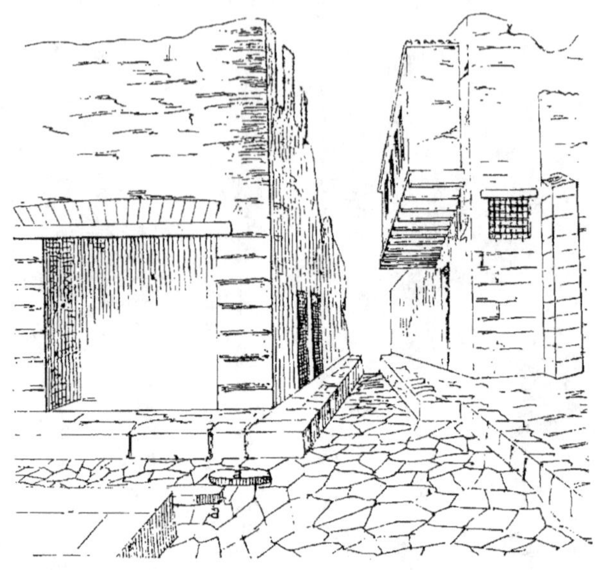

Fig. 44. — Bouche d'égout à Pompéi.

regards percés de distance en distance au sommet de la voûte permettaient de projeter dans l'égout les produits du balayage (comme on le fait encore actuellement à Paris). A Pompéi, où toutes les rues n'avaient pas d'égout, on traversait les chaussées inondées au moyen de pierres laissées en saillie (*aa* de la fig. 44) et entre lesquelles passaient les roues des voitures ; ailleurs, pour gagner l'égout d'une rue perpendiculaire, les eaux suivaient deux canaux obliques (fig. 45),

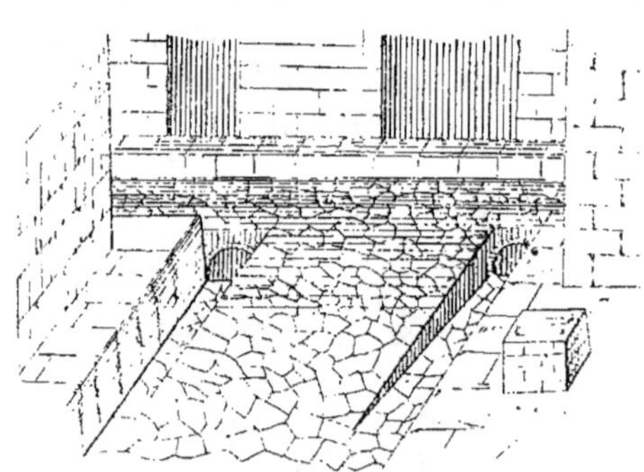

Fig. 45. — Rue romaine à Pompéi.

rétrécissant encore la chaussée et rendant sans doute peu commode le passage d'une rue à l'autre.

La reconstruction de Rome sous Néron ne permit pas de suivre pour les alignements des nouvelles rues tous les anciens égouts : ceux-ci passèrent donc sous les maisons rebâties, ce qui fait dire à Pline qu'on navigue sous les habitations. Le réseau se régularisa cependant, et il était complet sous Nerva. De ce dernier réseau, pas plus que de celui d'Auguste, il ne reste rien : seuls les égouts des Tarquins, grâce à leur mode de construction, ont survécu.

Les villes romaines d'Italie, d'Espagne, de Gaule et d'Afrique eurent aussi leurs égouts : ceux de Fæsolæ, de Graviscæ, de Volaterræ paraissent remonter aux Étrusques. Nîmes et Arles montrent des restes de larges collecteurs ; Vienne présente un réseau très complet d'anciens cloaques, débouchant les uns dans le Rhône, les autres dans la Gère ; Cologne, Trèves, Metz, Besançon, Reims, Fréjus, Périgueux, Constantine contiennent de nombreux tronçons d'égouts romains. A Tolède, un souterrain voûté en briques, la *Cueva de Hercules*, qui n'a pas moins de 12 kilomètres de longueur, paraît n'avoir été qu'un grand cloaque. Tous ces égouts se déversaient d'ordinaire dans des rivières, mais quelques-uns aboutissaient à des *puits perdus* ou pierrées absorbantes, que les Romains savaient fort bien construire.

Quant aux latrines, les Grecs en avaient déjà dans leurs habitations ; elles s'appelaient *Alphedron*, et une classe d'individus des moins considérés était chargée de les nettoyer ; toutefois, beaucoup de maisons grecques semblent en avoir été dépourvues, et l'on faisait alors usage de bassins portatifs. De même que chez les Carthaginois, les excréments humains servaient à la fumure des terres : pourtant Hésiode proscrit cette fumure, parce que, dit-il, il faut avoir plus égard à la salubrité qu'à la fécondité des terres.

Chez les Romains, Pline estime que l'engrais humain est le meilleur après celui des oiseaux ; mais Columelle recommande de ne l'employer que dans les terrains de pur gravier et de sable friable (qui réclament des aliments très substantiels). Malheureusement on n'est pas bien fixé sur le sort qu'avaient les matières fécales de Rome. On trouve bien des vestiges de latrines (c'était généralement une dépendance de la cuisine) dans les maisons, mais on n'a découvert aucune fosse fixe ; il semble donc ou bien que les vases contenant les matières étaient déposés sur la voie publique et le contenu enlevé par les voitures stercoraires (il est fait mention dans la *Table héraclienne* de telles voitures comme faisant un service régulier de nuit pour enlever les immondices), ou bien que les matières étaient projetées directement dans les égouts et allaient de là dans le Tibre. Le tout à l'égout, sans être absolument démontré, paraît avoir été pratiqué au moins partiellement dans la Rome des Césars ; le texte suivant d'une ordonnance impériale citée par Frontin tend à prouver qu'il en était ainsi pour les maisons qui en avaient acquis le droit :

« Je veux qu'aucune eau tombante ne soit recueillie, si ce n'est par ceux qui en ont obtenu le privilège de moi ou des princes mes prédécesseurs : car il est nécessaire qu'une certaine partie de l'eau qui s'écoule des châteaux d'eau soit destinée non seulement à rendre plus salubre notre ville, mais encore à laver les cloaques. »

Les palais des empereurs et les édifices publics contenaient des latrines, parfois très bien aménagées : on sait qu'Héliogabale fut tué dans les latrines où il s'était réfugié. Le palais de Sérapis à Pouzzoles en montre à plusieurs lunettes.

L'amphithéâtre de Nimes présente de nombreux cabinets d'aisances, très heureusement situés sur les escaliers qui communiquent des galeries aux gradins : c'était une simple dalle, évidée et perforée au centre, pouvant servir aussi bien aux évacuations alvines que liquides. Les latrines privées étaient au contraire généralement pourvues de siège, soit en marbre, soit en bois ; les chaises percées (*sellæ perforitæ, sellæ familiares)* étaient fréquemment utilisées, avec leurs bassins amovibles ; enfin, pour l'urine, les Romains se ser-

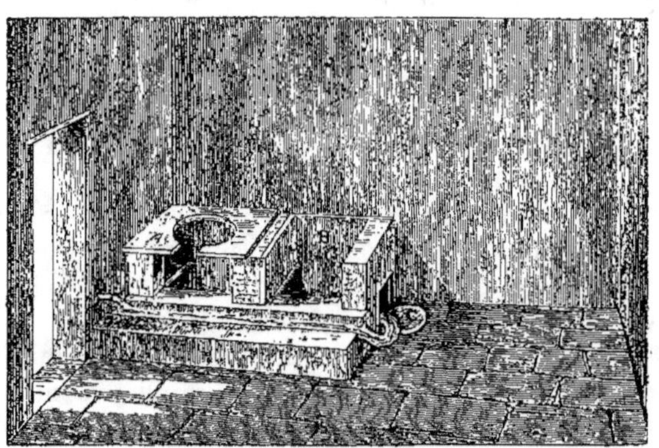

Fig. 46. — Cabinet d'aisances (*sterquilinium*) à Pompéi.

AB, latrine avec ou sans siège ; C, pissoir ; D, tuyau d'eau de lavage.

vaient de petits vases spéciaux, le *lasanum* ou *truella*, et le *scaphium*, plus spécial aux femmes.

Enfin, comme chacun sait, des latrines publiques furent installées par Vespasien (1), qui préleva un impôt, appelé *or lustral* (et plus tard *chrysagyre)* pour les entretenir. Ces latrines furent affermées à des titulaires (*foricarii*), qui payaient une redevance et prélevaient un droit sur les usagers. Sous Dioclétien, il y en avait à Rome 144, mais au vi⁰ siècle, d'après Pancirollus, leur nombre aurait diminué d'une centaine. La figure 46 fait voir une latrine publique de Pompéi (*sterquilinium*), avec un urinoir, deux réduits dont un avec siège, et un écoulement d'eau pour le lavage : le nettoyage se faisait au moyen d'une éponge fixée au bout d'un bâton.

(1) Il existait déjà auparavant des urinoirs publics à certains carrefours, mais ce n'étaient que de simples amphores (*amphoræ in angiportis*), et on sait qu'à Rome l'urine ruisselait un peu partout.

Ajoutons que certains édits, relatés dans les *Pandectes* de Justinien, défendaient à Rome de répandre des immondices sur la voie publique, obligeaient les riverains à balayer les rues, etc.

Moyen âge. — Le moyen âge oublia ces sages mesures et laissa tomber en ruines les cloaques romains : on n'entendit plus parler d'égouts jusqu'à la fin du xiie siècle. Les villes étaient alors dans un état indescriptible de saleté, dont les villes chinoises de nos jours peuvent seules donner une idée : les rues, sans pavages, n'étaient que des fondrières où grouillaient les porcs en liberté; des eaux infectes coulaient au milieu de ces *chaussées fendues*; les matières fécales et les autres immondices étaient projetés par les fenêtres, etc., ce qui était permis à Paris jusqu'à l'ordonnance de 1372, à la condition de prévenir en criant trois fois : *Gare l'eau!* D'ailleurs, si cette ordonnance défendit cette pratique, elle autorisa l'apport par les portes et le dépôt des immondices sur la rue, ce qui ne valait guère mieux pour la propreté de celle-ci.

Cependant certaines notions et mesures hygiéniques s'étaient conservées dans les couvents : on y trouvait d'ordinaire des latrines bien disposées appelées *necessaria*. Dans le plan de la célèbre abbaye de Saint-Gall, une vaste pièce, éclairée toute la nuit par une lampe, contient une série de sièges (*sedilia*) le long du mur sud : il y avait d'autres latrines plus petites dans des bâtiments isolés pour desservir les différentes parties de l'abbaye. Les abbayes de Saint-Germain-des-Prés et de Pontlevoy, le prieuré de Cantorbéry présentaient des dispositions analogues. Dans les châteaux, les latrines étaient souvent en encorbellement (Coucy, Landsperg), et les matières tombaient dans le fossé; d'autres fois (Marcoussy), c'étaient des niches creusées dans l'épaisseur des murs, et le produit était recueilli dans de grandes fosses. A l'abbaye de Maubuisson (près Pontoise), les latrines étaient établies au-dessus d'un courant d'eau qui entraînait les matières : cette pratique se développa dans la suite, comme en témoignent les nombreux cabinets qui sont encore aujourd'hui installés au-dessus des rivières dans la traversée de nombreuses villes.

A Paris, c'est seulement au xive siècle (ordonnance du roi Jean en 1348, ordonnances de 1356, de 1372, de 1396) qu'on commence à se préoccuper de la propreté des rues et d'y empêcher le dépôt des matières et ordures de toutes sortes. L'ordonnance de 1356 réglemente précisément les tombereaux qui emmènent ces immondices aux voiries et en prescrit l'étanchéité, et les lettres patentes de Charles VI de 1404 en interdisent le déversement dans la Seine (1). C'est alors que les fosses fixes se développèrent : elles étaient presque toujours placées près de la descente d'escalier, sous le sol des caves,

(1) Ces lettres édictent une amende de 60 sols parisis « pour le fait de porter fiens dans la rivière, et le quatruple que cousterait à oster ce que ainsy on y aurait mis ».

et elles étaient dallées. On les appelait *chambres basses, courtoires, fosses à privés, fosses coises, fosses à retrait, chambres aisées,* et le contenu était les *gadoues* ou *mosanges,* d'où le nom de *gadouards* donné aux vidangeurs.

Le pavage des rues avait été commencé par Philippe Auguste. Quant aux égouts, sous Saint Louis et Philippe le Bel, on en construisit quelques tronçons pour desservir des palais et des couvents, mais ce ne fut que sous Charles V et Charles VI qu'on établit les premiers égouts publics. En 1370, Hugues Aubriot, prévôt des marchands, fit voûter les cloaques des Halles ; mais le palais royal des Tournelles restait environné d'eaux infectes, ce qui le fit abandonner par Catherine de Médicis pour les Tuileries. Le système d'égouts ne se développa que très lentement, et seulement dans les voies principales aboutissant à la Seine, à la Bièvre et au ruisseau de Ménilmontant ; les rues transversales écoulaient leurs eaux par les ruisseaux médians, se déversant aux égouts par des bouches grillées. Sous Henri IV, François Miron, successeur et imitateur d'Aubriot, fit voûter à ses frais l'égout du Ponceau, entre les rues Saint-Martin et Saint-Denis : on arrive ainsi à avoir sous Louis XII, 2^{km},5 d'égouts couverts avec 8 kilomètres de ruisseaux découverts.

Renaissance et temps modernes. — Pour en finir de suite avec les égouts, disons encore qu'en 1663 le Conseil de police organisé par Colbert établit un service de curage. Un peu après, la Salpêtrière, l'Hôtel des Invalides et l'École militaire eurent des égouts spéciaux, qui portèrent directement en Seine les matières fécales de ces agglomérations. Une grande amélioration date de l'époque de Louis XV : Turgot, en 1755, remplaça le grand égout en mauvais état et situé trop haut, par un canal neuf dallé et régulier, en tête duquel se déversaient les eaux de Belleville formant des chasses puissantes, grâce à un réservoir de 10 000 mètres cubes établi aux Filles-du-Calvaire ; ce canal fut couvert par les riverains du quartier Saint-Honoré sur plus de 6 kilomètres de longueur. Bref, Paris avait, à la fin du XVIIIe siècle, 16 kilomètres d'égouts ; à la fin de l'Empire, 24 kilomètres ; sous Louis-Philippe, 78^{km},765, et en 1852, 143^{km},386.

La Renaissance avait cependant incité à plus de propreté. L'acte le plus important de cette époque fut l'arrêt du Parlement de Paris de 1533, ordonnant que chaque maison ait une fosse d'aisances. Un autre arrêt de 1538 prohibe la vidange des fosses pendant les chaleurs de l'été ; puis c'est le remarquable édit de François Ier de novembre 1539, qui mériterait d'être cité en entier comme apportant enfin une réglementation sérieuse et pratique. C'est aussi sous François Ier que furent installés les premiers cabinets publics (il y en avait à Francfort depuis 1348, et on les nettoyait avant chaque foire). Dès 1580, le droit coutumier de Paris porte que « tous les propriétaires sont tenus d'avoir latrines et privés suffisants en leur maison » ;

un règlement du 22 novembre 1563 obligeait d'ailleurs lesdits propriétaires à nettoyer les rues chacun au droit de soi tous les jours l'été à sept heures et l'hiver à huit heures du matin.

A partir de 1600, les ordonnances se multiplient, répétant souvent leurs injonctions, preuve qu'elles ne sont pas toujours bien suivies. L'édit de décembre 1607 pour la propreté des rues est applicable à toute la France; à Paris, des lettres patentes de 1608 font de l'enlèvement des immondices une charge donnée à un capitaine général des charrois d'artillerie; puis deux importants arrêts du Parlement, l'un du 16 avril 1663, l'autre du 25 mars 1671, interdisent l'un de vidanger autrement que de nuit, l'autre de confier ce travail à des ouvriers étrangers à la corporation organisée des *fy-fy*. En 1678, on sépara les dépotoirs de matières fécales de ceux des autres immondices.

Une importante ordonnance de 1664 avait fixé les principales règles pour l'établissement des fosses d'aisances, qu'on cherche à rendre étanches et à ventiler au moyen de *ventouses* ou tuyaux s'élevant au-dessus des toits. Cependant, comme le montre un arrêt du 4 juin 1734, beaucoup de maisons n'ont pas encore de cabinets à cette époque : on sait que le palais de Versailles lui-même n'en avait pas et que les petites cours intérieures en tenaient lieu. En 1777, une commission des plus grands savants de l'époque étudia les gaz méphitiques des fosses, et c'est alors qu'on prescrivit, pour empêcher leurs fâcheux effets, l'appareil appelé *ventilateur*, c'est-à-dire une cage placée au-dessus de la fosse et par laquelle on envoyait par un jeu de soufflets de l'air qui ressortait par le tuyau de chute prolongé au-dessus du toit : malheureusement le ventilateur ne fonctionnait pas sûrement, et il dut être complété par l'adjonction d'un fourneau brûlant en partie les gaz et faisant appel. C'est ce système qui fut adopté, à l'exclusion du privilège des anciens vidangeurs, quand en 1777 la concession fut donnée pour quinze ans au sieur Lartois : l'arrêt du Parlement du 5 août 1786 le consacre officiellement.

La destinée des vidanges était des plus défectueuse. Au moyen âge, chaque quartier de ville avait en dehors des remparts sa *voirie* spéciale, et à Paris ces divers dépôts finirent par former des monticules tels qu'ils parurent dangereux pour la défense de la place (la butte des Moulins, le labyrinthe du Jardin des Plantes ont cette origine). La voirie de Montfaucon, située sur la route de Meaux, à 4 kilomètres de l'enceinte de Philippe-Auguste, est célèbre : le développement des faubourgs Saint-Germain et Saint-Marcel sous Louis XIII fit supprimer les voiries trop voisines et augmenter l'importance de Montfaucon, qui restait presque la seule. Comme, suivant le principe des Arabes, on croyait que les matières ne pouvaient être employées pour l'agriculture qu'après s'être *mûries* pendant plusieurs années, les bassins de dépôt des voiries produisaient des exhalaisons infectes, et les faubourgs Saint-Denis, Saint-Martin et du Temple se plaignaient amèrement de celles de Montfaucon, dès que le vent venait du nord-ouest.

Dès le 1er janvier 1727, les voiries avaient fait l'objet d'une adjudication pour dix-huit ans. En 1761, Soufflot transporta les bassins de Montfaucon à 300 mètres plus loin, au pied des Buttes-Chaumont : en 1791, cette voirie, devenue unique, recevait annuellement 37 973 mètres cubes de matières. Parent-Duchatelet en dressa un plan en 1821, et voici la description qu'en donne Mille :

« Étagés sur le coteau, mais suivant l'irrégularité des carrières abandonnées, les bassins s'étendaient sur une surface de 10 hectares et sur une pente de 15 mètres. Des vannes de décharge fermaient les communications successives d'étage. Les voitures de vidanges sorties de Paris gravissaient jusqu'à une échancrure supérieure, y trouvaient un mur avec embrasures formant acculoir et y versaient par l'arrière leur chargement. Le flot abandonnait tout en haut le plus épais du dépôt, puis, par un écoulement de superficie, descendait les gradins en y laissant ses vases. La matière forte séchait au soleil et passait à l'état d'engrais transportables. Les eaux-vannes n'étaient qu'encombrantes ; on les perdait par l'évaporation spontanée et l'infiltration dans le sol à travers les fentes de la masse plâtrière.

« Plus tard, vers 1825, quand l'abondance des eaux-vannes et l'infection des puits du quartier du Temple obligèrent enfin à trouver une décharge régulière, on profita de la construction du canal Saint-Martin pour établir une conduite allant des bassins à l'égout latéral au canal. Chaque nuit, afin d'empêcher les débordements, on ouvrait la décharge ; les lâchures venaient tomber en partie au grand égout, et plus directement en Seine, au pont d'Austerlitz. De là, elles descendaient tout Paris ! »

Cette voirie effrayante subsista jusqu'en 1848. Mais il faut signaler en 1784 l'invention de la *poudrette* (*poudre végétative*), par Bridel, qui fut autorisé à exercer cette industrie. Elle permettait d'expédier au loin l'engrais desséché ; mais les moyens de dessiccation soulevèrent des plaintes très vives (les bassins où les matières fermentaient s'appelaient *marmites d'enfer*!). C'est en 1797 que Giraud [1] proposa un projet grandiose, resté d'ailleurs inexécuté, qui aurait réuni l'abattoir, les fabriques de nitrates, de colles, de vernis, etc., à la voirie, et en aurait fait une immense usine dont tous les gaz infects auraient été brûlés par les foyers : il y a là une idée dont

---

[1] Giraud est aussi l'inventeur d'un appareil facilitant singulièrement la vidange. Les matières tombent dans une grande cuve à fond incliné, d'où un tuyau muni d'un robinet conduit la partie liquide dans une tinette mobile placée en dessous : on n'a qu'à enlever un certain nombre de fois le récipient inférieur pour vider entièrement la cuve.

on tend à se rapprocher de nos jours, en réunissant l'abattoir, l'usine d'épuration des eaux d'égout et l'usine de traitement des gadoues.

Il faut ajouter que cependant on utilisait déjà sur quelques points les eaux d'égout à l'irrigation. Depuis environ l'an 1300, les *prés marcites* du Milanais s'engraissaient des eaux usées de Milan, et cela sans inconvénient hygiénique connu ; on arrosait ainsi à la fin du xviiie siècle 1 500 hectares. Les *huertas* de Valence (Espagne) étaient arrosés de même depuis l'époque des Maures ; les jardins d'Édimbourg depuis 1760 ; en Allemagne, on cite la ville de Bunzlau, qui, depuis 1559, pratiquait l'épandage. Enfin on trouve divers couvents qui opéraient de même avec leurs eaux-vannes.

XIXe siècle. — FRANCE. — Dans la première moitié de ce siècle, on ne fait guère encore que perfectionner les procédés de vidange. A Paris, un décret du 10 mars 1809 insiste surtout sur l'obligation et sur les moyens de rendre les fosses imperméables ; puis l'ordonnance royale du 24 septembre 1819, suivie des ordonnances de police du 23 octobre 1819, du 4 juin 1831 (vidangeurs), des 5 et 6 juin 1834 (fosses mobiles et voitures de vidange), régla définitivement et jusqu'à nos jours le mode d'établissement des fosses d'aisances. Rappelons que le tuyau d'évent (de $0^m,25$ de diamètre), prescrit par l'ordonnance de 1819, est tout à fait incapable d'assurer une ventilation convenable, le courant d'air qui s'y fait étant de sens variable, même avec l'addition d'une source de chaleur proposée en 1820 par Darcet (Pettenkofer proposa un bec de gaz) ou d'un ventilateur mécanique.

Dès 1815, on parle de la fabrication de l'ammoniaque au moyen des urines ou des liquides séparés des fosses. On tend alors de plus en plus vers la *division* des matières : les procédés Cazeneuve (1818), Donat (1819) y tendent, et l'appareil de Payen et Dalmont essayé à Bicêtre (1834) la réalise, en assurant même la désinfection des parties solides par la projection d'une poudre spéciale absorbante. (C'est à ce moment que Labarraque propose de désinfecter les fosses avec la liqueur qui porte son nom, et Darcet avec du chlorure de chaux. Plus tard, en 1845, Schattenman proposa le sulfate de fer, qui a des propriétés précieuses.)

En 1835, un rapport officiel (1) recommande la séparation et estime que les liquides, en attendant une meilleure utilisation agricole ou industrielle, pourront être déversés dans les égouts et à la Seine, voire même sur la voie publique. Enfin des ordonnances de 1840 et de 1843 autorisèrent Huguin à établir les *linettes filtrantes* de son système au-dessus des fosses qui ne recevaient plus alors que les liquides, enlevés au moyen de la pompe et de la *voiture-réservoir* de l'inventeur : le *système diviseur* était né.

(1) Voy. *Annales d'hygiène*, 1835 : Rapport de LABARRAQUE, CHEVALLIER et PARENT-DUCHATELET.

Entre temps, l'emploi de la pompe, essayé dès 1820, s'était généralisé pour la vidange. Au début, avec un seul piston, il fallait vingt minutes pour extraire 1 mètre cube ; mais, dès 1830, l'emploi des pompes aspirantes et foulantes à deux pistons réduisit ce temps à six minutes. En 1842, le système par le vide dit *atmosphérique* ou *hydro-barométrique* fait l'objet d'un brevet de Latour et est exploité ensuite par Domange (1846), puis par Richer. Le système se répandit partout. Une ordonnance du 12 décembre 1859, renouvelée l'année suivante prescrit alors la désinfection des fosses avant vidange : la ville de Tours avait donné l'exemple deux ans auparavant.

Cependant les systèmes diviseurs (Voy. plus loin) se développant de plus en plus, l'Administration fit un grand pas vers le *tout à l'égout*, en admettant, par le décret du 10 mars 1852, l'écoulement du liquide des fosses dans les égouts et ruisseaux, moyennant un droit de 1 fr. 25 par mètre cube de capacité des fosses. On songeait alors à supprimer les fosses et à recevoir directement les matières dans un réseau de tuyaux placés dans les égouts, et desquels des machines aspirantes et foulantes les extrairaient pour les envoyer dans de lointains réservoirs (Bondy) : c'était en somme un système séparatif avant la lettre. Cela obligeait à faire des égouts dans toutes les rues, et le développement du réseau d'égouts commença. C'est aussi à ce moment que les cuvettes des cabinets se munirent, d'une part, de couvercles, d'autre part, de valves et soupapes inférieures à bascule, dont le type Rogier-Mothes fut le plus connu (Exposition de 1855).

La situation à Paris se modifia comme suit. Alors qu'en 1867 on ne trouvait encore que 600 chutes munies de tinettes filtrantes, Liger a signalé au 1ᵉʳ juillet 1874, sur 68 231 maisons et 280 443 tuyaux de chute, 8738 appareils filtrants sur égouts, 1331 sur réservoirs, 5775 fosses fixes et 19 203 tonnes mobiles : la longueur des égouts atteint 635 kilomètres. En 1878, les tinettes filtrantes sont passées à 14 000, et en 1894 (au moment de la loi rendant le tout à l'égout obligatoire), à 34 718 : il y a alors 63 437 fosses fixes et 16 103 tonnes mobiles. Enfin, à la fin de 1899, sur 78 000 maisons, il y en a déjà 18 000 qui pratiquent le tout à l'égout direct ; le nombre des tinettes filtrantes a rétrogradé à 26 142, celui des fosses fixes à 54 668 et celui des tonnes à 12 996.

Quant à la destinée des matières, dont il sera parlé plus longuement dans la deuxième partie, il faut signaler : 1° la création en 1826 de la voirie de Bondy, pour recevoir le produit des tonnes mobiles transporté en bateau par le canal de l'Ourcq ; 2° la suppression en 1849 de la voirie de Montfaucon ; 3° la création à Bondy d'une usine à sulfate d'ammoniaque ; 4° l'établissement en 1850, sur les conseils de Mary, d'un tuyau de refoulement de 10 kilomètres (diamètre, 0ᵐ,30) entre La Villette et Bondy, pour y envoyer les matières : le dépotoir de la Villette se trouvait du coup assaini.

Enfin, dès 1865, Mille présente un projet d'épandage agricole, et les essais qu'il fait avec Durand-Claye à Gennevilliers sont concluants dès 1869. Le projet de libération de la Seine dressé en 1875, étudié par une Commission technique en 1876, est enfin adopté définitivement en 1883 : c'est le triomphe du principe moderne du tout à l'égout, avec comme conséquence l'épuration des eaux d'égout par le sol (lois du 4 avril 1889 et du 10 juillet 1894).

Pendant tout le siècle écoulé, les autres villes de France sont, sous le rapport des égouts et vidanges, dans des conditions déplorables. Marseille, qui ne s'assainit qu'en vertu de la loi du 24 juillet 1891,

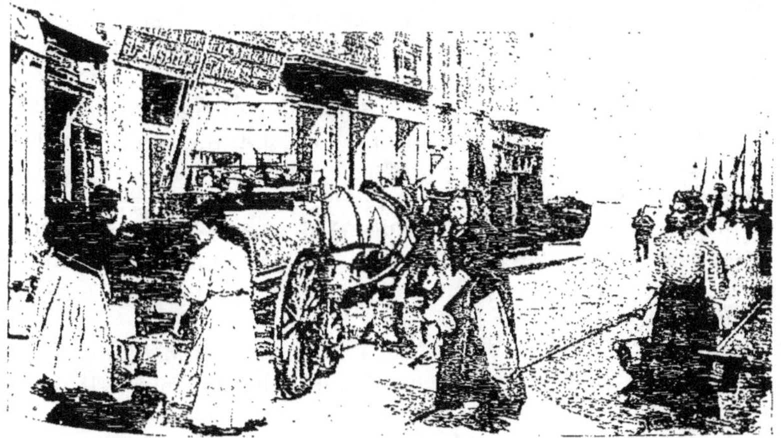

Fig. 47. — *Le torpilleur des rues*, à Toulon.

mérite d'être citée : « Dans la plupart des maisons, au milieu de la cour ou du jardin, on aperçoit une planche carrée, percée de plusieurs trous, d'où s'échappent constamment des effluves insupportables. Cette planche recouvre une fosse, appelée *éponge*, à laquelle aboutit un canal qui y conduit les eaux des éviers, laissant à la terre le soin de les absorber. L'infiltration, la stagnation, la fermentation putride, sont les principes sur lesquels repose la construction de ces réservoirs malsains. L'imbibition continue du sol, l'augmentation incessante de la quantité de matières organiques dans ses couches, l'imprégnation miasmatique de l'air, la viciation des eaux de puits, enfin l'infection de la maison en sont les moindres résultats » (Maurin, 1864).

Toulon eut jusqu'en ces derniers temps le fameux *torpilleur* (fig. 47), c'est-à-dire un tonneau passant dans les rues et dans lequel les ménagères venaient déverser chaque matin le contenu des vases de nuit : c'est seulement la loi du 16 décembre 1902 qui décida l'assainissement de la ville. Enfin aujourd'hui encore beaucoup de nos grandes villes, Lyon, Bordeaux, Lille, Toulouse, ne sont pas assainies.

ANGLETERRE ET ÉTATS-UNIS. — Pendant qu'on hésitait ainsi à Paris sur la voie à suivre, les Anglais avaient le grand mérite d'indiquer la véritable solution et de l'appliquer à presque toutes leurs villes. C'est le choléra de 1831 qui, ayant fait de très grands ravages en Angleterre, attira l'attention de ses habitants sur les questions sanitaires, — en sorte qu'on a pu dire que, par les mesures qu'il a fait prendre pour l'avenir, le fléau a préservé plus de vies humaines qu'il n'en a enlevé.

Les études des premières Commissions aboutirent, d'une part, à la publication de la première loi sanitaire anglaise, le *Public Health Act* de 1848, d'autre part à l'institution du *General Board of Health*, qui avait d'importantes attributions et pouvait notamment inviter à faire des travaux d'assainissement les villes et districts où la mortalité dépassait 24 p. 1000. L'*Act* de 1848 pose déjà nettement le principe du *drainage* des maisons et de l'entraînement des immondices par l'eau (*water-carriage*) et oblige toute maison neuve ou reconstruite à être reliée à l'égout public, si elle n'en est pas distante de plus de 100 pieds (art. 49). Grâce à l'abondance de l'eau distribuée, l'usage des *water-closets* s'était d'ailleurs répandu : aussi l'article 51 ordonne « qu'il ne soit permis d'élever une maison sans un convenable water-closet ».

Le *Nuisance removal Act* de 1855, le *Metropolis local management Act*, qui entre en vigueur pour Londres le 1er janvier 1856, confirment ces prescriptions et les étendent dans la capitale aux maisons existantes. Il en est de même du *Public Health Act* de 1875 (sections 13 à 34), qui est aujourd'hui la base de la législation anglaise, avec l'amendement de 1890 qui y a été ajouté : pour l'Irlande, l'*Act* n'est que de 1878, et pour l'Écosse, il n'est intervenu que beaucoup plus tard, en 1897. L'*Act* de 1875, en invitant les municipalités à pourvoir les rues d'égouts et à entretenir le réseau, ne faisait d'ailleurs que consacrer un état de choses déjà presque complètement réalisé, car, dès cette époque, la plupart des villes anglaises sont canalisées, la plupart suivant le système unitaire (*combined system*).

Cependant, dès 1848, lord Morpeth avait proposé, en principe, le *système séparatif*, c'est-à-dire la double canalisation avec un réseau spécial à petites sections tubulaires, destiné aux eaux-vannes et ménagères, tandis que les eaux pluviales s'écoulent par un autre réseau plus large ou à l'air libre. Le système Waring, appliqué à Memphis (États-Unis) en 1879, rentrait dans cet ordre d'idées et leur fit prendre corps : il fut défendu en Angleterre, dès 1880, par Eliot Clarke, à cause de son économie fréquente, surtout en raison de l'obligation imposée par le *Public Health Act* de 1875 (sect. 17) d'épurer le sewage avant déversement dans les cours d'eau : ce système fut essayé à Paris, au quartier du Marais, en 1883.

Toutefois l'idée de séparation des vidanges fut aussi revendiquée par Liernur, qui, dès 1867, proposait son *système aspirateur* et le faisait essayer à Prague deux ans après. Ce n'est que plusieurs années ensuite qu'il fut appliqué en grand en Hollande, à Leyde, à Dordrecht et principalement à Amsterdam ; en 1897, il le fut en France, à Trouville. En 1880, un autre système aspirateur, le *système Berlier*, fut aussi essayé à Paris, où il ne s'est pas maintenu ; amélioré, il a subsisté à Levallois-Perret. Enfin, dans ces dernières années, le système Liernur a été amélioré par la maison Chappée (Le Mans), qui assure par le vide le nettoyage des conduites. D'un autre côté, les procédés de relèvement des eaux d'égout faisaient aussi de grands progrès (pompes centrifuges, pompes électriques, éjecteurs Shone à l'air comprimé), ce qui permet de diviser les villes en sections en quelque sorte indépendantes (*Système sectionnel*).

Bref le système séparatif et ses diverses modalités, ainsi que les systèmes mixtes recevant dans le réseau-vanne une certaine partie des eaux pluviales, — tous systèmes qui avaient été combattus et pour ainsi dire condamnés au Congrès d'hygiène de Vienne, en 1887, — ont repris droit de cité et ont été reconnus comme satisfaisants pour l'hygiène par le Congrès de Bruxelles en 1903. Il en résulte que le système d'évacuation générale par entraînement d'eau, qui est aujourd'hui préconisé partout, est mal dénommé par l'expression de *tout à l'égout* (il faudrait dire parfois *tout aux égouts*) : la désignation anglaise « charriage par l'eau » est plus exacte.

Ce sont aussi les Anglais qui ont les premiers posé les principes de l'épuration des eaux d'égout, soit chimiquement, soit dès le milieu du xixe siècle par l'irrigation agricole, soit dès le début du xxe par les procédés biologiques artificiels. La faible importance des cours d'eau du pays relativement à la densité de la population et à l'intensité de l'industrie avait conduit à cette nécessité de l'épuration : aussi, dès 1878, sur 462 villes anglaises de plus de 5 000 habitants, 18 villes épuraient chimiquement, 39 par des procédés mécaniques de filtrage grossier et 64 par irrigation. L'Angleterre vit se multiplier les *sewage-farms*, et l'on sait que les champs d'épandage de Croydon (la *Beddington irrigation farm*) servirent de modèle à bien des villes.

Mais on ne trouve pas toujours les vastes espaces qu'exige l'irrigation pour épurer les eaux usées d'une ville, et c'est de cette difficulté que naquirent d'une part aux États-Unis la *filtration intermittente* (expériences de la station de Lawrence de 1887 à nos jours), d'autre part en Angleterre l'*épuration biologique* proprement dite (*septic tank*, lits de contact, lits percolateurs). Les essais de Scott-Moncrieff, qui sont le début de ce dernier procédé, datent de 1891 ; en 1895, Cameron installe à Belle-Isle son *septic tank*, suivi de cinq filtres à oxydation, pour le traitement des eaux d'un quartier d'Exeter, et comme deux ans plus tard, le *Local Government Board* en reconnaissait l'efficacité, les installations de ce genre se multiplièrent très vite (on en compte déjà 75 à la fin de 1901).

C'est aussi de 1891 que datent les expériences de Dibdin et Tudichum sur le sewage de Londres à Barking, et en 1895 que furent établis les lits de contact de Sutton. Les autres systèmes (Stoddart, Ducat, Whittaker-Bryant, etc.), puis les lits percolateurs avec leurs différents modes de distribution (sprinklers, jets, chariots roulants, réservoirs de chasse, etc.) voient ensuite le jour. Dès 1900, le *Local Government Board* peut établir des règles d'application assez précises, quoique provisoires; enfin, en 1898, on nomme la *Royal Commission on sewage disposal*, présidée par lord Iddesleigh, qui a déjà produit cinq rapports (le cinquième en septembre 1908) faisant autorité en la matière.

Pour en finir avec cet historique de la nouvelle méthode d'épuration, citons encore : 1° en France, les essais poursuivis depuis 1901 par le Dr Calmette à la Madeleine-lès Lille; 2° en Allemagne, les tentatives de Schweder (1898) à Gross-Lichterfelde et à Landeck, puis celles d'Erich Merten à Lechfeld, Tempelhof, Grabowsée, etc., enfin les belles études de Dunbar à son laboratoire de Hambourg; 3° aux États-Unis, les recherches si prolongées de la station de Lawrence, les essais de Columbus et le beau rapport (1905) qui en relate les résultats; enfin les travaux de diverses stations expérimentales installées à Boston (1902), puis récemment à Baltimore, Waterbury, Worcester (Voy. pour les détails l'article de M. Calmette).

AUTRES PAYS. — C'est seulement après 1870 que les applications du tout à l'égout se sont faites en Europe, et ce n'est guère que dans les vingt dernières années qu'elles se sont multipliées rapidement en Allemagne. Hambourg, qui a aujourd'hui plus de 400 kilomètres d'égouts, avait commencé dès 1853, sous la direction de Lindley, son réseau d'égouts nettoyables par les eaux de l'Alster ; ce fut longtemps la seule ville d'Allemagne qui eût des égouts (encore le principal collecteur ne fut-il établi qu'en 1871). Puis Stettin (avec Hobrecht) et Dantzig (avec Wiebe) suivirent cet exemple. Francfort-sur-le-Mein entreprit ensuite son assainissement sous la direction de Lindley, en 1867 ; mais son réseau ne reçut pas tout de suite les matières fécales. C'est en 1874 que le plan d'assainissement de Berlin entra en exécution sous la direction de Hobrecht. Breslau suivit (1875), puis Karlsruhe (1887), Munich (1880), etc.

Vienne adopta en 1877 un plan d'ensemble dressé par Berger, et le 17 janvier 1883, un règlement municipal rendait le tout à l'égout obligatoire pour toutes les maisons des rues canalisées : ce n'est toutefois qu'en 1893 qu'on commença les deux collecteurs le long de chaque rive du canal du Danube (afin de libérer ce canal de l'efflux urbain dans la traversée de la ville). En Autriche, Karlsbad, Eger, Ostrau, Teplitz, Smichov, Florisdorf, Czernowitz, puis plus récemment Prague, Brünn, Lemberg, Marburg, Troppau, Laibach, Komotau se sont ainsi assainies.

Saint-Pétersbourg n'est pas encore assaini, malgré un concours ouvert en 1903 et dont le prix a été attribué à Richert (système mixte, admettant le produit des petites pluies dans le réseau-vanne, par l'intermédiaire de la *chambre régulatrice*). Moscou, Varsovie, Kiew, Riga et Odessa sont plus avancées que la capitale.

En Italie, Rome n'a commencé qu'en 1879 à rénover son réseau d'égouts et notamment à construire les deux grands collecteurs sur chaque rive du Tibre ; Naples n'établit son beau réseau (partie en unitaire, partie en séparatif) qu'en 1893 ; Milan commença en 1868 (réseau unitaire) ; Turin, qui, dès 1776, avait un collecteur dans la *via Po*, n'entreprend qu'en 1896 un réseau complet séparatif, d'ailleurs assez discutable.

Hors d'Europe, Buenos-Ayres fut une des premières villes à s'assainir (suivant les plans des ingénieurs anglais Bateman, Person et Higgin, dont l'exécution se poursuivit de 1874 à 1877, puis se continua de 1882 à 1886). Les villes des colonies anglaises furent naturellement incitées à suivre les progrès de la Métropole : Bombay s'assainit dès 1890, suivant les conseils de Baldwin Latham, Melbourne, Adélaïde, Sydney, Rangoon un peu plus tard. Il faut citer ensuite Alexandrie, Tokio, Mexico ; enfin tout récemment plusieurs villes du Brésil, telles que Rio-de-Janeiro et Santos, qui se sont assainies suivant les procédés les plus modernes.

Situation actuelle en France, Allemagne, Angleterre et États-Unis. — Bref, une révolution complète s'est fait jour depuis une quarantaine d'années (un peu plus tôt en Angleterre), tant pour le mode d'assainissement que pour les procédés d'épuration de l'efflux urbain. Les applications déjà faites des principes établis ont conduit à la situation suivante.

France et Algérie-Tunisie. — Il nous faut déplorer tout d'abord combien on a peu fait dans notre pays pour les égouts et l'assainissement des villes : c'est dire qu'il reste énormément à faire. De l'enquête faite par nous pour l'établissement de la deuxième édition de l'*Annuaire des distributions d'eau*, il résulte que, sur les 643 communes de France de plus de 5 000 habitants, 320 (soit moitié) n'ont aucun égout ; 257 ont des égouts pluviaux, c'est-à-dire ne recevant pas (du moins officiellement, car il existe souvent des déversements clandestins) les matières fécales et formant un réseau généralement ancien, fort incomplet et défectueux (égouts le plus souvent à radier plat, de hauteur faible et insuffisante pour la visite et le nettoyage) ; enfin 66, soit seulement 10 p. 100, appliquent le tout à l'égout, mais plus ou moins complètement, toutes ayant encore (même Paris) (1) des fosses fixes, des tinettes mobiles, etc.

Ajoutons que, du groupe de ces dernières villes, quatre seulement (Cannes, Toulon, Trouville et Levallois-Perret) appliquent le système séparatif ; toutes les autres ont le système unitaire. Outre Paris, Saint-Denis et quelques localités de la banlieue desservies soit par le réseau de Paris, soit par celui du département de la Seine, ce sont : Aix-les-Bains, Albertville, Ambert, Annonay, Aurillac, Bagnères-de-Bigorre, Bayonne, Bastia, Belfort, Bourg, Boulogne-sur-Mer, Bressuire, Chambéry, Châteaurenard, Chazelles-sur-Lyon, Dijon, Dôle, Évian, Grasse, Grenoble, Lens, Lorient, Lourdes, Lunéville, Le Mans, Marseille, Montpellier, Montbrison, Morez, Moulins, Monaco (éjecteurs Shone), Nancy, Nantes (partie), Narbonne, Nice, Pontarlier, Reims, Rennes, Saint-Affrique, Saint-Dié, Saint-Étienne, Tarbes, Thiers, Toul, Verdun, Vesoul, Vitry, Vitré.

Enfin Biarritz, Privas et Saint-Malo vont exécuter un projet d'assainissement approuvé (système séparatif), et les villes de Lyon, Lille, Toulouse, Aix-en-Provence, Dinard-Saint-Enogat, Hyères, Angers, Valenciennes, Montbéliard étudient un projet.

En ce qui regarde l'épuration des eaux d'égout, Paris et Reims appliquent seules l'épandage agricole en grand ; vingt-sept autres villes irriguent des prairies ; Aubagne, Rambouillet, Toulon font de l'épuration biologique (2) ; Marseille, Nice, Cannes, Monaco déversent en mer ; enfin les autres villes jettent leurs eaux dans les cours d'eau sans épuration.

En Algérie et Tunisie, la situation n'est pas meilleure. On trouve cependant une douzaine de villes qui ont un réseau d'égouts assez complet et appliquent le tout à l'égout : Saïda, Saint-Denis-du-Sig font de l'épandage, et Tunis étudie un projet d'épuration agricole. Quelques villes (Sousse, Sfax) pompent de l'eau de mer pour le nettoyage des égouts.

ALLEMAGNE. — Pour l'empire allemand tout entier, on voyait en 1900, à l'exposition du *K. Gesundheitsamt* à Paris, que, sur 260 villes de plus de 1 000 habitants, 36 avaient le tout à l'égout unitaire complet, sans plus aucune fosse fixe ou tonne mobile ; 95 avaient égale-

---

(1) En dehors de Paris, il y a dans le département de la Seine 67^{km},122 d'égouts appartenant à l'État et 324^{km},384 appartenant au département. Deux usines de relèvement (à Suresnes et à Courbevoie) envoient à l'usine de Colombes les eaux du collecteur de rive gauche ; néanmoins le département déverse encore 155 000 mètres cubes par jour sans épuration dans la Seine et dans la Marne. Un programme a été tracé en 1907 pour libérer ces rivières : il se monte à 27 millions.

(2) Notons qu'il y a un assez grand nombre d'établissements, hospices, etc., qui épurent biologiquement leurs eaux usées. Tourcoing et Trouville épurent aussi l'une 400, l'autre 200 mètres cubes par jour.

ment le tout à l'égout (10 en séparatif), mais les fosses et tonnes y coexistaient ; 94 n'étaient canalisées que partiellement ; 31 n'avaient que des fosses fixes, 1 que des tonnes mobiles et 11 à la fois des fosses et des tonnes. Sur les 225 villes ayant des égouts, 21 traitaient l'efflux par épandage agricole et 64 par des installations de simple clarification.

Depuis lors, de grands progrès ont été faits, et en 1907 le Dr Hermann Salomon, dans son ouvrage *Die städtische Abwässerbeseitigung in Deutschland*, peut établir la situation sous ce rapport des localités de plus de 1 000 habitants. En nous tenant à celles de plus de 5 000, nous avons formé le tableau ci-dessous :

	ALSACE-LORRAINE.	BADE (GRAND-DUCHÉ).	BAVIÈRE.	PRUSSE.	SAXE (ROYAUME).	WÜRTEMBERG.	AUTRES ÉTATS.	EMPIRE ALLEMAND TOUT ENTIER.
NOMBRE DE VILLES DE PLUS DE 5 000 HABITANTS..........	27	19	57	442	63	30	81	719
Nombre de villes. — Entièrement canalisées et desservies par le « tout à l'égout »................	3	4	9	146	8	1	62	193
Partiellement canalisées et partiellement desservies par le « tout à l'égout »...	6	1	7	35	6	1	7	63
N'ayant qu'un réseau pluvial.	9	12	17	60	14	21	18	151
Villes sans canalisation ou à canalisation très incomplète. — Ayant un projet prêt à être exécuté..........	6	2	9	112	1	4	4	138
N'ayant pas de projet.........	3	»	15	89	34	3	30	174

I. — Réseau d'égouts.

	ALSACE-LORRAINE.	BADE (GRAND-DUCHÉ).	BAVIÈRE.	PRUSSE.	SAXE (ROYAUME).	WÜRTEMBERG.	AUTRES ÉTATS.	EMPIRE ALLEMAND TOUT ENTIER.
Nombre des villes du tableau I qui ont le — Système unitaire.......	9	5	14	95	14	2	23	162
Système séparatif......	»	»	»	57	»	»	2	59
Partie syst. unitaire et partie syst. séparatif..	»	»	2	29	»	»	4	35

II. — Épuration des eaux d'égouts.

	ALSACE-LORRAINE.	BADE (GRAND-DUCHÉ).	BAVIÈRE.	PRUSSE.	SAXE (ROYAUME).	WÜRTEMBERG.	AUTRES ÉTATS.	EMPIRE ALLEMAND TOUT ENTIER.
Nombre des villes du tableau I qui épurent par : — Épandage agricole (1)...	»	1	»	41	»	»	5	47
Filtration intermittente.	»	1	1	2	»	»	»	4
Épuration biologique ...	1	»	1	32	1	»	3	38
Épuration méc.chimique.	»	»	»	6	1	»	1	8
Épuration mécanique (2).	1	2	1	75	2	»	9	90
Appareils épuratoires de maison...............	»	»	»	2	1	2	2	7
Pas d'épuration.........	7	1	13	23	9	»	9	62

(1) Parmi ces 47 villes, 6 ne font que de l'irrigation de prairies.
(2) Parmi ces 90 villes, 11 se bornent à se servir de grilles et râteaux.

On voit par là que les 256 villes qui appliquent le tout à l'égout donnent une proportion de $\frac{256}{719} = 36$ p. 100, qui passera prochainement à $\frac{394}{710} = 54$ p. 100 (quand les 138 villes qui ont des projets d'assainissement tout prêts les auront exécutés).

C'est surtout depuis 1890 et plus spécialement encore depuis 1900 que les villes allemandes ont fait de grands efforts pour s'assainir. Nous trouvons en effet les nombres ci-après :

	1890-94 (5 ans).	1895-99 (5 ans).	1900-04 (5 ans).	1905-07 (3 ans).	TOTAL (18 ans).
Nombre de localités qui se sont assainies (complètement	58	65	74	67	264
assainies (partiellement	39	59	88	53	239

et, sur les 256 villes qui pratiquent le tout à l'égout, il n'y en avait que 43 d'assainies avant 1890, tandis que 116 ont réalisé leur assainissement de 1900 à 1907.

Il est facile de reconnaître que le système séparatif ne s'est développé que dans ces dernières années : des 59 villes qui l'on adopté exclusivement, 57 appartiennent à la Prusse, et il faut reconnaître que la plupart sont des localités d'importance secondaire. Il n'en est pas de même des 35 villes qui sont canalisées partie en unitaire et partie en séparatif, et dont un bon nombre sont très peuplées : le séparatif convient spécialement à certains quartiers.

Pour ce qui est de l'épuration des eaux d'égout, les plus récents efforts se sont portés sur l'épuration biologique, dont 38 villes de plus de 5 000 habitants sont actuellement dotées ; plusieurs autres font des essais ou vont exécuter un projet. Les localités plus petites, au nombre d'une quarantaine, ont également des installations. Sur 77 installations biologiques, il y en a 31 à lits de contact (dont 15 sans fosses septiques préalables, quelques-unes d'entre elles faisant de la clarification mécanique à leur place) et 36 à lits percolateurs (dont 25 sans fosses septiques).

Il y a toujours bon nombre de villes (90 parmi celles qui ont le tout à l'égout, mais il faudrait y ajouter celles qui clarifient les eaux usées du réseau pluvial) qui font une clarification mécanique : cela comprend soit un simple tamisage (grilles, râteaux, etc.), soit en outre une sédimentation dans des bassins ou des puits, soit enfin une addition supplémentaire de substances susceptibles de favoriser la précipitation (brai de charbon dans le *Kohlebreiverfahren*, bouillie de tourbe ou de lignite dans le procédé Rothe-Röckner). L'addition de substances agissant chimiquement (chaux notamment) reste peu fréquente.

Enfin il faut ajouter que plusieurs villes qui n'ont pas le tout à l'égout n'en enlèvent pas moins très soigneusement les matières fécales au moyen de tonnes mobiles, hermétiquement closes et remplacées dans les maisons par des tonnes propres, voire même stérilisées. On peut citer ainsi : Augsbourg, Emden, Greifswald, Heidelberg, Karlsruhe, Stuttgart, Weimar (il en est de même, comme on sait, à Copenhague et à Stockholm).

Angleterre. — En 1900, d'après Broom et Moore, il n'y avait plus que 24 villes (dont 15 villes à population ouvrière, la plupart dans le Lancashire), qui appliquaient encore en grand le système des fosses fixes (elles avaient généralement pour excuse que l'eau y était rare) et 4 seulement (Darwen, Hull, Rochdale et Warrington) qui appliquaient celui des tonnes mobiles. Toutes les autres avaient le tout à l'égout : parmi elles, 70 environ ont le système séparatif (Croydon, Dudley, Hormslow, Leicester, Oxford, Reading, Sutton, Wimbledon, Wolverhampton sont parmi les plus importantes, et en outre il faut citer Aldershot, Eastbourne, Darlaston, Dorking, Felixtowe, Fenton, Hasting, Heatley, Hampton, Henley, Heston et Isleworth, Ipswich, Leyland, Lowestoft, Norwich, Oldham, Preston, Southampton, Southewold, Stafford, Staines, Stockport, Teddington, Wallingford, Warrington et quelques autres qui ont des éjecteurs Shone).

Pour l'épuration du sewage, sans parler des villes qui se contentent encore d'une épuration mécanique ou chimique, disons qu'une centaine de villes de plus de 5000 habitants épurent par irrigation agricole : citons parmi elles Aldershot, Banbury, Blackburn, Bedford, Birmingham, Burton-on-Trent, Charley, Cheltenham, Crewe, Croydon, Derby (West), Doncaster, Édimbourg, Leamington, Merthyr-Tydfil, Nordwood, Norwich, Nottingham, Oxford, Penrith, Preston, Reading, Tunbridge-Wells, Warwich, Wigan, Winbledon, Wolverhampton, Wrexham, etc.

Quant aux procédés biologiques qui se sont développés depuis une douzaine d'années dans bon nombre de villes, et pour lesquels la période des essais n'est pas partout finie, nommons en passant les villes ci-après, les plus connues par leurs installations ou par leurs essais : Accrington, Birmingham, Caterham-Barracks, Chorley, Hendon, Heywood, Horfield, Leeds, Lichfield, Manchester, Oldham, Salford, Sutton, Swinton, Tripton, Wealdstone, York, etc.

Parmi ces villes, il en est qui sont très industrielles et où le problème se complique par suite de la nature des eaux résiduaires reçues dans les égouts; c'est là un problème tout spécial qui va être abordé par les études futures de la *Royal Commission* du Sewage de 1898.

ÉTATS-UNIS. — Les villes des États-Unis ont fait récemment de grands progrès pour l'établissement de réseaux d'égouts : elles restent en retard sur l'Angleterre pour l'épuration du sewage, mais le besoin s'en fait moins sentir, étant donnée la dimension des fleuves qui le reçoivent.

Voici la situation telle qu'elle résulte du *Municipal year book* en 1902 :

	NOUVELLE-ANGLETERRE.	MILIEU.	SUD-ATLANTIQUE.	CENTRE-SUD.	CENTRE-NORD.	NORD-OUEST.	SUD-OUEST.	PACIFIQUE.	ENSEMBLE DES ÉTATS-UNIS.
Nombre total des villes de plus de 3 000 habitants	231	337	116	97	382	155	132	71	1324
I. N'ayant pas d'égouts	75	95	46	42	77	35	47	11	428
II. Ayant des égouts. *a.* Appartenant à la ville et exploités par elle	155	229	69	51	302	116	70	57	1049
b. Appartenant à une compagnie concessionnaire	4	13	1	4	3	4	15	3	47
Ensemble	159	242	70	55	305	120	85	60	1096
Systèmes d'égouts. (Un certain nombre de villes ont plusieurs systèmes simultanés).									
Nombre de villes ayant des *a.* Égouts sanitaires seulement	42	58	26	25	47	41	49	30	318
b. Egouts pluviaux seulement	6	10	1	4	11	2	2	3	39
c. Egouts sanitaires et pluviaux combinés (système unitaire)	91	151	23	17	193	58	22	20	578
d. Egouts sanitaires et pluviaux séparés (deux réseaux)	36	48	20	16	72	25	13	12	242
Purification du sewage.									
Nombre de villes qui épurent le sewage par : *a.* Épandage agricole	2	1	»	»	2	2	6	9	22
b. Filtration intermittente	18	2	»	»	3	»	2	»	25
c. Filtration ordinaire	»	3	1	»	1	»	»	»	5
d. Épuration bactérienne (*septic tank* avec ou sans lits de contact)	1	2	»	1	13	3	»	2	22
e. Précipitation chimique	2	4	»	»	3	»	»	1	10
f. Simple sédimentation	1	»	»	»	1	»	2	»	4
g. Autres procédés	»	1	1	»	3	1	1	»	7
Ensemble	24	13	2	1	26	6	11	12	95

On voit par ce tableau qu'il n'y a plus que 428 villes qui n'ont pas d'égouts, soit un peu plus d'un quart (alors qu'en France c'est la

moitié des villes de plus de 5000 habitants qui n'ont pas d'égouts).
Parmi ces 428 villes, 8 seulement ont plus de 20000 habitants [savoir Baltimore, Md. ; New-Orléans (1), La. ; Allentown, Pa. ; Topeka, Kan.; Gloucester, Mass. ; Warwick, R. I.; Columbia, S. C. ; Shenandoah, Pa.].

Sur les 1 096 villes desservies par des égouts, 47 réseaux appartiennent à des Compagnies et tous les autres aux villes elles-mêmes. On trouve 39 villes qui n'ont que des égouts pluviaux, 318 qui n'ont que des égouts sanitaires, 578 qui ont le tout à l'égout unitaire et 242 qui ont le double réseau séparatif ; cela fait en réalité $242 + 218 = 561$ villes, où l'évacuation de matières fécales se fait séparément.

Enfin, 95 seulement parmi les villes assainies épurent le sewage, savoir : 22 par épandage, 25 par filtration intermittente, 22 par *septic tank* et lits bactériens, 10 par précipitation chimique, 5 par filtrage au sable et 4 par simple sédimentation. Ajoutons que le nombre des villes qui épurent a notablement augmenté depuis 1902.

Un certain nombre de villes ont des procès pour avoir souillé l'eau des fleuves et des rivières par le déversement d'un sewage brut ou mal purifié : sur 66 villes ainsi attaquées, 29 ont été condamnées et 15 acquittées ; les autres procès étaient encore pendants.

Depuis 1902, une commission (*Committee on Uniform Sewerage statistics*) s'efforce d'établir la situation des villes des États-Unis au point de vue qui nous occupe. Malheureusement ses premiers rapports (1906, 1907 et 1908) ne portent que sur une cinquantaine de villes, et il n'est pas possible, pour le moment, d'en tirer une vue d'ensemble plus précise que la précédente.

Enfin il est fortement question de nommer une Commission nationale pour l'étude de la question des égouts et de la protection des rivières.

______

(1) Baltimore et New-Orléans ont des égouts pluviaux qui ont coûté cher, et ces villes font de sérieux efforts en vue du tout à l'égout. New-Orléans avait même concédé, il y a une dizaine d'années, le sewage, mais la Compagnie a fait faillite après avoir construit quelques milles d'égouts.

II. — L'EFFLUX URBAIN : QUANTITÉ ET COMPOSITION.

Les eaux à évacuer des villes et les matières qu'elles entraînent avec elles se divisent en deux groupes, très différents comme volume, constance et composition : d'une part, les eaux usées proprement dites, d'autre part les eaux pluviales. Dans les villes qui pratiquent le tout à l'égout, les matières fécales appelées eaux-vannes sont adjointes aux eaux usées ; s'il n'y a qu'un seul réseau d'égouts (système unitaire), le mélange avec les eaux pluviales constitue l'*efflux urbain total* ; s'il y a deux réseaux séparés (système séparatif), il y a deux flots distincts.

I. — EAUX USÉES PROPREMENT DITES : EAUX MÉNAGÈRES, EAUX-VANNES, EAUX RÉSIDUAIRES INDUSTRIELLES.

Les eaux usées sont les déchets liquides de la vie d'une cité. Elles ne sont autre chose que les eaux d'alimentation et de service, rejetées après usage et chargées des nombreuses impuretés récoltées dans cet usage même : il y a donc une corrélation entre leur volume et celui des eaux consommées (eaux de la distribution et eaux d'autres provenances utilisées par les particuliers et les industriels), ainsi qu'avec le nombre des habitants desservis. La consommation d'eau par tête et par jour variant depuis 100 litres (et même moins) dans les villes allemandes jusqu'à 600 litres et plus dans les villes américaines, on comprend que le volume des eaux usées varie lui-même beaucoup d'une ville à l'autre : il n'atteint d'ordinaire pas tout à fait le chiffre de la consommation, une perte d'environ un cinquième se faisant sentir (1).

Cet efflux du temps sec, variable d'une ville à l'autre, est aussi variable dans la même ville suivant les quartiers (d'après la densité de la population, la nature des industries), ainsi que suivant les saisons et dans la même journée suivant les heures (précisément en raison des différences de consommation de l'eau). Mais, malgré ces variations sur lesquelles nous reviendrons lors du calcul des égouts, il présente, — surtout vis-à-vis de l'extrême variabilité des apports pluviaux, — une certaine constance, une certaine régularité d'allure permettant en quelque sorte de savoir tel jour et à telle heure sur quel débit on peut compter. De même la composition chimique de cet efflux reste assez semblable à elle-même, ce qui tient à la régu-

(1) Ainsi à Paris l'efflux moyen du temps sec est de 600 000 mètres cubes, tandis que la consommation a été de 725 000 mètres cubes (1906). A Londres, la perte est analogue, ainsi que dans plusieurs villes des États-Unis, où elle a été évaluée. A Lyon, par contre, les égouts débitent plus d'eau que la ville n'en consomme, mais beaucoup d'industries s'alimentent elles-mêmes.

larité d'apport de ses divers éléments constitutifs, au fonctionnent pour ainsi dire normal de l'organisme urbain, dont le réseau d'égouts est l'émonctoire.

Il nous faut, pour les bien connaître, entrer dans quelque détail sur les eaux usées des diverses provenances, qui constituent par leur mélange le produit évacué par cet émonctoire. Ce sont :

Les excreta humains et animaux : matières fécales, urines et purin. — Le cube des urines et des matières fécales fourni journellement ou annuellement par la population est facile à connaître : Heiden l'évalue en moyenne comme suit par tête d'habitant, et il donne en même temps la teneur en substances diverses :

	POIDS FOURNIS par jour et par tête.			POIDS FOURNIS par jour et par tête.		
	Matières fécales.	Urines.	Ensemble.	Matières fécales.	Urines.	Ensemble.
A l'état naturel..........	Gr. 133,0	Gr. 1200,0	Gr. 1333,0	Kg. 48,50	Kg. 438,0	Kg. 486,5
Teneur en substances solides (sèches)..........	30,3	63,0	93,3	11,0	23,0	34,0
Matières organiques.....	25,8	50,0	75,8	9,4	18,2	27,6
Azote................	2,1	12,1	14,2	0,8	4,4	5,2
Substances minérales....	4,5	13,0	17,5	1,6	4,8	6,4
Acide phosphorique.....	1,64	1,8	3,44	0,6	0,66	1,26
Potasse................	0,73	2,22	2,95	0,27	0,81	1,08

Cela ferait donc par 1000 habitants un cube annuel de 486^t,5, dont 11 tonnes de substances solides non dissoutes (à entraîner par les liquides quand on applique le tout à l'égout). Lehmann et Wolff donnent des chiffres voisins : 33^t,17 de matières fécales et 428^t,29 d'urine, soit ensemble 471^t,46 pour 1000 habitants, comprenant 37,6 p. 100 d'hommes adultes, 34,63 p. 100 de femmes, 14,06 p. 100 de petits garçons 13,70 p. 100 de petites filles. Pettenkofer avait donné comme moyenne 33 à 37 tonnes de matières fécales et 43° tonnes d'urine. Letheby a donné en outre les différences suivant l'âge ou le sexe, mais elles ne nous intéressent pas ici.

Ces matières sont éminemment dangereuses, putrescibles et malodorantes. A leur issue de l'intestin, les fèces contiennent, selon Gilbert et Dominici, de 67000 à 89000 germes par milligramme, tout prêts à pulluler dans le liquide ambiant, et parmi eux se trouvent aussi des parasites intestinaux et leurs œufs. L'urine, de son côté, subit peu de temps après son émission la fermentation ammoniacale, qui la rend malodorante ; de plus elle peut véhiculer aussi des germes pathogènes, le bacille typhique et le bacille de la tuberculose principalement.

Ajoutons que les excréments humains ont une certaine valeur comme engrais : toutefois les auteurs ne sont pas bien d'accord pour son évaluation. En comptant l'azote à raison de 2 francs ou 2 fr. 50 le kilogramme, l'acide phosphorique à 0 fr. 40 ou 0 fr. 50, la potasse à 0 fr. 10 ou 0 fr. 15, on peut s'en faire une idée : Grober et Brunner trouvent 4 fr. 60 pour la valeur des déjections d'un homme pendant un an et Sthomann arrive à 9 fr. 75, mais Vogel trouve même le premier chiffre exagéré d'un tiers. Il est bon d'ajouter que l'extraction, ou, si l'on veut, la mise en œuvre de ces matières fertilisantes reste assez onéreuse.

Des excreta animaux, il n'y a guère que l'urine qui gagne les égouts : un cheval, un bœuf ou une vache en émet par jour de 6 à 10 litres. Si les écuries ne sont pas bien drainées, ces liquides stagnent un certain temps, fermentent et donnent le purin, qui finit par gagner l'égout lors des nettoyages, avec l'eau de lavage qui l'entraîne en même temps que diverses parcelles de fumier.

Les eaux ménagères et les eaux de lavage du linge et des vêtements. — Sous le nom d'eaux ménagères, on comprend les eaux de cuisine, c'est-à-dire de lavage des légumes et de la vaisselle (lesquelles entraînent des résidus très fermentescibles d'aliments, des graisses, etc.) ; les eaux de toilette et de bains (lesquelles contiennent des particules épidermiques avec leurs microbes pathogènes, ainsi que beaucoup de savon) ; les eaux de lavage du linge (qui ont à peu près les mêmes propriétés que les précédentes avec très souvent en plus des souillures fécales) ; enfin les eaux de lavage et de nettoyage des appartements (lesquelles ont récolté les poussières souvent si nocives de nos habitations).

C'est le volume de ces eaux qui varie le plus avec les heures de la journée, suivant les habitudes de la population : il y a un maximum le matin et naturellement un minimum la nuit, où on ne consomme pour ainsi dire rien. De même le samedi, jour habituel de grand nettoyage des habitations, il y a une augmentation, tandis qu'au dimanche, jour de repos, correspond une diminution.

Les eaux de lavage et d'arrosage des rues, places et cours. — Les voies publiques et les cours des maisons reçoivent un grand nombre de corps étrangers et supportent en outre la boue ou la poussière, lesquelles sont constituées surtout par des substances minérales : lors donc que l'on arrose artificiellement leur surface, les eaux qui en résultent entraînent un mélange de ces deux sortes de corps. Le lavage et l'arrosage par temps sec, se faisant toujours — même ce qu'on appelle un lavage à grande eau — avec une quantité de liquide relativement faible, donnent un magma très chargé de ces corps et par suite très fermentescible (il se rapproche plutôt d'une véritable eau de lavage). Il en est de ces eaux comme des premières eaux de pluie : une averse tombant brusquement dans les rues et les cours y produit un formidable coup de balai, et les eaux de ruissellement voient s'augmenter très fortement leur teneur de malières en suspension. Nous reviendrons plus loin sur leur composition.

Les quantités d'eau ainsi projetées sur les voies publiques sont très variables : alors que Berlin ne déverse guère que 630 litres par tête et par an, Paris atteint 3 330 litres (9 202 745 mètres cubes par an) et Marseille 57 mètres cubes par tête (30 000 000 mètres cubes par an). Il est clair que, de ce qui est projeté sur les chaussées macadamisées, il n'arrive à peu près rien aux égouts : ce n'est que lorsqu'on arrose à grande eau ou qu'on fait couler l'eau dans les caniveaux (ce qui n'arrive à la fois que sur une petite partie de la surface totale) qu'un débit sérieux arrive aux bouches d'égout. Rappelons que la pratique suivie à Paris de faire entraîner les boues et ordures de la voie publique dans les égouts n'est pas générale.

Les eaux de drainage de la nappe souterraine. — Dans certaines villes, le niveau de la nappe souterraine s'élève si près de la surface, au moins à certains moments, qu'il devient fort gênant (les caves et sous-sols sont inondés), et il est nécessaire d'en obtenir l'abaissement par un drainage : l'égout doit alors être plus bas que les drains, de manière à pouvoir en recevoir et évacuer le produit. Ce dernier donne généralement une eau claire et relativement pure : la quantité en est naturellement fort variable, suivant les lieux et les saisons.

Les eaux résiduaires industrielles. — Rien de plus variable aussi, suivant les villes et suivant les quartiers d'une même ville, que les quantités d'eaux industrielles produites et déversées dans les égouts; quant à leur nature, elle dépend bien entendu de celle des industries elles-mêmes.

Mais tout d'abord doit-on recevoir ces eaux résiduaires dans les égouts? Cela est très commode pour l'industrie, mais cela ne va pas sans de sérieux inconvénients pour les villes, qui, ayant plus de dépenses pour l'établissement (il faut quelquefois faire des égouts spéciaux pour les eaux industrielles) et l'entretien de leurs égouts et plus de difficultés pour l'épuration du mélange, sont en droit d'imposer aux industriels des conditions et des taxes spéciales. Par exemple, comme conditions techniques, il faut que les eaux à leur entrée dans l'égout ne soit point trop chaudes (pas plus de 49° d'après les Anglais; pas plus de 30° à Paris, sans quoi elles développent des vapeurs qui rendent la visite des canaux presque impraticable), ne soient pas acides (sans quoi elles attaquent les mortiers et les maçonneries), enfin qu'elles n'aient pas de variations de débit trop grandes ou du moins imprévues; il faut aussi qu'elles n'apportent pas trop de matières en suspension, et, si ces conditions ne sont pas remplies, la ville doit exiger une épuration dans l'usine préalablement au déversement. Il va sans dire qu'une ville est toujours en droit de refuser en général les eaux industrielles ou en particulier certaines eaux trop mauvaises dans ses égouts.

La manière de faire à ce sujet diffère beaucoup d'une ville à l'autre. Les villes industrielles anglaises acceptent le plus souvent le mélange : Manchester, Bradford, Failsworth, Tadcaster demandent une redevance ; Leeds, Liversedge, Brighouse, Halifax, Keighley. Pudsey, etc., exigent un dégrossissage préalable suivant un projet présenté par l'industriel et approuvé par la ville, conformément à un règlement officiel ; d'autres villes, comme Birmingham, Colne, Rochdale, laissent les anciennes usines déverser sans conditions, mais imposent généralement aux nouvelles, outre l'obligation de ne pas dépasser un maximum de débit, celle d'avoir des bassins de décantation capables de contenir soit une fois, soit deux fois l'apport journalier ; quelques-unes, comme Leicester et Blackburn, se contentent d'exiger des tamis et des grilles à l'entrée des eaux industrielles dans l'égout ; enfin d'autres (Nottingham, Accrington-Church, Hendon, Hyde, Devizes, Salford) n'imposent ni conditions ni redevance. Il y a en outre des villes, comme Bradford, où les industries sont traitées différemment d'un quartier à un autre, ou encore suivant la nature ou la quantité de leurs eaux.

En présence de ces divergences, la *Royal Commission on Sewage disposal*, qui a déjà étudié la question des *Trade's effluents* dans son troisième rapport (1903) (1), s'est prononcée pour l'uniformisation. Elle estime qu'il y a lieu, pour les villes, de réunir les eaux industrielles dans leurs égouts, mais en exigeant une épuration préalable, ou sinon en imposant une taxe spéciale (elle va même jusqu'à inviter les villes à se charger de l'enlèvement, aux frais des usiniers, des boues provenant de cette épuration). C'est ainsi que certaines villes viennent d'être forcées par des lois récentes (Halifax et Heckmondwicke en 1905, Huddersfield et West-Riding en 1906) à recevoir les eaux industrielles épurées au préalable ; à Bradford, on a imposé à quarante usines des taxes élevées (0 fr. 092 par mètre cube aux usines de lavage et teinture de draps, et le double à celles de lavage et peignage de laine, alors que la redevance pour les eaux-vannes et ménagères n'est que de 0 fr. 046).

En Allemagne, où on est moins exigeant qu'en Angleterre pour le degré d'épuration à obtenir avant déversement du sewage dans les cours d'eau, on l'est moins encore pour les conditions imposées aux industriels. Ainsi les règlements de beaucoup de villes (2) se contentent d'exiger le refroidissement des eaux chaudes et la neutralisation des eaux acides ou fortement alcalines ; quelques autres exigent des *Fettfänge* ou appareils à retenir les graisses pour certains

---

(1) Cette commission a d'ailleurs remis cette année même à l'étude cette importante question.

(2) Voy. les textes de ces règlements pour dix-neuf villes dans l'Annexe III du 11e cahier des *Mitteilungen aus der k. Prüfungsanstalt für Wasserversorgung und Abwässerbeseitigung.*

établissements; ailleurs, comme à Breslau, Charlottenburg, Chemnitz, Cologne, Francfort-sur-le-Mein (1), les permissions sont toujours révocables (ce qui empêche sans doute les industriels de commettre des abus, mais les laisse dans une situation bien précaire).

En France, il n'y a pas de règle précise. Les villes qui ont le tout à l'égout, comme Paris, Saint-Étienne, Nancy, ne font en général pas de difficultés pour accepter les eaux des industries, au moins de celles d'importance moyenne, situées dans leur intérieur; le plus souvent, d'ailleurs, les villes ont couvert et englobé dans le réseau d'égouts les ruisseaux (la Bièvre à Paris, le Furan à Saint-Étienne), sur les bords desquels les usines s'étaient établies en grand nombre et où elles déversaient leur effluent. Beaucoup de nos villes industrielles (Lyon, Lille, Rouen) ne sont pas encore canalisées, et la Deule à Lille peut servir de type pour montrer ce que devient un cours d'eau, véritable égout à ciel ouvert, recevant des eaux résiduaires en abondance : il faudra bien que cet état de choses cesse un jour, et on devra se préoccuper, dans les projets d'assainissement de ces villes, du sort des eaux industrielles.

Nous donnerons une idée de l'importance que peuvent prendre les eaux résiduaires industrielles par rapport au sewage urbain, en indiquant dans le petit tableau ci-contre, pour quatorze villes anglaises (les seules où nous ayons pu parfaitement la trouver), la proportion de ces eaux dans le mélange total : on verra en regard la nature des industries et le mode d'épuration.

Pour ce qui est de leur nature, il est bien difficile de parler d'une composition moyenne des eaux industrielles ; mais avec König (2) on peut les diviser en deux groupes, suivant qu'elles contiennent ou non une prédominance en matières organiques azotées. Celles où ces matières sont abondantes proviennent principalement (en outre des eaux-vannes et ménagères des agglomérations) :

a. Des abattoirs, écorcheries, équarrissages, fabriques d'engrais :

b. Des laiteries, fromageries, fabriques d'albumine, de colle et de gélatine ;

c. Des brasseries, distilleries, fabriques de vinaigre ;

d. Des sucreries et fabriques d'amidon ;

e. Des tanneries et courroieries;

f. Des lavages et foulages des laines, des tissages et filatures (chanvre, lin, soie);

g. Des papeteries, fabriques de cellulose, fabriques de couleurs et vernis ;

h. Des savonneries, huileries, blanchisseries.

(1) Dans ces deux dernières villes, il intervient généralement un contrat entre la ville et l'industriel demandeur; mais la ville se réserve de pouvoir à tout moment augmenter ses exigences.

(2) Voy. Dr J. König, Die Verumreinigung der Gewässer, 2 vol., chez Springer, à Berlin, 1899.

NOMS DES VILLES.	NOMBRE D'HABITANTS (approximatif).	PROPORTION des eaux industrielles dans l'efflux total.	NATURE des principales industries.	MODE D'ÉPURATION de L'EFFLUX TOTAL.
		p. 100		
Rochdale......	75 090	7	Lavage de laines, tanneries, savonneries, fabriques de colle et graisses.	Traitement chimique par l'acide sulfurique et l'alun de fer, puis épandage agricole ou doubles lits de contact biologiques.
Swinton	20 000	17	Lavage de laines, tanneries, blanchisseries, teintureries.	Traitement chimique par la chaux et le sulfate ferrique, puis doubles lits de contact biologiques.
Salford........	250 000	21	Blanchisseries, teintureries, brasseries et usines métallurg.	Traitement chimique par la chaux et le sulfate ferreux, puis filtres et lits percolateurs biologiques.
Blackburn.....	130 000	20	Beaucoup de brasseries et quelques blanchisseries.	Fosses septiques (capacité : 1,4 fois le volume quotidien), puis doubles lits de contact et lits percolateurs biologiques (1).
Hyde.........	34 000	25	Lavage de laines, blanchisseries, teintureries, fabriques de chapeaux.	Fosses septiques (capacité : 2 fois le volume quotidien), puis lits percolateurs biologiques et à la suite bassin de clarification.
Guildford	17 000	35	Brasseries.	Précipitation chimique à l'alun de fer, puis épandage agricole.
Leeds	440 000	36	Lavage de laine et teintureries.	Fosses septiques (capacité : 1 fois le volume quotidien), puis lits percolateurs ou épandage agricole.
Queensbury ...	6 500	43	Lavage de laines (40 %) et brasseries (3 %).	Précipitation chimique à l'alun de fer, puis filtration intermittente.
Pudsey........	15 000	44	Lavage de laines et tanneries.	Précipitation chimique par la chaux, puis épandage agricole ou lits de contact biologiques.
Bradford	300 000	50	Id., et brasseries en plus.	Traitement chimique, principalement à l'acide sulfurique, puis épandage agricole ou lits percolateurs biologiques.
Wakefield.....	43 000	50	Id., et produits chimiques en plus.	Fosses septiques (capacité : 0,60 du volume quotidien), puis filtration intermittente.
Lichfield	8 000	55	Brasseries (exclusivement).	Traitement chimique à l'alun de fer et ensuite à la chaux, puis lits percolateurs biologiques en coke.
Rothwell......	12 000	66	Id.	Traitement chimique au lait de chaux et à l'alun de fer, puis épandage agricole.
Burton-on-Trent.	51 000	75	Presque rien que des brasseries.	Précipitation chimique par la chaux, puis épandage agricole.

(1) En outre, une partie du sewage est traitée chimiquement, puis envoyée à des champs d'épandage.

Au contraire, les industries suivantes donnent plutôt des eaux chargées de matières minérales :

a. Usines à gaze, usines à coke ;

b. Salines, soudières, fabriques de potasse ;

c. Traitement des minerais et fabrique de briquettes ou agglomérés ;

d. Industries métalliques, laminoirs, tréfileries ;

e. Dépôts de scories et résidus divers.

Le degré d'impureté en ce qui regarde les substances organiques solubles est indiqué par l'*oxydabilité*, c'est-à-dire par la quantité d'oxygène empruntée au permanganate de potasse pour oxyder ces substances, et aussi par la *perte au rouge* (celle-ci indiquant plus spécialement les matières difficilement oxydables, telles que l'urée, les graisses, l'albumine). Il est utile aussi de rechercher l'*ammoniaque* et l'*azote organique* : ce dernier représente les composés très putrescibles, et la dernière augmente avec le processus de la putréfaction elle-même, en sorte que, d'après Rolants, le rapport $\dfrac{\text{Ammoniaque}}{\text{Azote organique}}$ qui, à l'état froid, est à peine égal à 1/2, va en croissant et peut atteindre 7/1 dans une fosse septique. La connaissance du *carbone organique* est souvent aussi fort intéressante, et Phelps avait proposé une classification des eaux résiduaires d'après le rapport de ce carbone organique à l'azote total.

Les matières en suspension doivent aussi entrer en ligne de compte, car le *degré de concentration* correspond à la somme de toutes les impuretés véhiculées ou dissoutes. Les graisses ou huiles qui restent à la surface sont à examiner spécialement. Les substances minérales, d'ordinaire lourdes, se déposent en grande partie au repos en quatre ou cinq heures ; celles qui sont dissoutes sont assez bien indiquées en bloc par le *résidu fixe*. Leur nature varie, bien entendu, suivant les substances employées dans les opérations industrielles, et leur nocuité est très variable. Il est généralement utile de déterminer le chlore et les chlorures, soit qu'ils proviennent des résidus domestiques, soit plutôt que les eaux mères de nombreuses industries emportent avec elles de fortes teneurs en chlorures de sodium, potassium, calcium, magnésium ou encore en hypochlorites. Enfin certaines eaux résiduaires sont très acides et peuvent, de ce fait, être corrosives pour les égouts eux-mêmes.

Afin de donner une idée d'ensemble de ce que sont les eaux résiduaires de diverses industries, nous avons dressé le tableau ci-après, d'après les nombreux exemples de König, en choisissant autant que possible parmi eux, pour chaque industrie, un type de concentration faible et un de concentration maxima. Il s'agit des eaux telles qu'elles sortent d'une usine ou d'un groupe d'usines, et non bien entendu des liquides résultant des lavages ou des manipulations de parties isolées de ces usines (ces liquides étant parfois beaucoup plus chargés).

Exemples de composition d'eaux résiduaires industrielles (en milligrammes par litre).

NATURE DES INDUSTRIES.	Matières en suspension — Minérales.	Matières en suspension — Organiques.	Matières en suspension — Azote des matières organiques.	Matières dissoutes — Minérales (résidu fixe).	Organiques (perte au rouge).	Azote des matières organiques.	Oxygène emprunté au permanganate, en milieu acide.	Oxygène au permanganate, en milieu alcalin.	Chaux (CaO).	Potasse (K²O).	Chlore.	Acide sulfurique (SO³).	Acide phosphorique total (Ph²O⁵).
GROUPE I. — EAUX CONTENANT BEAUCOUP DE MATIÈRES ORGANIQUES AZOTÉES.													
Abattoirs	152,5	1101,5	87,7	600,0	1320,0	171,7	547,2	»	110,0	117,7	»	»	32,0
	278,0	11040,0	585,0	880,0	2560 0	427,5	1136,0	»	435,0	165,1	126 »	30,1	155,0
Laiteries, fromageries	196 0	369,0	18,0	712,0	123,0	40,0	156,0	116,0	183,0	68,0	157,0	133,0	17,0
	32,0	908,0	92,0	355,0	1517,0	74,0	672,0	396,0	78,0	33,0	46,0	43,0	57,0
Fabriques de margarine	15,0	30,0	»	377,5	117,5	»	16,0	32,4	127,5	»	113,3	52,3	»
	57,5	275,0	»	6268,0	600,0	»	120,0	112,0	152,5	»	3593,1	85,8	»
Huileries	41,4	540,9	»	5187,0		238,9	»	»	»	»	297,5	»	»
Tanneries et corroieries	408,0	955,2	»	1815,2	618,4	»	162,0	»	»	»	»	»	»
	103,5	91,0	15,0	1843,5	639,0	92,6	548,0	499,5	87,0	75,2	»	126,7	»
	1415,0	4548,0	»	»	5501,6	»	795,0	»	»	»	»	»	»
Peausseries et coloration des peaux (de mouton)	1843,8	6348,3	196,7	2074,8	2643,3	143,3	2167,0	»	»	231,1	»	939,0	56,3
Brasseries	135,0	562,5	43,5	8 5,0	315,0	14,1	172,8	»	»	»	»	»	14,0
	583,5	489,5	40,8	780,5	3462,0	144,0	920,0	»	»	108,6	»	144,6	116,8
Malteries	»	»	»	1392,0	868,0	»	»	»	200,0	439,0	143,0	199,0	43,0
Distilleries de grains (moyenne de 5 analyses)	252,0	223,9	»	393,4	420,6	36,3	476,5	185,3	170,4	37,3	»	58,7	17,4
Distilleries de vins (moyenne de 3 analyses)	»	»	»	677,2	678,8	»	152,0	»	»	»	»	»	»
Fabriques d'amidon { de riz	48,0	117,6	10,5	1583,5	770,0	56,5	396,4	371,2	114,4	57,6	462,0	257,0	28,0
de blé	»	505,0	5,0	1682,0	363,5	737,2	1497,6	1356,8	»	518,6	»	»	465,5
de pommes de terre	»	»	»	723,8	1134,2	110,7	»	»	»	212,5	»	»	56,6
Sucreries	86,0	14,0	»	862,0	216,0	[illegible]	131,2	123,8	141,2	20,2	35,5	160,1	[illegible]

Fabriques de colle....	254.0	2151.4	»	6806.9	5848.0	138.1	1904.0	1800.0	2180.9	1353.8	1017.0	253.8	»
	73.3	306,0	22,5	4116,6	2303,3	73.1	281,0	»	2100,0	»	»	»	»
Lavage et tissage de laines, flanelles, tapis, etc. — Un tissage....	883.0	120,0	11,1	615,6		»	268.6	»	162.5	»	10,6	25,7	»
Moyenne de 15 fabriques anglaises....	1024,0	3724,0	»	3370,0		200,1	»	»	Carbone organique. 647,8	»	219,4	Ammoniaque. 1165	»
Lavage de flanelles....	3460,0	17334,0	»	12480,0		1570,7	»	»	4163,5	»	1600,0	800,1	»
Fabriques de coton (moyenne de 5 analyses)....	70,0	190,0	»	502,0		4,0	»	»	42,4	»	48,6	1,2	»
Fabriques de couleurs, de teinture....	34,2	113,0	»	369,0		3,1	»	»	2,1	»	»	»	0,4
et d'impression....	936,0	239,5	22,4	2893,5	2513,0	69,3	593,6	»	29,0	463,2	»	231,2	17,9
Fabriques d'alcaloïdes (moyenne de 3 analyses)....	168,6	970,8	»	26217,3	770,4	»	696,0	»	»	»	»	»	»
Fabriques de tanin (moyenne de 3 analyses)....	331,2	211,2	»	1311,9	804,1	»	119,3	»	»	»	»	»	»
Fabriques d'acide picrique et autres dérivés phénolés (moyenne de 2 analyses)....	0	0	»	1403,0	672,0	»	212,0	»	»	»	»	»	»
Fabriques de produits photographiques (moyenne de 3 analyses).	314,5	322,6	»	1557,7	473,1	»	397,0	»	»	»	»	»	»

GROUPE II. — EAUX CONTENANT BEAUCOUP DE MATIÈRES MINÉRALES.

Usines à gaz....	»	»	»	464,8	258,0	50,7	»	»	284,0	100,4	123,5	84,1	14,1
Usines de carbonisation....	»	»	»	455,5	136,0	7,7	12,8	16,1	»	»	14,2	»	»
Ruisseaux à la sortie de charbonnages....	31,0	»	»	3025,0		»	»	»	243,0	»	1439,0	237,0	»
	»	·	»	30185,0		»	»	»	1516,0	»	16400,0	88,0	»
Rivières après la traversée des salines, soudières, fabriques de potasse....	»	»	»	600,0	152,0	(soude 106.0)			130.0	15,0	161,0	132,0	»
	»	»	»	»	»	(magnésie 2112,0)			164,6	»	4096,4	453,2	»
	309,6		»	18900,0		13,1	(carbone organique 205,1)				6993,0	»	»
Eau sortant des crassiers de laitier des hauts fourneaux....	»	»	»	6594,0		(soufre 2028,0)			1198,0	1797,0	»	276,0	»
Eau sortant d'une tréfilerie....	189,6		»	»	»	(oxyde de fer 2686,0)			1812,0	»	25,2	4146,0	»

II — EAUX PLUVIALES : FRACTION DE RUISSELLEMENT.

Ce qui caractérise les quantités d'eau que la pluie projette sur le territoire des villes, c'est l'intermittence de ces projections et l'énorme disproportion entre l'abondance de ces chutes d'eau. Alors que les petites pluies ne font guère qu'humecter le sol et ne produisent rien pour les égouts ni pour les cours d'eau (Büsing admet qu'il faut généralement une chute de plus de 2 millimètres par jour pour qu'on en sente l'effet dans les canalisations des villes), les grandes averses apportent au contraire de telles masses liquides qu'il est pratiquement impossible de construire des égouts assez vastes pour les contenir. Il faut donc écarter immédiatement l'idée d'évacuer souterrainement toutes les eaux pluviales et se résigner à l'idée de voir les chaussées submergées un certain nombre de fois par an.

Cette submersion est toujours désagréable et souvent onéreuse (parfois même désastreuse quand l'eau envahit les caves et sous-sols, remplis de marchandises dans certains quartiers). Aussi faut-il calculer les dimensions des égouts pluviaux d'après l'intérêt même qu'il y a à l'éviter : c'est une juste mesure à tenir entre le coût excessif d'égouts trop vastes et la crainte des dommages précités. Il résulte de là qu'il faut être renseigné sur la pluviométrie de la région et tout spécialement sur l'intensité et la fréquence des grandes averses.

Grandes averses. — Les grandes pluies n'ont pas partout été bien observées, et de plus il peut toujours se produire une chute d'eau plus intense que celles dont on a gardé le souvenir dans la région. On consultera cependant utilement les quelques chiffres ci-après :

France. — Paris a vu, le 9 septembre 1865, une pluie donnant 52 millimètres en une demi-heure, et Bechmann fait remarquer que, si elle avait intéressé les 7 800 hectares de la capitale, elle eût projeté pendant ce temps le cube énorme de 4 056 000 mètres cubes d'eau, correspondant à un débit de 2 250 mètres cubes par seconde, soit le débit de la Seine en grande crue! L'averse du 20 septembre 1867, ayant donné 41 millimètres en vingt minutes, eut encore une *vitesse horaire* plus forte (123 millimètres). Bar-le-Duc a reçu 80 millimètres en une demi-heure le 15 juillet 1868 ; Neufchâteau, 49 millimètres en treize minutes le 18 août 1892 ; Marseille, 240 millimètres en deux heures le 15 septembre 1872 ; Molitg-les-Bains (Pyrénées-Orientales), 313 millimètres en une heure et demie le 20 mars 1868, etc.

Quant aux maxima journaliers, il n'est pas rare qu'ils dépassent 200 à 300 millimètres. A Viviers, on a relevé en une journée 360 millimètres ; à Villeneuvette (Hérault), 578 millimètres en vingt-six heures, dont 185 millimètres tombés en deux heures ; le commandant Rozet affirme qu'à Gênes, en octobre 1882, il serait tombé 812 millimètres en vingt-quatre heures ; à Joyeuse (Ardèche), le 9 octobre 1827, on a eu 792 millimètres en vingt-deux heures, etc.

ALLEMAGNE. — A Stuttgart, on a relevé 149 millimètres en trois minutes le 23 juillet 1883 ; à Cologne, 77 millimètres en une heure et quart le 22 juin 1889, mais pendant trente-trois ans on n'a vu que deux pluies de plus de 50 millimètres à l'heure ; à Dusseldorf, on n'a pas vu de vitesse horaire supérieure à 55 millimètres, et ce n'est qu'une fois en seize ans qu'elle a dépassé 40 millimètres.

A Berlin, Börnstein, qui a étudié l'intensité des pluies dans la période décennale de 1884-1893 (avec l'appareil enrégistreur de Sprung et Fuess), a trouvé qu'il y avait eu 40 averses de 20 à 25 millimètres par heure, 17 de 25 à 30 millimètres, 15 de 30 à 40 millimètres, 5 de 40 à 50 millimètres, 7 de 50 à 60 millimètres et 5 au-dessus de 60 millimètres de vitesse horaire. La durée de ces averses a varié entre trois et trente-six minutes : la plus forte chute fut une pluie de 80 millimètres à l'heure, qui dura vingt-six minutes. La durée est d'ailleurs généralement d'autant plus courte que l'intensité est plus forte : Knauff a même cru pouvoir établir la formule $t = \dfrac{1\,800}{q - 43}$, où t est la durée en minutes d'une averse d'intensité q, celle-ci étant exprimée en litres-hectare-seconde (on sait que 1 millimètre de pluie par heure correspond à $\dfrac{10\,000}{3\,600} = 2^{l},78$ par hectare et par seconde). Ajoutons encore que, sur 165 jours de pluie en année moyenne, il n'y en a que 13 où la pluie dépasse 10 millimètres, 7 où elle dépasse 15 millimètres, 3 au-dessus de 20 millimètres, 1,5 au-dessus de 25 et 0,7 au-dessus de 30 millimètres.

En Silésie, Hellmann a trouvé dans la période décennale de 1888-1897 les fréquences et durées moyennes (en minutes) ci-dessous des grandes averses comparées à leur intensité :

Nombre des grandes averses observées...	7	16	25	15	12	15	8	7
Durée moyenne des — ...	4,4	12,6	25	40	57,5	93	159	281
Vitesse horaire moyenne des averses observées, en millimètres..............	110	75	60	47	40	34	26	13

On voit ici que les averses sont plus longues qu'à Berlin et plus longues aussi qu'il ne résulterait de la formule de Knauff.

ANGLETERRE. — On signale comme maximum une chute de 100 millimètres le 1er août 1846 à Londres en une heure. A Birmingham, pour les quatre années d'octobre 1900 à 1904, il y a eu en moyenne par an 31 averses de 25 millimètres à l'heure ou plus, desquelles 21 ont duré moins de cinq minutes, 6 moins de dix minutes et aucune au delà d'une demi-heure ; il n'y a plus que 7 de ces averses qui dépassent 38 millimètres à l'heure, et une qui dépasse 51 millimètres à l'heure (deux pouces), aucune de ces fortes averses n'ayant duré plus de dix minutes.

Suisse. — Nous trouvons : à Zurich, le 3 juin 1878, 51^{mm},2 en une demi-heure, puis 76^{mm},5 en dix minutes; à Genève, le 30 mai 1827, 162 millimètres en trois heures. A Bâle, de 1888 à 1896 (neuf années) l'enregistreur Usteri-Reinacher a relevé :

24 averses de 20 à 30 mm. de vitesse horaire ayant duré ensemble 322 minutes.
10   —   30 à 40   —   —   —   117   —
8   —   40 à 50   —   —   —   92   —
5   —   50 à 60   —   —   —   114   —
4   —   60 à 100   —   —   —   27   —
2   — au-dessus de 100   —   —   —   13   —

Signalons encore à Rome, en 1878, 89 millimètres en une heure; à Milan, le 7 septembre 1881, 26 millimètres en une demi-heure; à Bruxelles, le 4 juin 1839, 113 millimètres en trois heures; à Odessa, le 8 juin 1869, 69^{mm},8 en cinquante minutes.

Cependant, malgré ces chiffres énormes, on peut dire que, dans nos pays, les averses qui durent plus d'une heure donnent très rarement plus de 60 millimètres à l'heure (1 millimètre à la minute); celles qui ne durent que quelques minutes peuvent naturellement être plus intenses; mais il est déjà tout à fait exceptionnel d'en voir de plus de 2 millimètres à la minute.

États-Unis. — On a vu tomber : à Providence, 63 millimètres en une heure le 6 août 1878; à Mont-Carmel (N.-Y.), 128 millimètres en une heure et demie le 2 juillet 1897; à Washington, 150 millimètres en deux heures (dont 20 millimètres en cinq minutes); à la Nouvelle-Orléans, 84 millimètres en deux heures, le 17 juin 1895, et autant à Saint-Louis dans le même temps, le 14 mai 1891; à Boston, 132 millimètres et à New-York 157 millimètres en une seule journée. Les pluies d'une vitesse horaire de 140 millimètres ne sont pas inconnues, mais elles ne durent pas plus de cinq minutes. On signale cependant une chute d'un pied (305 millimètres) en deux heures aux îles Saint-Kitts, et une plus forte encore dans le même temps à Palmetto (Nevada).

Dans les pays tropicaux, on peut avoir de très grandes intensités aussi. Voici encore quelques chiffres : à Batavia, le 10 janvier 1867, 97 millimètres en une heure; à Nedunkeni (Ceylan), le 15 décembre 1897, 807 millimètres en vingt-quatre heures; à Hong-Kong, les 29 et 30 mai 1889, 886 millimètres en trente-six heures; à Crohamhurst (Australie), le 2 février 1893, 907 millimètres dans la journée et 1 963 millimètres dans les quatre jours consécutifs du 31 janvier au 3 février; enfin, à Tcherrapoundji (Inde), le 14 juin 1876, 1 036 millimètres dans la journée !

Inégale répartition de la pluie. — Si les grandes averses sont de courte durée, elles sont aussi heureusement très limitées d'ordinaire en étendue : c'est ainsi qu'un violent orage n'atteint pas généralement le territoire entier d'une grande ville.

De plus, la pluie ne tombe pas uniformément sur toute la zone intéressée. Si on prend pour centre le point où on observe le maximum h (1), Frühling admet qu'à une distance de 3 kilomètres l'intensité est réduite de moitié et que la loi de décroissance se fait suivant une parabole AM à axe horizontal (fig. 48). Il en résulterait que, sur un cercle de rayon x autour du centre, il tombe non pas le

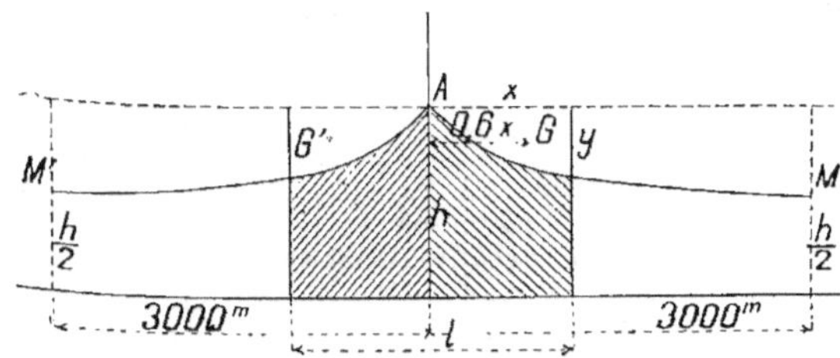

Fig. 48. — Inégale répartition de la pluie (d'après Frühling).

volume du cylindre $\pi x^2 h$, mais celui du corps de révolution limité par la parabole tournant autour de la verticale de A. Le rapport φ de ce dernier volume au cylindre est donné par l'expression

$$\varphi = 1 - \frac{0,87}{h} = 1 - \frac{0,8\sqrt{x}}{\sqrt{12\,000}}$$

(l'équation de la parabole étant $y^2 = \dfrac{h^2 x}{12\,000}$, et le centre de gravité G étant distant de A de $0,6\,x$).

Pour un égout donné de longueur l, l'afflux maximum aura lieu quand A est en son milieu : on a alors $\varphi = 1 - 0,005\sqrt{l}$, ce qui donne pour un égout de 100 mètres de long $\varphi = 0,95$; pour un de 500 mètres, $\varphi = 0,89$; pour un de 1000 mètres, $\varphi = 0,84$; pour un de 2000 mètres, $\varphi = 0,78$; pour un de 3000 mètres, $\varphi = 0,73$, et pour un de 4000 mètres, $\varphi = 0,68$. La théorie cesserait d'être applicable pour une longueur dépassant 24 kilomètres.

Fraction de ruissellement (fraction qui gagne les égouts). — Toute la pluie tombée ne ruisselle pas : une partie retourne dans l'atmosphère par évaporation (elle dépend de l'état de saturation de l'air, de la température, de la lenteur de la chute, etc.); une autre partie pénètre dans le sol et s'appelle la fraction d'infiltration. Celle-ci dépend essentiellement de la nature du sol et de sa perméabilité, laquelle dans les villes est en relation avec la densité de la population : les maisons, les cours pavées, les rues revêtues imperméa-

(1) Remarquons qu'il est difficile de savoir si on a le maximum et en quel point il se produit : aussi est-il prudent de ne pas faire la réduction correspondant à ce paragraphe.

bilisent en effet des surfaces d'autant plus grandes que les habitations sont plus rapprochées.

Il y a donc lieu d'appliquer à la quantité tombée un coefficient ψ, dit de *déperdition*. Pour le calculer, il est difficile de tenir compte des conditions météorologiques ; mais, comme on peut admettre qu'au moment des grandes averses l'air est saturé, on peut négliger la perte par évaporation. On tient donc seulement compte de l'absorption par le sol, c'est-à-dire de la manière dont le bassin est composé en surfaces imperméables ou plus ou moins perméables. Frühling propose de subdiviser la surface drainée et d'y appliquer les coefficients ci-dessous :

Toits métalliques et en ardoises...	$\psi = 0,95$
Toits ordinaires...	0,90
Surfaces pavées en asphalte...	0,85 à 0,90
— — en bois ou pavés maçonnés...	0,80 à 0,85
— — en pierres avec joints au sable.	0,60 à 0,70
— — en cailloux...	0,40 à 0,60
Chaussées en macadam...	0,25 à 0,45
Surfaces en gravier...	0,15 à 0,30
Jardins et espaces plantés...	0,00 à 0,25

Il est un peu compliqué de faire cette subdivision : aussi, à Milan, a-t-on simplifié en prenant :

Pour les parties centrales de la vieille ville (presque entièrement occupées par les maisons)...	$\psi = 0,70$ à 0,90
Pour les quartiers voisins du noyau central et ayant encore peu de jardins...	0,50 à 0,70
Pour les quartiers neufs, où les maisons sont entourées de jardins...	0,25 à 0,50
Pour les jardins, places de manœuvre, cimetières, etc...	0,00 à 0,25

Écoulement par l'égout : coefficient et formes de retard. — Voyons maintenant d'un peu plus près comment l'eau ruisselante gagne l'égout et quel débit maximum elle produira en un point donné A d'un collecteur. Chaque molécule liquide, de son point de chute sur un toit, une cour, une chaussée, fait un certain trajet superficiel pour gagner l'orifice de l'égout (ce trajet et le temps pour le faire seront très courts dans le cas d'une ville bien drainée et ayant des branches suffisamment rapprochées) ; puis elle s'écoule souterrainement dans les canaux jusqu'au point considéré. Elle met ainsi un certain temps depuis sa chute pour gagner A, et on peut supposer le bassin subdivisé en zones Z_1, Z_2, Z_3... Z_n correspondant à ce qui se déverse en A aux heures successives depuis l'origine de l'averse étudiée : les pentes du bassin et, par suite, des égouts étant plus fortes vers l'amont, ces zones y sont aussi de plus en plus étendues (leur surface augmente également quand le ruissellement est plus intense, puisque alors la vitesse est plus grande).

Soit n le temps que met ainsi la molécule la plus longue à parcourir son trajet pour venir en A (c'est-à-dire le numéro de la dernière zone) et l la durée de l'averse. Si l était plus grand que n, il arriverait une fois l'heure n que, la pluie continuant, l'écoulement en A resterait constant (*étale*) jusqu'à la fin de l'averse, et son

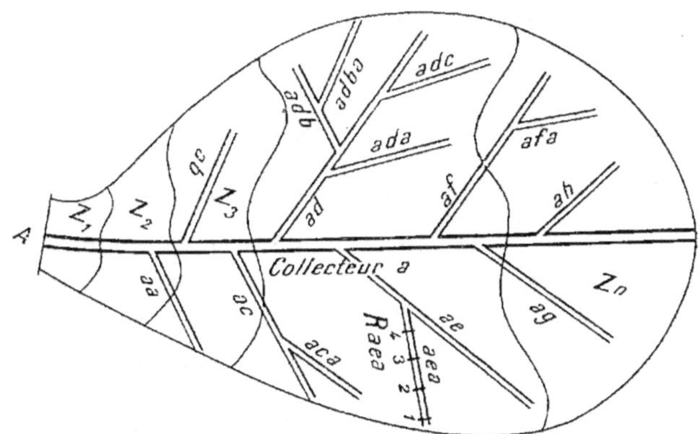

Fig. 49. — Écoulement des eaux pluviales et d'irrigations des égouts.

maximum $\varphi\psi h\Sigma_1^n Z$, serait proportionnel à la surface entière du bassin. Mais tel n'est pas le cas habituel pour un collecteur un peu long et pour une grande averse, qui, avons-nous vu, dure peu, en sorte que le plus souvent $l < n$. A partir de l'heure l où la pluie cesse, la zone Z_1 cesse de fournir son apport, qui est remplacé par celui de

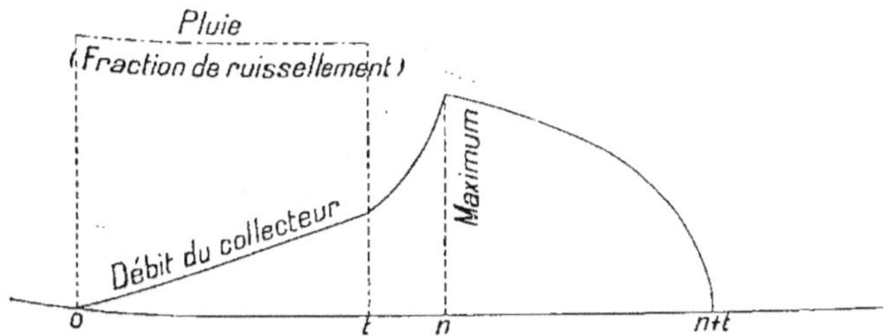

Fig. 50. — Cure dans un égout.

Z_{l+1}, et comme l'étendue de celle-ci est plus grande d'ordinaire que celle de Z, le débit continue à croître. Il en est ainsi jusqu'à l'heure n, où le débit $\varphi\psi h\Sigma_{n-l}^n Z$ passe par un maximum, ce dernier restant naturellement moins élevé que celui qu'aurait fourni la pluie persistante de tout à l'heure (puisque les $n-l$ premières zones cessent de produire). La décroissance durera ensuite l heures et sera relativement brusque (fig. 49 et 50).

Ceci nous fait comprendre pourquoi on peut, pour avoir la portée maxima à donner à un collecteur, affecter la fraction de ruissellement

$\varphi\psi h$A (où A est la surface du bassin en hectares et h l'intensité de l'averse que l'on veut écouler, évaluée en litres-hectare-seconde) d'un coefficient de réduction, dit *coefficient de retard* μ, lequel sera d'autant plus petit que l'étendue elle-même du bassin sera plus grande et que les pentes (d'où résultent l'intensité et la vitesse du ruissellement) seront plus faibles. Plusieurs auteurs ont cherché des formules permettant de tenir compte de ce retard : voici les plus connues et les plus usitées d'entre elles.

En premier lieu, celle de *Bürkli-Ziegler*. Cet auteur, étudiant l'orage du 3 juin 1878 à Zurich (1), compara la formule $d = 0,32 \sqrt[10]{\dfrac{\mathrm{A}^3}{i}}$ par laquelle Hawksley (2) calculait le diamètre d d'un égout d'après la surface du bassin A et sa pente moyenne i (en millièmes) pour une pluie de 25 millimètres (1 pouce) à l'heure donnant 70 litres-hectare-seconde, avec la formule $d = 1,2 \sqrt[10]{\dfrac{\mathrm{A}'q'}{i^2}}$ d'Eytelwein, où q est le débit par seconde et par hectare. Il en tira pour la pluie de 70 litres-hectare-seconde : $q = 35 \sqrt[4]{\dfrac{i}{\mathrm{A}}}$ (où q est en litres par seconde), et comme 35, est précisément la moitié de 70 litres-hectare-seconde, on a le débit par hectare :

$$q = 0,5\, h \sqrt[4]{\dfrac{i}{\mathrm{A}}},$$

et le débit total

$$\mathrm{Q} = 0,5\, h \sqrt[4]{\dfrac{i}{\mathrm{A}}}.$$

Mais ce débit étant déjà donné par l'expression $\mathrm{Q} = \varphi\psi\mu h$A, on en tire pour le coefficient de retard $\mu = \dfrac{0,5}{\varphi\psi} \sqrt[4]{\dfrac{i}{\mathrm{A}}}$. En admettant approximativement que le produit des deux coefficients ψ et φ fait 0,5, et que les pentes restent comparables, on a la valeur habituellement admise $\mu = \dfrac{1}{\sqrt[4]{\mathrm{A}}}$, qui s'applique à des pentes faibles ($i = 1$ p. 1 000), comme à Milan, Mannheim, etc. Les valeurs de μ pour les différentes valeurs de A portées sur la circonférence se trouvent immédiatement par la courbe figure 51.

Pour des pentes plus fortes, on a pris à Königsberg $\dfrac{1}{\sqrt[3]{\mathrm{A}}}$, à Wies-

<hr>

(1) Bürkli-Ziegler, Grösste Abflussmengen bei städtischen Abzugskanälen, Zurich, 1880.

(2) Voy. les détails pour la formule de Hawksley et Bazalgette in *The Sewerage Engineers note-book* de Wollheim, Londres, 1896. — Adams a donné une formule semblable.

baden (Brix) $\dfrac{1}{\sqrt[6]{A}}$ et à Neustadt (Mairich) $\dfrac{1}{\sqrt[7]{A}}$. Il faudrait augmenter encore davantage l'indice si la longueur du bassin se réduisait de plus en plus, et l'indice deviendrait infini si cette longueur était telle que le temps mis par la molécule la plus longue à le parcourir égalait précisément la durée de l'averse, cas où, comme nous l'avons vu plus haut, le retard n'influe plus sur le maximum, et $\mu = 0$. Remarquons encore que, si la formule est commode, elle ne tient compte ni de la durée de l'averse, ni de la forme du bassin : or, pour ce dernier

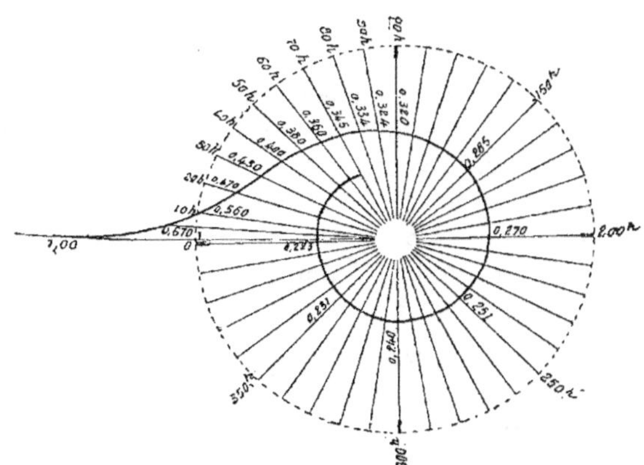

Fig. 51. — Diagramme des valeurs du coefficient de retard μ d'après la formule $\mu = \dfrac{1}{\sqrt[4]{A}}$. (Les surfaces en hectares sont portées sur la circonférence.)

point, il est clair que μ augmente quand il s'agit d'un bassin de forme allongée et de faible largeur au lieu d'un bassin large, circulaire ou carré.

A Saint-Louis, Mac Math (1) a pris l'expression $Q = chA \sqrt[5]{\dfrac{i}{A}}$, où il a fait $c = 0,75$ et $h = 194$ litres-hectare-seconde (soit 70 millimètres par heure). Cette formule, très connue aux États-Unis, n'est donc qu'une variante de la précédente.

D'autres formules (2) font entrer la longueur l du bassin, comme celle de Dredge $Q = 1\,300\ Al\dfrac{3}{2}$ (unités anglaises), ou encore sa largeur moyenne b, comme celle de Craig : $Q = 440\ cb$ log. nat. $\dfrac{8l^2}{b}$, où c est un coefficient qui varie entre 0,37 et 1,95.

(1) *Transactions of the American Society of civil Engineers*, vol. XVI, p. 179.
(2) Voy. l'ouvrage de Prescott-Folwell, Sewerage, New-York, 1904.

Kuichling (1), qui le premier reconnut l'inégale répartition de la pluie sur un bassin tant soit peu étendu et l'influence du *temps de concentration* (le nombre n de nos zones horaires), a pris pour Rochester (N.-Y.) l'expression $Q = Aa (k - ct)$, où Q est en pieds cubes par seconde ; A en acres, t la durée de l'averse en minutes, a le rapport des surfaces imperméables du bassin à A (lequel est semblable à ψ), k et c deux coefficients pris respectivement égaux à 2,1 et à 0,0205 pour Rochester. Avec les unités métriques, la formule devient :

$$Q = 70 \, Aa \; (k - ct).$$

Enfin, en 1904, Lloyd Davies (2) a fait de nombreux jaugeages au débouché des égouts de deux quartiers de Birmingham très inégalement habités (l'un, Moseley Street, presque entièrement bâti, avec 39000 habitants pour 312 acres ; l'autre, Charlotte Road, de 4000 habitants pour 232 acres, avec 18 p. 100 de surface imperméabilisée) et les a comparés avec la pluie tombée. Il a fait intervenir le temps de concentration, qui ici, vu la petitesse du bassin, n'était que de dix-huit minutes pour le premier et douze pour le second, et il a établi la formule :

$$Q = 60,5 \, Aa \, \frac{60}{\theta} \, h,$$

où Q est le débit en eaux pluviales (on retranche le débit du temps sec) en pieds cubes, a le rapport de la surface imperméable comme dans la formule de Kuichling, θ le temps de concentration jusqu'au point de jaugeage en minutes et h la hauteur de pluie tombée pendant ce temps θ (en pouces). Le rapport moyen entre Q et la pluie fournie par h (pendant le temps θ) a été de 83 p. 100 dans le premier bassin et seulement de 22,4 dans le second.

Ces diverses formules donnent des résultats qui diffèrent entre eux et qui diffèrent aussi des débits mesurés en quelques rares occasions. Hoxie (3) reconnut le premier ces divergences par les mesures de débit qu'il fit sur les égouts de Washington (1884). A Rochester, Kuichling fit en 1887-1888 des expériences sur dix-sept averses et trente-quatre égouts et vit que le débit évacué avait varié entre 32 et 65 p. 100 de la pluie tombée, le rapport augmentant d'ailleurs avec la durée de la pluie. Plus récemment, Steuernagel (4), à Cologne, a mesuré les débits du collecteur du *Deutsche Ring*, et les comparant aux pluies tombées sur le bassin (260 hectares) n'a trouvé que de 30 à 45 p. 100 : le plus fort débit avait lieu quand la durée de l'averse dépassait deux heures, temps d'écoulement depuis l'origine amont de l'égout jusqu'au point

(1) Voy. l'ouvrage de OGDEN, *Sewer design*, 1899, p. 46.
(2) *Proceedings Institution of civil Engineers*, vol. CLXIV, 1905-1906.
(3) HOXIE, *Transactions of the am. Society of civil Engineers*, 2 juillet 1886.
(4) KÖLN, *in* Hygienischer Beziehung. *XXIII. Vers. des d. Vereins für öffentliche Gesundheitspflege.* 1898, p. 137.

de jaugeage. Les chiffres observés furent plus grands que ceux donnés par la formule de Bürkli-Ziegler. Enfin nous venons de citer les expériences de Birmingham. Bref, aucune formule n'est parfaite, et la question aurait besoin de nouvelles études.

Hypothèses faites par diverses villes. — Toutefois la précision n'a pas grande importance en la matière, puisque, comme nous l'avons vu, il faut toujours se limiter à une certaine intensité, inférieure à celle des plus grandes averses connues. On s'en tient à la *grande averse habituelle*, c'est-à-dire à celle qu'on voit plusieurs fois par an, et, si on a pris un chiffre assez large, on ne verra que très rarement l'inondation s'étendre sur les chaussées, ou les déversoirs fonctionner par suite de l'insuffisance momentanée des égouts.

C'est ainsi que Belgrand a admis pour Paris le chiffre de 45 millimètres par heure (125 litres-hectare-seconde) pour la grande averse habituelle à recevoir dans les égouts ; puis il n'a pas fait de calculs de déperdition et de retard, et, s'en tenant uniformément à une réduction de un tiers, il a fixé à 42 litres par hectare desservi la portée maxima des canaux. En fait, ceux-ci se sont montrés parfaitement suffisants, et ce n'est pas plus de huit à dix fois par an que les déversoirs entrent en action.

Plusieurs villes ont adopté le même chiffre que Paris et s'en sont bien trouvées aussi. Ce sont Rome (qui cependant a pris le rapport de la moitié au lieu du tiers; Milan (avec les différences citées ci-dessus pour le coefficient ψ); Mannheim (où on a doublé le chiffre de 42 litres-hectare-seconde pour les égouts des parties centrales très denses); Hanovre, Brème, Sofia. A Posen, à Dresde, à Fribourg, on a admis 50 litres-hectare-seconde (au lieu de 42) pour la zone intérieure 49 et 30 pour le reste; à Mayence, on a pris 55 litres-hectare-seconde pour le centre et 28, soit la moitié seulement, pour la périphérie; à Dusseldorf, 38 litres-hectare-seconde; à Königsberg, à Kaiserslautern, à Turin, on a pris pour certaines parties des chiffres beaucoup plus élevés et allant jusqu'à 200 litres pour la grande averse habituelle et à la moitié pour la portée des égouts. Citons encore Wiesbaden, où on a adopté pour le calcul des égouts 73 litres par hectare desservi dans la zone centrale, 54 et 36 pour les zones moins denses, 26 et 13 pour la périphérie, en culture ou en forêt; Hambourg, où, la grande averse habituelle étant de 79 litres-hectare-seconde, on a fait une réduction de moitié, soit 39 litres; enfin Cologne, où on a pris pour base des dimensions des canaux de la partie très dense le chiffre très élevé de 127$^\mathrm{l}$,5 par hectare, et pour les autres régions ceux de 85, 51 et 17 litres.

Mais il existe de nombreuses villes anglaises, allemandes et américaines, où on a été beaucoup moins prudent qu'à Paris et où on a dû subir parfois des submersions désastreuses. A l'exemple de Londres, Berlin, Vienne, ces villes n'ont admis pour la grande averse habituelle que 25 millimètres à l'heure (1 pouce), ou 70 litres-hectare-seconde, ce qui est souvent dépassé par la nature. A Londres, Bazalgette a encore réduit du tiers à la moitié, ce qui donne pour les égouts de 23 à 35 litres par hectare; à Vienne, on a pris le coefficient $\frac{3}{8}$, soit 27 litres-hectare-seconde; à Berlin, Hobrecht a adopté pour l'intérieur de la ville le tiers de 64 litres-hectare-seconde, soit 21 litres, et il est descendu à la moitié seulement pour les quartiers excentriques; mais depuis lors les nouveaux égouts ont été calculés sur la base beaucoup plus large de 52 litres par hectare (1). Dantzig, Breslau, Dortmund, Karlsruhe, Leipzig, Liége, Nuremberg, Francfort, Budapest ont eu aussi leurs égouts calculés sur des bases trop faibles (de 12 à 25 litres par hectare).

D'autres fois, on a calculé les égouts non plus en vue des grandes pluies, mais pour écouler une pluie continue, qui alors, après les premières heures, ne subit plus de réduction. Ainsi on s'est parfois proposé d'évacuer une pluie durable de 6 millimètres à l'heure, ce qui correspond au chiffre de $16^l,67$ par hectare : on voit que c'est insuffisant.

Enfin, tout récemment, Fischer (2) s'est posé pour les égouts de Bergen la condition d'admettre, outre le sewage de 450 habitants par hectare à raison de 200 litres par tête et par jour, le produit d'une pluie commençant pendant dix minutes avec une intensité horaire de 25 millimètres (soit pour les dix minutes une chute de $4^{mm},17$), puis se continuant avec une intensité horaire de 10 millimètres. Pour le sewage, Fischer admet que le débit journalier maximum est 1,5 fois le débit moyen et que le débit horaire maximum est aussi 1,5 fois la moyenne, ce qui donne par hectare un apport de $1,5 \times 1,5 \left(\dfrac{450 \times 200}{86\,400} \right) = 2^l,34$ par hectare et par seconde. Pour la pluie, l'intensité de 25 millimètres correspond à 70 litres-hectare-seconde, et celle de 10 millimètres à 28 litres-hectare-seconde. Le coefficient d'absorption est d'abord pris de 0,90 pour les zones très bâties ou à pentes raides, de 0,60 pour les zones plus plates, de 0,30 pour les quartiers de villas et de 0,15 pour les parcs, jardins, gares, etc. Puis, pour le coefficient de retard, l'auteur partage le territoire en un certain nombre de régions présentant dans leur intérieur une certaine unité et se desservant chacune par un canal, dont on étudie l'écoulement au point où il en sort.

Cet écoulement est représenté par une courbe (*Abflusscurve*) dont les abscisses sont les temps à partir de l'origine de la pluie et dont les ordonnées sont les quantités d'eau fournies au système de drainage de la région par l'averse type. Un émissaire

(1) D'après Hecker et Maier, *Gesundheits-Ingenieur*, 1901, nos 23 et 24.
(2) Voy. *Gesundheits-Ingenieur*, 15 juin 1901.

recevant les eaux de plusieurs régions ainsi étudiées, pour avoir le débit maximum auquel il devra satisfaire en un point donné, on n'aura évidemment qu'à superposer les courbes des régions desservies, mais en déplaçant l'origine de chacune d'une longueur correspondant au temps que met le liquide à arriver du point de sortie de la région au point de l'émissaire pris comme station d'étude. L'ordonnée maxima sera ainsi inférieure à la somme des maxima des courbes superposées, et la différence représente l'influence du retard.

Cette méthode est évidemment inspirée de celle usitée en hydrologie superficielle pour tenir compte de l'effet des affluents sur la crue d'un fleuve; on ne peut que l'approuver, mais les calculs deviennent bien compliqués.

Composition. — La pluie, lors de sa chute, est très pure, tant au point de vue chimique que bactériologique (sauf le cas des villes très industrielles, où elle se charge des corps étrangers et des acides de la fumée : voy. t. XII, p. 151). Mais, dès que l'eau ruisselle dans les villes, aussitôt elle se charge de toutes sortes d'impuretés, substances minérales et organiques déposées à la surface des chaussées, des cours, des toits, etc. Une averse tombant brusquement sur cette surface y produit un formidable coup de balai, les eaux qui ruissellent entraînant avec elles les corpuscules de toute nature rencontrés sur leur passage et un grand nombre de microbes. On a donc, au moins dès le début de la pluie, des eaux très souillées.

Le petit tableau ci-dessous, donné par Rœchling, montre la composition des eaux ruisselant par la pluie sur les chaussées (en pavés de bois ou macadamisées) de Londres, ainsi que la différence qui en résulte dans la composition finale des eaux d'égout de la métropole anglaise en temps de sécheresse ou en temps de pluie :

	MATIÈRES en suspension.		MATIÈRES dissoutes.		AZOTE.		CHLORE.
	Organiques.	Minérales.	Organiques.	Minérales.	Ammoniacal.	Organique.	
Eau de pluie ruisselant :	mgr.	mgr.	mgr.	mgr.	mgr.	mgr.	mgr.
1° Sur les chaussées pavées en bois..............	834,3	9 805,7	1 171,4	4 621,4	68,8	42,5	540,0
2° Sur les chaussées macadamisées	777,1	20 205,5	385,7	1 785,7	35,4	24,9	2 14,0
Composition de l'efflux urbain en temps de sécheresse....	212,0	179,0	276,0	571,1	45.1	5,5	150,0
Composition de l'efflux urbain par la pluie....	514,0	1 828,0	631		74		»
Composition moyenne de l'année....................	258,0	354,0	645		80		»

La même influence de la pluie sur les eaux d'égout est signalée ailleurs : ainsi Weyl indique qu'à Francfort-sur-le-Mein, alors qu'on a, par le temps sec, 148 milligrammes de corps en suspension par litre et 858 milligrammes de matières dissoutes, on trouve en temps de pluie 1 000 milligrammes de corps en suspension (dont 797 milligrammes de substances minérales) et 488 milligrammes de substances dissoutes.

Dans les villes des États-Unis, où la consommation d'eau est plus élevée qu'en Europe, l'influence de la pluie est encore marquée, mais un peu moins : ainsi à Columbus, où l'on dépense de 260 à 380 litres d'eau par tête et par jour, on trouve les compositions moyennes suivantes des eaux d'égout (système unitaire), toujours en milligrammes par litre :

EAU D'ÉGOUT de Columbus.	MATIÈRES en suspension.		MATIÈRES dissoutes.		AZOTE					CHLORE.	OXYDABILITÉ.	ACIDE CARBONIQUE LIBRE.
					ORGANIQUE.							
	Organiques.	Minérales.	Organiques.	Minéra'es.	En suspension.	Dissous.	De l'ammoniaque libre.	Des nitrites.	Des nitrates.			
Par temps très sec (moy. de 54 analyses).	98	106	109	743	7,7	4,6	16,7	0	0,1	66	59	38
Après une averse moy de 10 analyses).	143	475	119	596	8,9	2,6	10,5	0,05	0,3	60	79	27
Moyennes générales de 282 analyses....	81	134	109	702	6,1	3,6	11,5	0,09	0,2	67	56	28

Cependant, et bien que nous n'ayons pas d'analyse à l'appui de cette opinion, nous pensons, si l'on a affaire à une pluie persistante, qu'il arrive un moment où la pollution des eaux de ruissellement des rues et des cours diminue et devient même assez faible ; il se passe ici quelque chose de semblable au lavage des toits, qui donne un premier flot très impur et ensuite seulement de l'eau propre capable d'être reçue dans les citernes.

D'ailleurs une assez forte proportion des eaux de ruissellement d'une ville par une pluie prolongée provient précisément des toits et est relativement pure (45 p. 100 d'après Bretschneider, à Charlottenburg, auraient cette origine ; 25 p. 100 viendraient des cours, 10 p. 100 des trottoirs généralement propres, et 20 p. 100 seulement des chaussées elles-mêmes).

Il serait donc excessif de dire que les eaux pluviales dans les villes sont toujours et partout très nuisibles, et il a été reconnu que le premier flot, qui est seul très souillé, une fois écoulé, le surplus des eaux de ruissellement pouvait être reçu sans grand inconvénient dans les rivières : aussi est-ce beaucoup plutôt parce que l'inondation qu'elles produisent est incommode que ces eaux doivent être enlevées de la surface des rues et des cours et évacuées souterrainement.

III. — EAUX D'ÉGOUT EN GÉNÉRAL.

Il faut maintenant nous arrêter un instant sur ce mélange si complexe qu'écoulent finalement les collecteurs d'une ville, sur l'*efflux urbain total*. Nous venons d'en analyser les éléments constitutifs, et nous avons vu combien l'apport des eaux pluviales est variable (depuis 0 en temps sec jusqu'à la portée maxima des égouts en cas de grande averse).

La quantité de matières entraînées, surtout de matières minérales, varie aussi, comme on vient de le voir, avec les pluies : avec le système unitaire, on ne peut donc guère parler de constance, ni de régime, ni de composition, sauf dans les périodes où la pluie ne fournit rien et où le *régime du temps sec* devient présisément le régime du réseau-vanne séparatif.

Composition. — Il semblerait *a priori* que l'efflux dût être bien plus chargé en matières organiques et nuisibles dans les villes pratiquant le tout à l'égout que dans celles ne recevant dans les canaux que les eaux pluviales et ménagères. Il n'en est rien cependant, ainsi qu'on peut s'en rendre compte par le tableau ci-dessous, qui donnera une bonne idée de la composition moyenne des eaux d'égout des villes européennes.

Cette faible différence tient sans doute, d'une part, à la plus grande malpropreté des rues dans les villes non assainies et, d'autre part, à la moindre quantité d'eau dont on y dispose généralement : on sait, en effet, qu'une ville fait diminuer la teneur de son efflux en matières suspendues et dissoutes lorsqu'elle augmente les disponibilités de sa distribution (c'est ainsi que cette teneur totale serait passée, pour Paris, de $2^{gr},908$ par litre en 1878, d'après Durand-Claye, à $1^{gr},273$ au collecteur d'Asnières en 1899, d'après Bechmann), et quand on a adopté le tout à l'égout, on a presque toujours renforcé la distribution.

Composition moyenne des eaux d'égout de différentes villes (en milligrammes par litre).

NOMS DES VILLES.	MATIÈRES EN SUSPENSION.			MATIÈRES DISSOUTES.											AZOTE TOTAL.
	MINÉRALES.	ORGANIQUES.	AZOTE contenu dans les matières organiques.	TOTAL.	MATIÈRES ORGANIQUES. (perte au feu).	AZOTE DES MATIÈRES ORGANIQUES.	AZOTE AMMONIACAL.	ACIDE PHOSPHORIQUE.	POTASSE.	CHAUX.	MAGNÉSIE.	ACIDE SULFURIQUE.	CHLORE.	ACIDE NITRIQUE.	
I. — Villes pratiquant le « tout à l'égout ».															
16 villes anglaises (moyenne de 50 analyses)	241,8	205,1		722,0		22,1	55,2						106,6	0,03	77,3 (1)
Paris. { Collecteur de St-Denis.	221,0				1518,0	110,0		40,0	89,0	484,0	56,0				140,0
Paris. { Collecteur de Clichy.	652,0				733,0	43,9		17,0	35,0	403,0	18,9				
Cologne	86,5	214,6		891,9	279,0	55,0							140,0		64,8 (1)
Danzig	226,0	356,0		683,0	161,0	11,6	53,2		44,0	111,0	14,0	24,0	70,0	0	
Berlin (moyenne de 30 analyses)	382,6	701,9		1088,2	313,2	108,8		31,6	72,9	107,5	20,8	72,6	264,6	0	108,8 (1)
Breslau (moyenne de 72 analyses)	204,7	200,0		777,8	242,7	18,0	73,8	19,6	60,4	81,8	21,2	77,0	182,8		91,8
Halle (moyenne de 3 analyses)	188,8	405,2	38,1	2794,4	589,7	59,1	89,1	43,4	180,5	232,1		326,8	715,0		182,9
Francfort-sur-le-Mein	387,0	806,0	45,0	898,0	517,0	11,0	63,0			77,0		71,0	30,0		119,0
Moyenne (Paris excepté)	271,2	445,7	41,6	1161,5	364,7	24,4	66,9	25,6	89,5	121,7	18,7	114,3	252,3		107,4
II. — Villes ne recevant pas les matières fécales dans les égouts.															
16 villes anglaises (moyenne de 50 analyses)	178,1	213,0		824,0		19,7	41,8						115,4	0	61,5 (1)
Zurich (moyenne de 4 analyses)	36,1	91,5	14,5	480,0	182,2	18,5	8,8	8,5	89,2				22,7		131,3
Munich. { Efflux du jour	49,0	31,0		381,0	160,0										
Munich. { Efflux de la nuit	84,0	77,0		342,0	219,0										
Breslau	210,8			729,2	333,8	2,6	24,7						78,7		40,5 (1)
Dortmund (moy. de 7 analyses)	185,5	214,3	18,1	965,9	283,8	26,2	27,2	13,2	49,7	127,5	27,0	90,5	134,6		73,5
Ottensen	218,8	442,0	24,1	1817,2	367,2	20,7	47,6	23,1	81,2	147,2			628,1		92,4
Essen	105,2	213,4	19,3	843,2	229,6	12,2	38,1	13,1	65,0	76,8			234,0		69,6
Brunswick	447,5	635,0	54,5	857,5	390,0	92,5		42,2	29,4	122,5	32,4	89,2	213,1		147,0
Halle (moyenne de 5 analyses)	402,0	423,4	23,9	1633,0	329,0	21,3	67,8	27,6	176,0	275,2		354,8	209,1		112,9
Moyenne (excepté Zurich, Munich et Ottensen)	263,7	345,8	28,9	975,3	313,1	16,4	40,5	24,0	80,0	150,5	20,7	89,0	164,1		84,6

Variations de débit. — L'efflux du temps sec dépend, avons-nous dit, du volume d'eau consommé : comme ce dernier, il subit donc des variations mensuelles, diurnes et horaires, dont il faut tenir compte pour le calcul des dimensions des égouts. Il y a toutefois peu de villes qui aient relevé ces variations, et on admet un peu au hasard : 1° que dans les mois d'été l'efflux est le plus fort et le maximum journalier y est alors d'une fois et demie la moyenne annuelle ; 2° que, dans la même journée, l'heure la plus chargée écoule 7 p. 100 (au lieu de 4,17 qui est la moyenne) du volume des vingt-quatre heures, et l'heure la moins chargée 3 p. 100. La combinaison de ces deux données conduit pour le débit horaire maximum à $7 \times 1,5 = 10,5$ p. 100 de la moyenne journalière.

La ville de Cologne (1) a fait, pendant toute l'année 1901 (on comptait alors 348 600 habitants), des mesures du débit de son collecteur à Niehl, en éliminant les jours où il y avait un apport d'eaux pluviales. Les débits des jours de temps sec les plus forts et les plus faibles pour chaque mois sont donnés dans le tableau ci-dessous :

MOIS (1901).	DÉBITS JOURNALIERS DU TEMPS SEC (en mètres cubes).		
	Maxima.	Minima.	Différence.
Janvier	59 800	39 700	20 100
Février	59 800	43 000	16 800
Mars	63 000	45 400	17 600
Avril	62 600	34 560	28 040
Mai	62 500	38 300	24 200
Juin	69 000	45 500	23 500
Juillet	71 000	42 000	29 000
Août	71 460	42 600	28 860
Septembre	59 000	42 400	16 600
Octobre	63 300	42 000	21 300
Novembre	67 000	45 400	21 600
Décembre	67 000	46 300	20 700

Le maximum absolu (71 460 mètres cubes) a eu lieu le 10 août et le minimum (34 560 mètres cubes) le 8 avril. La répartition horaire pendant ces deux jours et pendant la journée moyenne est donnée par la figure 52. La moyenne est de 55 000 mètres cubes par jour (637 litres par seconde), soit 160 litres par tête et par jour : le premier maximum (920 litres par seconde) arrive entre onze heures et midi, et le minimum (390 litres) entre quatre et six heures du matin ; mais il faut tenir compte de ce que le débouché est éloigné de plusieurs kilomètres du centre de la ville et que les eaux mettent environ deux heures à y parvenir. Le dimanche, le débit diminue du quart au cinquième.

(1) Die Probekläranlage zu Cöln-Niehl, etc., par STEUERNAGEL, in *Mitteilungen der k. Prüfungsanstalt*, Heft 4, 1904.

La figure 53 (1) donne les proportions p. 100, par rapport à la moyenne, des débits horaires relevés dans les collecteurs de six villes d'Angleterre, notamment ceux de Leeds, qui portent moyennement 78360 mètres cubes par jour, et de Birmingham (Saltley outfall), qui portent 85175 mètres cubes : toutefois, pour ce dernier, les mesures ne se font qu'entre le *septic tank* et les lits bactériens, ce qui modifie l'irrégularité. A Cheltenham, il n'y a que 5000 mètres cubes en moyenne par jour ; le collecteur de Cole Valley, tributaire de ceux de Birmingham, porte un peu plus (5680 mètres cubes); celui

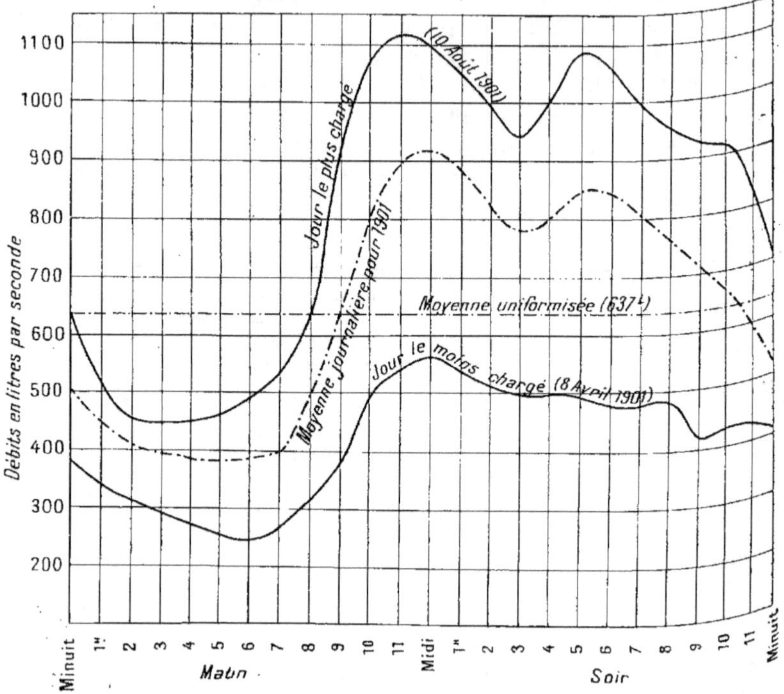

Fig. 52. — Débits horaires du collecteur de Niehl (Cologne) en 1901 : maximum, moyenne, minimum.

d'Yardley, un peu moins (3860 mètres cubes); enfin celui de Rochdale est bien plus petit encore (910 mètres cubes par jour de débit moyen).

Nous ajoutons à ces courbes celle de la ville de Columbus (2), pour un jour de semaine : elle a été établie lors des études faites pour l'installation d'une usine d'épuration par des mesures de débit du collecteur. La moyenne de l'apport du temps sec était de

(1) D'après Moore et Silcock, Sanitary Engineering, 3ᵉ édit., 1909.
(2) Johnson, Report on Sewage purification at Columbus, 1905.

34350 mètres cubes par jour de semaine est de 29145 mètres cubes le dimanche. Le maximum horaire ici ne dépasse pas 125 p. 100 de la moyenne, tandis que dans les villes anglaises, comme à Cologne, il arrive à 150 p. 100.

Quelques autres mesures horaires ont été faites aux États-Unis, mais nous ne trouvons d'intéressantes que celles de Moore et Thomas, à Des Moines, du 30 juin au 16 juillet 1895. Le maximum du matin a lieu dès neuf heures et celui du soir à trois heures ; à midi, il y a une

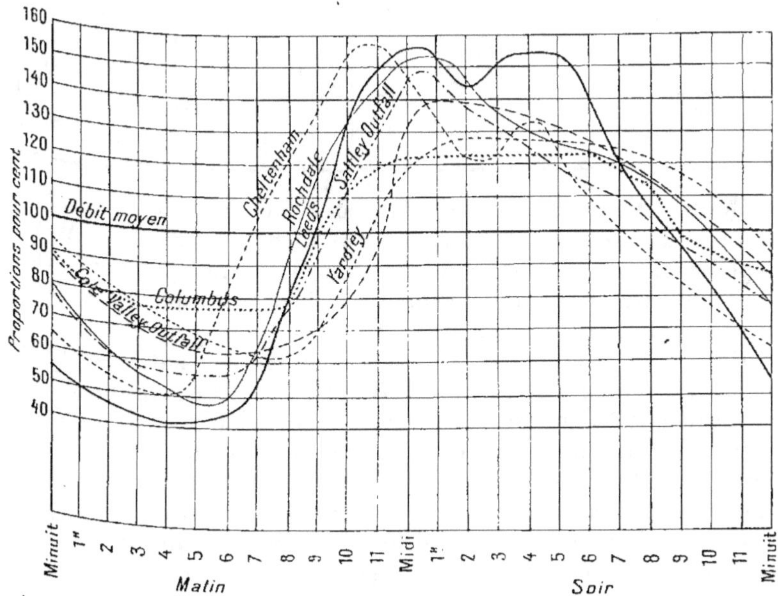

Fig. 53. — Débits horaires (proportion p. 100 de la moyenne) des collecteurs dans six villes anglaises et à Columbus (Ohio).

diminution notable correspondant à l'arrêt des usines. Le maximum du débit du temps sec correspondait à 660 litres par tête et par jour, le minimum à 90 seulement, et la moyenne à 265, soit à 81,6 p. 100 de la quantité d'eau distribuée.

Variations de concentration. — Nous avons déjà vu l'effet des apports pluviaux sur la composition des eaux d'égout : il ne nous reste à parler que des variations de concentration du sewage du temps sec. Elles sont en relation d'une ville à l'autre avec la consommation d'eau, le sewage étant naturellement d'autant plus concentré (plus *fort* au sens du mot anglais *strong*, opposé à *weck*) qu'on a usé moins d'eau pour entraîner et diluer les matières usées. Dans une même ville, la concentration varie aussi d'un jour à l'autre et d'une heure à l'autre suivant les proportions relatives des projections de matières et d'eau.

Voici quelques exemples : à Fribourg, Lübberger (1) a étudié la composition des eaux d'égout à différentes heures et trouvé ce qui suit :

HEURES.	DÉBITS à l'heure en mètres cubes.	COMPOSITION EN MILLIGRAMMES PAR LITRE.					
		Matières organiques.	Chlore.	Acide nitrique.	Ammoniaque.	Acide phosphorique.	Potasse.
Matin { de 4 à 5..	196	21	28	18	6	10	2
{ de 8 à 10.	216	250	37	37	65	35	27
Soir . { de 3 à 4..	365	194	32	10	34	15	27
{ de 9 à 10.	271	143	33	2	31	14	13
Moyenne des 24 heures.....	296	156	32	18	40	17	20

A Berlin, Weyl (1894) et Vogel (1896) avaient trouvé la variation ci-après dans l'azote total contenu dans 1 litre d'eau d'égout : Weyl : à sept heures du matin, 98 milligrammes ; à midi, 127, et à cinq heures du soir, 87 ; Vogel : de huit à neuf heures du matin, 63 ; de dix heures à midi, 168 ; à trois heures du soir, 74 milligrammes.

A Cologne, Steuernagel a étudié la variation des matières en suspension (en vue de la clarification). De minuit à six heures du matin, il n'y avait que 56 milligrammes par litre ; de six heures à midi, cela monte à 279 milligrammes ; de midi à six heures du soir, 311 milligrammes, et de six heures du soir à minuit, 219 milligrammes. Cela met bien en évidence la pauvreté des eaux de la nuit.

Pour une ville anglaise, Rideal donne les chiffres suivants, qui font voir aussi la différence après un orage :

TEMPS.	HEURES.	DÉBITS en 24 heures.	COMPOSITION DE L'EFFLUX (mg. par litre).						
			Matières dissoutes.	Chlore.	Oxygène consommé.	Ammoniaque.		Azote nitrique.	Azote nitreux.
						libre.	albuminoïde.		
Temps sec.	de 10 h. m. à 5 h. s.	235 m³.	775	122,5	72,3	80	15	0	0
	de 6 h. s. à 1 h. m.		450	62,5	69,1	29	6	»	»
	de 2 h. m. à 9 h. m.		340	42,5	55,7	9	3,5	»	»
Après un orage.	de 10 h. m. à 5 h. s.	360 m³.	544	77,5	35,8	115	41,2	0,56	0
	de 6 h. s. à 1 h. m.		456	52,5	26,6	35	17,5	0,14	trace
	de 2 h. m. à 9 h. m.		344	37,5	7,4	45	55	trace	très sensible

Comme exemple d'une ville industrielle, nous citerons Roubaix, où Grandeau (1878) a trouvé les résultats ci-contre :

(1) *Zeitschr. für angew. Chemie*, 1893.

HEURES ET JOURS.	COMPOSITION EN MILLIGRAMMES PAR LITRE.					
	Résidu fixe.	Graisses.	Azote organique.	Azote ammonia-cal.	Acide phospho-rique.	Potasse.
Jours de semaine.						
A 5 heures du matin....	7 700	2 421	102	25	350	497
A 11 — —	5 467	1 232	85	5	293	267
A 5 — du soir.....	4 567	1 335	53	16	136	282
Moyenne	5 911	1 663	80	15	259	348
Moyenne du dimanche...	1 300	35	6	1	44	108

L'effet du repos des industries le dimanche est extrêmement important. Au contraire, la réduction de la teneur le dimanche est à peine sensible à Columbus : le résidu fixe, qui est en moyenne de 1 017 milligrammes par litre pour la semaine, ne descend qu'à 850 le dimanche ; les graisses passent de 28 à 20. Quant aux variations horaires dans la durée d'un jour de semaine, elles sont données par le tableau ci-après :

Analyses des eaux d'égout de Columbus le 7 juillet 1905.

HEURES du prélèvement des échantillons (au débouché du collecteur).	COMPOSITION EN MILLIGRAMMES PAR LITRE.												NOMBRE de bactéries par cent. cub.
	Total.	Matières en suspension.		Matières dissoutes.		Ammoniaque libre.	Nitrites.	Nitrates.	Chlore.	Acide carbonique libre.	Oxygène dissous.	Graisses.	
		Oxydabilité (oxygène consommé).	Azote organique.	Oxydabilité (oxygène consomm.é).	Azote organique.								
Matin. De minuit à 2 h..	131	7	3,0	13	1,6	5,8	0,28	0,3	50	25	1,8	9	2 700 000
De 2 à 4 h.....	95	32	1,7	7	1,3	4,4	0,24	0,3	52	21	2,0	7	1 700 000
De 4 à 6 h.....	83	7	1,3	9	1,0	3,3	0,22	0,3	51	19	2,2	8	1 300 000
De 6 à 8 h.....	83	7	1,1	9	1,6	3,9	0,20	0,4	48	19	1,4	6	2 000 000
De 8 à 10 h.....	476	44	8,4	56	7,9	8,5	0,24	0,5	66	28	0,2	22	3 300 000
De 10 à midi	324	24	5,6	42	5,8	8,6	0,24	0,3	100	31	0,0	30	6 000 000
Soir. De midi à 2 h....	246	24	6,4	46	4,9	8,7	0,33	0,0	86	29	0,0	30	5 000 000
De 2 à 4 h.....	246	21	6,4	46	5,9	13,3	0,18	0,3	78	27	0,0	22	6 000 000
De 4 à 6 h.....	368	66	15,6	46	6,4	11,6	0,14	0,3	78	29	0,0	83	3 700 000
De 6 à 8 h.....	209	25	4,0	25	4,2	7,8	0,24	0,1	71	26	0,0	44	4 500 000
De 8 à 10 h.....	120	24	3,8	27	4,0	7,8	0,14	0,1	80	26	0,3	22	3 800 000
De 10 à minuit..	117	12	2,8	21	3,4	6,6	0,12	0,1	56	22	0,1	20	2 900 000
Moyenne des 24 h.	208	24	5,1	29	4,0	7,5	0,21	0,3	68	25	0,7	25	3 600 000

Hors d'Europe, la concentration des eaux d'égout dépend aussi essentiellement de la consommation d'eau. Si aux États-Unis, comme on l'a vu par l'exemple de Columbus, le *sewage* est d'ordinaire plus dilué qu'en Europe, c'est le contraire dans les pays chauds et secs, où il pleut rarement et où l'eau est parcimonieusement mesurée aux habitants. Ainsi, à Tunis, nous trouvons des eaux d'égout qui contiennent en moyenne 1 815 milligrammes par litre de matières en suspension, 2 122 milligrammes de matières dissoutes (non compris 1 053 milligrammes de NaCl), avec 365 milligrammes d'azote total et 211 milligrammes d'ammoniaque.

A Blœmfontein (Orange), Rideal a analysé, en 1901, un échantillon d'eau d'égout ne contenant pas moins de 52 560 milligrammes de résidu total, dont 42 120 de matières organiques, correspondant à 11 312 milligrammes d'oxygène consommé, à 4 571 milligrammes d'azote organique et 5 376 milligrammes d'azote ammoniacal. Cependant G. Fowler dit que, en général, dans les villes de l'Inde, il y a moins d'azote que dans l'eau d'égout des villes d'Europe, et cela à cause de l'alimentation presque exclusivement végétale des habitants : ainsi, dans une ville de l'Inde ne consommant que 23 litres d'eau par tête, le sewage, quoique très concentré, ne contient que $29^{mg},1$ d'azote ammoniacal, $61^{mg},9$ d'azote albuminoïde et $107^{mg},7$ d'azote organique (le tout pour un résidu sec de 2 560 milligrammes par litre).

Nocuité des eaux d'égout. — Nous ne dirons qu'un mot de la nocuité des eaux d'égout, tant pour la ville elle-même que pour le voisinage (notamment pour les localités d'aval), et de la manière de l'apprécier. Elle provient, d'une part, des germes pathogènes qui peuvent se trouver dans l'eau d'égout et qu'on ne peut garantir pouvoir y détruire sûrement ; d'autre part, des foyers de putridité que cette eau peut engendrer en fermentant. Comme il est long et compliqué de faire la recherche des parasites infectieux dans l'eau d'égout, on est conduit pratiquement à juger cette eau d'après sa *putrescibilité*, d'autant plus que c'est de ce caractère que dépend la formation de gaz et d'odeurs fétides, formation qui, pour être moins grave que la présence des pathogènes, n'en frappe pas moins beaucoup plus les intéressés. Or la putrescibilité est en quelque sorte proportionnelle à la quantité de matières organiques que les processus de décomposition doivent transformer, et elle est aussi fonction du temps depuis lequel ces matières sont attaquables : de là l'intérêt majeur qu'il y a : 1° à avoir des eaux d'égout aussi peu chargées que possible ; 2° à ce qu'elles arrivent hors ville, au lieu de leur traitement final, *à l'état frais*, c'est-à-dire avant fermentation.

La fermentation commence malheureusement très vite, et souvent, dans les grandes villes, exigeant pour certaines portions un long trajet, elle se fait en partie dans les égouts et les collecteurs mêmes. Il en résulte un dégagement de gaz (acide carbonique et oxyde de carbone, carbures d'hydrogène, sulfures d'hydrogène, de carbone et d'ammonium, amines et composés ammoniacaux, etc.), dont plusieurs sont des poisons violents et qui absorbent l'oxygène de l'air voisin : c'est ainsi que Duchâtelet aurait trouvé dans l'air d'un égout de Paris jusqu'à 3 p. 100 de H^2S, alors que la proportion d'oxygène dans cet air était à 13,8 p. 100. Il faut donc protéger la ville et les maisons elles-mêmes contre la pénétration de l'air des égouts, et cela d'autant plus que l'évacuation est plus longue : c'est ce que tendent à réaliser les *siphons* ou obturateurs hydrauliques des regards, tuyaux de chute, etc., et c'est aussi le but d'un bon système de ventilation des égouts ; mais on n'oubliera pas qu'une grande rapidité d'écoulement est encore le meilleur remède.

La quantité de matières organiques putrescibles constitue surtout une nuisance pour les voisins du débouché des collecteurs, les riverains d'aval du fleuve, lac ou littoral où ils se déversent, les usagers du même cours d'eau, etc. Mais comment l'évaluer ? La méthode le plus habituellement employée est encore la détermination de l'*oxyda-bilité*, c'est-à-dire de la quantité d'oxygène qu'il faut fournir à l'eau en l'empruntant au permanganate de potasse en liqueur acide pour oxyder les matières organiques ; malheureusement, on sait que l'indication n'est pas bien exacte, l'urée n'étant pas attaquée, d'autres corps ne l'étant qu'incomplètement et la réaction étant gênée par la présence des nitrites, des chlorures, des sels de fer et de manganèse. D'autres auteurs ont proposé le dosage de l'*azote organique*, la recherche de la quantité d'oxygène empruntée à une autre eau bien aérée, les résultats des épreuves de putréfaction à l'étuve à température constante (*incubator test*) pendant un temps déterminé ; mais aucune de ces méthodes ne donne non plus une idée parfaitement exacte de tous les corps qui forment en bloc la souillure d'une eau.

Le nombre des bactéries ne correspond pas non plus au degré de souillure : il n'en est plus ici comme des eaux potables, car il est de l'essence même des eaux d'égout de contenir des milliers ou plutôt des millions de germes par centimètre cube, puisque ces microbes, aérobies ou anérobies, y viennent jouer le rôle de désintégration de la matière organique. Le nombre et la nature des germes d'une telle eau à un moment donné ne peuvent donner une idée que de la phase où en est ce processus et non de l'insalubrité qui en résultera plus tard. Quoi qu'il en soit, et si difficile que puisse être la mesure de la nocuité de l'efflux d'une ville, elle n'en est pas moins évidemment très grande : il est clair qu'on ne doit pas abandonner cette masse d'eau souillée à l'écoulement naturel avant de l'avoir rendue inoffensive, avant de l'avoir *épurée*.

La question de l'épuration fait l'objet de l'article de M. Calmette, en tête de ce volume. Nous n'avons donc pas à insister ici, pas plus que sur les méthodes d'analyse des eaux d'égout. La faune et la flore de ces eaux ne présentent pas d'intérêt bien sérieux pendant leur évacuation et n'en prennent guère que dans les bassins ou sur les champs d'épuration.

III. — PROCÉDÉ D'ÉVACUATION.

Tant que la maison reste isolée, elle doit pourvoir individuellement au service de l'évacuation de ses déchets (Voy. les procédés à mettre en œuvre dans ce cas au fascicule XIII, *Hygiène rurale*, p. 184 et suiv.); il n'en est plus de même quand il y a agglomération, les immeubles réunis ayant tout avantage à s'associer pour faire en commun un service devenu d'ailleurs bien vite indispensable. Au point de vue économique comme au point de vue hygiénique, il faut donc condamner tout d'abord dans les villes le système d'*évacuation individuelle* (qui est plutôt l'absence de tout système) : on ne peut laisser à chaque maison le soin de se débarrasser de ses immondices, parce que non seulement elle s'infecterait elle-même, mais aussi parce qu'elle infecterait bien vite les immeubles voisins, le quartier, la ville entière. C'est du reste ce qui est arrivé dans le passé et ce qui se produit encore dans les villes non assainies; les eaux pluviales inondent les chaussées; les eaux ménagères s'écoulent dans les caniveaux en formant deux ruisseaux répugnants; les matières fécales infectent les sous-sols et les maisons elles-mêmes ! C'est la négation de tout progrès et de tout confort.

Il appartient donc à l'autorité municipale de présider à l'installation et au fonctionnement d'un *système d'évacuation générale*, c'est-à-dire desservant le groupe entier; mais il faut choisir le système le plus convenable. Or, principalement eu égard aux matières fécales, les systèmes se divisent en *statiques*, ou qui *conservent* un temps plus ou moins long les matières dans la maison avant leur évacuation au dehors, et en *dynamiques*, ou d'entraînement immédiat par l'eau (*tout à l'égout* en France, *Schwemmcanalisation* en Allemagne, *sewerage* ou *water-carriage* en Angleterre). Ces derniers se divisent eux-mêmes, suivant que le même réseau reçoit les eaux pluviales et les eaux-vannes ou que celles-ci sont *séparées*, en *système unitaire* et *système séparatif* (avec les diverses modalités de ce système et notamment les *systèmes mixtes* admettant une certaine quantité d'eaux pluviales dans le réseau-vanne).

De là la division du présent chapitre en trois parties.

Pour juger de la valeur hygiénique des divers systèmes, disons encore que le principe est le suivant: les eaux et matières usées doivent être dans l'impossibilité de nuire à quiconque, tant dans l'intérieur de la maison que dans la traversée de la ville et qu'au dehors. Il en résulte : 1° qu'elles doivent être évacuées de la maison autant que possible dès leur production (à l'état frais) et avant que la fermentation (qui est une source d'odeurs et d'ennuis) ait commencé ou ait pu faire sentir ses effets ; 2° qu'elles doivent être également éloignées de la ville au plus vite et généralement avant

d'être entrées en décomposition ; 3° qu'arrivées au lieu de destination, si elles doivent nuire au milieu chargé de les recevoir, elles
soient convenablement épurées avant de rentrer dans la circulation
générale.

I. — PROCÉDÉS STATIQUES OU DE CONSERVATION DES MATIÈRES.

1° CONSERVATION A LONG DÉLAI.

Puits absorbants, puits perdus, puisards. — Ce système,
applicable seulement où le sous-sol est perméable, a l'espoir d'y
évacuer les eaux-vannes, sans avoir à en faire l'extraction. Cette évacuation souterraine peut être commode pour celui qui la pratique ;
mais elle a le grave défaut d'infecter la nappe souterraine, avec les
puits et sources du voisinage, et c'est une cause fréquente de contamination des eaux potables. Il est des cas cependant où, la nappe
ne servant pas à l'alimentation, il n'y a pas d'inconvénient à y déverser
des eaux souillées ; toutefois, si celles-ci sont tant soit peu chargées
de substances étrangères, il arrive très vite que les pores du sol se
bouchent et que les puits n'absorbent plus.

Là où les conditions locales permettent de le tolérer, le système
n'est donc applicable pour une durée sérieuse qu'à des eaux claires,
telles que les eaux de pluie des toitures, ou à des eaux clarifiées.
Dans ces derniers temps, on a cherché à épurer biologiquement les
eaux-vannes et ménagères des habitations isolées et à les rendre ainsi
susceptibles d'être absorbées par le sol. Au sortir de la fosse septique,
les eaux se distribuent par intermittences sur un lit bactérien placé
au-dessus du puisard absorbant ; tels sont le puisard bactérien
Simplex de L. Gaultier, le puisard absorbant d'Ausscher, celui
de Degoix, etc. Cette solution peut être recommandable en certains cas.

Fosses fixes à vidange ordinaire. — La fosse fixe est contraire au principe d'éloignement immédiat des matières posé ci-dessus.
Son principal inconvénient est donc de laisser la fermentation se
faire dans la maison même et y dégager les gaz infects, qui, après
avoir rempli la fosse, gagnent les cabinets d'aisances et les appartements en même temps que l'atmosphère par le tuyau d'évent. Les
émanations sont à leur comble le jour — ou la nuit — où il faut
ouvrir la fosse pour la vidanger ; ce moment est terrible pour les
habitants non seulement de la maison, mais de tout le quartier, et
cela quels que soient les perfectionnements apportés aux procédés
de vidange. Des hommes devant toujours descendre dans la fosse
pour le nettoyage suprême, le danger reste très sérieux pour eux.

Un autre grand reproche à faire à la fosse fixe au point de vue
hygiénique, c'est qu'elle prohibe, — vu sa faible contenance et le coût

élevé de l'extraction, — l'usage de l'eau dans les cabinets. On s'abstient de laver ce qui en a le plus besoin ! De plus, on ne peut se servir des obturateurs hydrauliques là où ils seraient si utiles pour empêcher le passage des gaz montant de la fosse ; aussi s'est-on ingénié à trouver des appareils d'occlusion aussi hermétique que possible des cuvettes. Tels sont en France les systèmes *Havard*, *Rogier-Mothes* et leurs dérivés (*Gaudinal*, *Guinier*, *Leguay*, *Valdo*, *Pion*, *Cazaubon*, etc.) ; en Angleterre, les valve-closets *Underhay*, *Lambeth*, *Hellyer*, *Bolding*, etc. Inutile de dire qu'on n'a eu une grande amélioration que lorsqu'on a pu adapter un siphon en dessous de ces appareils (type *Jennings* et tous ses dérivés) et admettre les effets d'eau (water-closets).

D'autres inconvénients se font encore sentir. En premier lieu, l'étanchéité est le plus souvent illusoire, le béton et la maçonnerie comportant d'ordinaire (au moins après un certain temps) des fissures par lesquelles les liquides septiques gagnent le sol, en sorte que la fosse devient un simple puits perdu et qu'il faut abandonner tous les puits aux environs. L'imperméabilité, même avec la double paroi recommandée par Sander, est donc une utopie, et si pour l'assurer on prend, comme à Augsbourg, un revêtement en fonte, ou, comme dans le système Schleh, des parois en tôle de fer recouvertes d'asphalte, il faut avouer que rien ne justifie plus la fixité de la fosse et qu'il vaut mieux s'en tenir alors à un récipient métallique mobile.

En second lieu, la ventilation, malgré la présence du tuyau d'évent s'élevant au-dessus du toit, est toujours bien imparfaite, et chacun sait que, dans certaines conditions atmosphériques (grosses chaleurs, approche d'un orage), le sens des courants d'air peut se renverser. Sander, d'Arcet et d'autres ont bien indiqué de faire déboucher le tuyau d'évent dans une cheminée et de préférence dans celle de la cuisine, afin de profiter du tirage ; Pettenkoffer a recommandé l'installation d'un bec de gaz brûlant à la partie supérieure du tuyau ; Page a imaginé un brûleur plus perfectionné (trois cloches en fonte superposées et munies de trous) pour brûler les gaz à leur passage ; Schleh, outre qu'il renforçait les procédés d'obturation, a proposé d'attirer les gaz dans des vases renfermant l'un du sulfate de fer ou un sel manganique pour retenir l'ammoniaque et l'acide sulfhydrique, l'autre de l'acide sulfurique pour décomposer les gaz carburés et les acides gras ; Girard et Pabst ont proposé plus simplement de faire traverser aux gaz de la fosse une colonne remplie de fragments de coke arrosés d'acide sulfo-nitreux ; Montupet et Flament (ce dernier par son *appareil atmosphérique à évent*) ont cherché à faire monter plus sûrement les gaz de la fosse et même ceux des cuvettes et tuyaux de chute grâce à l'adjonction au-dessus du toit d'aspirateurs-ventilateurs, etc. ; — tous ces appareils ingénieux ne sont que des palliatifs, et le mal subsiste. Du reste, est-il bon de débarrasser l'intérieur de la maison des gaz et odeurs infects pour les répandre au-dessus d'elle et tout à l'entour dans le voisinage? — Sans compter que, dans des localités bâties en étage sur un coteau, les maisons supérieures reprendront l'air vicié par les tuyaux d'évent des inférieures.

Malgré tout, la fosse fixe reste encore employée dans bien des cas, et on doit chercher, quand il faut y recourir, à atténuer dans la mesure du possible ses inconvénients. On y arrive : 1° en assurant à la fosse une bonne construction, de bons enduits et des dimensions assez grandes pour permettre de jeter de l'eau dans les cabinets; 2° en employant de bons procédés de vidange; 3° en appliquant des moyens d'épuration et de désinfection aux matières.

Nous n'insisterons pas sur les détails de construction des fosses fixes. Le lecteur qui voudrait

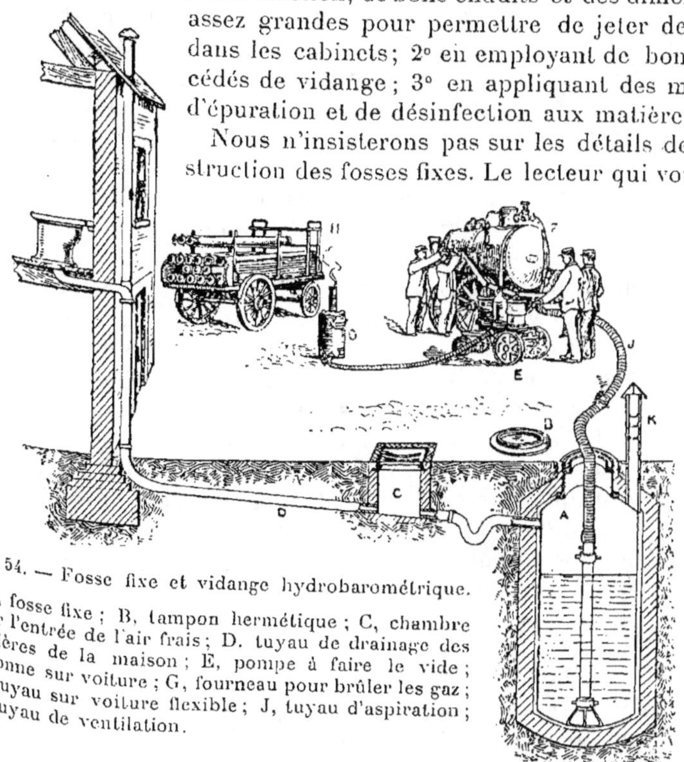

Fig. 54. — Fosse fixe et vidange hydrobarométrique.

A, fosse fixe ; B, tampon hermétique ; C, chambre pour l'entrée de l'air frais ; D, tuyau de drainage des matières de la maison ; E, pompe à faire le vide ; F, tonne sur voiture ; G, fourneau pour brûler les gaz ; H, tuyau sur voiture flexible ; J, tuyau d'aspiration ; K, tuyau de ventilation.

les étudier devra se reporter à l'ordonnance royale du 24 septembre 1819, qui les règle pour les fosses d'aisances à Paris, ainsi qu'à l'excellente critique explicative et complémentaire qui en est faite par Liger dans son ouvrage *Fosses d'aisances, latrines, urinoirs et vidanges*, 1875.

Disons seulement qu'il y a un grand intérêt, au point de vue de l'entrée des gaz dans la maison, à placer quand on le peut la fosse en dehors d'elle, sous un jardin ou sous une cour, comme on le voit dans la figure 54.

La vidange des fosses au seau est une opération ignoble et dangereuse. Elle est remplacée aujourd'hui dans toute agglomération importante par le procédé *atmosphérique, pneumatique* ou *hydro-barométrique*, comportant une pompe à bras (fig. 54), ou plutôt à vapeur, un fourneau pour brûler les gaz, et les tonnes métalliques, montées sur voiture et fermées hermétiquement, dans lesquelles on fait le vide et qu'on met ensuite en communication avec la masse à aspirer par un tuyau flexible. Les systèmes les plus répandus sont ceux de Merryweathers en Angleterre ; de Lesage, Talard, Comandré, Loiseau, Richer, Philippot et Keller, etc., en France ; de Schneitter, Klotz, Fischer, Breyer, etc., en Allemagne. L'ennui, c'est que par aucun de ces systèmes on n'aspire les matières tassées qui se sont collées dans les coins ou même sur le fond, et qu'il faut généralement que des hommes descendent dans la fosse pour les mettre en mouvement, retirer certains corps solides, laver le radier et les parois et vérifier l'état des maçonneries.

Quant aux tentatives faites pour désinfecter les selles dans les fosses, elles ont été nombreuses plutôt que précisément heureuses. Les corps essayés se groupent en deux catégories, les absorbants (terre, humus, tourbe, poudre de charbon, cendres, menue paille, son, etc.), dont il y a peu à dire, et les stérilisants et décomposants (chaux, sulfates de cuivre, fer, zinc ou plomb, chlorures, sublimé, acide phénique, crésol, lysol, etc.). Depuis longtemps déjà (1882), Erismann a montré qu'aucun de ces corps à dose pratique n'empêche le dégagement de gaz : le sublimé qui réussirait le mieux est trop cher, et le sulfate de fer — le désodorisant perpétuel de Kuhlmann — ne diminue que de moitié la production des gaz. Le difficile est du reste de pratiquer un brassage convenable des matières avec le désinfectant ; les microbes à tuer sont enrobés dans des masses au milieu desquelles l'agent bactéricide ne pénètre pas, et il est reconnu qu'il ne faudrait pas de flocons en suspension d'un diamètre de plus de 1 millimètre.

En 1895, Vincent a étudié l'action des différents antiseptiques : le sulfate de cuivre à 6 p. 1000, le chlorure de chaux à 8 p. 1000 tuent le bacille typhique et le spirille du choléra dans les selles ; il en est de même pour le lysol, le *solutol* et le *solvéol à 10 p. 1000* ; mais ils reviennent beaucoup plus cher ; le goudron, le sulfate de fer, la chaux, le crésol n'ont pas la valeur qu'on leur attribuait.

Bref, Vincent recommande, pour désinfecter avec sécurité des selles, soit 10 grammes de sulfate de cuivre acidifiés par 10 grammes d'acide sulfurique pour 1000 grammes à traiter, soit 8 grammes de chlorure de chaux additionnés d'acide chlorhydrique. Petermann, en 1897, a trouvé des résultats à peu près semblables ; il recommande aussi l'acide phosphorique. Sontag, en 1890, avait préconisé l'eau fortement ozonisée, mais la chose n'est pas pratique ; du reste, l'eau ozonisée contient d'ordinaire du chlore et des composés oxygénés du chlore, auxquels il faut sans doute rapporter une partie de l'action antiseptique. Quant à la prétendue incrustation que la chaux produirait autour des microbes en se combinant avec l'acide carbonique dégagé par la fermentation, on comprend bien que c'est là une simple vue de l'esprit dont rien ne confirme la réalité. Cet emprisonnement du microbe dans une gaine de calcaire néoformé serait vraiment par trop providentiel. (Rappelons encore, mais pour mémoire seulement, les noms des principaux procédés proposés pour la désinfection des fosses et matières fécales : procédé de Zeitler, procédé de Wilhelmy, procédé de Hartmann, tous trois très semblables à ceux de Friedrich et de Süvern, cités un peu plus loin et utilisant des mélanges divers de sels de fer, d'alumine, de chaux, de magnésie et d'acide phénique ; désinfection de Jenning au chlorure d'aluminium ; procédé de Desbrousses au pétrole ; procédé Langstone Jones, à Londres ; procédés Tuch et Wilhelmy, Rössemann, Mahlow, Gläser, Goodson à Berlin ; procédé Röber, à Dresde ; procédé E.-J. Mallet, à New-York, etc.)

Fosses fixes à vidange automatique. — Pour pouvoir admettre l'usage de l'eau dans les cabinets, on a songé à mettre les fosses fixes en communication avec l'égout, afin d'évacuer les liquides dans ce dernier (1). C'est Deplanque d'abord, puis Mouras qui, vers 1860, ont proposé les premiers des fosses à siphon de ce genre : nous devons en dire quelques mots parce que les théories de l'épuration biologique ont remis ces fosses en honneur sous le nom de fosses septiques.

Fosse à siphon Deplanque. — Ce système (fig. 55) cherche à désinfecter en même temps qu'à diviser les matières. La fosse ne comporte pas de tuyau d'évent ; elle est fermée aussi hermétiquement que possible, et le tuyau de chute plonge dans l'intérieur de manière à tremper dans le liquide, ce qui assure une

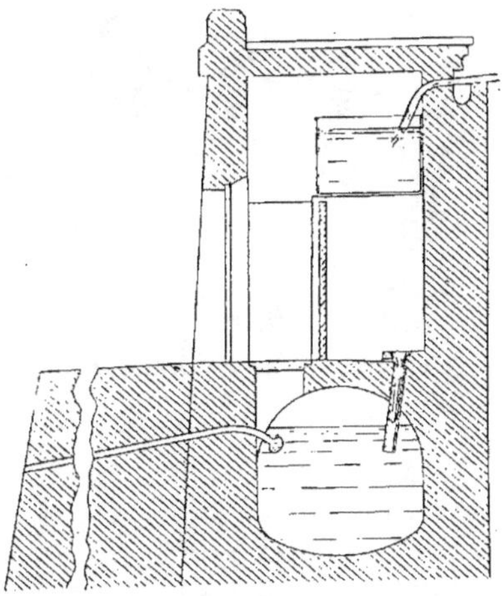

Fig. 55. — Fosse à siphon Deplanque.

obturation hydraulique pour les cabinets. D'autre part, un tuyau recourbé au niveau des naissances de la voûte plonge également par sa

(1) On avait essayé aussi d'organiser des cabinets (appareil norwégien de Marino à l'Exposition de 1867, closets Resnard, Mehlose, Töpfer, appareil de la gare d'Étampes, vers 1875) séparant les urines des matières fécales proprement dites : les urines s'écoulaient en avant par un orifice à part ; cela ne s'est pas maintenu. Il faudrait un appareil différent pour les hommes, les femmes, les enfants.

petite branche, tandis que la grande va se déverser dans l'égout. La fosse est d'abord remplie d'eau de chaux jusqu'au niveau du point culminant du tuyau : dès lors toute projection de matières solides ou liquides entraînera l'écoulement à l'égout d'un égal volume de liquide. On espère que les matières organiques solides ou dissoutes se combinent avec la chaux et forment un précipité tombant au fond de la fosse : l'appareil fonctionnerait jusqu'à ce que le niveau de ce précipité atteigne l'orifice du tuyau. Mais il est clair que la désinfection par la chaux est à peu près illusoire, parce que peu à peu, et surtout si l'on jette de grandes quantités de liquides, l'eau de chaux est diluée ou disparaît. Deplanque proposait, pour répondre à cette objection, d'ajouter de temps en temps de l'eau de chaux dans la fosse, de s'en servir pour laver les cabinets, etc.

Fosses Mouras. — Dans la fosse Mouras (fig. 56), aussi bien que dans la vidangeuse automatique mobile (fig. 57) et que dans la tinette-siphon du capitaine Augier, le tuyau de chute et

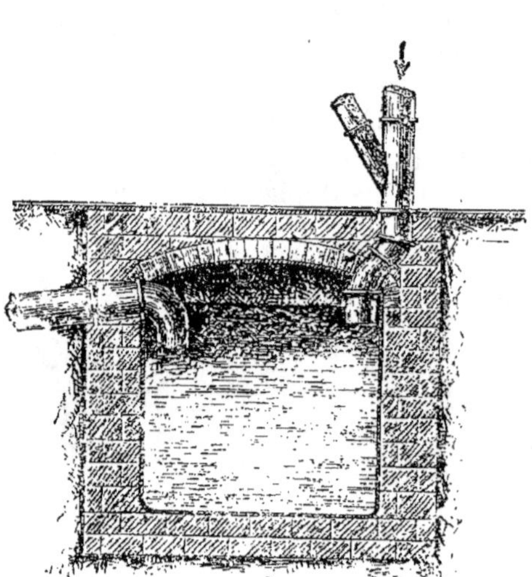

Fig. 56. — Fosse Mouras.

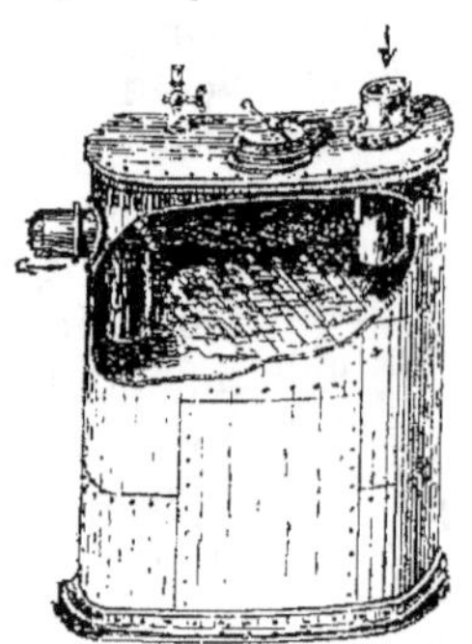

Fig. 57. — Vidangeuse automatique Mouras.

le tuyau de départ (ce dernier siphonnant) plongent toujours dans le liquide. Le contenu de la fosse se partage en trois : au fond, un précipité définitivement sédimenté et qui va en s'accroissant lentement ; au-dessus, une croûte épaisse et noirâtre formée des matières solides plus légères que l'eau, et, entre les deux, un liquide relativement clair, dont une certaine quantité s'écoule à l'égout à chaque nouvelle projection. On sait que, grâce à la protection de la croûte supérieure, les microbes anaérobies, dont le rôle est de fluidifier les corps solides azotés et même la cellulose, travaillent à leur œuvre et arrivent, si on leur en laisse le temps, à faire dissoudre la plus grande quantité des matières. Mouras, avant Cameron, avait deviné le travail qui se fait ainsi, car il écrit :

« Il se fait à l'intérieur de la vidangeuse un travail de fermentation complètement imprévu, qui dissout dans un temps plus ou moins court les matières fécales les plus solides et divise les corps étrangers en grains ou filaments si ténus qu'on les voit à peine flotter dans le liquide trouble, sans que celui-ci forme de dépôt adhérent aux parois des vases ou des tuyaux dans lesquels il s'écoule. Une expérience démonstrative faite avec une vidangeuse à parois de verre a révélé les faits suivants :

1º Des matières fécales, introduites avec de l'urine, des eaux de savon et de vaisselle sont complètement délayées au bout de vingt-cinq jours : les corps légers tels que débris d'aliments non digérés, papiers, etc., après avoir surnagé un certain temps, finissent par disparaître et comme se dissoudre dans la masse liquide ;

2º L'eau qui sort de la fosse n'a qu'une très faible odeur ;

3º Une vessie adaptée à l'aide d'un tube au-dessus de la fosse d'expérience ne se gonfle pas, mais s'aplatit davantage : donc, au lieu de dégagement de gaz, il y a plutôt absorption ;

4º Lorsqu'on débouche la fosse, on ne constate que très peu d'odeur ; mais, si on la laisse longtemps ouverte, les gaz se dégagent et répandent une odeur nauséabonde ;

5º La désagrégation des matières en suspension semble être d'autant plus active qu'il y entre plus d'eau : donc le remplissage de la fosse par l'eau et la fermeture hermétique sont les deux conditions nécessaires et suffisantes pour le fonctionnement de la vidangeuse automatique.

Ces résultats sont obtenus par la simple transformation matérielle de la fosse d'aisances ordinaire et si barbare, sans appel à aucun agent nouveau, à aucune force étrangère, à aucun ingrédient chimique, par ce seul fait que la fosse transformée et remplie d'eau se prête à la mise en jeu d'une force de la nature complètement imprévue et ignorée jusqu'ici. Qui aurait pu soupçonner que les déjections contiennent naturellement et portent avec elles le principe de fermentation et de désagrégation nécessaire et suffisant pour les fluidifier et les rendre immédiatement utilisables ? »

La fosse Mouras a été très employée à Bordeaux (où, d'après Mauriac en 1889, sur 31 000 maisons, 17 000 n'étaient pas reliées à la distribution d'eau municipale), Marseille et autres villes du Midi. Pagliani a cherché à épurer le liquide sortant de la fosse en lui faisant traverser une autre fosse remplie de tourbe. Dans la fosse perfectionnée de Bordeaux, il y a aussi une seconde fosse à la suite de la première, mais elle ne contient pas de désinfectant et fait en somme une seconde décantation et épuration à la suite de la première.

Fosse Goldner. — On trouve encore dans le même ordre d'idées la fosse Goldner, qui, très semblable à la fosse Mouras, laisse évacuer les liquides par un siphon ; elle comporte en plus une bonde de fond qui permet d'écouler brusquement à l'égout tout le contenu de la fosse (si toutefois le précipité solide n'est pas trop adhérent au radier). Du même type est encore la fosse à séparateur-siphon et à vidange hydraulique qu'Amoudruz a installée depuis 1881 à Genève et aux environs : cette fosse, d'abord remplie d'eau, écoule à l'égout par son siphon une certaine quantité de liquide à chaque projection de matières. Elle est reliée à la distribution d'eau par un tuyau, qui de temps en temps produit un jet violent capable d'entraîner tout le contenu dans l'égout : c'est donc un tout à l'égout intermittent greffé sur une fosse Mouras.

Fosse Schmidt. — Un peu avant 1900, les frères Schmidt (de Weimar) ont combiné divers perfectionnements de la fosse fixe avec système diviseur. Leur appareil (fig. 58) est une tonne métallique hermétiquement fermée : les tuyaux de chute y plongent en dessous du tamis horizontal E, et les liquides s'écoulent par trop-plein dans un tuyau qui les conduit à volonté soit directement à l'égout, soit

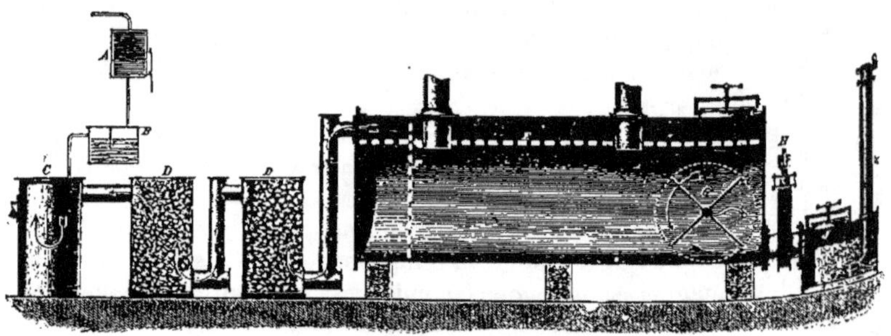

Fig. 58. — Fosse fixe métallique des frères Schmidt. Appareil de clarification, de désinfection et de vidange.

A, réservoir à effet d'eau ; B, réservoir contenant les désinfectants ; C, caisse où se fait le mélange des désinfectants ; D, caisse filtrante ; E, tamis horizontal; F, tamis vertical; G, roue à palette pour détacher le précipité du fond ; H, robinet de fermeture ; J, fosse pour les corps solides ; K, tuyau d'aspiration pour la vidange pneumatique.

aux caisses filtrantes DD après lesquelles ils peuvent être désinfectés par mélange avec un antiseptique dans la caisse C. Du côté opposé à la vidange du liquide vers l'égout, se trouvent adaptés des appareils pour faciliter la vidange pneumatique par le tuyau K.

La roue à palettes G a pour effet de râcler le fond de la tonne et de mettre en mouvement le précipité solide qui peut être collé au fond. La fosse J a pour but de retirer les objets volumineux qui ne pourraient être aspirés, mais peuvent cependant passer par le gros robinet H.

Fosse Friedrich. — Nous devons citer aussi les installations de la maison Friedrich et Cⁱᵉ à Leipzig, où l'on cherche à obtenir, outre la séparation des matières solides, la désinfection. Comme on le voit par la figure 59, la fosse est double : une fosse principale B et une seconde fosse dite de contrôle C lui faisant suite.

En A, le tuyau de chute débouche dans une avant-fosse A, où les matières se mêlent au désinfectant ; en B, le désinfectant est contenu dans un récipient à part et est déversé directement dans la fosse. Les liquides passent de B dans C par un siphon et s'écoulent également par un siphon de C dans l'égout; les matières solides s'accumulent au fond de la fosse principale et sont vidangées de temps en temps. Quant aux désinfectants employés, ils sont en poudre un peu humide et versés dans le vase de zinc

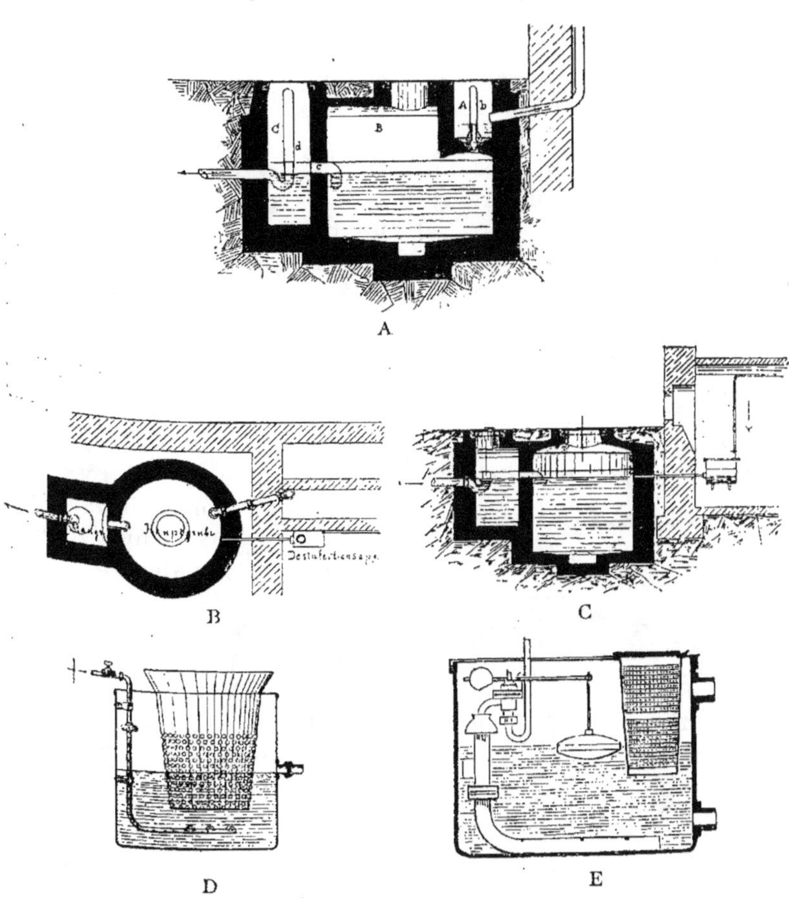

Fig. 59. — Four à désinfection de Friedrich (de Leipzig).

A, plan ; B, plan ; C, coupe ; D, E, détails de l'appareil.

perforé qui est représenté en C et qui plonge dans le réservoir d'eau de lavage : on emploie ainsi la chaux éteinte principalement, le chlorure de magnésium, l'acide phénique, l'hydrate d'alumine et l'oxyde de fer hydraté. On sait qu'à Leipzig on utilise beaucoup aussi dans le même but le mélange dit *masse de Süvern*, lequel est obtenu en éteignant 42^{kg},5 de chaux vive avec 102 kilogrammes d'eau dans une auge et en y mêlant pendant l'extinction 8^{kg},5 de goudron de houille et autant de chlorure de magnésium dissous dans pareille quantité d'eau : la masse a l'aspect d'une bouillie et se dilue avec de l'eau. (L'effet de la masse de Süvern a été étudié en 1868 et 1869 par Hausmann, Delbrück ; mais la bactériologie n'était pas encore née.) On ne reçoit les liquides des fosses dans l'égout que si, au sortir du réservoir de désinfection, ils présentent une réaction alcaline.

Le collecteur de Harven, qui vise aussi à réaliser la désinfection des liquides et qui retient les solides dans la fosse lorsqu'il se place dans ou après elle, sera décrit plus loin avec les *diviseurs-dilueurs*.

Enfin il reste à citer les fosses septiques, dérivées de la fosse Mouras, que divers auteurs ont proposées récemment pour l'épuration biologique des matières. Disons tout de suite que ces fosses ne peuvent donner un effluent imputrescible que si on les fait suivre d'un filtre oxydant; de plus, là où il y a des égouts, le passage des eaux usées par une fosse septique avant leur arrivée au canal est tout à fait à déconseiller. Les fosses énumérées ci-dessous ne doivent donc pas être installées dans les villes, le tout à l'égout direct y étant seul admissible; mais elles peuvent rendre de grands services pour les habitations isolées.

Fosse septique Bezault (fig. 60). — C'est une sorte de réservoir rigoureusement étanche, divisé en deux compartiments inégaux; dans le plus grand, arrivent le ou les tuyaux de chute; dans le plus petit, est placé le tuyau d'évacuation. La séparation entre les deux compartiments est constituée par une cloison partant du fond et s'élevant à quelques centimètres au-dessus du niveau de sortie, c'est-à-dire au-dessus de la surface des liquides. Vers les deux tiers

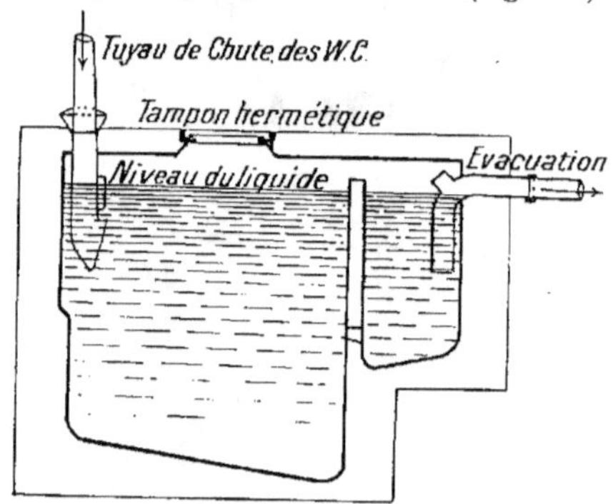

Fig. 60. — Fosse septique Bezault.

de sa hauteur, la cloison comporte une série de petites ouvertures longitudinales pour assurer la communication entre les deux compartiments. La cloison a pour but d'atténuer les courants et remous entre l'entrée et la sortie et d'empêcher les matières solides de passer avant leur désagrégation dans le compartiment de sortie.

Les tuyaux tant de chute que de sortie plongent de 0^m,50 à 0^m,80, suivant l'importance de la fosse. La capacité est calculée d'après le nombre des personnes à desservir, de manière que les matières y séjournent une dizaine de jours.

Fosse septique à caisse siphoïde Devrez (fig. 61 et 62). — C'est encore une fosse Mouras, mais la cloison est remplacée par une *caisse*

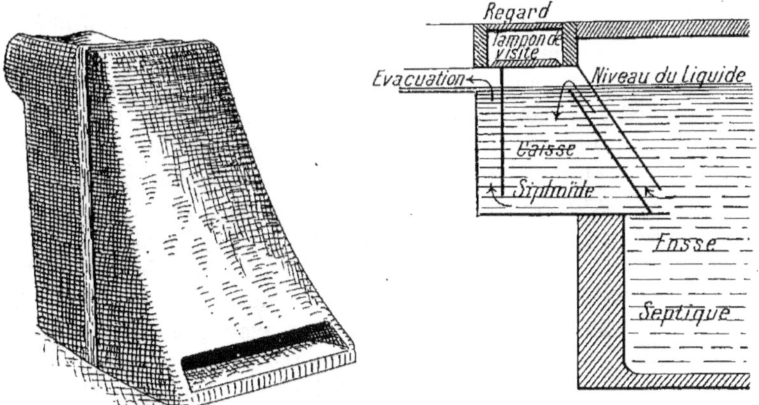

Fig. 61 et 62. — Fosse septique à caisse siphoïde de Devrez.

siphoïde, en ciment armé, qui représente cette cloison reportée à l'extérieur. On a l'avantage, en cas d'engorgement, de pouvoir facilement désobstruer la sortie à l'aide d'un simple crochet flexible.

Fosse « Simplex » Gaultier (fig. 63). — Ici la fosse est un cylindre en ciment armé, muni de deux cloisons intérieures de différentes hauteurs, l'une suivant un diamètre, l'autre suivant un rayon : la première est percée à sa partie inférieure. Le compartiment I reçoit le tuyau de chute C et fonctionne comme une fosse septique ordinaire : l'eau passse dans S par l'ouverture grillagée inférieure. De là, l'appareil étant plein, lorsqu'un apport se produit, une quantité de liquide de pareil volume passe dans II par-dessus la cloison, et une autre, toujours de même volume, sort par le tuyau d'évacuation V et va se répandre sur le filtre bactérien subséquent.

Viennent ensuite divers appareils où la fosse septique est suivie de lits bactériens oxydants, assurant une épuration plus ou moins parfaite : ils sont dès lors formés d'une succession de plusieurs caisses en métal ou en ciment armé, dont les unes jouent le rôle de fosse septique et les autres de contenant pour les lits bactériens. Une description plus

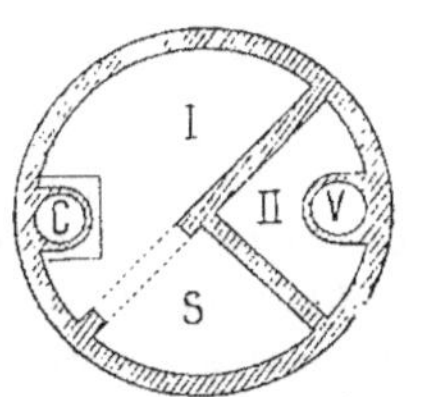

Fig. 63. — Fosse *Simplex* Gaultier.

complète en a été donnée dans l'article de M. Calmette ; aussi ne faisons-nous ici que les citer en courant.

Transformateur intégral de Bordigoni. — La fosse septique est cloisonnée par une cloison qui ne descend guère qu'à mi-hauteur ; puis elle est suivie d'une fosse médiane, également cloisonnée, et remplie de morceaux de calcaire ; enfin le liquide, remontant de l'autre côté de la cloison, passe dans une troisième partie constituée par la superposition de lits bactériens recevant un courant d'air, allant de bas en haut, en sens inverse des filets aqueux.

Appareil sanito-bactérien de Lucas. — Des trois compartiments, les deux premiers représentent deux fosses septiques communiquant entre elles par un tuyau situé près du bas ; le second, où le liquide circule de bas en haut, est en outre muni d'une série de plaques transversales percées de trous alternants, ayant pour but d'empêcher les matières solides d'être entraînées par les remous du liquide. Le troisième compartiment contient les lits bactériens superposés avec, à la base, une chambre à air communiquant avec le dehors par une large cheminée.

Épurateur rationnel de Douzal. — Deux cuves métalliques accolées, communiquant par le haut : la seconde contient des lits oxydants formés de tourbe et d'une matière poreuse spéciale, posées sur deux disques perforés, puis sur les larges gouttières d'un serpentin.

Auto-épurateur Hercule. — Deux bacs, mais communiquant entre eux par le bas.

Fosse Degoix. — Avec lit bactérien subséquent et interposition entre eux d'un réservoir de chasse pour la distribution intermittente du liquide.

En Allemagne, les appareils du même genre ne manquent pas non plus : celui de *Vogelsang* comporte une fosse septique cloisonnée, avec lit bactérien à la suite. L'*Allgemeine Städtereinigungsgesellschaft* (Wiesbaden) construit une succession de deux ou trois fosses septiques avec à la suite soit un filtre bactérien, soit une cuve à désinfection : la maison recommande pour cette désinfection un produit spécial, la *saproline* (1).

La maison J. Braun (Chemnitz et Nuremberg) construit aussi des doubles fosses septiques, avec désinfection subséquente, ainsi que des vidangeuses Mouras métalliques soit simples, soit accompagnées d'une autre caisse contenant un filtre oxydant. Il en est de même des maisons Erich Merten (Berlin), Lehmann (Munich), Kullmann

---

(1) Dunbar a étudié la désinfection des liquides sortant de la fosse septique et reconnu que 1/10 000 de chlorure de chaux suffit à y tuer le bacille typhique en trois heures et demie. Il conseille aussi d'établir, au sortir de la fosse, un filtre en limaille de fer qui retient l'hydrogène sulfuré (tandis que le sulfure de fer formé reste en grande partie dans la fosse).

et Lina (Francfort), Zenker et Quabis (Breslau), Schweder (Gross-Lichterfelde).

Enfin Wilhelm Rothe conseille pour les fosses des maisons isolées, qu'il fait profondes et en forme de puits tronconiques, le procédé suivant. Tous les samedis, pour une fosse de deux ménages, par exemple, on vient projeter 8 kilogrammes de charbon de terre finement pulvérisé et 1 litre de chaux, puis on met en mouvement les palettes d'un agitateur horizontal installé dans le puits-fosse. Après cinq minutes de brassage, on ajoute encore $1^{kg},5$ de sulfate d'alumine délayé dans un seau d'eau ; après nouvelle agitation, on laisse reposer trois heures, ce qui clarifie le liquide. On approche alors une pompe qui, par l'intermédiaire d'un tube plongeant jusqu'au fond, enlève tout d'abord les boues sédimentées qu'on enfouit ; quand l'eau arrive claire, on peut arroser le jardin ou l'écouler au dehors. C'est un dérivé du *Kohlebreiverfahren* du même auteur.

2° CONSERVATION A COURT DÉLAI.

Récipients mobiles. — Le système des récipients mobiles peut être accepté par l'hygiène, mais sous trois conditions :

1° Que les récipients mis en place soient bien isolés des cabinets et qu'ils soient hermétiquement clos pendant tout transport ou manipulation ;

2° Qu'ils soient enlevés très fréquemment (par exemple tous les jours) et avant fermentation des matières : ils sont alors remplacés par des récipients propres, voire même stérilisés ;

3° Que les matières amenées au lieu d'emploi soient rendues inoffensives.

Seaux. — Pour des maisons isolées, les seaux ordinaires en bois,

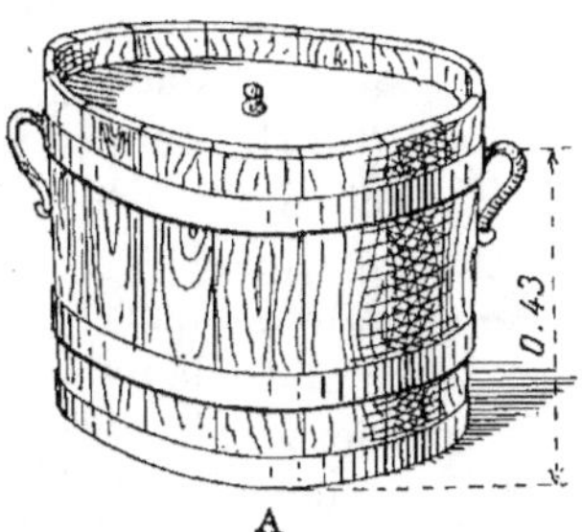
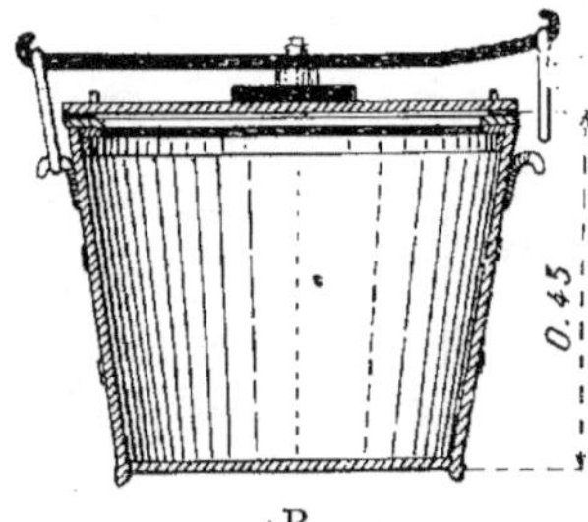

A   B

Fig. 64. — Seaux en bois pour matières fécales.
A, seau avec couvercle simple ; B, seau avec couvercle hermétique.

avec couvercle simple (fig. 64, A) ou hermétique (fig. 64, B) suffisent : le produit peut en être enfoui tous les jours et recouvert de terre. A Rochdale (une des rares villes anglaises qui n'a pas le tout à l'égout et qui avait encore en 1900 environ 16000 *pails-closets*), on obtient les *pails* en sciant en deux par le milieu des fûts de pétrole et en les munissant d'anses et de couvercle : des voitures sont tout spécialement aménagées pour les recevoir et les transporter au dehors. On a soin de distinguer par des couleurs les récipients des maisons où se sont déclarées des maladies infectieuses, et on les désinfecte au chlorure de chaux. A Nottingham, on a essayé des tinettes en tôle d'acier ; mais on les a trouvées moins durables et plus difficiles

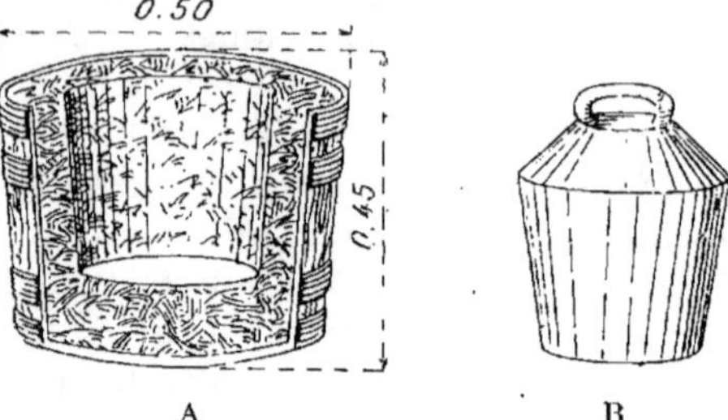

Fig. 65. — Tinettes Goux.

A, intérieur de la tinette ; B, moule.

à manipuler que les seaux en bois (auxquels on est revenu).

On a cherché, — dans l'espérance d'avoir à les enlever moins souvent, — à désinfecter les matières à leur arrivée dans les seaux ou à les enrober dans une substance pulvérulente.

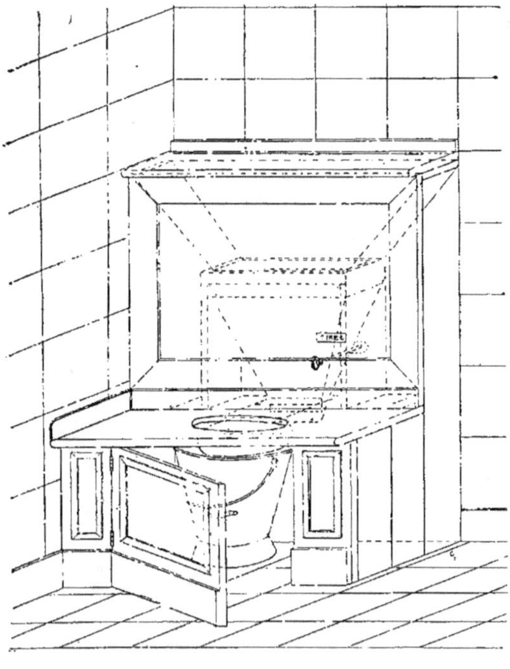

Tinettes Goux (fig. 65). — Elles se composent d'un cylindre métallique contre la paroi intérieure duquel on applique (au moyen d'un moule) une substance poreuse (tourbe ou paille hachée), mêlée à une petite quantité de sulfate de chaux ou de sulfate de fer : l'odeur ne serait plus guère que celle du fumier de ferme. La ville d'Halifax les emploie encore, et on sait qu'en France elles sont toujours en service dans les établissements militaires éloignés des égouts.

Fig. 66. — Garde-robes à terre de la maison Jacob.

Tinette Bonnefin. — Elle séparait les liquides des solides et filtrait les premiers au travers d'un bain de nitrate de fer : elle ne s'est pas maintenue.

Earth-Closet Moule. — D'autres procédés mélangent aux matières sitôt excrétées des substances pulvérulentes, notamment de la terre,

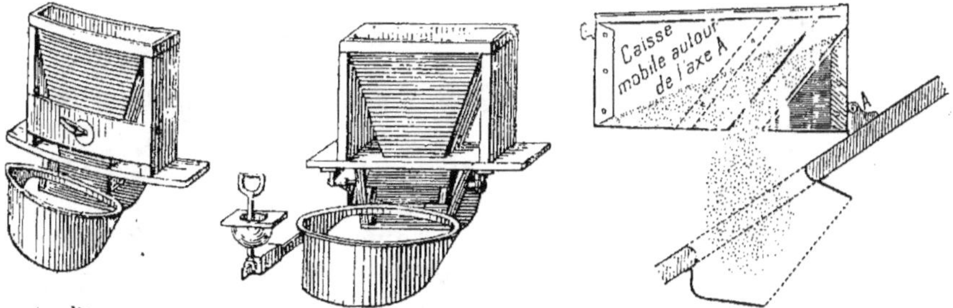

Fig. 67. — Deux systèmes de l'*Earth-Closet* Moule.

Fig. 68. — Le *Triumph* (appareil à tourbe) de Grevenberg.

des cendres ou de la tourbe, qui sont projetées sur les déjections, les enrobent en les désodorisant et en forment un compost d'ailleurs utile à l'agriculture. Ils sont dérivés de l'*earth-closet* de Moule (fig. 67), encore très répandu en Angleterre. La figure 66 montre la garde-robes de ce type, telle que la construit en France la maison E. Jacob (de Pouilly-sur-Saône), et la figure 67 fait voir les deux appareils Moule *pull out* et *pull up* usités de l'autre

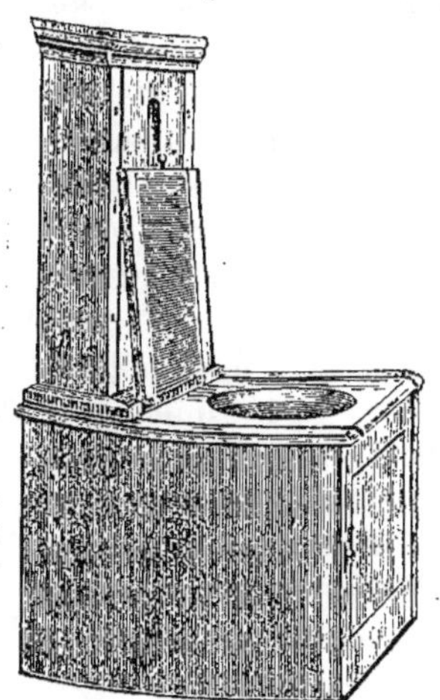

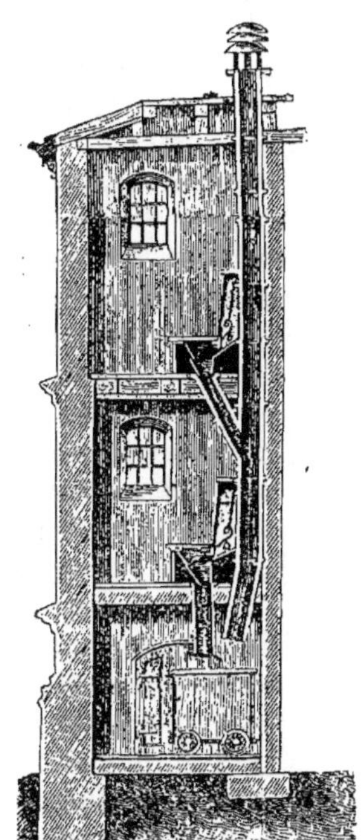

Fig. 69 et 70. — *Torfstreuklosette*; détail du siège et réserve à terre.

côté de la Manche (à Hull, Glasgow, Manchester, Leeds, Nottingham, Birmingham, etc.). Il y a aussi beaucoup d'appareils du type de

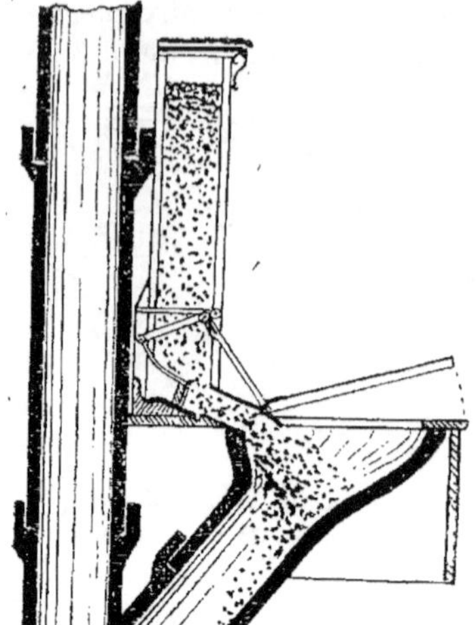

Fig. 71. — *Torfstrenklosette* de Poppe.

l'*ash-closet* de Morell. Le *cabinet automatique à tourbe de Dumay*, qu'on trouve aussi en France, est arrangé de telle sorte que c'est le visiteur même, qui, en s'asseyant sur le siège, fait remplir le réservoir de tourbe et, en se levant, le fait se vider (70 grammes de tourbe pulvérisée chaque fois).

Torfstrenklosette, Müllklosette. — En Allemagne, il y a encore beaucoup de *Torfstrenklosette* ou *Müllklosette*, notamment à Brunswick, Hanovre, Stade, Custrin. Citons l'appareil le *Triumph* (fig. 68) de Grevenberg, qui mesure chaque fois la quantité de tourbe à déverser, celui de la maison Curt-Maquet (fig. 69 et 70), le *Torfstrenklosette* de Poppe (fig. 71), où le visiteur produit l'écoulement de la tourbe en rabaissant le couvercle; le *cabinet d'aisances à terre perfectionné de Passavant* (fig. 72), l'appareil de Fischer dit l'*Universel*, celui de Bischleb et Kleucker, etc.

Système des tonnes mobiles métalliques interchangeables (Abfuhrsystem). — Mais, pour une ville, le véritable service de ce genre qui puisse être acceptable doit être organisé de manière à enlever très souvent, sinon quotidiennement, la tinette de chaque maison et remettre à la place une tinette de rechange nettoyée et stérilisée à l'usine : reste à vider les tinettes, à les stériliser et à traiter leur contenu au dépotoir. Mais, si celui-ci est éloigné de la localité desservie, les habitants n'auront pas à souffrir de ces opérations. Au lieu de tinettes proprement dites, on peut aussi avoir des tonnes montées sur deux ou quatre roues, suivant leur importance (de telle sorte qu'un homme ou un cheval n'a qu'à les emmener).

Telles sont les tonnes et tonnes-voitures de la

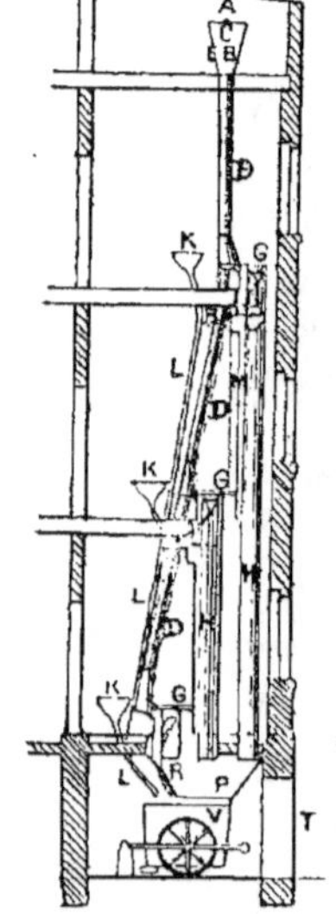

Fig. 72. — Cabinets d'aisances à terre perfectionné de Passavant.

A, couvercle; EB, réservoir de terre ; C, crible ; DDD, conduites de terre : KL, vidoir et conduite pour l'urine des urinoirs : GG, sièges; HH, tuyaux de descente des cabinets (0,30 au moins de diamètre) : M, fourreau en bois de la descente des cabinets ; P, entonnoir de la voiture ; V, voiture-réservoir avec compartiment pour l'urine ; RR, conduite spéciale de l'urine venant des sièges de cabinets ; T, porte en fer du logement de la voiture.

maison Curt-Maquet (anciennement Fischer) à Heidelberg, dites *tonnes de Heidelberg*. La figure 73 montre une tonne transportable avec siphon et tuyau de ventilation, ainsi que son seau de trop-plein ; les figures 74 et 75 montrent des tonnes montées sur deux ou quatre roues. Le Dr Mittermaïer a exposé le système dans une brochure de 1897 intitulée : *Das Heidelberger Tonnensystem, seine Begründung und Bedeutung*. Les frères Schmidt (de Weimar) fabriquent aussi des appareils de ce genre qui paraissent bien compris, et on pourrait citer beaucoup d'autres maisons.

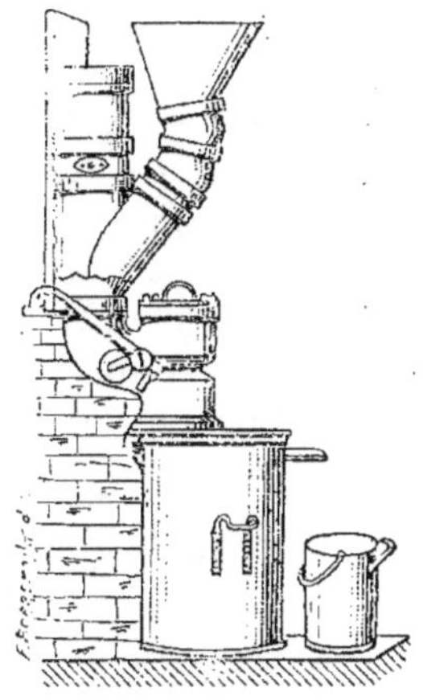

Fig. 73. — Tonne métallique de Heidelberg.

Le raccord entre le récipient mobile et le ou les tuyaux de chute est toujours un peu délicat : en outre, il y a danger en ce cas de projections trop abondantes que les matières ne débordent par un trop-plein (la figure 73 fait voir un seau placé en avant pour le recevoir) ou ne refluent par les tuyaux de chute. Comme on l'a vu, les tinettes peuvent être munies

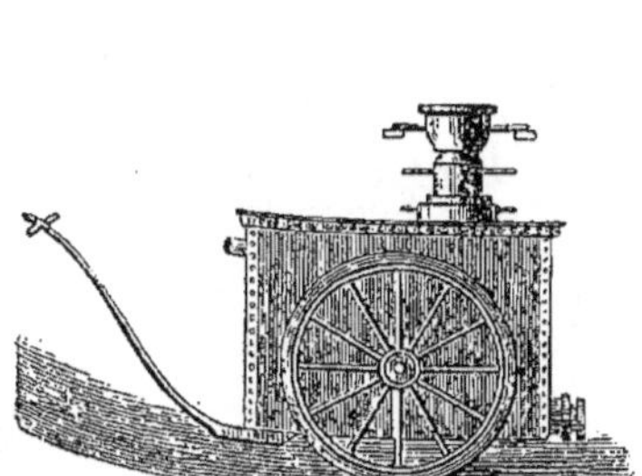
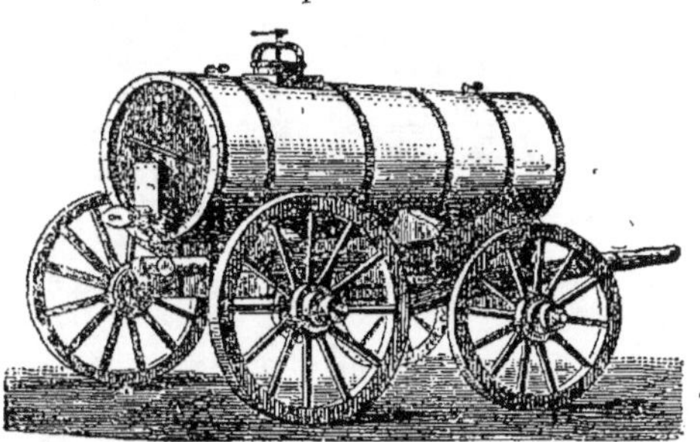

Fig. 74 et 75.— Tonne-voiture de Heidelberg sur deux ou quatre roues (Curt-Maquet).

d'un siphon placé au-dessus d'elles (fig. 76) : avec une fermeture hermétique, nous comprenons moins l'utilité de leur ventilation.

Bon nombre de villes allemandes ont encore le système des tonnes : Heidelberg, Stuttgart, Weimar, Augsburg, Emden, Greifswalde, Karlsruhe, etc. Le contenu des tonnes est transformé en poudrette suivant des procédés divers : à Brême, procédé Venuleth et Ellenberger avec addition d'acide sulfurique ; à Augsbourg, procédé Podewils par dessiccation (décrit par Holdefleiss dans *Chemische*

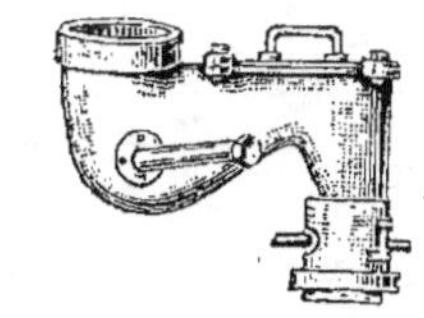

Fig. 76. — Siphon à courbe parabolique à la rencontre du tuyau de chute et de la tinette Maquet.

Zeitung, 1894); procédé Schwartz, procédé Dietzell, tous deux avec addition de chaux; procédé Hennebutte et Vauréal (Société des produits chimiques du Sud-Ouest à Paris), appliqué à Karlsruhe et consistant à traiter les matières par un sel de zinc ou de manganèse, à faire des gâteaux à la presse hydraulique du dépôt solide et à extraire l'ammoniaque du liquide additionné de chaux, etc. Nous recommandons l'appareil utilisé à Greifswalde pour le nettoyage et la stérilisation des tonnes vides par un jet de vapeur mélangé d'eau : il est suffisam-

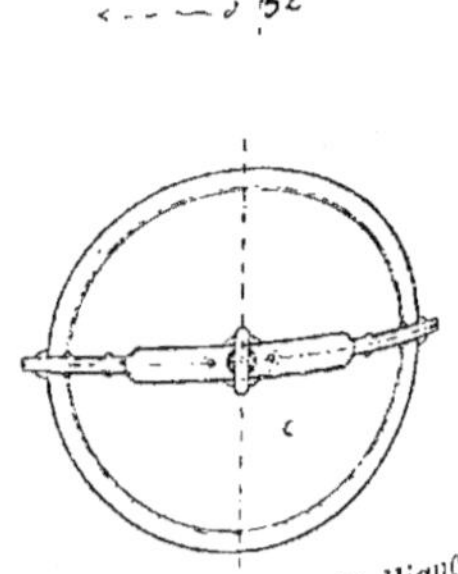

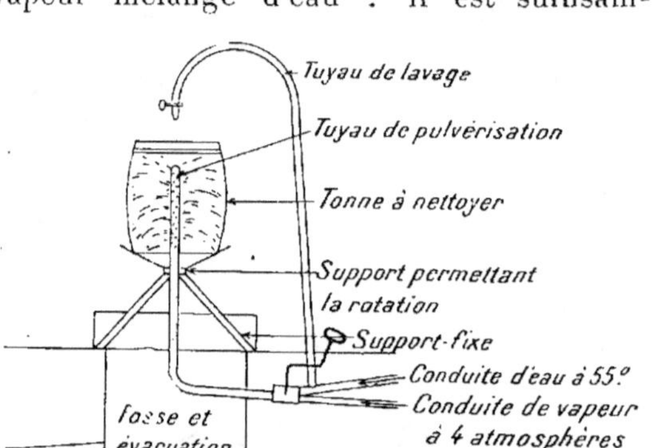

Fig. 77. — Appareil pour nettoyage et stérilisation des tonnes à Greifswalde.

Fig. 78. — Tonne métallique de Copenhague.

ment compréhensible rien qu'à l'inspection de la figure 77.

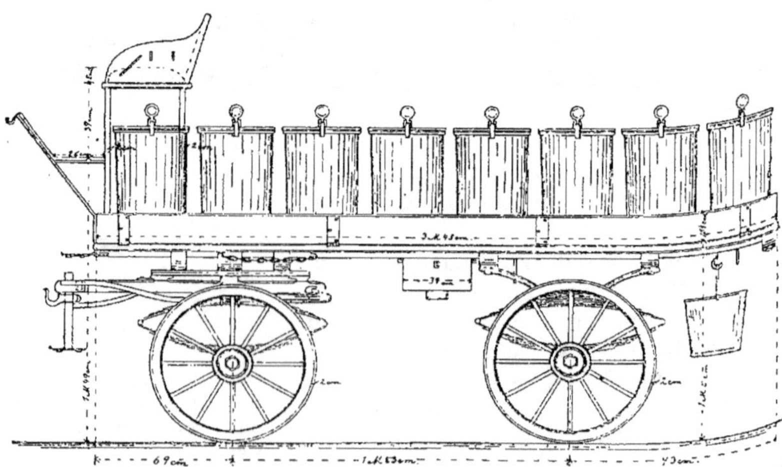

Fig. 79. — Voiture pour l'enlèvement des tonnes de Copenhague (la voiture contient quatre lignes de tonnes).

A Copenhague et à Stockholm, le système des tonnes fonctionne très convenablement. Dans la première de ces villes, il y a 28000 tonnes (d'acier) en service (fig. 78), et on en change 4 500 par nuit : les voitures (fig. 79), au nombre de quarante, font chacune trois voyages par nuit. Les tonnes sont soigneusement nettoyées à l'eau chaude au lieu de vidange, puis brassées mécaniquement et ramenées très propres en ville. L'abonnement est d'environ 15 francs par an pour une maison ayant une tonne, avec garantie qu'elle sera enlevée au moins tout les dix jours. A Stockholm, l'enlèvement coûte chaque fois 0 fr. 70. Le lavage des tonnes se fait par un jet d'eau froide sous pression. Les matières au dépotoir sont brassées pour en faire un magma homogène, puis refoulées par l'air comprimé dans la fabrique de poudrette, où elles sont mélangées à de la tourbe dans une proportion d'environ 88 kilogrammes pour 12 kilogrammes de tourbe.

Il y a également un appareil qui permet l'hiver de dégeler les matières des tonnes : c'est une citerne en tôle de 15 mètres de long, dans laquelle sont déposées les tinettes et où elles sont avancées mécaniquement d'une extrémité vers l'autre, tout en plongeant dans de l'eau chauffée par de la vapeur.

Tinette filtrante (système diviseur proprement dit). — Nous avons déjà vu, à l'historique, la naissance à Paris du système diviseur et de la tinette filtrante avec l'appareil Huguin, puis le système Dugléré (fig. 80), issus tous deux des idées de Payen et Dalmont. Le type Dugléré, qui date de 1850, eut le succès le plus durable, malgré les efforts de divers inventeurs subséquents.

Ainsi, en 1860, on trouve le système *Canier* avec son double cône renversé ; puis un peu après le système *Mosselmann*, qui est une tinette filtrante dans chaque compartiment de laquelle on cherche à désinfecter et fixer les matières fertilisantes par de la farine de chaux. La tinette *Blanchard et Chateau* laisse filtrer de même les liquides au travers d'une couche absorbante de tourbe, crottin lavé et séché, etc. ; celles de *Baudin* et de *Pétri* sont analogues ; *Mercier* eut ensuite l'idée de ventiler les tinettes, en leur adaptant des tuyaux d'évent analogues à ceux des fosses fixes : c'est évidemment la chambre où se placent les tinettes qu'il importe de ventiler plus spécialement. *Cazeneuve*, *Richer*, *Bélicard* et *Chenaux*, *Guinier*, *Marville*, *Chesshire*, *Taylor*, *Tacon*, *Forlin-Hermann* et autres perfectionnèrent encore plus ou moins la tinette, et finalement on est arrivé au type de la tinette filtrante adopté par la ville de Paris et connu de tout le monde. Voyez la figure 82, qui montre l'installation de la tinette filtrante d'une maison et son raccordement avec l'égout, et la figure 81, qui montre le détail de la tinette elle-même.

Les appareils du système diviseur florissaient à l'Exposition de 1867. Une Commission nommée par le ministre de l'instruction publique déposait, en 1868, un rapport dont les conclusions dithyrambiques sont curieuses à citer :

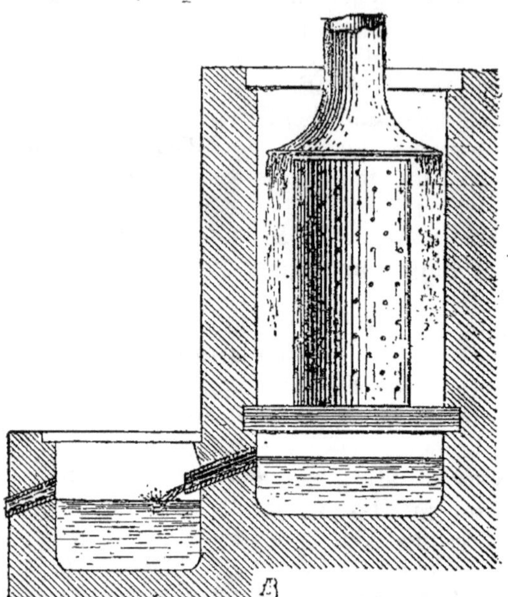

Fig. 80. — Appareil diviseur système Dugléré.

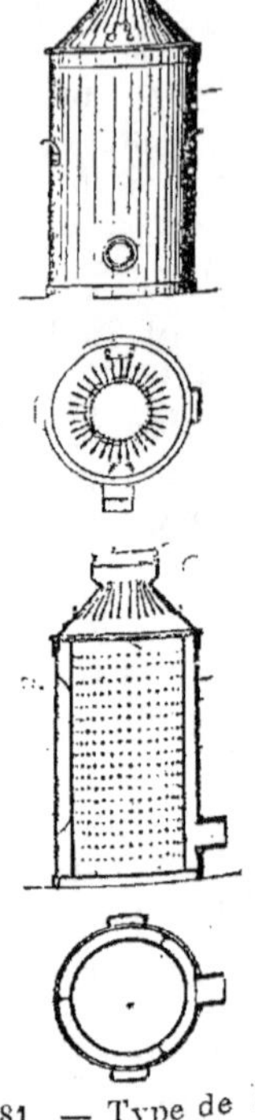

Fig. 81. — Type de tinette filtrante de Paris.

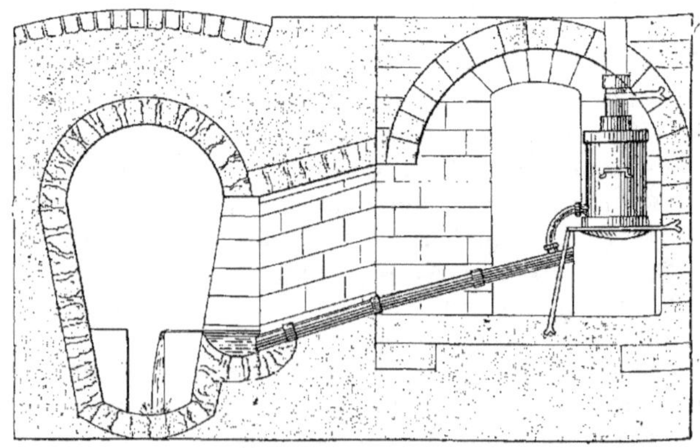

Fig. 82. — Installation et raccordement à l'égout d'une tinette filtrante à Paris.

1° Dans tous les cas qui peuvent se présenter, il convient d'adopter un système diviseur ;

2° Les systèmes diviseurs mobiles sont préférables aux diviseurs fixes, malgré le prix plus élevé de la vidange, à cause de la facilité qu'ils donnent d'enlever rapidement et sans odeur les matières putrescibles ;

3º Dans l'état actuel, et sans penser que l'on atteint la perfection, le séparateur qui donne les meilleurs résultats est l'appareil Dugléré ;

4º Il convient de perdre les liquides urineux, immédiatement après leur séparation, en leur faisant prendre la voie que suivent les eaux ménagères (dont l'écoulement est réglé à Paris par le décret du 10 mars 1852) ;

5º Dans les cas exceptionnels et très rares où le liquide ne peut pas être perdu immédiatement, le recevoir dans une fosse construite conformément aux prescriptions très sages de l'administration de la police et l'extraire ensuite après désinfection préalable.

On conçoit qu'après un tel éloge ce système hybride qu'est le système diviseur se soit répandu rapidement à Paris. Aussi, alors

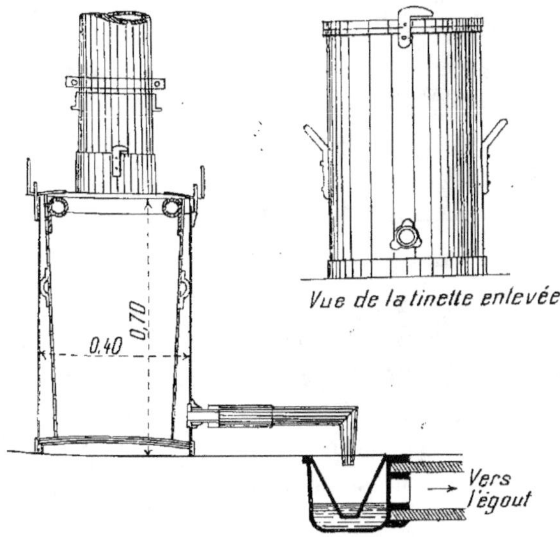

Fig. 83. — La tinette filtrante de Zurich.

qu'en 1867 on trouve à peine dans la capitale 600 chutes munies de tinettes filtrantes (toutes les autres maisons avaient naturellement des fosses fixes), on trouve en 1894, au moment de la nouvelle loi, 34 718 tinettes filtrantes et 16 103 tonneaux mobiles ; mais, en 1907, par suite des progrès du tout à l'égout, il n'y a plus que 32 750 fosses fixes, 12 868 tinettes filtrantes et 9 162 tonnes mobiles (sur 79 159 maisons, il y en a alors 41 995 pratiquant le tout à l'égout). Les tinettes filtrantes sont sans doute destinées à disparaître : elles ne suppriment ni l'infection de l'égout, ni l'obligation de la vidange, du transport des tonnes et des opérations du dépotoir : c'est pourquoi on a appelé le système diviseur « l'hypocrisie du tout à l'égout ».

Cependant ce système s'est fort bien maintenu à Zurich, où il s'était implanté précisément vers 1867 par la transformation des *Ehgraben* (moitié ruelles, moitié fossés) régnant sur l'arrière des maisons et faciles à couvrir pour recevoir les tinettes. La figure 83 montre la tinette en service à Zurich et très semblable à celle de Paris : on voit qu'à sa sortie le liquide traverse un siphon avant de gagner l'égout. Il y a un peu plus de 8 000 tinettes installées, et le changement s'en fait de nuit par les soins de la ville en moyenne tous les seize jours au prix de 1 franc. Les tinettes ne retiennent qu'environ 10 p. 100 des excréments humains : le mètre cube des matières amenées par elles au dépotoir contient 869^{kg},6 d'eau, 20^{kg},2 de matières minérales, 110^{kg},2 de matières organiques, dont 7^{kg},75 d'azote, 4^{kg}, 45 d'acide phosphorique et 0^{kg},95 de potasse, — le tout représentant comme engrais une valeur d'environ 9 francs, mais que la ville ne peut vendre plus de 1 à 2 francs (1). Les tinettes vidées sont couchées côte à côte sur un banc, l'ouverture en avant, pour recevoir un jet d'eau violent lancé en elles; puis elles sont arrosées soigneusement au lait de chaux.

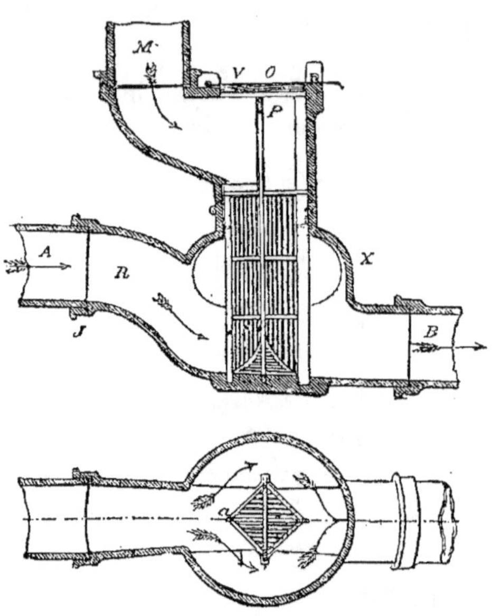

Fig. 84. — Dilueur Miotat.

A, tuyau des cabinets ; M, tuyau des eaux ménagères et pluviales ; B, tuyau d'évacuation à l'égout ; X, boîte en fer grillagée du dilueur.

A côté des appareils du système diviseur, il faut citer aussi les *dilueurs*, qui ont pour but de faciliter l'écoulement à l'égout des matières dissociables, tout en retenant les corps durs et volumineux. Tel est le système Miotat, qui a été proposé pour Paris, mais n'a pas été adopté : les eaux de lavage et de pluie doivent faciliter l'entraînement des matières fécales, et la séparation est facilitée par la boîte en fer grillagée (fig. 84).

Les *siphons dilueurs* de Geneste-Herscher (fig. 85) et de Lafforgue (fig. 86), qui se placent à la base des tuyaux de chute, ne se sont pas non plus beaucoup répandus : ce sont cependant des appareils de transition assez recommandables et qui répondent à Paris à l'ar-

(1) Elle en utilise une partie dans le domaine municipal de 120 hectares que Bürkli lui avait fait acquérir en vue de l'épandage des eaux d'égout et qui n'a pas reçu cette destination.

ticle 6 du règlement du 9 mai 1896, disant : « Dans les maisons existantes, pourront être conservés les anciens appareils des cabinets, munis d'effets d'eau suffisants, mais à la condition qu'il soit établi une chasse d'eau à la base du tuyau de chute et une occlusion hermétique permanente avant le débouché dans l'égout ». Pour le siphon Geneste-Herscher, un réservoir de chasse doit renouveler de temps en temps l'eau du siphon; l'appareil Lafforgue fait lui-même réservoir de chasse. Il est naturellement plus simple d'installer un appareil de chasse ordinaire

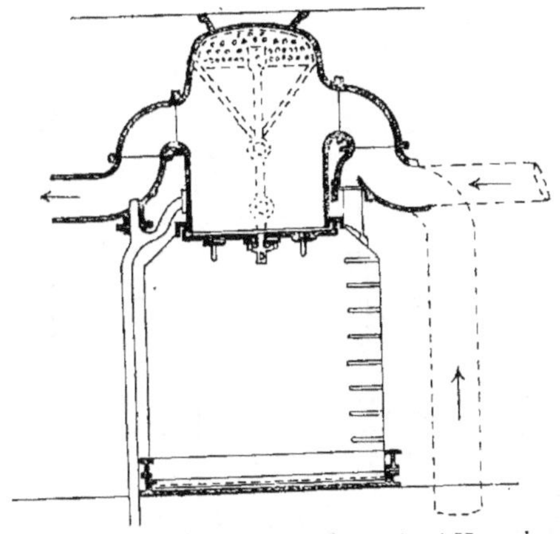

Fig. 85. —Siphon diluateur de Geneste et Herscher.

à la tête amont de la canalisation réceptrice de la maison.

Il faut enfin citer le **collecteur sanitaire** ou **cuve auto-épuratrice de Harven** (fig. 87), qui est employé à Elbeuf, à Menton, au Havre, dans une cinquantaine de maisons d'Anvers. On l'installe soit sur le trajet des eaux-vannes (une petite fosse en avant du filtre retenant alors les corps solides arrêtés), soit en dedans d'une fosse fixe elle-même. L'appareil se compose d'une cuve en ciment armé contenant tout d'abord un filtre à cailloux ne laissant passer de bas en haut que les liquides, puis une cloison médiane ne descendant pas jusqu'en bas et formant chicane. Au-

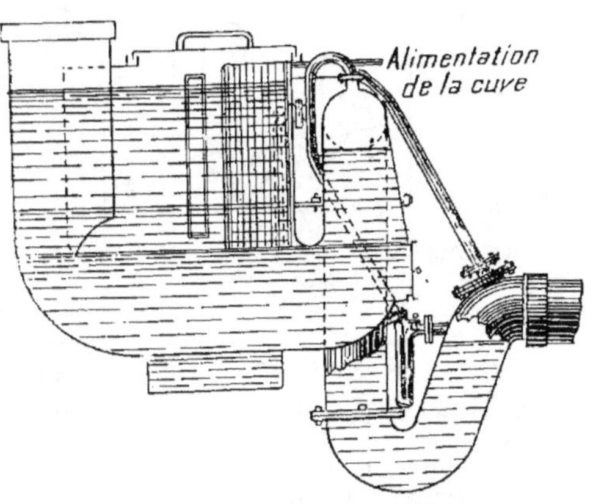

Fig. 86. — Siphon diluateur Lafforgue.

dessus du deuxième compartiment, se trouve un bac contenant une solution désinfectante (de la créoline de Pearson ou de l'okol), où puise une cuillère manœuvrée par un flotteur établi dans le premier compartiment (appareil auto-verseur), laquelle déverse dans ce dernier ce qu'elle a puisé dans le bac.

Enfin la vidange du liquide se fait par intermittences au moyen d'un siphon de chasse établi dans le deuxième compartiment : on a la prétention de n'envoyer à l'égout qu'un liquide désinfecté. Aucun de ces appareils ne mérite véritablement d'être interposé

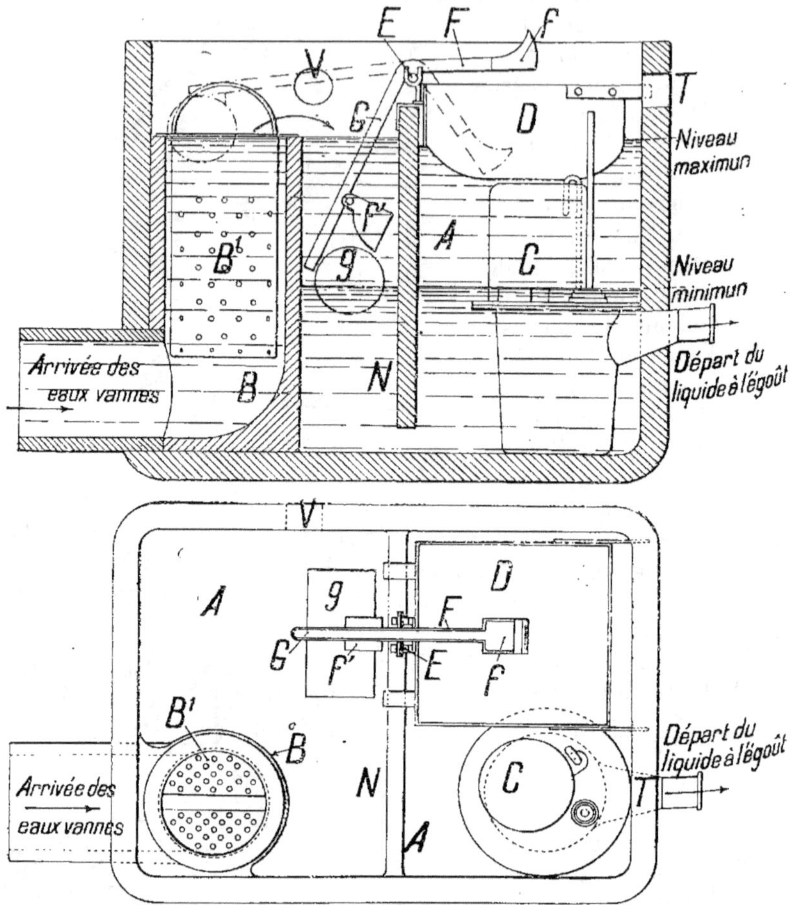

Fig. 87. — Collecteur sanitaire de Harven.

AA, cuve du collecteur ; BB, filtre à cailloux ou à coke fin ; C, siphon d'évaration automatique ; D, récipient à liquide désinfectant ; FG, conduit pouvant pivoter autour de l'axe E ; FF, cuillers aux extrémités de ce conduit pour prendre D et retenir dans la cuve le désinfectant ; G, flotteur ; N, cloison médiane ; T, sortie du trop-plein (pour le cas d'accident) ; V, orifice d'air.

entre le tuyau de chute et l'égout public : ils ont tous l'inconvénient de retenir les matières solides fermentescibles sous la maison.

3° DESTRUCTION ET STÉRILISATION DES MATIÈRES PAR LA CHALEUR.

La stérilisation des matières fécales par les procédés chimiques étant difficile, on a cherché à l'obtenir par la chaleur. Il y a une vingtaine d'années déjà, Scheiding (1) proposa un *Feuerabtritt*, composé d'un fourneau pour comburer les parties solides des fèces et d'une poêle (*Urinpfan*) pour évaporer l'urine, le tout à installer dans les sous-sols, à l'aplomb du tuyau de chute des cabinets de la maison.

L'idée ne s'est développée quelque peu qu'en Allemagne. J. D. Smead (2), Seipp et Weyl (3), W. Lönholdt ont projeté et établi

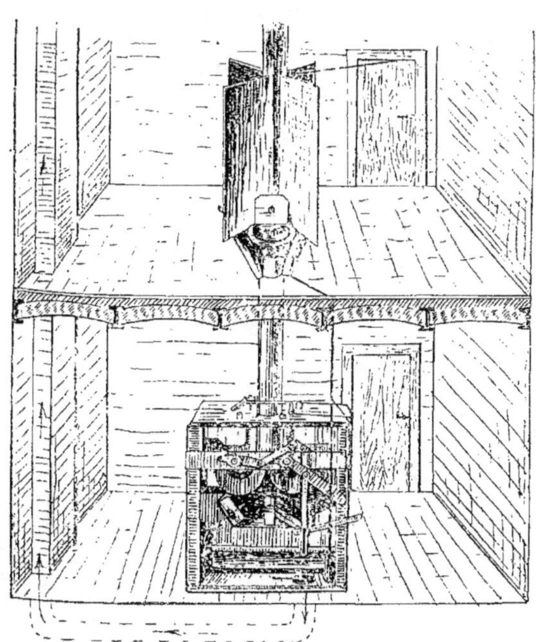

Fig. 88. — *Feuerklosette* de Seipp et Weyl.

quelques cabinets à feu dans divers établissements (fabriques Hilpert à Nuremberg, Dürr à Düsseldorf, etc.). La figure 88 montre l'appareil de Seipp et Weyl : ce sont deux cylindres qui reçoivent les matières au bas du tuyau de chute et peuvent être animés d'un certain mouvement de rotation actionné par la porte des cabinets (pour remuer et étaler les matières en mince couche); ils sont chauffés dans un foyer, et les gaz sont entraînés dans une cheminée. Une des plus récentes installations de *Feuerlatrinen* est celle de la caserne (400 hommes) du 2e régiment d'artillerie de la Garde à Nedlitz, près de Potsdam (4) : elle a été faite par la maison Arnheim (de Berlin), suivant des améliorations

(1) Communication de Scheiding au VIe Congrès du *Verein gegen Verunreinigung der Flüsse*, à Mayence.
(2) *Fortschritte der Krakenpflege*, oct. 1892.
(3) *Berlin. klin. Wochenschr.*, 1894.
(4) Voy. l'article de Weyl, *Gesundheits-Ingenieur*, 31 mars 1897.

indiquées par Weyl. Il faut 200 à 300 grammes de charbon par homme et par jour, ce qui revient à un centime et demi.

König cite l'appareil que Sindermann a établi à l'hôtel de la Ville de Paris, à Breslau : les matières sont transformées de suite à haute température en gaz (qui sert à l'éclairage) : acide carbonique, goudron, huile et ammoniaque, et ces derniers corps sont traités comme ceux qui sortent des usines à gaz. Enfin la maison Friedrich (de Leipzig) a construit un four continu, avec addition de combustible aux matières fécales, pouvant fonctionner en grand pour une agglomé-

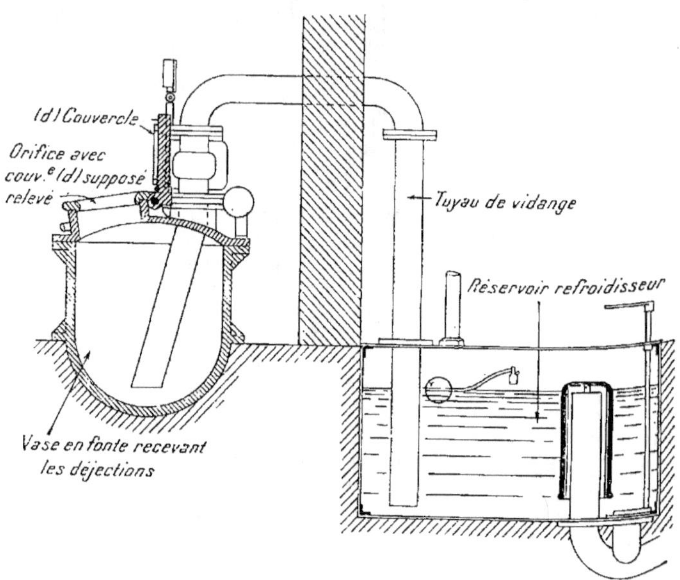

Fig. 89. — Appareil de stérilisation à la vapeur des selles cholériques dans les salles du lazaret de Newcastle-on-Tyne.

ration entière : mais c'est toute une usine compliquée à créer et à faire fonctionner.

Au lieu de brûler les matières, on peut les stériliser par simple cuisson ou par la vapeur. Ainsi, de toutes les salles de l'hôpital Moabit à Berlin consacrées aux cholériques, part une conduite étanche allant déverser les selles des malades dans une chaudière centrale, où elles sont littéralement cuites.

Au lazaret cholérique de Newcastle-on-Tyne, on a voulu éviter les conduites et on a installé dans chaque salle un véritable autoclave en fonte, dans lequel on amène de la vapeur à 2 atmosphères pour agir sur les matières : on peut aussi naturellement y stériliser les crachats et autres objets ou liquides infectés.

La figure 89 et sa légende suffisent à faire comprendre le fonction-nement de ce stérilisateur : après l'opération, le contenu est chassé par la vapeur dans une cuve de refroidissement où la température est abaissée à 38° avant le rejet à l'égout. D'après König, ces appareils réussissent bien avec les selles diarrhéiques des cholériques, typhiques et dysentériques, mais des selles plus solides auraient besoin d'être délayées, ce qui serait une opération dégoûtante et compliquée.

En Russie, l'idée de la destruction des déjections humaines par le feu a aussi fait l'objet de quelques tentatives. Dès 1883, Swiecianowski (1) installa à Varsovie un appareil de combustion : l'urine, au lieu d'être évaporée, était absorbée par de la tourbe. — En 1892, à l'Exposition d'électricité de Moscou, Kozloff exposait un four spécial : du réservoir où tombent les matières, elles sont déversées sur un fourneau en fonte de forme particulière, chauffé à blanc en bas, et sont ainsi carbonisées ; ce qui en reste est jeté dans l'intérieur du fourneau, où il est incinéré. L'air et les gaz du réservoir et les gaz qui se développent au-dessus du fourneau sont amenés par des tuyaux spéciaux dans son intérieur pour y être comburés ; les gaz qui se dégagent du fourneau sont attirés par un autre tuyautage dans un réfrigérant et dans des boîtes métalliques remplies d'eau ; puis ceux qui ne sont pas absorbés là vont dans un autre four servant spécialement à augmenter le tirage du premier et à absorber sa fumée. Il résulterait de cette disposition d'un double four que les gaz rejetés à la cheminée sont absolument inodores, ce qui n'arrive pas avec les autres systèmes. Le système Kozloff (2) a été installé en 1896 dans un orphelinat de Kazan (150 personnes), et il donne satisfaction.

En France, nous ne connaissons guère comme stérilisation un peu en grand des matières fécales par la chaleur que l'installation du sanatorium de Bligny, avec la tinette filtrante mobile incinératrice du Dr Bréchot, et les appareils de l'*Union mutuelle des propriétaires lyonnais*. — La tinette de Bréchot (3), que la figure 90 montre dans ses deux positions (l'une sous le tuyau de chute, l'autre près du brûleur) est un autoclave monté sur quatre petites roues et pouvant rouler sur une voie ferrée de 0^m,60. Elle se compose d'un cylindre perforé intérieur B surmontant un premier filtre à coke E : les liquides passent en grande partie par l'espace D entre le cylindre et l'enveloppe extérieure C. Sous le filtre à coke se trouvent le foyer G et le cendrier H, tous deux avec des portes fermant hermétiquement, et le dernier supportant un lit de coke fin J qui constitue un second filtre, au sortir duquel les liquides s'évacuent au dehors par l'orifice I, relié à un réservoir où on peut les stériliser par la vapeur produite par le brûleur. Tous les deux ou trois jours, la tinette (remplacée aussitôt

(1) J. Swiecianowski, Appareils de dessiccation pour les matières fécales appliqués aux latrines et aux égouts.
(2) Kozloff et Liaponnoff, Communication faite en 1896 à la *Société médicale* de Kazan.
(3) Voy. dans les *Annales d'hygiène* du 20 juillet 1903 l'article de l'inventeur.

par une vide) est amenée hermétiquement fermée dans la chambre d'incinération à côté d'un brûleur de gaz (fig. 90, *b*) de construction trop spéciale pour être décrite ici. Les deux appareils raccordés entre eux, on charge de coke le foyer de la tinette, et le feu détruit les matières, pendant que la chaudière du brûleur produit de la vapeur. Il faut une heure pour l'incinération et environ 100 litres de coke pour 60 kilogrammes de matières, correspondant aux déjections de 350 personnes par jour (à raison de 175 grammes par

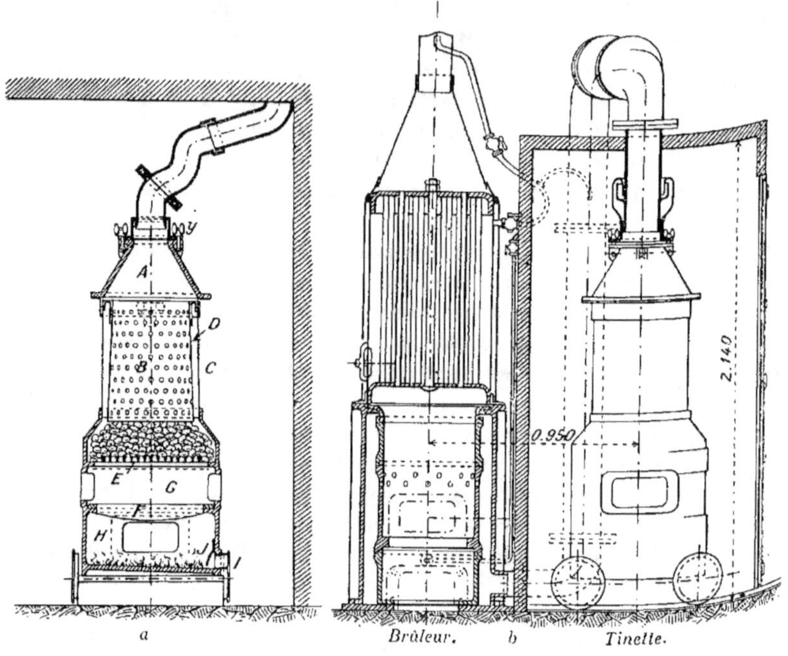

Fig. 90. — Tinette filtrante mobile incinératrice de Bréchot.

a, la tinette en place sous le tuyau de chute ; *b*, la tinette amenée près du brûleur.

personne), soit une dépense d'un demi-centime par personne et par jour.

A Lyon, les matières de certaines maisons, aspirées des récepteurs Burelle (Voy. plus loin) et arrivées à l'usine de la Mouche, y étaient stérilisées à la vapeur par l'appareil Perrachon. Cet appareil comprenait essentiellement un *stérilisateur*, caisse absolument étanche ayant à l'intérieur un système de chauffage cylindrique tubulaire recevant la vapeur d'un générateur voisin et chauffant les matières au milieu desquelles il était complètement immergé, avec des récupérateurs en série destinés à reprendre de la chaleur au liquide stérilisé pour la fournir à celui à stériliser. Il a été remplacé dans ces dernières années par de grandes colonnes à plateaux, munies d'agitateurs, dans lesquelles les eaux-vannes sont portées de 105 à 110° : au sortir des colonnes, elles sont refroidies par leur passage dans des échangeurs de température qui réchauffent du même coup les liquides entrants. Les gaz se dégageant des colonnes subissent un barbotage dans l'acide sulfurique, sont lavés dans des colonnes *ad hoc*, puis amenés dans un foyer à tirage puissant. Les liquides sortants ne présentent plus aucune nocuité et peuvent être rejetés au Rhône.

Quoi qu'il en soit, ces appareils de stérilisation, bons pour des habitations isolées, présentent de grandes incommodités dès qu'il s'agit de les appliquer à une ville ou à un quartier : on est conduit, par raison économique, à grouper les maisons entre elles pour les desservir par un même foyer, et cela ramène aux canalisations. Ces expédients coûteux ne peuvent donc généralement remplacer le procédé si simple de l'entraînement par l'eau.

II. — PROCÉDÉS DYNAMIQUES OU D'ENTRAINEMENT PAR L'EAU.

Généralités sur le tout à l'égout : choix d'un projet. — Le *tout à l'égout* est le procédé universellement recommandé et reconnu aujourd'hui comme le plus capable d'assurer l'évacuation rapide des matières fécales et des eaux usées. Certains hygiénistes vont même jusqu'à vouloir le charger de l'enlèvement des déchets solides et proposent de jeter les ordures ménagères dans les égouts (comme Paris y jette déjà les boues de ses chaussées) : c'est là le tout à l'égout *complet*. L'idée en est séduisante ; mais il faut reconnaître, outre que l'entraînement de certains corps solides par l'eau est quelquefois peu réalisable, qu'une grosse difficulté se présenterait d'ordinaire au débouché des collecteurs pour l'extraction et la destruction des ces matières (d'autant plus difficiles à incinérer alors qu'elles se sont imbibées d'eau). Aussi ne connaissons-nous encore aucune ville qui soit allée jusque-là et ne s'agirait-il dans ce qui va suivre que du tout à l'égout ordinaire, c'est-à-dire appliqué à ce que nous avons appelé les immondices liquides.

Études préliminaires. — Le tout à l'égout est un procédé qui comporte diverses modalités, et, lorsqu'une ville est décidée à s'assainir, il faut déterminer quelle est celle d'entre les solutions possibles qui est la plus convenable, la mieux appropriée au cas particulier dont il s'agit. Cette étude est l'affaire des ingénieurs et des hygiénistes. Elle doit commencer par l'établissement de divers documents, savoir :

1° Un *plan topographique général de la ville*, y compris la région où elle pourra s'étendre dans un certain avenir et toutes les régions où l'évacuation pourrait se faire. Suivant l'importance de la ville, on adoptera utilement une échelle de $\frac{1}{5000}$ ou de $\frac{1}{2500}$, et des courbes de niveau de mètre en mètre (ou mieux de 0^m,50 en 0^m,50 dans les zones à faible déclivité). Ce plan permettra de tracer les lignes de partage entre les bassins, ou sections naturelles, qui subdivisent le territoire urbain. Il devra comprendre, soigneusement relevées, les rivières et leurs affluents, avec les cotes d'altitude de leurs eaux basses, moyennes et hautes (notamment celles des plus grandes crues), ainsi que les barrages, écluses et autres ouvrages modifiant leur régime hydraulique ; tous les renseignements possibles seront pris sur les débits de ces cours d'eau. Il va sans dire que, au cas de déversement à la mer, la côte sera relevée dans toute l'amplitude utile, avec les hauteurs des marées, le sens des courants, etc.

2° Un *plan des égouts existants*, s'il y en a, comme c'est le cas fréquent, devra être levé et indiquer les dimensions, la profondeur et l'état de ces canaux. Un point très important de la question sera de savoir ce qu'on pourra faire de ce réseau ancien (s'il est incapable souvent de recevoir les matières fécales, il est par contre bien des fois apte à évacuer les eaux pluviales), et pour cela il faut bien le connaître.

Le plan de la distribution d'eau devra aussi, bien entendu, être à la disposition.

3° Pour les *détails*, il sera généralemen nécessaire d'étudier spécialement chaque rue, et pour cela d'en avoir un plan à grande échelle $\frac{1}{1000}$ ou $\frac{1}{500}$ et un profil en long. On y reportera les points les plus déprimés à desservir, tels que les radiers des caves les plus basses à drainer, les éviers des cuisines en sous-sol : tous les obstacles souterrains (câbles, tuyaux, passages) y seront repérés et on n'oubliera pas non plus d'établir les hauteurs entre lesquelles oscille le niveau de la nappe souterraine (relevé des puits, s'il en existe, ou du niveau de l'eau dans quelques sondages). Il sera nécessaire aussi de connaître la nature géologique du sol de chaque rue ou portion de rue, et pour cela il faudra faire des sondages descendus à une profondeur suffisante et en nombre convenable.

4° Pour l'*étude des besoins à desservir*, la connaissance de la densité de la population de chaque quartier et même de chaque rue est indispensable. On y ajoutera, bien entendu, tous les besoins spéciaux, tels qu'apports d'eaux industrielles, d'établissements de bains, de lavoirs, de décharge des fontaines publiques, d'urinoirs ou de water-closets. Ces données seront consignées dans des tableaux qui serviront pour le calcul des débits et des dimensions de chaque égout.

5° Enfin une *étude plus détaillée* encore sera faite pour tous les emplacements susceptibles de recevoir un ouvrage spécial et notamment une usine ou appareil de relèvement, une installation d'épuration, un déversoir, un bassin de chasse, etc. Pour les usines notamment, toutes les études de topographie et de détermination du sol de fondation et de sa résistance seront faites avec le plus grand soin, comme en matière d'architecture pour bâtiments importants et profondément ancrés dans le sol. Enfin, si l'on devait faire de l'irrigation agricole, il est clair que c'est tout le territoire à irriguer qui devrait être étudié complètement, tant comme topographie que comme géologie, en vue d'un bon aménagement.

Détermination du point de déversement de l'émissaire. — La première chose à déterminèr ensuite, c'est la destinée finale des eaux d'égout. C'est de la décision à prendre à ce sujet que dépendent en effet, d'une part, le point d'aboutissement du réseau, et, d'autre part, l'altitude de ce terminus : or il est clair qu'on ne peut arrêter la situation des branches de cet arbre ramifié sans avoir fixé tout d'abord celle du tronc commun, l'émissaire. C'est donc par l'aval, et en procédant en remontant du point le plus bas vers les ramifications d'amont, qu'il faut commencer l'étude du réseau général et aussi du réseau spécial à chaque bassin.

Les diverses destinées que peuvent avoir les eaux d'égout sont étudiées en détail dans l'article de M. Calmette. Ce sont : le déversement en mer (pour les villes voisines de la mer), le déversement dans un lac, dans un fleuve, rivière ou ruisseau, le déversement dans la nappe souterraine après filtration par le sol (irrigation agricole, filtration intermittente). Hâtons-nous de dire en outre que si, vu leur volume restreint, on peut disposer en quelque sorte à volonté des eaux d'égout du temps sec, il n'en est pas de même du produit des grandes averses qu'il faut laisser ruisseler au sortir des déversoirs dans les thalwegs : le déversement direct de ces grandes eaux pluviales paraît donc une nécessité inéluctable, et du reste il présente peu d'inconvénients, parce qu'alors les cours d'eau sont en crue et roulent un débit considérable.

Au contraire, le déversement direct et sans épuration de l'efflux du temps sec est rarement acceptable. On ne peut guère l'admettre qu'au bord de la mer, et encore à condition que des plages fréquentées ne soient pas souillées et qu'un courant emmène le tout au large. Pour les grands fleuves et les lacs, il est rare qu'on ne doive au moins retenir les matières en suspension, afin d'éviter l'aspect désagréable des corps flottants et leur putréfaction subséquente sur les rives. Le cas le plus général comporte donc une installation d'épuration, et celle-ci devra être poussée à un degré de perfection d'autant plus grand que la rivière réceptrice aura un débit relativement plus petit.

L'interposition d'un procédé épuratoire avant l'évacuation définitive modifie bien entendu l'altitude où l'émission doit amener l'efflux urbain : s'il s'agit de champs d'épandage, le liquide devra arriver assez haut pour se distribuer facilement sur ces champs, et, s'il s'agit d'épuration artificielle, il faudra compter sur la perte de charge nécessaire pour la traversée des fosses septiques et lits bactériens ou percolateurs ; de plus, il faudra que les emplacements soient insubmersibles (ou du moins qu'ils ne soient submergés que par les plus grandes crues, si l'on admet qu'à ce moment l'épuration devient superflue).

La question de savoir si l'on pourra arriver à l'altitude voulue par la simple gravité ou si, au contraire, il faudra recourir à des machines élévatoires pour tout ou partie de l'efflux, est évidemment d'une importance économique considérable. Si l'on doit déverser dans un fleuve, il faut s'inquiéter du niveau des plus hautes eaux à chaque débouché ; si l'on veut n'avoir jamais de reflux de ces hautes eaux dans le réseau d'égouts, il faut évidemment que le débouché soit suffisamment éloigné à l'aval de la ville pour que le niveau des grandes eaux en ce point reste inférieur à celui des points les plus bas à desservir. Mais il arrive souvent que la surface desservie par un débouché est en partie à un niveau trop bas pour pouvoir évacuer en hautes eaux par simple gravité : elle se divise dès lors en deux étages, l'un assez élevé pour être drainé en tout temps, et l'autre trop bas pour l'être en temps de crue, et il faut pour celui-ci soit se résigner au reflux des eaux du fleuve pendant le temps des inondations, soit, si on s'y oppose par vannes ou clapets, accepter la stase des eaux usées dans le réseau pendant ce temps, soit enfin relever mécaniquement l'apport de cette zone pour la rejeter soit dans le fleuve, soit dans un collecteur supérieur. On a généralement besoin de déterminer la limite séparative de ces deux étages, afin de pouvoir décider comment chacun doit être traité.

Au bord de la mer, c'est la marée qui joue le rôle des hautes eaux dont nous venons de parler, mais avec cette différence qu'il y a baisse profonde deux fois par jour et qu'on peut, dès lors, évacuer au moment de la basse mer. Si donc il y a dans la ville des quartiers où les égouts doivent être en dessous du niveau des plus hautes mers, on aura, pour en évacuer les eaux, le choix non seulement entre la stase momentanée et le relèvement mécanique, comme ci-dessus, mais encore entre la création d'un **réservoir de marée** susceptible d'emmagasiner l'apport des périodes de hautes mers pour l'évacuer aux basses mers avec le jusant. C'est un réservoir de ce genre, sorte de vessie ouverte deux fois par jour du côté de la mer et fermée aussi aux deux périodes de hautes eaux, que nous venons de conseiller pour Dinard : on évite ainsi les machines élévatoires.

Tracé des collecteurs : différents types de réseaux. — Rien de plus variable que la topographie du territoire des diverses villes : il y a toutes les transitions entre le terrain absolument plat ou très faiblement incliné des plages maritimes ou des larges vallées fluviales et les escarpements sillonnés de profondes coupures des régions de collines et de montagnes. Cependant, en général, un territoire tant soit peu étendu se subdivise en bassins séparés par des crêtes, et le drainage naturel s'en ferait par les thalwegs secondaires, allant aboutir au thalweg principal, de la même manière que les affluents vont aboutir au fleuve. Mais on ne peut toujours obéir, du moins servilement, à cette direction de la nature, et cela pour la raison que les égouts et collecteurs doivent suivre les voies publiques et que celles-ci ont été souvent tracées d'après des considérations indépendantes de la topographie. Il en résulte qu'il faut chercher pour le tracé du réseau et de ses grandes artères la meilleure combinaison entre le plan de la ville et les ondulations du sol.

Les combinaisons qu'on adopte habituellement se répartissent entre les types ci-après :

1° *Système perpendiculaire*. — C'est le plus simple, puisque chaque collecteur va le plus directement possible au thalweg pour s'y jeter dans le cours d'eau. Mais, à moins qu'on n'épure avant chaque débouché, comme on veut le faire souterrainement à New-York avant déversement dans l'Hudson, on infecte ainsi le fleuve dans l'intérieur même de la ville, ce qui est inadmissible. C'est donc un système du passé, qui doit être condamné désormais, du moins pour les eaux usées proprement dites : il reste acceptable pour les eaux pluviales lorsqu'elles sont séparées (le réseau pluvial séparatif sera donc souvent conçu de la sorte), et il faut bien aussi, dans le système unitaire, tolérer les déversements directs des déversoirs dans la traversée même de la cité.

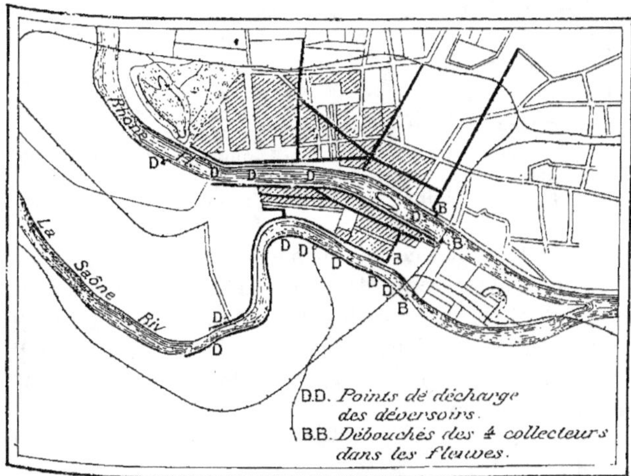

Fig. 91. — Plan des collecteurs actuels de Lyon (détournement latéral). DDDD, points de décharge des déversoirs; BBBB, débouchés des quatre collecteurs dans les fleuves.

2° *Système de détournement latéral ou d'interception.* (*Abfangsystem, Intercepting sewers*). — Pour protéger la traversée du fleuve, on construit, sur les deux rives et parallèlement à elles, deux collecteurs qui recueillent les apports des égouts perpendiculaires et les conduisent hors de la ville : si on jette alors leur débit dans le cours d'eau, on a bien protégé la ville elle-même, mais on continuerait à infecter l'aval, si on ne recourait à un mode épuratoire. Ce système est celui qui règne actuellement à Lyon le long du Rhône et de la Saône (fig. 91) : on le trouve aussi à Dantzig, à Cologne (Voy. plus loin fig. 104, 110 et 134) et dans beaucoup d'autres villes. A

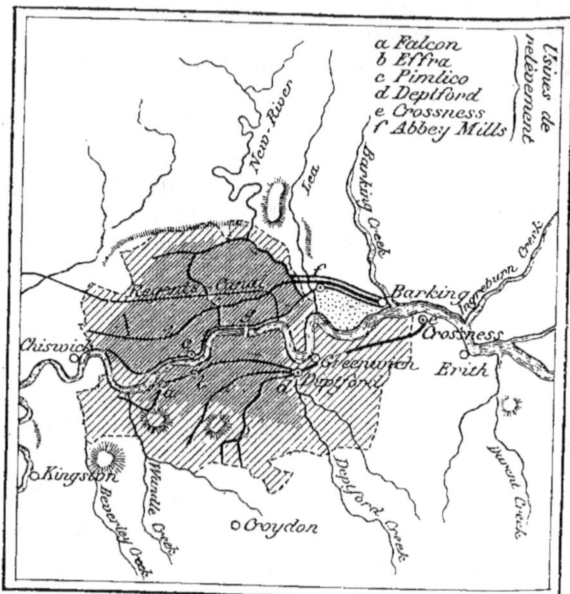

Fig. 92. — Les collecteurs de Londres, haut, moyen et bas service de la partie nord et de la partie sud (et les usines de relèvement du sewage). La partie de la ville la plus fortement teintée est celle où la population est dense.

Londres (fig. 92), les deux collecteurs qui aboutissent l'un à Barking, l'autre à Crossness, peuvent être regardés comme des *intercepting sewers* : cependant le réseau des collecteurs de chaque partie de Londres (d'un côté et de l'autre de la Tamise) se rapproche plutôt de la forme en éventail ; de plus, il y a des étages comme il sera dit au paragraphe 4° ci-dessous.

3° **Système en éventail.** — C'est le type même du réseau ramifié que forment naturellement les égouts d'un même groupe, en partant du tronc commun pour remonter vers les branches. Il régnera dans les villes ou parties de villes plates et indépendantes des cours d'eau. Ainsi à Karlsruhe, la ville en éventail par excellence, à Breslau (fig. 93), réseau de la rive gauche.

4° **Système parallèle, ou par étages.** — Si la ville est bâtie sur un plan faiblement incliné, mais continu, on est amené à créer deux ou plusieurs collecteurs parallèles, mais situés à des niveaux différents (avec des communications entre les étages). C'est le cas de Reims avec ses deux collecteurs actuels haut et bas ; c'est aussi le cas de Francfort, qui a un service haut et un service bas pour chacune des deux rives du Mein (1) (fig. 94). Nous avons vu qu'à Londres il y a trois étages (haut, moyen et bas service) pour chaque rive de la Tamise (fig. 92).

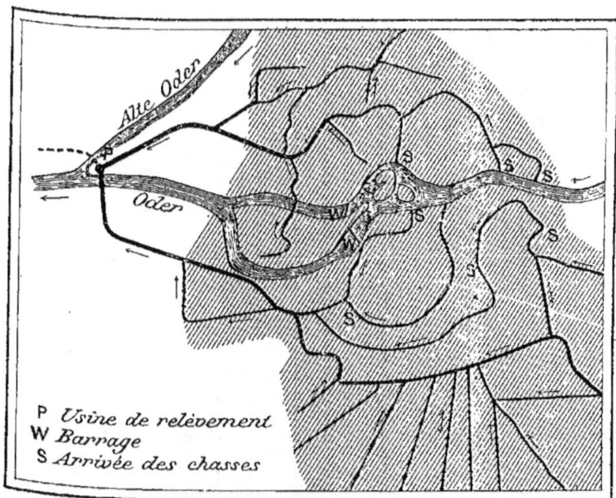

Fig. 93. — Plan des collecteurs de Breslau. Système en éventail (d'après Fruhling).

5° **Système par bassin ou système naturel.** — C'est celui qui, se mariant à la topographie du territoire, le subdivise en zones correspondant aux thalwegs secondaires et aux vallonnements qui en résultent. Suivant les cas, les collecteurs de chaque bassin se réunissent entre eux ou bien marchent isolément vers leur lieu de destination. L'exemple des quatre bassins de Milan (fig. 95) et celui des vingt bassins de Marseille (Voy. plus loin, fig. 129 et 130) peuvent être regardés comme classiques. Paris se subdivise aussi en quatre bassins (Voy. plus loin, fig. 102), celui du collecteur du Nord allant se déverser par gravité dans la presqu'île de Gennevilliers et ceux des collecteurs de Clichy, d'Asnières et Marceau, lesquels se réunissent à l'usine de Clichy (en profitant ainsi de l'abaissement du niveau de la Seine entre ce point et la traversée de Paris) pour avoir leur apport (du temps sec) refoulé vers Achères.

6° **Système radial ou sectionnel.** — Alors que les divisions ne

(1) Voy. pour les détails l'article de Hinsch. Travaux d'assainissement à Francfort-sur-le-Mein. *Annales des ponts et chaussées*, 1891.

sont pas aussi nettement indiquées par la topographie, on peut aussi diviser la ville en sections plus ou moins régulières, ayant chacune leur réseau (indépendant des réseaux voisins), leur émissaire et, s'il y a lieu, leur usine élévatoire : c'est, comme on sait, le système de Berlin, avec ses douze *radialsystem* et ses douze stations de pompage (fig. 96). On a l'avantage de pouvoir se contenter de canaux de moindre section et de faciliter la répartition du sewage entre plusieurs régions

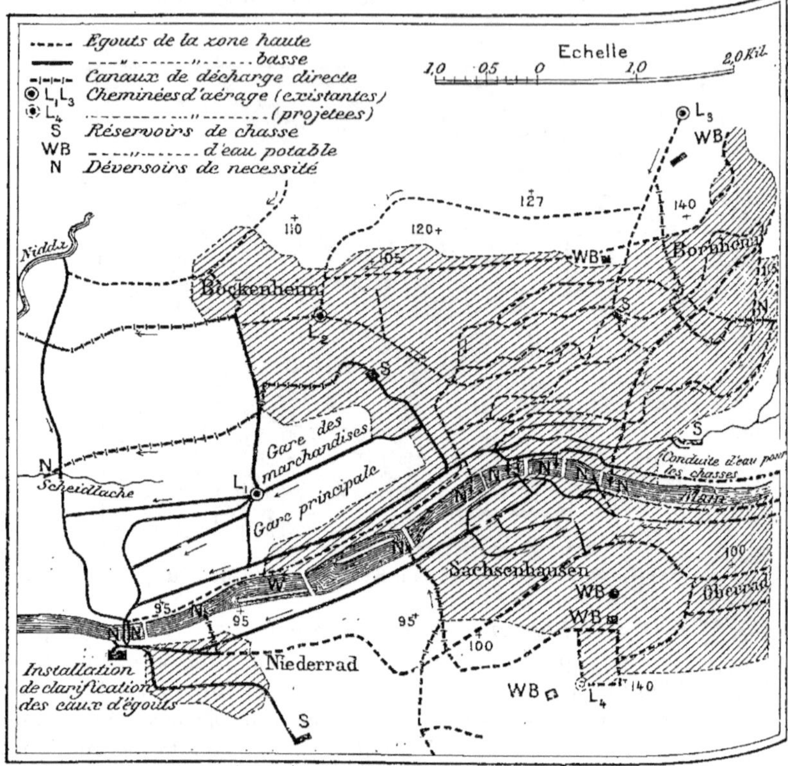

Fig. 94. — Plan des collecteurs de Francfort. Système parallèle
(d'après Fruhling).

d'épandage tout autour de la ville; en revanche, on multiplie le nombre des émissaires, qui entre Berlin et les Rieselfelder ne sont pas au nombre de moins de sept.

Ce système est obligatoire pour une ville absolument plate : il faut y créer artificiellement des points bas et les prendre comme centres d'apport des eaux usées pour une certaine étendue (section) autour d'eux.

Désignation des égouts et des points sur leur trajet. — Des collecteurs, on remonte facilement aux égouts élémentaires affluents des divers ordres, qu'on désigne souvent par le nom de la rue qu'ils desservent. Mais il est commode et plus court de les désigner par des lettres, et le système proposé par Fourault (projet de Dinard) nous semble mériter d'être signalé comme très pratique. Les bassins ou sections étant désignés par les lettres A, B, C, le collecteur

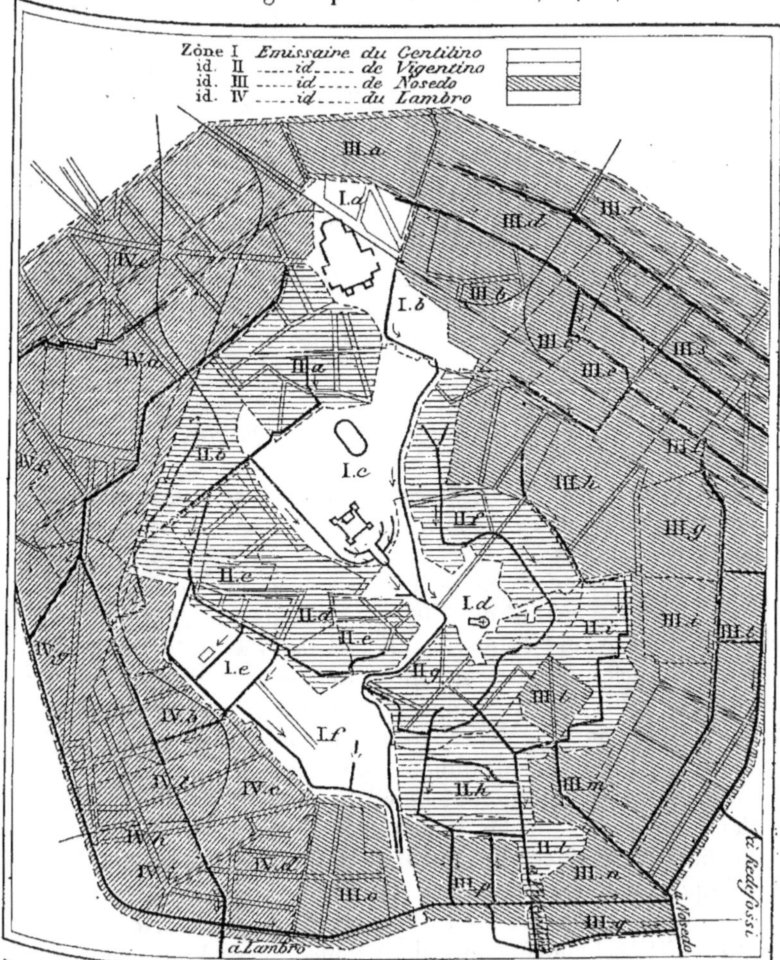

Fig. 95. — Division de Milan en quatre zones et tracé des collecteurs principaux. Les chiffres inscrits à côté des collecteurs indiquent leur portée maxima.

principal du bassin A sera a, et ses affluents de premier ordre, en partant de l'aval vers l'amont, seront successivement, d'après l'ordre où on rencontre leurs débouchés en parcourant le collecteur : aa, ab, ac, etc. Les rameaux venant se déverser dans l'égout ab seront de même, en allant toujours de l'aval vers l'amont, aba, abb, abc, abd, etc. (Voy. fig. 49), et ainsi de suite.

Pour indiquer un ouvrage sur l'égout *aea*, par exemple le quatrième regard à partir de l'amont, on emploiera le symbole R⁴*aea*. Les bouches d'égout seront de même B³*aea*.

Comparaison du système unitaire et du système séparatif (ou mixte). — On a discuté longuement pour savoir si l'on devait toujours recevoir les matières dans le même réseau d'égouts que les eaux pluviales (*système unitaire*, ou *combiné*, *Mischsystem*), — ce qui était l'opinion de la majorité des membres du Congrès d'hygiène de Vienne, en 1887, — ou si, dans certains cas, il n'y avait pas avantage à avoir deux réseaux : l'un le *réseau-vanne*, pour les urines, les matières fécales, les eaux ménagères et parfois les premières eaux de lavage des chaussées et des petites pluies (l'admission de ces dernières fait le *système mixte*); l'autre, le *réseau pluvial*, pour les eaux de pluie ou leur fraction la plus importante (*système séparatif*, *Trennsystem*). Les partisans des deux systèmes se sont récemment mis d'accord, et le Congrès d'hygiène de Bruxelles de 1903 a voté la résolution ci-dessous :

Les systèmes séparatif, unitaire et mixte peuvent être utilement employés, selon les circonstances. Ce n'est qu'après une étude comparée, après avoir soigneusement mis en balance les avantages et les inconvénients des divers systèmes pour le cas particulier soumis à son examen que l'ingénieur sanitaire pourra prétendre formuler des conclusions fondées.

En fait, le système séparatif s'est développé beaucoup dans les derniers temps, surtout dans les petites villes ou dans les quartiers trop bas des grandes, en raison des facilités qu'il présente pour l'élévation mécanique et pour l'épuration des eaux-vannes. Au Congrès de Berlin 1907, quatre rapports (Günther, Hofer, Rœchling et Putzeys) ont confirmé la réhabilitation dont il avait été l'objet à Bruxelles et constaté sa bonne réussite dans nombre de localités. Il n'y a donc, en définitive, pas de règle absolue.

Voici quelques considérations qui pourront guider le choix à faire pour une ville donnée, suivant que l'un ou l'autre de ces points aura une importance prépondérante :

1° *Comparaison en ce qui regarde la protection du cours d'eau.* — Il faut choisir entre deux maux : avec l'unitaire, le fleuve reçoit en temps de grande pluie, c'est-à-dire assez rarement, ce qui s'échappe par les déversoirs, soit un mélange d'eaux-vannes et d'eaux de ruissellement; avec le séparatif, s'il ne reçoit jamais d'eaux-vannes, il reçoit, généralement sans épuration, le produit du réseau pluvial dès qu'une pluie le met en action. Ce dernier serait-il aussi souillé et aussi nuisible que s'il contenait des matières fécales? Durand-Claye l'affirmait en 1887, et, dix ans après, Fränkel et Kirchner soutenaient encore cette opinion, tandis que Gärtner et Herzberg la battaient victorieusement en brèche dans la discussion mémorable du XXIIe Congrès du *Deutscher Verein für öffentliche Gesundheits-pflege* (1). La vérité est, comme l'a dit Rœchling à Berlin (1907), que c'est seulement dans les grandes villes que l'eau de ruissellement est très souillée (encore pensons-nous que le premier flot seul est très chargé, et que, si la pluie persiste, les eaux deviennent de plus en plus propres après le lavage du début) : dans une petite ville bien tenue, où les maisons sont espacées et la circulation peu intense, les causes de pollution sont moindres, et l'eau de ruissellement reste assez propre. La partie la moins souillée est certainement l'eau qui

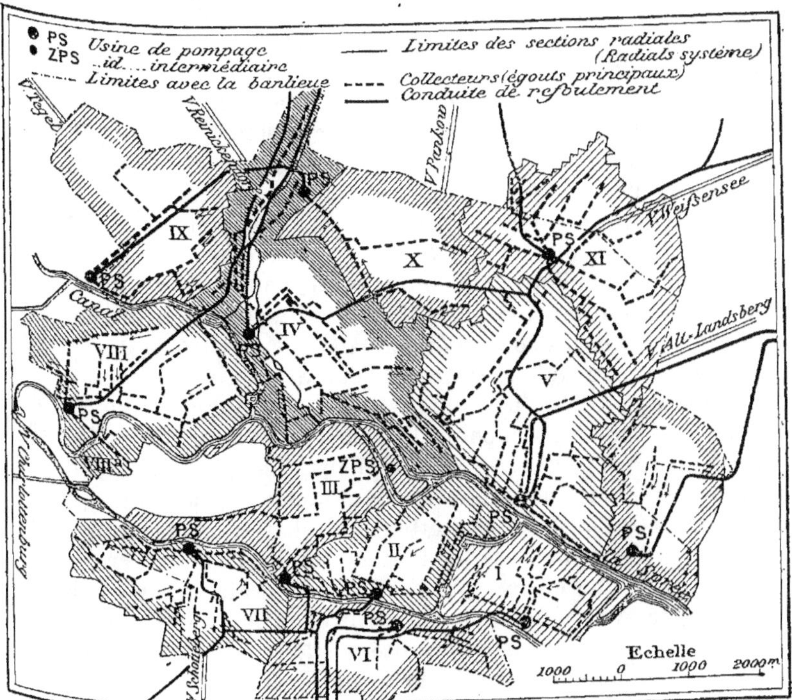

Fig. 96. — Plan des collecteurs de Berlin, système radial, et des conduites de refoulement vers le champ d'épandage.

vient des toits [à Charlottenbourg, Bredtschneider l'évalue à 45 p. 100 (2) ; à Leicester, Rœchling, parle de 60 p. 100 de l'écoulement pluvial) ; la plus souillée, celle qui provient des chaussées.

On peut conclure de là que le système le plus parfait pour la protection du fleuve serait un système mixte ne laissant aller au réseau pluvial que l'eau des pluies tombant sur les toits et dans les

(1) Voy. *Deutsche Vierteljahrschrift für öffentliche Gesundheitspflege*, Bd. XXX, 1898.

(2) Le reste serait formé de 25 p. 100 de l'eau des cours (encore assez pure), 10 p. 100 venant des trottoirs et 20 p. 100 des chaussées.

cours, et, pour celle qui tombe sur les chaussées, que le surplus en cas de pluie dépassant une certaine durée et une certaine intensité : le réseau-vanne admettrait dès lors le produit des petites pluies (1), ainsi, bien entendu, que les eaux de lavage et d'arrosage des rues et celui du commencement des grandes averses, tout au moins pour les rues les plus fréquentées. C'est ce qu'on fait à Wimbledon, par exemple, et c'est ce que Richert a proposé dans son projet d'assainissement de Saint-Pétersbourg, dont il sera parlé plus loin. Quant à la séparation entre cette partie des pluies qui doit aller au réseau-vanne et le reste, elle se fait au moyen soit de la *surverse*, soit du *déversoir intercepteur* ou collecteur d'interception de Batemann, soit enfin de la *chambre régulatrice* de Richert.

2° ***Comparaison pour la facilité d'évacuation et d'entretien.*** — L'unitaire est à ce point de vue le système le plus parfait, en raison de sa simplicité, de la facilité de visite et de nettoyage de ses égouts à grande section, du fonctionnement par simple gravité (il est nécessaire toutefois que les pentes soient suffisantes). En revanche, dans les périodes de temps sec, on a l'inconvénient de n'avoir qu'un mince filet s'écoulant dans un énorme aqueduc, ce qui est une mauvaise condition hydraulique pour obtenir une vitesse capable d'entraîner les corps solides (ainsi dans une cuvette de $0^m,50$ de diamètre, si l'on n'a qu'une tranche d'eau de $0^m,10$ de hauteur, il faut une pente de $0^m,005$ pour obtenir la vitesse minima voulue de $0^m,60$ à $0^m,80$ par seconde). Au contraire, dans les tuyaux exigus du réseau-vanne séparatif, toujours à moitié pleins, l'écoulement se fait beaucoup mieux, et les chasses ont un effet plus sensible et plus prolongé vers l'aval (les tuyaux se mettent en charge momentanément et fonctionnent comme des conduites forcées); il est vrai que les obstructions et les fuites sont davantage à craindre. Il y a donc, au point de vue hydraulique, du pour et du contre pour les deux systèmes. Nous verrons d'ailleurs qu'on atténue l'inconvénient signalé pour l'unitaire en adoptant la forme ovoïde rétrécie à la pointe ou la cuvette spéciale creusée dans le radier pour collecter les basses eaux.

D'après cela, la canalisation unique à grande section paraît surtout indiquée dans les villes à fortes déclivités, ou dans les quartiers d'une même ville qui ont cet avantage. Au contraire, là où la pente est très faible, les tuyaux-vannes du séparatif n'ont besoin que d'une vitesse moindre (d'autant plus qu'ils n'ont généralement pas de sable à entraîner), pouvant descendre à la rigueur à $0^m,30$, et sont plus avantageux même pour le fonctionnement par gravité simple. Cet avantage devient beaucoup plus marqué lorsque, la

(1) Richert propose d'y admettre les pluies jusqu'à 2 millimètres par heure, dont il suppose qu'il arrive 60 p. 100 à l'égout, ce qui correspond à $3^l,3$ par hectare et par seconde.

gravité ne suffisant plus, il faut relever mécaniquement le sewage de certaines zones basses et plates, comme on en trouve aux bords de la mer ou des fleuves : de plus, le réseau-vanne ne communiquant pas avec le fleuve ou la mer, on n'a pas à craindre le reflux dans les maisons des eaux d'inondations ou des fortes marées. C'est pourquoi on a été conduit souvent à adopter le séparatif pour les régions basses d'une ville (1) qui, par ailleurs, a l'unitaire : Carlsbad, Zurich, Cologne, Naples en sont des exemples sur lesquels nous reviendrons; on a alors un *séparatif partiel*.

3° *Comparaison au point de vue de la facilité d'épuration.* — Sous ce rapport, le système séparatif a nettement le dessus. Il n'envoie, en effet, aux champs d'épandage ou à l'usine de traitement que le débit modéré et régulier du réseau-vanne, lequel est, en outre, d'autant plus apte au traitement ou à l'extraction des produits qu'il s'agit d'un sewage de qualité forte, restant très semblable à lui-même et ayant, dès lors, un maximum de valeur en principes fertilisants : le directeur de l'opération épuratoire, qu'elle soit agricole, chimique ou bactérienne, sait donc sur quoi compter et peut faire ses opérations à coup sûr.

Il n'en est pas de même du système unitaire, qui, lui, envoie tout à coup, au moment des pluies, un énorme excédent qu'on ne peut épurer ou qui nécessiterait des extensions considérables et presque impraticables de l'installation. Cet excédent est d'autant plus embarrassant que, peu chargé de matières organiques utiles, il véhicule, au contraire, une grande quantité de matières minérales, autre plaie de l'épuration, et que celles-ci exigent une extraction préalable des plus pénible et viennent encombrer de boue les bassins, feutrer le sol, obstruer les lits bactériens, etc.

Le système mixte, recevant les pluies ordinaires dans le réseau-vanne, est ici inférieur au séparatif complet tant à cause de l'augmentation de débit qu'en raison de cet entrainement de matières minérales que nous venons de signaler comme se faisant surtout par l'apport pluvial. En revanche, cet apport, généralement brusque, produit dans le réseau une chasse avantageuse et gratuite (on peut toutefois obtenir cette chasse avec de l'eau moins chargée de sable et de vase, en faisant déboucher de distance en distance, dans l'égout-vanne, les tuyaux de descente de quelques toitures).

Il faut du reste qu'il soit bien entendu que toutes les matières étrangères dont le système séparatif soulage l'installation d'épuration sont rejetées par là même dans le fleuve. Celui-ci est, par suite,

____

(1) Il peut arriver aussi, comme à Dusseldorf, que ce soit les quartiers hauts qu'on desserve en séparatif : la raison dans cette ville est qu'on voulait éviter de mettre les égouts inférieurs sous forte pression par l'arrivée des eaux pluviales des quartiers élevés; on a alors évacué séparément et directement ces eaux pluviales.

plus encombré avec ce système qu'avec l'unitaire ; cela n'a pas d'inconvénient quand le réseau pluvial débouche dans la mer ou dans un fleuve large et rapide, mais il peut en être autrement en ce qui concerne une petite rivière, dont il faut désobstruer le lit de temps en temps par des dragages onéreux ; toutefois rien n'empêche de doter les collecteurs pluviaux de chambres à sable, comme dans le système unitaire.

. 4° *Comparaison au point de vue des dépenses.* — C'est ici le point capital : les deux systèmes et leurs intermédiaires satisfaisant d'ordinaire convenablement aux exigences de l'hygiène, il s'agit surtout de savoir quelle est, au total, la solution la plus économique. Or, en principe, il n'y a pas de réponse absolue à cette question, car, suivant les conditions locales, c'est tantôt l'un ou l'autre système qui l'emporte. Donc, pour un cas particulier donné, il faudra établir parallèlement un projet dans chaque système et mettre en balance tous les éléments du problème, c'est-à-dire non seulement le coût de premier établissement du ou des réseaux (y compris les branchements des maisons), mais encore, s'il y a lieu, celui des usines de relèvement et des installations d'épuration, sans oublier de capitaliser et d'ajouter les frais d'exploitation et d'entretien annuels de tout cet ensemble.

Nous avons déjà indiqué comment on calcule les débits à admettre : on en déduit facilement, d'après la population et la surface des quartiers à desservir ainsi que d'après les pentes disponibles, les dimensions à adopter pour les égouts élémentaires de chaque système, puis celles des collecteurs, enfin la consistance des usines élévatoires et épuratoires. Le prix de revient de ces dernières dépendant essentiellement des volumes à relever ou à traiter sera facile à établir, et il n'est pas besoin d'entrer davantage dans le détail. Il en est autrement au sujet du développement à donner aux canalisations, ce développement étant, en somme, assez élastique, notamment pour le réseau pluvial séparatif.

Tout d'abord, il est évident que le réseau unitaire d'une part, le réseau-vanne séparatif d'autre part, devront être étendus à toutes les rues (puisqu'il faut, en principe, desservir les cabinets et éviers de toutes les maisons) ; on peut les représenter l'un et l'autre comme un arbre, dont le tronc figure l'émissaire, les branches les collecteurs et les rameaux et fines ramures les égouts élémentaires s'éparpillant dans toutes les rues (les réservoirs de chasse, qui doivent terminer chaque tronçon à son origine d'amont, peuvent même être comparés à la feuille terminale qui est au bout de chaque rameau). A l'origine, surtout si les pentes sont fortes, le réseau unitaire pourra bien se contenter de tuyaux, mais ce ne sera que sur de très petits parcours, et il devra en arriver très vite aux grandes sections visitables (les intermédiaires entre le tuyau de 0^m,50 et l'égout ovoïde de 1^m,80 de hauteur n'étant pas pratiques) : il sera donc notablement plus onéreux à établir que le réseau-vanne séparatif, qui, lui, peut rester en tuyaux presque partout. Mais il faut tenir compte du réseau pluvial séparatif, et il est évident que, si celui-ci était également étendu à toutes les rues, il coûterait presque aussi cher que le réseau unitaire, puisque ses dimensions, commandées par le débit en eaux pluviales, devraient être sensiblement aussi grandes : le double réseau coûterait alors plus cher que le réseau unique, la différence étant sensiblement le coût du réseau-vanne surajouté (1). Heureusement, il n'en est pas ainsi d'ordinaire, et en pratique le réseau pluvial reste toujours très rudimentaire; amputé à ses deux extrémités, ce n'est plus un arbre s'étendant à toutes les rues et emmenant ses produits loin de la ville, mais il ne comprend plus guère qu'une série de gros troncs, courts et peu ramifiés, aboutissant au plus vite au fleuve. Dans ces conditions, on conçoit que ce réseau simplifié puisse devenir très économique et que son coût, ajouté à celui du réseau-vanne, puisse rester notablement inférieur au coût de l'unitaire.

Voici comment et dans quelle mesure peuvent se faire ces simplifications du réseau pluvial. A l'origine des ramifications d'amont, nous ne voyons vraiment pas d'inconvénient pour un bon nombre de rues très courtes ou encore peu peuplées à admettre, — au moins provisoirement et jusqu'à ce qu'une plus grande densité de population ou une meilleure situation budgétaire permette d'y revenir, — l'écoulement des eaux pluviales dans les caniveaux; ceux-ci ne sont-ils pas comme une sorte de prolongement, à ciel ouvert, du réseau pluvial, et, en fait, la ville à assainir ne se contente-t-elle pas déjà, depuis des siècles, de cet écoulement sur de longs parcours ? La nécessité de l'évacuation souterraine des eaux pluviales ne commence d'ordinaire qu'aux points où l'inondation de la rue elle-même, en cas de forte averse, commencerait; il existe un lieu géométrique de ces points (c'est le lieu des emplacements obligés des premières bouches d'égout pluviales) qui partage la ville en deux zones, et nous admettons volontiers, du moins pour des villes de moyenne importance ne cherchant pas un grand luxe, que la zone d'amont n'a pas besoin que le réseau pluvial souterrain s'y étende. Plus tard, quand certaines parties de cette zone deviendront plus riches et plus peuplées (2), rien n'empêchera d'y construire progressivement des égouts pluviaux; on pourra aussi, si le besoin s'en fait sentir pour certaines régions plus en danger d'être inondées, recevoir momentanément et exceptionnellement tout ou partie de leurs eaux pluviales dans le réseau-

(1) Cette différence s'atténuerait toutefois par le fait qu'on peut construire plus économiquement en béton, par exemple, ou en ciment armé, le réseau pluvial séparatif, lequel n'a pas à véhiculer d'eaux chargées d'acides destructeurs ; il peut être aussi moins profond.
(2) Les surfaces bâties et pavées augmentant alors au détriment des jardins, la quantité d'eau ruisselante augmente aussi parallèlement.

vanne. Bref, il y a là une élasticité précieuse qui permet aux budgets municipaux d'ajourner le complément du réseau pluvial vers l'amont.

Du côté de ses extrémités d'aval, l'importance de ce réseau dépend essentiellement des facilités de déversement plus ou moins grandes qu'offrent le ou les cours d'eau récepteurs. Les points d'évacuation sont-ils commodes, nombreux, rapprochés des centres à desservir? Alors on évite les longs collecteurs latéraux; les tronçons sont très courts et le réseau est très économique ; si, au contraire, par suite de l'éloignement du fleuve, il faut de longs émissaires pour l'atteindre, l'avantage disparaît. Aussi, dans le calcul comparatif à faire, peut-on dire que le bénéfice du système séparatif sera d'autant plus grand que les circonstances locales permettront au réseau pluvial de rester plus rudimentaire. Peut-on, comme à Cannes et à Toulon, conduire pour ainsi dire les caniveaux directement à la mer, ou, comme à Lille, Lyon et Avignon, les déverser à très courte distance dans les bras de rivière sillonnant ces villes? Alors on arrive presque à la suppression complète du réseau pluvial et à une économie très sérieuse en faveur du séparatif.

Pour bien préciser l'importance du point en question, nous devons citer l'exemple typique que donne Bredtschneider pour un nouveau quartier de Charlottenburg. Ce quartier, comprenant 550 hectares, s'étend entre la Sprée, le canal de Spandau et un canal de jonction, en sorte que le voisinage de ces cours d'eau, capables de recevoir les eaux pluviales, semblait donner l'avantage au *Trenn-system*, même avec le réseau pluvial complet, et lui assurait, en effet, une économie de 1 000 000 de marks environ. La ville se décidait donc pour le système séparatif, quand l'État fit savoir qu'il interdirait tout déversement dans le canal de Spandau; les deux projets parallèles durent être remaniés en conséquence, et cette fois la balance pencha de 430 000 marks (non compris la diminution de dépense pour les branchements des maisons) en faveur du *Michsystem*, qui fut définitivement adopté.

Il y a également un cas assez fréquent où le système séparatif est indiqué. C'est celui où la ville possède déjà un réseau d'égouts anciens incapables d'être transformés pratiquement (radiers plats, manque de pente, etc.) en égouts unitaires recevant les matières fécales, mais pouvant continuer à faire l'office d'égouts pluviaux; on n'a alors qu'à installer au complet le réseau-vanne, et le réseau pluvial ne coûte pour ainsi dire rien. C'est sur cette idée qu'est basé le projet d'assainissement de Reims par Bourguin, et c'est ce qu'il paraîtrait convenable de faire à Lyon.

Nous devons encore faire remarquer que, dans le système séparatif, les égouts des deux sortes, et surtout les égouts pluviaux, peuvent être moins profonds, ce qui présente un grand avantage quand la nappe souterraine est très voisine de la surface. De ce fait, les égouts sont plus exposés à la gelée (ce qui n'est intéressant que pour les pays très froids): mais, en revanche, les reflux dans les caves et les sous-sols sont beaucoup moins à craindre et, s'ils se produisent, sont moins désagréables. Quant aux branchements de maisons, on doit reconnaître qu'étant doubles ils sont plus onéreux que le branchement unitaire ; Bredtschneider évalue la différence à 100 marks par maison, mais il faut remarquer que ces frais supplémentaires incombent d'ordinaire aux propriétaires et ne grèvent pas le budget municipal. Avec le séparatif, il n'est plus question du siphon de pied ou siphon terminus (*disconnecting trap*), qui s'oppose à une évacuation immédiate des eaux usées des maisons; il est vrai qu'on tend aujourd'hui à les supprimer aussi avec l'autre système. Reconnaissons aussi qu'avec le séparatif l'air des rues est mieux protégé contre l'invasion de l'air et des odeurs d'égout qu'avec l'unitaire.

Enfin, si l'on évalue les frais d'exploitation et d'entretien du double réseau, il semble qu'ils soient plus élevés que pour le réseau unique. Cela tient, d'une part, à la moindre longueur de canalisation et, d'autre part, à la plus grande commodité de nettoyage et de visite que nous avons déjà signalée en faveur du système unitaire.

1° SYSTÉME UNITAIRE.

Après ce qui en a été dit dans les généralités et en renvoyant plus loin pour la description de divers organes (bassins de chasse, regards de visite, branchements particuliers, tours de ventilation, etc.), il ne nous reste que peu de chose à dire ici pour achever de faire connaître le système unitaire. Nous nous arrêterons un instant sur les formes et sections à donner aux égouts, puis sur les déversoirs et les émissaires, et nous passerons ensuite à l'exemple de quelques villes assainies en unitaire complet ou incomplet (séparatif partiel).

Formes et sections des égouts unitaires. — Ces canaux doivent répondre à un double but : d'une part évacuer le produit du temps sec avec une vitesse et une profondeur de lame d'eau suffisantes pour assurer l'entraînement des matières ; d'autre part, évacuer le produit des pluies, lequel est d'un volume disproportionné avec le premier. Le rapport de ces deux termes est souvent donné comme étant de 1/40 ; mais Putzeys a montré (1) que, même en supposant les bassins hydrographiques coïncidant avec le territoire de la ville, le rapport varie avec l'étendue de la surface desservie et qu'il peut atteindre $\frac{1}{100}$ et $\frac{1}{150}$. (L'écart serait plus grand encore si un égout devait éva-

____

(1) Rapport au *Congrès d'hygiène*, 1903.

cuer l'apport des pluies tombant sur un bassin extérieur à la ville.)
La section d'un canal unitaire ne dépend donc pas des besoins de la
population à desservir, mais de la grandeur du bassin hydrographique
et de l'intensité des pluies à attendre ; au contraire, le débit du
temps sec ne dépend que du nombre des habitants et de leur consommation en eau.

Il résulte de là, au point de vue hydraulique, une difficulté, que les
radiers plats des anciennes galeries ne parvenaient pas à vaincre.
Aussi préféra-t-on longtemps les sections circulaires, qui ont l'avan-

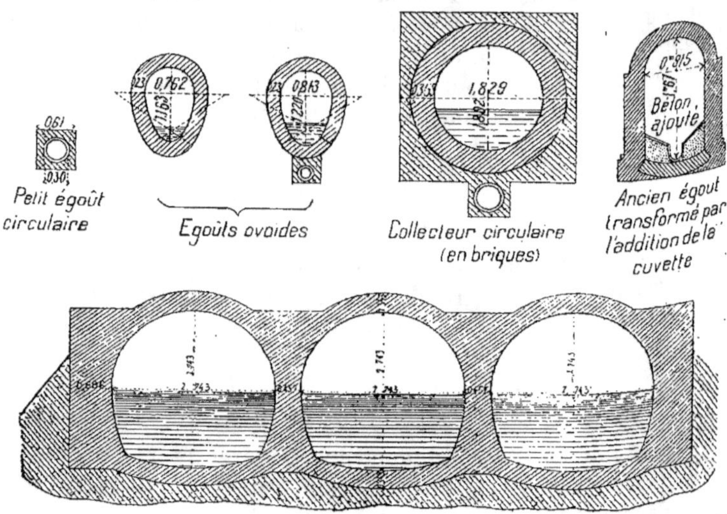

Fig. 97. — Émissaire de Barking. Le nombre des collecteurs accolés est de cinq.

tage de concentrer vers le bas des quantités même très réduites de
liquide : c'est ainsi qu'un grand nombre d'égouts de Londres (fig. 97)
sont circulaires et faits en briques, et que la plupart de ceux de
Berlin (fig. 98) sont aussi circulaires et en poterie (de 0ᵐ,21 à 0ᵐ,48 de
diamètre). Il a été possible, dans ces deux villes, et surtout dans la
seconde, de s'en tenir à ces petites sections, parce que les déversoirs

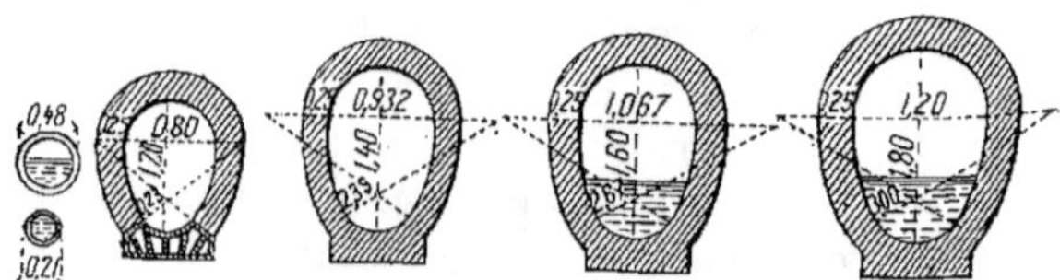

Fig. 98. — Égouts de Berlin.

entrent très tôt en fonction ; mais, en général, il n'en est pas ainsi, et
le système unitaire oblige très vite à de grandes sections, que l'on
doit, pour la facilité de la visite et du nettoyage, rendre *visitables*. D'un

autre côté, si le rayon de l'égout circulaire est un peu grand, la

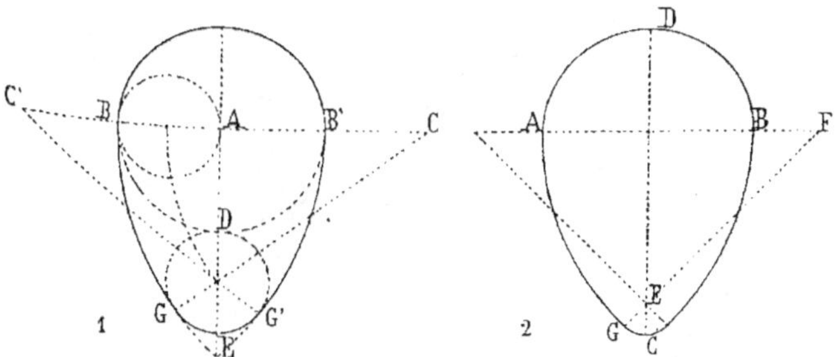

Fig. 99. — Égouts ovoïdes.
1, type de B. Latham; 2, type de Philips.

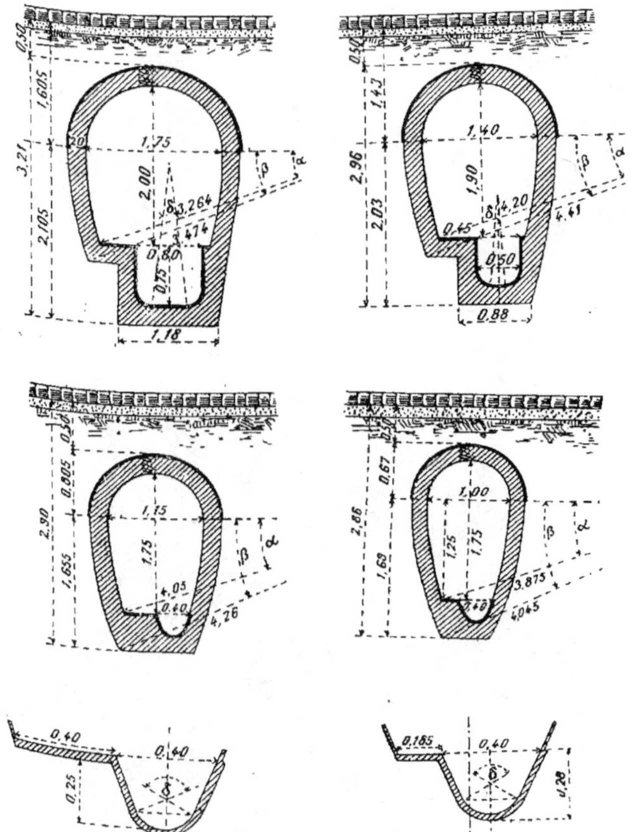

Fig. 100.— Type des égouts de Paris, avec cuvette pour les basses eaux
et banquette de passage.

concentration du sewage du temps sec ne se fait plus bien : on a été ainsi amené à établir une *cuvette* sur le radier, et un cer-

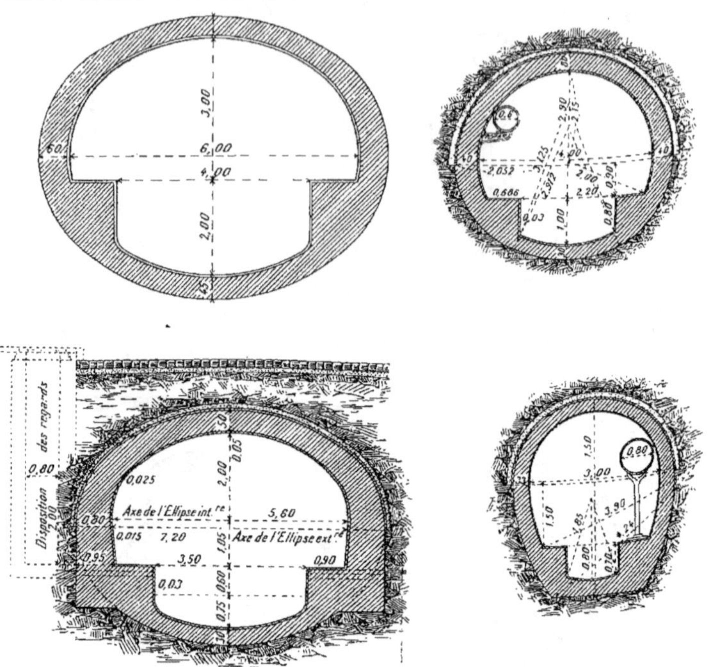

Fig. 101. — Sections des quatre grands collecteurs parisiens.

tain nombre d'égouts de Londres à radier plat ont été trans-

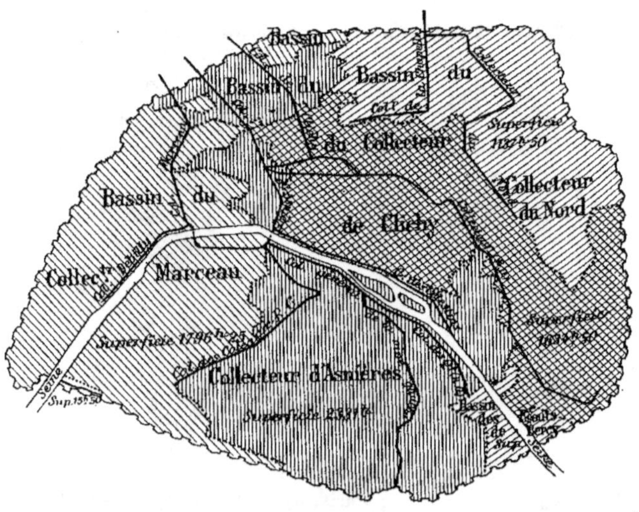

Fig. 102. — Les quatre grands collecteurs parisiens et leurs bassins.

formés, comme le montre l'une des sections de la figure 97.

Ces deux considérations, l'une visant le facile passage dans l'égout et l'autre de bon écoulement des basses eaux, ont conduit à l'adoption de la forme ovoïde : elle se prête au passage d'un homme, pourvu qu'on ait 1ᵐ,70 à 1ᵐ,80 de hauteur sous clef et 0ᵐ,60 de largeur au moins aux naissances. Le type le plus répandu est celui qu'établit Baldwin Latham (fig. 99) : le rayon de l'arc inférieur GG' y est moitié de celui de la voûte AB ; la hauteur totale est trois fois ce

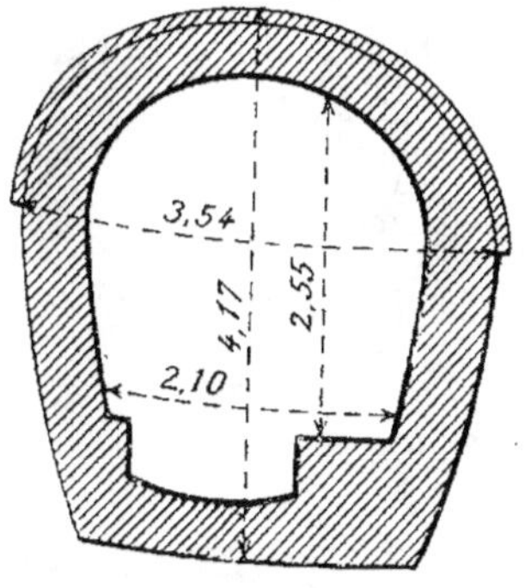

Quai du Rhône et de la Saône, rive droite.

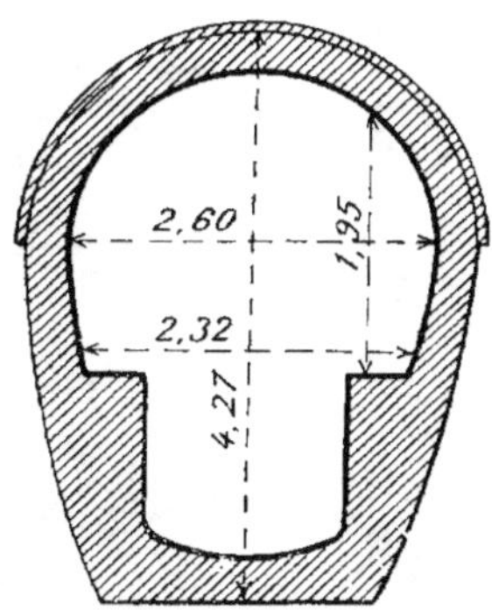

Quai Claude-Bernard, 2ᵉ partie.

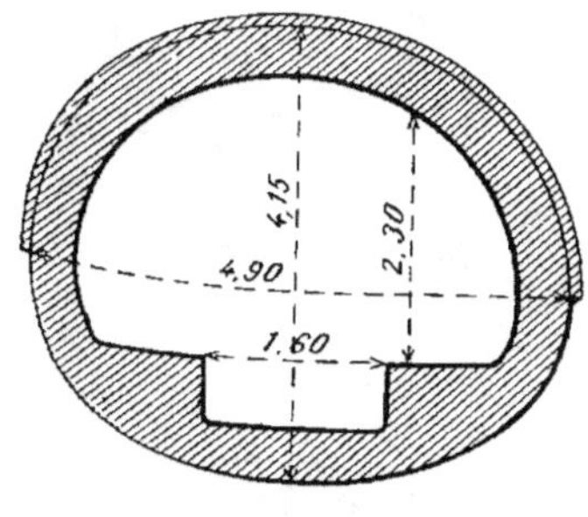

Avenue des Ponts.

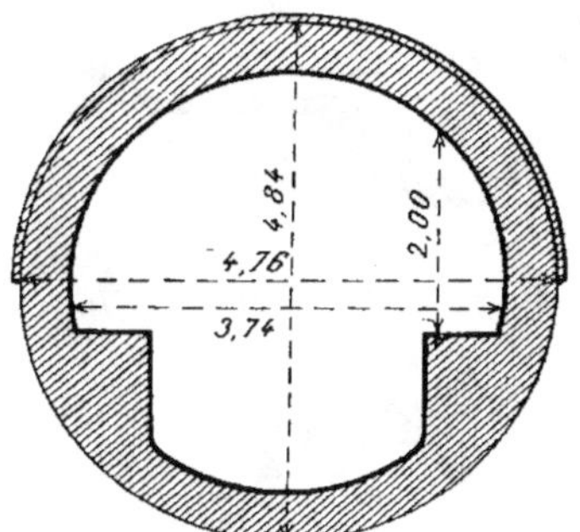

Collecteur de la Vitriolone.

Fig. 103. — Les collecteurs de Lyon.

dernier ; enfin BC' et B'C sont égaux à AB, en sorte que le rayon des piédroits est trois fois celui de la voûte. Le second dessin de la même figure montre un autre type, dû à Philips, où on se rapproche plus de la pointe : afin d'avoir un meilleur écoulement des faibles quantités de liquide, le rayon de l'arc du radier n'est plus que le quart de celui de la voûte, et BF = 1/3 AB. Enfin, à Liége et à Marseille, on a fait des égouts terminés en pointe ; mais il faut reconnaître qu'il est alors difficile d'y circuler.

Durand-Claye a proposé et fait adopter à Paris un type excellent, comportant à la fois la cuvette et la banquette de passage sur le côté (fig. 100) : la figure 101 en montre quatre types de grandeurs différentes;

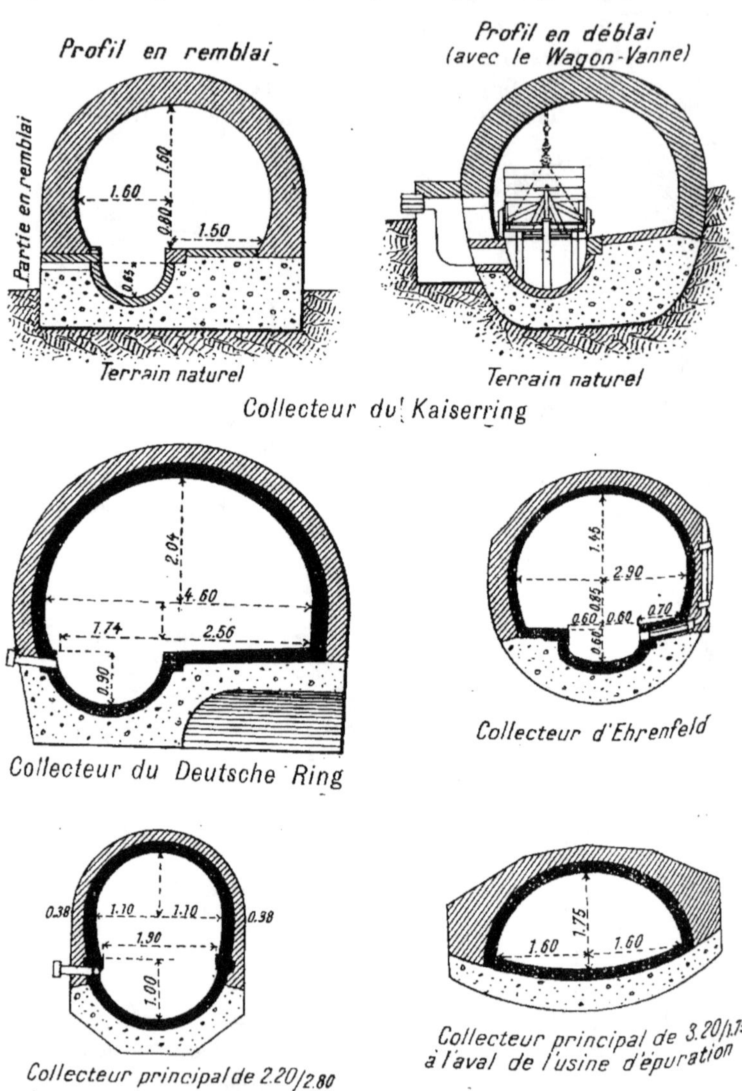

Fig. 104. — Section des collecteurs de Cologne.

mais, dans le dernier, la marche est plus difficile, parce que la largeur de la banquette est réduite à 0,185 (alors qu'il faut 0^m,40 pour marcher facilement). La figure 101 montre les sections devenues énormes des grands collecteurs parisiens, dont la figure 102 indique les bassins alimentaires : ces collecteurs reçoivent en outre des eaux de certaines parties de la banlieue en dehors des fortifications.

La figure 103 montre les sections des collecteurs de Lyon, conçus dans le même ordre d'idées que ceux de Paris.

Passons à quelques villes étrangères dignes d'être prises pour modèles. A Cologne, on a des sections circulaires de 0,25 à 0,60 de diamètre là où les pentes sont supérieures à 0,005, quelques types ovoïdes en ciment tels que 0,30/0,45, 0,35/0,525, 0,40/0,60 et 0,50/0,75, enfin les égouts ovoïdes en maçonnerie de type normal avec les dimensions 0,60/1,00, 0,70/1,25, 0,80/1,40, 1,00/0,50, 1,20/1,80. Les types des collecteurs sont donnés par la figure 104. La figure 105 montre

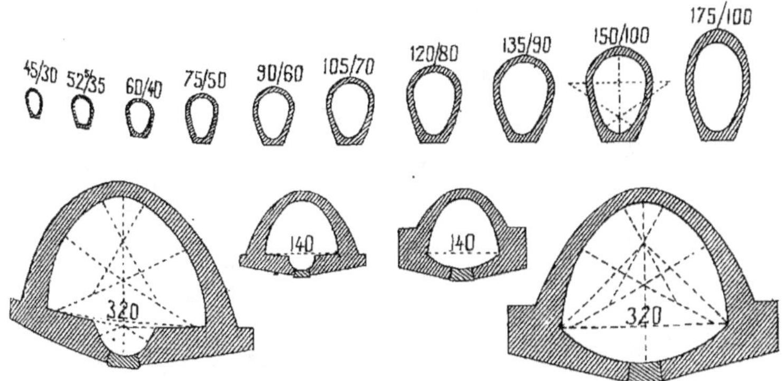

Fig. 105. — Type des égouts de Dresde.

les types adoptés à Dresde : la forme ovoïde pour les petites sections non visitables n'est pas recommandable.

On remarquera la forme en bonnet (*Haubenform*) avec ou sans cunette médiane, qui est très convenable pour les émissaires (comme d'ailleurs pour les collecteurs pluviaux) : cette forme a été reproduite dans nombre de villes allemandes, aussi bien que celle du collecteur du *Deutsche Ring*, à Cologne, qui, avec la cuvette sur le côté, réalise le même but.

Enfin la figure 106 fait voir quelques types d'égouts des villes des États-Unis, New-York, Brooklyn, Baltimore, Boston, Washington. La plupart des canaux dans ce pays sont circulaires ou ovoïdes, en briques ou en béton, ou encore en béton avec un revêtement intérieur en briques : les deux derniers types, couverts d'un plancher avec poutres de fer et voûtes en briques ou ciment armé, sont moins fréquents.

Déversoirs et canaux d'orage. — Nous savons déjà que, au moment des grandes averses, les égouts unitaires devront laisser échapper en certains points l'apport trop considérable dû au ruissellement : des ouvertures devront donc être ménagées dans ce but, et ce qui passera par elles s'évacuera directement au thalweg par des tronçons plus ou moins longs appelés *canaux d'orage (storm sewer)*. Le débouché d'aval de ces canaux pourra être libre, s'il n'y a pas

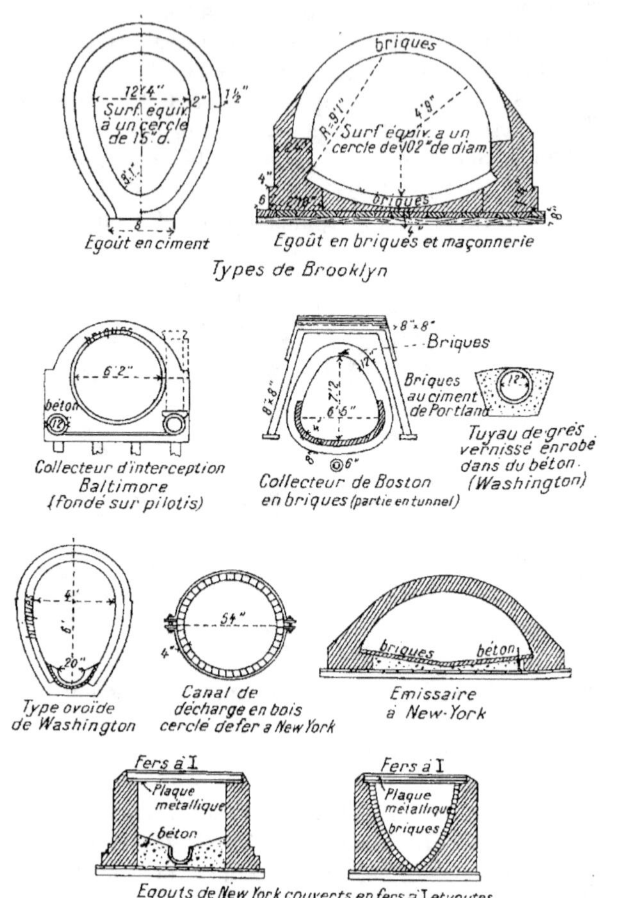

Fig. 106. — Section d'égouts de diverses villes des États-Unis.

à craindre de reflux des marées ou des hautes eaux du fleuve, ou, en cas contraire, il devra être muni d'ouvrages de garde ou engins de fermeture (vanne, clapet, porte de flot, barrage mobile, etc.), capables de s'opposer à ce reflux dangereux tant pour le canal lui-même (sous-pressions) que pour les territoires trop bas.

Au point de vue hydraulique, il y a intérêt à faire commencer le déversement de bonne heure, de manière à décharger au plus tôt le réseau d'égouts ; mais il est clair que c'est l'inverse, si on considère la pollution du fleuve ou de la plage. Ce qui importe, c'est que, au moment où le déversoir va fonctionner, la dilution du sewage par l'eau de pluie soit suffisante pour que le mélange puisse être toléré dans le fleuve : or cette dilution sera donnée par le rapport du débit de l'égout au moment où l'eau atteint la crête du déversoir et le volume habituel du sewage en temps sec. Büsing nous donne ce rapport pour quelques villes allemandes : il est de 2,4 seulement à

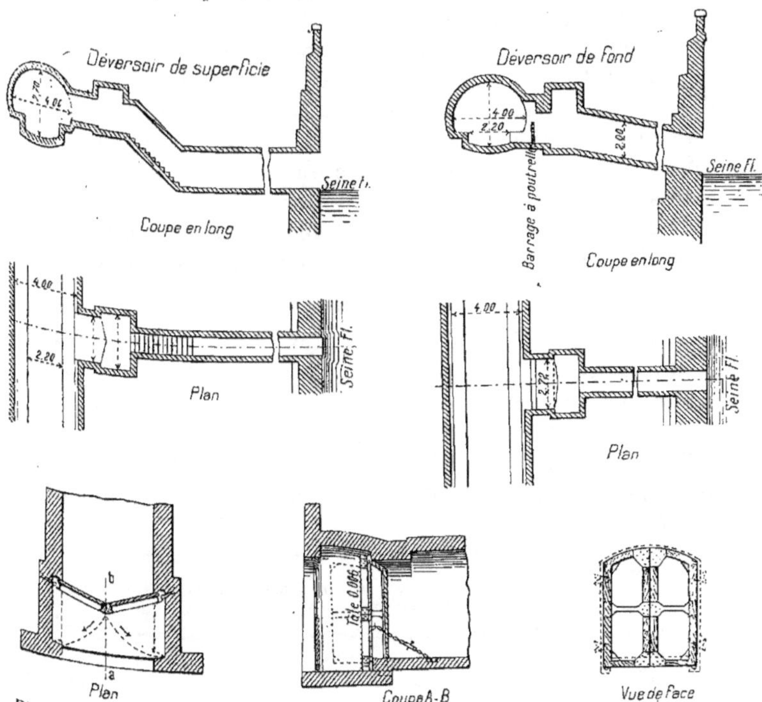

Fig. 107. — Déversoir de fond et de superficie de Paris avec porte de flot.

Düsseldorf, 3,4 à Hambourg, 4 à Francfort, 4,5 à Königsberg, 5 à Chemnitz et Wiesbaden, 6,4 à Berlin, 7 à Emden, 9,5 à Stettin. Nous n'avons pu trouver le chiffre de la dilution pour Paris au moment du déversement, mais il est évidemment beaucoup plus élevé que ces derniers nombres.

Remarquons encore qu'on ne saurait exiger, à ce sujet, les mêmes conditions partout : il est clair que la dilution acceptable pourra être bien moindre quand le déversement se fait dans un fleuve d'un grand débit comme le Rhin et l'Elbe (pour Dusseldorf et Hambourg). Le *Local Government Board* veut que, au moment du déversement, la dilution soit d'au moins cinq fois le volume ordinaire; mais on sait qu'à Londres le fonctionnement des *storm relief sewers*, qui réunissent les collecteurs des trois étages à la Tamise, commence dès que le débit du temps sec est multiplié par 2,5, Bazalgette n'ayant calculé le réseau que pour recevoir le produit d'une pluie d'un quart de pouce supposé uniformément réparti en vingt-quatre heures (alors qu'il tombe souvent plus d'un pouce par jour et même que certains orages donnent un pouce par heure).

On obtient facilement un déversoir en dérasant à une certaine hauteur, au-dessous du radier un des piédroits : lorsqu'elle dépasse cette hauteur, la tranche supérieure tombe dans une chambre latérale, d'où elle s'écoule par le canal d'orage subséquent, tandis que le liquide qui reste contenu dans la cuvette de l'égout continue son chemin suivant le trajet de ce dernier. La crête du déversoir, si elle est faite en maçonnerie, est suivie d'ordinaire par une doucine, épousant la courbe de la lame déversante : mais elle peut être formée par le dessus d'un barrage à poutrelles, comme dans le déversoir de fond de Paris, ou d'une vanne métallique. Le débit par mètre courant de déversoir se calcule approximativement par la formule :

$$Q = m H \sqrt{2gh},$$

où H est la charge, c'est-à-dire la hauteur de l'eau dans l'égout au-dessus de la crête, si on y suppose le liquide immobile (s'il a une vitesse notable v perpendiculairement au déversoir, il faut augmenter cette hauteur de $\dfrac{v^2}{2g}$) et m un coefficient variable suivant la charge et suivant la hauteur de la crête au-dessus du radier. On le prendra dans le petit tableau ci-après :

CHARGES H.	VALEUR DU COEFFICIENT m POUR LES HAUTEURS SUIVANTES DU DÉVERSOIR AU-DESSUS DU RADIER DE L'ÉGOUT.								
	0m,20	0m,30	0m,40	0m,50	0m,60	0m,80	1m,00	1m,50	2m,00
0,05	0,458	0,453	0,451	0.450	0,449	0,449	0,449	0,448	0,448
0,10	0,459	0,447	0,442	0.439	0.437	0,435	0,434	0.433	0,433
0,15	0,468	0,451	0,443	0,438	0,435	0,431	0,429	0.427	0,426
0,20	0,480	0,459	0,447	0.440	0,436	0,431	0,428	9.425	0,423
0,25	0,490	0,466	0,453	0.445	0,439	0.432	0,428	0.424	0,422
0,30	0,500	0,472	0,460	0,450	0.443	0,434	0,430	0.424	0,421
0,35	»	0,482	0,465	0,455	0,447	0,437	0,431	0.424	»
0,40	»	0,489	0,472	0,459	0,451	0,440	0,433	0.424	»
0,45	»	0,49	0,477	0.464	0,455	0,442	0,435	0.425	»
0,50	»	»	0,482	0,468	0,459	0,445	0,437	0.426	»
0,60	»	»	0,490	0.476	0,466	0,451	0,441	0.427	»

Il arrive dans certains cas que, le fleuve ou la marée refluant dans le canal de décharge, celui-ci est noyé et le déversoir ne fonctionne plus que par la tranche supérieure (deuxième cas de la figure 108). Son débit est alors la somme de ce que donne la formule précédente pour la hauteur h et de l'écoulement par orifice noyé de hauteur k, qui par mètre courant est $0{,}60\,k\sqrt{2gH}$, en sorte que le débit total est alors $Q = L \sqrt{2gh}\,(0{,}5\,h + 0{,}6\,k)$, où L est la largeur du déversoir. Enfin il est clair que, si le fleuve monte encore et atteint ou dépasse le niveau de l'eau dans l'égout, le débit devient nul : il y a stagnation. Ceci dit, nous allons montrer quelques exemples de déversoirs. La figure 107 fait voir un déversoir de fond et un déversoir de superficie de Paris, avec la porte de flot destinée à empêcher le reflux de la

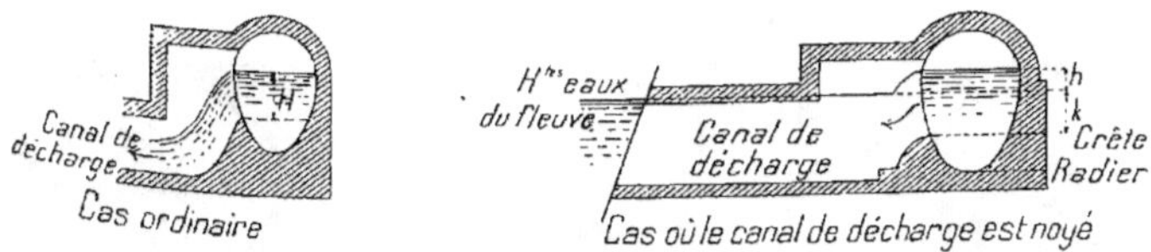

Fig. 108. — Débit d'un déversoir.

Seine en crue. Généralement, afin de ne pas polluer la Seine et encombrer son lit, une *chambre à sable* est intercalée sur le canal de

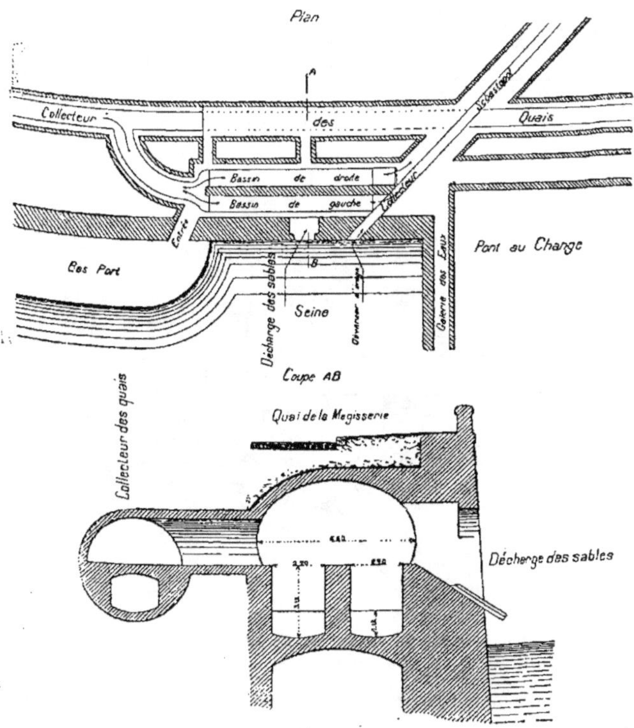

Fig. 109. — Chambre à sable du Châtelet.

décharge avant son débouché dans le fleuve : la figure 109 donne la disposition d'une de ces chambres, comportant un double approfondissement où l'eau laisse déposer les matières lourdes, de manière que l'un de deux bassins étant rempli, l'autre est mis en service pendant la vidange du premier. Comme on le voit là, on profite souvent de la rencontre de deux collecteurs pour établir un déversoir qui leur sert de décharge à tous les deux.

C'est aussi à la jonction du collecteur de la vieille ville et de celui de la nouvelle, à Cologne, qu'on a établi un important canal d'évacuation des eaux d'orage du Rhin. La figure 110 représente en détail

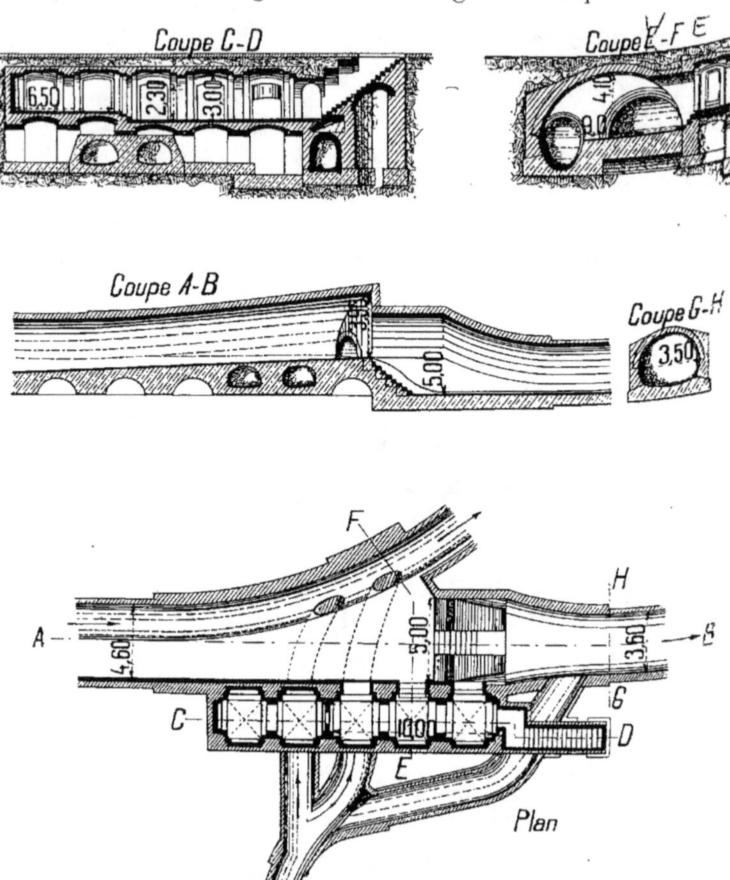

Fig. 110. — Chambre de réunion des collecteurs de la vieille ville et de la nouvelle au *Deutsche Ring*, à Cologne, avec réservoir.

cet important ouvrage : l'avantage pour l'écoulement des grandes eaux résulte de ce que le canal de décharge continue directement le collecteur de l'Altstadt, lequel amène le flot de beaucoup le plus important.

A Berlin, où on n'a pas à craindre de fortes montées de la Sprée ni de très fortes variations de débit des égouts, on règle à la main la hauteur des déversoirs par l'addition sur leur crête d'un nombre plus ou moins grand de poutrelles en fer de 0,10 de hauteur, placées entre deux rainures (fig. 111).

D'autres systèmes ont aussi été employés pour éliminer du réseau

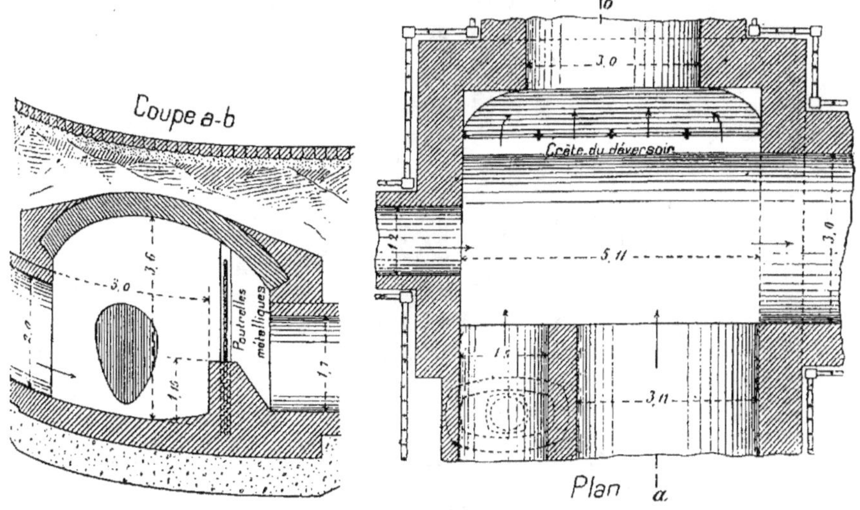

Fig. 111. — Déversoir de Berlin.

d'égouts les grandes eaux pluviales. C'est tout d'abord celui de la

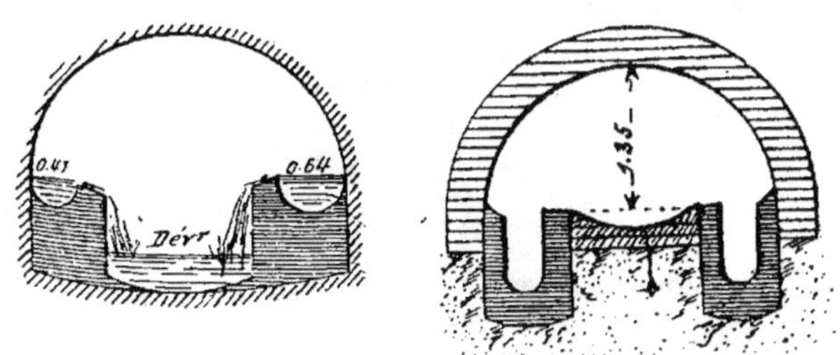

Fig. 112. — Système de la surverse, transformation proposée par de Montricher
pour les égouts d'Épinal.

surverse, proposé en 1895 par de Montricher, qui indiqua comment

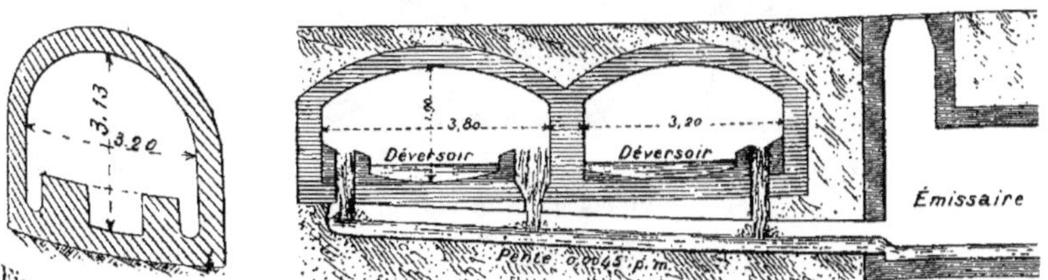

Fig. 113. — Système de la surverse, transformation proposée par de Montricher
pour les égouts de Nîmes.

on pourrait transformer dans ce but les égouts d'Épinal (fig. 112) et ceux de Nîmes (fig. 113). Il s'agit d'établir sur le radier plat d'un collecteur existant une cunette (analogue à celle du type Durand-Claye à Paris), ayant pour but d'écouler l'apport du temps sec vers l'émissaire ordinaire, tandis qu'elle laisse déborder sur sa crête interne tout

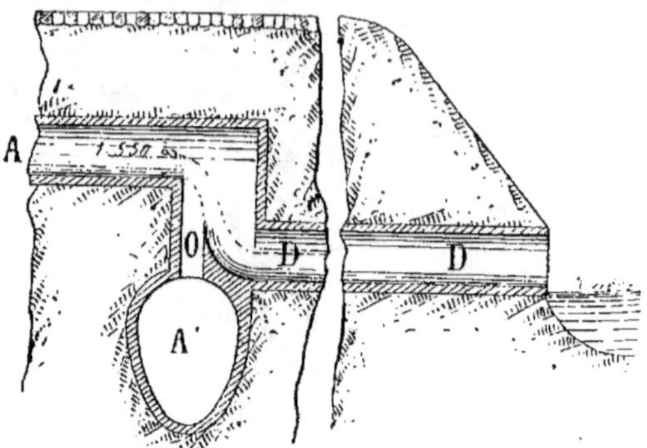

Fig. 114. — Le déversoir interrupteur de Bateman, à Manchester.

de son long les eaux surabondantes résultant des averses, lesquelles gagnent le fleuve par le radier médian faisant canal de décharge. C'est donc en réalité deux réseaux d'égouts réunis en un seul, mais dont les efflux n'ont pas la même destination.

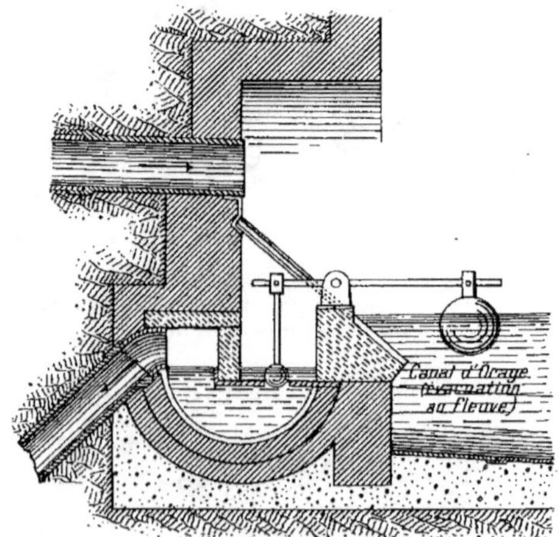

Fig. 115. — Chambre à déversoir limitant ou empêchant l'entrée des grandes eaux fluviales dans le réseau d'égouts.

Le système du **déversoir intercepteur** appliqué par Bateman à Manchester (fig. 114) consiste à établir en un point donné un orifice vertical par lequel, en temps ordinaire, le sewage venant de A tombe dans l'égout A′, réservé aux eaux-vannes et ménagères, pour les conduire à l'épuration : les dimensions de l'orifice sont calculées de telle sorte qu'il ne laisse passer qu'un certain débit, et il arrive dès lors qu'en temps de grande pluie, ce débit étant dépassé, l'excédent s'écoule à la rivière par le déversoir proprement dit DD. On a modifié ce type de différentes manières, faciles à concevoir, soit en faisant avancer, près du débouché de l'égout, une sorte d'entonnoir métallique, de position réglable à volonté, qui dirige vers la décharge la quantité voulue des eaux en excès amenées en temps de pluie, soit en adoptant un dispositif automatique tel que celui de la figure 70, lequel peut, à un moment donné, obturer complètement l'entrée du réseau d'égouts ordinaire.

Comme application de ce système, il faut citer la ville de Buenos-

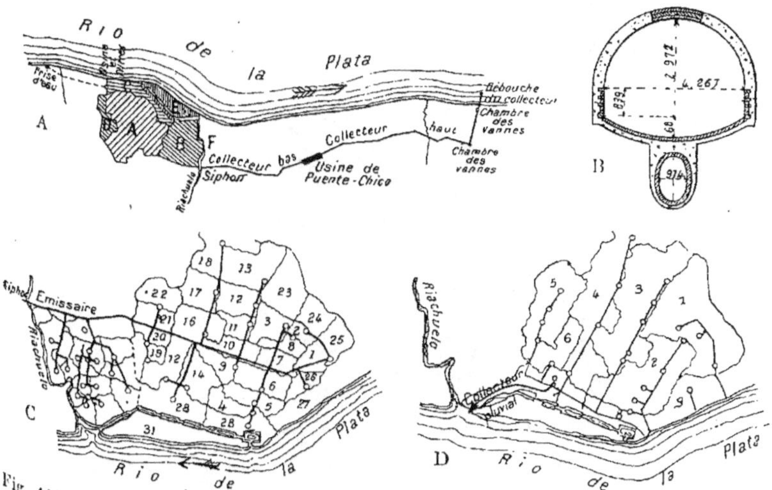

Fig 116. — Les collecteurs d'interception et l'assainissement de Buenos-Ayres.

A, plan des travaux d'assainissement de Buenos-Ayres ; B, section type des collecteurs d'interception et de l'égout pluvial superposé ; C, plan du collecteur principal et des collecteurs secondaires d'interception ; D, galeries collectrices pour les eaux d'orages.

Ayres, assainie comme on sait par Bateman lui-même et Parsons. La ville est divisée en zones, d'après la topographie ; à l'exception de la zone B (fig. 113, A), on a établi partout un double réseau d'égouts, un premier réseau pour l'écoulement des matières usées et des petites pluies et un second pour l'évacuation des eaux d'orage directement au fleuve. Les zones A, C et D sont ainsi divisées en vingt-neuf sections, ayant chacune son réseau : les eaux de chaque section arrivent au point bas et traversent là une chambre de réglage, laquelle comporte l'orifice vertical décrit pour Manchester et faisant passer par une cheminée verticale l'apport du temps sec dans l'égout inférieur, dit collecteur d'interception. En temps d'orage, ce qui ne peut pas passer par les cheminées s'écoule par les collecteurs pluviaux (neuf galeries formant le réseau pluvial de la figure 116 (C). La section 116 (D) montre

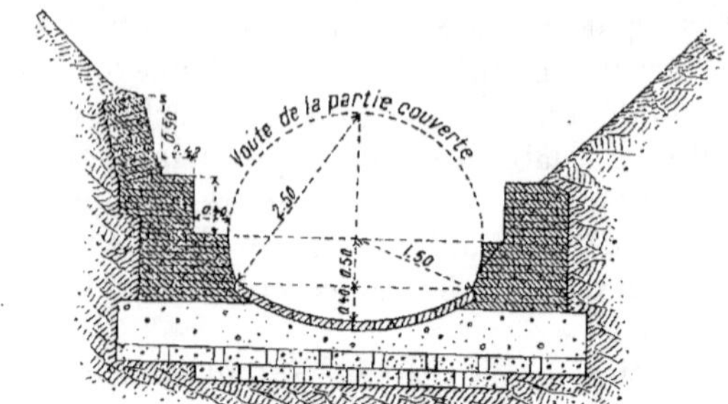

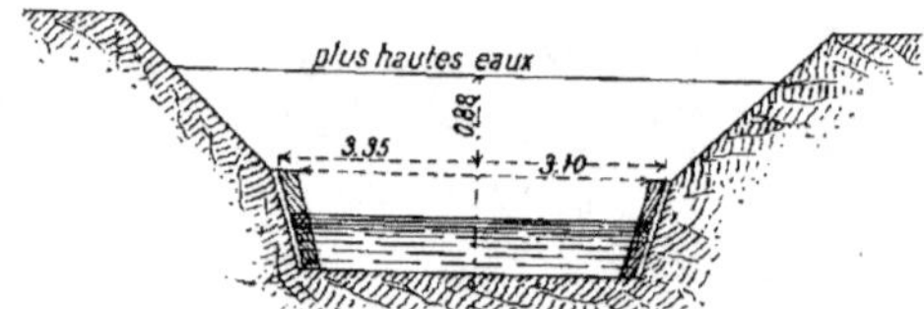

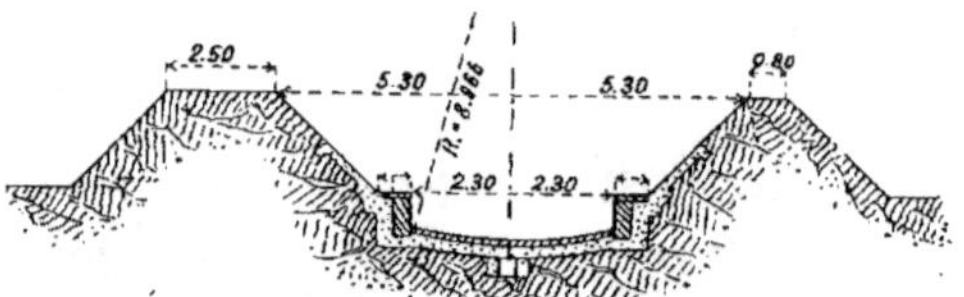

Fig. 117. — Les émissaires de Milan.

l'égout pluvial au-dessus de son collecteur d'interception. Ce système

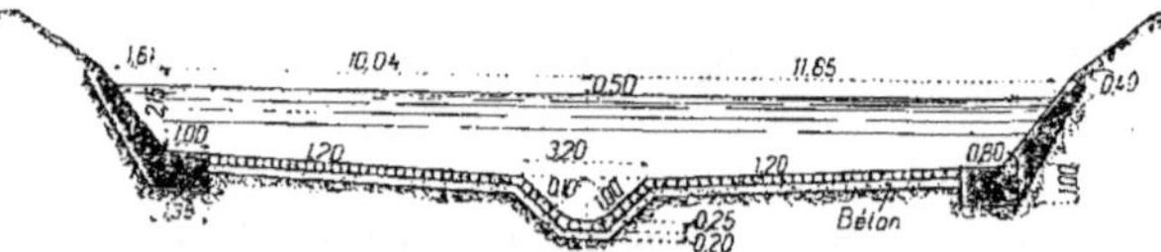

Fig. 118. — Émissaire à ciel ouvert à Sofia.

est très intéressant, parce qu'il représente un intermédiaire entre les

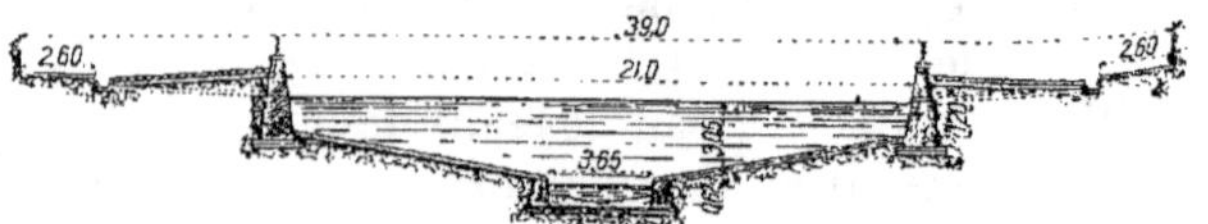

Fig. 119. — Émissaire à ciel ouvert à la Nouvelle-Orléans.

systèmes séparatif et unitaire, intermédiaire dans lequel le réseau vanne se met en communication automatique avec le réseau pluvial rudimentaire lors des grandes pluies, le réseau pluvial restant à sec le reste du temps : c'est une preuve de plus que les deux systèmes peuvent heureusement se combiner dans l'application.

Émissaires. — Lorsque toutes les eaux d'égout du territoire

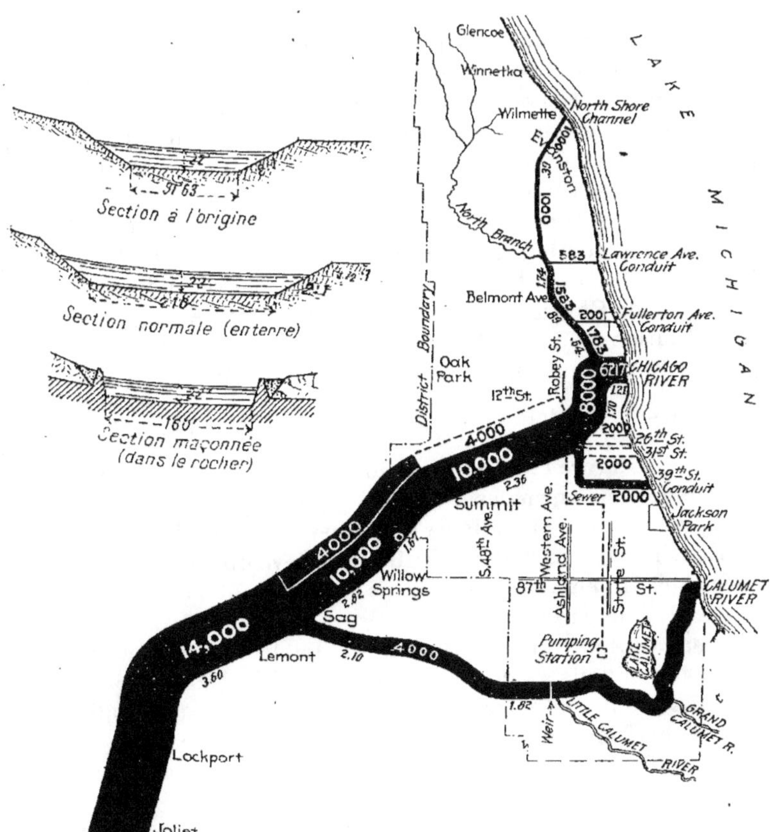

Fig. 120. — Plan schématique et section du *Chicago drainage canal*. (Les chiffres en gros caractères droits indiquent les parties du canal en pieds cubes par seconde et les chiffres en petits caractères italiques les vitesses en pieds par seconde.)

urbain ont été réunies, il y a souvent lieu de les conduire encore assez loin au point de déversement en mer ou dans un fleuve, aux champs d'épandage, à l'usine d'épuration : c'est à ce trajet du collecteur général qu'on donne le nom d'*émissaire*. Il y a naturellement dans une ville autant d'émissaires que de lieux de destination, et même davantage si le produit de plusieurs sections arrive au même lieu par des canaux différents.

Les émissaires peuvent être, quand ils partent d'usines de relèvement, de simples conduites de refoulement comme à Berlin ; mais le plus souvent ce sont des canaux souterrains (de très grande section pour les grandes villes) analogues aux collecteurs intra-urbains. Leur tracé peut présenter toutes les difficultés et exiger des ouvrages d'art importants (tunnels, ponts-aqueducs, siphons, etc.); on en verra un bel exemple un peu plus loin avec l'émissaire de Paris, vers la plaine d'Achères. Il arrive aussi qu'une fois en rase compagne l'émissaire peut couler à ciel ouvert sans que cela présente de sérieux inconvénients : tel est le cas des émissaires de Milan (fig. 117), qui vont gagner à ciel ouvert les *marcites* du Milanais pour les irriguer, de Sofia (1) (fig. 118), de la Nouvelle-Orléans (2) (fig. 119), etc.

Tel est aussi le cas extrême en son genre du fameux *drainage canal* de Chicago, qui dérive du lac Michigan pour les jeter dans l'Illinois River 14 000 pieds cubes (396 mètres cubes) par seconde, en entraînant le sewage de Chicago avec une dilution suffisante : on a admis pour cette dilution qu'un débit de 3,33 pieds cubes, soit 94 litres par seconde pour 1 000 habitants desservis, suffisait, ce qui, en admettant 200 litres d'eaux usées par tête et par jour, donne une proportion de $\frac{1}{40}$ d'eau d'égout. La figure 120 donne une idée de ce colossal travail et fait voir les dimensions normales du canal : ce n'est plus un émissaire, c'est un fleuve entier, et l'affaire n'intéresse plus seulement l'assainissement, mais encore la navigation, le développement de force motrice, etc. Un émissaire de Paris à la mer, dont on avait parlé, serait une œuvre de pareille envergure.

Assainissement de Paris. — Le lecteur ne nous pardonnerait pas si nous n'achevions ici de lui faire connaître l'immense réseau d'égouts de notre capitale. Nous avons déjà vu (fig. 100, 101, 102) la division en quatre bassins, ainsi que les sections des égouts et collecteurs. Le tableau de la page 293 donne la consistance du réseau.

Il faut y ajouter 49 322 branchements, 13 674 bouches et 20 784 regards, correspondant à une longueur de galeries de 431 654ᵐ,40. Pour le curage, il y a 4 369 réservoirs de chasse automatiques (système Geneste-Herscher, système Aimond, système Parenty, etc.), 33 bateaux-vannes, 1 bateau à sable, 1 toueur magnéto-électrique, 118 wagons-vannes, 9 tracteurs électriques, 127 wagons à sable, 7 dragues mécaniques, etc., etc., et un personnel régulier de 963 égoutiers. Nous verrons plus loin la description de quelqeus-uns de ces appareils.

(1) A Sofia, les grandes dimensions résultent de ce qu'on a à évacuer les eaux d'un cours d'eau venant du dehors.

(2) A la Nouvelle-Orléans, elles sont commandées par l'importance des pluies dans la région et par la grande étendue du territoire drainé.

Réseau des égouts de Paris, 31 décembre 1906.

NUMÉRO DU TYPE.	HAUTEUR des piédroits.	DIAMÈTRE de la voûte.	HAUTEUR sous clef.	SECTION de l'égout.	LONGUEURS		
					Intra muros.	Extra muros.	Totales.
	Mètres.	Mètres.	Mètres.	Mètres carrés.	Mètres.	Mètres.	Mètres.
Collecteur de Clichy { Type A.....	0,50	6	5	22,04	1 690,03	1 858,34	3 548,37
Type B.....	0,50	5	5	18,63	1 020,59	»	2 020,59
1.....	1,05	5,60	4,10	17,76	3 498,28	1 689,13	5 187,41
2.....	1,05	5,20	5,35	17,91	1 790,45	»	1 790,45
3.....	0,90	4	3,90	11,68	12 558,94	1 173,60	13 732,54
4.....	1,05	3,70	3,70	9,89	»	»	»
5.....	1,50	3	3,80'	8,42	11 000,36	4 932,50	15 932,86
6 et 6 modifié.....	1,50	2,50	3,15	7,04	22 621,31	»	22 621,31
6 bis et 6 bis modifié.....	1,50	2,50	3,55	6,93	4 270,98	»	4 270,98
7.....	1,45	2,40	3,45	6,29	1 092,28	»	1 092,28
8.....	1,25	2,30	2,80	4,81	12 266,28	»	12 266,28
9.....	1,35	2	2,75	4,05	15 182,10	»	15 182,10
9 bis.....	1,85	1,80	3	4,22	528,20	»	528,20
Types spéciaux de collecteurs { à voie de 1m,20..	»	»	»	»	9 573,49	»	9 573,49
à voie de 1m.....	»	»	»	»	736,71	»	736,71
à voie de 0m,80..	»	»	»	»	5 980,03	»	5 980,03
à voie de 0m,60..	»	»	»	»	12 875,81	»	12 875,81
10.....	1,15	1,75	2,40	3	72 878,44	»	72 878,44
10 bis.....	1,195	1,75	2,40	3,13	5 571,39	»	5 571,39
10 ter.....	1,225	1,75	2,40	3,08	2 711,60	»	5 741,60
11.....	1,40	1,50	2,35	2,38	459,36	»	459,36
11 bis.....	1,375	1,50	2,35	2,66	2 104,41	»	2 104,41
12 et 12 ter.....	1,65	1,30	2,35	2,15	348 176,98	»	348 176,98
12 bis.....	1,35	1,40	2,30	2,46	192 111,62	»	192 111,62
13.....	1,415	1,30	2,10	1,96	78 944,73	»	78 944,73
13 bis, 13 ter et 14 nouveau.....	1,415	1,05	2	1,65	61 881,36	»	61 881,36
14.....	1,55	1,90	2	1,63	45 646,60	»	45 646,60
15.....	1,25	1	2	1,66	10 079,83	»	10 079,83
Non classés.....	»	»	»	»	224 151,45	»	224 151,45
Totaux.....					1 167 365,93	9 653,57	1 177 019,50

Le réseau intérieur comprend trois petites usines de relèvement (usines de la place Mazas, du quai des Orfèvres et de la rue Alain-Chartier), qui ont monté environ 28 000 000 de mètres cubes d'eau d'égout en 1906, ainsi que plusieurs passages sous la Seine (siphons de l'Alma, de la Concorde, des îles Saint-Louis, etc.). Voici quelques

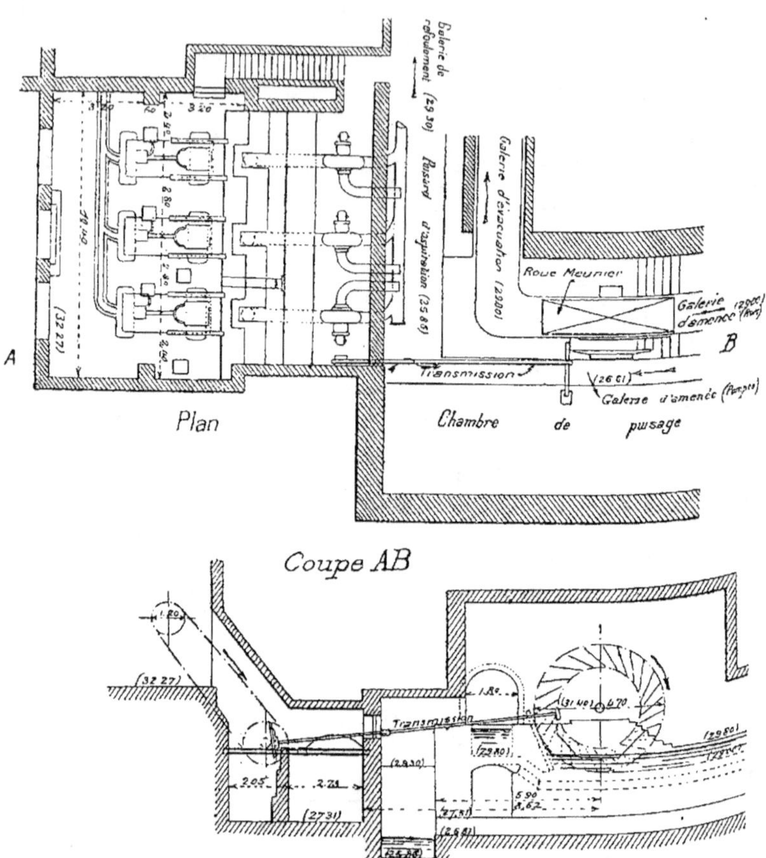

Fig. 121. — Égouts de Paris : plan et coupe de l'usine Mazas (à vapeur).

détails sur ces installations (d'après la notice que le Service de Paris avait publiée pour l'Exposition de 1900).

« L'usine de la place Mazas (fig. 121) fait passer les eaux des quartiers bas des XI⁰ et XII⁰ arrondissements dans le siphon du pont Morland : érigée en 1887, elle comprenait deux machines à vapeur mi-fixes actionnant deux pompes centrifuges ; mais on y a ajouté en 1897 une roue élévatoire construite par M. Meunier.

« La seconde, dite du quai des Orfèvres (fig. 122), a été installée en même temps que le siphon de la cité pour y assurer l'écoulement des eaux usées provenant des cours basses du Palais de Justice : on y trouve quatre pompes centrifuges montées sur le même arbre qu'une petite turbine motrice alimentée en eau de Seine. Enfin la dernière, la plus récente, relève à l'angle des rues Lecourbe et de la Convention les eaux du réseau bas de Javel pour les jeter dans le collecteur Rapp : elle présente l'originalité d'un dédoublement

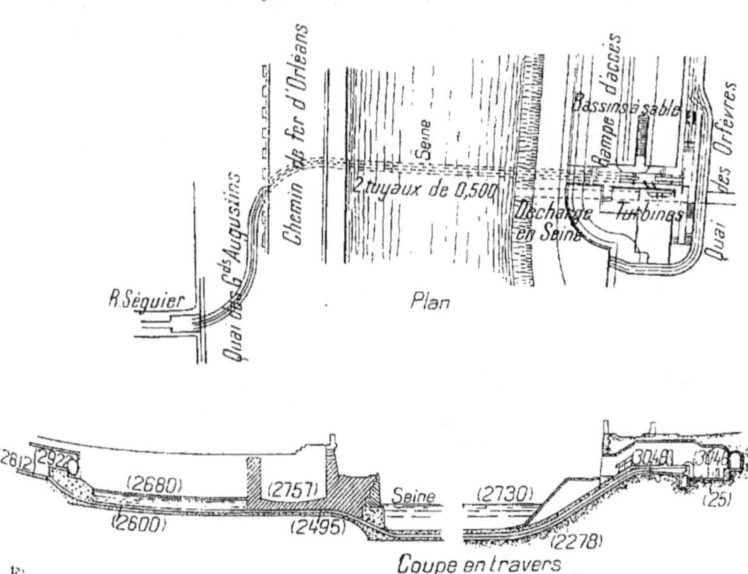

Fig. 122. — Égouts de Paris : siphon de la Cité et usine élévatoire du quai des Orfèvres (hydraulique).

complet de son outillage, les machines à vapeur et les générateurs étant installés à distance dans la rue Alain-Chartier, d'où elles commandent, par une transmission à eau comprimée sous 40 atmosphères, deux séries de pompes élévatoires à simple effet, disposées dans des chambres étroites en partie souterraine, où il n'y avait point de place pour les moteurs. » Pour subvenir à de nouveaux besoins, on a encore établi, en 1899, à l'angle des rues de Vouillé et Lecourbe, une deuxième petite usine, où ont été placées deux machines élévatoires d'un nouveau type inventé par M. Samain et dont nous parlerons plus loin.

Le siphon de l'Alma (fig. 123) date déjà de 1868 et a été construit par Belgrand : il se compose de deux tuyaux de 1 mètre en tôle de 0^m,02 d'épaisseur, assemblés sur la berge et amenés flottants au-dessus d'une rigole creusée dans le lit pour les recevoir. On le cure au moyen d'une boule en bois de 0^m,80 de diamètre qui forme une sorte de barrage mobile et produit une chasse au-dessous d'elle.

Le siphon de la Concorde a été construit en 1896 par l'entrepreneur Berlier. « C'est un souterrain à section intérieure de 1ᵐ,80 de diamètre, qui partant d'un puits foncé sous le quai d'Orsay, a été percé progressivement sous la Seine au moyen de l'air comprimé et d'un bouclier métallique système Greathead : cette sorte de chambre de travail avançait successivement, par courses de 0ᵐ,50 chaque, poussée par des vérins hydrauliques qui prenaient leur point d'appui en arrière sur le dernier anneau en fonte du revêtement, dont les plaques à nervures venaient d'être mises en place et boulonnées

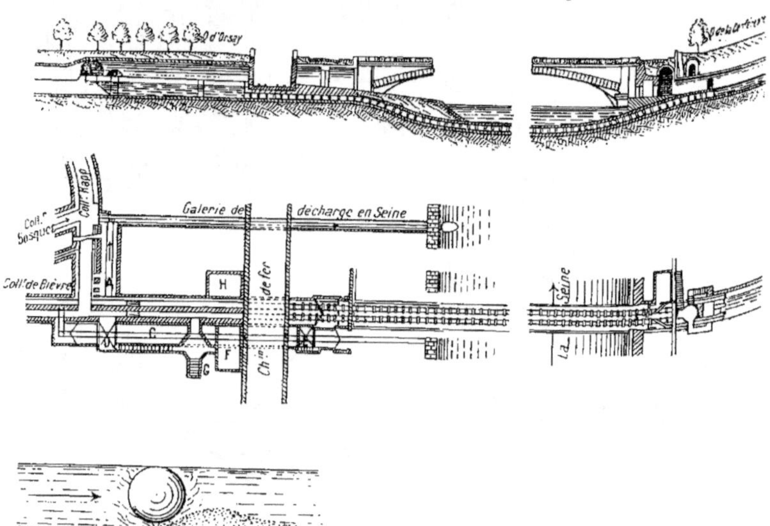

Fig. 123. — Égouts de Paris : plan et coupe du siphon de l'Alma sous la Seine.

extérieurement à l'abri d'un prolongement en tôle de la carapace du bouclier. Finalement, les anneaux de fonte boulonnés entre eux ont formé, grâce à l'interposition de languettes de bois tendre, un revêtement étanche, dont on a noyé à l'intérieur les nervures et les têtes de boulons dans une masse de béton de ciment bien lisse et que des injections de ciment ont mis en contact direct avec le sol, en assurant le remplissage du vide laissé tout autour par les tôles du bouclier. »

Les deux siphons des îles construits en 1891 sont du type de celui de l'Alma, mais en tuyaux de 0ᵐ,40 et 0ᵐ,50 seulement. Il faudrait citer encore le siphon du pont Morland et le siphon sous le canal Saint-Martin à l'écluse de ce canal en Seine.

Cet énorme réseau véhicule en moyenne par jour (abstraction faite des rares déversements d'orage) 600 000 mètres cubes, y compris

100 000 mètres cubes venant de la banlieue (eaux du département), soit environ 180 litres par tête. Les trois collecteurs de Clichy, d'Asnières et Marceau se réunissent à l'usine de Clichy, qui refoule à volonté sur Gennevilliers ou sur Achères par Colombes, tandis que le collecteur du Nord va directement par gravité à Gennevilliers.

L'abduction comporte trois usines élévatoires. Celle de Clichy (fig. 124) renferme : 1° quatre machines horizontales Farcot actionnant chacune un arbre de pompe placé verticalement et envoyant à Colombes (relèvement de 5 à 6 mètres) 2 000 à 2 500 litres par seconde ; 2° quatre machines à triple expansion des Forges et Chantiers de la

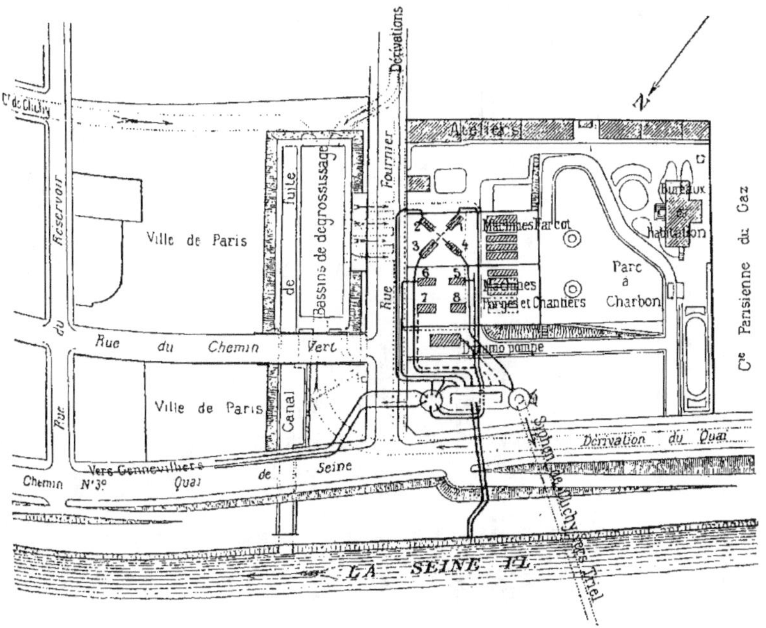

Fig. 124. — Usine élévatoire de Clichy.

Méditerranée, avec pompes centrifuges, refoulant chacune 780 litres par seconde (deux sur Colombes et deux sur Gennevilliers) ; 3° une dynamo-pompe de 220 chevaux. En 1906, cette usine a effectivement monté 32 239 124 mètres cubes à Gennevilliers et 157 376 021 mètres cubes à Colombes (moyenne 522 233 mètres cubes par jour).

L'usine de Colombes (fig. 125) comporte actuellement dix-huit groupes élévatoires de Farcot et de Fives-Lille, chacun étant formé d'un secteur monocylindrique commandant directement une pompe double horizontale Girard à clapets multiples ; elle a élevé en 1906 vers Achères, soit à 38^{m},25 de hauteur, 157 666 291 mètres cubes. Quant à celle de Pierrelaye, elle a pour but de relever une partie des eaux de la branche de Méry pour desservir 1 200 hectares et, parmi eux, le domaine municipal de Méry : elle comporte sept groupes de machines du Creusot et Garnier-Faure-Beaulieu, ayant élevé, en 1906, 48030990 mètres cubes à une hauteur de 26^m,55.

Disons encore que, aux usines de Clichy et de Colombes, les eaux d'égout passent d'abord dans des bassins de dégrossissage où sont

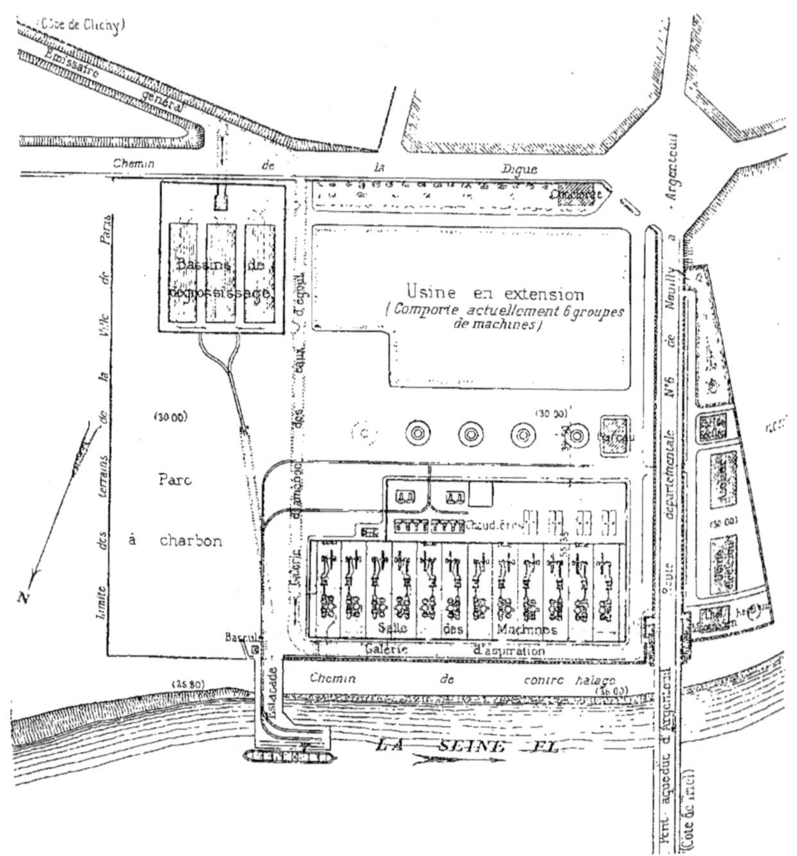

Fig. 125. — Usine de Colombes.

arrêtés, d'une part, les corps flottants au moyen de grilles parcourues par des râteaux automatiques et, d'autre part, les sables et vases qui se déposent dans des bassins et y sont puisés par des dragues à mâchoires supportées par des ponts roulants, lesquelles déposent leur contenu dans des wagons ou des bateaux appropriés : le tout est mû électriquement.

A Clichy en 1906, on a ainsi retiré 43315 mètres cubes de corps lourds, sables et *fumiers*, et à Colombes 79410 mètres cubes de *fumiers* mélangés de vase et de sable fin : la même année, on avait retiré dans Paris même 32 420 mètres cubes de sable des chambres à sable des collecteurs et petites galeries.

Enfin il reste à parler de l'émissaire général, qui, partant de l'usine de Clichy, se dirige vers Argenteuil, Herblay, Maurecourt, et Triel, en traversant deux fois la Seine et une fois l'Oise. Les

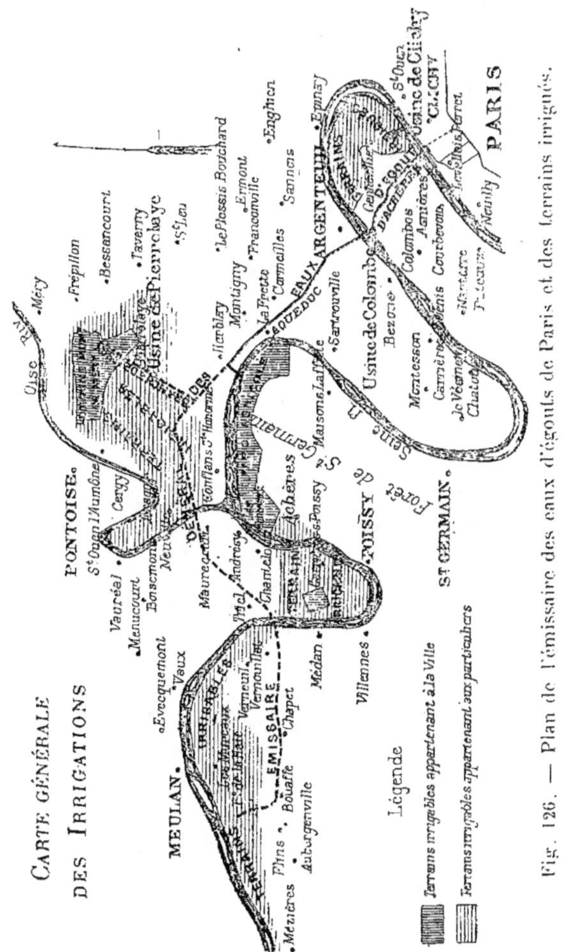

Fig. 126. — Plan de l'émissaire des eaux d'égouts de Paris et des terrains irrigués.

figures 126 et 127 en montrent le plan, le profil en long et les différentes sections. Le débit de l'émissaire a été calculé sur $9^m,75$ par seconde : sa longueur est de 28 kilomètres et, sur ce parcours, il domine 8 000 hectares de terres irrigables. Des branches secondaires se détachent pour alimenter les divers champs d'irrigation : tout d'abord l'usine de Clichy envoie directement un certain volume d'eau à Gennevilliers (qui reçoit déjà, comme on sait, le collecteur du

Nord); puis une branche, composée de deux conduites forcée de 1 mètre de diamètre, descend au val d'Herblay, traverse la Seine en siphon et aboutit au parc agricole d'Achères. Plus loin se détache à droite la branche de Méry, conduite libre circulaire de 2 mètres de diamètre et de 0ᵐ,60 de pente par kilomètre, qui aboutit à l'usine de relais de Pierrelaye, après avoir détaché elle-même la branche « de Courlins »; enfin la presqu'île de Carrière, où se trouve le domaine municipal des Grésillons, est alimentée par l'extrémité de l'émissaire (arrêté provisoirement à Triel), et par la branche de Carrières, qui s'en détache sur la gauche du souterrain de l'Hautie et mesure 2 mètres de diamètre avec une pente de 0ᵐ,15 par kilomètre.

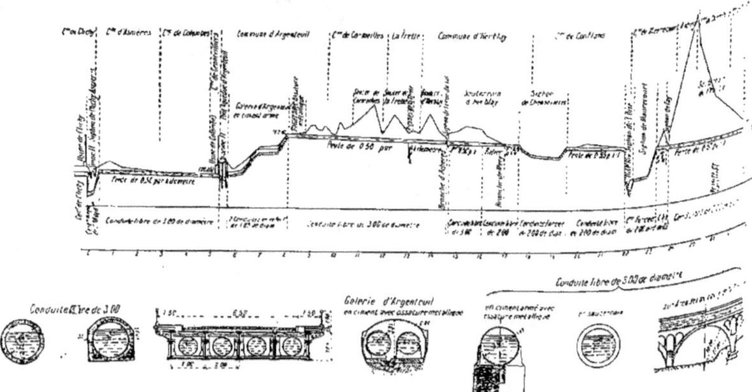

Fig. 127. — Profil en long de l'émissaire général des eaux d'égouts de Paris. Coupes principales.

Les ouvrages d'art sont nombreux et intéressent vivement les ingénieurs. Nous ne pouvons que les énumérer dans l'ordre où on les rencontre :

Siphon de Clichy, de 463 mètres de longueur, avec 2ᵐ,30 de diamètre intérieur ;

Siphon d'Argenteuil, faisant suite à l'usine de Colombes ;

Pont-aqueduc d'Argenteuil, de 250 mètres de longueur pour la traversée de la Seine ;

Souterrain de Cormeilles, de 1 378 mètres de longueur ;

Souterrain de la Frette, de 1 019 mètres de longueur ;

Arcades de la Frette : quatre arcades de 20 mètres d'ouverture chacune ;

Souterrain d'Herblay, de 2 945 mètres de longueur ;

Siphon de Chennevières, en ciment armé, de 2 mètres de diamètre sur environ 2 kilomètres de longueur (système Chassin) ;

Siphons de l'Oise et de Maurecourt, se faisant suite l'un l'autre, le premier avec 276 mètres de longueur et le second avec 1 022 mètres en tuyaux de fonte frettée en fils d'acier de la Société d'Aubrives-Villerupt ;

Siphon du Fay (très court) ;

Souterrain de l'Hautie, de 5 200 mètres de longueur.

Disons encore que, pour assurer une sécurité absolue, les conduites forcées sont enveloppées dans des galeries au voisinage des centres habités : les deux conduites de 1^m,80 à Argenteuil sont enfermées dans une galerie de 5^m,16 d'ouverture, et les deux conduites de 1 mètre au val d'Herblay, dans une galerie de 3^m,40.

Un dernier mot pour signaler que les surfaces irrigables à l'eau d'égout et les quantités d'eau reçues par elles en 1906 ont été :

	SURFACES irrigables.	VOLUMES d'eau d'égout reçus en 1906.
	Hectares.	Mètres cubes.
Presqu'île de Gennevilliers.............	340	43 589 523
Parc agricole d'Achères et domaine des Fonceaux et du Piequenard...........	1 400	53 269 691
Méry-Pierrelaye.......................	2 150	64 131 405
Carrières-Triel........................	950	40 235 195
Totaux................	4 840	201 225 814

soit une moyenne de 38 683 mètres cubes par hectare et par an. L'irrigation est toujours intermittente. L'eau des drains de colature se déverse en Seine et est généralement très pure. Mais l'étude des champs d'épandage a été faite très complètement déjà dans l'article de M. Calmette, en tête de ce volume.

Assainissement de Berlin. — A titre de comparaison avec Paris, nous donnons maintenant la situation des égouts de Berlin, dont nous connaissons déjà la disposition en douze systèmes radiaux.

A chaque système radial correspond une usine de relèvement à vapeur, ainsi qu'un déversoir de trop-plein vers la Sprée. La figure 128 représente le plan d'une de ces *Pumpstation* : c'est celle du Ve système radial, près de la *Holzmarktsstrasse*, agrandit en 1904, et correspondant à environ 40 000 habitants. A côté des machines à vapeur qui suffisent pour le temps sec, il y a deux machines à gaz d'éclairage, qui ont pour but de relever l'apport pluvial (jusqu'à une certaine limite au delà de laquelle le déversoir se met en action).

Nous ne pouvons naturellement entrer dans le détail de ces usines :

nous appellerons toutefois l'attention des constructeurs sur les

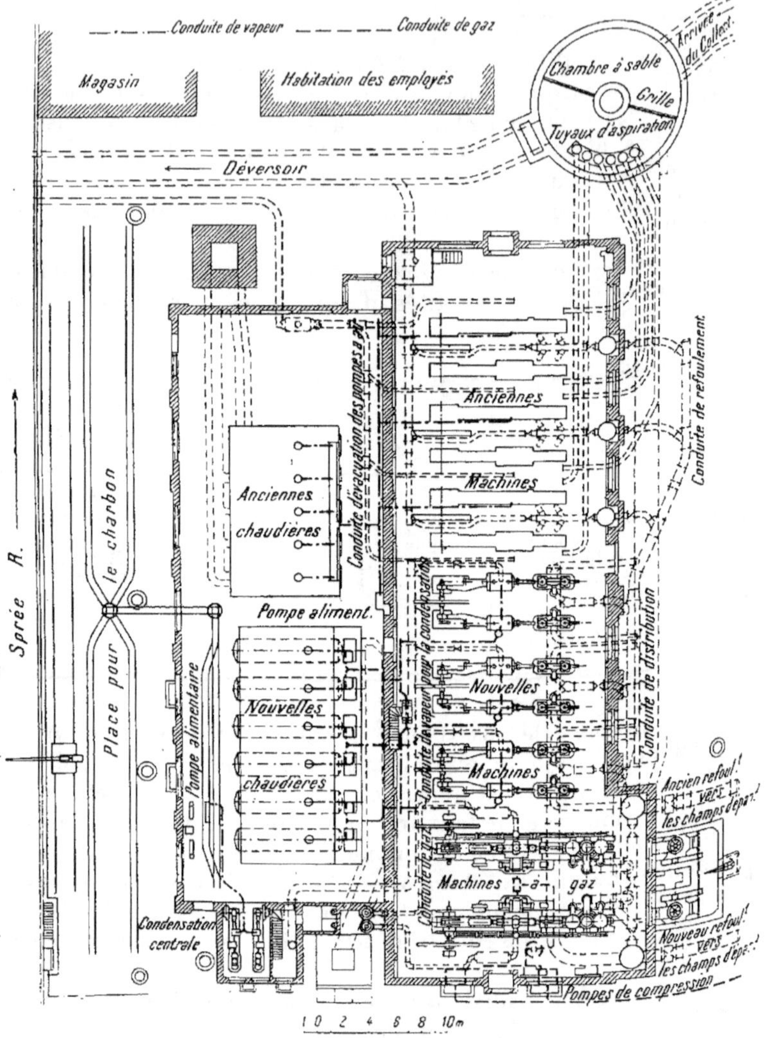

Fig. 128. — *Pumpstation* du Ve système radial à Berlin.

soupapes levantes, très bien étudiées en vue du passage des corps en suspension.

Les usines aspirent généralement à 6 mètres et refoulent de 25 à 45 mètres de hauteur.

Les volumes pompés se répartissent comme suit entre les mois :

	VOLUMES ÉLEVÉS		VOLUME moyen par tête et par jour.
	dans le mois.	en moyenne par jour.	
	Mètres cubes.	Mètres cubes.	Litres.
Avril 1904.	6 904 274	230 142	117
Mai —	7 309 648	235 795	121
Juin —	7 814 722	260 491	123
Juillet —	7 810 529	251 953	128
Août —	8 067 681	260 248	133
Septembre —	7 446 681	248 223	126
Octobre —	7 882 120	254 262	130
Novembre —	7 688 081	256 268	131
Décembre —	7 572 004	244 258	125
Janvier 1905.	7 315 198	235 972	121
Février —	6 586 210	235 222	120
Mars —	7 730 560	249 273	127
Totaux et moyennes.	90 127 708	264 925	126

On voit qu'il n'y a pas une grande différence entre les mois. Il n'en est pas de même entre les divers quartiers, car l'efflux moyen évacué par tête et par jour va de 70 litres dans le système X à 337 litres dans le système III.

Nous ajouterons qu'il y a à Berlin 19 672 bouches d'égout sur la voie publique (Voy. le type plus loin), 14 853 regards de visite et 1220 bassins de chasse; on a retiré dans l'année 6790 mètres cubes de corps solides des égouts et 7745 mètres cubes des puisards des stations de relèvement, soit ensemble 14 535 mètres cubes. Les sept champs d'épandage (dont il a été parlé en détail dans l'article de M. Calmette) ont ensemble une surface de 14 724^{ha},25 ; ils ont donc reçu moyennement dans l'année 11 951 mètres cubes par hectare.

L'installation du réseau d'égouts a coûté à ce jour près de 50 000 000 de marks, celle des stations de pompage près de 10 000 000 et celle des conduites de refoulement environ 12 000 000. Les frais annuels se montent à 1 223 387 marks (1904 à 1905), dont 422 285 marks pour entretien du réseau d'égouts et des branchements et 801 102 marks pour l'exploitation des usines; cela fait 0^{mark},625 par habitant et 0^{mark},0126 par mètre cube d'eau d'égout. La taxe prélevée sur les immeubles (1,5 p. 100 du revenu net) laisse un boni d'environ 1 000 000 marks sur les dépenses ci-dessus ; mais l'exploitation des champs d'épandage laisse un déficit de près de 2 000 000 de marks, de sorte que la taxe devrait être portée à 2 p. 100 du revenu net pour couvrir réellement les frais.

Situation des égouts de Berlin au 1er avril 1905.

(D'après Ingenieurwerke in und bei Berlin, 1906.)

SYSTÈMES RADIAUX.	SURFACE drainée (en hect.).	NOMBRE d'immeubles desservis.	NOMBRE d'habitants desservis.	LONGUEUR DES ÉGOUTS		VOLUMES d'eau élevés dans l'année.	PUISSANCE TOTALE des pompes (en litres par seconde)	
				en maçonnerie.	en tuyaux de poterie.		normale.	maxima.
				Mètres.	Mètres.	Mètres cubes.	Litres.	Litres.
I	273	1 966	191 259	10 732	44 816	6 245 786	498	702
II	349	2 955	155 599	15 700	57 128	10 009 127	702	876
III	390	3 513	81 442	13 173	93 447	10 005 457	800	1 200
IV	862	5 449	371 213	29 271	129 651	15 423 756	1 515	2 142
V	810	4 667	367 510	25 843	117 564	15 892 871	2 062	2 990
VI	369	1 902	191 792	12 385	56 176	6 924 518	585	805
VII. { Sur Berlin	308	1 493		11 990	30 696			
Sur Charlottenburg	97	576		2 617	18 715			
Sur Schöneberg	36	270		1 331	7 519			
Total	441	2 339	145 073	15 938	56 930	7 016 162	450	675
VIII. { Sur Berlin	613	2 225		18 229	73 664			
Sur Charlottenburg	93	46		1 250	2 615			
Sur Tegel	26	»		»	»			
Total	732	2 271	179 282	19 479	76 279	8 173 296	720	900

IX.. { Sur Berlin..............	518	661	48 988	9 037	36 395			
{ Sur Tegel.	8	»	»	»	»			
Total.........	526	661	48 988	9 037	35 395	1 553 499	292	368
X.............................	461	1 757	168 847	9 184	58 664	4 311 354	428	641
XI.. { Sur Berlin.............	420	»	»	790	2 716			
{ Sur Weissensee.......	295	»	»	»				
Total.........	715		»	790	2716	»	»	»
XII.. { Sur Berlin.......	287	997		9 953	40 090			
{ Sur Friedrichsberg.....	61	321		1 245	12 291			
{ Sur Boxhagen	66	83		1 443	9 572			
{ Sur Stralau...........	6	7		»	612			
Total.........	420	1 408	85 349	12 641	62 565	4 571 882	814	1 060
Total général.........	6 349	28 528	1 956 354	171 174	791 329	90 127 708	8 866	12 359

965 503 (1) (accolade sous les colonnes 171 174 et 791 329)

soit en moyenne par jour 246 925 (accolade sous la colonne 90 127 708)

(1) *Nota.* — Cette longueur d'égouts ne comprend pas les canaux d'orage aboutissant aux déversoirs, lesquels forment encore une longueur totale de 26 862 mètres.

Assainissement de Londres. — Toujours à titre de comparaison, nous citerons quelques données de l'énorme réseau des égouts londoniens, lequel ne comprend pas moins de 1 546,5 milles (2488^{km},8) de longueur de canaux. On a vu précédemment (fig. 92) leur répartition en trois étages sur chaque rive de la Tamise, ainsi que la liste des usines de relèvement (à vapeur). Le compte rendu du *London County Council* (1909) nous apprend qu'en 1908 ce réseau a desservi 5 136 192 habitants à Londres et évacué tant à Barking qu'à Crossness une moyenne de 283 458 950 gallons (1 287 950 mètres cubes) par jour; en temps de pluie, l'écoulement y atteignait 1 008 000 000 de gallons (4 579 344 mètres cubes) par vingt-quatre heures (les déversoirs et canaux de décharge étant en outre en fonctionnement plus ou moins complet). La surface drainée est de 140 milles carrés (362^{km2},5 pour ce qui dépend du County Council, et de 31,8 milles carrés (82^{km2},37) pour les territoires suburbains qui ont été autorisés à s'y rattacher.

Les stations de relèvement représentent ensemble une puissance de 10 000 chevaux-vapeur : les deux stations terminales nous intéressent seules ici. Du côté nord, celle d'Abbey Mills a relevé en 1908 environ 34 000 000 000 de gallons (155 000 000 de mètres cubes) à une hauteur moyenne de 37,16 pieds. Ce cube n'est qu'environ les trois cinquièmes de ce qui s'écoule à Barking, les collecteurs haut et moyen y arrivant par la gravité. La dépense d'exploitation de cette station (machines Beam et machines Worthington) est de 15 000 à 16 000 livres sterlings par an, dont un tiers pour le coût du charbon : cela met à 4^d,14 le prix d'élévation de 1 000 gallons à 1 pied pendant toute l'année (soit 0 fr. 30 pour l'élévation de 1 mètre cube à 1 mètre de hauteur). Du côté sud, tout le sewage est relevé à Crossness de 21,84 pieds en moyenne : le volume a été en 1908 de 46 100 000 000 de gallons (209 000 000 de mètres cubes); les dépenses de la station sont de 24 807 livres sterlings, faisant ressortir à 6^d,06 le coût d'élévation de 1 000 gallons à 1 pied pendant l'année (0 fr. 44 par mètre cube à 1 mètre).

Les volumes de 57 360 000 000 de gallons amenés à Barking et de 46 100 000 000 amenés à Crossness en 1908 y ont été traités, comme on sait, par précipitation chimique : M. Calmette a décrit dans son article ce mode d'épuration, et nous nous contenterons ici de dire qu'on a utilisé au total, dans l'année, 24 945 tonnes de chaux et 6 075 tonnes de protosulfate de fer (1). On a ainsi obtenu 2 583 000 tonnes de boues, qui ont été envoyées à la mer par des steamers spéciaux qui ont fait 2 583 voyages ; les grilles avaient retenu à l'entrée 4 554 tonnes de fumier. La dépense annuelle pour deux installations, y compris les steamers, est d'environ 120 000 livres.

____

(1) A raison de 4 grains de chaux et de 1 grain de sulfate de fer par gallon (1 grain par gallon = 14^{gr},3 par mètre cube).

Depuis l'origine, en 1855, on a dépensé pour l'établissement du réseau des égouts de Londres, des stations de pompage et d'épuration, un total de 11 110 589 livres. Le Council compte encore dépenser à bref délai 1 500 000 livres pour des travaux complémentaires, notamment pour les canaux de décharge et déversoirs. Le personnel occupé constamment à l'œuvre du *Main drainage of London* est de 941 hommes.

Assainissement de Marseille. — Marseille étant une des grandes villes françaises les plus récemment assainies doit être citée ici comme exemple. L'exécution du projet Cartier fut décidé par la loi

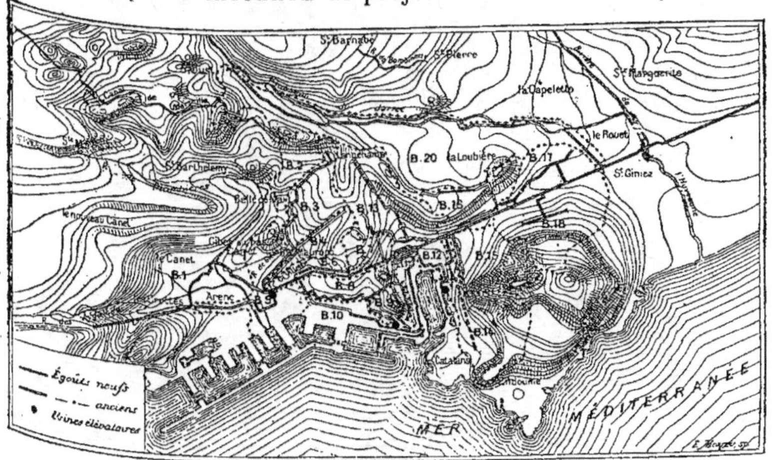

Fig. 129. — Assainissement de Marseille, division en bassins et tracés des collecteurs.

du 24 juillet 1891 ; les travaux confiés à M. Genis, entrepreneur, et évalués 33 500 000 francs (dont 7 000 000 de francs pour l'émissaire seul), ont été terminés en 1898.

La ville est divisée, comme nous l'avons déjà dit, en vingt bassins, dont les limites résultent des reliefs du sol (fig. 129). Chaque bassin a son réseau et son collecteur, et tous les collecteurs se réunissent dans un émissaire, traversant la ville dans toute sa longueur, du nord au sud, pour aller déboucher en pleine mer dans la Calanque de Cortiou, de l'autre côté des collines de Marseille-Veïre, à l'est du cap Croisette. En ce point, la mer a des fonds de 30 à 60 mètres et est à l'abri des vents régnants : les matières sont entraînées au large par un courant qui se dirige au sud du phare de Planier. Des 20 bassins, 5 seulement ne peuvent se déverser dans l'émisssire ; leurs eaux sont relevées par trois stations de machines élévatoires. Les figures 130 et 131 montrent le plan général et le profil en long de l'émissaire, qui a 11 867^m,75 de longueur et une pente terminale de 0^m,30 par kilomètre, correspondant à une vitesse de 1 mètre à la seconde ; les quatre sections sont données par la figure 132, la dernière régnant du rond-point Prado jusqu'à la mer et portant un débit de 4 000 litres à la seconde, et les autres s'appliquant à la traversée de la ville.

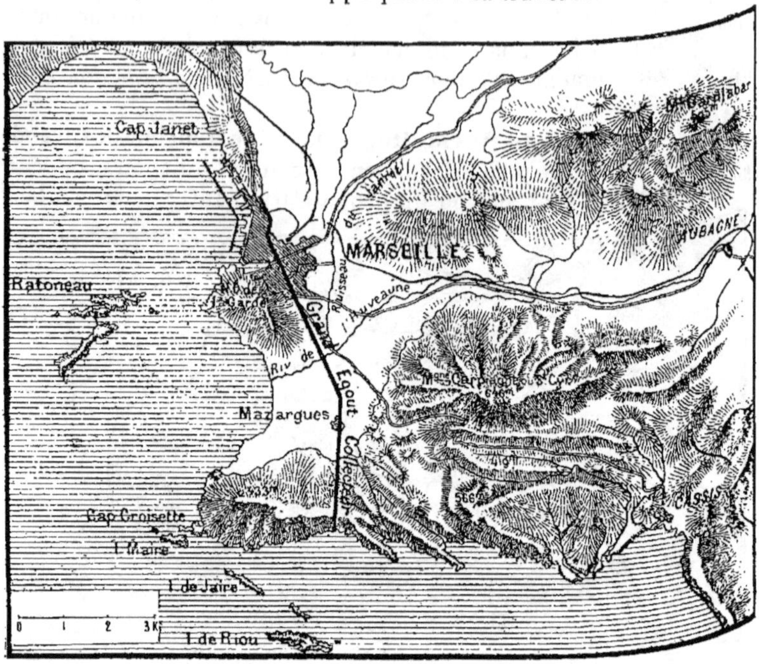

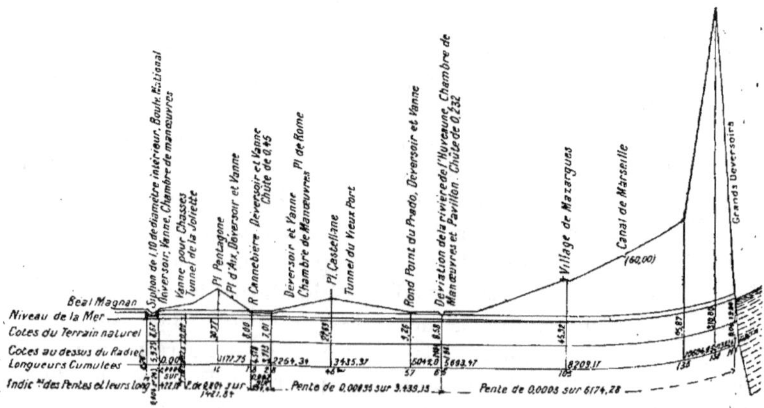

Fig. 130. — Assainissement de Marseille. Plan de l'émissaire.

Fig. 131. — Diagramme de l'émissaire.

Le réseau comporte, en dehors de l'émissaire, 100^{km},800 d'égouts maçonnés à grande section et 9^{km},300 de canalisations en tuyaux de

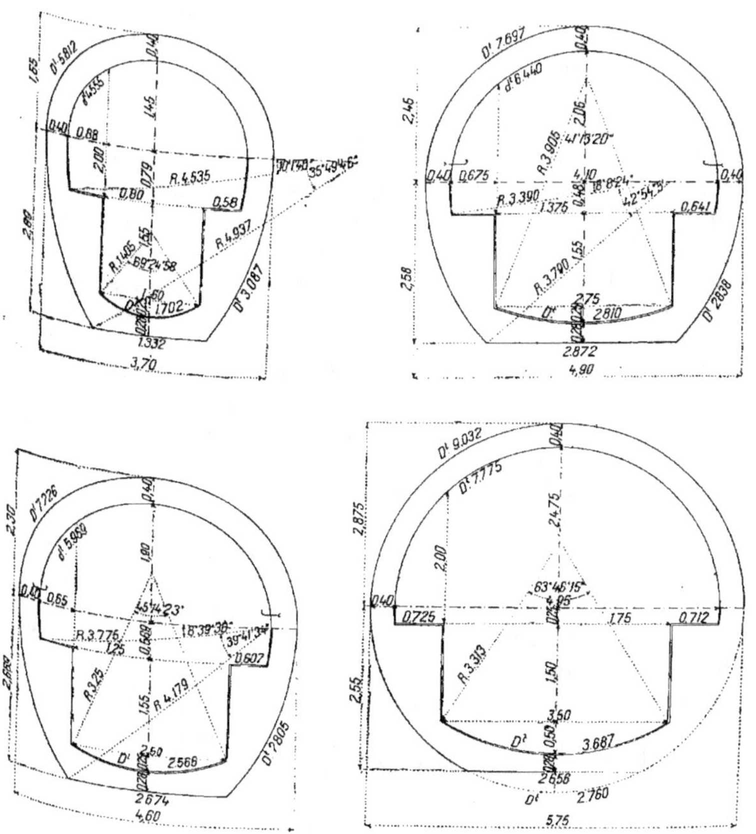

Fig. 132. — Section de l'émissaire.

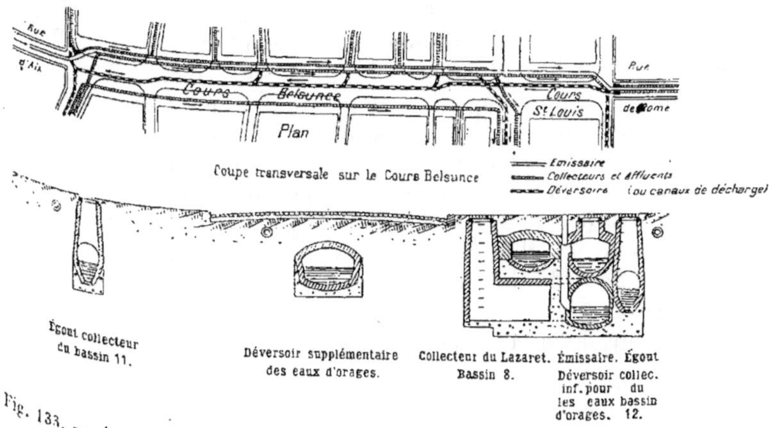

Fig. 133. — Assainissement de Marseille. Cours Belzunce et cours Saint-Louis.

grès (de 0m,30 à 0m,50), soit en tout 190km,100 avec 964 réservoirs de chasse Geneste-Herscher de 0,5 à 10 mètres cubes de capacité, fonctionnant trois fois par jour, et 2 175 regards de visite. Les sections ont été calculées de manière à répondre : 1° à l'écoulement des eaux consommées, calculées à raison de 120 litres par tête et par jour (mais en les supposant écoulées en douze heures) et d'une densité de population de 600 habitants par hectare ; 2° à l'écoulement des pluies jusqu'à concurrence de 5 millimètres par heure. Le surplus des eaux d'orage est envoyé à la mer par des déversoirs. On avait ainsi à écouler par hectare et par seconde 2 litres d'eaux usées sans pluie et 10 litres en comptant une pluie de 5 millimètres : pour les canalisations secondaires, on s'est donné un coefficient de majoration de 4, en sorte qu'elles peuvent écouler 40 litres. Les déversoirs d'orage permettent d'évacuer le produit d'une pluie de 30 millimètres à l'heure. La figure 133 fait voir ces déversoirs dans les cours Belzunce et Saint-Louis, ainsi que la situation de l'émissaire et des collecteurs latéraux, à cet endroit très compliqué.

La loi de 1891 a imposé aux propriétaires d'immeubles : 1° une contribution de 50 francs par mètre courant de façade ; 2° une taxe annuelle basée sur le revenu net imposable (20 francs pour un revenu de 500 francs et au-dessus de 42 francs de 500 à 1 500, 65 francs de 1 500 à 3 000 francs, 85 francs de 3 000 à 6 000 francs, 105 francs de 6 000 à 10 000 francs, etc.).

Assainissement de Cologne. — Nous allons maintenant citer quelques villes qui, tout en adoptant généralement l'unitaire, desservent certains quartiers en séparatif, solution souvent fort avantageuse.

A Cologne (1) (fig. 134), ce sont les quartiers bas comprenant ensemble 242 hectares et 58 440 habitants (quartiers voisins du Rhin et submersibles pour 110 hectares : quartiers non submersibles, mais où le niveau du fleuve reflue dans les égouts, du Martinsfeld et de la Raderthaler Mulde) qui sont en séparatif. Dans ces zones, les eaux pluviales vont directement au Rhin par les canaux de décharge et déversoirs DD, tandis que les eaux-vannes réunies dans le collecteur bas (pointillé) sont reprises par une station de pompage installée près du pont fixe et rejetées dans le collecteur unitaire C. A cette station se trouve un réservoir de 3 000 mètres cubes, qui permet de ne pas travailler de nuit : quant aux pompes, ce sont deux engins électriques pouvant élever chacun 130 litres par seconde, ce qui tient compte de l'addition possible d'une forte proportion d'eau de pluie en cas d'orage.

Tout le reste de la ville (3 621 hectares) est en unitaire, et le plan

____

(1) Voy., pour plus de détails, Die Assanierung von Köln, publié par WEYL, chez Engelmann, 1906.

suffit à faire comprendre le tracé des collecteurs (*Abfang system*), dont nous avons déjà montré (fig. 69) les principales sections. Quant à celles des égouts ordinaires, les dimensions des types adoptés sont : 1,20/1,80, 1,00/1/60, 1,00/1,50, 0,80/1,40, 0,70/1,20 et 0,60/1,00, pour les canaux en maçonnerie; 0,50/0,75, 0,40/0,60, 0,35/0,525 0,30/0,45, 0,25/0,375 et 0,20/0,30 pour les tuyaux ovoïdes, généralement en ciment et dont les pentes sont limitées à 1/300.

En outre, on a papliqué la forme circulaire pour les tuyaux ayant une pente d'au moins 1/100 : les diamètres varient de 0^m,25 à 0^m,60, et

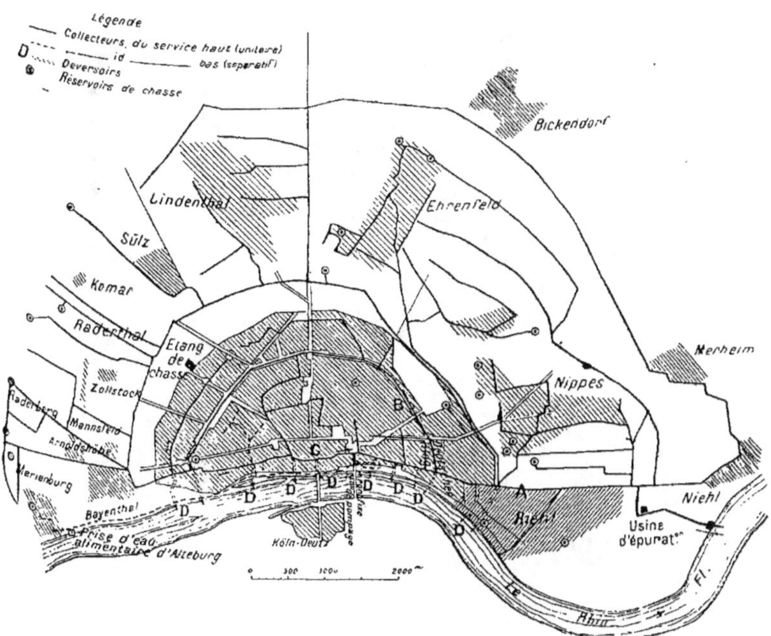

Fig. 134. — Égouts de Cologne. Plan des collecteurs (*Abfang system*).
Système séparatif.

Ces tuyaux sont en poterie imperméabilisée par l'asphalte. Les calculs ont été faits suivant la formule de Bürkli-Ziegler avec la $\sqrt[4]{}$ pour l'ancienne ville et la $\sqrt[5]{}$ pour les faubourgs, et on admit que les surfaces fortement bâties laissaient écouler de 75 à 85 p. 100 de la pluie, les surfaces moyennement bâties de 45 à 60 p. 100, les voies ferrées et dépendances 30 p. 100; enfin les parcs, jardins, cimetières, etc., seulement 10 p. 100; on a pris pour la grande averse habituelle 60 millimètres par heure, soit 170 litres-hectare-seconde; mais on a abaissé ce chiffre à 130 litres-hectare-seconde pour les collecteurs des faubourgs.

Les regards sont nombreux. Il convient de signaler les ouvertures spéciales qui, au nombre de 17, sont disposées pour la projection de la neige en hiver (fig. 135) : une rose servie par la distribution vient faire un courant d'eau sur la neige tombant par l'orifice et contribue à l'entraîner rapidement.

Les chasses sont assurées tant au moyen de trois ruisseaux, dont le principal, le Duffesbach, fournit 2 000 mètres cubes par jour et alimente un étang-réservoir aménagé près du rempart, qu'au moyen des eaux de la distribution. L'étang de Duffesbach assure le nettoyage

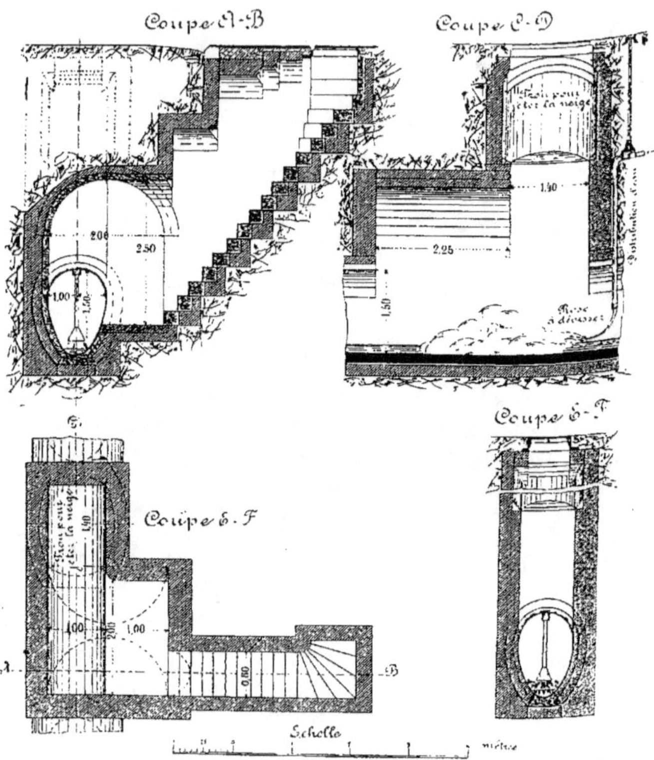

Fig. 135. — Égouts de Cologne : ouverture pour y précipiter la neige.

du réseau de la nouvelle ville et de la partie ouest de la vieille ville : l'eau de la distribution dessert dix-huit réservoirs de chasse automatiques de 4 à 20 mètres cubes de capacité. Pour les collecteurs, la ville possède un wagon-vanne dont les roues roulent sur les bords de la cuvette.

Nous ne décrirons pas les difficultés de construction des égouts et des chambres de réunion (Voy. l'une d'elles, fig. 110), difficultés qui relèvent plutôt de l'art du constructeur. Disons seulement que, à un peu moins de 1 kilomètre à l'aval de l'usine d'épuration, l'émissaire aboutit au Rhin et pénètre dans son lit par une conduite métallique de 1ᵐ,20 de diamètre, qui s'avance dans le fleuve de 145 mètres en eaux moyennes et encore de 35 mètres par les eaux les plus basses. Ce n'est que par les très grandes pluies qu'une porte s'ouvre mécaniquement sous une trop forte pression de l'eau et décharge directement le canal dans le fleuve : autrement, l'eau accumulée contre la porte passe avec force dans le tube de 1ᵐ,20, le tient en parfait état et ne s'en échappe qu'en plein courant.

Au 1ᵉʳ avril 1905, la situation du réseau de Cologne était la suivante :

	LONGUEUR ues égouts maçonnés.	LONGUEUR des canalisations en tuyaux.	N-SEMBLE.	NOMBRE des bouches d'égouts.	LONGUEUR des branchements sous les rues (jusqu'aux maisons, bouches et regards).	DÉPENSES faites.
	Mètres.	Mètres.	Mètres.		Mètres.	Marks.
Köln-Altstadt.....	23 825	56 800	80 625	2 824	107 000	5 169 000
Köln-Neustadt....	41 070	39 160	80 230	2 874	76 000	5 616 000
Faubourgs........	46 620	77 080	123 705	3 559	73 670	8 570 000
Totaux....	111 515	173 040	284 560	9 257	256 670	19 355 000

Cette somme de 19 355 000 marks ne comprend pas l'usine d'épuration, ni une dépense de 850 000 marks nécessitée par l'ouverture de tronçons de rues pour le passage des collecteurs ; mais elle comprend la construction des branchements des maisons sous les rues, lesquels étaient exécutés par la ville jusqu'à 0ᵐ,25 en avant de la façade de chaque immeuble.

Le raccordement des maisons à l'égout est réglé par deux ordonnances très bien faites, l'une du 13 mai 1896 et l'autre du 2 juillet 1901 : les revenus sont de 4 marks par an et par mètre courant de façade et 1 mark par mètre carré de propriété non bâtie.

Assainissement de Zurich (1). — Ici ce sont les régions basses avoisinant les quais du lac qui sont traitées en séparatif, tandis que le reste de la ville est en unitaire (égouts généralement en ciment, soit en tuyaux de 0ᵐ,30 et au-dessus, soit ovoïdes allant de 0,70/1,05 à 2,60/2,30). Sur chacun des quais, on a établi une station de pompage (fig. 136), et on doit en établir deux nouvelles au fur et à mesure du développement des constructions : les eaux-vannes y sont relevées de 5 mètres de hauteur et déversées dans le

(1) Voy., pour plus de détails, Die Assanierung von Zurich, publié par WEYL, chez Engelmann, 1903.

collecteur unitaire établi un peu plus haut. Chaque station doit comprendre quatre pompes Sulzer, actionnées par l'eau sous pression de la distribution et capables de relever chacune 25 litres par seconde: un moteur à gaz de 6 chevaux et une pompe centrifuge servent de secours et aussi à vider et nettoyer la fosse.

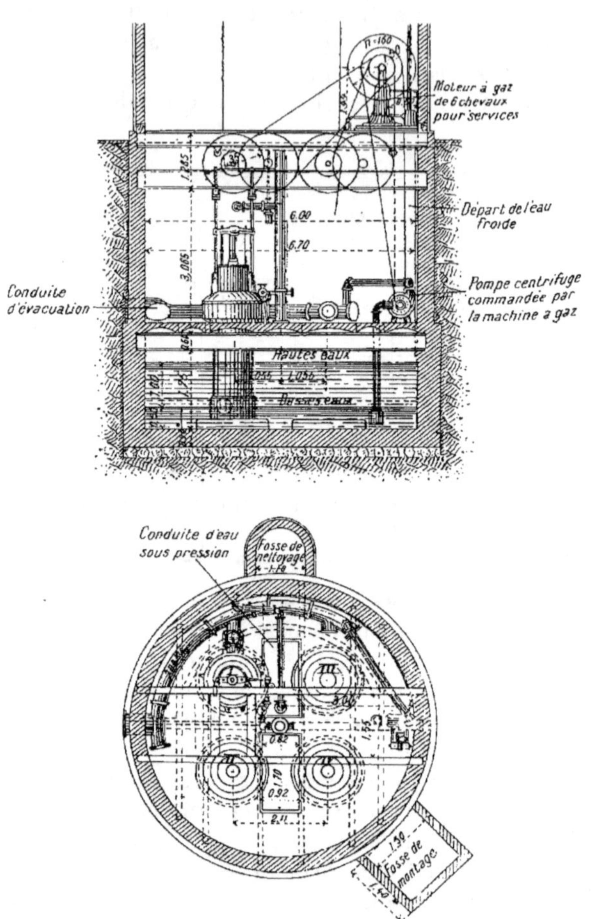

Fig. 136. — Station élévatoire hydraulique à Zurich (séparatif).

Quant au réseau unitaire, il a été calculé pour évacuer 150 litres d'eaux usées par tête et par jour et le produit d'une pluie de 50 millimètres en une heure (143 litres-hectare-seconde). Les déversoirs sont nombreux et ne sont autres que les débouchés des anciens égouts dans la Limmat : en 1898, on a construit un long émissaire qui reporte à Letzigraben le déversement de l'efflux dans la Limmat. Signalons encore que, vu le caractère torrentiel des ruisseaux qui descendent des coteaux pour rejoindre les égouts, il a fallu construire des bassins spéciaux aux points où ils deviennent souterrains, pour retenir les graviers et sables entraînés, qui sans cela obstrueraient vite les canaux.

Assainissement de Düsseldorf (1). — Contrairement aux deux derniers exemples, c'est un quartier haut de Düsselford qui est assaini par le séparatif, le quartier de Grafenberg : les eaux pluviales en sont évacuées directement par un collecteur spécial dans un ruisseau, le Kittelbach, tandis que le collecteur-vanne rejoint le

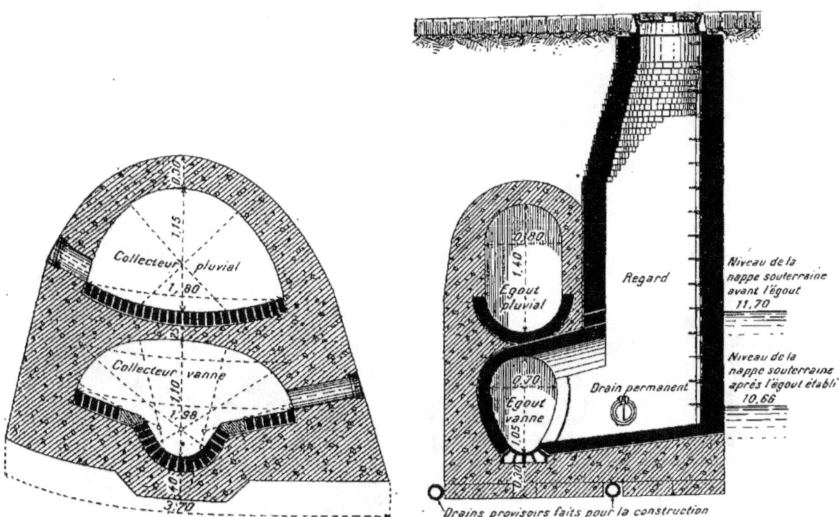

Fig. 137. — Égouts doubles à Düsseldorf.

réseau unitaire du haut système (le réseau est en effet divisé en deux étages, dont les collecteurs se rejoignent pour former l'émissaire unique vers le Rhin). La figure 137 montre les égouts doubles superposés, ainsi qu'un regard de visite et le drain qu'il a fallu établir tout le long pour abaisser la nappe souterraine très élevée dans la région du Grafenberg : ce drain vient déboucher à une certaine hauteur dans le regard, et l'ouverture est munie d'un clapet.

Assainissement de Naples. — A Naples, on a fait une combinaison plus complexe encore de l'unitaire et du séparatif. La ville, qui jusque-là rejetait toutes ses eaux sales dans son golfe par 54 bouches immondes, a adopté, en 1893, un projet ayant pour base l'abduction du sewage par deux grands émissaires allant le déverser en mer (2) loin de Naples (fig. 138) et la division de la ville en trois zones

(1) Voy., pour plus de détails, Die Assanierung von Düsseldorf, publié par Weyl, chez Engelman, 1908.

(2) On fait toutefois de l'épandage sur les dunes de la plage de Cuma, entre Licola et Patria.

d'altitude différente (fig. 139). Le tout à l'égout unitaire, admis en principe, ne fut en réalité appliqué que dans la zone élevée : en vue

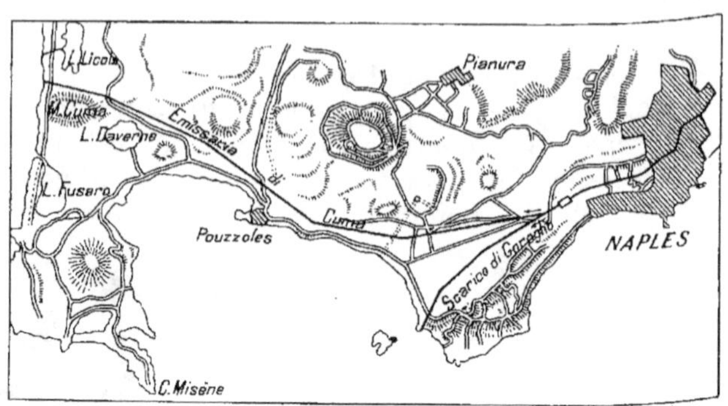

Fig. 138. — Tracé des deux émissaires de Naples.

notamment de diminuer et de faciliter l'élévation par machines, la zone basse et la zone moyenne ont reçu la double canalisation du

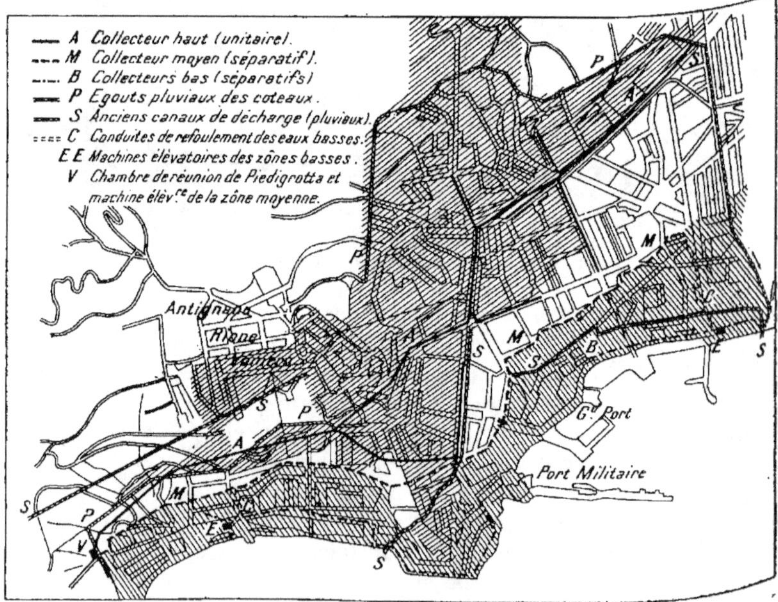

Fig. 139. — Les collecteurs de Naples et leurs zones.

système séparatif, mais leurs eaux pluviales n'ont été conduites au golfe qu'aux deux extrémités de la ville, en dehors du port.

Le système comprend comme artères principales :

1° Deux collecteurs pluviaux, dits des collines, l'un se déversant à l'est dans l'ancien canal de l'Arenaccia et l'autre en mer, à l'extrémité ouest de la ville ; ces collecteurs sont des ovoïdes de 1,60/2,40, 2,00/3,00 et 2,30/3,45 de forme classique ;

2° Deux émissaires extérieurs, le principal allant déboucher à Cuma et l'auxiliaire à Coroglio ; les figures 140 et 141 donnent les détails de leur débouché en mer ;

3° Un collecteur haut unitaire, dont la section maxima est donnée

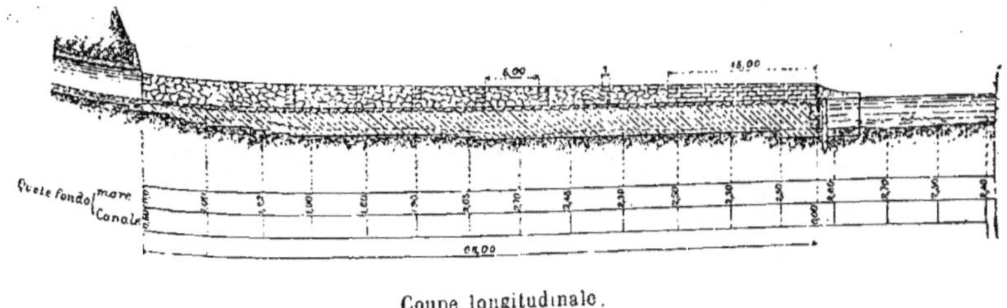

Coupe longitudinale.

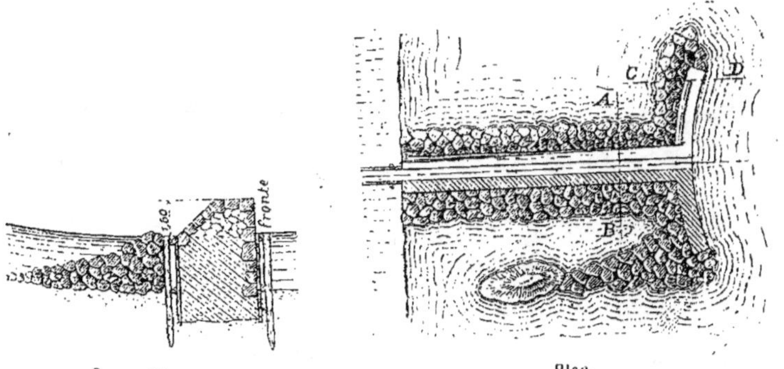

Coupe CD.

Plan.

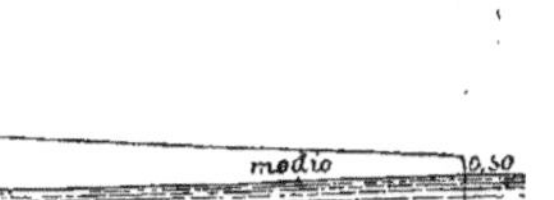

Coupe AB.

Fig. 140. — Débouché dans la mer de l'émissaire de Coroglio.

figure 142 (il y a deux autres dimensions moindres, de 2 mètres et 2^m,76 de largeur), drainant toute la zone élevée de la ville et aboutissant à l'émissaire de Cuma : il a des déversoirs pour les eaux d'orage, correspondant aux aqueducs pluviaux qui traversent les deux autres zones pour descendre à la mer. La pente est de 1/1 000 ;

4° Deux collecteurs pour la zone moyenne, l'un conduisant les eaux-vannes et ménagères jusqu'à Piedigrotta, où elles sont reprises par des machines élévatoires pour être élevées dans l'émissaire de Cuma, tandis que, en cas d'arrêt des machines, elles sont envoyées dans l'émissaire déchargeoir de Coroglio ; l'autre, pour les eaux pluviales qu'il conduit à l'extrémité est de la ville. La figure 142 fait voir le collecteur (type maximum) et l'égout (type moyen) doubles de ce système (le bas réservé aux eaux-vannes bien entendu), ainsi que la plus grande section du collecteur pluvial urbain. La pente est de 0^m,75 p. 1 000 ;

5° Deux collecteurs bas séparatifs, chacun à deux pertuis, l'un

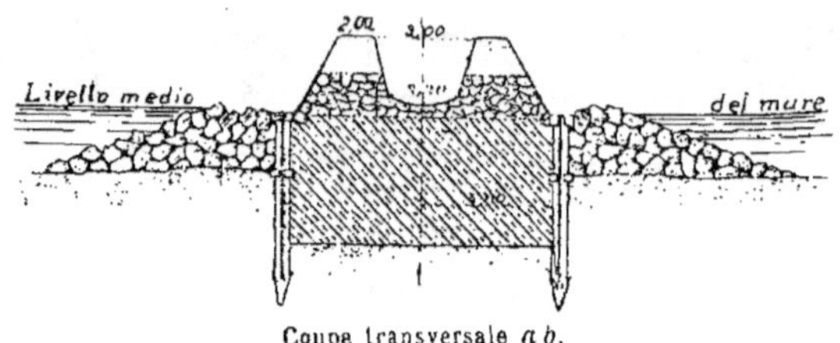

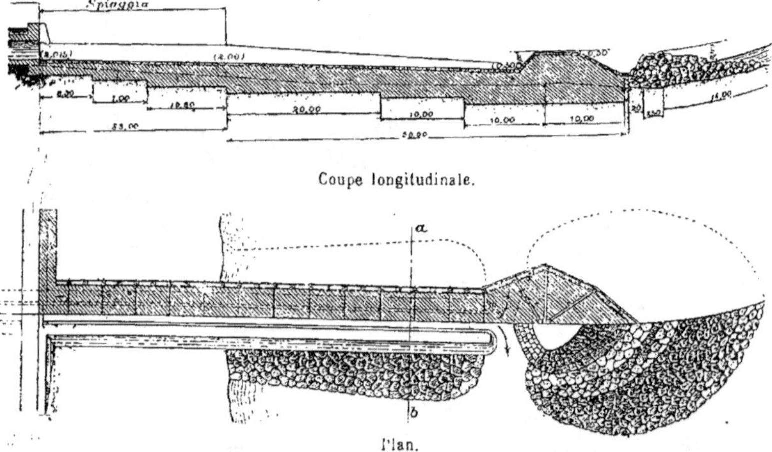

Fig. 141. — Débouché dans la mer de l'émissaire de Cuma.

pluvial et l'autre vanne (fig. 142) : alors que les eaux pluviales s'échappent dans les déchargeoirs transversaux, le sewage est repris dans chaque groupe par une machine élévatoire (EE du plan) et remonte dans le collecteur moyen, dont il suit le sort. Les égouts pluviaux du réseau contiennent souvent le tuyau séparatif des eaux-vannes.

Toutes les bouches d'égouts sont à siphon, réalisant l'interception hydraulique, et à puisard de nettoyage. La ventilation des égouts est assurée par les tuyaux de chute des eaux pluviales, qui n'ont pas de siphon au pied ; les tuyaux de chute des cabinets sont également prolongés dans toutes les maisons jusqu'au-dessus du toit.

Pour le calcul des sections, on a admis une densité de population de 600 habitants par hectare et une consommation de 200 litres par tête et par jour; cela donne une moyenne de $1^l,4$ par hectare et par seconde, qu'on a doublé pour avoir le maximum, soit $2^l,8$ par hectare et par seconde, auquel doivent satisfaire les égouts-vannes. Quant aux pluies, on s'est imposé de pouvoir débiter dans les collecteurs unitaires une pluie de 20 millimètres à l'heure, et l'on a admis une réduction totale (retard et déperdition ensemble) de 50 p. 100. Dans ces conditions, le collecteur haut doit débiter $12^{m3},68$ par seconde. L'émissaire de Cuma, avec $2^m,50$ de hauteur d'eau, ne débite

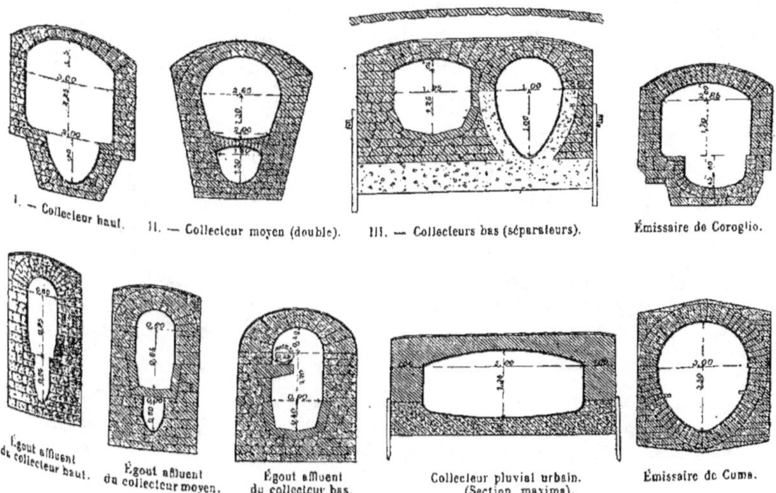

Fig. 142. — Section des égouts et collecteurs de Naples.

que $10^{m3},26$, tandis qu'il peut lui arriver $15^{m3},21$: le surplus, soit $4^{m3},95$, est alors déversé dans l'émissaire de Coroglio, lequel reçoit aussi le débit de $5^{m3},50$ du collecteur pluvial moyen et a ainsi à débiter $10^{m3},18$ (sa portée avec $2^m,50$ de hauteur d'eau est de $11^{m3},90$). Pour des pluies plus fortes, les déversoirs et les égouts de décharge entrent en fonctionnement.

2° SYSTÈME SÉPARATIF ABSOLU ET MIXTE.

Le **séparatif absolu** ne reçoit pas du tout d'eaux pluviales dans le réseau-vanne. Celui-ci, borné aux eaux-vannes, aux eaux ménagères et à la partie des eaux industrielles qui a besoin d'être épurée (les eaux de simple lavage, les eaux de condensation, etc., peuvent aller sans inconvénient aux égouts pluviaux), n'a à écouler que de 100 à 200 litres par tête et par jour : il est dès lors presque toujours en tuyaux, et on n'arrive aux formes visitables que pour les collecteurs des grandes villes, après de longs trajets. Le réseau pluvial, là où il existe (nous savons déjà qu'il reste souvent très rudimentaire et que vers l'amont les caniveaux tiennent souvent lieu d'égouts pluviaux), comporte au contraire des canaux de dimensions comparables à celles des égouts unitaires, c'est-à-dire presque partout les galeries visitables que nous connaissons : comme elles doivent conduire au plus vite leur contenu au thalweg, elles seront plus souvent tracées suivant le système perpendiculaire et maintenues à faible profondeur.

Les deux réseaux devront donc faire l'objet d'une étude distincte, et leurs collecteurs ayant des points d'aboutissement différents pourront aussi avoir des tracés tout à fait discordants. Dans les villes anciennes, les égouts existants seront souvent susceptibles, après certains compléments et remaniements, de servir d'égouts pluviaux :

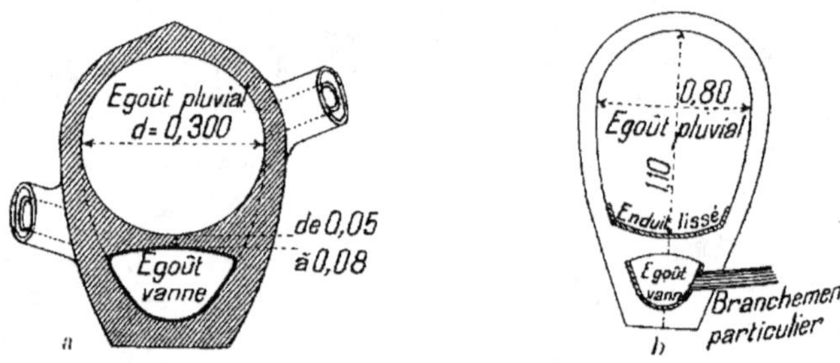

Fig. 143. — Types d'égouts doubles.

a, égout double en circuit de Bromberg ; b, collecteur double en ciment armé proposé pour l'avenue de la Gare, à Chantilly.

dans les villes où tout est à faire, on pourra au contraire, dans bon nombre de rues, accoler ou plutôt superposer l'égout pluvial, comme nous l'avons déjà vu faire pour les collecteurs de Dusseldorf et de Naples. On construit actuellement en Allemagne, dans ce but, des égouts en ciment (armé ou non) à double pertuis (il y en a à Bromberg, Insterburg, Culm, etc.); la figure 143 (a) fait voir un des types de Bromberg, à égout supérieur circulaire, qui sont très bien compris et très commodes jusqu'à une certaine taille; mais le collecteur pluvial devenant bien vite énorme, il faut alors construire sur place et recourir, en béton, maçonnerie, briques ou ciment armé, à des types du genre de celui de la figure 143 (b) que nous venons de proposer pour l'avenue de la gare à Chantilly.

Pour le réseau-vanne, le problème se divise en plusieurs cas : 1° le premier et le plus simple est celui où la gravité (aidée des chasses souvent indispensables) suffit à l'évacuation des eaux usées. S'il faut recourir au relèvement mécanique, il faut encore distinguer : 2° le cas où les eaux-vannes peuvent sortir de la ville par gravité, et où c'est seulement à l'extrémité du collecteur qu'elles ont besoin d'être remontées pour gagner le lieu d'évaporation, cas qui n'exige qu'une usine élévatoire terminale et rentre, en ce qui regarde l'intérieur de la ville, dans le précédent; 3° le cas beaucoup plus compliqué où c'est dans cet intérieur même de la ville qu'il faut suppléer à la gravité. L'hypothèse la plus défavorable serait celle d'un territoire absolument plat : il faut alors soit créer artificiellement des points bas (en enfonçant de plus en plus les conduites vers ces points) et là relever l'apport des sections correspondantes (*système sectionnel*) pour le refouler vers l'épuration, soit adopter un des systèmes spéciaux (*aspirateurs*) qui font le vide dans les conduites. De là la division qui va suivre.

1. **Séparatif par simple gravité.**—C'est ce cas qui est souvent désigné sous le nom de *système Waring*, ou de *système de Memphis*, du nom de son inventeur et de la ville où il fut appliqué pour la première fois (1879).

Les principes ont été posés comme suit par Waring lui-même :

« 1° Emploi pour la construction des égouts de conduites de faible diamètre, uniquement affectées à l'évacuation des eaux-vannes, à l'exclusion des eaux de pluie;

« 2° Ventilation obtenue dans les conduits et les branchements en communication avec les maisons particulières par un certain nombre de prises d'air et de cheminées d'appel s'élevant au-dessus des toits ;

« 3° Communication directe de chaque branchement particulier avec la conduite, sans interposition d'aucun diaphragme ni aucune fermeture hydraulique :

« 4° Lavage journalier des conduites au moyen de chasses, pour lesquelles on utilise l'eau accumulée dans des réservoirs placés à leur origine d'amont. »

A Memphis, les tuyaux sont en poterie vernissée, de 0,15 (1) à 0,25 de diamètre : les collecteurs, en poterie ou en fonte, ont de 0^m,30 à 0^m,50. Les pentes ne descendent pas au-dessous de 0,005 pour les canalisations et de 0,0017 pour les collecteurs. Pour un réseau de 68 kilomètres, on a installé 180 bassins de chasse automatique Rogers-Field de 500 litres de capacité, se vidant en quarante minutes. Comme le thalweg du Baio Gajosu, petit affluent du Mississippi, partage la ville en deux versants, il y a deux collecteurs-vannes, un suivant chaque rive du ruisseau, et celui de droite vient à un moment donné se réunir à celui de gauche pour former l'émissaire (0,50 de diamètre). Quant aux canaux pluviaux, ils vont directement se déverser dans le cours d'eau.

Un grand nombre de villes se sont assainies suivant ces principes

(1) Nous estimons que le diamètre de 0,15 est trop faible et favorise les obstructions ; nous pensons qu'il ne faut pas descendre au-dessous de 0,25 ou tout au moins de 0,20.

(où en étudient l'application, notamment Reims et Lyon, qui comptent affecter le réseaux des anciens égouts aux eaux pluviales).

Dès 1883, Paris fit un essai du système Waring au quartier du Marais, où il s'est maintenu, mais sans s'étendre davantage. Les tuyaux de Waring en grès vernissé de 0^m,152 de diamètre desservent les écoles de la rue des Quatre-Fils, celles de la rue des Hospitalières-Saint-Gervais, et les latrines publiques du marché des Blancs-Manteaux : la conduite est posée dans l'égout de la rue Vieille-du-Temple et va déboucher dans le collecteur Rivoli, par l'intermédiaire d'un siphon (pour éviter que l'air de l'égout rentre dans la conduite).

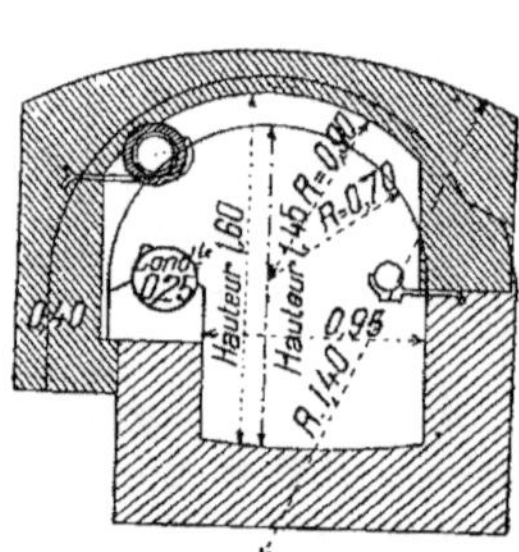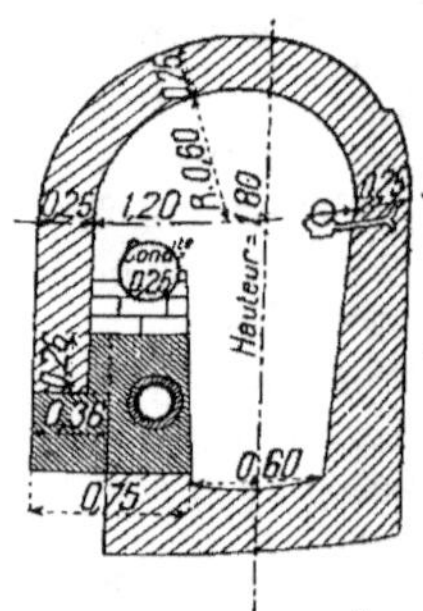

Fig. 144. — La conduite Waring dans l'égout de la rue Vieille-du-Temple.
à Paris.

L'égout étant déjà encombré par d'autres conduites, on a dû loger le tuyau de 0,152 généralement dans l'intérieur des maçonneries, sauf dans quelques parties où on a pu l'accrocher aux piédroits sur des consoles, comme le colonel Waring eût voulu le faire partout (fig. 144). La pente est partout supérieure ou égale à 0,003.

La circulation de l'air dans la conduite Waring étant indispensable, l'air y est appelé d'une part par des cheminées de ventilation qui s'élèvent dans les maisons desservies au-dessus des combles, d'autre part, par des prises d'air ménagées de distance en distance dans la rue (il paraît que ces dernières sentent quelquefois mauvais). Aux points où l'égout de la rue Vieille-du-Temple reçoit des égouts latéraux, il a fallu faire siphonner la conduite pour ne pas obstruer le passage dans ces égouts ; l'aération a été maintenue au moyen d'un siphon renversé et d'une prise d'air dans le trottoir.

Les chasses sont assurées par cinq réservoirs de chasse du système Field-Waring : un de 700 litres est à l'extrémité amont de la conduite principale dans la rue des Quatre-Fils ; un de 425 litres est à l'origine de la branche de la rue des Rosiers ; un autre de pareille capacité est voisin du siphon au débouché dans le collecteur Rivoli, afin d'en assurer la propreté constante ; enfin deux autres de

400 litres sont sur le trajet intermédiaire. Ces bassins de chasse se vident automatiquement trois fois par jour, ce qui fait une dépense d'eau quotidienne de 7m³,3.

L'obstruction est le principal danger du système. Elle se produit quelquefois, notamment lorsqu'un corps dur étranger a été introduit dans la canalisation. Pour éviter autant que possible cette introduction, le colonel Waring place dans les cuvettes un siphon obturateur en fonte de forme spéciale (fig. 145), qui, tout en faisant fermeture hydraulique, arrête grâce à une courbure et à un étranglement bien étudiés.

C'est la ville de Cannes qui la première adopta en France complètement le système (1891), suivant projet de l'ingénieur Ferrant. Le réseau a actuellement 28 kilomètres, en tuyaux de grès vernissé de 0,15 à 0,50 : le collecteur va déboucher en mer par des fonds de 5 à

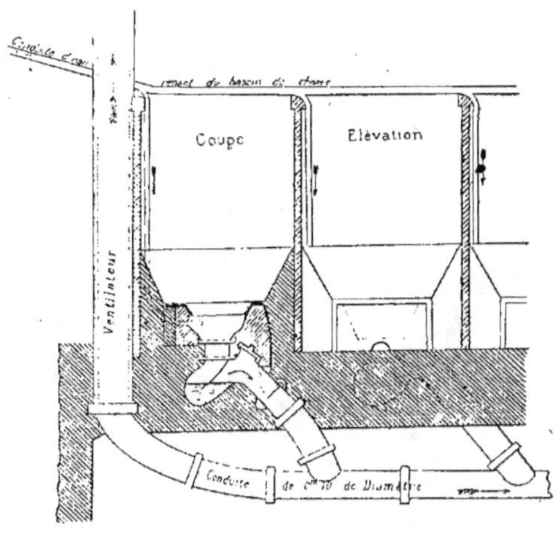

Fig. 145. — Dispositions adoptées pour les cabinets des écoles par le système Waring.

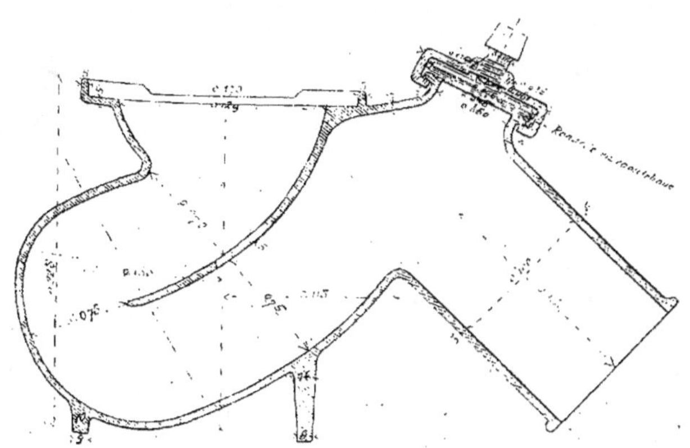

Fig. 146. — Détail du siphon obturateur des cabinets système Waring.

6 mètres, à 100 mètres de la rive. Les regards sont de 50 en 50 mètres, et il y a une soixantaine de réservoirs de chasse automatiques (moitié de 2 mètres cubes et moitié de 500 litres), fonctionnant deux fois

par jour. Sauf pour le collecteur, les pentes sont de 0,001 à 0,002 : la profondeur des conduites n'est que de 1m,20. La ville a imposé des taxes de 1,5 p. 100 du revenu net imposable des immeubles.

En ce moment même, la ville de Privas (7 000 habitants, dont 3 500 seulement agglomérés), qui a été forcée par application de la loi du 15 février 1902 de s'assainir, exécute un projet du même genre, dressé par M. Chardon, directeur de la Compagnie de Salubrité de Levallois-Perret et adopté après concours. Le réseau-vanne comprendra 6 025 mètres de canalisation en tuyaux de 0,20, 3 930 mètres en

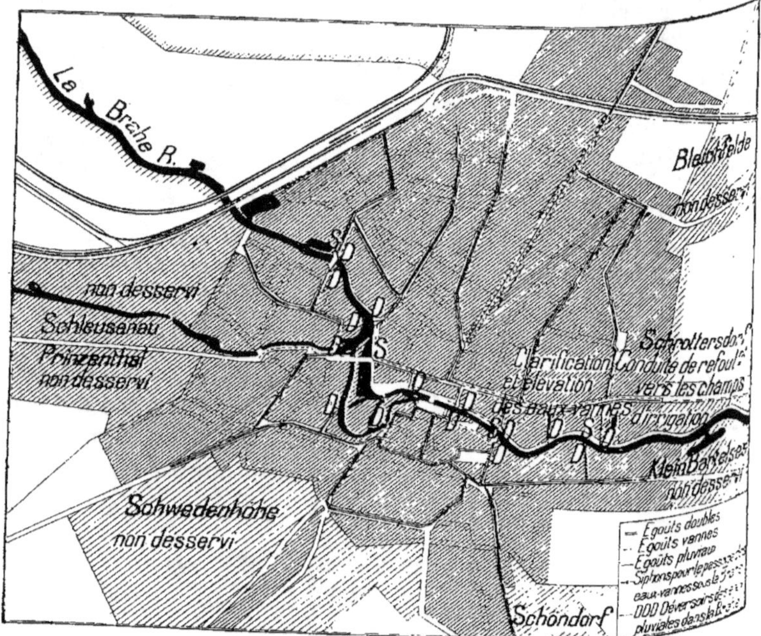

Fig. 147. — Plan du réseau double de Bromberg.

tuyaux de 0,25 et 590 mètres en tuyaux de 0,30, soit en tout 10 455 mètres. Les tuyaux seront en ciment armé (tiges longitudinales d'acier), monté au dehors et debout par longueurs de 2 ou 3 mètres. Il y aura 162 regards de visite, 30 réservoirs de chasse de 500 litres et 2 de 1 000 litres (ces derniers à deux départs). Les pentes sont généralement fortes, mais il y a deux siphons pour la traversée des parties déprimées. La dépense, y compris le coût de l'installation d'épuration biologique, ne se monte qu'à 260 000 francs, sur lesquels l'État a consenti une subvention de 100 000 francs.

Comme exemple intéressant, nous croyons devoir donner la double canalisation de Bromberg (55 000 habitants), établie suivant le projet de Metzger (1900), et représentée figure 147. On a renoncé là à l'unitaire parce que la rivière, la Brahe, retenue par des barrages pour le service des usines, ne pouvait recevoir en aucun temps les eaux usées et que le niveau de déversement eût été trop élevé : au contraire, il était possible, avec le séparatif, d'évacuer (quinze déversoirs) les eaux pluviales à peu de distance en contre-bas de la surface. Les égouts-vannes sont parfois distincts, mais souvent aussi réunis en un seul ouvrage à deux pertuis avec les égouts pluviaux, suivant le type de la figure 143 (a) (1), où le diamètre du pluvial varie de $0^m,10$ en $0^{mm},10$ entre $0^m,30$ et $0^m,90$. Le développement du réseau-vanne atteint 50 kilomètres, et le collecteur final (forme ovoïde de $0^m,50$/$0^m,75$ qui ne coule jamais qu'à moitié plein) aboutit à une usine élévatoire avec clarification mécanique, qui refoule à un domaine irrigué par une compagnie concessionnaire et situé à 3 kilomètres. Les doubles branchements de maisons ont été faits par la ville jusqu'aux portes cochères : bien qu'on ait évité autant que possible de recevoir les eaux des toits dans le réseau-vanne, on estime que 9 p. 100 des maisons déversent leurs eaux pluviales. La figure ne montre pas les réservoirs de chasse, qui sont du système Mairich. Le projet dessert 265 hectares : il a coûté 1 153 226 marks (soit 4 251 marks ou 5 300 francs par hectare).

A Bromberg, alors qu'on comptait pour les eaux pluviales dans les quartiers denses 62 litres par hectare-seconde, on a adopté pour les eaux-vannes un débit de $0^l,66$ par hectare-seconde. Pour le projet de Reims, M. Bourguin avait été conduit au chiffre très voisin de $0^l,70$ (en supposant 30 000 mètres cubes à évacuer par jour, dont 20 000 mètres cubes d'eaux industrielles et 100 litres par tête et par jour pour 100 000 habitants répartis à raison de 100 à l'hectare, le tout s'évacuant en douze heures, soit $\dfrac{30\,000}{12 \times 60 \times 60} = 0^l,7$ à la seconde) : il paraît donc généralement convenable.

Cette donnée une fois admise, il est facile de calculer les diamètres des tuyaux-vannes. On dresse un tableau indiquant pour chaque rue, d'après le nombre des habitants, le volume d'eaux usées à prévoir et le débit de l'heure la plus chargée ; puis la pente étant connue, on détermine le diamètre en conséquence, mais en se donnant généralement encore une certaine marge, en admettant soit que le tuyau à moitié plein écoule le débit voulu, soit que plein il écoule le double de ce dernier. C'est la première hypothèse qu'a faite M. Bourguin à Reims : ainsi un tuyau de $0^m,20$, qui à moitié plein débite 10 litres par seconde, suffirait pour desservir 14 hectares dans les conditions moyennes ci-dessus.

(1) Il en résulte quelques complications pour les croisements, les regards, les embouchements d'un égout dans l'autre, etc. ; mais on en est venu facilement à bout par des dispositions ingénieuses, dans le détail desquelles nous ne pouvons entrer ici.

II. Système sectionnel. — Le système séparatif étant souvent plus avantageux que l'unitaire lorsqu'il faut relever tout ou partie des eaux-vannes, il n'est pas étonnant qu'on le trouve dans nombre de villes où certains quartiers ne peuvent se desservir par la seule gravité (et même comme nous l'avons déjà vu réduit à ces seuls quartiers). Les sections entre lesquelles se divise la surface à desservir sont d'autant plus nombreuses que celle-ci est plus étendue et plus plate : si on n'en compte que deux dans bien des villes, on en trouve souvent davantage et jusqu'à 22 à Santos ! Chacune d'elles a son point bas, où se concentrent les eaux-vannes récoltées par le réseau des conduites de la section, et c'est de là que ces eaux doivent gagner le lieu de destination correspondant : or, si elles ne peuvent le faire par gravité ou par siphonnement, il faudra là une machine élévatoire, et, si on veut que cette machine ne fonctionne pas constamment au fur et à mesure des apports, il y faudra un réservoir pour en emmagasiner une partie.

Ainsi la grosse complication du système, c'est précisément cette multiplicité de stations élévatoires et de réservoirs de sewage à établir en pleine ville (1). Ce serait aussi la cause d'une grosse dépense d'exploitation (on sait qu'une série de petites usines coûtent beaucoup plus cher qu'une seule de puissance égale à leur somme), si l'on n'avait aujourd'hui des moyens de transporter la force depuis une station centrale. De ces moyens, les plus pratiques sont l'électricité, l'air comprimé et l'eau sous pression ; le gaz permet aussi d'alimenter des moteurs à distance, mais il faut une surveillance plus suivie ; enfin la vapeur, bien que pouvant se distribuer assez loin des chaudières, reste plutôt condamnée à actionner les usines indépendantes.

Pour ce qui est des réservoirs de section, on a généralement intérêt à les faire capables de recevoir l'apport des dix heures de nuit, afin de ne pas faire fonctionner les machines pendant ce temps (où le personnel se paye beaucoup plus cher) : comme c'est la période où l'efflux est peu abondant, il suffit d'ordinaire d'une capacité égale au tiers du débit des vingt-quatre heures. La force motrice devra être calculée alors pour enlever le débit quotidien total en douze ou quatorze heures, et il est nécessaire pour éviter tout à coup qu'à chaque station les machines soient en double.

Un bon type de réservoir que nous pouvons conseiller dans ce but est celui de la figure 148, proposé par M. Chardon pour Saint-Malo : c'est une cuve souterraine en ciment armé, au milieu de laquelle se trouve un puits central contenant en bas les deux pompes centrifuges

(1) On doit naturellement chercher à les réduire autant que possible, même au prix d'une dépense de premier établissement un peu plus élevée ; c'est ainsi que le soussigné, conjointement avec M. Bechmann, a réussi à faire réduire de 5 à 3 le nombre des sections à Biarritz.

et au-dessus d'elles les deux dynamos qui les actionnent par courroies.
Les dynamos se trouvent autant que possible à l'abri de l'humidité,

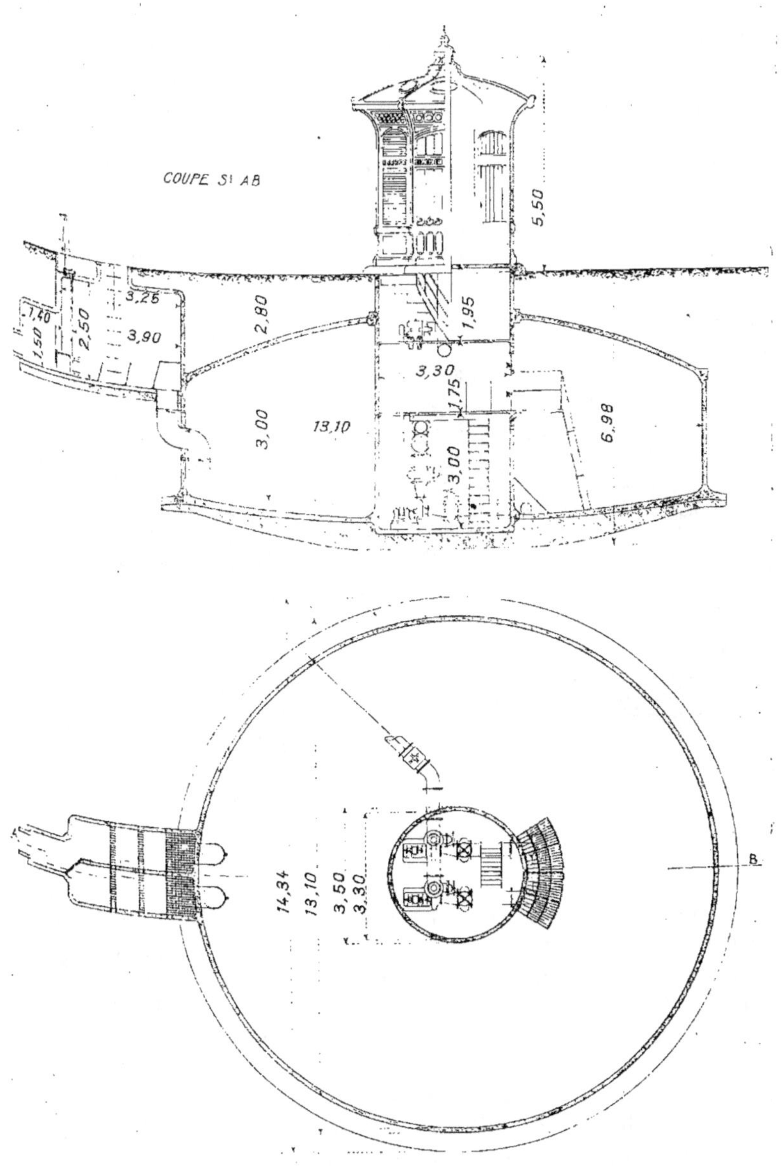

Fig. 148. — Assainissement de Saint-Malo.

étant au-dessus du plan d'eau et dans un compartiment fermé ; les
pompes sont au contraire assez basses pour être toujours amorcées,

dès qu'il y a du liquide. Un flotteur peut établir ou interrompre un contact et faire passer ou cesser le courant suivant la hauteur de l'eau. Enfin on voit les grilles dont est muni le réservoir pour arrêter à l'entrée les plus gros corps flottants, ainsi que les moyens de visite et de curage. A la surface, on ne voit qu'un édicule très simple, et il est clair que, si un tel réservoir est vidé tous les jours de manière que le sewage ne fermente pas (l'enlèvement des fumiers étant fait de nuit de temps en temps), l'installation ne présentera aucun inconvénient.

a. Relèvement sectionnel par pompes ordinaires ou électriques. — Le cas le plus simple est celui où il n'y a que deux zones, dont

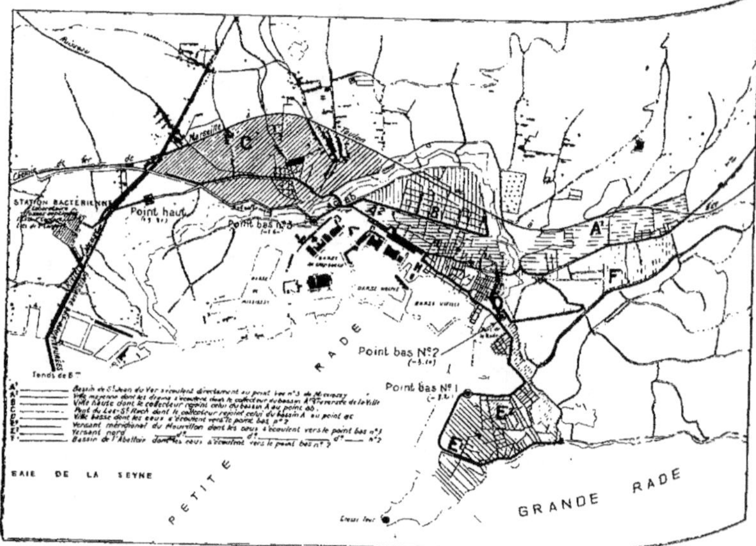

Fig. 149. — Assainissement de Toulon.

l'une fonctionne par gravité. Un exemple, très bien étudié par Herzberg, en est donné par la petite ville balnéaire de Zoppot (8000 habitants en temps ordinaire et 12000 à la saison). Le sewage de la zone supérieure va directement aux champs d'épandage créés sur les dunes, tandis que celui de la zone basse est reçu dans un réservoir souterrain de 345 mètres cubes établi près de l'établissement de bains chauds, puis de là refoulé vers les mêmes champs par une machine à vapeur dont la marche est surveillée par la direction des bains. Les gaz qui pourraient se produire dans ce réservoir sont mis en communication avec la grande cheminée, en sorte qu'on ne peut même pas soupçonner la présence du réservoir. Les tuyaux sont généralement en grès et vont jusqu'à 0ᵐ,40 de diamètre; mais il a fallu en mettre une partie en fonte à cause des sous-pressions de la nappe souterraine. De dislance en distance, on reçoit dans le réseau-vanne quelques tuyaux de descente des toits, qui assurent l'aération et produisent des chasses en temps de pluie. Malgré cette admission d'un peu d'eau pluviale, il a suffi de calculer les champs d'épandage à raison de 1 hectare pour 900 habitants : il faudrait au moins trois fois plus avec l'unitaire.

L'exemple de Toulon (projet Valabrègue adopté par la loi du 16 décembre 1902 et exécuté depuis) nous montre (fig. 149) les trois sections et les trois points bas, avec pour chacune un refoulement par pompes électriques, le courant étant fourni par l'usine principale de Missiessy (point bas n° 3). Les eaux des secteurs E_1, E_2, D et F sont refoulées par une conduite en fonte dans le collecteur de la ville et gagnent le point bas n° 3, où elles sont reprises avec celles qui y arrivent directement. Les prévisions ont été faites pour 12 000 mètres cubes par jour. Les eaux-vannes aboutissent depuis le point haut à une usine d'épuration biologique (fosses septiques et doubles lits de contact) ; quant aux eaux pluviales, elles vont directement à la mer par les caniveaux et par un seul ancien égout constituant à lui seul le réseau pluvial. Les tuyaux du réseau-vanne en grès ont de $0^m,30$ à $0^m,50$ de diamètre : au-dessus, on a quelques collecteurs de $0^m,60$ et $0^m,70$ en ciment armé. La longueur totale de canalisation est de 68 584 mètres ; il y a 296 réservoirs de chasse, de 500 à 5 000 litres. Le projet a coûté près de 5 000 000 : les taxes imposées sont de 2,60 p. 100 du revenu net des immeubles.

La ville de Biarritz (15 093 habitants sédentaires, mais avec de nombreux hôtes de passage) a un territoire très étendu, occupé par des villas avec jardins, qu'il eût été très coûteux de desservir en entier par l'unitaire. En affectant les égouts existants au réseau pluvial et en le complétant jusqu'à une longueur totale de 12 kilomètres, on construit un réseau-vanne entièrement neuf qui n'aura pas moins de $33^{km}.5$ en tuyaux de grès de généralement $0^m,30$; les branchements des maisons, faits par la ville, ont $0^m,15$. Il n'y a que deux stations élévatoires avec pompes électriques : l'une située au pied du Casino et correspondant à la plus grande partie de la ville proprement dite, comportant un réservoir de 750 mètres cubes et trois pompes pouvant élever chacune 181 mètres cubes à l'heure à 47 mètres de hauteur (au-dessus du faîte séparatif des deux versants); l'autre pour le bassin du Port-Vieux, avec un réservoir de 100 mètres cubes et deux pompes pouvant refouler chacune $25^{mc},6$ à l'heure. Il y a une troisième section (rue d'Espagne et Beaurivage) dont les eaux s'écoulent directement à l'usine d'épuration près de l'abattoir. Il y aura 84 réservoirs de chasse de 1 mètre cube et des regards de visite tous les 70 mètres. Ce beau projet, qui ne coûtera guère moins de 2 500 000 francs, a été sanctionné par la loi du 25 janvier 1910, qui a imposé les propriétés bâties d'une taxe de 4,60 p. 100 du revenu net pendant quarante ans et 1,20 p. 100 ensuite.

Dinard fait approuver aussi en ce moment un beau projet ; mais on a pu y éviter les machines élévatoires, et cela en faisant passer les eaux usées et même les eaux pluviales du bassin principal (plage de l'Écluse) par un égout double dans un tunnel assez court à construire au Bec de la Vallée (un réservoir de marée de 700 mètres cubes permettra de ne déverser les eaux-vannes qu'au moment du jusant). La section de Saint-Énogat doit rester indépendante.

Quant à *Saint-Malo*, dont le projet a fait l'objet de longues dis-

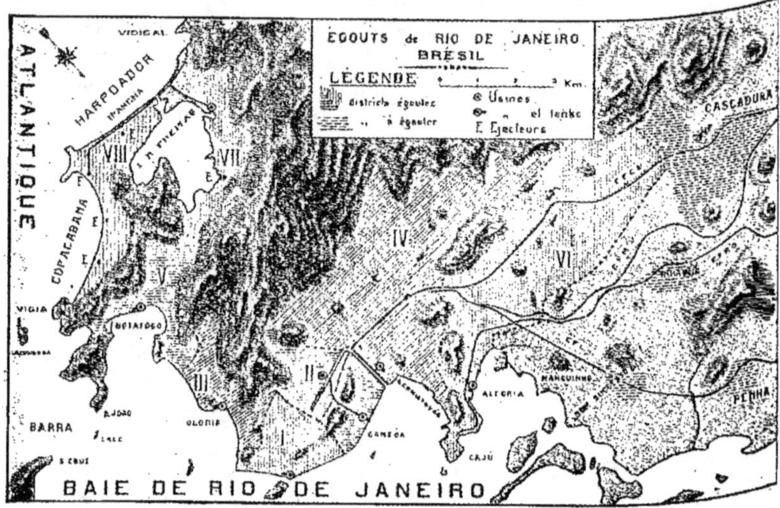

Fig. 150. — Système sectionné à Rio-de-Janeiro.

cussions et va être exécuté par M. Chardon, il était tout indiqué de faire deux sections : l'une correspondant à la ville proprement dite (partie située au-dessus des plus hautes mers), bâtie sur le granit et présentant de fortes pentes, bien suffisantes pour le fonctionnement par gravité ; l'autre à la banlieue (s'étendant vers Paramé et pouvant même englober cette ville), tout à fait plate et nécessitant une station élévatoire et un réservoir près du cimetière. La solution adoptée consiste à refouler par pompes électriques les eaux-vannes de la banlieue (2e section), pour les réunir à celles de la ville dans un émissaire en ciment armé de 1 mètre de diamètre, qui les conduira à l'îlot du Petit-Bey, à 1 500 mètres de distance en mer, pour y être déversées au-dessous du niveau des plus basses mers (sans épuration).

Un excellent exemple du système sectionnel (1) pour grande ville

(1) Description empruntée à M. de Rodriguez de Brito, dans la *Technique sanitaire*, fév. 1909.

est celui de *Rio-de-Janeiro* (800 000 habitants) ; mais ici le séparatif est mixte en ce sens que le réseau-vanne reçoit une grande partie des eaux des toits et des cours, sauf pourtant dans le VIIIe district (Copacabana), où il est absolu. Les huit sections (fig. 150) sont indépendantes et ont chacune leur réseau, leur usine élévatoire (les IIe, VIIe et VIIIe ont même deux usines), et leurs *tanks* de précipitation chimique (chaux et sulfate double de fer et d'alumine) avant déversement en mer. Le tableau ci-dessous donne la nomenclature des usines et leur consistance : elles sont à vapeur (à haute pression), sauf pour les sections VII et VIIIe, où on adopté les éjecteurs Shone (Voy. ci-après).

VOLUMES relevés en moyenne par jour.	USINES de relèvement.	MOTEURS			POMPES			GÉNÉRATEURS.		NOMS des sections.
		Nombre.	Force totale.	Système ou caractère.	Nombre.	Capacité totale par minute.	Système.	Nombre.	Force.	
M3						Litres.			H.-P.	
21 800	I	2	120	Horizontaux.	2	70,750	Centrif.	3	250	Arsenal.
22 600	II	2	70	»	2	52,000	»	3	150	Cambôo.
		1	—	Duplex-Reid.	1	29,700	Piston.	-	—	»
20 100	II *bis*	2	—	»	2	34,000	»	2	30	Mangue.
	III	2	70	Horizontaux.	2	50,940	Centrif.	2	100	Gloria.
30 100	IV	2	70	»	2	62,270	»	2	110	S. Christovâo.
		1	—	Duplex-Reid.	1	26,455	Piston.	—	—	»
19 100	V	2	70	Horizontaux.	2	33,960	Centrif.	3	110	Botafogo.
		1	—	Duplex-Reid.	1	29,715	Piston.	—	—	»
12 200	VI	2	—	Verticaux.	2	17,000	Centrif.	4	140	Alegria.
		2	30	Duplex-Reid.	2	59,430	Piston.	—	—	»
3 200	VII	2	—	»	2	26,410	»	2	40	Lagôa.
		3	24	Compression d'air.	2	2,250	Ejecteurs.	—	—	»
?	VIII	—	—	*Idem.*	?	?	Id.	—	—	Copacabana.

Il y a 300 kilomètres de tuyaux de grès vernissé et environ 100 kilomètres de galeries ovoïdes, généralement en blocs de béton : dans la VIIIe section, où le sous-sol est du sable boulant, on a dû recourir au même procédé de construction qu'à Santos. Les réservoirs de chasse sont du type Field ou des types R. de Brito. Signalons encore que deux zones élevées envoient directement leur sewage aux tanks de précipitation par des siphons en fonte traversant la partie plate. D'autre part, le fait de recevoir dans le réseau-vanne des eaux pluviales des toits et des cours entraîne une assez grosse complication : c'est que les usines de relèvement ne peuvent suffire par les grandes pluies et qu'il faut y ménager un déversoir qu'on appelle *penstok* ; ces penstocks fonctionnent parfois vingt-quatre heures et même plus, et ces déversements sans traitement souillent alors la baie.

Enfin nous citerons encore la ville de *Santos* (Brésil), qui vient d'être assainie par R. de Brito (séparatif absolu). Elle est bâtie, sur un terrain plat, de sable fin et boulant, et divisée à l'américaine en damier par deux systèmes de rues perpendiculaires. Un réservoir de chasse au centre de chaque îlot assure périodiquement le nettoyage des tuyaux de grès qui en partent, lesquels ont 0,15, 0,20 et 0,30 de diamètre avec une pente qui n'est pas inférieure à 0,005. En raison de la nature du sous-sol, il a fallu établir une plate-forme en ciment armé sous chaque égout (fig. 151); de plus, les joints des tuyaux formés par une armature de fonte, avec remplis-

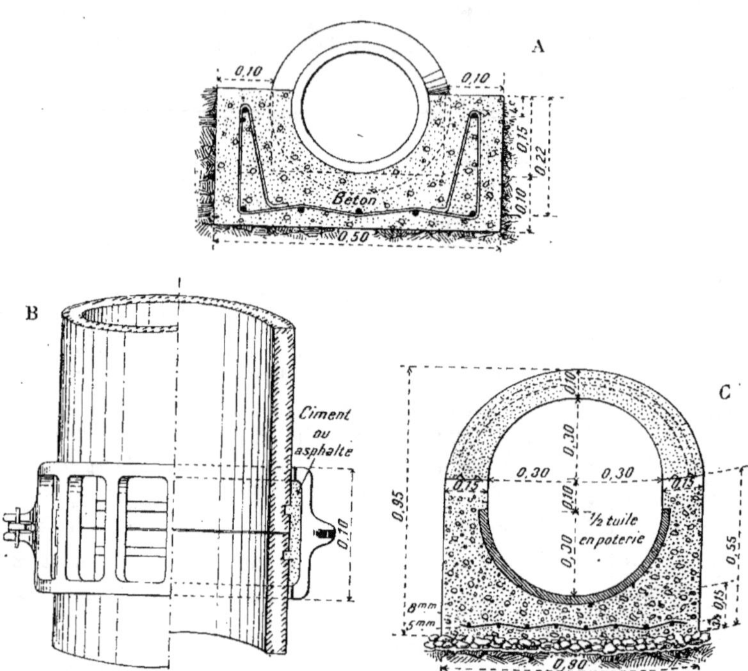

Fig. 151. — Égouts de Santos sur le sable boulant, fondation en béton armé.

A, de 8 pouces avec joints en fonte ; B, détail du joint de fonte ; C, collecteur en béton armé.

sage du vide en ciment ou asphalte, donnent une certaine flexibilité. Il n'a pas fallu faire moins de vingt-deux sections, munies chacune de pompes électriques souterraines, refoulant vers une usine terminale : celle-ci refoule elle-même environ 14 000 mètres cubes par jour à 4 ou 5 kilomètres de distance, et de là le sewage gagnera la baie d'Itaipu par un déversoir de 9 kilomètres (en traversant le bras de mer de Saint-Vincent sur un pont suspendu). Les égouts pluviaux sont en ciment armé.

b. ***Relèvement par l'air comprimé.*** — La ville étant divisée en section comme précédemment, et une distribution spéciale amenant de l'air comprimé à chaque point bas, on peut, grâce à lui, relever le sewage à chaque station. L'appareil le plus usité dans ce but est l'éjecteur Shone; l'hydro-élévateur Salmson, qui est une sorte d'éjecteur double, remplit le même but.

SYSTÈME SHONE. — Ce système, qui est né à Eastbourne en 1880, a reçu de très nombreuses applications en Angleterre (66 villes), dans les Indes Anglaises, aux États-Unis, etc. : il est encore en ce moment même en voie d'application à Ostende et au Caire. En France, on n'en trouve guère qu'à Monaco, au sanatorium de Montigny et quelques éjecteurs à Paris : pour Lille, on a présenté, en 1905, un important projet ne comportant pas moins de 30 stations d'éjecteurs pouvant relever ensemble 2550 mètres cubes à l'heure; mais ce projet est resté lettre morte.

Nous ne pouvons mieux faire pour faire connaître le système que de laisser la parole à la maison qui l'établit.

Le système Shone est applicable partout où les eaux-vannes doivent être surélevées, et il peut être décrit en quelques mots comme un système de stations disposées en vue du surélevage des eaux d'égout, mises en action au moyen de l'air comprimé provenant d'une usine centrale. Ainsi toute la ville à assainir est divisée en districts, chacun ayant sa station et son point d'évacuation séparés. Toutes ces stations rejettent leurs eaux et les matières dans une conduite générale aboutissant au lieu d'évacuation finale.

Les avantages de ce système sont très nombreux ; les principaux sont les suivants :

1° En divisant la partie à assainir en bassins, on recueille nécessairement les eaux à des points plus élevés, tant en donnant une pente suffisante aux canalisations qu'en ayant une station unique de pompes; il en résulte une économie de force, les eaux amenées à un seul point bas devant être remontées d'autant plus haut ;

2° Possibilité d'un nettoyage rapide, complet et automatique du réseau d'un bassin, c'est-à-dire de la surface qui comprend toutes les maisons desservies par la station d'éjecteurs, par suite de l'emploi de tuyaux de petits diamètres, et dans lesquels l'accumulation des gaz est chose impossible ;

3° Séparation absolue des canalisations de chaque bassin ou district de l'ensemble du réseau. Il en résulte que, dans le cas où une épidémie quelconque éclaterait dans l'un des bassins, elle ne pourrait se propager dans les bassins non contaminés, comme cela arrive fréquemment lorsqu'il y a un réseau unique pour tout l'ensemble assaini ;

4° Inutilité de faire des tranchées profondes dans les rues et de donner aux canalisations des grandes sections, ce qui réalise une économie notable dans les frais de premier établissement ;

5° Possibilité de donner rapidement au système d'assainissement une extension en rapport avec l'augmentation de la population et de la surface à assainir, ce qui permet de restreindre les dépenses aux seules nécessités immédiates et de ne pas imposer aux contribuables des charges basées sur l'augmentation future de la population, augmentation qui est quelquefois problématique.

Le grand inconvénient de l'emploi de plusieurs stations ayant chacune des pompes ordinaires, en dehors des questions hygiéniques, réside dans l'élévation des dépenses journalières occasionnées par l'emploi à chaque usine d'équipes complètes d'employés, mécaniciens et chauffeurs.

C'est pour obvier à cet inconvénient que M. Shone a imaginé son système d'éjecteurs que l'on peut établir dans le sous-sol des rues et qui fonctionne à

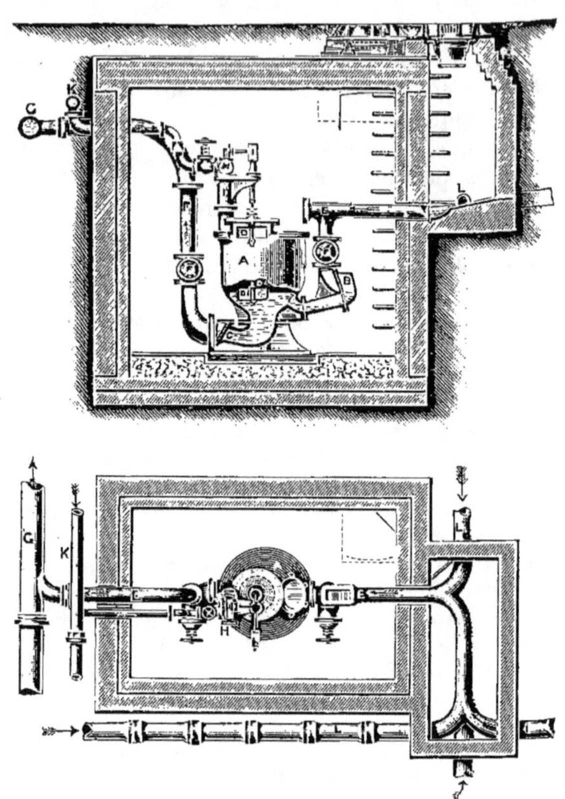

Fig. 152. — Plan de coupe verticale de l'éjecteur Shone dans une chambre en briques.

A, corps de l'éjecteur; B, valve d'entrée (à clapet); C, valve de sortie (à clapet); D, cloche actionnant la valve automatique; D^1, godet (automatique); D^2, tringle; H, valve automatique; G, départ du sewage; I, entrée de l'air comprimé; K, tuyau d'amenée de l'air comprimé; L, tuyau d'arrivée du sewage.

l'aide de l'air comprimé. Ces appareils, placés en différents points d'une ville, peuvent être mis en mouvement par une usine unique produisant l'air comprimé, qui est envoyé à chaque éjecteur par une canalisation spéciale de petite dimension. L'éjecteur est tout simplement un récipient en fonte ou en tôle de fer, placé dans une cave construite sous le sol des rues (la figure 152 le représente dans une chambre souterraine en briques), et dans lequel les eaux-vannes viennent s'écouler directement. Lorsque l'appareil est rempli, l'air comprimé s'introduit automatiquement et agit sur la surface totale des eaux-vannes ; celles-ci sont alors précipitées en quelques secondes dans le tuyau de sortie en y formant une véritable chasse ; l'opération se répète aussi souvent que l'éjecteur est rempli. C'est l'invention de cet appareil qui a rendu pratiquement possible l'application à l'assainissement des villes du *système sectionnel*, c'est-à-dire par bassins ou districts séparés, ayant chacun une station de machines élévatoires mises en action par l'air

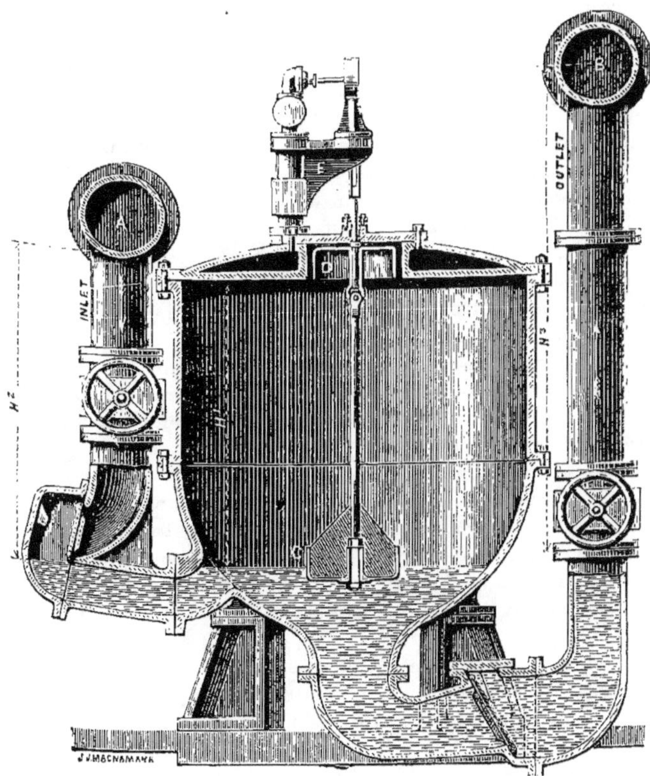

Fig. 153. — Coupe détaillée de l'éjecteur Shone.

comprimé produit dans une usine unique (aujourd'hui l'électricité rend les mêmes services).

La figure 153 donne la coupe verticale d'un éjecteur pneumatique Shone, de construction courante, pouvant élever l'eau propre, les eaux-vannes, boueuses, chimiques et les liquides de toute nature, même les liquides chauds. Les éjecteurs sont construits dans toutes les dimensions ou tailles adaptées au but pour lequel on veut les établir. Pour les eaux-vannes, boueuses ou contenant des matières solides, on doit donner la préférence aux éjecteurs dont la partie basse a la forme hémisphérique.

La force motrice employée est l'air comprimé ; l'appareil fonctionne de la manière suivante :

Les eaux-vannes, arrivant des canalisations par le tuyau d'entrée A, s'élèvent progressivement jusqu'à la partie supérieure en refoulant l'air provenant des opérations précédentes. L'air contenu dans la cloche D se comprime de plus en plus au fur et à mesure de l'élévation de l'eau dans l'éjecteur. Cette eau, continuant à monter, arrive au-dessus de la cloche D, et l'air se comprimant d'autant plus dans cette dernière, arrive à la soulever et, par suite, elle agit sur la tige, qui fait alors fonctionner la soupape de distribution. Par ce mouvement automatique, l'air comprimé qui vient de la Station centrale est introduit dans l'éjecteur et agit immédiatement sur toute la surface du liquide, poussant tout le contenu par la partie évasée du fond de l'éjecteur, à travers le tuyau de sortie B, soit vers un point de déversement, soit dans un tuyau de fonte formant conduite de refoulement. Les eaux-vannes ne peuvent remonter vers le tuyau A, car à cet instant le clapet se referme par la pression. Le liquide passe hors de l'éjecteur jusqu'à ce qu'il atteigne le dessous du godet C. Celui-ci restant plein, le poids de l'eau qu'il contient est suffisant pour le faire descendre et faire ainsi manœuvrer la tige de haut en bas, ce qui occasionne en même temps le déplacement de la soupape distributrice de l'air comprimé E. La soupape se trouvant déplacée, l'air comprimé ne pénètre plus et l'air contenu dans l'éjecteur peut, au contraire, s'échapper au dehors.

Au même instant le clapet du tuyau de sortie B retombe, retenant ainsi le liquide évacué, tandis que le clapet du tuyau d'arrivée A s'ouvre par la pression du liquide provenant des canalisations pour leur laisser ainsi passage, puis l'opération recommence.

La position de flottaison du godet C et de la cloche D est combinée de telle sorte que l'air comprimé ne peut pas s'introduire dans l'éjecteur tant qu'il n'est pas rempli par les eaux-vannes, et qu'il ne peut s'échapper qu'à partir du moment où l'éjecteur est vidé jusqu'au niveau prévu.

L'air comprimé destiné à agir dans l'éjecteur est produit à une station centrale et amené aux divers appareils par des conduites en fonte posées sous les rues.

Les principaux avantages de l'éjecteur sont les suivants :

1° Les pièces de fatigue sont peu nombreuses et peu compliquées ;

2° La paroi intérieure de l'appareil étant en fonte dure ne peut pas être attaquée par les eaux-vannes avec lesquelles elle vient en contact, ce qui n'est pas le cas avec les cylindres et pistons de pompes ;

3° La perte par frottement, comme dans le cas d'une pompe, est évitée, l'air comprimé agissant directement sur le liquide sans intervention de mécanisme, formant ainsi un piston à air absolument sans frottement et sans possibilité de perte ou de fuite quelconque ;

4° La disposition de la cloche et du godet n'est pas exposée aux dérangements que pourrait subir un simple flotteur ;

5° La petite soupape automatique pour régler l'admission et la sortie de l'air comprimé est la seule partie ouvrée de l'appareil. Elle ne fait qu'un mouvement de quelques centimètres chaque fois que l'éjecteur se vide. Cette soupape ne vient en contact qu'avec l'air comprimé ;

6° Les clapets d'entrée et de sortie sont aménagés pour s'ouvrir de toute la section de leurs tuyaux respectifs. Ils donnent libre passage ainsi à tous les corps solides que le tuyau d'entrée peut amener ;

7° Le tuyau de sortie part du fond de l'éjecteur, de telle sorte que les ma-

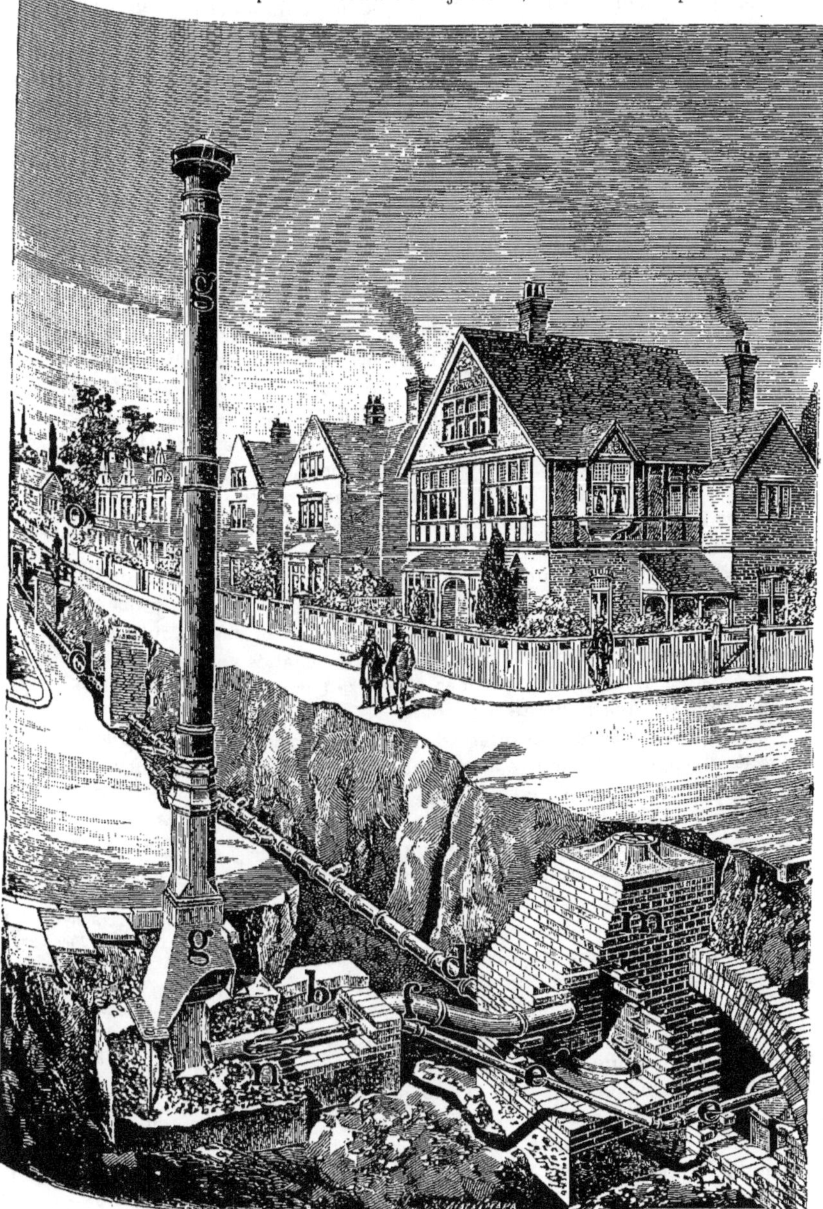

Fig. 154. — Ventilation des égouts dans le système Shone.

tières solides, boues, sables, amenés par les eaux-vannes, sont évacuées d'abord de l'éjecteur;

8° Il en résulte que les eaux-vannes ne doivent pas être criblées ou filtrées avant d'entrer dans l'éjecteur. Lorsqu'on emploie des pompes, cette opération est nécessaire, et il faut de plus procéder continuellement au nettoyage des grilles et au curage des puisards dans lesquels on a aspiré l'eau;

9° Chaque fois que le contenu d'un éjecteur se précipite dans la conduite d'écoulement, il forme une véritable chasse;

10° L'éjecteur constitue un moyen de séparation absolue entre les égouts de chaque district et la conduite de refoulement formant collecteur général.

L'emploi d'air comprimé dans les mines, dans le percement des tunnels et comme force motrice dans une foule de cas, démontre qu'avec des tuyaux bien proportionnés et bien ajustés les pertes par fuite et par frottement sont insignifiantes.

A Warrington, on se sert des éjecteurs pour refouler les matières vidangées du centre de la ville jusqu'à Longford, par une conduite en fonte d'une longueur d'environ 3 700 mètres, ce qui réalise une économie directe à la Municipalité, en transports seulement, de 2 000 livres sterlings par an. A Southampton, on s'en sert également pour refouler les boues, par un tuyau en fonte de 100 millimètres de diamètre, et d'une longueur d'environ 1 300 mètres; un travail analogue se fait également à Plymouth, à Shirley et à Freemantle.

Dans les villes où les ordures ménagères sont incinérées, le calorique provenant des fours spéciaux peut être utilisé pour faire la chauffe des générateurs à vapeur actionnant les compresseurs. La station centrale de compression peut être établie à proximité de ces fours destructeurs, système du reste adopté à Southampton, à Preston, à Eastbourne et dans d'autres localités. Les compresseurs peuvent être également installés soit aux usines à gaz, soit près des pompes des services d'eau, soit partout où on peut utiliser la vapeur ou la force hydraulique.

Le système a aussi l'avantage de se prêter très bien à la ventilation des égouts. La figure 154 montre à ce sujet le procédé imaginé par Shone et Ault:

Le tuyau d'évacuation e est amené de l'éjecteur à une tuyère n posée dans la chambre close b. Le tuyau f mène à b, partant du regard avoisinant m sur le canal de gravitation d. Une colonne d'aération g est fixée à proximité de la chambre close b, d'environ 10 mètres de haut, et en tout cas à une élévation suffisante pour dépasser les maisons contiguës. Un tuyau d'aspiration o, de 2 à 4 mètres de hauteur, est établi, se reliant directement à l'extrémité supérieure de chaque tronçon de canal de gravitation, muni d'une chape pour régler l'admission de l'air.

A mesure que l'éjecteur se remplit des eaux-vannes, l'air se déplace par le tuyau d'évacuation e vers la tuyère n. En passant par la tuyère n, l'air déplacé fait un vide partiel, et comme la tuyère, dans la chambre close b, communique seulement avec l'atmosphère par le tuyau f, l'égout d et le tuyau d'aspiration o, il en résulte que le vide partiel sera rempli par l'air entrant à o, parcourant le long de l'égout et le tuyau communicateur à la chambre b, par la tuyère n et la colonne d'aération g.

Et puis, chaque fois que l'air comprimé a refoulé le contenu d'un éjecteur, la soupape d'évacuation s'ouvre automatiquement, et cet air comprimé s'échappe par le tuyau d'évacuation à travers la tuyère n. Un très fort courant d'air en résulte par le tuyau d'aspiration o et le long de l'égout d. Par conséquent, lorsque l'éjecteur se remplit, les égouts sont nettoyés par un petit courant d'air aspiré à *o* et puis évacué au sommet de la colonne *g*. Chaque fois que l'éjecteur a été vidé par l'air comprimé (opération qui se fait en quelques secondes), une chasse d'air à grande vitesse se produit le long des égouts.

Plusieurs tronçons d'égouts peuvent communiquer avec une tuyère, l'admission de l'air à chaque extrémité de l'égout étant réglée suivant sa longueur par la chape sur le tuyau d'aspiration *o*.

Ce système s'applique surtout là où le système d'assainissement de Shone

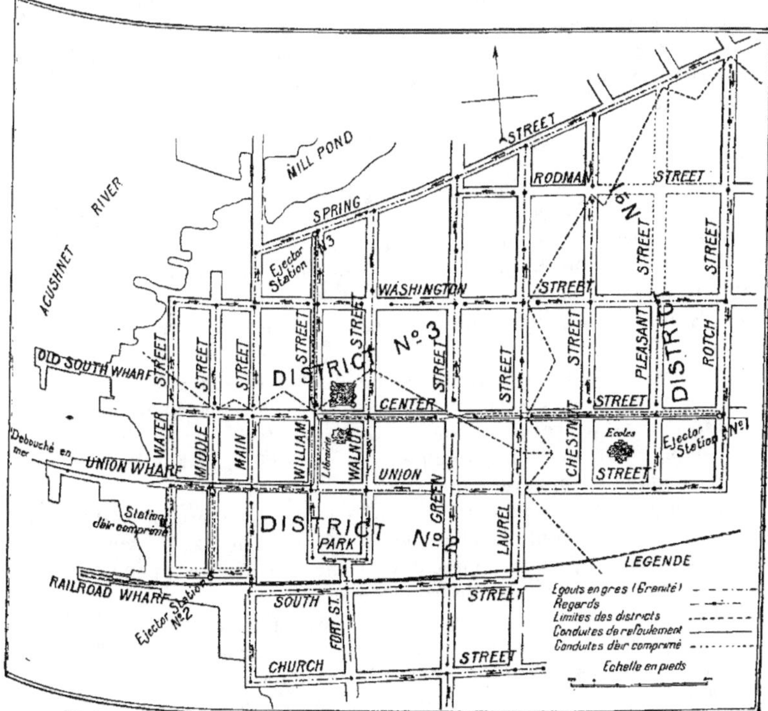

Fig. 155. — Assainissement de Fairhaven par le système Shone.

existe. Toutefois on pourrait s'en servir également pour la ventilation d'égouts ordinaires en amenant un courant d'air comprimé directement à la tuyère. L'expérience a démontré que ce système de ventilation est fort efficace et peu coûteux. Il assure une ventilation absolue sans devoir se fier aux mouvements atmosphériques. Les désagréments et les dangers provenant des émanations des égouts sont entièrement évités et, en un mot, le problème de la ventilation parfaite des égouts se trouve résolu.

Comme exemple simple d'application, nous citerons surtout la petite ville de Fairhaven (Massachusett), qui est très plate et a même des rues inondées en grandes marées. La figure 155 montre sa subdivision en 3 districts : les égouts en grès ont $0^m,20$, tandis que les conduites de refoulement en fonte ont $0^m,20$, $0^m,25$ et $0^m,30$.

Un autre bel exemple pour une ville des pays chauds est celui de Rangoon. En voici la description sommaire :

« Rangoon devint possession anglaise en 1852 ; c'était alors une plantation de bambous avec des habitations en planches et des huttes construites sur pilotis enfoncés dans un marais périodiquement inondé par les eaux des sources ou les hautes marées.

« Située au bord et près de l'embouchure d'un fleuve, à 35 milles de la mer, Rangoon est presque de niveau, parallèlement au fleuve, mais très légèrement en pente dans une direction à angle droit. Son sous-sol marécageux est formé d'un limon vaseux laissé par les eaux et quelque peu durci à la surface, mais d'autant plus vaseux et mouvant qu'on descend plus profondément.

« La population, qui était de 8 860 habitants en 1826, s'élevait à 61 138 en 1863 et à 98 745 en 1872 ; aussi le sol marécageux de cette ville finit-il par être absolument contaminé par ses habitants.

« En 1873, on a remplacé les quelques fosses primitives par le *pail system*. — Des seaux étaient transportés par des charrettes jusqu'à la jetée sur les bords du fleuve, puis vidés. L'air était vicié la nuit par une abominable puanteur, résultant du transport et du lavage de ces seaux. La situation devint intolérable, et les autorités cherchèrent le moyen d'y porter remède.

« On en vint à décider l'établissement d'un réseau d'égouts d'après le principe qui consiste à séparer entièrement les eaux résiduaires (eaux usées et eaux-vannes) des eaux pluviales. Cette solution fut adoptée après une étude approfondie de la situation générale de la ville, au double point de vue météorologique et topographique.

« Les pluies, qui atteignent environ 2^m,54 par an, tombent réellement en six mois ; normalement, la chute annuelle serait de 5^m,08 ; cependant les fortes pluies ne se produisent que durant une courte période pendant laquelle elles atteignent une hauteur de 0^m,1375 par heure.

« Dans ces conditions, un système d'égouts pour recueillir à la fois les eaux résiduaires et les eaux pluviales aurait entraîné à une dépense considérable, en raison des difficultés presque insurmontables résultant de la nature mobile du sous-sol. Il faut remarquer, en outre, que l'exécution d'un pareil travail eût été absolument nuisible à la santé publique. En Angleterre, où la pluie n'atteint pas le quart de ce qui tombe à Rangoon et où les plus fortes pluies ne représentent qu'une fraction de celles qui se produisent dans cette dernière ville, les systèmes combinés, qui, dans certaines villes, réunissent toutes les eaux, ont parfois des conduites de 2^m,50 et même de 3 mètres de diamètre, et, dans la généralité des cas, 0^m,90 à 1^m,80 de diamètre. Dans le système appliqué à Rangoon, la plupart des canalisations n'ont que 0^m,15 de diamètre et la plus importante, au point de déversement, 0^m,525.

« Quand on songe aux diamètres qu'il aurait fallu donner à certains égouts pour transporter les eaux résiduaires et les eaux météorologiques à Rangoon, et quand on pense que, pendant six mois de l'année, il pleut fort peu ou même pas du tout, il faut reconnaître que l'écoulement des eaux résiduaires dans des conduites de grande section pendant la saison de sécheresse serait très lent et peu abondant. Comme cette situation se prolongerait durant un temps quelquefois très long, les eaux des égouts entreraient rapidement en décomposition et produiraient des gaz pestilentiels; en même temps, les grands espaces libres de l'égout permettraient l'accumulation de ces gaz, tout prêts à se répandre dans l'atmosphère.

« D'ailleurs, aucun projet d'égouts, qu'il reposât sur le système combiné ou sur le système séparé, ne pouvait être adopté à Rangoon sans comporter l'emploi de pompes ou de procédés élévatoires disposant d'une force suffisante pour relever les eaux-vannes à une hauteur telle que leur déversement pût être assuré en tout temps à l'endroit choisi. La ville a été divisée en vingt-deux districts, comportant chacun son éjecteur, etc. »

Le système Shone n'a cependant pas que des avantages. Un de ses gros inconvénients, avons-nous dit, c'est d'exiger l'établissement d'une distribution d'air comprimé. Cette distribution est difficilement tenue étanche, et les fuites augmentant avec le temps, le rendement devient mauvais. A Gosport, le rendement global fut au début de 0,384 et regardé comme satisfaisant. A Karachi, de 0,335 qu'il était au début, il était six ans après tombé à 0,185.

HYDRO-ÉLÉVATEUR SALMSON. — L'appareil Salmson (fig. 156) est basé sur le même principe que l'éjecteur Shone, mais il est double et donne, par suite, un écoulement plus régulier : il faut une conduite amenant de l'air comprimé fourni ou fabriqué au dehors, ce qui est facile à Paris. Il a été décrit comme suit par l'inventeur :

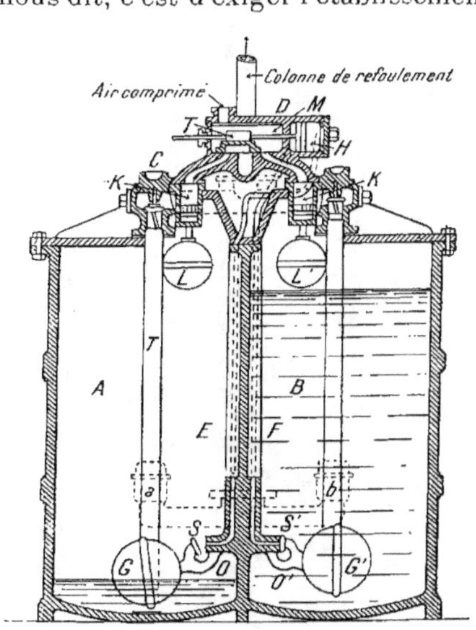

Fig. 156. — Hydro-élévateur Salmson.

« Cet appareil se compose essentiellement de deux cloches, qui sont, alternativement, en communication tantôt avec l'air comprimé, tantôt avec l'eau d'alimentation et l'atmosphère.

« L'air comprimé pénètre dans une boîte à tiroir appelée distributeur, construite comme celles des machines à vapeur, et c'est le mouvement du tiroir qui fait communiquer successivement chaque cloche avec l'air comprimé, puis avec l'atmosphère.

« Le mouvement du tiroir est obtenu à l'aide d'un piston fixé à sa tige et se mouvant dans un cylindre.

« L'une des extrémités du cylindre communique avec le bas de la première cloche ; l'autre, avec le bas de la seconde par de petits tuyaux qui sont fermés à l'aide de soupapes fixées après des flotteurs.

« Chaque cloche est munie d'un clapet d'alimentation permettant son remplissage et d'un clapet de refoulement l'isolant de la colonne dans laquelle on envoie l'eau sous pression.

« Une cloche est constamment en contact avec l'air comprimé, de sorte qu'il suffit d'ouvrir un robinet placé sur la colonne d'eau pour provoquer le mouvement ; le niveau de l'eau descend alors dans la cloche ; il arrive un moment où le flotteur s'abaisse, découvre l'orifice du petit tuyau ; celui-ci n'étant plus noyé, l'air comprimé pénètre dans le cylindre du distributeur et chasse le tiroir ; alors l'air comprimé pénètre dans la seconde cloche et y refoule l'eau : en même temps, l'air s'échappe de la première cloche et l'eau y pénètre.

« Le mouvement du distributeur est tellement rapide que l'écoulement de l'eau est continu ; il cesse dès qu'on ferme le robinet, qui a été ouvert sur la canalisation.

« L'appareil peut être noyé dans un puits, ayant 1 mètre d'eau environ au dessus de lui ; ou bien on le place sous un réservoir, que l'on fait communiquer avec ses clapets d'alimentation. L'eau refoulée dans la canalisation agit comme sous l'influence d'un réservoir placé à la hauteur qui correspond à la pression de l'air. »

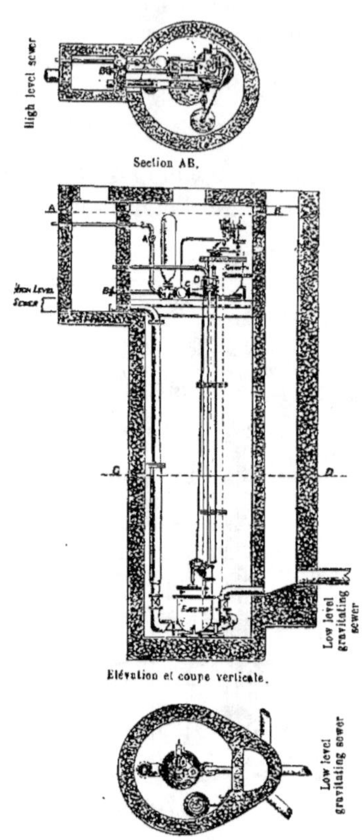

Fig. 157. — Relèvement du sewage par l'éjecteur et compresseur Shone.

c. **Relèvement par l'eau comprimée**. — Il faut ici distinguer le cas de *distribution effluente*, où l'eau après son action est éliminée et s'échappe (machines hydrodynamiques ou à colonne d'eau Shone, Adams, Donaldson, Samain, Thirion, Durozoi, etc.), et le cas de *distribution transmissive*, où l'eau est un agent de transport de force sans échappement (machines téléhydrodynamiques). Dans le premier cas, l'eau motrice est soit celle de la distribution, soit celle d'un égout situé plus haut et pouvant faire une chute.

Éjecteur Shone a eau (fig. 157). — C'est le cas où l'éjecteur Shone est mû par de l'eau sous pression par l'intermédiaire d'un appareil appelé *gravity compressor*. Dans la figure 157, A est le tuyau de prise d'eau de la distribution, B l'écoulement de cette eau, C la valve automatique d'admission d'eau au *gravity compressor* et D la valve automatique correspondant à l'éjecteur.

ÉLÉVATEUR HYDROPNEUMATIQUE ADAMS. — Nous ne pouvons mieux le faire connaître qu'en citant la communication faite à ce sujet par M. Delafon à la Société des ingénieurs et architectes sanitaires de France le 29 juin 1896.

« L'élévateur fonctionne de la manière suivante (Voy. fig. 158, *a*, *b* et *c*).

« Une chambre, ou un réservoir muni d'un siphon à chasses automatiques C

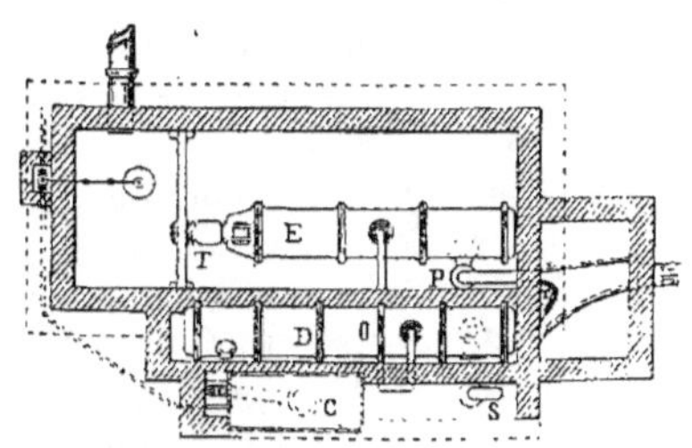

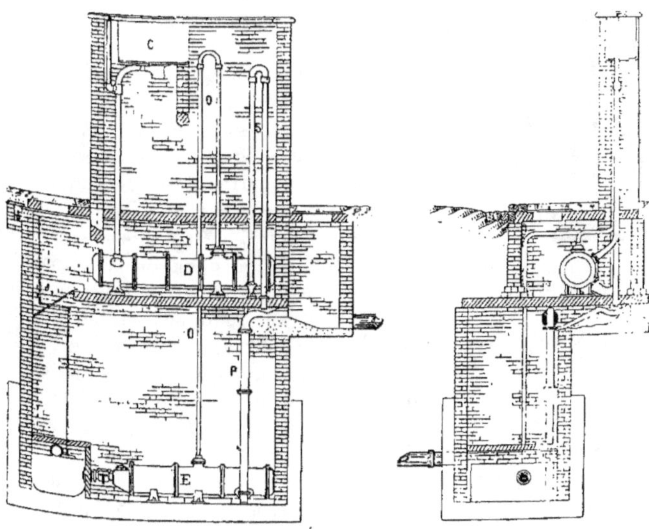

Fig. 158. — Élévateur hydropneumatique Adams.

est établi à une hauteur à déterminer suivant les cas et qui doit toujours excéder un peu celle de l'élévation que l'on désire obtenir.

« Cette chambre ou ce réservoir une fois rempli décharge son contenu automatiquement dans le cylindre à air D par une colonne de chasse M qui les relie. Cette colonne peut être placée soit verticalement, soit en pente, sous un angle quelconque et de n'importe quelle longueur, mais donnant un volume de liquide supérieur à celui du liquide à élever.

« L'eau exerçant une pression sur l'air contenu dans ce cylindre, le comprime et le force à s'échapper par un tube dit tube de pression O, relié au cylindre de compression E.

« Cet air agit à son tour sur l'eau à élever contenue dans ce cylindre et l'en chasse par un tube dit conduit élévateur P, qui l'écoule à la hauteur désirée.

« Le cylindre à air est alors rempli du liquide provenant du réservoir de chasse ; ce liquide est aspiré à son tour par un tube en siphon S, qui, grâce à l'excès de hauteur qu'il a sur le conduit élévateur, ne s'amorce que lorsque le contenu entier du cylindre de compression a été déchargé.

« Le cylindre de compression E est vidé, mais il est sous pression jusqu'à ce que l'action du tube-siphon S vidant le cylindre à air D ait commencé. L'eau d'égout que l'on veut élever ne peut donc y pénétrer à nouveau, c'est seulement lorsque la pression a disparu que la soupape d'administration T s'ouvre sous la poussée de l'eau, qui entre alors dans le cylindre jusqu'à la hauteur déterminée.

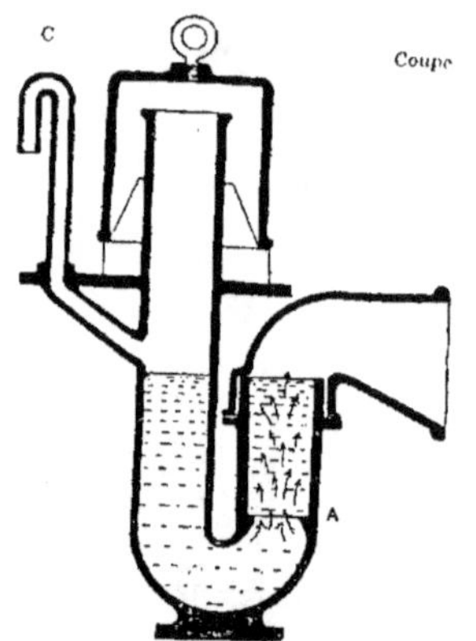

Fig. 159. — Siphon de chasse automatique Adams.

« Le remplissage alternatif du cylindre de compression par l'eau à élever et du réservoir de chasse automatique par l'eau élévatrice, opérations que l'on peut facilement coordonner, assure la marche continue de l'appareil sans le concours d'aucun autre agent et sans aucune surveillance.

« Il nous reste maintenant à décrire le siphon de chasse Adams, dont la disposition entièrement nouvelle assure un excellent fonctionnement même avec des eaux d'égouts criblées, c'est-à-dire débarrassées de corps solides d'un certain volume (fig. 159).

« Cet appareil ne comporte aucun organe susceptible d'empêcher son fonctionnement ; a détente et le tube barostatique sont supprimés ; l'amorçage régulier est obtenu par un étranglement A de la veine centrale dans la branche de sortie du siphon.

« Quand le réservoir commence à se remplir, la garde d'eau se trouve au même niveau dans les deux branches du siphon ; ce niveau reste constant tant que l'extrémité recourbée du tuyau d'aération C n'est pas noyée ; mais lorsque l'eau s'élève plus haut, l'air emprisonné sous la cloche et dans la grande branche du siphon se trouve comprimé, et la compression, augmentant au furet à mesure du remplissage du réservoir, fait baisser l'eau jusqu'à l'extrémité inférieure de cette branche. A ce moment, il y a équilibre entre la colonne d'eau restant dans la branche de sortie et l'air comprimé dans l'intérieur du siphon.

« Toute augmentation ultérieure de pression rompt cet équilibre, mais l'air, au lieu de s'échapper graduellement le long des parois, vient se présenter en une seule bulle dans l'étranglement (A) de la branche de sortie. Cette bulle d'air monte au centre du tube et, en s'échappant, déplace une colonne d'eau qui s'écoule en dehors du siphon. Le niveau de la garde d'eau baisse donc d'une hauteur correspondante, et l'équilibre est rompu aussitôt : la colonne d'eau restante ne peut plus résister à la pression de l'air emprisonné dans le siphon ; cet air s'échappe à la suite de l'eau qu'il a refoulée dans la branche de sortie et, par aspiration, il est suivi immédiatement de la masse d'eau du réservoir.

« Le tuyau d'aération (C), dont l'extrémité peut être soit terminée par un tube recourbé, soit recouverte d'une cloche, destinés l'un ou l'autre à régler le point de départ de la compression, assure la quantité d'air nécessaire au fonctionnement du siphon, durant et après la chasse, car il empêche le vide partiel de se produire et garantit le rétablissement de la pression atmosphérique. »

L'élévateur Adams est appliqué en grand à Douglas (Angleterre), pour le relèvement du sewage de la partie basse de la ville, formant une langue de terre de 1,5 mille de long sur sept huitièmes de

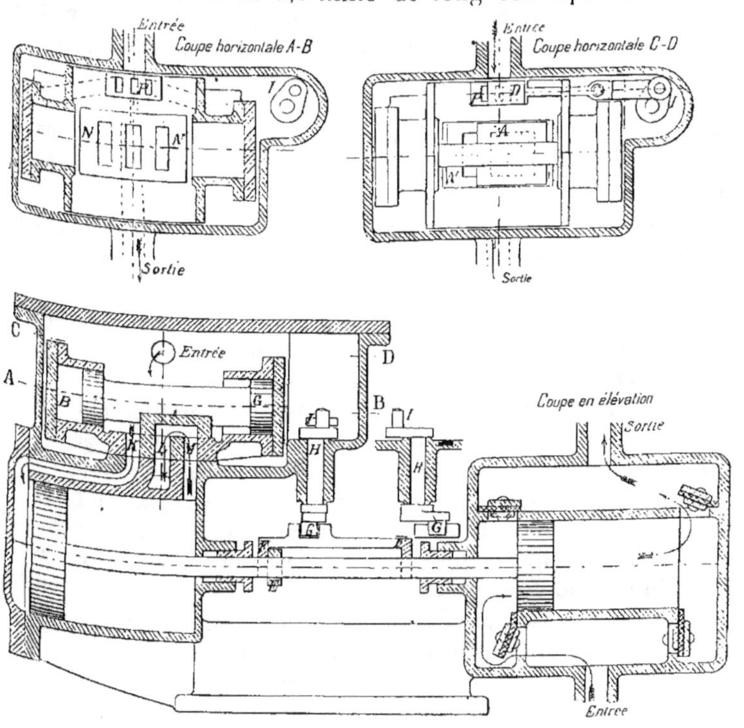

Fig. 160. — Hydro-élévateur Thirion.

mille de large. Il y a quatre stations qui relèvent de 15 à 25 pieds dans le réseau d'égouts de la partie haute, grâce aux chutes de ses eaux. Le rendement varie de 29 à 49,73 p. 100. Des cabinets d'aisances souterrains à Londres sont également desservis par l'appareil Adams.

Hydro-élévateur Thirion (fig. 160). — Il fonctionne avec l'eau de la distribution ; voici une description sommaire de cet appareil.

Il se compose du moteur hydraulique à gauche et de la pompe élévatoire à droite, pompe répondant aux conditions à réaliser.

Le moteur est constitué par un cylindre, avec piston, sur

lequel la pression motrice agit alternativement sur les deux faces.

La partie usable de l'appareil, qui est la distribution, a été étudiée en vue d'un remplacement immédiat par suite de l'interchangeabilité des pièces. Ce distributeur en bronze, fixé au moyen de goujons dans l'intérieur de la boîte de distribution, porte une glace NN (coupe AB) sur laquelle glisse un tiroir A (coupe CD) qui est actionné par les deux pistons B et C; ces pistons sont mis en communication soit avec la pression, soit avec l'échappement, au moyen du tiroir auxiliaire D (coupe CD) reposant également sur une deuxième glace P faisant partie du distributeur. Ce tiroir D est déplacé seulement aux fins de course par le taquet E fixé sur la tige de piston qui vient buter sur l'arcade FE et fait osciller l'ensemble des leviers et menotte C, H, I.

Ce distributeur a l'avantage de déterminer une ouverture brusque des orifices K, L, M et, par suite, de laisser produire à l'eau tout son effet, puisqu'il n'y a pas de rétrécissement.

Quand on ouvre un robinet de purge sur la distribution, l'appareil fonctionne de lui-même et élève l'eau aspirée par la pompe dans la colonne de refoulement.

On peut citer comme remplissant le même but que cet appareil l'hydro-élévateur Durozoi, qui est du reste assez analogue.

Machine élévatoire Samain. — M. Samain a installé une machine à colonne d'eau, à Paris, dans un établissement municipal de la rue de la Convention, à la rencontre de la rue Lecourbe (XVe). C'est en ce point que devait s'opérer la jonction de deux égouts de la ville, le premier qui recueille les eaux-vannes du quartier, le second qui n'est autre que le collecteur dirigé vers le siphon du pont de l'Alma, et de là vers l'usine de Clichy. Le premier égout se trouve à 4 mètres au-dessous du second. Pour racheter cette différence de niveau, on a eu recours d'abord à des moteurs hydrauliques actionnant des pompes à balancier; les dernières traces de ces premiers essais se trouvent encore dans le sous-sol. Mais ces machines n'ont pu développer qu'un travail insuffisant et en produisant un bruit sourd qui a soulevé les réclamations du voisinage. M. Samain a réussi à supprimer cet inconvénient en substituant à ces machines une machine à colonne d'eau, qui emprunte la puissance motrice à l'eau fournie par l'usine à vapeur Alain-Chartier, appartenant à la ville. C'est en dépensant un certain volume d'eau propre qu'on se débarrasse des eaux d'égouts, malgré leur niveau trop bas.

Cette nouvelle machine comporte (fig. 161) :

1° La partie motrice de la distribution par tiroirs cylindriques équilibrés a;
2° La partie pompe aspirante et foulante b.

La partie motrice se compose, en principe, d'un cylindre vertical, contenant un piston à simple effet qui descend par son poids et remonte sous l'action de l'eau en pression de 33 kilogrammes fournie à distance par l'usine de la rue Alain-Chartier. Le piston est donc animé d'un mouvement alternatif, et les changements de marche sont obtenus, aux fins de course, automatiquement par le système de distribution décrit ci-après.

La partie pompe se compose d'un grand piston fixe et d'une cuve mobile

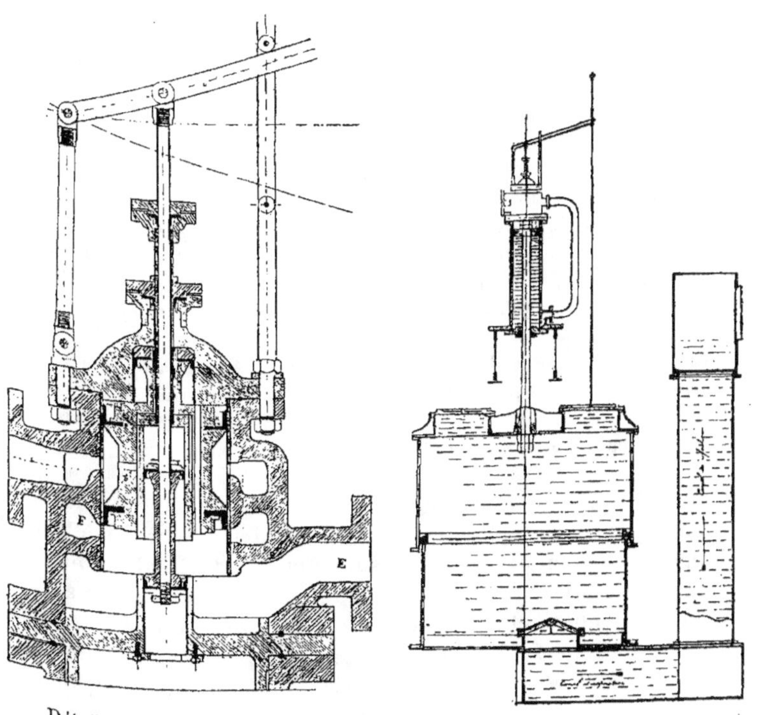

Fig. 161. —   achine à colonne d'eau pour l'élévation des eaux-vannes, rue de la Convention.

A, boîte à tiroirs; B, tiroir principa ; C, tiroir auxiliaire; D, piston d'équilibrage au tiroir auxiliaire; M, piston d'équilibrage du tiroir principal faisant corps avec lui; E, arrivée de l'eau motrice en pression; F, communication avec le cylindre moteur sans le piston; G. chappement; H, levier de manœuvre du tiroir auxiliaire.

formant cylindre; cette cuve est fixée à la tige du piston moteur et se déplace avec lui. La cuve est pesante, et la pompe est à simple effet.

Les dimensions et les masses en mouvement sont importantes, puisque le débit de la pompe est de 4 500 litres par chaque course. La surélévation de l'eau entre les deux collecteurs d'égouts est de 4 mètres environ.

L'eau sous pression arrivant en E (fig. 161) communique par F avec le cylindre et fait monter le piston moteur en provoquant l'aspiration de la pompe.

Pendant cette période, le tiroir B reçoit la pression de l'eau motrice sur ses deux faces. Elles sont d'inégales grandeurs par le fait du piston M, et le tiroir est maintenu dans la position haute du dessin, parce que le dessus du piston M est en communication avec l'échappement G.

Le piston moteur arrivant près de sa fin de course supérieure, un heurtoir relié à la cuve mobile de la pompe soulève le levier H et le tiroir auxiliaire central, qui vient occuper la position du dessin et qui s'y maintient grâce au piston d'équilibrage inférieur. L'eau en pression pénètre alors par la lumière b, pour arriver au-dessus du piston M, ce qui fait descendre immédiatement le tiroir principal B, lequel met en communication E avec G.

Le piston moteur descend en évacuant l'eau qui avait servi à le faire monter. Arrivé près de sa fin de course inférieure, un heurtoir relié à la cuve de la pompe abaisse le levier H, ainsi que le tiroir auxiliaire central, jusqu'à ce que sa barrette S vienne se placer au-dessous de la lumière b.

A ce moment, l'eau déjà introduite au-dessus du piston M est mise en communication avec l'échappement, et le tiroir principal remonte immédiatement. L'eau motrice pénètre à nouveau de E en F et fait remonter le piston, et ainsi de suite.

En raison de la grande distance de l'usine motrice aux pompes et des pertes de charge diverses, les pompes ne marchent réellement qu'à 33 kilogrammes.

Cette machine dépense 64 litres d'eau à 33 kilogrammes pour élever 4 500 litres d'eaux-vannes à 4 mètres.

Machines téléhydrodynamiques. — Ici l'eau motrice ne s'écoulerait pas, et chaque coup de piston à l'usine génératrice se transmettrait aux stations de relèvement, espacées sur le circuit téléhydrodynamique. On distingue le système alternatif (double effet), le système accumulateur (simple effet) et le système rotatif (avec pompe alternative) tel que le moteur de Pappenheim, ou pompe rotative telle que la *Calebrook's Patent rotary pump*. Ces systèmes sont ingénieux et peuvent donner un rendement bien meilleur que l'air comprimé. Nous n'en connaissons toutefois encore qu'une application (ville de Sorocoba, Brésil) (1).

III. Systèmes aspirateurs. — Dans ces systèmes, on supplée au manque de pente des conduites en y faisant le vide : il faut dès lors une usine centrale faisant le vide et des conduites aussi hermétiquement étanches que possible pour le maintenir et le propager. Aussi toutes les conduites doivent-elles être en fonte, ce qui est coûteux.

a. Système Liernur. — Le système Liernur est le plus ancien des systèmes séparatifs, puisqu'il date de 1867 (essais en 1869), et c'est aussi celui qui a fait couler le plus d'encre pour ou contre lui (2). Il a été appliqué en Hollande à Leyde, Dordrecht et principalement Amsterdam, et tout récemment en France à Trouville ; un projet pour La Rochelle n'a pas été exécuté. En Allemagne, il n'a eu que des appli-

----

(1) Pour les détails, voy. l'article de R. de Brito, Nouveaux systèmes d'égouts, *Technologie sanitaire* du 1er août 1903.

(2) On trouvera toute la littérature qui le concerne dans l'ouvrage de Busing : Die Städtereinigung, faisant partie du Handbuch der Hygiene de Weyl.

cations très partielles, dans des casernes, à Prague, Olmütz, Brünn, dans un hôpital à Hanau, etc. En Angleterre, en 1905, après deux ans d'essais, il est adopté à Stanstead (Essex). On le trouve enfin à Riga (Russie) et à Ferreira Mines (Afrique du Sud).

Le système consiste essentiellement dans l'aspiration des matières par une usine centrale, mais grâce à l'intermédiaire de réservoirs de district dans lesquels se fait le vide : ce vide fait appel une ou plusieurs

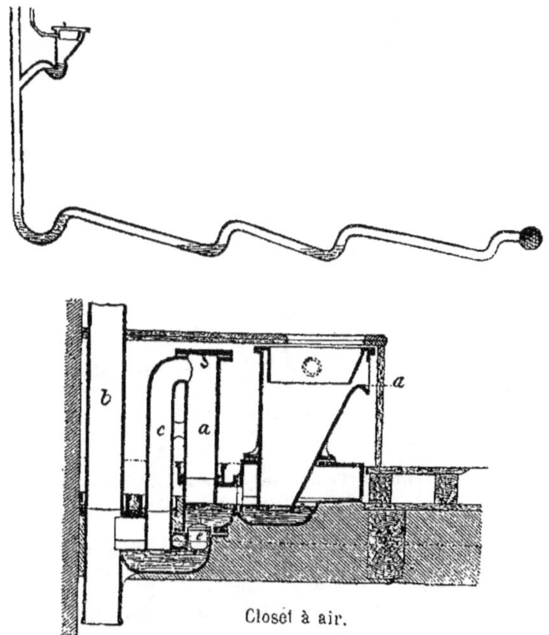

Fig. 162. — Branchement et closet à air du système Liernur, à Amsterdam.
a, devant du haut de l'entonnoir; *b*, tuyau de chute; *c*, tuyau de communication; *d*, tuyau de débordement; *e*, poids obturateur.

fois par jour aux matières provenant du groupe de maisons desservies par le réservoir. Il faut donc une conduite spéciale pour faire le vide dans les réservoirs de district, et une conduite collectrice, naturellement en fonte, pour emmener à l'usine leur contenu. L'usine réceptrice doit être éloignée de la ville, et une usine de traitement y est adjointe.

A Amsterdam, l'installation du système Liernur dans les quartiers périphériques (on sait que la vieille ville ne peut guère que jeter tout dans les canaux, heureusement lavés par des chasses d'eau du Zuiderzée) remonte à une trentaine d'années et donne une satisfaction suffisante. Primitivement, l'inventeur avait imaginé des appareils ingénieux, mais compliqués, pour éviter autant que possible toute introduction d'eau dans les conduites : les branchements avaient la forme compliquée de la figure 162, et les closets dits *closets à air* réalisaient en réalité *l'obturation fécale*, évidemment peu attrayante. Les eaux ménagères devaient et doivent encore être exclues de la canalisation et, par conséquent, suivre les rues pour gagner les canaux découverts les plus voisins. Ce sont là de sérieux inconvénients :

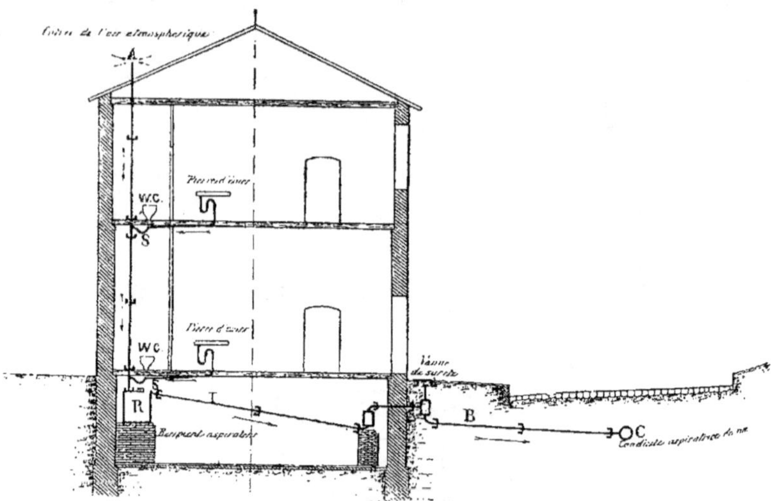

Fig. 163. — Système Liernur à Trouville. Schéma de l'installation et du raccordement d'une maison.

Les eaux usées et matières fécales produites dans l'habitation sont recueillies dans les siphons S, d'où elles s'écoulent par simple déversement dans le tuyau de chute et de là dans le récipient R.

Ce récipient s'emplit et, si la production quotidienne dépasse sa capacité, il est facile de voir que l'excédent s'écoule par le tuyau T et le branchement B jusqu'à la conduite aspiratrice de la rue C, tout ceci sans propulsion extérieure et par simple gravitation naturelle.

Quand le vide est fait dans la conduite aspiratrice de rue, l'air extérieur agissant par le tuyau de chute en A (extrémité supérieure) exerce sur les liquides renfermés dans le récipient R une pression énergique qui chasse ces liquides à travers les tuyaux T, le branchement B jusqu'à la conduite aspiratrice C et de là dans le réservoir de district.

La vanne de sûreté placée sous le trottoir est destinée à fermer le branchement des abonnés absents ou insolvables.

aussi depuis quelque temps admet-on à Amsterdam les water-closets, et à Trouville Liernur reçoit-il les eaux ménagères dans les conduites. A Amsterdam, le service municipal a également simplifié le système primitif dans les maisons : le récipient d'aspiration, sa grille et le *compensateur*, qui compliquent à Trouville chaque raccordement, n'existent pas, et il n'y a qu'un compensateur par groupe de tuyaux de chute. Disons encore que l'eau reste si bien exclue des cabinets que le volume de vidange récolté par jour et par tête ne s'élève qu'à 3ˡ,5, soit une addition de 2¹,25 seulement au volume journalier moyen des matières excrémentitielles.

Au 31 décembre 1896, sur 32 000 maisons environ, Amsterdam en avait 5 038 (correspondant à 83 225 habitants) raccordées à la canali-

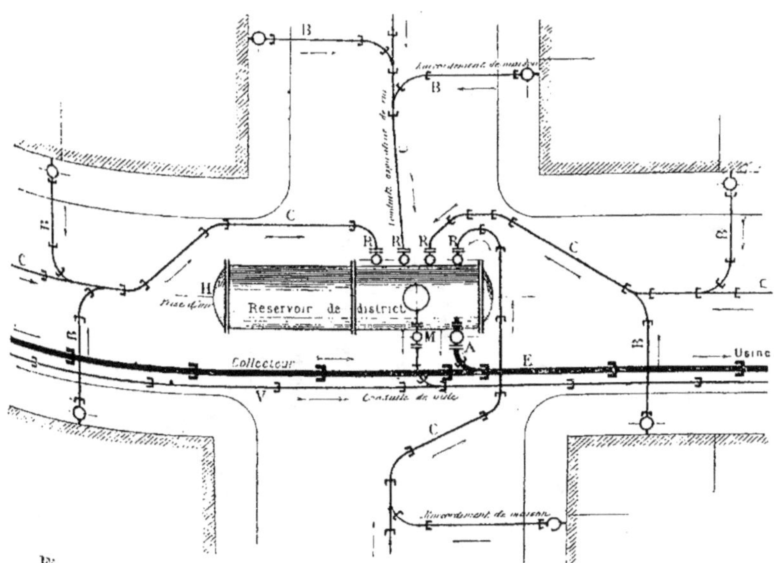

Fig. 164. — Système Liernur à Trouville. Plan d'un réservoir de district et des conduites qui y aboutissent.

La figure ci-dessus représente un réservoir de district (cylindre en fonte) et le groupe de conduites qui y aboutit ; ce sont : les conduites de rue C, qui se terminent par les robinets R ; le collecteur général E, aboutissant à l'usine et relié au réservoir de district par le robinet A ; 3° la conduite de vide V, aboutissant à l'usine et reliée au réservoir de district par le robinet M.

On exécute la vidange d'un district et l'envoi de ses matières et eaux usées à l'usine, de la manière suivante (les canalisations E et V étant reliées à l'usine à des réservoirs sous dépression) :

Toute la journée, les robinets R restent ouverts, de sorte que le réservoir se trouve en partie occupé par les évacuations du district. L'employé unique qui fait la tournée avec une clef de manœuvre opère comme il suit :

I. — Il ferme les robinets R et ouvre le robinet M, ainsi le vide s'établit dans le réservoir de district.

II. — Il ferme le robinet M et ouvre les robinets R ; ainsi toutes les matières accumulées dans les conduites des rues et des maisons sont précipitées dans le réservoir de district.

III. — Il ferme les robinets R et ouvre le robinet A et une prise d'air H : ainsi les matières sont expédiées à l'usine par le collecteur E.

IV. — Il ferme le robinet A, ouvre les robinets R et l'opération est terminée. Le tout dure dix à douze minutes pour tout un quartier.

sation pneumatique Liernur, tandis que 3 287 attendaient l'extension toujours retardée du réseau : ce retard paraît provenir d'un désaccord entre les autorités municipales, qui voudraient résoudre en même temps la question des eaux ménagères. Le fonctionnement des conduites Liernur est cependant régulier, et les obstructions ne se produisent guère que dans les maisons et les branchements par suite de la projection inconsidérée de corps étrangers : ainsi, en 1896, pas d'obstruction dans le tuyau central, 3 seulement dans le tuyau central de transport, 85 dans les tuyaux de rue, 261 dans les branchements et 480 dans les maisons mêmes. Le prix de revient est peu élevé :

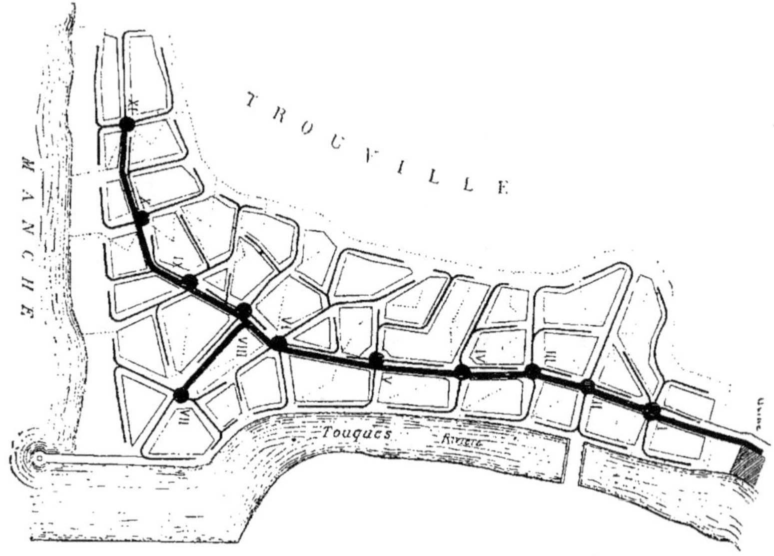

Fig. 165. — Système Liernur à Trouville. Schéma du réseau.

La ville de Trouville est partagée en onze districts. Au centre de chacun d'eux et au point le plus bas, se trouve placé un réservoir de district, auquel aboutissent d'une part les conduites des rues, d'autre part le collecteur. Ce collecteur est un tuyau de fonte qui va à l'usine d'aspiration et par lequel sont expédiées les matières recueillies dans les réservoirs de districts.

La conduite figurée par un trait large sur la figure représente le collecteur qui, desservant tous les réservoirs de district, aboutit à l'usine.

Les traits pointillés indiquent les délimitations des zones ou des districts desservis par chaque réservoir.

L'employé chargé d'exécuter chaque jour la vidange de toute la ville part de l'usine ; il s'arrête à chaque réservoir de district dix à douze minutes pour faire la manœuvre des robinets décrite ci-contre.

En tenant compte du temps nécessaire pour aller d'un réservoir de district à l'autre, cet agent mettra en tout trois heures pour l'enlèvement complet de toutes les déjections de la ville accumulées en vingt-quatre heures dans les tuyaux de la canalisation.

d'après M. Sanches, directeur du service, les frais de premier établissement ne seraient que 22 francs par tête et la dépense d'exploitation de 1 franc par habitant par an. Mais une difficulté sérieuse s'est produite au sujet de l'emploi des matières arrivées à l'usine : on avait espéré les vendre comme *engrais flamand*, mais on ne trouva pas de preneurs (elles étaient trop diluées au dire des agriculteurs), et la nature marécageuse des terrains empêchait du reste de songer à l'épandage. En 1892, la municipalité se résolut, de compte à demi avec un fabricant d'acide sulfurique, à extraire le sulfate d'ammoniaque, et l'opération a bien réussi à tous points de vue.

Le projet d'assainissement de Trouville a été exécuté en 1897 et fonctionne régulièrement depuis lors ; il avait été approuvé par le Comité consultatif d'hygiène publique dans ses séances des 12 décembre 1892 et 3 décembre 1893, à la suite de rapports de Brouardel et Thoinot (1). Les figures 163, 164 et 165, avec les légendes qui accompagnent chacune d'elles, suffisent à faire connaître la disposition du projet.

La dépense a été de 1 000 000 de francs en chiffre rond, alors qu'un projet de tout à l'égout unitaire s'élevait à 2 684 000 francs. Pour se raccorder, chaque maison a dû exécuter les travaux suivants :

Raccordement du tuyau de chute ou récipient d'aviation : coût.	20 francs.
Récipient d'aspiration avec grille...............................	70 —
Ventouse de récipient...	16 —
Compensateur..	20 —
Robinet sous le trottoir et accessoires de pose................	80 —
Total...	206 francs.

Plus certains travaux variables tels que tuyau de prise d'air, tuyau de rendement, qui amènent la dépense au voisinage de 400 francs. (A Amsterdam, où on a simplifié, elle n'est que de 240 francs.)

b. Système Berlier et système de Levallois-Perret. — Le système Berlier, né en 1887, est aussi un système aspirateur ; mais l'aspiration se fait directement au point de départ des matières, lesquelles sont attirées dans un réservoir situé hors ville et où les machines font le vide. Le système reçoit sans difficulté l'eau des water-closets et les eaux usées de toutes sortes. Il comportait dans chaque maison, au bas du tuyau de chute, un appareil *récepteur* et un appareil *évacuateur* assez compliqués (fig. 166), sur la description desquels nous n'insisterons pas. Berlier avait proposé en outre d'établir de distance en distance, pour régulariser l'écoulement, des *réservoirs d'équilibre*, au sommet desquels s'abouche une petite canalisation aspirant les gaz (ces réservoirs d'équilibre sont ainsi bien voisins des réservoirs de district de Liernur). Les canalisations sont en fonte et sont munies de robinets de décharge, de valves et de clapets de sûreté spéciaux. L'usine se place au point bas de la région à desservir; mais les matières ne font qu'y passer, car elle les refoule en même temps vers leur lieu de destination finale.

Le système Berlier a été expérimenté à Paris dans les VIIIe et IXe arrondissements (il y avait 277 chutes en 1887) et notamment à la caserne de la Pépinière; mais il ne fut pas maintenu. Il rencontra un adversaire résolu dans l'apôtre du tout à l'égout en France,

(1) Voy. ces rapports dans les *C. R. des travaux du Comité consultatif d'hygiène publique*. Voy. également l'article de M. Thoinot dans les *Annales d'hygiène publique et de médecine légale*, janv. 1899.

A. Durand-Claye, qui lui reprochait notamment la complication des appareils de maison (1), la conservation des matières dans le récepteur tant qu'il n'est pas plein, la difficulté d'avoir des obturations hydrauliques, d'aérer les tuyaux de chute, etc. Les critiques de Durand-Claye paraissaient exagérées, et le système, amélioré et simplifié, peut certainement donner d'excellents résultats : c'est ce qu'il ait à Levallois-Perret, entre les mains de la Compagnie de salubrité qui l'a transformé.

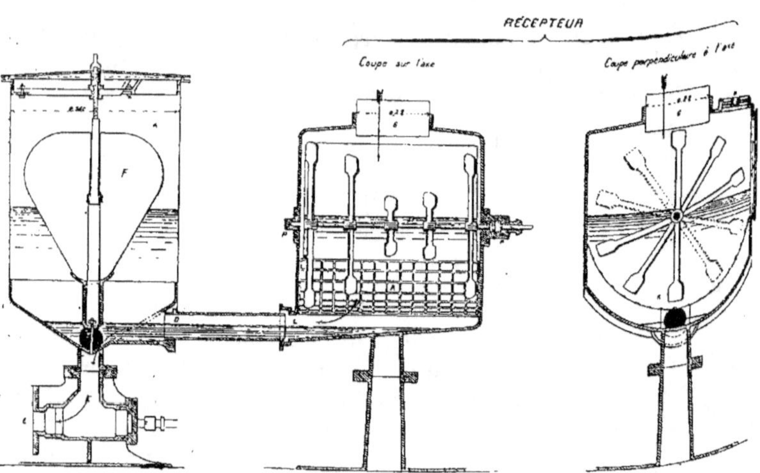

Fig. 166. — Système Berlier. Appareils de maison.

A, appareil évacuateur ; C, clapet en caoutchouc ; D, communication avec l'appareil récepteur ; E, communication avec la canalisation ; F, flotteur métallique ; H, regard permettant l'inspection dans l'intérieur du récepteur ; J, malaxeur à branches chantournées ; PP', garnitures étanches ; K, grille demi-circulaire ; L, communication avec l'évacuateur ; M, axe de la manivelle ; G, chutes.

L'appareil de maison de Levallois-Perret est déjà plus simple, moins volumineux et moins coûteux que celui de Berlier. C'est une caisse oblongue de 0^m,80 sur 0^m,40 en plan et 0^m,80 de hauteur, en tôle galvanisée, dans laquelle débouchent les tuyaux de chute de la maison (fig. 167). L'évacuation est double : elle se fait à mi-hauteur par un tube A qu'obture un clapet de caoutchouc B relié par un flotteur F, et dont l'ouverture est entravée d'un grillage en fil de laiton G ; le tube est lui-même mobile et porte à sa base un boulet en caoutchouc C obturant la tubulure d'évacuation T à la base de la caisse. Une grille demi-circulaire DD garnit le fond de cette caisse, et un malaxeur M horizontal se met au-dessus d'elle pour la racler : il est actionné de l'extérieur, la caisse étant et restant hermétiquement fermée. Cet appareil coûte 120 francs. Actuellement, la Compagnie

____

(1) Rapport au Congrès de Vienne, 1887.

de salubrité simplifie encore davantage l'appareil d'immeuble (fig. 168); il est fait désormais en ciment armé et sans mécanisme intérieur; la grille et le flotteur subsistent, mais le tube intérieur est remplacé par une tringle, et il n'y a plus qu'un orifice inférieur.

C'est depuis le 1er novembre 1892 que le système de la Compagnie de salubrité fonctionne à Levallois-Perret, sans aucune difficulté ni inconvénient : actuellement 800 immeubles sont desservis, et il y a 34 kilomètres de canalisation. Le cube journalier correspond à environ 28 litres par tête, les eaux usées étant mêlées aux eaux-vannes. Les branchements sont généralement de 0m,100 de diamètre, tandis que les conduites de rues ont de 0m,125 à 0m,325 : elles sont soit posées à terre, soit placées dans les collecteurs parisiens qui traversent la localité. On sait que l'usine de Levallois-Perret, placée dans la ville

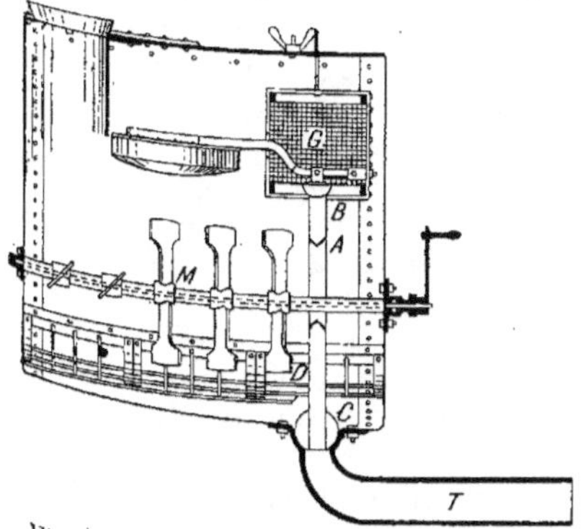

Fig. 167. — Appareil primitif du système de Levallois-Perret.

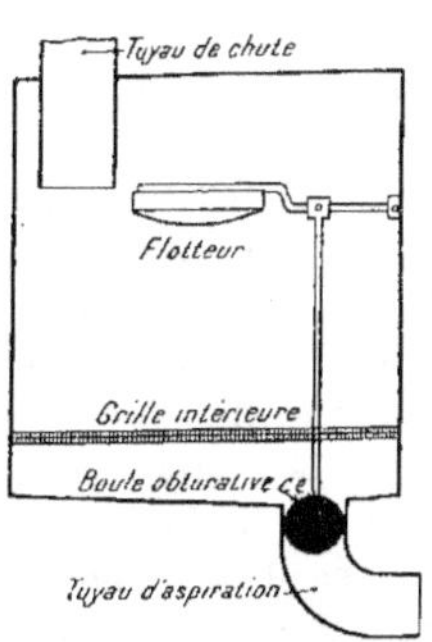

Fig. 168. — Appareil actuel de maison du système de Levallois-Perret.

même, rejette tout simplement les produits de l'aspiration dans le collecteur d'Asnières. Quant au degré de vide produit, il varie suivant les points de la conduite : dans les cuves réceptrices de l'usine, il atteint 50 à 55 centimètres de mercure, mais vers l'extrémité opposée du réseau il n'est plus que de 20 à 25 centimètres ; la vitesse théorique correspondante varie de 7m,30 à 12 mètres. Ajoutons encore que, lors de l'ouverture des clapets, il se produit de petites rentrées d'air qui produisent dans les conduits un courant gazeux continu vers l'usine.

On trouvera du reste la description détaillée de l'usine et des installations de Levallois-Perret dans le *Compte Rendu des travaux du 1er Congrès d'assainissement et de salubrité* (Paris, 1895). Les essais faits dans ces dernières années pour remplacer les pompes à faire le vide par des éjecteurs à vapeur ont bien réussi, et ce sont ces appareils très économiques que la Compagnie de salubrité se propose d'employer à l'avenir (tout en les doublant par une batterie de pompes).

Une application très intéressante du système de la Compagnie de salubrité a été faite à l'Exposition de 1900 pour l'assainissement des quais de la Seine, sur les 2 kilomètres de longueur compris entre le pont Alexandre-III et le pont d'Iéna (1).

« Sur les bas ports de ces quais étaient installés tous les restaurants des pavillons étrangers et de nombreux water-closets et urinoirs.

« L'enlèvement des eaux souillées et matières de toutes sortes provenant de ces établissements ne pouvait se faire directement par l'égout qui se trouve en contre-haut et d'ailleurs de l'autre côté de la tranchée du chemin de fer des Moulineaux.

« Leur déversement dans la Seine, sous les yeux des visiteurs, était encore plus impossible.

« La Compagnie de salubrité de Levallois-Perret fut chargée d'établir sous le pont de l'Alma une usine d'aspiration pneumatique faisant le vide dans une canalisation horizontale en fonte posée tout le long du quai et dans laquelle se déversaient les eaux des cuisines et des restaurants et les matières des water-closets et urinoirs. L'originalité de cette installation consistait en ceci, que la force motrice mise à la disposition de la Compagnie pour actionner l'usine était l'air comprimé fourni par la canalisation Popp, qui passe sur le pont de l'Alma. Au lieu de mettre en mouvement une pompe à vide, à l'aide de cet air, la Compagnie trouva plus simple de le faire agir dans un éjecteur où il provoquait un appel d'air qui faisait le vide dans la cuve et par suite dans la canalisation y venant aboutir.

« Lorsque la cuve était pleine, ce dont on était averti par une sonnerie électrique à contact actionnée par un flotteur, il suffisait d'y envoyer l'air comprimé, et le liquide, chassé alors dans une canalisation de refoulement de 100 mètres de longueur, traversait en siphon le chemin de fer et allait se déverser dans l'égout du quai d'Orsay.

« Cette installation a fonctionné pendant six mois, sans interruption, sans arrêt ni accroc, et a répondu de la façon la plus complète aux besoins d'une exploitation intense et poursuivie tous les jours jusqu'à minuit pour recommencer à six heures du matin. »

La Compagnie de Levallois-Perret a aussi présenté de beaux projets d'assainissement pour Montluçon et pour Avignon, mais ils n'ont pas été adoptés.

c. Système Burelle. — Il est appliqué à la vidange pneumatique d'une partie de la ville de Lyon. Dans chaque immeuble desservi, les eaux-vannes sont reçues dans un récepteur, appelé récepteur Burelle. C'est un réservoir (fig. 169) en tôle, à capacité variable, suivant le nombre d'habitants qui en sont tributaires. Il est muni, à la partie supérieure, d'une tubulure T le raccordant au tuyau de chute C, ainsi qu'à un tuyau d'évent E; à la partie inférieure se trouve le tuyau d'évacuation V, qui remonte jusqu'au niveau de la calotte supérieure du récepteur et se relie, par un robinet d'arrêt, au branchement d'immeuble. Le tube d'évacuation sert en même temps de tube de niveau en R, regard par où on voit, le robinet

____

(1) Nous empruntons cette description au *Monde industriel* (déc. 1900).

ouvert, se faire la vidange. D'autre part, un trou de visite permet l'enlèvement des corps solides qui auraient pu être projetés par mégarde ou intentionnellement dans les tuyaux de chute. Par le tuyau A, on peut faire le vide dans la maison et y aspirer les poussières.

Le récepteur ainsi établi peut collecter les eaux de vidange de l'habitation, sans qu'il y ait communication de ces eaux avec l'extérieur. Tout au plus peut-il se produire, soit au moment de l'arrivée des eaux par le tuyau de chute, soit à la suite de variations barométriques, une sortie de gaz par le tuyau d'évent de chaque récepteur.

Les eaux de vidange réunies dans chaque récepteur d'immeuble doivent être évacuées. Ce problème est résolu, dans le système Burelle, par l'action combinée du vide et de la gravité. Une usine, (usine de La Mouche), établie au point bas de la cité,

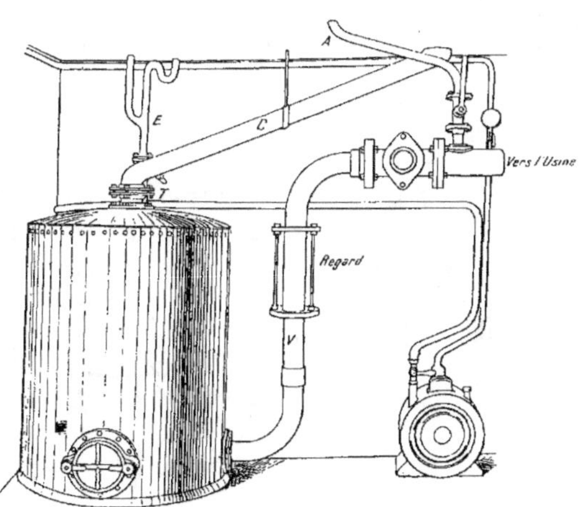

Fig. 169. — Récepteur Burelle.

produit une dépression atteignant jusqu'à 50 centimètres de mercure dans un réseau de canalisations en fonte comprenant des canalisations collectées, des branchements de rues et des branchements d'immeubles. Toutes ces conduites, établies autant que possible en égout, ont une pente dirigée vers l'usine; si le relief du sol ne s'y prête pas, en d'autres termes, si la ville présente plusieurs points bas, il faudra créer un poste de relai à chaque point bas. Les eaux-vannes amenées par l'action combinée de la pente et de la dépression à chacun de ces points bas seront ensuite refoulées à l'usine principale, qui pourra alors être simplement une usine de stérilisation.

Pour évacuer les eaux-vannes accumulées dans les récepteurs, il suffit, ceux-ci étant pleins et le vide étant établi dans la canalisation allant à l'usine, d'ouvrir le robinet placé près des appareils de maison. L'aspiration se produit avec une grande vitesse, légèrement variable d'ailleurs suivant les conditions locales de chaque récepteur.

Les eaux usées étant amenées à l'usine centrale, on les stérilise comme il a été dit précédemment en les portant à 105-110°.

d. Système Chappée. — La maison Chappée (Le Mans), avec l'aide de l'ingénieur Gandillon, a étudié un système aspirateur, qui a surtout pour but d'assurer le curage automatique des conduites par des chasses énergiques et répétées, alimentées par des réserves des eaux-vannes elles-mêmes : on économise ainsi la dépense d'eau des réservoirs de chasse.

La ville étant divisée comme précédemment en sections et chaque section amenant ses eaux à son point bas, il est établi à chacun de ces points bas un réservoir dit *réservoir central*, tandis que dans chaque maison, au pied du tuyau de chute, s'installe un appareil dit

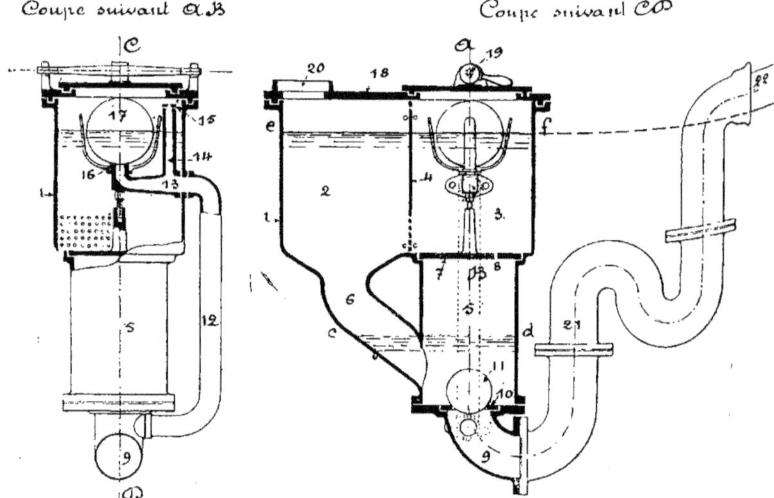

Fig. 170. — Réservoir limiteur système Chappée.

réservoir limiteur a (fig. 170). Ces appareils de maison se relient par les branchements *b* aux canalisations de rues *c*, lesquelles aboutissent par gravité aux réservoirs centraux *d*, le tout faisant un réseau étanche en tuyaux de fonte de diamètres variables. Les réservoirs centraux sont réunis par des *collecteurs f* également en fonte à des réservoirs *g* situés à l'usine productrice du vide, d'où les eaux sont refoulées vers l'usine d'épuration. Le curage se fait, une ou plusieurs fois par jour, en mettant le vide dans les collecteurs : un homme passe alors successivement à chaque réservoir central et, par une simple manœuvre de robinets, assure le curage de chaque conduite de rue ; sous l'influence de la dépression, les eaux-vannes tenues en réserve dans les réservoirs limiteurs sont aspirées simultanément et se précipitent dans les branchements et les conduites. Une chasse analogue est produite dans les différents tronçons du collecteur en y projetant sous dépression le contenu des réservoirs centraux, où on a rétabli au préalable la pression atmosphérique.

S'il n'est pas nécessaire de décrire spécialement les réservoirs d'usine et centraux, qui sont de simples cylindres en tôle, il n'en est pas de même pour le réservoir limiteur. Le rôle de cet organe n'est pas seulement de conserver des réserves d'eaux-vannes pour les chasses, mais encore de limiter (d'où son nom) la rentrée d'air qui se produit dans les conduits au moment de l'aspiration, limitation sans laquelle le vide n'atteindrait pas les extrémités du réseau.

Ce nouveau système présenterait, au dire des inventeurs, les avantages très importants ci-après :

Voici la description qu'en a donnée la maison Chappée :

« 1° Il permet l'*écoulement immédiat* des eaux usées sans intermédiaire mécanique, indépendant par conséquent du bon ou mauvais fonctionnement d'appareils plus ou moins délicats ;

« 2° Il n'écoule par gravitation que les liquides et *évite les obstructions* si fréquentes dans les autres systèmes, occasionnées par le transport lent de matières solides et de papiers dans des conduites de faible section ;

« 3° Cette séparation des parties solides n'est que momentanée et ne constitue pas une interception réelle de ces matières, qui sont au contraire évacuées chaque jour par l'aspiration ;

« 4° Il permet par une manœuvre à la main, sûre par conséquent, de produire dans toutes les parties des canalisations des *chasses* énergiques assurant l'évacuation des matières solides et l'auto-curage parfait des conduites ;

« 5° Il assure un maintien rigoureux de la dépression dans les conduites, tout en jaugeant très exactement la quantité d'air nécessaire pour la conservation de la vitesse des chasses ;

« 6° Il réalise l'écoulement libre des liquides *même sous dépression* et évite ainsi tout débordement, quel que soit le volume d'eau envoyé dans les canalisations ;

« 7° Le sectionnement des canalisations en *réseaux* indépendants permet d'amener la dépression près des points même où on veut l'utiliser ; elle permet de réduire la puissance des pompes et des machines et permet facilement une extension ultérieure à des réseaux voisins non desservis primitivement ;

« 8° Les dépenses d'entretien et d'exploitation sont plus faibles, à service égal, qu'avec tout autre système. »

« Le *réservoir limiteur* ou de maison est constitué par une caisse en fonte (fig. 170 et 171) 1, divisée en deux compartiments 2,3, par une cloison 4, perforée sur une de ses moitiés verticales (1). Le compar-

(1) L'utilisation quotidienne de l'aspiration permet de prendre les eaux en contre-bas des canalisations. Dans ce cas, les eaux sont recueillies dans des fosses très étanches disposées pour recevoir le réservoir limiteur. Cet appareil est alors légèrement modifié par suite de la suppression du compartiment 2 constitué

timent 3, est prolongé à sa partie inférieure par une chambre cylindrique 5, en bas de laquelle vient se raccorder la tubulure 6, qui termine le compartiment 2. Cette chambre 5 est isolée du compartiment supérieur 3 par un plateau 7 percé d'un orifice 8 et pouvant être retiré par la partie supérieure. Le fond de la chambre 5 porte la tubulure d'évacuation 9 munie d'un siège en ébonite 10 pouvant être obturé, lorsque l'appareil est vide, par une boule légère 11 flottant librement dans cette chambre.

« Un conduit 12 relie le compartiment 3 à la tubulure d'évacuation 9 au-dessous du siège 10. Ce conduit se prolonge à l'intérieur du compartiment 3 par une pièce 13 portant, d'une part, une tubulure

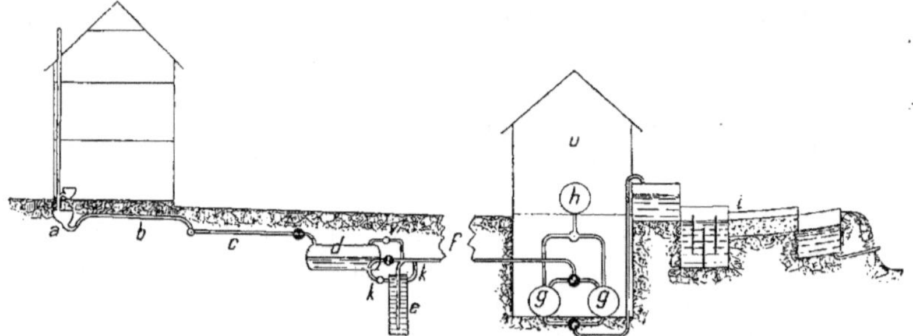

Fig. 171. — Schéma du réservoir limiteur.

a, réservoir limiteur ; *b*, branchement particulier ; *c*, canalisation de rue ; *d*, réservoir central ; *e*, valve hydraulique ; *f*, collecteur ; *g*, réservoirs collecteurs à l'usine ; *h*, réservoir volant de vide ; *i*, épuration bactérienne ; *k*, conduite de chasse ; *u*, usine centrale ; *v*, conduite de vide.

14 fermée par un diaphragme percé d'un orifice 15, et, d'autre part, par un siège 16 à guidage, sur lequel repose une deuxième boule flottante 17.

« L'appareil est fermé à sa partie supérieure par un couvercle 18, muni d'un tampon de visite 19. Le couvercle porte la tubulure 20, qui reçoit le tuyau de chute. La tubulure d'évacuation 9 est reliée par un tuyau en S-21 au branchement particulier 22 et à la conduite 23.

« En résumé, le réservoir limiteur consiste simplement en une caisse intercalée entre le tuyau de chute et le branchement particulier, divisée en trois compartiments communiquant entre eux par des tubulures, et renfermant pour tous organes deux boules flottant librement. »

Nous reconnaissons que le système est ingénieux et peut rendre des services, notamment pour une ville où les pentes sont faibles et

par la fosse elle-même. Néanmoins, en raison des graves inconvénients présentés par les fosses fixes, cette solution ne devra être adoptée que dans des cas exceptionnels.

où l'eau est rare. Mais il exige partout des conduites en fonte, qui sont bien coûteuses de premier établissement (si on les fait très étroites, par exemple au-dessous de 0,20 de diamètre, les obstructions sont d'ailleurs fréquemment à craindre), et il faut une usine faisant le vide, ce qui est une grosse complication (comme dans les systèmes précédents). MM. Chappée supposent en outre que l'usine est à un point plus bas que les réservoirs centraux, et que ceux-ci, laissant s'évacuer leur trop-plein par gravité, peuvent être de capacité très restreinte : mais il n'en est pas toujours ainsi, et dans le cas contraire les réservoirs centraux, placés trop bas, doivent être capables d'emmagasiner l'apport de leur section, pendant tout l'intervalle entre deux curages, ce qui oblige à rapprocher les effets de vide et nous ramène au système Liernur.

Le système Chappée a été essayé à l'usine de Port-Brillet, et nous l'y avons vu fonctionner convenablement en 1905. Un projet a été présenté en 1908 pour Villeneuve-Saint-Georges : alors que les anciens canaux deviendraient égouts pluviaux, un réseau neuf devrait être établi avec trois sections et, par suite, trois réservoirs centraux. Les conduites de rues seraient généralement des tuyaux de fonte de 0,150, et les collecteurs de 0,350 et 0,400 ; au point extrême, il y aurait un réservoir en tôle de 20 mètres cubes, d'où l'eau serait relevée par une pompe dans un bassin régulateur, desservant régulièrement la station d'épuration biologique. Le vide pour les auto-curages ne serait fait que durant trois heures tous les deux jours. Le projet n'est pas encore mis à exécution : on lui en a opposé un autre en séparatif ordinaire (tuyaux de grès de 0.20 à 0, 40), qui serait moins coûteux.

IV. **Séparatif mixte.** — Le séparatif est rarement tout à fait absolu, car soit par erreur, soit volontairement, les tuyaux de descente des eaux pluviales de quelques immeubles et les branchements de certaines cours trop basses vont au réseau-vanne, en sorte qu'on voit généralement l'effet des pluies se traduire dans ce réseau. Ceci n'est pas un mal, puisque cela assure le lavage et l'aération des égouts-vannes ; mais nous avons vu aussi qu'il faut être très prudent dans l'admission des eaux de toitures, car, si on dépassait une certaine mesure, il faudrait, comme à Rio-de-Janeiro, assurer des échappatoires au réseau-vanne, et on sait que ce qui en sortirait serait tout à fait infect. Aussi bien, les eaux des toits étant relativement très propres, on n'a pas intérêt, au point de vue hygiénique, à en préserver le fleuve ou la plage qui reçoit l'apport du réseau pluvial ; il n'en est pas de même des premières eaux de pluie qui tombent sur les rues d'une ville à mouvement intense, et nous avons vu que ces eaux étaient très souillées et ne cessaient de l'être autant que lorsque, la pluie persistant, les rues et cours se trouvaient en quelque sorte rincées. C'est donc un point faible du séparatif que d'admettre dans le réseau pluvial les premières eaux de pluie des rues, et le but du système mixte préconisé surtout par G. Richert est d'y remédier.

Jusqu'à quelle limite peut-on admettre les eaux pluviales dans le réseau-vanne? Richert propose de s'en tenir au produit d'une pluie de 2 millimètres par heure (pour Saint-Pétersbourg, il a pris $2^{mm},3$, et il admet qu'il en arrive 60 p. 100 à l'égout, ce qui donne $3^l,3$ par hectare-seconde : si on compare ce chiffre à celui qui résulte des eaux-vannes ($0^l,7$ à 1 litre par hectare), on voit que cela multiplie par 4 ou 5. On ne peut donc raisonnablement aller beaucoup plus loin dans cette voie sans risquer d'augmenter par trop les dimensions des égouts-vannes : toutefois on sait qu'ils sont souvent beaucoup plus grands qu'il ne faut pour le débit d'eaux-vannes, en sorte que l'addition modérée d'eaux pluviales n'entraîne pour un bon nombre qu'une faible augmentation de dépenses.

L'admission des eaux pluviales peut se faire soit à l'origine des égouts pluviaux (là où les caniveaux y vont tomber), soit bien plus en aval, là où les collecteurs pluviaux croisent des collecteurs-vannes ou même tout à fait aux extrémités terminales du réseau pluvial, de suite avant les débouchés. Dans les deux cas, elle se fait par l'intermédiaire

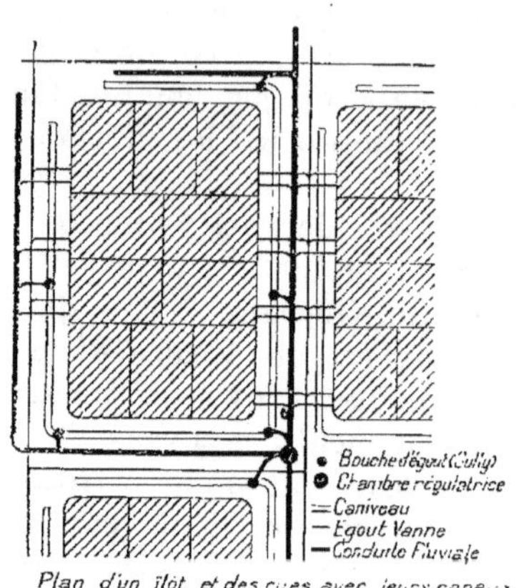

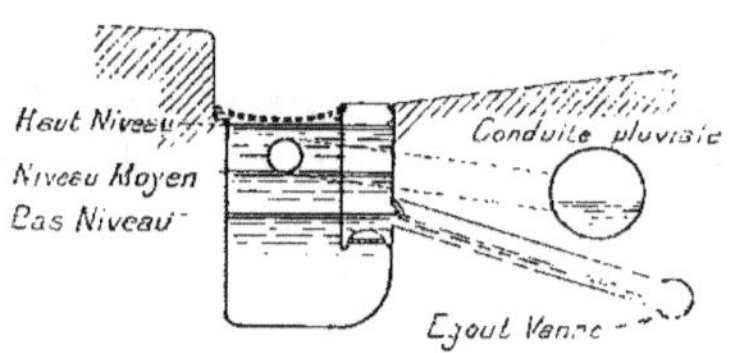

Fig. 172. — Chambre régulatrice de Richert pour l'admission limitée des eaux de caniveaux dans le réseau-vanne.

d'une chambre dite *régulatrice*, qui dérive du déversoir intercepteur de Batteman (fig. 172).

La figure 173 nous fait voir comment Richert comprend le premier cas : la chambre, très simple, comprend un orifice calculé pour faire débiter la quantité voulue dans l'égout-vanne (soit pour 1 hectare les $3^l,3$ indiqués ci-dessus, au niveau moyen, ce qui demande, avec une charge $h = 1$ mètre, un diamètre $d = 0,04$, d'après la

formule $q = 0,0033 = 0,6\,\pi\,\dfrac{d}{4}\,\sqrt{2gh}$). Au-dessus du niveau moyen se trouve un autre orifice ou un déversoir qui fait passer l'eau survenant en excès dans l'égout pluvial. Pour éviter que le niveau montant dans la chambre le déversement dans l'égout-vanne devienne trop important, on peut partager ladite chambre en deux divisions, dont l'une, grâce à une valve flotteur, garde un niveau constant et

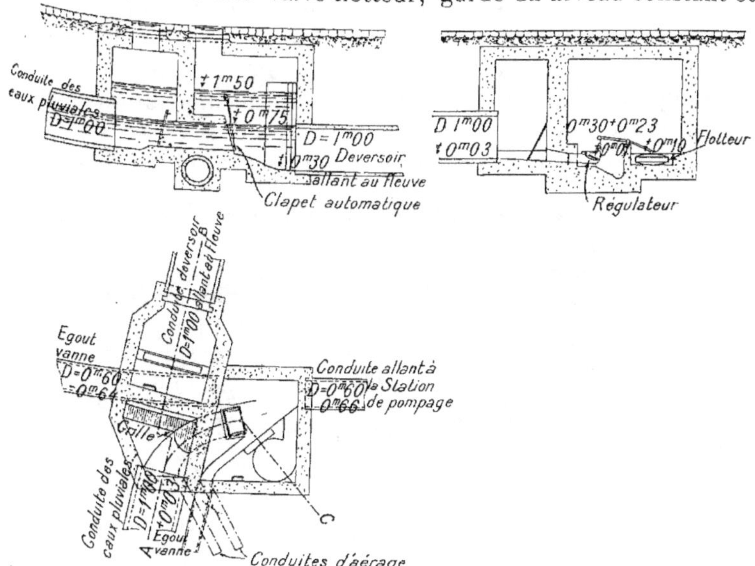

Fig. 173. — Chambre régulatrice à flotteur de Richert en fonction à Malmö (Suède).

produit un débit invariable. Enfin on peut encore la construire de manière que son débit diminue peu à peu et finalement cesse tout à fait (par suite de la surélévation du niveau dans l'égout-vanne), et cela bien que la pluie continue (1).

Dans les grandes villes, on ne peut pas compter sur les caniveaux pour véhiculer longtemps les eaux pluviales, et il faut partout les deux égouts. Aussi, dans son projet de 1903, primé pour Saint-Pétersbourg (fig. 174), Richert propose de faire passer la fraction d'eaux pluviales admise de l'égout pluvial dans l'égout-vanne à leur rencontre. A ces points, on installerait une chambre telle que

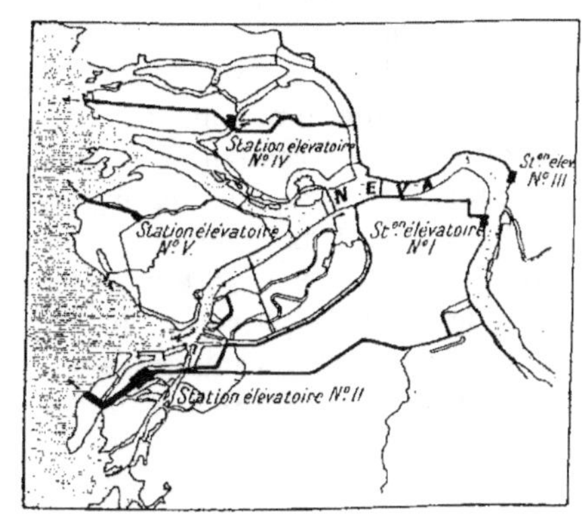

Fig. 174. — Projet de Richert pour la canalisation de Saint-Pétersbourg (projet primé).

(1) Voy. pour plus de détails l'article de Richert dans la *Technologie sanitaire* du 1er mars 1902.

celle représentée par la figure 175 et en service à Malmö (Suède) : on peut régler à la quantité voulue le débit introduit dans l'égout-vanne et envoyé aux pompes, au moyen du flotteur et de la valve qu'il commande, d'après le niveau des eaux-vannes elles-mêmes.

Enfin, comme le territoire de Saint-Pétersbourg doit être divisé en cinq districts (fig. 174) correspondant à cinq stations élévatoires à établir toutes au voisinage de la Néva ou de ses bras, des chambres régulatrices terminales sont encore prévues avant les débouchés des

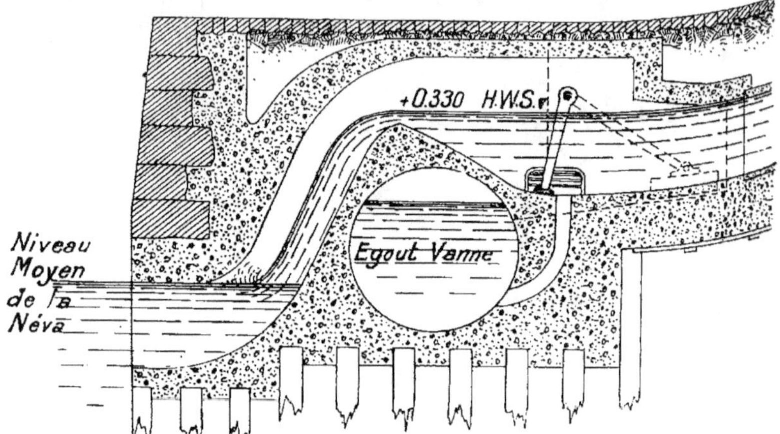

Fig. 175. — Chambre régulatrice avant le débouché du collecteur fluvial.
proposée par Richert pour Saint-Pétersbourg.

collecteurs pluviaux : elles sont représentées par la figure 128. L'orifice est calculé pour débiter l'apport de la pluie de $2^{mm},3$ par heure (l'intérieur de la ville en rendant 50 p. 100 et le reste du territoire 33 p. 100), quand le niveau des eaux pluviales atteint la crête du déversoir ; si le niveau monte plus haut, l'introduction augmente encore, mais le niveau de l'égout-vanne ne tardant pas à monter de son côté, il se fait une contre-pression qui régularise suffisamment l'apport. Comme il y a à craindre les crues de la Néva, qui refluent dans les collecteurs pluviaux, les orifices sont munis d'obturateurs qu'on vient manœuvrer en temps d'inondation menaçante et qui empêchent l'invasion du réseau-vanne.

IV. — ÉTABLISSEMENT ET EXPLOITATION DES ÉGOUTS.

I. — CALCUL DES DÉBITS ET DÉTERMINATION DES SECTIONS.

Nous avons vu, dans le chapitre précédent, comment on évalue le débit maximum que doit porter un égout, soit qu'il s'agisse des eaux pluviales (pour l'unitaire ou le réseau pluvial du séparatif), soit qu'il n'y ait à écouler que les eaux-vannes et ménagères. On déterminera aussi d'après la topographie la pente de l'égout dans chaque rue. En possession de ces deux éléments, débit et pente, il reste à calculer les dimensions de la section de forme adoptée (ou plutôt à choisir entre les différents types de cette forme celui qui se rapproche le plus des dimensions théoriques données par le calcul). C'est là un problème d'hydraulique, et l'on n'attend pas de nous que, dans un ouvrage d'hygiène, nous exposions la science de l'hydraulique, pas plus que, pour ce qui regarde la construction, l'art entier de l'ingénieur. Nous donnerons donc simplement ici le moyen de faire rapidement un calcul approximatif, d'ailleurs généralement bien suffisant.

Toutes les formules de débit et de vitesse dérivent des expressions :

$$Q = \Omega v, \qquad \text{et} \qquad v = c\sqrt{RJ},$$

Q et v étant le débit et la vitesse par seconde, J la pente en fraction décimale (ou autre), R le *rayon moyen* ou *rayon hydraulique*, c'est-à-dire le rapport entre la section mouillée et le périmètre mouillé, enfin c un coefficient variable avec la nature des parois et les valeurs mêmes de R et de J. Après Weisbach, Darcy et Bazin ont les premiers donné une formule pratique en posant :

$$c = \frac{1}{\sqrt{\alpha + \dfrac{\beta}{R}}} ;$$

et déterminant les valeurs de α et β pour les différentes natures de parois. Depuis lors, Kutter et Ganguillet ont modifié l'expression de Darcy-Bazin et proprosé finalement la formule abrégée qui est aujourd'hui le plus habituellement en usage, savoir :

$$v = \frac{100\sqrt{R}}{b + \sqrt{R}}\sqrt{RJ},$$

où b, appelé le *coefficient de frottement* (ou plutôt de *rugosité*), varie suivant la nature des parois. Il a été trouvé de 0,12 à 0,15 pour des parois très lisses (vernissées ou à très fin enduit), de 0,20 à 0,27 pour des murs de briques lisses ou de moellons taillés, enfin de

0,35 à 0,45 pour des briques ou de la maçonnerie ordinaires : on s'en tient d'ordinaire à la valeur 0,35 (1).

Cette formule devient pour le cercle de diamètre d coulant plein :

$$v = \frac{50\,d\,\sqrt{J}}{0,7 + \sqrt{d}} \qquad \text{et} \qquad Q = \frac{39,3\,d^3\,\sqrt{J}}{0,7 + \sqrt{d}}$$

(avec la même vitesse et la moitié du débit quand il coule juste à moitié plein).

Pour la forme ovoïde ordinaire de hauteur h (égale à une fois et demie la largeur maxima), coulant plein, on a :

$$v = \frac{44\,h\,\sqrt{J}}{0,76 + \sqrt{h}} \qquad \text{et} \qquad Q = \frac{22,44\,h^3\,\sqrt{J}}{0,76 + \sqrt{h}}.$$

La même forme avec de l'eau jusqu'aux naissances de la voûte, soit sur les deux tiers de la hauteur, donnera :

$$v = \frac{46\,h\,\sqrt{J}}{0,76 + \sqrt{h}} \qquad \text{et} \qquad Q = \frac{15,45\,h^3\,\sqrt{J}}{0,76 + \sqrt{h}}.$$

Remarquons encore que la même section avec des pentes différentes a des vitesses et des débits proportionnels à la racine carrée de ces pentes : il en résulte que, si on a le débit et la vitesse pour la pente de 0,01, ceux pour la pente J s'obtiendront en multipliant ces nombres par $10\,\sqrt{J}$.

Débits des sections circulaires. — Ces débits, quand les sections coulent à plein, sont donnés d'après la formule ci-contre par le tableau suivant :

(1) D'après un certain nombre d'expériences sur des égouts en service de Hambourg et de Karlsruhe, on a trouvé $b = 0,45$ (*Zeitschrift für Baukunde*, 1884, p. 55). A Boston, Brown et Horton (*Proceedings of am. Society of Civil Engineers*, janvier 1901) ont relevé sur un égout circulaire de $2^m,75$ de diamètre et 1/3000 de pente que b était passé de $0^m,30$ en 1896 à $0^m,40$ en 1897 et à $0^m,475$ en 1900 ; sur un égout en fer à cheval de $1^m,85$ de diamètre, il aurait été respectivement, pour ces trois années, $0^m,45$, $0^m,59$ et $0^m,62$ (cela semble prouver qu'un bon nettoyage était devenu nécessaire).

Pour les tuyaux de grès, d'après de nombreuses expériences citées par *Engineering News* (1888, 1892 et 1898), le chiffre de $0^m,35$ serait convenable et même un peu fort.

Débits des sections circulaires coulant à plein (en litres par seconde).

Colonne de gauche : **Pentes ou charges par mètre** (subdivisée en accolades : *Pentes faibles.*, *Pentes moy.*, *Pentes fortes.*).

Diamètres	0,15	0,175	0,20	0,25	0,30	0,35	0,40	0,45	0,50	0,55	0,60	0,70	0,80	0,90	1,00	1,25	1,50	2,00	2,50
Surfaces des sections	0,0177	0,0241	0,0314	0,0491	0,0707	0,0692	0,1257	0,1590	0,1963	0,2376	0,2827	0,3848	0,5027	0,6362	0,7854	1,2272	1,7671	3,1416	4,9087
0,0004	2,4	3,7	5,5	10,2	17,0	26,2	37,7	52,1	69,7	90,6	114,8	175,2	252,2	347,6	462	843	1377	2972	5284
0,0006	3,0	4,6	6,7	12,5	20,8	32,0	46,1	63,8	85,5	110,9	140,5	214,5	308,8	425	565	1032	1686	3639	6054
0,0008	3,4	5,3	7,7	14,5	21,0	37,0	53,3	73,7	98,8	138,1	162,3	247,7	356	491	653	1192	1947	4202	7612
0,0010	3,8	5,9	8,6	16,1	26,8	41,4	59,6	82,5	110,4	143,2	181,5	277,0	399	549	730	1333	2177	4699	8512
0,0015	4,7	7,3	10,6	19,6	32,9	50,7	73,0	101,0	135,3	175,4	222,3	349,2	488	673	894	1633	2666	5755	10426
0,002	5,4	8,4	12,2	22,8	37,9	58,5	84,3	116,6	156,2	202,6	256,7	391	563	777	1033	1886	3079	6645	12038
0,0025	6,1	9,4	13,7	25,5	42,4	65,4	94,2	130,4	174,6	226,5	287,0	438	630	869	1155	2109	3442	7430	13460
0,003	6,7	10,3	15,0	28,0	46,5	71,7	103,2	142,8	191,3	248,1	314,4	480	690	951	1265	2310	3770	8139	14744
0,0035	7,2	11,1	16,2	30,2	50,2	77,4	111,5	154,3	206,6	268,0	339,5	518	746	1028	1366	2495	4073	8792	15925
0,004	7,7	11,9	17,3	32,3	53,7	82,8	119,2	164,9	220,9	286,5	363	554	797	1099	1461	2668	4354	9399	17027
0,005	8,6	13,3	19,4	36,1	60,0	92,5	133,3	184,4	247,0	320,3	405	619	891	1218	1633	2982	·868	10508	19035
0,006	9,4	14,5	21,2	39,6	65,7	101,4	146,0	202,0	270,5	351	444	678	976	1346	1789	3267	5333	11511	20852
0,007	10,2	15,7	22,9	42,7	71,0	109,5	157,7	218,2	292,2	379	480	733	1055	1454	1932	3529	5760	12434	22523
0,008	10,9	16,8	24,5	45,7	75,0	117,1	168,6	233,2	312,4	405	513	783	1127	1554	2066	3772	6157	13291	24077
0,009	11,6	17,8	26,0	48,5	80,5	124,2	178,8	247,4	331,4	430	544	831	1196	1648	2191	4001	6531	14098	25539
0,01	12,2	18,8	27,4	91,1	84,9	130,9	188,5	260,8	349,3	453	571	876	1261	1738	2310	4218	6885	14861	26920
0,02	17,2	26,6	38,7	72,2	120,0	185,1	266,5	368	494	640	811	1238	1783	2457	3266	5964	9735	21013	
0,03	21,1	32,6	47,4	88,5	147,0	226,7	326,4	452	605	784	994	1517	2184	3010	4000	7305	11924		
0,04	24,4	37,6	54,8	102,2	169,8	261,8	377	521	698	906	1148	1752	2522	3476	4620	8436			
0,05	27,3	42,1	61,3	114,2	189,8	292,7	421	583	781	1012	1283	1959	2819	3886	5165				
0,06	29,9	46,0	67,1	125,1	207,9	320,6	461	639	855	1109	1405	2145	3088	4256					
0,07	32,3	49,7	72,5	135,2	221,6	346,4	498	690	924	1198	1518	2318	3336						
0,08	34,5	53,2	77,5	144,5	250,1	370	533	737	987	1281	1623	2147							
0,09	36,6	56,4	82,2	153,3	254,7	393	565	782	1040	1357	1722								
0,1	38,6	59,4	86,6	161,6	268,4	414	596	824	1104	1432									

Nota. — On aura les vitesses en divisant les débits par la surface de la section (ligne 2).

Quand la section ne coule pas à plein, l'eau ayant pour hauteur h une fraction du diamètre, le débit et la vitesse sont aussi des fractions de leurs valeurs à plein, données par les courbes dites *courbes de remplissage* de la figure 176. Ces fractions sont aussi données par le petit tableau ci-dessous :

HAUTEUR d'eau (par rapport au diamètre).	0,05 d	0,10 d	0,15 d	0,20 d	0,30 d	0,40 d	0,50 d	0,60 d	0,70 d	0,80 d	0,90 d
Rapports à leur valeur quand le tuyau coule plein. **Débits**	0,0034	0,0175	0,04	0,071	0.1885	0,333	0.5	0,677	0,852	0,991	1.08
Vitesses	0,183	0,34	0,45	0,50	0,748	0.89	1.0	1,078	1,136	1,152	1,136

Débits et vitesses dans les autres sections. — Le procédé le plus rapide pour les calculer d'une manière approximative est celui

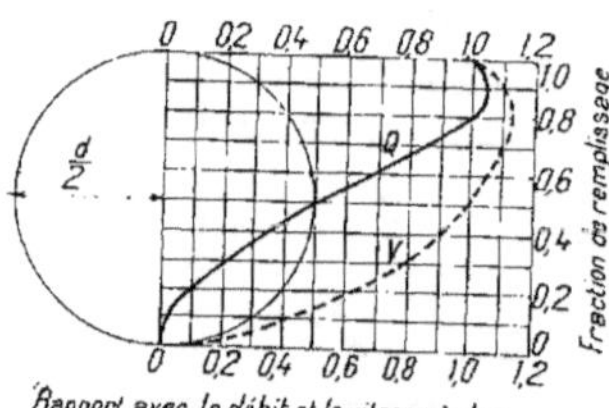

Fig. 176. — Courbes de remplissage (débit et vitesse) dans la section circulaire.

donné par Imhoff et qui consiste à comparer la section en question de diamètre maximum d au cercle du même diamètre. Si V_1 et Q_1 sont les vitesses et débit de ce cercle coulant à plein, les vitesses et débit v et Q de la section coulant également à plein sont à eux dans des rapports qui varient un peu avec d, mais qu'en pratique on peut regarder comme constants : ces rapports sont déterminés comme tels et permettent d'avoir v et Q à l'état plein. Les courbes de remplissage les font ensuite connaître pour les différentes hauteurs d'eau. La figure 177 donne ces éléments pour huit formes habituelles.

Canaux découverts. — Il est nécessaire aussi, notamment pour les émissaires, de savoir calculer le débit dans un canal découvert. Il est donné par la formule $RJ = b_1 v^2$, où b_1 dépend de la nature des parois et est donné, d'après Darcy et Bazin, par les chiffres ci-après :

1re *Cat.* — Parois très unies (bois raboté, ciment lissé, etc.). $b_1 = 0,00015 \left(1 + \dfrac{0.03}{R}\right)$

2e *Cat.* — Parois unies (planches, briques, pierre de taille). $b_1 = 0,00019 \left(1 + \dfrac{0.07}{R}\right)$

3e *Cat.* — Parois peu unies (maçonnerie de moellons) ... $b_1 = 0,00024 \left(1 + \dfrac{0.25}{R}\right)$

4e *Cat.* — Parois en terre .... $b_1 = 0,00028 \left(1 + \dfrac{1.25}{R}\right)$

5e *Cat.* — Parois en gravier .... $b_1 = 0.00040 \left(1 + \dfrac{1.75}{R}\right)$

Courbes de remplissage (débits Q, vitesses v) et caractéristiques de diverses sections d'égouts. — Q_1 et v_1 étant les débit et vitesse du cercle plein de même diamètre d, on obtient Q et v de la section coulant à plein en les multipliant par les cœfficients indiqués pour elle.

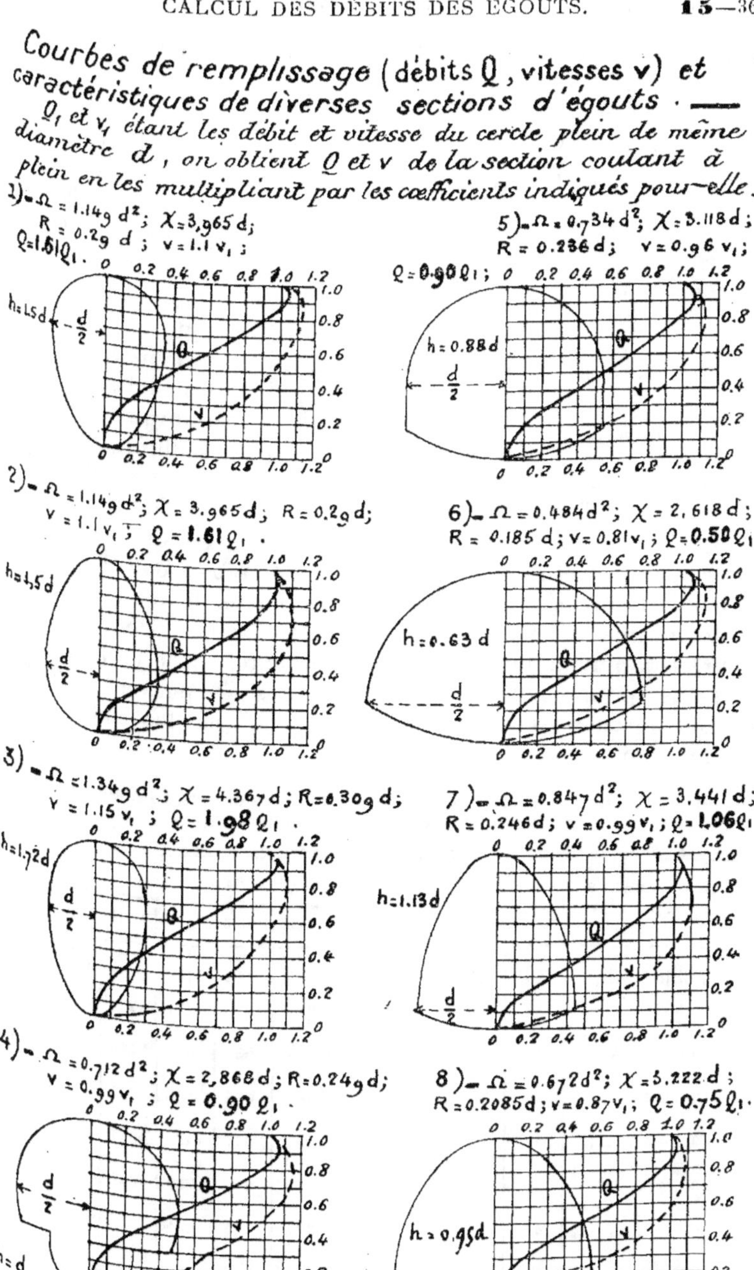

Fig. 177. — Débits et vitesses dans les autres sections.

Ainsi dans le cas de la figure 178, où les talus sont à deux tiers et où $h = d$, on a le débit de pleins bords par l'expression $Q = \dfrac{2,5\,d^2\sqrt{RJ}}{b_1}$ où b_1 a l'une des valeurs ci-dessus. Quand la hauteur de l'eau est inférieure à d (ce qui est le cas général), le débit et la vitesse se déduisent de leurs valeurs à plein au moyen des deux courbes de remplissage de la figure 178.

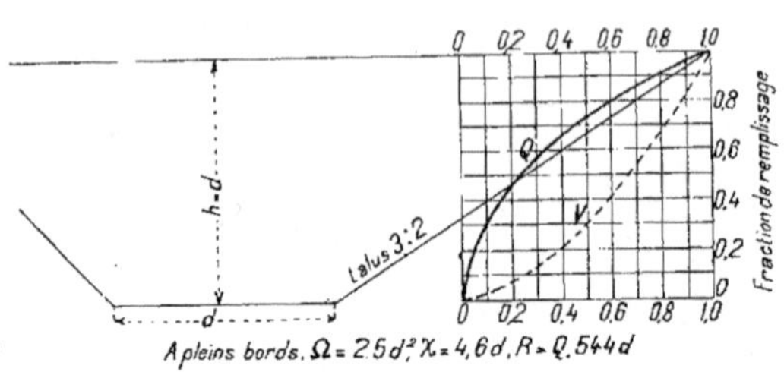

Fig. 178. — Courbes de remplissage (débit de vitesse) pour canal découvert.

Détermination empirique (par comparaison). — Enfin on peut encore se dispenser de tout calcul en prenant les dimensions des égouts d'après celles des canaux qui ont réussi dans des villes similaires. Pour le séparatif, la chose est facile, le débit ne dépendant guère que du nombre des habitants desservis. Pour l'unitaire ou le réseau pluvial, on s'est servi à l'étranger de la table de Roe ci-dessous, qui donne les nombres d'hectares que peuvent desservir les égouts circulaires des diamètres indiqués, avec les pentes également marquées :

Table de Roe pour la détermination des sections des égouts donnant le nombre d'hectares desservis par les égouts indiqués.

PENTE OU CHARGE par mètre.	DIAMÈTRES									
	$0^m,61$	$0^m,76$	$0^m,91$	$1^m,22$	$1^m,52$	$1^m,83$	$2^m,13$	$2^m,44$	$2^m,75$	$3^m,05$
	Ha.	Ha.	Ha.	Ha.	Ha.	Ha.	Ha.	Ha.	Ha.	Ha.
Très faible.........	16	27	49	112	231	413	698	1153	1669	2357
$\frac{1}{480} = 0,0021$.........	17	30	55	125	255	453	771	1224	1790	2529
$\frac{1}{240} = 0,0042$.........	20	35	63	144	297	533	892	1416	2064	2903
$\frac{1}{160} = 0,00625$.......	25	45	82	186	384	685	1163	1821	2650	»
$\frac{1}{120} = 0,00833$.......	32	58	104	239	486	872	1497	2357	»	»
$\frac{1}{80} = 0,0125$........	36	67	119	271	560	995	1710	2681	»	»
$\frac{1}{60} = 0,0167$........	46	74	128	295	607	1082	1841	»	»	»

Cette table donne des surfaces généralement trop grandes. Nous conseillerons bien plutôt pour les villes européennes de consulter le tableau ci-contre, établi pour l'Exposition de Dresde (1903) pour neuf

Tableau des surfaces (en hectares) que dessert convenablement un égout de la forme, pente et section ci-contre, dans neuf villes allemandes { *parties très bâties......... t. b.* / *parties peu bâties......... p. b.*

	FORMES OVOÏDES.								FÓRMES EN BONNET.						
En centi-mètres. { Hauteurs.	45	60	75	90	105	120	135	150	133	152	171	190	228	266	304
Largeurs maxima..	30	40	50	60	70	80	90	100	140	160	180	200	240	280	320
Pentes : 1 pour.....	100	200	300	400	500	600	700	800	900	1000	1100	1200	1300	1400	1500
Aachen...... { t. b.	2,3	4,0	6,7	10,6	15,5	21,6	29,4	38,6	39,3	57,8	81,1	108,4	192,4	309,0	462,8
p. b.	4,1	7,2	12,1	18,6	26,8	38,3	52,4	69,5	70,3	102,8	143,7	193,4	342,0	551,0	822,0
Bremen...... { t. b.	2,5	4,0	6,1	10,1	12,3	16,5	21,3	26,6	27,1	38,2	51,6	67,1	110,3	167,9	239,4
p. b.	4,0	6,1	9,1	14,7	19,8	27,2	35,2	44,3	44,7	61,8	82,5	107,5	178,5	270,4	386,4
Cöln... ..... { t. b.	1,4	2,4	3,9	5,9	8,5	11,5	15,4	20,0	20,2	29,0	40,0	53,2	90,3	141,1	205,5
p. b.	3,0	5,4	9,0	14,1	20,6	28,8	39,3	51,5	51,8	77,0	108,0	145,6	257,6	412,5	619,2
Dresden..... { t. b.	1,9	3,1	5,2	7,6	10,1	15,2	19,1	23,8	33,2	44,6	58,0	73,0	112,8	162,1	221,4
p. b.	3,2	5,1	8,7	12,6	16,9	25,0	31,9	39,6	55,3	74,3	96,6	121,6	188,0	270,3	369,0
Frankfurt ... { t. b.	1,8	3,3	5,6	8,7	13,3	18,5	26,3	35,3	35,5	54,5	78,2	107,5	195,0	320,5	490,5
p. b.	3,0	5,7	9,7	15,6	23,0	33,5	46,5	62,5	62,7	93,5	134,4	185,0	335,0	552,0	844,0
Königsberg.. { t. b.	1,3	2,2	3,7	5,9	8,7	11,9	16,8	22,0	22,4	33,0	46,4	62,2	109,6	176,1	263,6
p. b.	4,4	7,4	12,1	18,7	27,8	39,0	52,5	69,8	70,0	104,0	145,8	196,6	348,6	552,8	831,0
Mannheim... { t. b.	1,6	3,0	4,9	8,6	13,0	18,6	25,8	34,7	31,8	52,0	74,7	102,0	183,5	300,0	453,5
p. b.	4,2	7,6	13,6	21,7	32,5	47,6	66,2	87,5	88,4	132,0	187,8	255,7	464,6	759,0	1146,0
Plauen ...... { t. b.	2,3	3,7	6,1	9,5	14,0	19,3	26,1	34,2	35,0	50,9	71,2	95,5	167,5	269,0	402,0
p. b.	2,3	3,7	6,1	9,5	14,0	19,3	26,1	34,2	35,0	50,9	71,2	95,5	167,5	269,0	402,0
Wiesbaden... { t. b.	3,1	5,1	8,1	12,1	17,0	23,4	30,8	39,8	40,1	56,5	76,8	99,6	165,9	254,3	365,0
p. b.	6,8	11,8	18,9	29,1	40,5	54,6	21,7	91,6	92,6	130,7	176,7	232,2	388,0	593,2	854,0
Moyenne des { t. b.	2,0	3,4	5,6	8,7	12,4	17,4	23,4	30,5	31,9	46,3	64,2	74,3	147,5	233,3	344,8
9 villes ... { p. b.	3,9	6,7	11,0	17,2	24,6	34,8	46,8	61,1	63,4	91,9	127,4	170,3	298,6	470,0	697,0

villes allemandes bien choisies. Son utilisation se comprend d'elle-même.

II. — MATÉRIAUX ET MODE DE CONSTRUCTION.

On emploie, suivant les dimensions et suivant les cas, pour l'établissement des canalisations les matériaux ci-après :

1° Sections visitables : maçonnerie ordinaire, maçonnerie de briques, béton, béton armé. — Les égouts visitables sont des galeries, semblables aux aqueducs d'amenée des eaux potables et construits comme eux au moyen des matériaux ci-dessus : nous en avons cité assez d'exemples pour ne pas y revenir. Il faut seulement assurer, mieux encore que pour les eaux propres, une surface parfaitement lisse à l'écoulement habituel ; de là l'habitude de revêtir la cunette ou la partie inférieure de l'égout d'un bon enduit lissé en mortier de ciment Portland (généralement de 0,02 d'épaisseur), ou d'intercaler à cette base une pièce en grès vernissé (caniveau, demi-tuile ou pièce complète représentée par la figure 179 et ayant l'avantage de faciliter la construction).

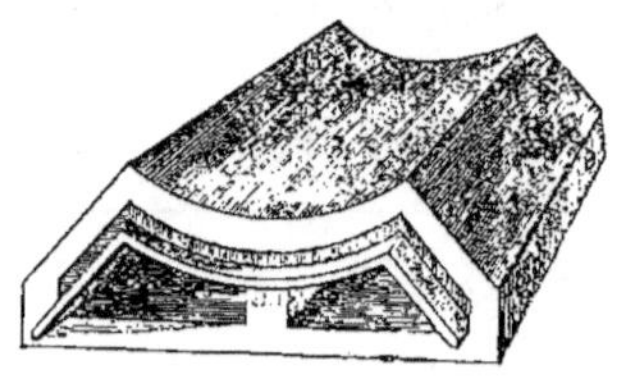

Fig. 179. — Pièce de radier en grès cérame pour égout visible.

Les briques, briques ordinaires ou briques de laitier, sont très employées à l'étranger : elles sont d'un maniement commode. Pour les voûtes ou cercles de petit diamètre, on peut en faire fabriquer à section trapézoïdale correspondant exactement au rayon de la courbe, en sorte que les joints sont très réduits : on peut aussi en commander d'épaisseur double ou triple, de manière à hâter la pose.

Le béton a l'avantage de se couler sur place (au besoin dans l'eau) et de pouvoir descendre à une épaisseur de 0,15 à 0,20 à laquelle la maçonnerie de moellons peut difficilement descendre. Si l'on veut réduire plus encore l'épaisseur des parois, on en vient au ciment armé (qui peut n'avoir que 0,08 ou 0,10), avec les diverses armatures qui le constituent et dans le détail desquelles nous ne pouvons entrer.

2° Tuyaux. — *a. Tuyaux en ciment.* — Ils peuvent être soit faits sur place, soit moulés au dehors et raccordés bout à bout en longueurs de 2 ou 3 mètres. La première solution a l'avantage de supprimer les joints et raccords, mais l'inconvénient de ne pas lui permettre d'obtenir une surface intérieure bien lisse : aussi lui préfère-t-on la seconde, le moulage des tuyaux se faisant debout et permettant un bon tassement du mortier et une bonne cohésion. (M. Chassin est arrivé ainsi pour Saint-Malo et pour Privas à avoir une surface très lisse.) On peut, bien entendu, dans les endroits où

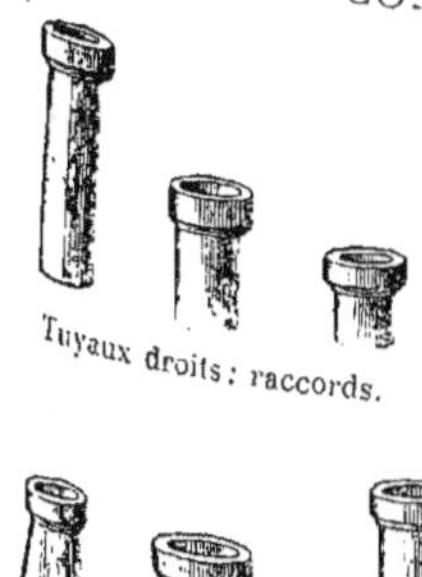

Tuyaux droits : raccords.

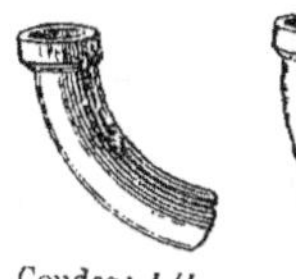

Coudes : 1/4

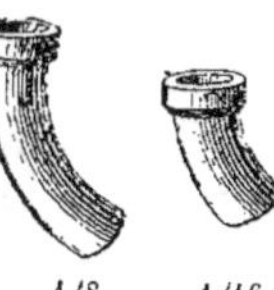

1/8

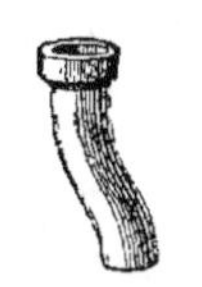

1/16.

Déviations parallèles.

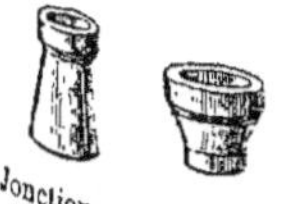

Jonctions coniques.

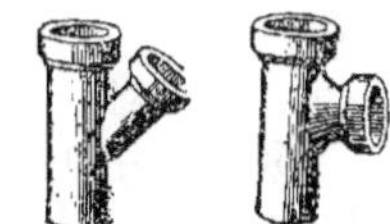

Jonctions simples.

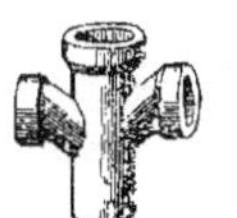

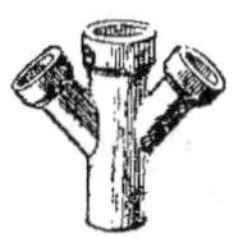

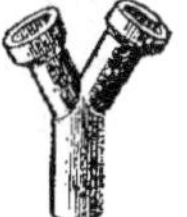

Jonctions doubles.

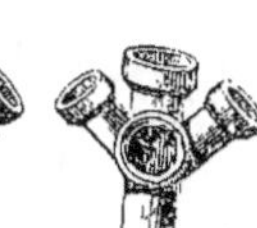

Jonctions à regard.

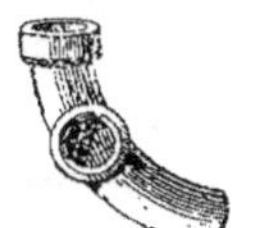

Coudes à regard.

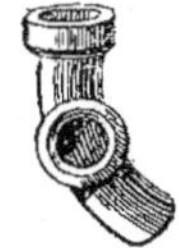

Coudes à double distribution.

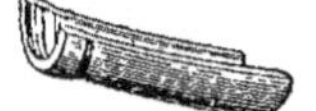

Caniveaux à collet.

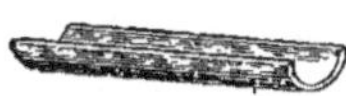

Caniveaux sans collet.

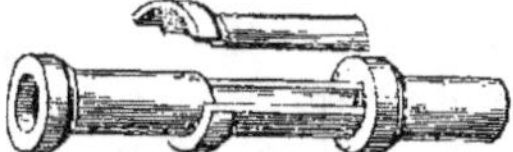

Tuyaux operculaires.

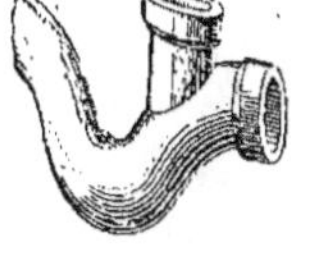

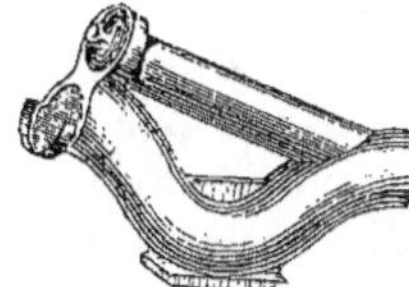

Siphon de cannes.

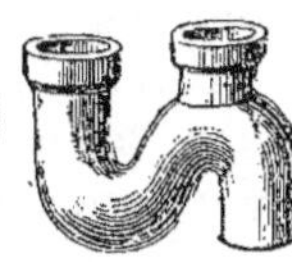

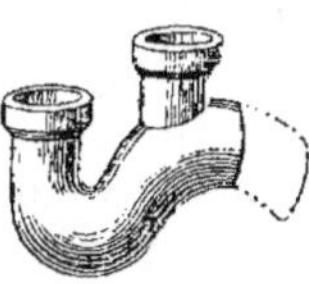

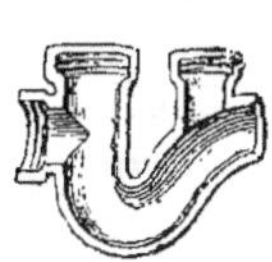

Siphons horizontaux et verticaux.

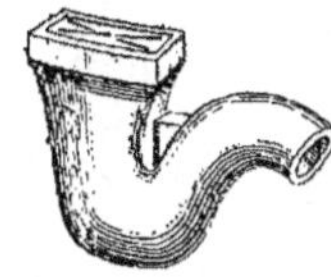

Rond, dit ramasse-boue.

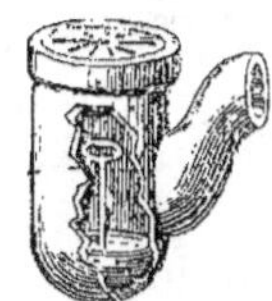

Carré, dit ramasse-boue.

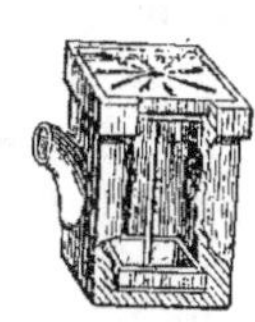

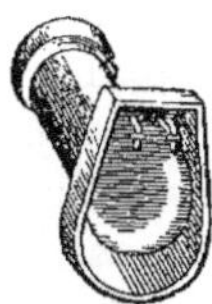

Clapet.

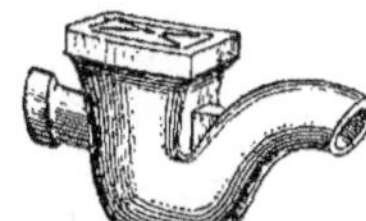
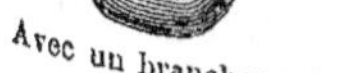

Avec un branchement.

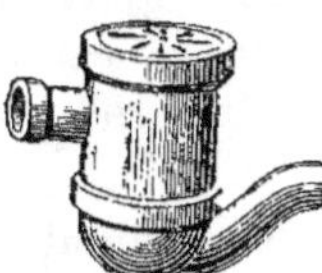

(Deux pièces.)

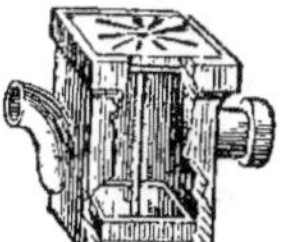

Avec un branchement.

Siphons de cours et de rues avec panier ramasse-boue.

Fig. 180. — Tuyaux, siphons et pièces en grès vernissé.

le sol n'est pas très solide, armer plus ou moins ces tuyaux : ainsi, dans la partie basse de Saint-Malo-Paramé, les tuyaux de 0,25 ou 0,30 reçoivent deux tiges d'acier de 6 millimètres dans la table inférieure et 5 millimètres dans la table supérieure.

b. **Tuyaux en terre cuite.** — Les simples tuyaux de drainage en argile rouge, cuite à basse température, ne sont pas assez durables ni assez solides pour une canalisation définitive : ils sont en outre rugueux et irréguliers.

c. **Tuyaux en grès vernissé.** — Ce sont de beaucoup les plus recommandables pour les égouts de 0,15 à 0,50 ou 0,60 de diamètre ; la demi-vitrification qu'ils ont subie dans la cuisson à haute température les rend lisses et inattaquables par les acides, et on ne peut leur reprocher que la multiplicité des joints (résultant de ce qu'on ne les fait qu'en longueurs de 1 mètre et même de 0ᵐ,60). Ils dérivent du type de la maison anglaise Doulton ; mais il y a aujourd'hui de nombreuses fabriques en France, et la figure 180 montre les principales pièces de grès cérame qui sont dans le commerce.

La pâte qui sert à la fabrication des tuyaux de grès contient moyennement 76 p. 100 de silice, 21 p. 100 d'alumine et d'oxyde de fer et 3 p. 100 de *fondants* (bases alcalines et alcalino-terreuses) ; pour éviter une trop grande plasticité, on y introduit une certaine quantité de produits cuits et inertes appelés *chamotte.* Après moulage et séchage, a lieu la cuisson dans des fours où la température est poussée à 1 270°, ce qui produit les silicates d'alumine constituant le grès. Le vernissage s'obtient en fin de cuisson par l'addition d'une certaine quantité de sel marin : ce sel étant décomposé, la soude se combine à la silice pour donner une pellicule de verre sur les parois.

Les joints étant un point délicat, nous devons nous y arrêter un instant, en distinguant les tuyaux ordinaires à tulipe et emboîtement des tuyaux à manchons. La figure 181 fait voir un certain nombre de joints de la première catégorie, d'ailleurs la plus fréquente de beaucoup. Le simple joint de ciment est trop rigide et finit par se fissurer : il faut une certaine élasticité qu'on a cherché à obtenir soit par de l'argile (joint *Nalethric*, joint *Ames et Crosta*, etc.), soit par une composition d'asphalte ou de brai de goudron (joint *Lindley* très usité en Allemagne, joint *Stamford* et ses dérivés très usités en Angleterre), soit enfin grâce à un anneau de caoutchouc (joint élastique *Ouslau*, où l'anneau de caoutchouc est serré entre un manchon en forme d'ellipsoïde doublement tronqué et une bride en fonte serrée par des boulons).

Il faut signaler tout particulièrement, parmi les dérivés du joint Stamford : 1° le joint *Jacob*, dans lequel la matière agglutinante (1)

---

(1) La composition Stamford (qui est tombée dans le domaine public) est formée d'une partie de sable à arêtes vives, bien lavé, d'une partie de soufre et d'une partie de goudron ayant subi l'ébullition.

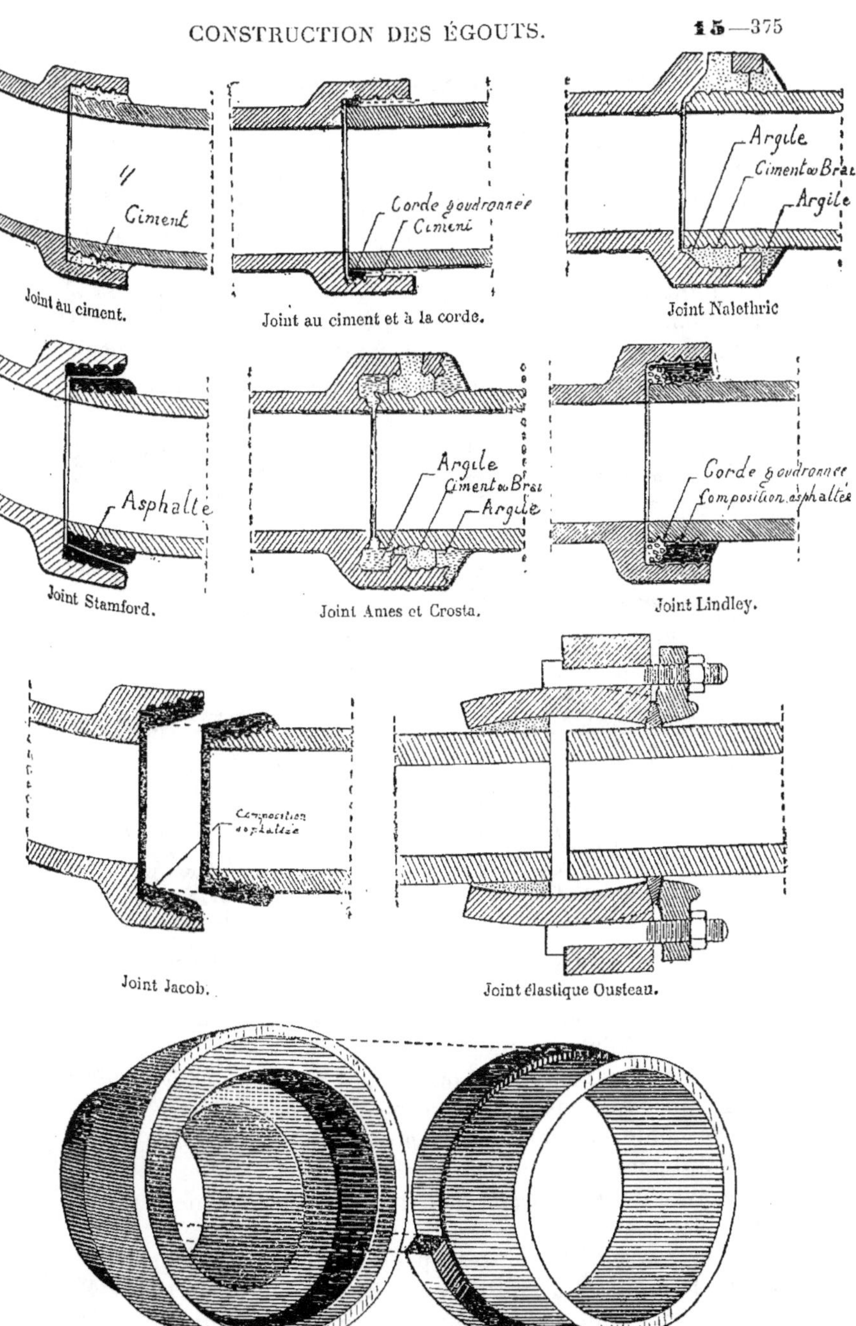

Fig. 181. — Principaux joints des tuyaux de grès (sans manchon).

estampée à l'usine sur les extrémités des tuyaux, doit être ramollie au chalumeau à essence pour permettre la pénétration d'un tuyau dans l'autre ; 2° le *joint électrique Pulzeys*, où la composition Stamford, dont sont armés les bouts mâle et femelle des tuyaux, est amenée à la fusion (115°) par le passage d'un courant électrique dans un léger collier métallique noyé dans la masse fusible à peu de distance de sa surface.

Le joint Freeman-Hines mérite aussi l'attention par sa grande perfection. Il assure le contact absolu en bout et latéralement par une forme particulière donnée à la matière estampée : les bouts mâle et femelle portent chacun une sorte de spirale disposée en sens inverse

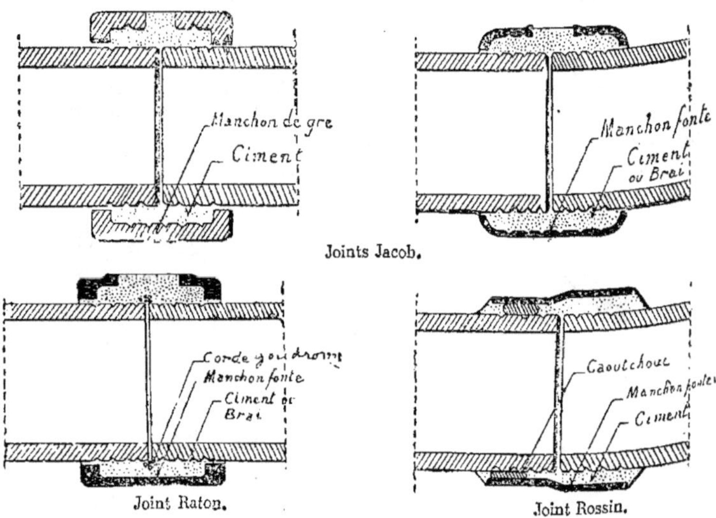

Fig. 182. — Tuyaux de grès avec manchons ; joints des manchons.

et présentant un certain jeu quand on les place l'une dans l'autre. Pour faire le joint, on enduit d'un liquide collant les parties qui doivent venir en contact, et on produit ce contact des spirales en donnant un mouvement de rotation à l'un des tuyaux : il ne reste plus qu'à couler un peu de la composition dans l'espace laissé vide en un point par le serrage des spirales, ou, plus simplement, à remplir ce vide avec de la filasse de chanvre imprégnée du mélange agglutinant et bien matée.

Sans nous arrêter aux autres types très nombreux (Archer, Paragon, Hassall, Jennings, Jones, Philipps, Gross, Goudy, Hartley, Mawbey, Robbins, etc.), nous ne ferons que citer aussi les joints avec manchons (fig. 182). Les manchons étant de grès ou de fonte, l'espace entre eux et les deux bouts des tuyaux se remplit comme ci-dessus de ciment ou de brai : Rossin donne à son joint une certaine élasticité par l'introduction d'une bague de caoutchouc. On sait que le manchon est fixé par une opération préalable, le *manchonnage*, à l'extrémité d'un tuyau avant sa mise en place dans la fouille ; on pose ensuite l'autre tuyau de l'appareil composé d'un traînard et d'un tampon en bois en forme d'olive, tampon qui se fixe à l'endroit du joint et contre lequel on fouette du ciment avant d'y faire pénétrer par rotation le tuyau suivant (1) (fig. 183).

Rappelons, pour en finir de suite avec le tuyau de grès, que la pose peut s'en faire de deux manières : ou en posant directement le tuyau sur le sol et creusant alors au droit de chaque joint une petite excavation pour loger le renflement de la tulipe ou du manchon ;

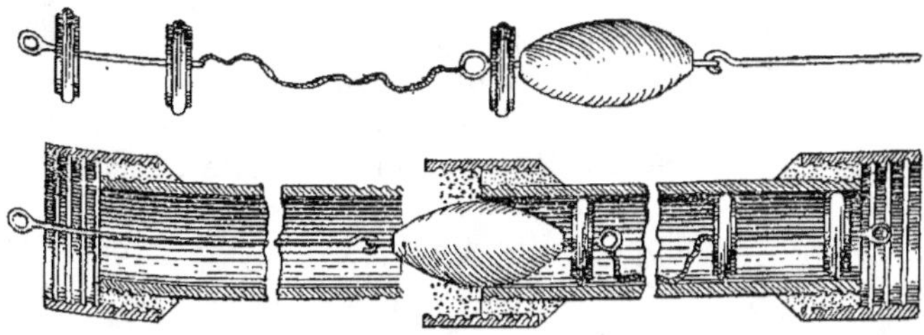

Fig. 183. — Pose des tuyaux-manchons.

ou bien (*pose alsacienne*) en posant le tuyau sur des briques placées dans le fond de la tranchée (soit qu'il y ait deux briques par tuyau, soit qu'il y en ait qu'une seule sous le bout femelle). La méthode alsacienne n'est pas recommandable quand le tuyau peut avoir à supporter de lourdes charges ou est à grande profondeur.

Enfin faut-il faire l'essai sous pression des canalisations en grès, comme on le fait pour les conduites d'eau en fonte ? Cela est très discutable, parce que les fortes pressions de la pompe peuvent troubler l'équilibre du grès et le rendre fragile, en sorte que l'épreuve fait beaucoup plus de mal que de bien (le grès n'est pas élastique et ne reprend pas l'équilibre moléculaire une fois perdu). Il est donc plus prudent de s'en tenir à l'essai d'étanchéité à la fumée (comme pour les tuyaux dans l'intérieur des habitations), ou au simple fonctionnement de la conduite mise en service : il va sans dire que ceci n'empêche pas d'éprouver isolément certains tuyaux pris au hasard dans le tas, tuyaux qui doivent être regardés comme sacrifiés.

d. **Tuyaux de fonte.** — Le prix élevé de la fonte est la principale cause qui lui fait préférer le grès pour les canalisations d'eaux usées :

(1) Beinhauer (de Bielefeld) a imaginé de faciliter la confection des joints au ciment des tuyaux de grès au moyen d'un autre tampon, qui se place moitié dans chacun des tuyaux à réunir placés bout à bout : c'est un cylindre en caoutchouc assez dur que l'on gonfle quand il est placé par l'intermédiaire d'un tube métallique et d'une pompe à air à main. On fait le joint sur ce cylindre comme support, puis on le dégonfle pour le retirer.

de plus, ces eaux oxydent facilement le métal, ce qui produit des champignons diminuant la lumière intérieure du tuyau et réduisant le débit. Cependant les fondeurs fabriquent des tuyaux d'épaisseur réduite (tuyaux dit *salubres* de l'usine de Pont-à-Mousson), qui, étant d'un prix plus abordable, peuvent être pris en sérieuse considération, surtout pour certains passages tels que la traversée de terrains peu solides, les parties exposées à des sous-pressions, etc. Les tuyaux de fonte s'imposent d'ailleurs bien entendu pour les conduites de refoulement des usines élévatoires, les grands siphons, etc.

Nous ne nous arrêterons pas au mode d'exécution des égouts. On sait que les maçonneries se font ou que les tuyaux se posent dans des tranchées ouvertes suivant le trajet voulu et dont le fond est réglé (et au besoin consolidé) avec la pente fixée : dans les rues des villes, où la place manque, ces tranchées se font en *fouille blindée*, c'est-àdire avec des parois verticales revêtues de madriers plus ou moins jointifs et soutenus par des étrésillons. Dans certaines parties, il faut travailler en galerie, et les tunnels qu'on doit alors construire, surtout s'il faut travailler en pleine nappe souterraine, peuvent exiger toutes les ressources de l'art de l'ingénieur (air comprimé, bouclier, congélation).

III. — ORGANES ACCESSOIRES D'UN RÉSEAU D'ÉGOUTS

Nous avons déjà parlé suffisamment des usines et appareils de relèvement des eaux d'égout, des siphons, des déversoirs, des chambres à sable, des ouvrages de débouché, pour ne plus y revenir : il reste à

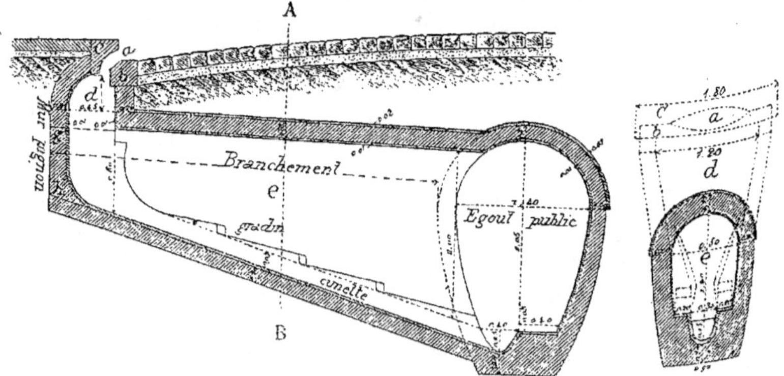

Fig. 184. — Bouche d'égout sous trottoir et branchement (Paris).

dire un mot des divers autres organes que comporte un réseau d'égouts.

Branchements et jonctions. — L'égout reçoit comme affluents les *branchements* qui viennent des maisons et des bouches d'égouts de la voie publique. Ces branchements sont soit des galeries maçonnées (fig. 184 et 185), c'est-à-dire de petits égouts transversaux allant jusqu'aux façades ou jusqu'aux bouches, soit plus souvent des canalisations en tuyaux (fig. 186 et 187). Les jonctions de ces tuyaux se font comme l'indiquent les figures, c'est-à-dire obliquement (de manière à faciliter l'écoulement et à éviter les dépôts), et un peu au-dessus du plan d'eau habituel de l'égout récepteur (afin d'éviter le reflux dans le branchement). Lors de la construction, on ménage au droit des immeubles des orifices pour recevoir les canalisations venant des maisons, ce qui se fait soit comme l'indique la figure 188 pour les égouts visitables, soit pour les égouts en tuyaux au moyen des pièces toutes préparées qu'on peut voir figure 180. Les canalisations venant des maisons peuvent descendre à des diamètres de 0,15 et de 0,10, pourvu que la pente soit suffisante (généralement 0,03 par mètre) pour donner une vitesse de 1 mètre à

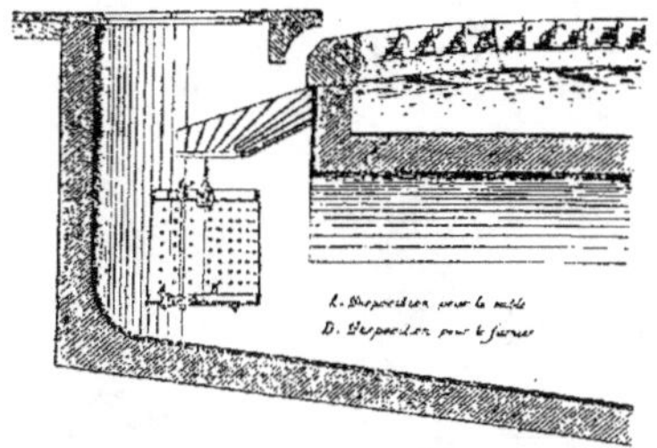

Fig. 185. — Bouche d'égout avec panier-filtre, à Paris (environ des Halles).

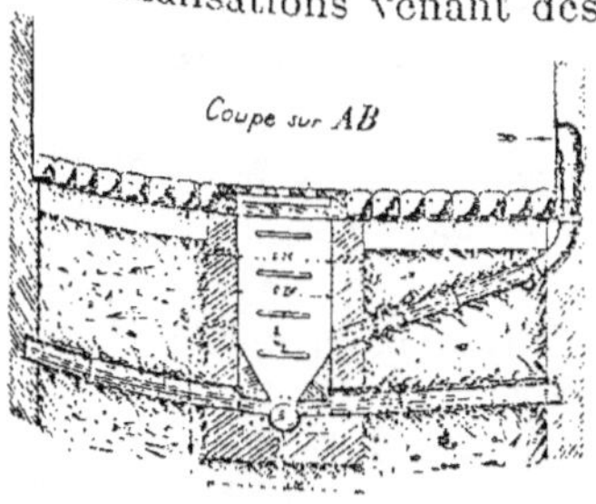

Fig. 186. — Regard sur canalisation et jonction double.

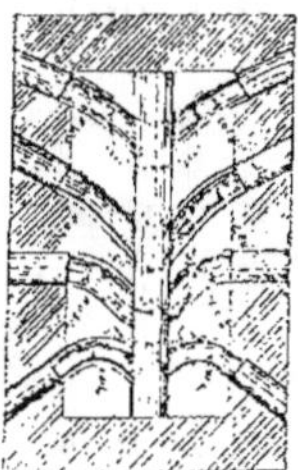

Fig. 187. — Jonction multiple et regard (plan).

la seconde, sans dépasser 2 mètres ; dans le cas où la profondeur de l'égout public ne permet pas la réalisation de ces conditions, il faut y suppléer par des chasses convenablement aménagées. Quant aux canalisations dans l'intérieur des immeubles, leur étude ressort au fascicule V du présent traité, consacré à l'hygiène de l'habitation, lequel parle également des appareils de cabinets, lavabos, bains, etc., et des siphons appropriés.

C'est cependant le lieu de dire un mot de la question du fameux siphon de pied (*disconnecting trap*), qui se place dans beaucoup d'installations à la sortie de la canalisation hors de l'immeuble et qui a pour but d'empêcher la pénétration dans celui-ci des gaz de l'égout. Il a en revanche l'inconvénient de s'opposer à l'écoulement direct et immédiat des matières dans l'égout et d'empêcher aussi la ventilation de ce dernier par les tuyaux de chute. Aussi a-t-on discuté longuement pour ou contre son maintien : au Congrès d'hygiène de 1900, deux rapports, l'un de Rœchling, l'autre de Lacau et Masson, concluaient sur ce sujet absolument à l'opposé l'un de l'autre. Le Congrès n'a pas pris de décision, et on

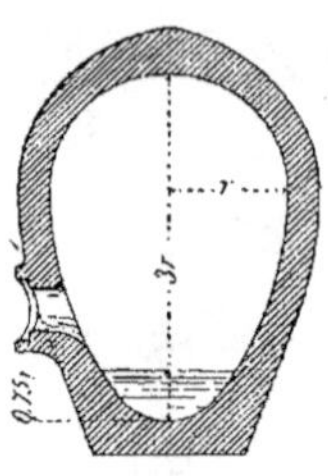
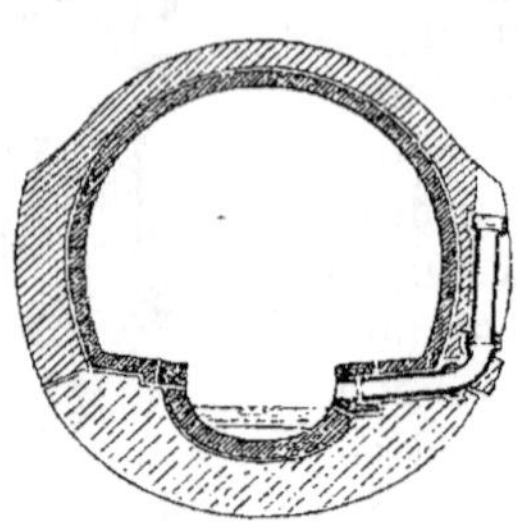

Fig. 188. — Jonction des canalisations de maison avec les égouts visitables.

peut s'en tenir à la conclusion ci-après des frères Putzeys : « Il y a lieu de maintenir le siphon disconnecteur dans les localités où les égouts privés sont mieux établis que les égouts publics (anciens ou défectueux et dégageant des gaz putrides), et il y a lieu de le supprimer dans les villes qui possèdent une canalisation irréprochable. » On sait qu'il ne doit pas exister dans le réseau-vanne du système séparatif.

Bouches d'égout. — La figure 184 nous a déjà montré une

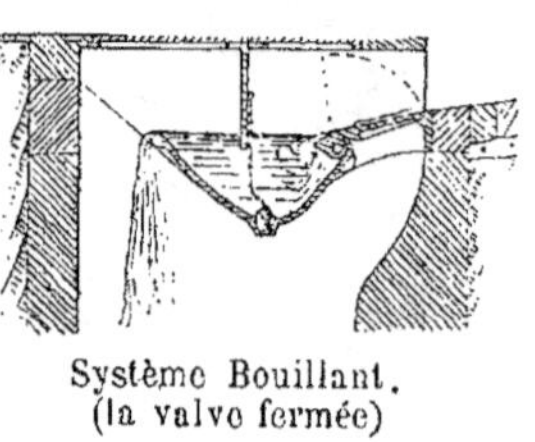

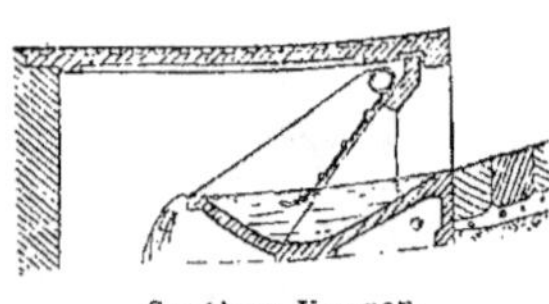

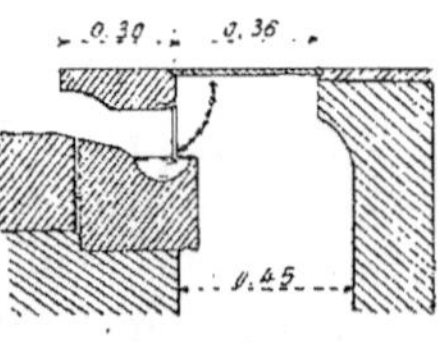

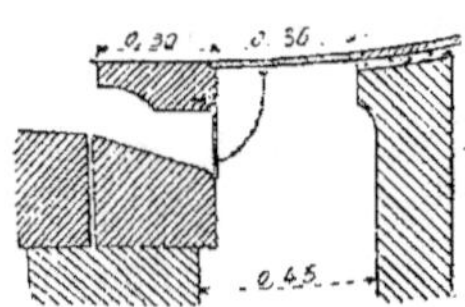

Fig. 189. — Bouches d'égouts inodores (système français).

bouche sous trottoir, avec sa *bavette b* et son *couronnement c* ; l'ouverture *a* n'est ni trop grande ni trop petite, de manière à ne pas être obstruée par les pailles et fumiers, mais aussi à ne pas laisser pénétrer

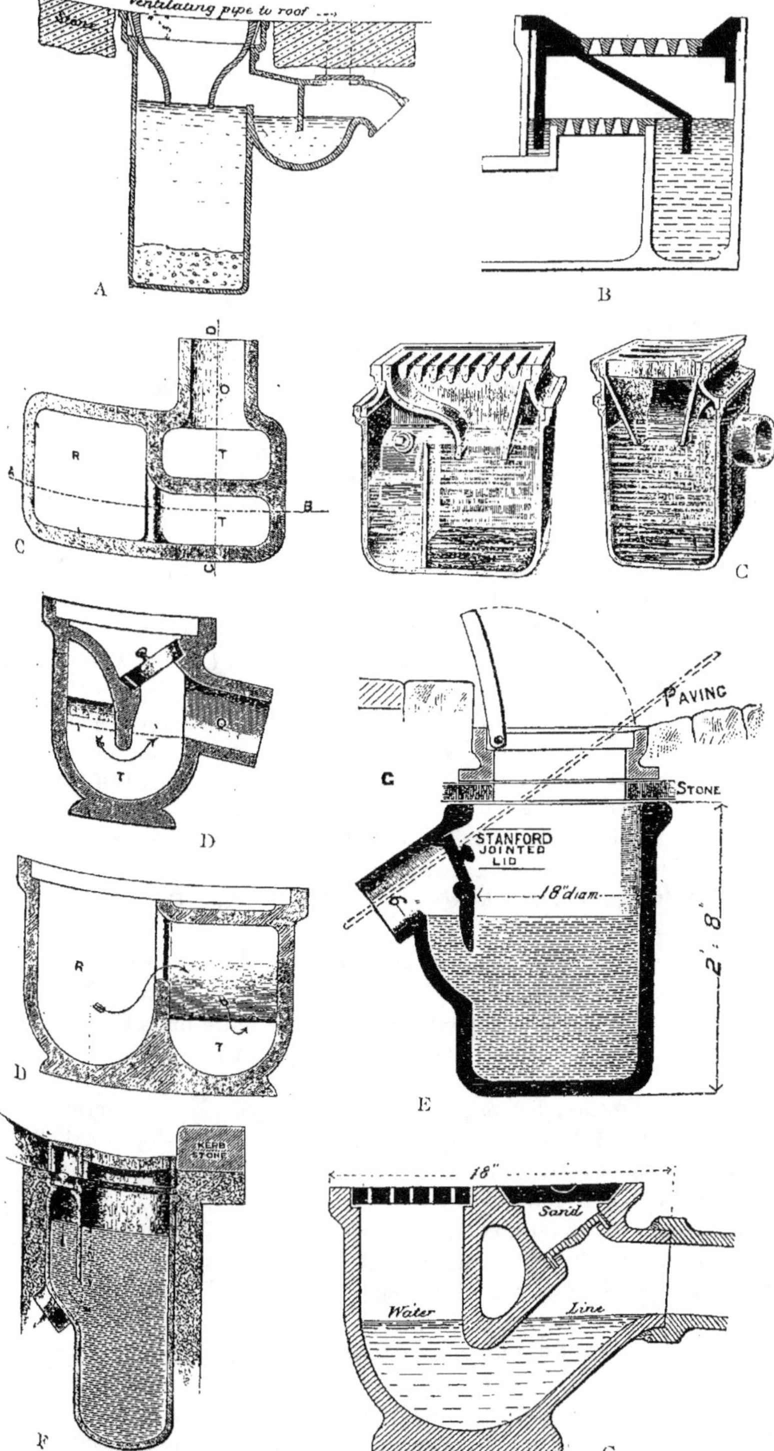

Fig. 190. — Bouches d'égouts inodores (système anglais).

A, système Newton ; B, système Croker ; C, système Grosvenor, plan et coupes ;
D, système Crosta : coupe élévation devant, — coupe élévation arrière ; E, système
Duckett ; F, système Sykes ; G, système Stokes.

des objets trop volumineux dans la cheminée *d*. La figure 185 comporte un panier pour recevoir les corps entraînés.

Étant donnée la nécessité d'aérer les égouts, on n'obture pas généralement toutes les bouches, et ce n'est que sur certains points particuliers à protéger spécialement qu'on réalise leur disconnexion. C'est qu'aussi, parmi les nombreux appareils proposés comme *bouches d'égouts inodores*, il en est peu de satisfaisants soit comme fonctionnement, soit comme simplicité : citons le système Rogier-Mothes à valve ; le système Langlet, également à cuvette et à valve (la valve reste souvent abaissée) ; le système Cabny et Lamol, qui constitue un véritable panier-filtre dans un siphon ; les systèmes Jeambon, Sénélar, Malessard et Campistron, tous trois avec grilles, faciles dès lors à obstruer ; puis les systèmes à siphons : système Beck Rouger et Delpéroux, système Kruger, système Bouillant, système Richard (fig. 189). Si on supprime le siphon pour ne plus conserver que la languette mobile, on a le système Richard simplifié, le système Bracon qui en est très voisin, etc.

Nous citerons encore à titre de comparaison les principaux systèmes de *gully* admis en Angleterre et en Allemagne. Les types anglais sont les suivants : le système Mason, le système Lowe, le système Oates and Green qui sont de simples siphons avec grille supérieure et languette ; le système Newton avec entonnoir [fig. 190 (A)], le système Turner-Croker (B) ; les systèmes Cartwright, Hagen, Dean, à panier mobile ; le système Grosvenor (C) et le système Crosta (D), tous deux à double interception et départ latéral ; les deux systèmes Duckett [un seulement est représenté fig. 190, (E)] ; le système «Acomo», les systèmes Sykes (F), le système Stokes (G), se rapprochant plus ou moins du simple siphon.

Les types allemands sont représentés dans la figure 191. On y voit les *gullies* de Berlin, bien connues ; celles de Munich, Karlsruhe, Wiesbaden, et un type en fer fréquemment usité dans les villes allemandes. On y voit aussi le siphon employé à Bruxelles.

Regards. — Il faut, de distance en distance, des regards pour visiter les égouts, les éclairer, aider au curage et à l'aération. En principe, on établit un regard à toutes les jonctions et à tous les changements de direction ; en alignement droit, sur les canalisations en tuyaux, il convient en outre de ne pas dépasser 60 à 70 mètres.

Les *trous d'air* ou *d'éclairage*, c'est-à-dire les regards où l'on ne doit pas descendre et qui ne doivent servir qu'au passage de l'air ou d'une lampe, se font simplement en tuyaux superposés, tombant sur l'axe de la conduite. Au contraire, la plupart des regards sont faits pour y pénétrer et aboutissent dès lors à une chambre assez grande et assez haute pour qu'un homme y puisse faire des manœuvres. La cheminée de descente (fig. 192) peut être directement au-dessus de la voûte de l'égout ; mais, cette disposition n'étant pas commode pour

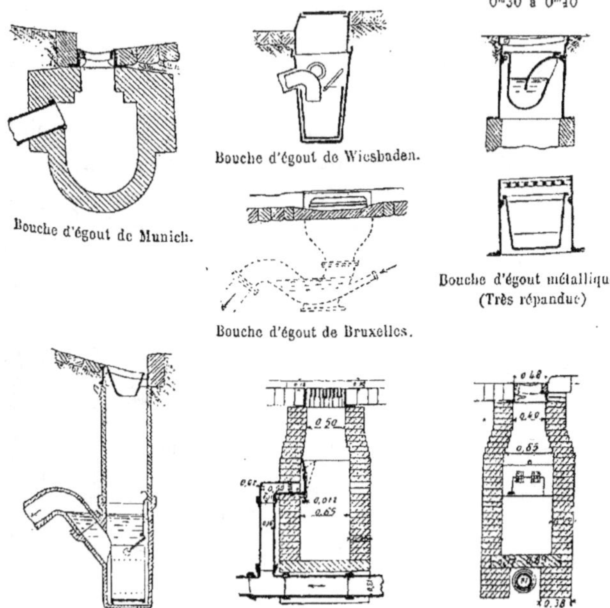

Fig. 191. — Bouches d'égouts inodores (systèmes allemands).

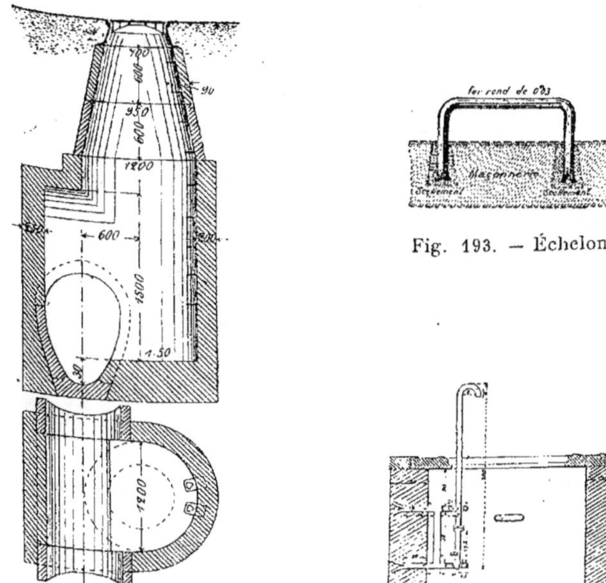

Fig. 193. — Échelon.

Fig. 192. — Regard de visite. Fig. 194. — Crosse pour aider à la descente.

la descente, elle est le plus souvent sur le côté et aboutit à une chambre latérale : des échelons en fer (fig. 193) sont scellés dans une paroi ou dans un angle de la cheminée, et la *crosse* aide à descendre ou à remonter (fig. 194).

L'orifice du regard sur la chaussée ou sur le trottoir doit être normalement obturé : c'est à quoi servent les trappes ou tampons, soit en fonte pour les chaussées (fig. 195), soit en fonte plus mince

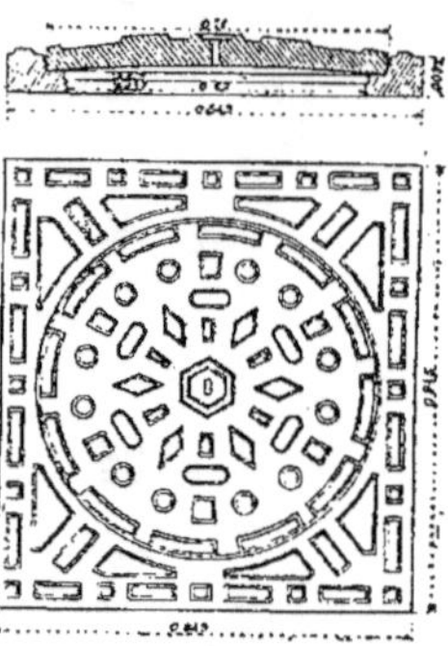

Fig. 195. — Trappe en fonte
pour chaussée.

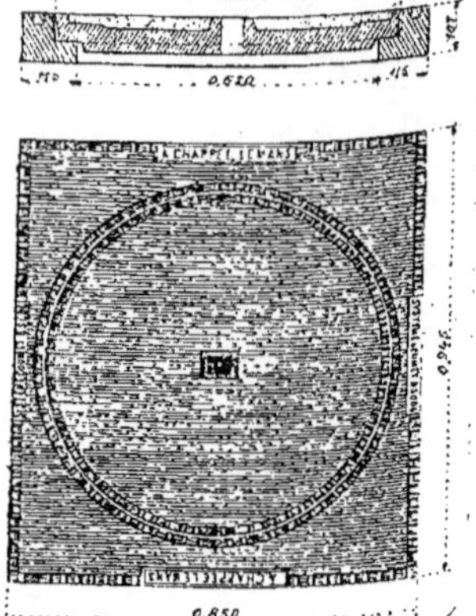

Fig. 196. — Trappe en fonte et bitume
pour chaussée ou trottoir.

ou en fonte recouverte de bitume (fig. 196) pour les trottoirs. Ces plaques se posent sur des châssis en bois de chêne (ce qui amortit le bruit au passage des véhicules), et elles se soulèvent au moyen d'un *marteau-pince* qui fait levier après qu'on a introduit la pointe dans un trou ménagé au milieu de la plaque.

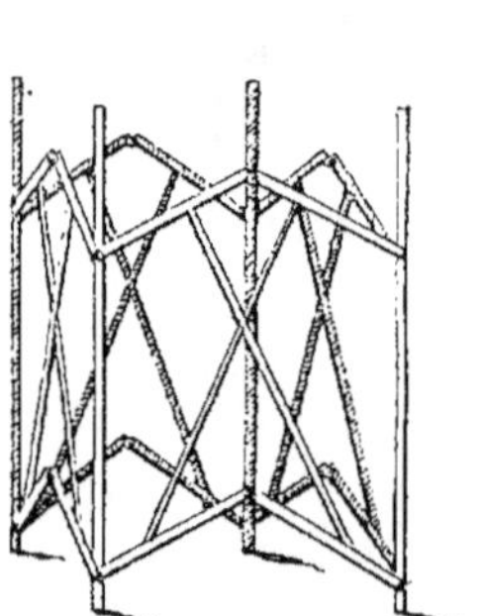

Fig. 197. — Entourage mobile pliant
(très usité à Paris).

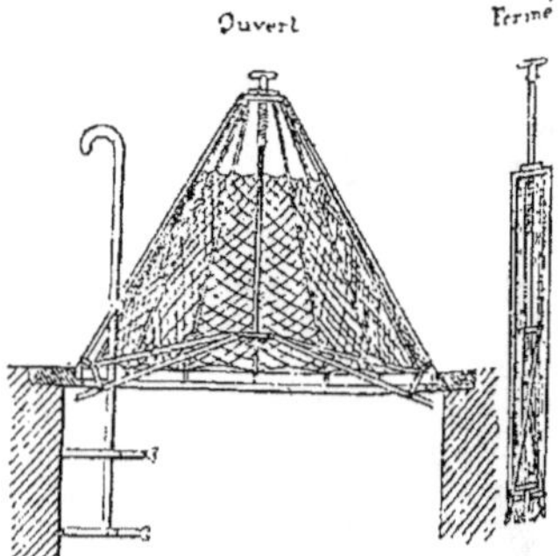

Fig. 198. — Système Boutillier.

Il faut enfin, quand le tampon est enlevé pour une descente ou une opération, que le public soit protégé contre tout danger de chute. Pour cela, on recouvre l'orifice béant d'un entourage mobile que l'on pose et que l'on enlève à volonté, et près duquel stationne un gardien. Les figures 197, 198 et 199 montrent trois systèmes de ce genre usités à Paris (le premier, le plus simple, est de beaucoup le plus employé); mais il y en a beaucoup d'autres qui ont été imaginés dans le même but et notamment en vue de supprimer le gardiennage (appareils Leclabart, Arpe, Chanson, Petit-pas, Lechatelier, Caillette, Choisy, Payent, Geneste et Herscher, Huart, Van Heydem, Chaumeret, Chabagny, Ra-teau, etc.) : aucun ne paraît avoir parfaitement réussi. A Paris, les escaliers de descente sont recouverts d'un tablier métallique en tôle, qui se soulève en plusieurs parties ou volets, et entourés d'un garde-fou en fer.

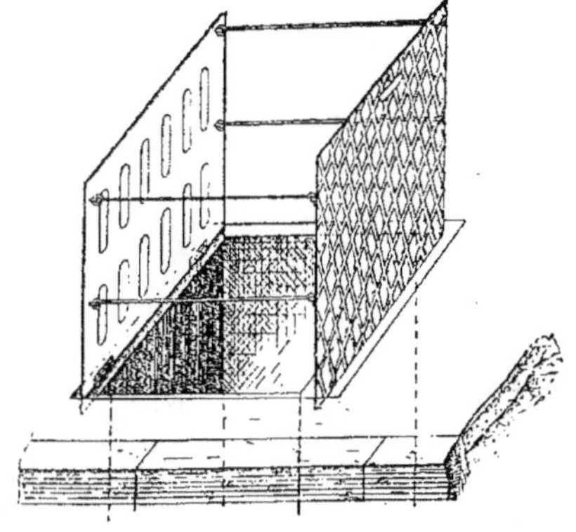

Fig. 199. — Système Bailly.

IV. — AÉRATION ET CHEMINÉE D'AÉRATION ; DÉSODORISATION.

L'air des égouts a besoin d'être maintenu aussi pur que possible, ce qui se réalise d'autant mieux que l'écoulement se fait plus vite et avant toute fermentation. Mais, quelque rapide que soit l'évacuation, il ne s'en dégage pas moins certains gaz et odeurs qui exigent le renouvellement de l'air. Malheureusement, le renouvellement naturel n'est pas bien assuré et, d'autre part, les essais du Metropolitan Board of Works de Londres ont démontré qu'en raison des nombreux orifices la ventilation artificielle n'est pas non plus efficace : l'effet d'un ventilateur ne se fait pas sentir comme dans une galerie de mines (fermée partout, sauf aux deux bouts), et il est démontré qu'il ne s'étend pas au delà de 300 mètres.

Le problème de la ventilation des égouts est donc difficile, et si nous l'analysons d'un peu plus près, nous trouvons, en outre de ce qui vient d'être dit, que les difficultés résident : 1° en ce que la direction du courant d'air entre l'égout et l'atmosphère extérieure n'est pas constante et est dès lors bien difficile à régler; 2° en ce qu'il y a une véritable contradiction entre une bonne aération des égouts, — ce qui suppose l'expulsion de l'air méphitique remplacé par de l'air pur, — et le maintien dans son intégrité de la pureté de l'atmosphère urbaine recevant cet air expulsé ; 3° enfin en ce que la communication avec la maison est pour celle-ci un danger permanent de pénétration de l'air de l'égout dans les appartements. Ce n'est pas que cet air véhicule avec lui des germes pathogènes [il est même moins chargé de microbes que l'air des rues (1), ce qui s'explique sans doute par l'absence des poussières, l'humidité des parois, etc.]; mais il a souvent une odeur repoussante, et de plus il paraît certain que l'organisme perd de sa résistance et reste plus exposé aux invasions microbiennes (2) quand on respire longtemps un air chargé de gaz méphitiques.

Le mieux serait donc d'aspirer artificiellement de distance en distance l'air des égouts et de le purifier, par exemple, comme l'a proposé Bougarel au Congrès d'assainissement de 1895 en le comburant dans les foyers industriels ou spécialement établis dans ce but. Nous ne connaissons pas de ville qui applique ce principe en grand : toutefois le système Webb, qui amène l'air de la canalisation aux brûleurs des becs de gaz (fig. 200), est un pas dans cette voie, et il y a bien une centaine de villes anglaises qui l'ont fait. Columbus (Ohio) le fait depuis peu avec des lampes électriques à arc.

En général, on cherche seulement à faire déboucher l'air des égouts au-dessus des maisons et même dans beaucoup de villes (Paris est du nombre) simplement au niveau des chaussées. On espère que, arrivant dans l'atmosphère dans un certain état de division, cet air s'y dilue

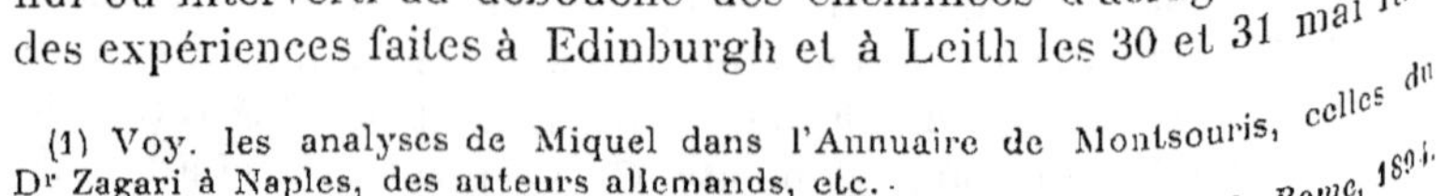

Fig. 200. — Système Webb pour brûler le gaz des égouts.

et y oxyde ses gaz délétères au contact de l'oxygène de l'air, absolument comme l'eau d'égout mêlée à l'eau très aérée lui prend de l'oxygène pour brûler ses matières organiques. Or, pendant l'été, de mai à septembre, l'air de l'égout est plus lourd que celui du dehors, et sauf les cas où il est chassé par une projection d'eau de pluie, on doit se demander s'il monte réellement par les bouches d'égout et les cheminées; des expériences faites à Fulham et à Sutton en 1897 montrent que, en effet, le courant est assez souvent nul ou interverti au débouché des cheminées d'aérage. De même des expériences faites à Edinburgh et à Leith les 30 et 31 mai 1898

(1) Voy. les analyses de Miquel dans l'Annuaire de Montsouris, celles du Dr Zagari à Naples, des auteurs allemands, etc.
(2) Voy. les expériences du Dr Alessi, in *Annales de l'Université de Rome*, 1894.

(au moment où on faisait les premières applications des appareils
Reeves) et relatées par A. Stewart (1), il résulte qu'à ce moment les
différents orifices ne fonctionnaient pas tous de la même façon :
sur 22, 15 laissaient sortir de l'air (en quantité très variable, car à
l'un il sortait 62 pieds cubes par minute et à un autre 3 425 pieds
cubes) et 7 en laissaient entrer; l'air du dehors était plus dense que
celui de l'égout à neuf endroits, dont deux seulement correspondaient

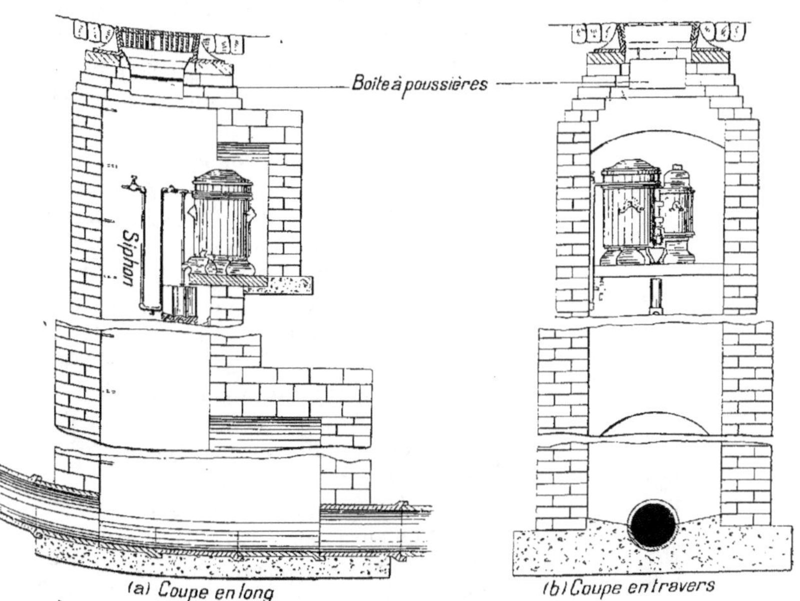

Fig. 201. — Appareil Reeves pour la purification de l'air des égouts
dans un regard aménagé.

à des rentrées d'air. On voit par là combien l'aération dite *naturelle*
des égouts est peu sûre.

Le système Reeves, qui vient d'être cité et qui est appliqué depuis
une dizaine d'années à Edinburgh, Sutton, Fulham, Eastbourne,
Ilfort, etc., cherche à modifier la composition de l'air de l'égout dans
l'égout même, en le purifiant par oxydation grâce à l'oxygène naissant
produit par l'action de l'acide sulfurique sur le manganate de soude.
On dispose dans un regard aménagé en conséquence (fig. 201) les
deux vases remplis l'un d'acide et l'autre de manganate sec : ce dernier reçoit un filet d'eau de la distribution et laisse échapper cette
eau, après qu'elle a traversé le manganate, dans une capsule de porcelaine où arrive également l'acide sulfurique : outre la production
d'oxygène, il se produit un liquide antiseptique puissant qui tombe

(1) Voy. *Proceedings of the Association of municipal and County Engineers,*
vol. XXIV.

dans l'égout. En outre, une pulvérisation d'eau au-dessus de la capsule de porcelaine produit un brouillard qui purifie les gaz durant leur sortie par le regard. Il paraît que ce système donne satisfaction : il suffirait de deux à quatre appareils par 1 000 habitants, et la dépense annuelle ne serait que de 55 francs par an et par appareil. Rappelons d'ailleurs que d'autres villes anglaises appliquent un système plus ancien et plus simple, consistant à faire passer l'air sortant au travers d'une couche de charbon de bois, lequel constitue un excellent désodorisant.

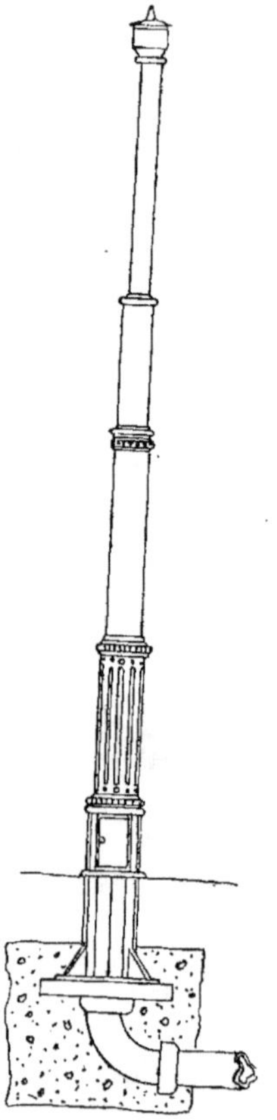

Après ce que nous avons dit, on comprendra que nous ne nous prononcions pas sur les avantages ou les inconvénients très relatifs des différents modes d'aération communément adoptés dans les villes. Peut-on se contenter des simples bouches d'égout débouchant sur la chaussée, comme dans la plupart des villes françaises (1), ou faut-il, comme dans les villes anglaises et américaines, faire une prise d'air au niveau ou à peu de distance de la chaussée pour l'entrée de l'air pur, et établir des tuyaux et des cheminées pour l'expulsion de l'air délétère au-dessus des toits ou dans les points élevés de la ville? On voit qu'on aura beau avoir des cheminées, les gaz ne les suivent pas toujours dans le sens voulu, si l'on n'y fait pas un appel d'air artificiel soit par une combustion, soit par un ventilateur, soit par un éjecteur à air comprimé comme dans le système Shone et Ault déjà cité (on pourrait également se servir de l'eau sous pression de trompes à eau, etc.). Le désodoriseur Adams au bas des cheminées d'aération (fig. 202) nous paraît d'un fonctionnement également bien aléatoire. De plus, dans les villes étagées sur des coteaux, les gaz sortant au-dessus des toits des maisons des parties basses ne vont-ils pas directement aux fenêtres des maisons plus élevées ? Et puis le vent ne ramène-t-il pas parfois les couches d'air supérieures au niveau du sol, en les brassant avec celles du bas? Encore une fois, si on débarrasse l'égout de son air malsain, on n'arrive trop souvent qu'à le déverser dans la rue. Cependant, puisque le sens le plus habituel est l'ascension de l'air de l'égout, nous acceptons

Fig. 202. — La cheminée d'aérage et le désodoriseur Adams.

(1) Ou encore de voûtes poreuses, laissant passer l'air de l'égout dans leurs pores, comme l'a proposé récemment sir CHARLES CAMERON (*The Lancet*, 7 juin 1899).

volontiers qu'on fasse, comme à Francfort, des cheminées aux points hauts de la ville, ce qui paraît admis sans discussion par tout le monde, et aussi qu'on profite généralement des tuyaux de chute prolongés jusqu'au-dessus des toits pour assurer l'aération des canaux.

Drainage de la nappe souterraine. — Il arrive parfois que le niveau de la nappe souterraine est plus élevé que l'égout à établir; mais alors, dans bien des cas, l'exécution de l'ouvrage réussit à l'a-

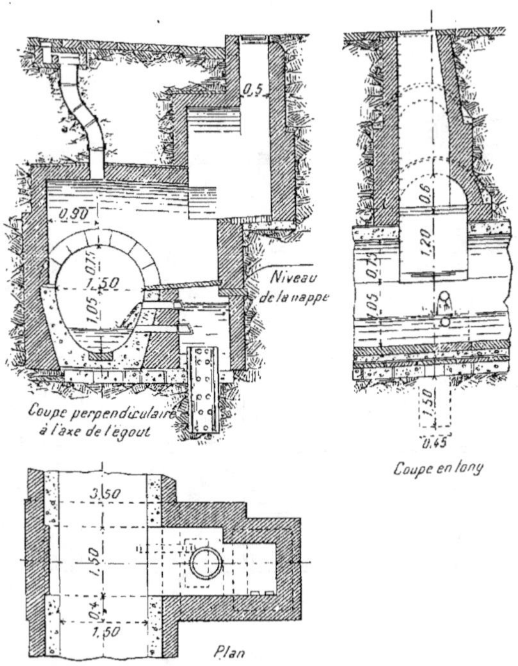

Fig. 203. — Un égout drainant la nappe souterraine à Milan (*drenaggi salienti*).

baisser suffisamment, l'eau glissant le long des parois extérieures et trouvant ainsi une voie d'évacuation. Pour la construction même, on peut être obligé d'établir un drainage provisoire en terre cuite en dessous du radier, et, si on peut le faire déboucher en un point assez bas, on réalise ainsi un drainage qui reste définitif : si le radier est trop profond et qu'il faille pomper, on est conduit après la construction soit à abandonner le drain à lui-même (ce qui peut être dangereux par suite des sous-pressions que l'eau souterraine peut pro-duire), soit à recueillir son produit dans l'égout même. Nous avons vu aussi des exemples où la pièce formant le radier est creuse et peut faire drain elle-même.

Enfin un procédé plus radical et très recommandable quand la nappe prend une forte pression au-dessus de l'égout consiste à faire

de celui-ci un véritable ouvrage de captage et, par conséquent, à y
faire déverser de distance en distance l'eau drainée. Nous avons vu
déjà un cas de ce genre à Dusseldorf (fig. 137), mais le meilleur exemple
à citer est celui de Milan (fig. 203), appelé *drenaggi salienti*. Après les

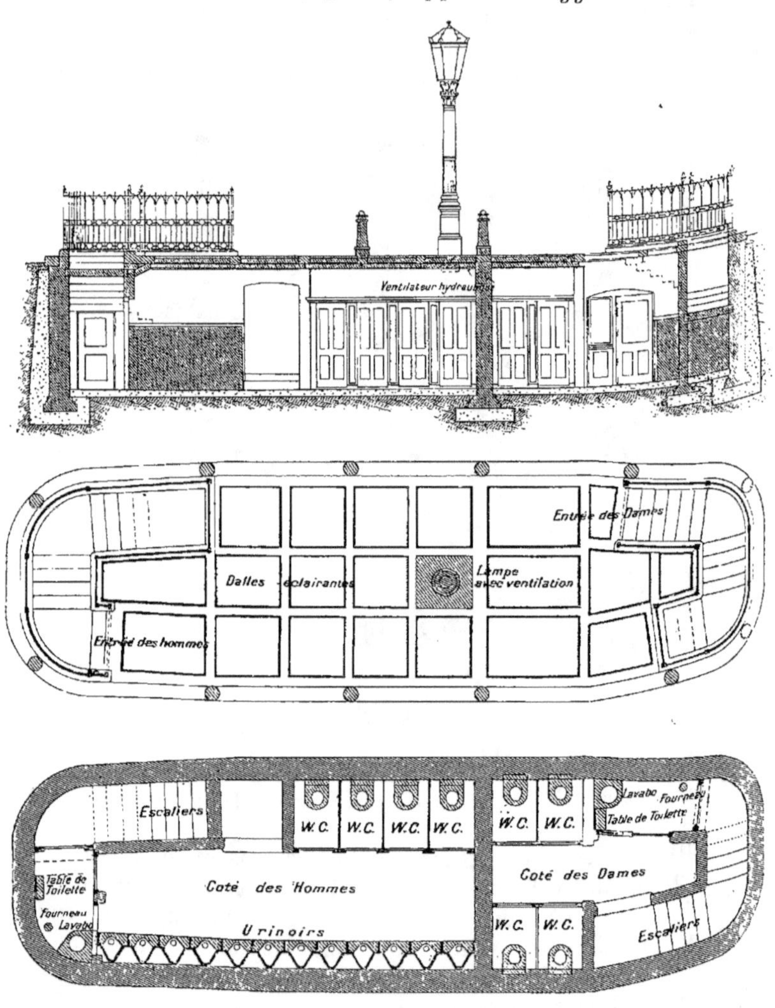

Fig. 204. — Cabinets souterrains d'un carrefour très fréquenté de Londres.

épuisements nécessités pour la construction de l'égout, on a remplacé
les tubes d'aspiration par une cuve en bois perforée qui plonge dans
la nappe : l'eau se réunit dans un puisard et s'écoule de là dans l'égout
par des tuyaux de fonte munis de clapets qui se manœuvrent de
l'intérieur de l'égout. On n'a pas à craindre de la sorte des entraî-

nements de sable qui se produiraient avec un déversement trop abondant et qui nuiraient à la stabilité de l'ouvrage.

Cabinets et urinoirs publics. — Depuis Vespasien, tout le monde reconnaît la nécessité dans une ville des édicules auxquels il a donné son nom. Ils doivent être : 1° assez multipliés pour que les passants (y compris les dames, qu'on oublie souvent) puissent se satisfaire facilement ; 2° tenus avec la plus grande propreté et faciles à laver ; 3° raccordés aux égouts suivant toutes les règles de l'art, assurant notamment l'évacuation facile et immédiate des matières ; 4° aussi discrets et aussi peu encombrants que possible pour la voie publique. Cette dernière condition a conduit dans ces derniers temps à les établir en sous-sol : tels sont les *Underground public conveniences* de Londres, que représente la figure 204, et qu'on a imités à Paris près de la Madeleine et à Vienne *am Graben*.

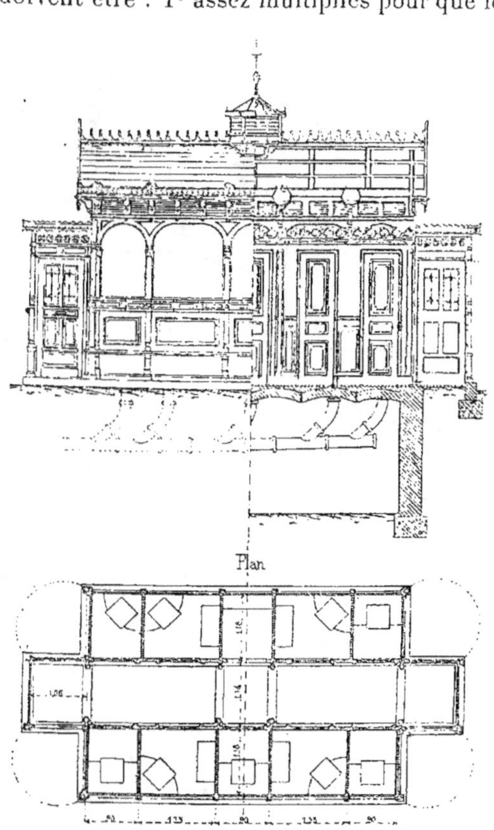

Fig. 205. — Chalets de nécessité à Paris.

En élévation, on connaît les *chalets de nécessité* répandus à Paris et dans quelques grandes villes de France (fig. 205), ainsi que les *kiosques-urinoirs* des boulevards. Pour les cabinets en commun, le mieux et de beaucoup est que chaque cage ait son siphon et son réservoir de chasse et qu'on ait ainsi simplement une juxtaposition de cabinets identiques et indépendants les uns des autres ; cependant, bien souvent, par raison d'économie, on réunit plusieurs cuvettes sur un même conduit ou auge d'évacuation avec un seul siphon à l'extrémité d'aval et parfois aussi un seul réservoir de chasse placé en tête et fonctionnant automatiquement : on comprend alors

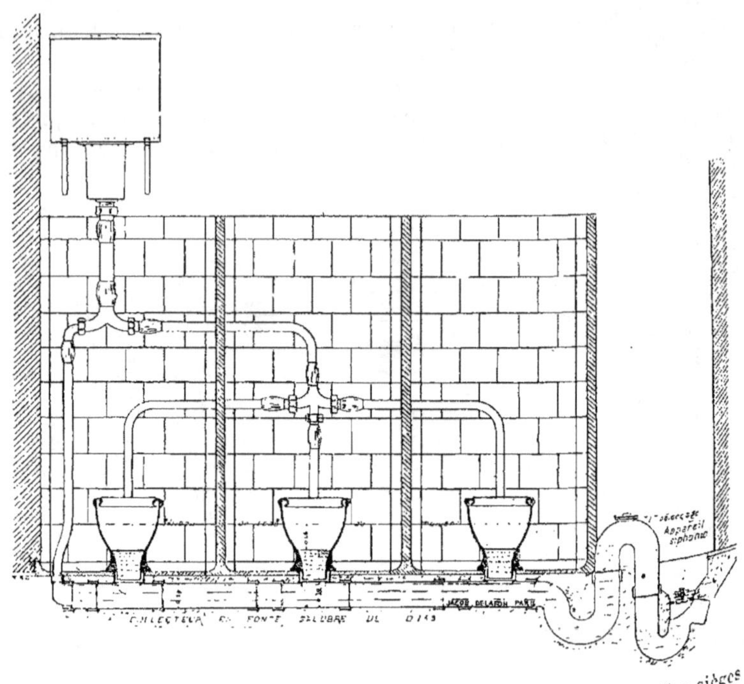

Fig. 206. — Type d'installation d'une latrine siphonique avec cuvettes-sièges
posées sur collecteur en fonte salubre de 0ᵐ,125.

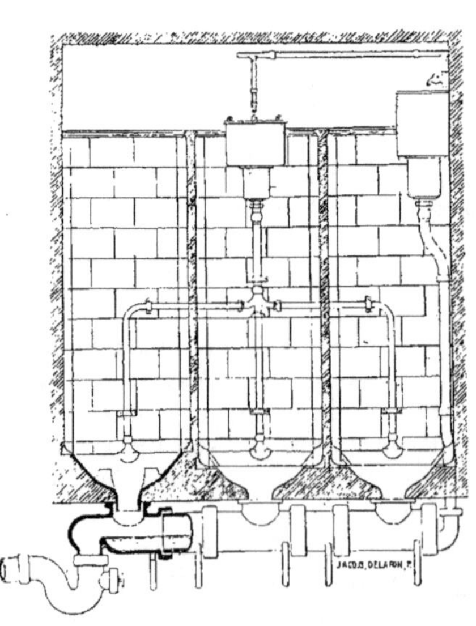

Fig. 207. — Vue d'une latrine sur collecteur
commun avec siège à la turque.

que l'effet des chasses soit
bien moins efficace. Ce
sont des dispositions de ce
genre que représentent les
figures 206 et 207 : les appareils de chasse et les
sièges et cuvettes sont
d'ailleurs les mêmes que
dans les habitations particulières (Voy. t. V).

Pour les urinoirs publics,
il est assez difficile d'arriver à supprimer toute
odeur : il faut, d'une part,
des plaques en matière non
poreuse et, d'autre part,
un lavage très fréquent par
l'eau. L'ardoise (fig. 208),
le grès émaillé (fig. 209),
la porcelaine (fig. 210),

donnent d'excellents résultats, tandis que l'eau est amenée contre les

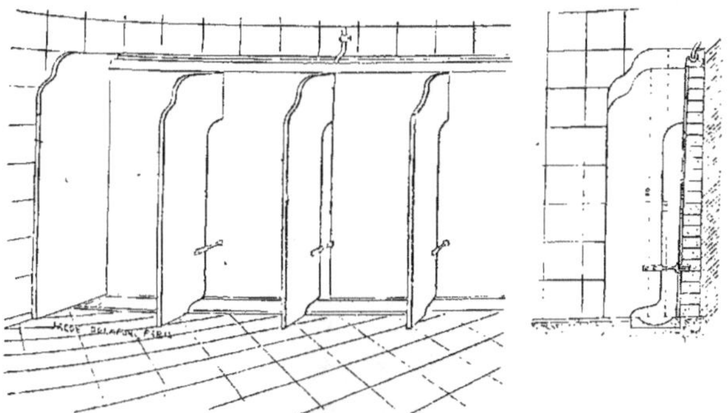

Fig. 208. — Type d'installation d'un urinoir public en ardoise avec chéneau
à déversement.

plaques ou dans les cuvettes soit par un écoulement continu, soit

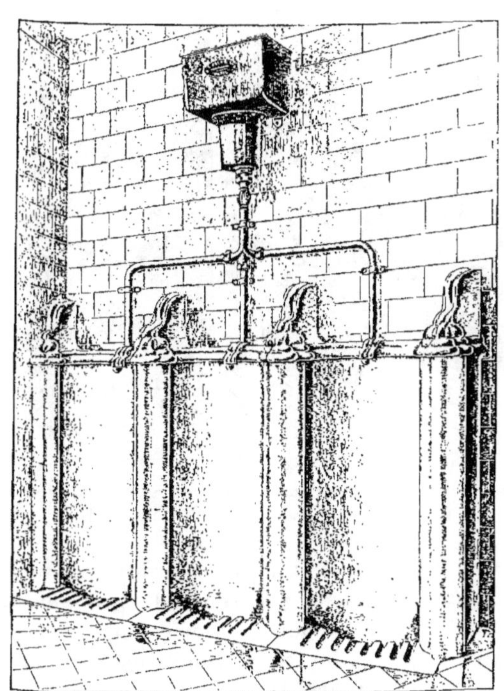

Fig. 209. — Urinoir demi-circulaire en grès émaillé avec réservoir de chasse
automatique.

par des chasses automatiques réglées d'après la fréquence des
visites.

Il convient aussi de montrer les *urinelles* pour dames ; la figure 210 fait voir celles de Londres, avec rideaux isolant momentanément les clientes.

Les types d'urinoirs à eau (soit à écoulement continu, soit avec réservoirs de chasse) ont un inconvénient qui peut être grave dans certaines villes ou certains établissements : c'est de consommer beaucoup d'eau, et cela pendant une bonne partie de la nuit et certains moments de la journée tout à fait inutilement. On a cherché à se

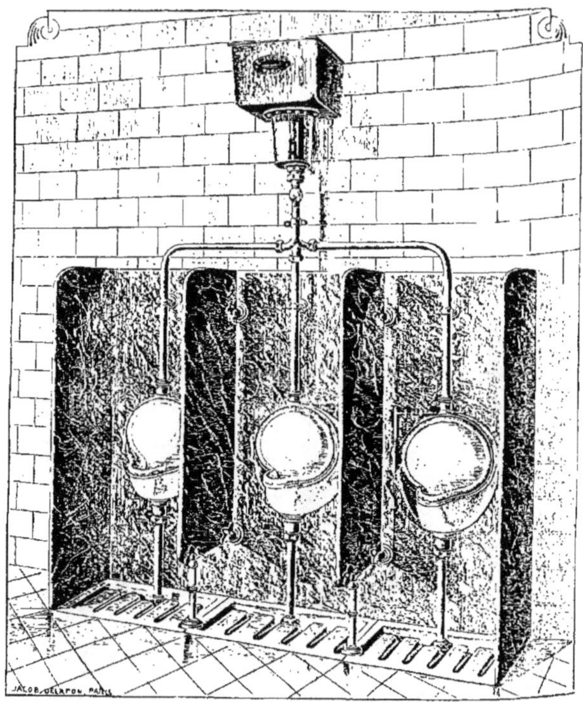

Fig. 210. — Urinoir avec cuvettes en porcelaine et réservoir de chasse automatique (modèle Jacob-Delafond).

passer d'eau en enduisant les plaques d'ardoise d'une huile lourde de houille, et *Beetz* (de Vienne) y a réussi le premier. Les plaques, après un bon nettoyage à l'acide chlorhydrique, sont passées à *l'urinol*, et ce graissage à l'huile est renouvelé suivant les cas tous les deux, quatre ou huit jours. Il faut pourvoir l'orifice vers lequel l'urine est dirigée d'un siphon spécial (fig. 213), démontable, en cuivre, où la couche supérieure du liquide retenu est de l'huile lubréfiant le métal et surnageant au-dessus de l'urine en l'isolant de l'air extérieur. La maison *Lenz* (Bâle) et la maison *Steinfurth* (Mülheim) construisent des *oelpissoirs* du même genre.

Réservoirs de chasse. — Si la vitesse d'écoulement dans les égouts restait toujours suffisante, il ne s'y formerait pas de dépôts, et on aurait un curage automatique sans appareils. Il n'en est pas toujours ainsi, surtout avec les tuyaux où les variations de débit entraînent une diminution de hauteur et, par suite, de vitesse parfois très grande (1), et il faut y suppléer, avons-nous dit, par des *chasses*,

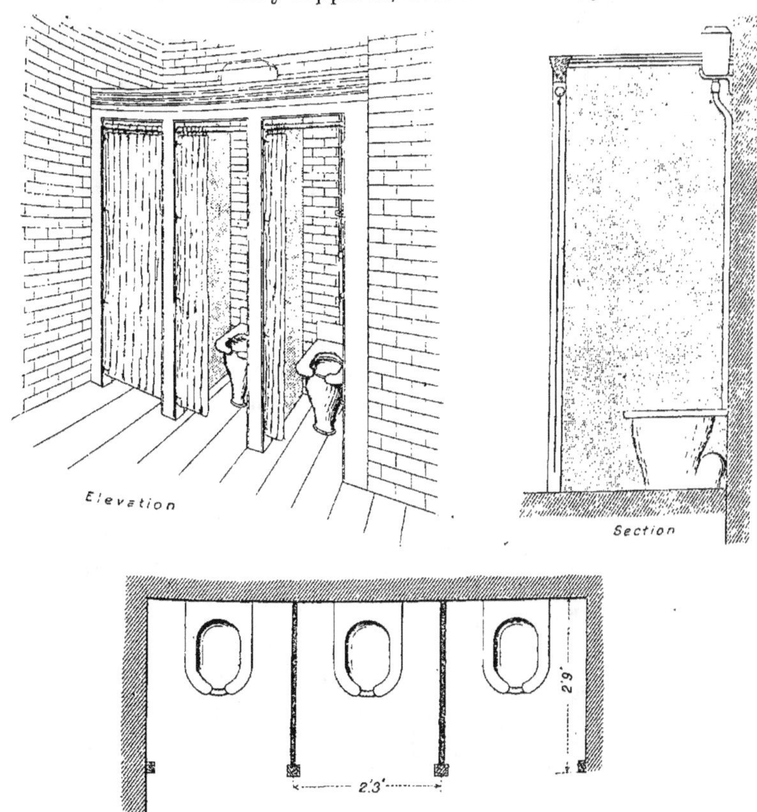

Fig. 211. — Urinettes pour dames (types de Shereditsch, à Londres).

c'est-à-dire en lâchant à intervalles déterminés des masses d'eau qui parcourent la canalisation avec force et vitesse et entraînent tout sur leur passage. C'est là le meilleur mode de curage des égouts, puisqu'il se fait encore automatiquement, et c'est dans ce but qu'on installe à l'origine des égouts élémentaires (en principe à tous les points hauts), ainsi que de distance en distance, des bassins ou réservoirs de chasse.

(1) Ainsi la hauteur d'eau n'est que du quart de la hauteur totale ; la vitesse n'est plus que les deux tiers de la vitesse à plein (ou à moitié pleine).

Le volume déversé par une chasse doit être proportionné au diamètre de l'égout à parcourir et à la distance qui doit être curée par

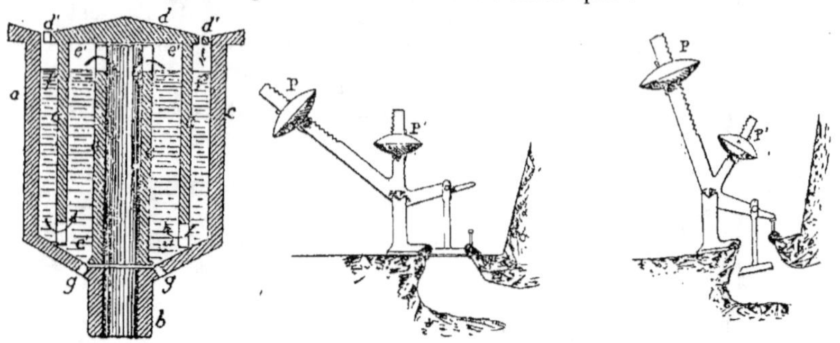

Fig. 212. — Siphon à huile (système Beetz).

Fig. 213. — Appareil Colin.

elle : son effet dépend d'ailleurs de la charge à son entrée dans l'égout et des facilités de cette entrée (qui ne doit pas être contrariée). Il résulte de là que le volume emmagasiné doit être d'autant plus grand que le diamètre de l'égout l'est davantage. D'après ce qui suit,

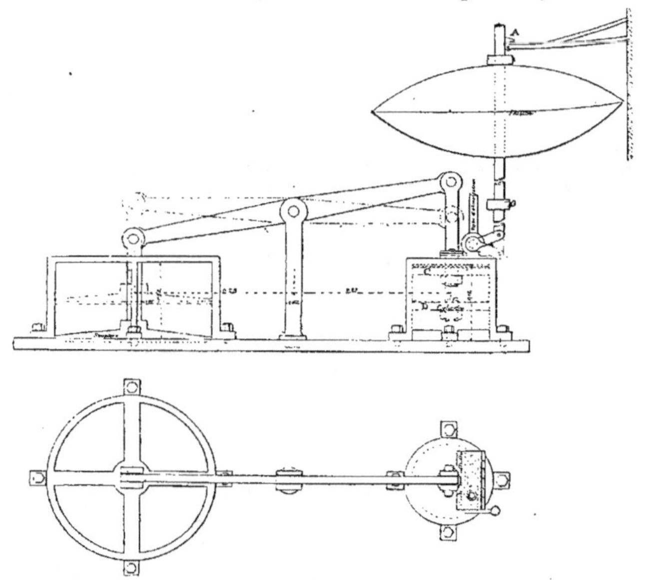

Fig. 214. Appareil Poirier.

nous estimons qu'on ne devrait pas employer pour des égouts publics de réservoirs de moins de 1 000 litres. Quant à la charge, elle sera prise convenablement entre 0^m,80 et 1^m,50.

Peu d'expériences ont été faites pour voir à quelle distance s'étendait l'effet d'une chasse. Adams a reconnu que 3 000 gallons (13350 litres) dans un tuyau de 8 pouces (0^m,203) n'agissent plus au delà de 800 à 1 000 pieds (250 à 300 mètres). Rosewater, de son côté a trouvé que 1500 litres débités à raison de 42 litres par seconde dans un même tuyau de 8 pouces donnaient, à 60 mètres plus loin, une hauteur d'eau de 0^m,15 et une vitesse de 1^m,70 ; à 60 mètres encore plus loin, 0^m,137 d'eau et seulement à 0^m,85 de vitesse ; enfin à 120 mètres plus loin encore, soit à 240 mètres de l'origine, 0^m,10 d'eau avec 0^m,61 de vitesse, ce qui veut dire que, le tuyau étant

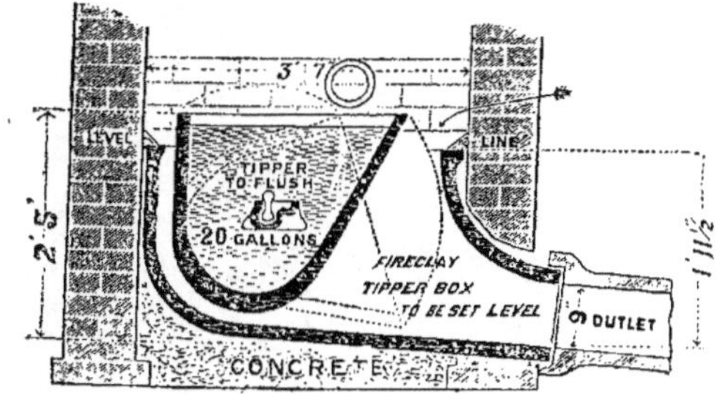

Fig. 215. — Appareil de Duckett.

demi-plein, l'effet de la chasse était terminé. Ogden, à Ithaca (toujours avec l'égout de 0^m,20 et une pente aux environs de 1 p. 100), a reconnu qu'il était tenu bien propre sur 160 mètres et subissait encore un certain effet les 100 mètres suivants, avec une chasse de 2 000 litres, à raison de 28 litres par seconde ; il n'a pas vu de différence bien grande quand la pente passait entre 2 et 3 p. 100.

On ne peut donc pas compter pratiquement sur plus de 200 à à 300 mètres pour l'effet d'une chasse, et il faut mettre des réservoirs en conséquence partout où la vitesse n'est pas suffisante naturellement (là où elle est plus petite que 0^m,60, par exemple). L'eau qui doit alimenter les chasses est empruntée souvent à la distribution ; mais, quand

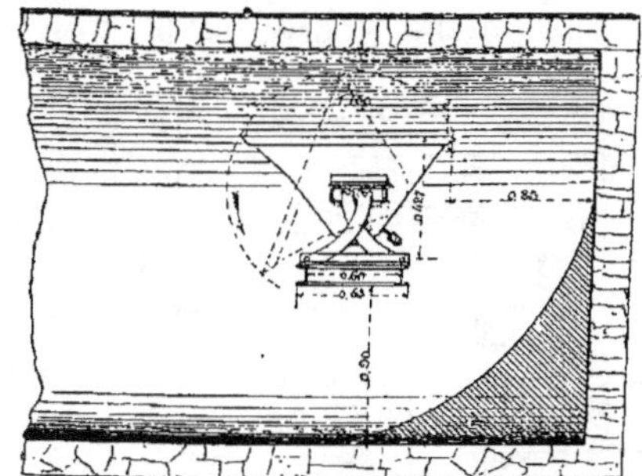

Fig. 216. — Appareil de Berlier.

l'eau de celle-ci est précieuse, il y a avantage à s'en procurer une autre de qualité inférieure, et c'est ainsi que beaucoup de villes allemandes (Cologne, Munich, Wiesbaden, Francfort, Stuttgart, Breslau, Berne, etc.) utilisent l'eau de ruisseau retenue ou non dans des étangs (Voy. les fig. 131 et 91 pour Cologne et Francfort). Sur le littoral, les villes pourront faire une distribution spéciale d'eau de mer (1) ou, pour certains quartiers bas, profiter des

____
(1) C'est ce qu'ont fait récemment plusieurs villes de Tunisie.

marées. D'après le nombre et la capacité des réservoirs de chasse, il sera facile de calculer le volume d'eau nécessaire à leur fonction-

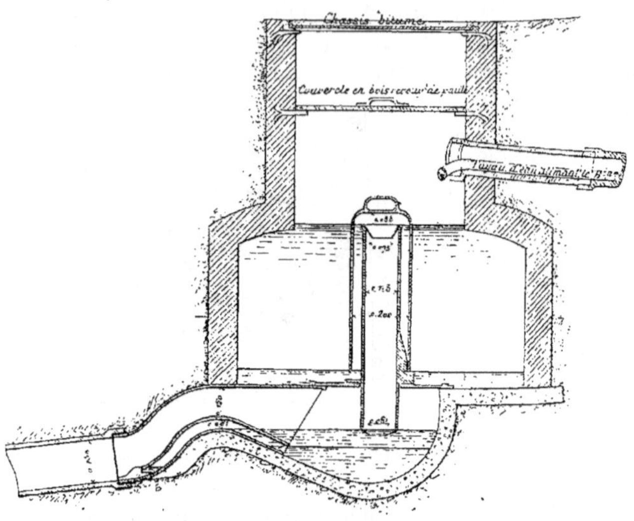

Fig. 217. — Réservoir de chasse Field Waring (type anglais primitif).

nement : ils entrent généralement en action deux, trois ou quatre fois par jour.

Les premiers réservoirs de chasse se manœuvraient à la main, par l'ouverture brusque d'une vanne ou d'un clapet, et pour les grands bassins on a encore intérêt à opérer de la sorte. On a pu toutefois assurer la manœuvre automatique, comme dans l'appareil Colin (fig. 213), où un réglage des contrepoids P et P′ permet de faire ouvrir le clapet à une hauteur d'eau déterminée du réservoir, et dans l'appareil Poirier (fig. 214), où c'est un flotteur qui, suivant sa position, fait ouvrir ou fermer un robinet d'admission d'eau sous pression sur un piston D, se

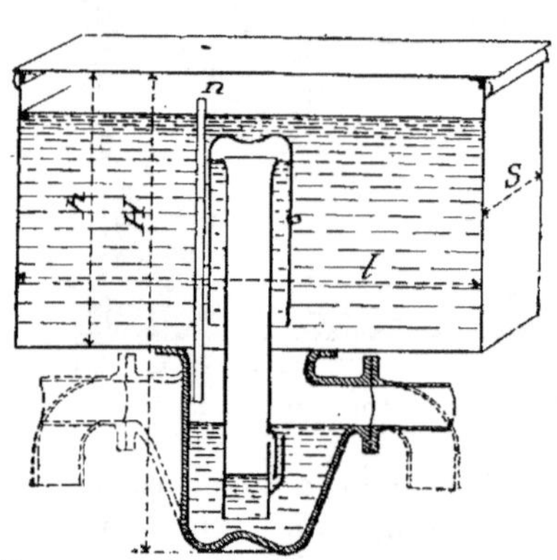

Fig. 218. — Réservoir Geneste-Herscher à deux départs en sens opposés.

mouvant dans un cylindre et commandant par un balancier la soupape d'évacuation.

Les appareils basculeurs furent des premiers employés : tel est l'appareil Duckett (fig. 215), un des plus anciens de l'Angleterre, et tel est aussi l'appareil Berlier (fig. 216), qui est encore en usage à Paris et rend de bons services en tête d'un égout.

Mais les réservoirs de chasse les plus nombreux aujourd'hui sont ceux à siphon automatique et cloche. Ils sont dérivés du type Field-Waring, que montre la figure 217 (type primitif un peu perfectionné),

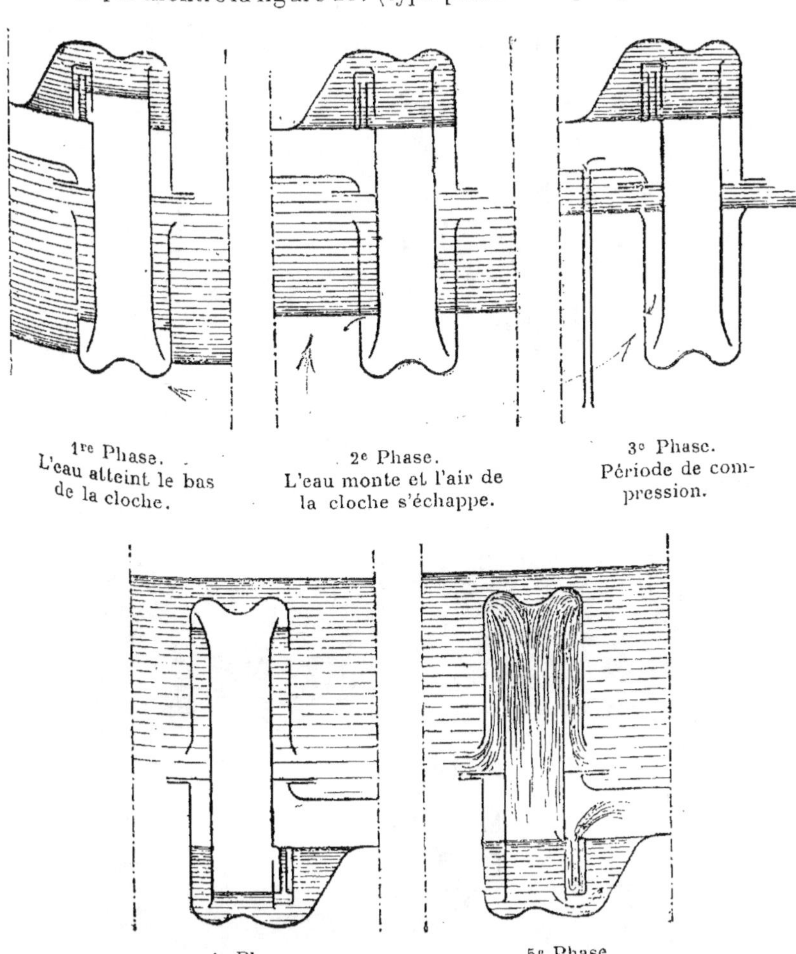

1re Phase.
L'eau atteint le bas
de la cloche.

2e Phase.
L'eau monte et l'air de
la cloche s'échappe.

3e Phase.
Période de com-
pression.

4e Phase.
Le siphon va s'amorcer.

5e Phase.
L'équilibre est rompu.

Fig. 219. — Les cinq phases d'amorçage du siphon automatique
Geneste-Herscher.

et construits maintenant par plusieurs maisons françaises. Nous nous contenterons d'en citer quelques types.

La figure 218 montre un réservoir Geneste-Herscher à deux départs en sens opposés et la figure 219 les phases d'amorçage du siphon automatique (lequel est muni d'un petit siphon auxiliaire, jouant un rôle important pour faciliter l'amorçage).

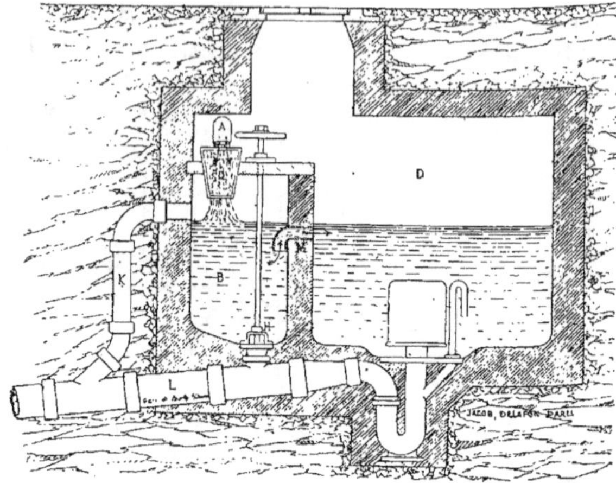

Fig. 220. — Chambre de chasse avec siphon automatique Adams, alimentée avec de l'eau d'égout décantée et criblée.

La figure 220 représente une chambre de chasse avec le siphon Adams alimentée avec de l'eau d'égout, criblée et décantée, et la figure 221

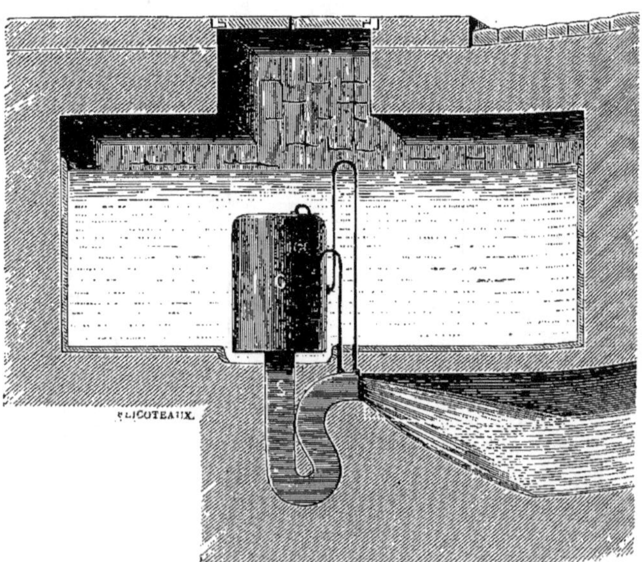

Fig. 221. — Réservoir de chasse avec siphon automatique Flicoteaux.

le réservoir Flicoteaux avec son siphon un peu spécial. L'appareil Aimond, très employé à Paris, comporte une cloche également spéciale (fig. 222) : elle a deux parois concentriques formant des siphons successifs ; le premier s'amorce par la détente de l'air, et grâce à l'action de deux tubes auxiliaires, l'écoulement brusque se produit alors dans le second ; puis un troisième tube auxiliaire limite la durée et le volume de la chasse en déterminant la rentrée de l'air et le désamorçage.

Au Brésil, on emploie beaucoup en ce moment les réservoirs imaginés par R. de Brito (1) ; le type B représenté figure 223 a l'avantage d'un fonctionnement très sûr grâce à la présence d'une plaque qui isole un petit compartiment, et aussi celui de pouvoir se placer à une très faible profondeur (1 mètre et même moins) sous la chaussée.

Comme appareil reposant sur un autre principe, il faut citer celui de Parenty (fig. 224). Comme on le voit, c'est un siphon dont la branche avant plonge dans une cuve mobile suspendue à une poulie de renvoi et équilibrée par un contrepoids ; les variations de niveau dans le réservoir produisent la descente automatique de la cuve et l'évacuation du liquide.

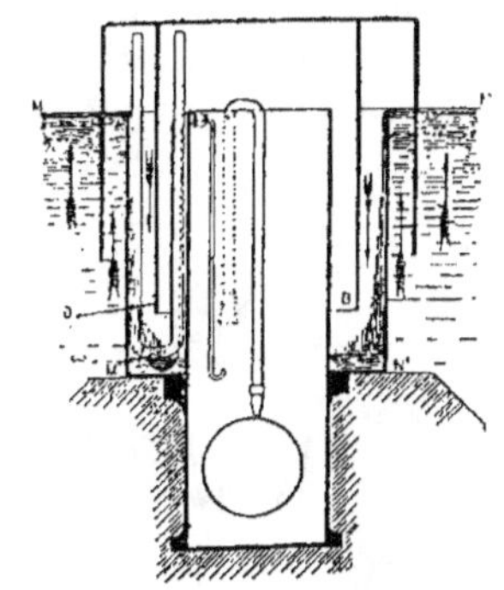

Fig. 222. — Appareil Aimond.

La figure représente le moment où l'eau monte dans la chambre, envahit le siphon ascendant de l'appareil et déborde dans le siphon inférieur.

Au lieu de construire un grand nombre de réservoirs fixes, on peut y suppléer avec un réservoir mobile, grande caisse métallique montée sur roues, qu'on vient momentanément installer vide au-dessus d'un regard, qu'on remplit d'eau au moyen de la distribution et dont on fait échapper rapidement le contenu en ouvrant un clapet : un tube dirige l'eau sur le radier de l'égout à nettoyer. Nous connaissons deux engins de ce genre : l'un, sur deux roues, est employé à Anvers (fig. 225) au curage des petits égouts ; il contient 3 mètres cubes et est manœuvré facilement à bras. L'autre, qui contient également 3 mètres cubes, est à quatre roues et peut être traîné par un cheval (fig. 226). Il est employé à New-Haven (Connecticut) dans des regards

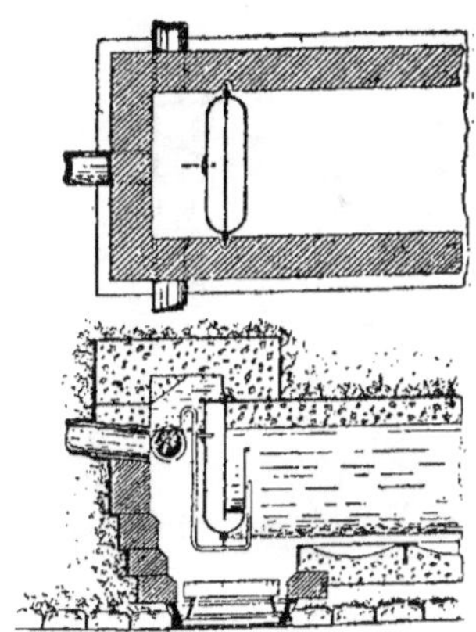

Fig. 223. — Réservoir de cha
(R. de Brito modèle B).

(1) Voy. l'article de l'inventeur dans la *Technique sanitaire*, nov. 1909.

sont spécialement préparés *ad hoc*, c'est-à-dire qui contiennent le tuyau télescopique B en tôle et la cloison inclinée K emboîtant la base du tuyau ; le raccordement avec la caisse se fait au moyen d'une bâche en toile A fixée au chariot (la figure 226 représente le curage d'une canalisation en tuyaux, dans laquelle on a introduit une boule en bois de

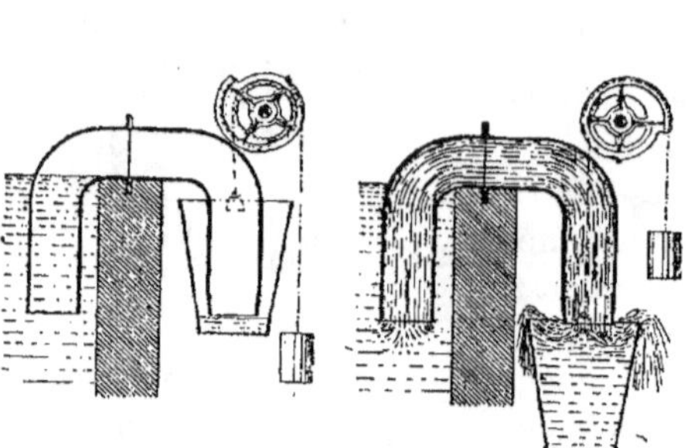

Fig. 224. — Appareil Parenty.

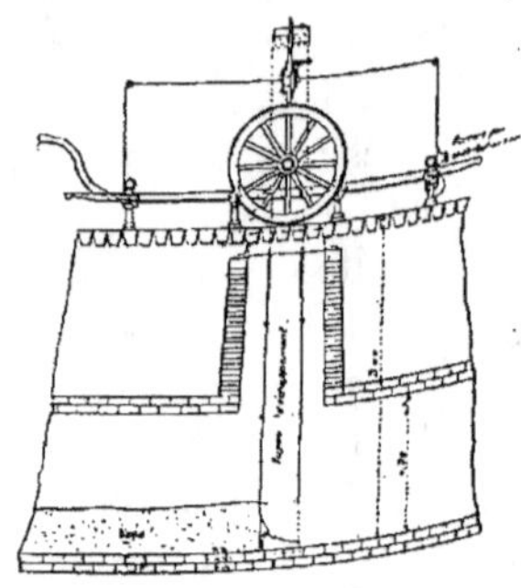

Fig. 225. — Réservoir de chasse mobile (Anvers et Nancy).

pin revêtu de caoutchouc, d'un diamètre inférieur de 0,05 à celui du tuyau, avant de faire la chasse : la boule s'arrête là où se trouve la cause d'obstruction, et comme elle est attachée par une cordelette, on est ainsi renseigné sur cet endroit). Nous avons fait construire à

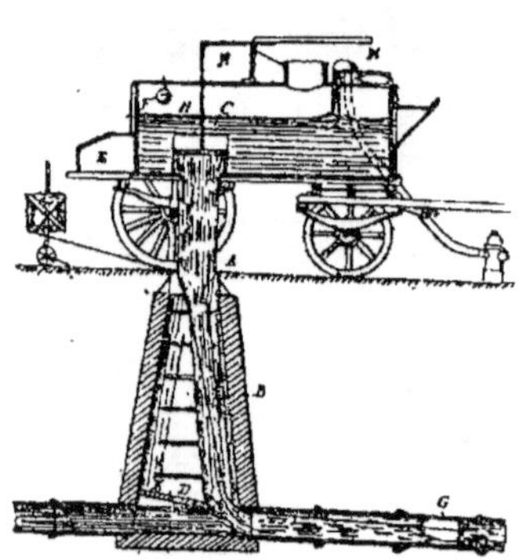

Fig. 226. — Réservoir de chasse (New-Haven).

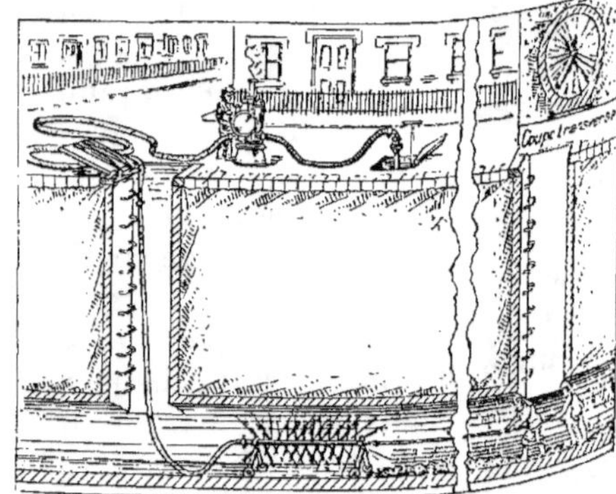

Fig. 227. — Hydraulic Sewer Flusher de Merryweather.

Nancy deux engins semblables à ceux d'Anvers, mais de 4 mètres cubes, et nous sommes très satisfait de leur fonctionnement : pour plus de simplicité, nous n'avons pas de tuyau métallique, mais une simple bâche en toile qui descend jusque sur le radier.

Enfin un appareil intéressant qui produit non pas une chasse à proprement parler, mais un lavage par une série de jets d'eau tombant sur toutes les parois de l'égout est l'Hydraulic Sewer Flusher de Merryweather (fig. 227). C'est un simple tube percé de trous qui est monté sur des roulettes et qu'on promène entre deux regards : il est relié par un tuyau de caoutchouc à une bouche de la distribution d'eau. On dit grand bien de cet appareil, d'après les expériences faites avec lui à Eccles, près de Manchester.

V. — EXPLOITATION DES ÉGOUTS : CURAGE ET ENTRETIEN.

L'exploitation et l'entretien d'un réseau d'égouts bien conditionné sont faciles et concernent exclusivement l'ingénieur. En dehors du fonctionnement des usines élévatoires, question trop technique pour être traitée ici, et des réparations ordinaires aux ouvrages, tuyaux, maçonneries, etc., il n'y a guère du reste qu'à assurer le curage des égouts, et si les précautions indiquées ont été prises, c'est-à-dire si les pentes sont bonnes et les réservoirs de chasse suffisants, ce curage est même réduit à peu de chose.

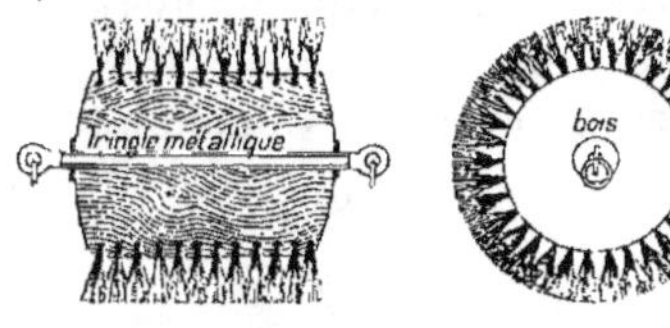

Fig. 228. — Hérisson pour curage des égouts en tuyaux.

Il faut distinguer pour le curage entre les sections visitables, où tout peut en somme se faire à la main, et les tuyaux où l'homme ne peut pénétrer. Pour ces derniers, le mieux est de faire passer entre deux regards consécutifs un *hérisson* (fig. 228), sorte de balai circulaire en piassava, qu'on tire alternativement dans un sens et dans l'autre : on fait passer une cordelette huilée au préalable entre les deux regards au moyen d'un flotteur ou de toute autre manière (voire même par des petits chiens, comme à Marseille et Toulon). On peut aussi se servir d'une boule en bois un peu moins grosse que le diamètre du tuyau,

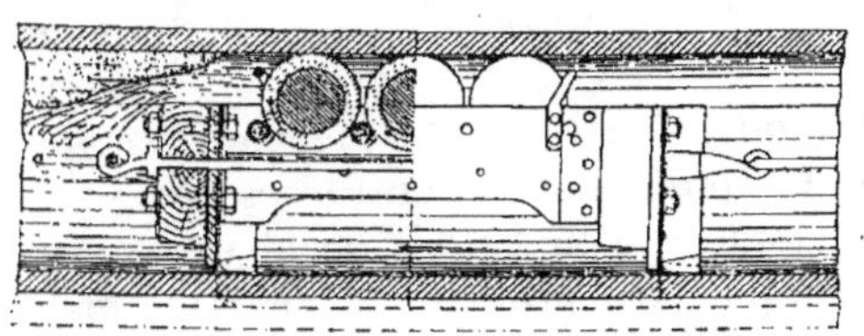

Fig. 229. — Petit chariot pour curage des égouts en tuyaux, à Berlin.

comme nous l'avons vu pour les siphons de Paris ; à New-Haven, la boule en bois de pin est recouverte de caoutchouc et mesure juste 0,05 en moins que l'égout. Enfin, à Berlin (fig. 229), on a fait porter à des boules plus petites un chariot qu'on traîne et qui produit une surélévation par deux bouts de madriers cloués à l'avant.

C'est de la même manière que, dans les grands égouts, un certain nombre d'appareils de curage ont pour principe de créer une retenue en amont, et par suite soit un écoulement brusque en masse, soit un accroissement de vitesse capable d'entraîner les vases, sables et fumiers déposés. Parmi eux, les uns sont fixes : ce sont des vannes, comme celles que Belgrand avait installées dans ses collecteurs (elles

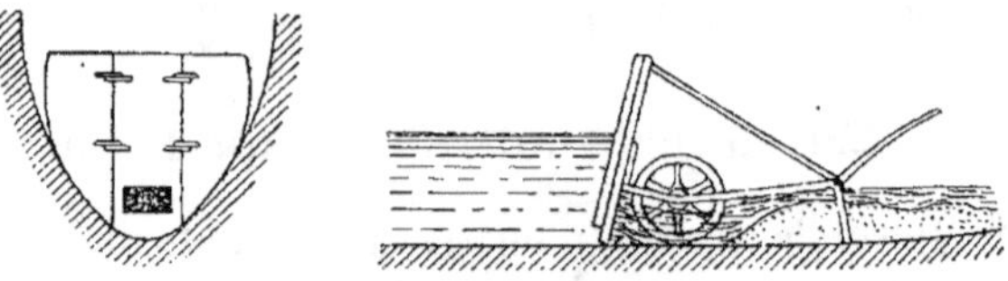

Fig. 230. — La mitrailleuse brouette-vanne de Paris.

pouvaient être à volonté descendues dans la cunette ou remontées contre la voûte), ou des portes comme dans plusieurs villes anglaises et à Francfort. Les autres sont mobiles et peuvent être promenés dans les galeries. Le plus simple est la *mitrailleuse* (fig. 230), petite vanne avec orifice au centre, montée sur un chariot ou sorte de brouette que l'ouvrier conduit; les plus compliqués sont les *bateaux-vannes* et les *wagons-vannes* de grandes dimensions.

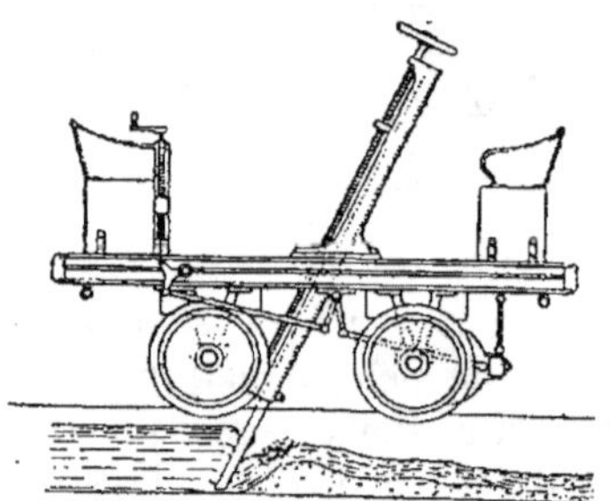

Fig. 231. — Wagon-vanne des égouts de Paris.

Le Service de l'assainissement de Paris a bien voulu nous communiquer les dessins de ces deux derniers engins : nous les reproduisons dans les figures 231 et 232. Ils fonctionnent tous les deux de la même manière, et la seule différence,

c'est que l'un flotte en portant sa vanne à l'avant, tandis que l'autre roule sur des cornières placées aux bords de la cunette. La vanne, qu'on relève ou abaisse à volonté, épouse, quand elle est en place, le profil de la cunette; mais elle porte en son milieu une vannette par laquelle on fait passer le flot sous pression qui attaque le banc de vase en avant de l'appareil ; on abaisse plus ou moins la vannette de manière à avoir une dénivellation, c'est-à-dire une charge d'eau d'environ 0ᵐ,30. Rien de plus facile du reste que de faire actionner le wagon-vanne par la locomotive électrique à trolley, dont nous parlerons plus loin. Bruxelles a pour le curage de ses collecteurs une plate-forme roulante, portant une vanne analogue à celle des engins de Paris. Enfin l'appareil usité à Berlin (fig. 233) est encore du même genre, avec cette différence qu'il s'appuie par des galets sur le radier, la voûte et les faces latérales de l'égout; la planche épousant la forme de la galerie fait accumuler l'eau derrière elle, et celle-ci passant avec force par l'échancrure inférieure pousse en avant la vase et le sable. Reste enfin à parler des engins destinés à retenir et retirer les fumiers et à extraire les sables des égouts, engins dont Paris emploie un certain nombre de types très intéressants. Pour les fumiers, qui

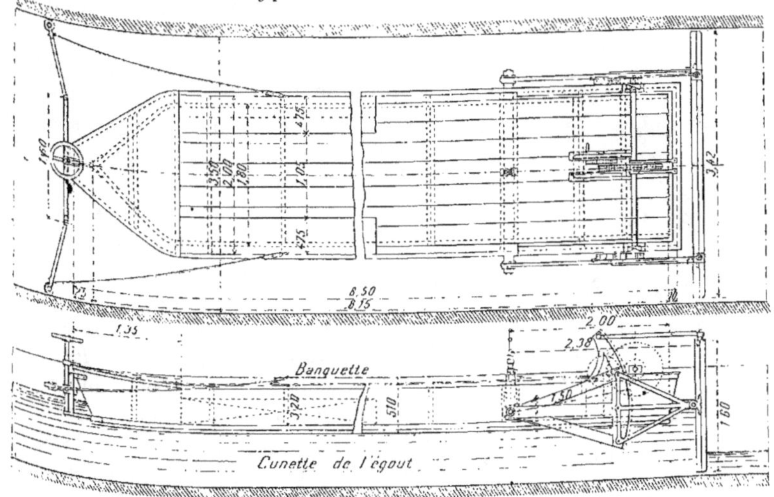

Fig. 232. — Plan et coupe du bateau-vanne de Paris (élévation).

sont très abondants à Paris en raison de l'absence de siphons aux bouches d'égout, ce sont naturellement des grilles qui sont destinées à les arrêter; mais elles seraient bientôt complètement feutrées et formeraient un barrage dangereux si des râteaux ou des griffes,

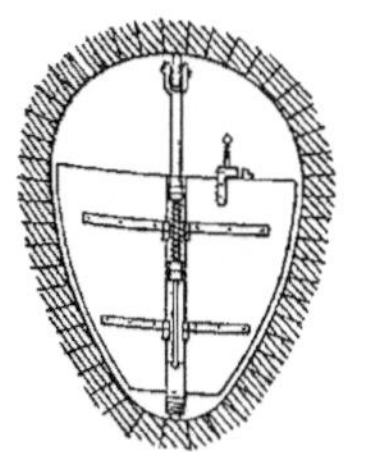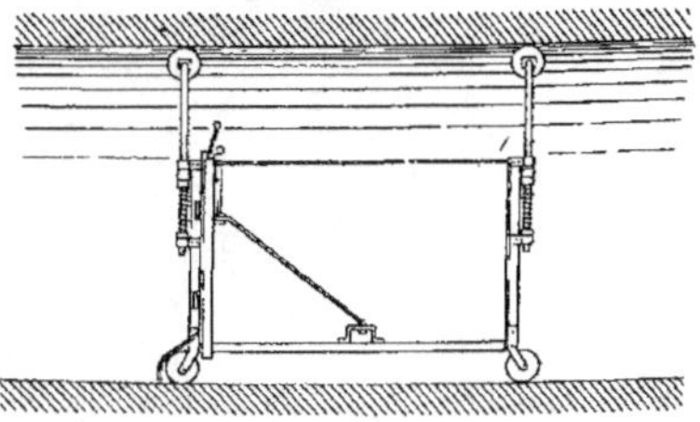

Fig. 233. — Vanne à roulettes pour le curage des égouts de Berlin.

mus soit à la main, soit mécaniquement, ne venaient enlever les corps accumulés en avant et entre les barreaux. La figure 234 montre une grille de ce genre, avec la chaîne sans fin imaginée par Dutoit : cette chaîne, qui se meut en avant de la grille, porte plusieurs séries de peignes dont les dents pénètrent entre les barreaux et qui, arrivés à la partie supérieure, se déchargent automatiquement par l'action d'une came soit sur le plancher, soit dans un wagonnet, soit mieux encore sur un transporteur à toile sans fin. A Londres, des grilles doubles, en forme de cages, sont mises alternativement en service : quand l'une s'est remplie, on la relève en descendant l'autre, et on

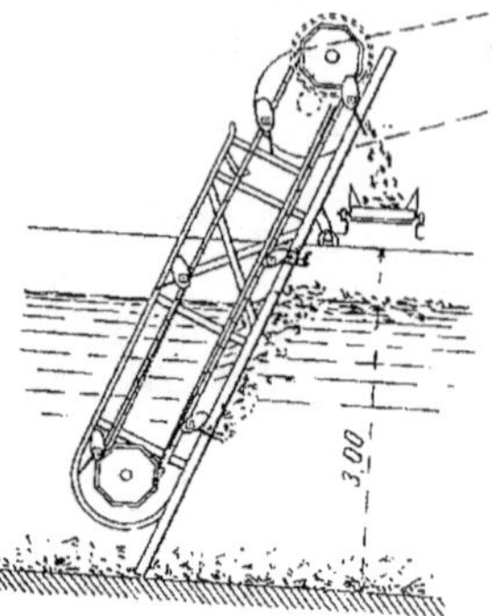

Fig. 234. — Grille avec râteau mécanique Dutoit pour arrêter les fumiers des égouts de Paris.

procède commodément à l'enlèvement des fumiers qu'elle a recueillis. A Glasgow, une grille en forme de roue et animée d'un mouvement de rotation ramène incessamment au-dessus du plancher les corps flottants qui s'y sont arrêtés au passage et qu'on dégage alors aisément.

Pour les sables et autres corps lourds, on a à les enlever soit dans les chambres à sable et bassins de dégrossissage, soit dans les égouts eux-mêmes, et il faut à la fois des engins de dragage pour les saisir et les élever et des appareils de transport pour les conduire au dehors. L'électricité a donné dans ces dernières années de grandes commodités pour ces machines. Comme dragues, citons la drague à godets montée sur un wagon se transportant tout le long des collecteurs (fig. 235), et la benne-dragueuse, établie soit à l'extrémité du bras

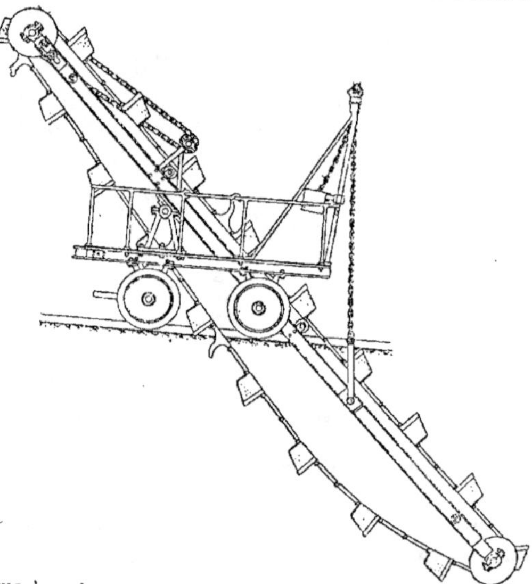

Fig. 235. — Drague à godets montée sur wagon pour le curage des égouts de Paris.

d'une grue montée sur wagon (fig. 236), soit sur les bassins de dépôt à l'entrée des usines élévatoires, comme à Colombes. On utilise : 1° une benne à mâchoires dentées (fig. 236, B), manœuvrée par l'élec-

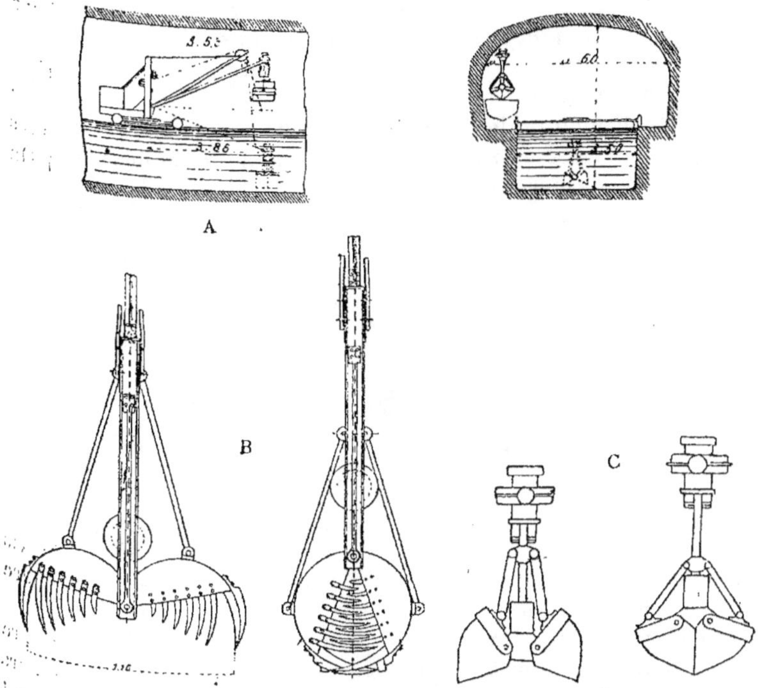

Fig. 236. — Benne-dragueuse.

A, Benne-dragueuse avec grue sur wagon (égouts de Paris) ; B, benne-dragueuse à mâchoires dentées, manœuvrée électriquement ; C, benne-dragueuse avec mâchoires à fermeture hydraulique.

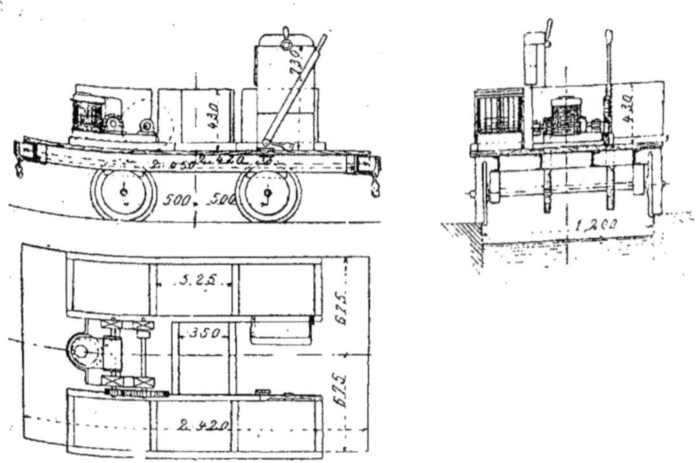

Fig. 237. — Élévation, plan et vue de face d'une locomotive électrique des égouts de Paris.

tricité, qui, descendue ouverte jusqu'au contact des dépôts, se referme là par son propre poids et, lorsqu'on la remonte, émerge pleine d'une masse vaseuse dont on laisse égoutter l'eau avant de la décharger dans les engins de transport ; 2° pour des dépôts plus solides et s'op-posant à la fermeture de la benne, une benne semblable, mais munie d'un cylindre à eau comprimée dont le piston oblige les deux mâchoires renforcées à se refermer en mordant dans la masse (fig. 236, C). On

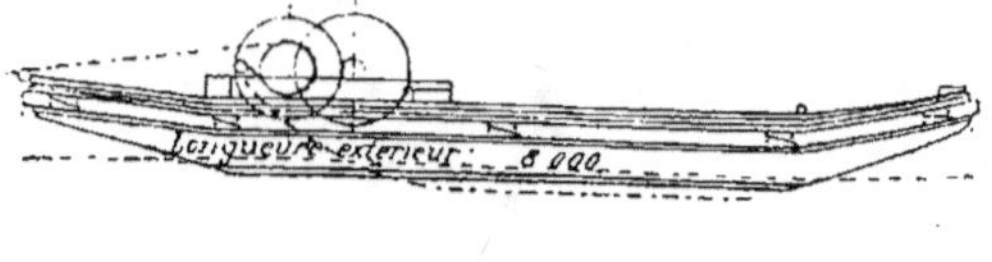
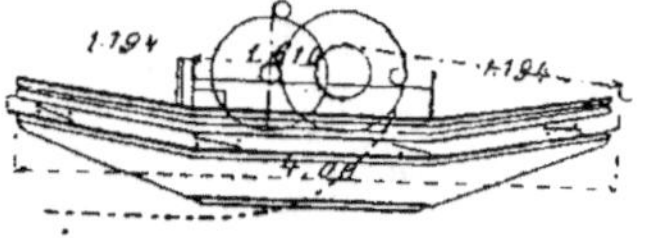

Fig. 238.   Grand et petit toueurs des égouts de Paris.

a également essayé avec succès une vis sans fin, analogue à la vis d'Archimède, pour faire monter les sables des chambres : le cylindre tourne en même temps que la vis intérieure.

Quant aux engins de transport perfectionnés, la figure 237 montre la locomotive électrique à trolley et la figure 238 les deux toueurs (grand et petit) également électriques, système de Bovet, qui servent à emmener les wagons remplis de vase ; ces engins servent égale-ment pour la promenade des visiteurs.

Des wagons très bien compris, déversant soit de bout, soit de côté, sont enfin employés pour recevoir et emmener au dehors les vases et sables dragués dans les égouts de Paris.

LES ORDURES MÉNAGÈRES

PAR

le Dʳ **H. POTTEVIN**

Docteur ès sciences,
Secrétaire général de l'Office international d'hygiène publique.

I. — DÉFINITION :
COMPOSITION DES ORDURES MÉNAGÈRES.

Définition. — Les éléments dont se compose la collecte des services municipaux d'ordures ménagères comprennent en général les divers résidus de la vie domestique : résidus de cuisine, cendres des fourneaux, débris divers (chiffons, papiers, ustensiles hors d'usage), etc., à l'exclusion des déchets de l'industrie et du bâtiment, ainsi que des cendres provenant des foyers industriels.

Dans une même ville, la composition des gadoues et la quantité collectée par tête d'habitant, varient selon les saisons. D'une façon plus générale elles varient suivant la latitude, le climat, les coutumes, et aussi suivant les règlements locaux, qui, selon le cas, admettent ou excluent certains éléments spéciaux : débris de jardins, marcs de pommes ou de vendange, etc. (1).

Les cadavres des petits animaux, ainsi que les boues et balayures de rues, sont collectés tantôt avec les ordures ménagères, tantôt à part.

---

(1) A Paris, la nature des résidus qui entrent dans la constitution des ordures ménagères dont la collecte incombe au service municipal se trouve définie comme suit, dans les traités passés entre la Ville et les sociétés concessionnaires du service.

Art. 2. — **Nature des ordures.** — § 1ᵉʳ. — Sont compris sous la dénomination d'ordures dans les matières qui font l'objet du présent traité :

1° Les produits du balayage des chaussées, trottoirs et contre-allées des voies classées, y compris les feuilles mortes, la ville restant libre de jeter en égout tout ou partie de ces produits et de comprendre ou de ne pas comprendre les produits de balayage de tout ou partie des voies non classées ;

2° Les ordures ménagères, cendres, mâchefers, résidus de ménage déposés par les habitants, coquilles d'huîtres et de moules, tessons, débris de verre et de vaisselle, ainsi que les produits analogues provenant des établissements publics, écoles, casernes, hôpitaux, etc., dépôts d'ordures illicites faits par les habitants, cadavres de petits animaux : chiens, chats, volailles, trouvés sur la voie publique ;

4° Les matières de toute nature, y compris les débris d'animaux provenant des halles et marchés.

§ 2. — Ne sont pas compris sous la dénomination d'ordures dans les matières qui font l'objet du présent traité :

A Paris, les boues et immondices provenant du balayage des rues sont, en fait, rejetées à l'égout. — Le reste représente un volume total annuel de près de 1 000 000 de mètres cubes (1).

Quantités d'ordures ménagères collectées annuellement à Paris.

Années.	Volume total en mètres cubes.	Volume total par tête d'habitant en litres.
1889	925 217	387,1
1893	1 010 973	»
1898	1 076 934	»
1903	1 188 930	443,0
1904	1 215 277	»
1905	1 275 210	»
1906	1 323 686	»
1907	1 369 997	»
1908	1 405 841	501,1

Quantités d'ordures collectées à Paris par mois, en 1908.

Janvier	120 060	mètres cubes.
Février	113 551	—
Mars	118 797	—
Avril	113 111	—
Mai	117 246	—
Juin	112 740	—
Juillet	115 114	—
Août	111 540	—
Septembre	108 997	—
Octobre	122 115	—
Novembre	122 163	—
Décembre	124 397	—

Le volume collecté varie peu des mois d'été à ceux d'hiver. Mais il n'en est pas de même pour le poids; la densité des gadoues est plus forte en hiver qu'en été. De 560 kilogrammes, moyenne annuelle, le poids du mètre cube s'élève aux environs de 650 en hiver pour descendre à 500 et moins en été.

En France et dans presque toutes les villes d'Europe, la collecte est faite sur le type unitaire. C'est-à-dire que les divers détritus sont,

1º Les produits de l'ébouage des voies empierrées, le sable provenant des travaux sur chaussées pavées et les déblais, gravois, décombres et débris provenant des travaux publics ou privés et de l'entretien des cours et jardins ;

2º Les résidus, cendres et mâchefers d'usines, et en général tous les résidus provenant, soit des fruiteries en gros, soit d'un commerce ou d'une industrie quelconque.

Toutefois, la Société pourra être tenue de recevoir les matières spécifiées au présent paragraphe que la Ville aurait accepté, soit en vertu de tolérances, soit par modification aux règlements actuels, de recevoir et transporter dans les tombereaux effectuant la collecte et le transport des ordures ménagères.

§ 3. — Les énumérations données aux paragraphes premier et deuxième ci-dessus ne sont nullement limitatives ; le cas échéant, les matières non dénommées dans ces deux paragraphes rentreront par voie d'assimilation dans l'une des deux catégories.

(1) Voy. plus loin les quantités d'ordures collectées annuellement dans un certain nombre de villes françaises.

à la maison productrice, déposés en vrac dans un récipient unique, et que leur triage n'est opéré qu'ensuite, en vue de l'utilisation. Nombre de villes américaines ont adopté depuis longtemps un système séparatif qui range les ordures en plusieurs — généralement trois — catégories, devant être mises à part dans des récipients spéciaux et recueillies également à part. Ce système tire surtout son intérêt des modes d'utilisation divers qui peuvent être adaptés à chacune des catégories de résidus. Il a été adopté récemment, en Allemagne, par les villes de Potsdam et de Charlottenbourg. Nous lui consacrerons un chapitre spécial, et nous renvoyons à ce chapitre pour les données relatives à la constitution des collectes du type séparatif. Dans tout ce qui va suivre, nous n'aurons en vue, sauf exception dûment spécifiée, que les gadoues des collectes unitaires.

Composition des ordures ménagères. — Les seules gadoues de villes françaises sur lesquelles nous ayons une documentation un peu complète sont celles de Paris. Encore les données que nous possédons à leur égard se rapportent-elles exclusivement au produit tel qu'il est livré à l'agriculture ou aux usines de traitement, c'est-à-dire aux ordures dont les nombreux chiffonnages, auxquels elles sont soumises avant, pendant et après la collecte, ont enlevé tous les objets ou débris (os, chiffons, métaux, etc.), susceptibles d'être revendus. Si on veut se faire une idée de la constitution de ce dernier groupe de résidus, il faut consulter les bilans des services municipaux pour les villes où le chiffonnage est interdit et où le triage fait partie de l'exploitation méthodique des gadoues.

A Bordeaux, le chiffonnage fait en régie a donné en 1886 :

	Poids des objets triés en kilo.	Prix de vente en francs.
Chiffons	206 765	10 603,23
Papiers	197 040	4 127,31
Verre	148 514	6 725,19
Os	200 942	17 811,29
Pain	4 739	473,70
Peaux de lapin	349	275,60
Vieilles chaussures	23 633	1 590,70
Boîtes de fer-blanc	34 016	2 005,04
Zinc, fonte et ferraille, cuivre et plomb.	30 906	1 760,84
Fioles		913,54
Total des recettes		46 349,44
Frais de triage		10 425,73
Bénéfice		35 923,71

Supposant éliminés tous ces corps inertes et ne considérant que la gadoue proprement dite, telle qu'elle est directement utilisable, par exemple pour la fumure des terres, quand on cherche à déterminer sa composition par l'analyse, on se heurte tout d'abord à la difficulté, parfois insurmontable, d'établir un bon échantillon moyen. La matière sur laquelle on doit opérer se présente en masses énormes, de composition variable d'un jour à l'autre, d'un quartier à l'autre, subissant parfois dans un même quartier des variations brusques, passagères, localisées à quelques ou même à une seule maison.

Les premières analyses précises des gadoues parisiennes ont été effectuées en 1885 par MM. Muntz et Girard, qui se sont préoccupés à ce moment, de déterminer leur valeur comme engrais. Ils se trouvaient placés dans des conditions moins favorables qu'aujourd'hui au point de vue de l'établissement d'un échantillon moyen. Il n'existait pas alors d'usines centrales de traitement; on leur amenait des tombereaux de la collecte, et ils devaient faire eux-mêmes les mélanges.

Les données suivantes correspondent à un échantillon prélevé sur la collecte du 20 novembre 1885. Du tout-venant on a séparé trois lots composés respectivement.

1° De matières pierreuses, verre, etc., dont il est inutile de faire l'analyse ;

2° D'une partie fine passant à la claie, pouvant contenir cendres, fumier de cheval, boues de rues, etc., et renfermant une quantité notable de principes fertilisants ;

3° De débris organiques végétaux et animaux, surtout constitués par des déchets de légumes, de la paille, des chiffons, du papier, etc.

L'échantillon considéré a donné p. 100 :

1ᵉʳ lot. — Pierres, verre, etc.	8,3
2ᵉ lot. — Partie fine passant à la claie	59,3
3ᵉ lot. — Débris organiques grossiers	32,4

Les deux derniers lots avaient la composition suivante :

	Partie fine.	Débris grossiers.
Eau	30,30	60,6
Matière sèche organique	18,09	14,74
— ménagère	51,61	24,66
Azote p. 100	0,43	0,41
Acide phosphorique	0,52	0,33
Potasse	0,56	0,36
Chaux	3,26	1,99

Depuis quelques années, une grande partie des gadoues parisiennes se trouve, avant d'être livrée aux agriculteurs, broyée dans des usines spéciales après élimination des débris inertes. Les produits de ce broyage, qui assure en même temps le mélange d'une quantité considérable d'ordures, se prêtent, mieux que les apports des tombereaux, aux prises d'échantillon. Les résultats consignés dans le tableau ci-dessous ont été obtenus en 1908 par le Laboratoire du service municipal (1) :

Dates de la prise d'échantillon.	Provenance des matières essayées.	Perte d'eau à 110° p. 100.	Poids en kg. des divers éléments dans 1 000 kg. de mat. sèche.		
			Azote.	Potasse.	Ac. phosph.
20 fév. 1908.	Usine d'Issy.........	6,2	7,0	6,0	6,0
—	— Saint-Ouen....	3,9	8,0	8,0	7,0
—	— Romainville...	5,9	6,0	7,0	7,0
8 juill. 1908.	Usine d'Issy.........	4,24	9,3	4,2	6,5
—	— Saint-Ouen....	6,60	9,0	5,5	11,0
—	— Romainville...	5,73	10,5	6,2	6,7

Les teneurs en eau qui résulteraient de ces analyses sont très au-dessous de celles que donnent MM. Muntz et Girard et aussi de celles obtenues, ainsi que nous le verrons plus loin, par Damour. Il est à présumer, comme le fait remarquer d'ailleurs le rapport auquel nous empruntons ces résultats, que les échantillons ont dû perdre une grande partie de leur humidité entre le prélèvement et l'analyse. Il n'y a donc à retenir que la composition de la matière sèche.

Les données suivantes, obtenues également par le service municipal de Paris et puisées dans le même document, ont trait à l'analyse des gadoues effectuée en vue d'apprécier leur valeur comme combustible. Pour le premier tableau, chaque résultat est la moyenne de quatre analyses faites sur des échantillons prélevés à diverses heures de la journée :

	Perte d'eau à 110° p. 100.	Composition chimique de la matière desséchée à 110°.			Pouvoir calorifique de la matière séchée à 110°.
		Cendres.	Hydrog.	Carb.	
29 janvier 1908.....	18,47	50,6	1,9	35,5	»
30 —	21,09	49,7	1,8	35,2	»
31 —	21,22	49,1	2,0	32,9	3150 cal.
1 février 1908.....	17,60	48,5	1,4	38,7.	»
3 —	14,93	49,9	1,5	38,2	»
4 —	11,32	47,9	1,5	40,3	3 650 cal.

Dates des prélèvements.	Provenance de la matière essayée.	Perte d'eau à 110° p. 100.	Recherche faite sur la matière desséchée à 110°.			Calories dégagées par la combustion de 1 gr.
			Cendres.	Carb.	Hydrog.	
20 fév. 1908.	Usine d'Issy.......	6,2	47,0	»	»	3 450
—	— Saint-Ouen..	3,9	51,5	»	»	3 200
—	— Romainville.	5,9	45,5	»	»	3 250
8 juillet 1908	Usine d'Issy.......	4,24	59,0	18,8	1,7	2 000
—	— Saint-Ouen..	6,60	51,5	25,4	2,4	2 750
—	— Romainville.	5,73	57,2	24,9	2,0	2 300

D'avril à octobre 1908, M. Damour (2) a effectué, sous les aus-

(1) MAZEROLLE, Rapport au Préfet de la Seine, Paris, 1910.
(2) E. DAMOUR, Étude chimique de la gadoue de Paris, d'avril à octobre 1908. *Bulletin de la Société d'encouragement pour l'industrie nationale*, août, septembre, octobre, 1909.

pices de la Société d'encouragement à l'industrie nationale, une étude méthodique des gadoues parisiennes, qui constitue le document le plus étendu que nous possédions sur la matière. Le but principal du travail était de rechercher si, lorsque les gadoues sont brûlées en gazogène, il serait pratique et rémunérateur de récupérer l'azote qui s'échappe avec les gaz de la combustion, sous forme de produits ammoniacaux. Chemin faisant, l'auteur a pu recueillir une abondante documentation, intéressante à consulter quand on envisage l'utilisation des gadoues, soit comme engrais, soit comme combustible.

Le travail de M. Damour offre encore l'avantage de présenter un plan tout fait, absolument recommandable, pour les études auxquelles seront tôt où tard amenées à se livrer les villes qui voudront organiser d'une façon rationnelle l'exploitation, ou simplement la destruction de leurs gadoues.

Damour a pris comme point de départ le produit du broyage des ordures tel que le fournissent les usines de Saint-Ouen, d'Issy et de Romainville (1). Il était relativement facile de tirer journellement de chaque usine un échantillon de 10 kilogrammes représentant bien la composition moyenne de toutes les gadoues qui y avaient été traitées.

La matière à analyser était soumise à trois tamisages au travers de tamis dont les mailles avaient respectivement 1 centimètre, 5 millimètres, $1^{mm},5$. On pourrait, pour des études à faire ultérieurement sur les gadoues parisiennes ou sur les gadoues d'autres villes, se limiter à un seul criblage au tamis de 1 centimètre. Sur chacun des trois lots obtenus, on prélevait un échantillon de 100 grammes, qui était aussitôt desséché à 100°. Le refus des tamis qui contenait du papier, des matières dures et des matières animales ou végétales (poissons, têtes de poulet, os ayant échappé au chiffonnage, etc.), était séparé en deux lots : d'une part on mettait tout le papier, dont la composition est sensiblement régulière et qu'il est préférable d'éliminer de l'analyse élémentaire subséquente ; d'autre part on retirait tous les corps durs infertilisants, tels que verre, porcelaine, fer, etc., et le produit ainsi élagué était soigneusement broyé, puis servait à faire une prise d'essai de quelques grammes.

Ces diverses catégories : menus de trois dimensions, refus des tamis, papier, impropre, étaient pesées chaque jour, avant et après dessiccation, de façon à permettre la reconstitution de la gadoue brute ; mais chaque catégorie était analysée séparément, de manière

____

(1) Au moment des expériences, ces trois usines étaient alimentées de la façon suivante :

Saint-Ouen.........   par les gadoues des IIe, IXe, XVIIe, XIXe arrondissements.
Issy-les-Moulineaux   —   VIe, VIIe, XIVe, XVe
Romainville ....   —   IIIe, Xe, XIXe, XXe

que les analyses partielles pouvaient servir de vérification, par analyse en partie double, de la composition trouvée pour la gadoue totale.

Les divers dosages étaient effectués comme suit :

1° *Dosage de l'eau*. — Par dessiccation dans des étuves réglées à 98-100°. On s'était préalablement assuré que dans ces conditions il n'y a ni dégagement d'ammoniaque ni perte d'azote.

2° *Dosage de l'azote*. — Méthode de Kjeldahl.

3° *Dosage des cendres et de l'organique*. — Calcination au rouge sombre, à une température assez basse pour ne pas entraîner de décomposition notable du carbonate de chaux.

4° *Impropre*. — C'est la partie infertilisante qui reste dans le refus des tamis après l'enlèvement du papier. Il était constitué en grande partie par des débris de verre et de porcelaine, rarement par des morceaux de fer ayant échappé au triage. Il était inutile de l'analyser.

5° *Papier*. — Les papiers retirés étaient généralement assez chargés de poussières, d'où une teneur élevée en cendres.

6° *Pouvoir calorifique*. — Les pouvoirs calorifiques ont été déterminés à la bombe de Mahler, sur la matière même. Aucune addition n'était nécessaire, la matière étant très facilement combustible.

La moyenne des observations a donné environ 4.800 calories pour l'organique sec.

7° *Cendres*. — L'analyse des cendres a été faite par les méthodes habituelles applicables aux silicates contenant de l'acide phosphorique. Ce dernier corps était dosé par le molybdate d'ammoniaque. L'analyse complète des cendres a donné :

SiO^2	41,2
FeO^3	12,4
Al^2O^3	20,3
CaO	13,8
MgO	0,8
Alcalis	2,7
SO^3	3,0
P^2O^5	1,1
Perte au feu	4,2
	99,5

Le tableau (p. 416) permet de se faire une idée de la composition relative des diverses catégories de menus et du refus des tamis.

	MENUS.			GROS OU REFUS.		
	1mm,5	5 mm.	1 cm.	Impropre.	Gadoue-refus.	Papier.
Saint-Ouen, gadoue broyée du 12 au 21 avril. Humidité	24,4	23,8	25,1	0	32,8	31,6
Cendres	38,1	30,5	29,1	100	20,1	11,8
Organique	37,5	45,7	45,8	0	47,1	56,6
P. 100 de prod. sec.						»
Azote	0,66	0,79	0,98	»	1,03	17,2
Cendres	50,40	40,0	38,80	»	30,00	82,8
Organique	49,60	60,0	61,20	»	70,00	
Issy, gadoue broyée du 25 avril au 5 mai. Humidité	22,9	23,7	24,4	0	37,6	33,9
Cendres	44,1	33,2	30,7	100	19,7	66,1
Organique	33,0	43,1	44,9	0	42,7	
P. 100 de prod. sec.						»
Azote	0,75	0,83	0,85	»	1,14	»
Cendres	57,20	43,6	40,7	»	31,6	»
Organique	42,80	56,4	59,3	»	68,4	
Romainville, gadoue broyée du 13 au 25 mai. Humidité	32,5	41,1	42,4	0	49,6	42,6
Cendres	36,4	27,6	24,6	100	14,3	57,4
Organique	31,1	31,3	33,0	0	36,1	
P. 100 de prod. sec.						»
Azote	0,85	0,97	0,94	»	1,40	»
Cendres	54,0	47,0	42,80	»	28,30	»
Organique	46,0	53,0	57,20	»	71,70	»

On voit que la teneur en azote va croissant régulièrement depuis le menu de $1^{mm},5$ jusqu'au refus des tamis. L'augmentation est du simple au double si on fait abstraction de l'eau. En tenant compte de l'hydratation, beaucoup plus grande dans le refus que dans les menus, la différence s'atténue.

L'ensemble des résultats obtenus par M. Damour fait ressortir qu'il se produit, dans un même quartier, de grands changements brusques.

D'un jour à l'autre, à l'usine de Saint-Ouen, en avril, la teneur en eau passe de 24,9 à 33,2, soit 8 p. 100 d'écart, tandis que les cendres s'abaissent de 28 à 22 p. 100. Même remarque à Issy-les-Moulineaux, avec des écarts de 5 p. 100 dans les trois éléments principaux : eau, cendres, organique. Enfin à Romainville, c'est la teneur en azote qui subit des variations brusques atteignant 1,5 p. 100, sans que ces variations soient justifiées par un écart correspondant dans l'organique.

Les différences entre les quartiers ne sont pas très considérables. Elles sont sensibles à certaines époques, par exemple au printemps, où les quartiers riches (usine d'Issy) donnent plus de cendres, avec des écarts de 4 p. 100 et plus. Mais en été ces différences s'atténuent, et en particulier Saint-Ouen et Romainville fournissent des dosages presque parallèles. Toutefois on doit noter la constance d'une teneur moindre en cendres dans les gadoues de Saint-Ouen et de Romainville, due probablement à l'usage de plus en plus répandu de la cuisine au gaz dans les logements ouvriers, et la régularité avec laquelle la gadoue traitée à Romainville est plus azotée que celle des autres usines, ce qui est probablement dû à l'usage d'aliments de moins bonne qualité laissant plus de déchets organiques dans le plus pauvre des trois groupements.

Abstraction faite de ces particularités, dont l'importance dans l'ensemble apparaît secondaire, les résultats de M. Damour présentent une homogénéité très grande, suffisante pour qu'il se soit cru autorisé à établir des moyennes par décades, pour les six mois qu'ont duré ses analyses :

Tableau résumé des essais par périodes.

| | TOUT-VENANT LIVRÉ A L'AGRICULTURE. | | | | |
	Eau.	Cendres.	Papier et impropre.	Organique.	Azote p. 100.
Du 12 au 20 avril	27,80	25,40	5,80	41,00	»
Du 21 au 30 avril	26,97	29,10	4,64	39,29	6,37
Du 1er au 10 mai	32,84	26,22	4,64	36,20	6,79
Du 12 au 20 —	43,79	19,99	4,54	31,66	5,56
Du 21 au 25 —	45,00	17,10	5,70	32,20	6,17
Du 4 au 9 juin	44,30	19,90	4,60	31,20	5,42
Du 19 au 20 —	41,20	23,90	3,20	31,70	5,09
Du 26 au 28 —	42,60	29,60	6,30	49,50	5,82
Du 9 au 10 juillet	53,40	26,00	6,50	32,10	5,27
Du 14 au 20 —	41,10	31,40	7,90	29,60	6,39
Du 21 au 30 —	42,90	20,60	8,20	28,30	5,22
Du 11 août	42,50	22,40	5,10	30,00	5,91
Du 21 —	39,70	21,30	6,90	32,10	5,98
Du 1er septembre	37,40	22,90	6,20	33,50	5,40
Du 11 —	36,90	22,90	9,70	30,50	5,76
Du 25 —	43,20	20,20	6,10	30,50	5,00
Du 2 octobre	42,80	19,30	5,90	32,0	5,16
Du 12 —	39,90	19,70	6,30	32,4	4,60

On trouvera au fascicule XII de ce Traité, dans l'excellent article de MM. Macé et Imbeaux, des données sur la composition des ordures ménagères de Berlin et de quelques grandes villes. Nous ne les reproduirons pas ici pour ne pas faire double emploi.

A Amsterdam, en 1904, on a séparé pour 100 000 000 de kilogrammes d'immondices :

Fer (étamé, émaillé, etc.)	660 420	kilos.
Étain	410	—
Zinc	15 010	—
Métal blanc	410	—
Cuivre	19 050	—
Plomb	380	—
Verre	379 650	—
Os	62 950	—
Cuir	95 540	—
Chiffons	563 320	—
Papier	1 996 800	—

II. — LA COLLECTE.

I. — RÉGIME DE LA COLLECTE. — RÉCIPIENTS ET VÉHICULES.

Régime de la collecte. — On a conçu l'idée d'assurer l'évacuation des ordures ménagères, aussitôt produites, en les entraînant par l'eau. Une conduite spéciale dans chaque maison et un réseau spécial d'égouts dans la ville seraient chargés de les recevoir. Il n'est pas à notre connaissance que ce système ait fait jusqu'ici l'objet d'un projet adopté, ou seulement établi sur des bases sérieuses, par quelque municipalité.

Pour assurer tout au moins l'évacuation en conduite fermée, depuis le ménage producteur jusqu'à un récipient d'immeubles, susceptible d'être transporté tel quel jusqu'aux décharges, ou vidé dans les voitures de collecte, on a imaginé d'établir dans les maisons des conduites spéciales d'ordures. A chaque étage, est ménagée une ouverture munie d'une porte communiquant avec une petite chambre ayant la forme d'un grand entonnoir, raccordée à la chute avec un grand clapet de retenue placé à l'origine de cette dernière.

M. Kern (1), dans un rapport présenté à la Société de médecine publique et de génie sanitaire, dit qu'il a visité une maison où est installée une semblable conduite. Elle a 0^m,30 de diamètre et se prolonge jusqu'au-dessus de la toiture pour la ventilation.

« Les détritus jetés dans cette chute tombent dans un récipient placé au bas de la conduite. En théorie, ce procédé devrait avoir pour but de faire disparaître les ordures du ménage avant tout commencement de fermentation ; mais en réalité on évite simplement leur transport par les cages d'escalier.

« Il peut arriver que certaines des matières jetées dans cette descente restent collées aux parois, fermentent ensuite, dégagent de mauvaises odeurs et attirent les insectes qui deviennent ainsi un danger pour les habitants. La porte du réduit ne ferme pas toujours hermétiquement et reste quelquefois ouverte, comme il arrive encore aujourd'hui avec les cabinets communs. La chute même se trouve quelquefois obstruée ; les détritus restent répandus sur le pallier, de sorte que ce système peut devenir tout à fait antihygiénique. C'est en somme, sous une autre forme, l'ancien plomb si sévèrement condamné. »

Les conditions dans lesquelles peut s'effectuer la collecte sont presque toujours commandées pour chaque ville par les circonstances locales et les habitudes de la population.

Dans les petites agglomérations, les ordures et débris divers sont le

(1) *Revue d'hygiène et de police sanitaire*, 1910, p. 855.

plus souvent simplement déposés dans la rue, en tas que le service municipal vient enlever tous les matins.

Dans les centres plus importants, on a généralement proscrit aujourd'hui cette pratique, évidemment peu recommandable, des tas, et les ordures doivent être recueillies dans des récipients *ad hoc*, que le service municipal vient vider ou emporter pour les vider à une station centrale.

En France, et le plus souvent à l'étranger, la collecte des ordures est faite chaque jour, aux heures matinales, de façon à être terminée avant le moment où la circulation dans les rues devient notable. Certaines villes effectuent la collecte en deux tournées, l'une le matin, l'autre l'après-midi. Dans d'autres cas la collecte est continue et dure toute la journée.

Le système des collectes multiples se prête mieux, d'une façon générale, à l'organisation du service et à l'utilisation économique du matériel roulant; mais, au point de vue de la propreté et de la liberté des rues, surtout dans les quartiers à trafic intense, la collecte unique, matinale, est certainement préférable.

En certaines villes, où les ordures sont réunies dans des récipients d'immeubles parfaitement clos, on peut, sans trop d'inconvénients, renoncer à la collecte journalière et espacer les enlèvements de deux ou plusieurs jours.

Quand les gadoues ont comme destination finale l'utilisation agricole ou l'incinération, les cendres, qui en hiver arrivent à représenter presque plus de 60 p. 100 de la totalité, constituent le principal obstacle à la facile conduite des opérations, parce qu'elles encombrent tout de leur poids mort. Dans nombre de villes anglaises, on dispose en chaque maison des boîtes où les cendres doivent être vidées seules, pour être enlevées à part. Les règlements sur les constructions pourraient imposer, comme c'est le cas à Liverpool, l'obligation d'installer dans tout immeuble des boîtes à cendres convenablement disposées.

Récipients et véhicules. — Selon la densité de la population, sa répartition dans les maisons et la disposition même des immeubles, on a recours aux récipients individuels pour chaque ménage ou aux récipients collectifs d'immeuble.

Dans certaines villes, chaque ménagère conserve son récipient et doit l'apporter elle-même à la voiture collectrice au moment où celle-ci passe, annoncée généralement par le son d'une cloche. Le plus souvent, surtout dans les grandes villes, les récipients individuels ou collectifs sont déposés en un endroit déterminé de l'immeuble. Ils sont sortis dans la rue au moment de la collecte ou un peu avant, par les soins des agents du service public, ou par le gardien de la maison.

Pour ce qui regarde le récipient de ménage, où se fait toujours la première collecte, s'il ne va pas à la rue et doit être simplement déversé dans un récipient d'immeuble, il ne peut évidemment être rien prescrit. Tout ce qu'on peut faire est de recommander qu'il soit en métal, facile à nettoyer et pourvu d'un couvercle. Chaque logement devrait posséder pour servir de réceptacle au récipient un réduit à angles arrondis, à parois lisses recouvertes de ciment ou de carreaux de faïence, de façon à être d'un nettoiement facile et bien aéré sur l'extérieur.

Les récipients collectifs d'immeubles et les récipients de ménages qui vont à la rue peuvent et doivent faire l'objet de prescriptions de la part des autorités municipales. Ces prescriptions devront avoir pour but de rendre le modèle autant que possible uniforme, fermé de façon que son contenu soit inaccessible aux chiens, aux rats, etc., approprié au mode de collecte et, s'il doit y avoir transvasement, disposé pour que celui-ci puisse se faire en imposant aux ouvriers le minimum de fatigue tout en présentant le minimum de chances que des ordures ou des poussières se répandent dans la rue.

Les récipients d'immeubles doivent être placés dans des locaux dont l'accès et le nettoyage soient faciles et qui soient toujours parfaitement aérés.

Ces récipients, s'ils ne sont pas très soigneusement clos et de taille suffisante pour que les ordures ne les emplissent jamais jusqu'à en empêcher la fermeture, présentent une cause d'insalubrité, grave pour certaines villes, en raison de l'alimentation facile et abondante qu'ils offrent à la population murine.

Il est à peine nécessaire de rappeler ici que les recherches expérimentales et épidémiologiques de ces dernières années ont définitivement mis en évidence le rôle prépondérant que jouent dans la diffusion de la peste : 1° les rats, comme réservoirs ambulants de virus; 2° les puces de rat, comme agents de dissémination des germes pesteux qu'elles prennent sur le rat moribond et avec lesquels elles vont infecter, selon les circonstances, le rat ou l'homme. On peut dire d'une région, d'une ville, d'une maison, qu'elles seront d'autant plus sensibles à la peste que la population murine y sera plus abondante et que les points de rapprochement entre le rat et l'homme y seront plus nombreux et plus intimes. Les seules mesures d'assainissement efficaces, en matière de prophylaxie antipesteuse, sont celles qui visent la destruction ou l'éloignement des rats. Or, sans faire l'histoire des campagnes raticides entreprises depuis plusieurs années dans les diverses parties du monde, et de leur insuccès à peu près constant, nous rappellerons ce que nous avons déjà écrit ailleurs [1]:

« Les mesures sur lesquelles on doit compter surtout pour obtenir un assainissement permanent et mettre une ville à l'abri de la peste

---

[1] La dératisation. *Bulletin de l'Office international d'hygiène publique*, 1910. p. 372 et suiv.

en la rendant, selon l'expression américaine, *rat-proof*, sont celles qui s'attaquent directement aux causes premières du mal, en supprimant tout ce qui peut donner aux rats nourriture et abri. Dans cet ordre d'idées, il faudra organiser sur des bases rationnelles la collecte et l'élimination des ordures ménagères et des déchets de toutes sortes. Les ordures des maisons devront être enfermées dans des boîtes métalliques, couvertes, à l'épreuve des rats. »

Lorsque la ville de San-Francisco s'est trouvée, en 1907, sérieusement atteinte par la peste, le premier soin des autorités sanitaires a été de rendre obligatoire l'usage, pour les ordures, de boîtes métalliques à l'épreuve des rats. Le rapport établi en 1909 par le Dr Blue sur l'ensemble de la campagne antipesteuse mentionne, en première ligne, que du 23 septembre 1907 au 1er mars 1908, 13 000 maisons ont été pourvues de récipients répondant aux prescriptions de l'ordonnance.

En dehors même de leur rôle comme propagateurs de la peste et d'autres maladies, pour lesquelles ils se trouvent à l'heure actuelle sinon reconnus absolument coupables, tout au moins fortement incriminés, les rats constituent des commensaux suffisamment désobligeants et incommodes, pour que des mesures qui doivent avoir pour effet d'en restreindre le nombre puissent être considérées comme d'importance primordiale pour la salubrité publique, surtout lorsque, comme dans le cas présent, la propreté y trouve aussi son compte.

On a proposé beaucoup de modèles de boîtes à ordures, et il ne peut entrer dans notre cadre d'en donner la nomenclature. Les conditions auxquelles elles doivent satisfaire sont d'ailleurs simples et peuvent être remplies de bien des façons. La tôle galvanisée paraît, en tout cas, la matière première la plus recommandable.

A titre d'exemple d'ordre à la fois réglementaire et technique nous citerons les dispositions adoptées par la municipalité de Nancy (1) : « Les récipients destinés à contenir les ordures ménagères ne devront, étant remplis, peser plus de 20 kilogrammes chacun. Ils seront exclusivement métalliques et de forme cylindrique et auront au plus $0^m,40$ de diamètre et $0^m,50$ de hauteur. Ils devront être munis de couvercles métalliques à anse, les obturant complètement et ne pouvant être soulevés facilement par les chiens, ni se séparer de la boîte lors de son renversement. La pénétration du couvercle dans le seau sera d'au moins $0^m,08$. Le fond sera muni d'une poignée placée au-dessous d'un évidement établi à cet effet. Lesdits récipients devront être maintenus en bon état d'entretien et de propreté, tant intérieurement qu'extérieurement. Ceux qui ne répondront pas aux conditions ci-dessus seront refusés.

« Un délai de trois mois est accordé pour le remplacement des récipients en service au moment de la mise en vigueur du présent arrêté.

____

(1) *Revue municipale*, 1909, p. 331.

Les nouveaux récipients devront également être remplacés aussi souvent que leur forme sera altérée d'une façon telle que le couvercle ne puisse plus s'adapter exactement sur le seau. Ce remplacement sera effectué le lendemain du jour où l'avertissement sera donné verbalement.

« Il est interdit à toute personne soit de vider les récipients sur la voie publique, soit de les ouvrir ou d'y chercher quoi que ce soit. Les propriétaires qui auraient des recherches à faire devront rentrer leurs récipients pour cette opération. »

Le système qui consiste à faire la collecte au moyen de récipients qui sont apportés vides par le service et repris pleins, pour être vidés et nettoyés dans une station centrale, est assez répandu à l'étranger, notamment en Allemagne et en Autriche.

A Kiel, les récipients d'immeubles sont constitués par des boîtes cylindriques métalliques de 80 centimètres de hauteur sur 45 de diamètre, munies d'un couvercle fermant bien. Une de ces boîtes est déposée dans chaque maison et, à intervalles variant avec l'importance de l'apport journalier, le service municipal vient enlever la boîte pleine qu'il remplace par une vide. Les boîtes ainsi collectées sont transportées à l'usine d'incinération; leur contenu est déversé dans la fosse de réserve; elles sont nettoyées, réparées si besoin est, et remises en service.

Dans certaines villes (Trieste, Marienbad, etc.), on utilise un système combiné de voitures et de récipients spéciaux, dit *Koprophor*.

Dans les maisons où les boîtes de ce genre sont utilisées, les locataires sont munis de récipients allant sur les *Koprophor*. Les boîtes, généralement verticales et d'une hauteur qui atteint jusqu'à 90 centimètres, sont placées dans la cour; leur couvercle est enlevé et un chapeau est placé sur l'orifice. Le chapeau porte une ouverture, par laquelle on vide les récipients de ménages, munie d'un obturateur formant clapet de retenue. Les petits récipients plongeant à l'intérieur du chapeau, aucune poussière ne peut se répandre pendant le déversement, pas plus qu'après, car aussitôt que le récipient est retiré, le couvercle du chapeau vient fermer l'ouverture.

A Berlin, l'enlèvement se fait en grande partie dans les mêmes conditions, d'après le système Röhrecke. La voiture collectrice, qui peut contenir quarante-quatre boîtes, s'arrête devant les maisons; deux hommes du service d'enlèvement, munis chacun d'une courroie, portent à l'intérieur une boîte vide, ferment hermétiquement la boîte pleine et l'emportent sur la voiture. Quand il y a plusieurs boîtes pleines à enlever, ils les remplacent par autant de boîtes vides. Une fois que la voiture a fini sa tournée, elle se dirige vers une gare ou un quai où les boîtes sont vidées dans des bateaux ou sur des wagons. Ce système d'enlèvement fonctionne de six heures du matin à trois heures de l'après-midi avec la plus grande propreté et sans produire la moindre poussière.

M. Kern a proposé un système qui mérite d'être examiné avec intérêt, parce qu'il éviterait le transport du poids mort considérable que représentent les boîtes métalliques. Voici comment il en expose l'économie : « Le moyen que je propose permettrait un bien plus rapide enlèvement qu'à l'heure actuelle et offrirait toutes les garanties nécessaires à l'hygiène ; ce moyen consiste à enlever les ordures ménagères dans des sacs appropriés à cet usage. Supposez un sac ayant, tout ouvert, un diamètre de 45 centimètres, donnant un développement circulaire de 141 centimètres et une surface de 1 500 centimètres carrés. Ce sac, ayant une hauteur totale de 90 centimètres, avec 80 centimètres de hauteur utile, aurait une capacité de 125 litres environ, par conséquent plus que le maximum prévu par l'arrêté préfectoral de 1884. Ce sac fait en toile très résistante, aurait le très grand avantage de n'occuper dans la voiture que le volume des ordures enfermées. L'entrée du sac pourrait être rendue rigide sur une hauteur de 10 à 20 centimètres en doublant la toile à cet endroit ou autrement, et le col pourrait être pourvu de trois ou quatre anneaux de chaque côté permettant d'accrocher le sac à environ 80 centimètres du sol sur deux tiges en fer scellées dans le mur ou fixées d'une autre façon, par exemple en les vissant sur du bois au moyen de pattes. Ces tiges seraient pourvues d'arrêts à l'arrière et à l'avant, maintenant le sac couvert perpendiculairement au mur, et les deux tiges seraient également écartées de façon à maintenir le sac béant, avec une ouverture carrée pour faciliter l'introduction des ordures (1). » Le service d'enlèvement viendrait prendre les sacs pleins, préalablement fermés par les soins du gardien de l'immeuble, et laisserait un nombre égal de sacs vides.

Le plus souvent, en France surtout, les voitures ou « tombereaux » affectés à la collecte des ordures sont les véhicules courants du pays, à caisse de bois, simplement recouverts, la collecte finie, d'une « bâche » en grosse toile destinée à empêcher, théoriquement tout au moins, les ordures d'être déversées pendant le parcours, soit sous l'action du vent, soit sous l'action des cahots de la route. Ce système, qui a pour lui les avantages de l'économie, puisqu'il n'oblige pas les municipalités à créer un matériel spécial coûteux, n'aurait pas d'inconvénients dirimants si les préposés à la collecte étaient des gens soigneux, veillant à ne pas laisser s'échapper d'ordures au moment du chargement, assurant ensuite un « bâchage » effectif, et nettoyant les voitures après chaque tournée. Ce sont là, semble-t-il, des précautions qui n'ont rien d'excessif et à l'observation desquelles les municipalités pourraient partout tenir la main, d'autant qu'elles se trouvent toujours inscrites dans les cahiers des charges des entre-

(1) E. KERN, Le traitement des ordures ménagères. *Revue d'hygiène*, 1902.

preneurs. Mais dans les villes importantes, il sera toujours préférable de disposer, pour la collecte des ordures, de véhicules spéciaux.

De nombreux types de véhicules spéciaux ont été proposés et mis en essais dans ces dernières années. Ils peuvent se classer en deux groupes : ceux qui, constitués simplement par une caisse munie d'un couvercle, peuvent recevoir les ordures déversées d'un récipient quelconque, et ceux dont la partie supérieure est munie d'un système de fermeture spéciale s'adaptant seulement au chargement par l'intermédiaire d'une boîte à ordures de modèle déterminé. Tous ont d'ailleurs comme caractère commun d'être à caisse métallique.

La ville de Paris utilise depuis plusieurs années un type dit « voi-

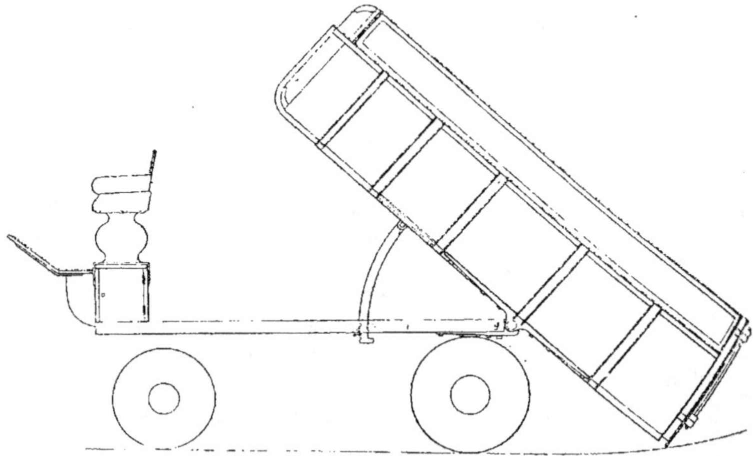

Fig. 239. — Voiture Rivière.

ture Rivière », dont la figure 239 indique suffisamment les dispositions et le mode de déversement. Les deux panneaux, qui forment couvercle, sont mobiles autour de charnières portées sur les montants des deux grands côtés de la caisse.

Cette voiture ne paraît pas réaliser tous les desiderata du service compétent, puisque celui-ci s'est préoccupé d'établir un type meilleur, dont il définit ainsi les données générales (1) :

La caisse doit être entièrement métallique avec un système de fermeture approprié.

Le rebord de la caisse doit être à faible distance du sol, de façon à faciliter le chargement des boîtes. On doit pourtant éviter de faire les roues trop petites sous peine d'augmenter outre mesure la résistance au roulage.

Le déchargement de la caisse doit pouvoir s'opérer facilement et rapidement.

(1) Rapport au Préfet de la Seine par M. l'ingénieur MAZEROLLES, et observations de l'inspecteur général BOREUX, Paris, 1910.

Le volume doit être aussi grand que possible, afin de rendre les transports moins onéreux. On ne doit d'ailleurs pas perdre de vue que la capacité de la voiture est nécessairement limitée par la force même des attelages. A surcharger les chevaux, on risque de perdre plus qu'on ne gagne, d'autre part, à augmenter le cube remorqué.

Avec des voitures ainsi comprises, le basculement « par mise à cul » n'est plus possible, et il faut soit munir chaque voiture d'appareils de levage, soit plus simplement rendre la caisse indépendante du châssis et faire basculer cette caisse après l'avoir soulevée, grâce à des engins spéciaux établis à l'usine. On peut reprocher aux engins de levage individuels par voiture d'exiger un entretien plus difficile, parce qu'ils sont confiés à un personnel plus nombreux et moins expérimenté. D'autre part, les caisses amovibles ont l'avantage de se prêter aisément à un changement éventuel du mode de transport; elles peuvent, en effet, être déposées avec leur contenu soit en bateau, soit sur des trucs de chemin de fer, et on évite ainsi tout transbordement d'ordures. Enfin on peut avec ce système envisager la possibilité de charger directement les fours ou les broyeurs dans les usines, sans passer par un déversement préalable dans une fosse.

En attendant que soit réalisé le type idéal, il faut reconnaître que les modèles actuels de fermeture par panneaux métalliques présentent d'assez sérieuses incommodités.

La cité de Westminster, qui vient de modifier son système de collecte, de façon à établir l'enlèvement journalier terminé avant dix heures du matin, après examen des divers types de chariots à couvercle, les trouvant tous lourds, sujets à dérangement, incommodes pour le travail, a été d'avis que la meilleure couverture était encore une bâche suffisamment large et bien adaptée. Malgré les appréhensions qu'avait fait naître ce genre de véhicules quant à l'évasion des ordures, aucun inconvénient sérieux n'a été signalé à l'usage (1). Ces voitures sont à traction automobile et à roues caoutchoutées.

Lorsqu'elle a réorganisé, en 1910, dans des conditions sur lesquelles nous aurons l'occasion de revenir, la collecte et l'exploitation des gadoues, la ville de Columbus (Ohio) a adopté un chariot bas, à quatre roues, recouvert par une bâche de toile, traîné par deux chevaux. Pour le déchargement, la caisse est « mise à cul » au moyen d'un appareil de levage établi à l'usine.

A New-York, on emploie une charrette métallique, à couvercle également métallique, qui se trouve représentée par les figures 240 et 241. La charge est de 1 mètre cube en moyenne (2).

(1) H. Thompson Lyon, *The Surveyor and Municipal and Country Engineer*, 23 sept. 1910, p. 402.
(2) D'après Chapin, *Municipal Sanitation of the United States*, Snow et Farnham, Providence, 1901.

Parmi les systèmes qui comportent l'emploi de voitures et de boîtes s'adaptant l'une à l'autre, il faut citer celui qui vient d'être mis en usage à Zurich.

Les ordures doivent être déposées dans des boîtes d'un modèle spécial représentées figure 242.

Les boîtes sont fermées par un couvercle à coulisse; il en est de même des caisses collectrices. Pour vider une boîte, on la renverse.

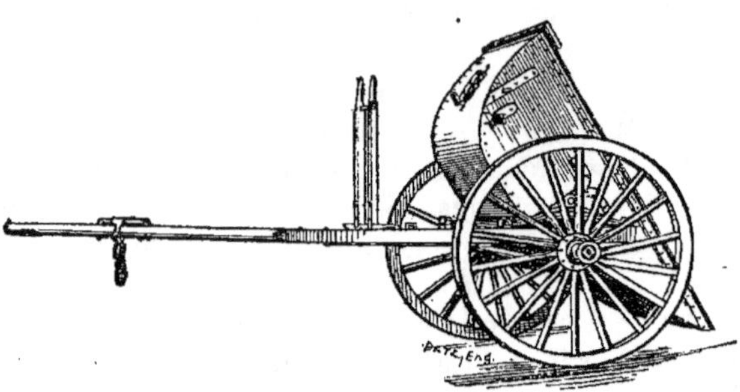

Fig. 240.

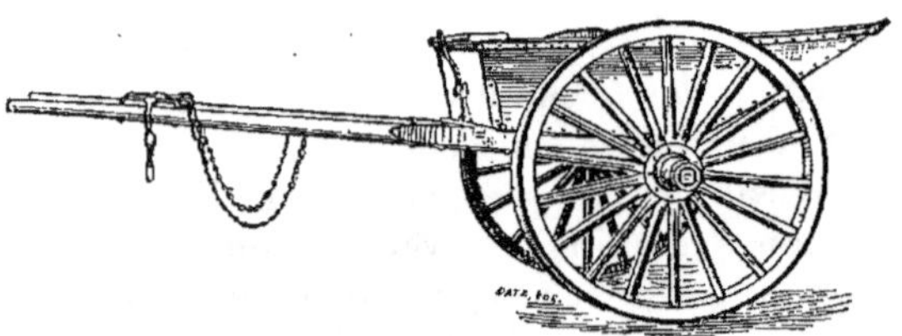

Fig. 241.

Fig. 240 et 241. — Voitures employées à New-York pour la collecte du « garbage ».

sans l'ouvrir, sur le bord antérieur de la caisse et on la pousse d'avant en arrière. Boîte et caisse s'ouvrent simultanément et se referment de même quand on fait le mouvement inverse pour retirer la boîte.

Les voitures collectrices peuvent comporter une caisse unique, comme on voit figure 242, ou une série de caisses indépendantes et amovibles, comme figure 243. Boîtes et voitures sont du système Ochsner.

Les caisses de la figure 243 sont combinées de façon à pouvoir déverser les ordures directement dans les fours d'incinération, par un mécanisme qui se trouvera décrit plus loin.

On voit que, grâce au système adopté à Zurich, les ordures, mises en boîte au moment même de leur production, circulent ensuite en vase clos et ne reviennent au jour qu'à leur sortie de l'incinérateur sous forme de scories.

A Mulhouse, à Strasbourg et dans quelques villes d'Allemagne, on utilise des voitures et des seaux à ordures un peu différents du modèle de Zurich, mais répondant aux mêmes indications. A Mulhouse, par exemple, le seau est du modèle « Victor », à couvercle mobile, guidé par l'anse et se rabattant avec lui. Les voitures sont à quatre roues, d'un volume de $2^{mc},5$. Elles sont divisées en deux parties. La partie avant, fermée en dessus par deux couvercles, est destinée à recevoir les balayures de rue. La partie arrière porte deux tubulures qui reçoivent le seau. L'homme chargé de la collecte n'a qu'à emboîter le seau dans la tubulure et à le faire basculer.

Les tombereaux, ou voitures de divers types, chargés de la collecte

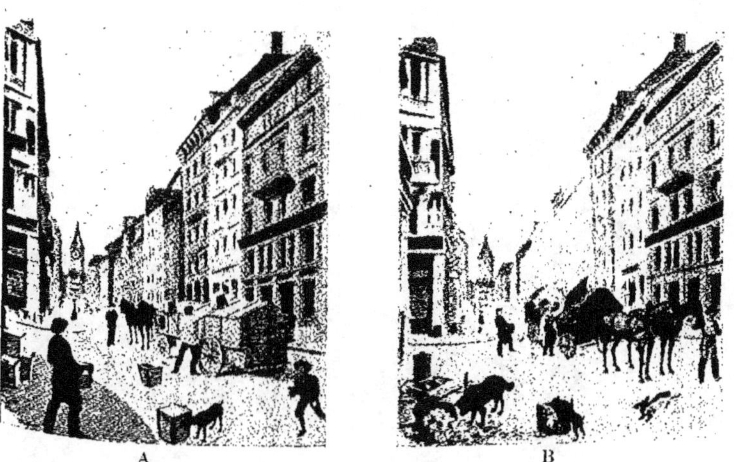

Fig. 242. — Collecte des ordures ménagères à Zurich.

A, Nouveau système ; B, ancien système.

des ordures ménagères, sont partout, en France, à traction animale. La traction automobile, dont l'utilisation possible est actuellement à l'ordre du jour, n'a pas encore été expérimentée chez nous. Dans le Rapport, auquel nous avons déjà fait allusion, M. l'ingénieur Mazerolle et M. l'inspecteur général Boreux, traitant ce côté spécial de la question municipale des ordures, expriment l'avis que, dans l'état actuel, et toute réserve faite pour les innovations que peut apporter l'avenir, non seulement la traction automobile n'est pas à envisager pour la collecte des gadoues, mais encore que, selon toute vraisemblance, ce service sera un des derniers à pouvoir profiter avec avantage de ce mode de locomotion. La raison en serait principalement dans les arrêts fréquents et la durée des stationnements, pendant lesquels l'automobile n'a pas un rendement supérieur à celui de la voiture à colliers, bien que coûtant plus cher. Pourtant les mêmes techniciens ont pu, vers la fin de 1910, élaborer, pour la ville de Paris, un projet de régime nouveau, comportant l'emploi de la traction automobile.

La cité de Westminster a, nous l'avons vu, adopté la traction mécanique. La course des véhicules est courte, car les gadoues sont portées à une usine d'incinération très peu distante des points les plus éloignés de la zone de collecte.

La ville de Liverpool utilise depuis quelques années des wagons automobiles à vapeur qui portent une charge de 4 tonnes et couvrent chaque jour un parcours d'environ 24 milles. Les wagons

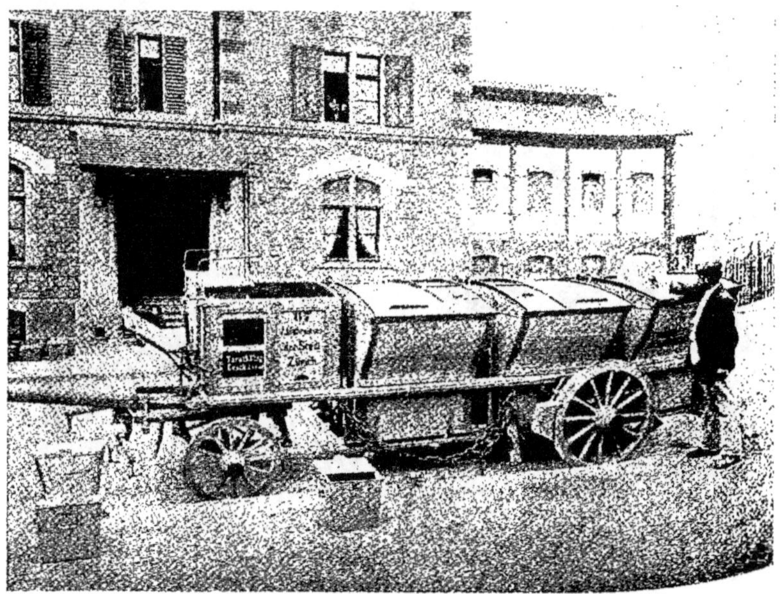

Fig. 243. — Collecte des ordures ménagères à Zurich.

Camion portant trois caisses combinées pour le chargement direct des ordures dans les fours Horsfall (Voy. plus loin).

ont pu, grâce à des agencements spéciaux, être utilement mis à profit en dehors des heures de collecte pour d'autres opérations de voirie : arrosage des rues et projection de gravier.

La nécessité qui s'impose aux grandes agglomérations d'évacuer leurs ordures dans un rayon qui se fait chaque jour plus étendu, soit pour les livrer directement aux agriculteurs, soit pour les amener aux usines de transformation, a conduit, en vue d'éviter des frais de manutention toujours extrêmement onéreux, à rechercher des types de voitures pouvant circuler à la fois dans les rues pour la collecte et sur les voies ferrées pour l'évacuation à distance.

M. Vincey (1), dans son projet de régime nouveau pour les ordures ménagères à Paris, a décrit en 1901 un modèle de véhicules pouvant circuler à la fois sur route, sur voie de tramways et par chemin de fer. Ces véhicules originaux permettraient d'effectuer, sans transbordement aucun, la collecte et l'évacuation même à très grande distance.

Le triage. — Quelle que soit leur destination finale, les ordures ménagères sont presque toujours l'objet d'un triage ou chiffonnage préalable. Il y a à cela une double raison : parmi les produits hétérogènes dont l'ensemble constitue la collecte, il en est qui présentent une valeur marchande assez élevée : d'autres doivent être éliminés sous peine de gêner le traitement ultérieur.

Quand les ordures sont destinées à l'utilisation agricole, il est indispensable d'en retirer les débris de verre, de porcelaine, les boîtes métalliques, etc., qui encombreraient les champs et risqueraient, au moment des travaux, de blesser les hommes ou les animaux. L'opération peut d'ailleurs être faite sur le lieu même d'utilisation.

Il est enfin une catégorie de débris qui sont réfractaires à tout traitement et à toute utilisation, tels sont par exemple les ustensiles hors d'usage en fer émaillé. Ils finissent toujours par constituer, autour des usines ou des places de traitement, des tas encombrants dont l'éloignement entraîne des dépenses qu'il ne faudra jamais négliger de prévoir, quand on se préoccupera d'établir le bilan économique d'un procédé d'utilisation.

À Paris, le chiffonnage est libre ; rien que du fait des professionnels de diverses catégories, les ordures sont soumises à quatre tris successifs.

« Vers cinq heures en été et six heures en hiver, le matin, les boîtes à ordures sont sorties des maisons et déposées sur le bord des trottoirs. Le propriétaire, ou son représentant, le concierge, est chargé du soin d'opérer ainsi la sortie de la boîte à ordures. Pour ce soin, très ordinairement, le concierge, qui est encore au lit à ces heures matinales, délègue à son tour une tierce personne. C'est le plus souvent un chiffonnier, accrédité par le concierge, qui pénètre dans la maison pour en sortir la boîte et son contenu. Celui-ci ne reçoit aucun salaire pour cette besogne. Il n'a que le bénéfice d'un premier chiffonnage, qu'il exécute personnellement ou avec l'aide d'associés.

« Depuis le moment où la boîte est déposée sur la bordure du trottoir jusqu'à celui où s'effectue le chargement de la voiture de collecte, c'est-à-dire pendant une heure en moyenne, le chiffonnage est libre. Conformément aux règles de police, il doit s'effectuer à

(1) Projet de régime nouveau pour les ordures ménagères de Paris, par PAUL VINCEY, ingénieur agronome, professeur départemental d'agriculture de la Seine, Paris, 1901.

même dans les boîtes ou sur des toiles étalées sur le trottoir, où sont déversés les immondices. Par les chiffonniers, les ordures, ainsi répandues sur des toiles, doivent ensuite être soigneusement replacées dans les boîtes (1). »

Le troisième tri est effectué par l'ouvrier qui monte sur la voiture d'enlèvement, aide à soulever les boîtes et à vider leur contenu.

Enfin un quatrième tri est opéré à l'usine même, où les chiffonniers ont un droit d'entrée avant que les ouvriers ne commencent leurs opérations.

Dans certaines villes, le triage, au lieu de ne constituer qu'une opération préliminaire et accessoire, fonctionne comme système fondamental d'exploitation. La totalité des ordures est méthodiquement triée et classée en diverses catégories, qui sont les unes vendues pour des usages industriels, les autres livrées à l'agriculture, brûlées dans les foyers de l'usine, ou utilisées comme matériaux de remblai.

A Puchkeim, où sont triées toutes les ordures de Munich, le travail s'effectue de la façon suivante : les voitures qui apportent les ordures sont prises par un transporteur mécanique, élevées et vidées directement dans un cylindre de triage à claire-voie. Le refus du cylindre tombe sur une bande mobile qui l'entraîne et le long de laquelle s'effectue le triage à la main. Les parties fines passées au travers du cylindre sont reprises, enrichies chimiquement de façon à être utilisables comme engrais. Les chiffons sont lavés et désinfectés avant d'être manutentionnés pour le classement.

A Chelsea (Londres) le « Refuse Disposal C° » fait de même mécaniquement une partie des opérations du triage. « Les ordures sont déchargées dans un grand cylindre à claire-voie, et les poussières causées par ce déchargement, aspirées mécaniquement par un puissant ventilateur, sont refoulées dans un foyer. Tout ce qui sort à l'autre bout du cylindre est classé en différents paniers, tandis que les matériaux tombant à travers sont introduits dans un deuxième cylindre à claire-voie, par lequel les matières sont amenées à l'autre extrémité, où une puissante soufflerie reçoit les papiers dans une boîte en fer, où ils sont soumis à une haute température ; les matières les plus lourdes sont au contraire transportées mécaniquement par une plateforme mobile autour de laquelle sont assis des trieurs finissant le triage. Les matières tombant au travers des mailles du deuxième cylindre sur une bande mobile sont transportées vers le troisième cylindre ne laissant passer que des cendres et des poussières vendues à des briqueteries du voisinage. Les matières sortant à l'autre bout du troisième cylindre servent de combustible aux chaudières, ou sont également vendues aux briquetiers (2). » Les poussières de tous

<hr>

(1) VINCEY, Notice monographique sur les ordures ménagères de Paris. *Bulletin de la Société d'encouragement*, 1900.

(2) KERN, *loc. cit.*

les cylindres sont aspirées mécaniquement, comme il a été dit pour le premier, et refoulées dans le foyer.

II. — HYGIÈNE DE LA COLLECTE.

Les microbes pathogènes dans les ordures ménagères. — Les germes infectieux peuvent être apportés dans les ordures ménagères par les chiffons, les débris de cuisine ou de vêtements, etc., souillés par les excreta de malades, ou par les balayures des appartements que les malades ont habités.

Les poussières que soulève le balayage des chambres de malades contenant des germes encore à l'état frais sont dangereuses. Mais à mesure qu'on s'éloigne de ce terme, par le fait de la dessiccation et des influences diverses auxquelles ils se trouvent soumis, ces germes perdent assez rapidement leur virulence.

Hilgermann (1) a constaté que des germes infectieux pouvaient rester assez longtemps vivants dans les poussières. Des cultures diverses, desséchées sur écheveau de laine, puis mélangées à de la poussière provenant du balayage d'un appartement, ont donné les résultats suivants : les bacilles typhiques conservent leur vitalité pendant quarante jours ; le paratyphique β, un paradysentérique et la bactéridie charbonneuse quarante jours ; au contraire, le microbe de la dysenterie n'aurait pas vécu au delà de dix-neuf jours, le vibrion cholérique au delà de vingt-quatre heures. Dans les ordures ménagères, les cendres de charbon, les débris de cuisines, les mêmes microbes ont vécu moins longtemps ; les bacilles typhiques et dysentériques sont morts en trois ou quatre jours ; le paratyphique en vingt jours et le microbe de Flexner en quarante-huit heures. Nous savons par expérience qu'il ne faut jamais prendre au pied de la lettre les résultats de semblables expériences, qui, malgré tout le soin avec lequel elles peuvent être conduites, s'écartent beaucoup des conditions réalisées dans la pratique. Tout ce que nous pouvons en retenir, c'est qu'elles ne seraient pas favorables à l'hypothèse d'une survie prolongée dans les gadoues des villes des bacilles de la fièvre typhoïde, de la dysenterie, du choléra.

Les germes infectieux qui se trouvent dans les ordures peuvent constituer un danger au moment de la collecte et risquer de contaminer les hommes chargés de vider les récipients de maisons dans les voitures collectrices. A vrai dire, il n'existe pas dans la littérature un seul exemple bien constaté d'un cas de maladie contagieuse contracté par cette voie. Mais la possibilité seule du danger suffit pour indiquer qu'on doit chercher à effectuer le transvasement des gadoues de façon qu'il n'y ait pas contact entre elles et les ouvriers, et sans répandre de poussière, d'autant que la chose est possible et que,

(1) *Arch. für Hyg.*, 1908.

si l'hygiène prophylactique n'y perd rien, la propreté y gagnera beaucoup.

Il est un cas particulier où les balayures risquent de présenter, au point de vue de la propagation d'une maladie épidémique, un danger spécial : nous voulons parler de la peste.

Nous avons dit plus haut le rôle que jouent les puces des rats dans la propagation de la peste. Or la plus grande partie de l'existence des puces se passe sur le sol de l'habitation ou dans le nid de l'hôte. Elles gîtent dans les anfractuosités des parquets, dans les poussières, dans des petits tas de détritus, etc.

Elles ne visitent leur hôte que temporairement, juste le temps de prendre leur nourriture ; en outre, aussitôt après sa mort, elles abandonnent en masse le cadavre. Les rats pesteux (beaucoup plus abondamment parasités que les rats sains) se trouvent ainsi, au cours de leurs pérégrinations, cueillir et semer des puces. Ils laissent derrière eux et autour de leur cadavre un sillage d'insectes dont un certain nombre au moins hébergent et peuvent transmettre des bacilles pesteux.

L'expérience a montré que les puces, privées de tout hôte dont elles puissent sucer le sang, meurent, le plus grand nombre en moins de huit jours, toutes en moins de quatorze, mais pendant la totalité, ou tout au moins la plus grande partie de ce temps elles restent infectieuses.

D'observations faites à Bombay, il résulte que les puces de rat transportées à distance dans les hardes ou les literies provenant de maisons infectées étaient capables de donner ensuite la peste aux animaux d'expériences sur lesquels elles étaient placées.

Quelle que soit d'ailleurs la façon dont les puces se trouvent transportées (avec les hardes, avec les marchandises, etc.), elles s'empressent de rechercher dans leur voisinage leur hôte de prédilection, c'est-à-dire le rat, ou à son défaut un autre animal. En les piquant, elles peuvent les infecter.

On conçoit donc que la peste puisse être transportée à distance par l'intermédiaire de détritus hébergeant des puces. Comme conséquences, les balayures et ordures diverses provenant de maisons, de magasins, de quartiers contaminés de peste humaine ou murine, doivent être tenues pour suspectes et brûlées, ou tout au moins traitées de façon à détruire sûrement les puces qu'elles peuvent contenir.

La même observation s'applique évidemment aux ordures provenant des navires. Les villes maritimes sont intéressées à empêcher que tout navire ayant touché à des ports contaminés, susceptible par conséquent de recéler des rats pesteux, ne puisse évacuer à terre ses détritus de balayage.

A Hambourg, un service de collecte va régulièrement chercher les ordures sur les navires, évitant ainsi, non seulement leur dépôt à terre, mais encore leur jet à l'eau et la souillure du port.

Les instructions prophylactiques rédigées par le gouvernement allemand prescrivent, en ce qui concerne la variole, la scarlatine, la fièvre typhoïde, la dysenterie, etc., que les balayures des chambres de malade doivent être détruites par le feu ou désinfectées (1). Ces dispositions ne se trouvent pas reproduites dans les instructions élaborées par le Conseil supérieur d'hygiène publique de France et sanctionnées par le ministère de l'Intérieur le 23 juillet 1907. Sans doute parce que celles-ci indiquent que le plancher doit être lavé avec une solution antiseptique et excluent par cela même le balayage à sec ou, en tout cas, assurent la désinfection des poussières avant même leur enlèvement.

Le Chiffonnage. — Le chiffonnage a soulevé, de la part des hygiénistes, les critiques les plus vives et les plus justifiées. Mais il nous paraît que celles-ci s'adressent surtout à la façon dont l'opération est généralement pratiquée.

Les chiffons constituent de beaucoup la partie la plus hygiéniquement critiquable de la collecte, et les exemples ne manquent pas de cas où des maladies contagieuses ont été contractées par leur intermédiaire. Pourtant la statistique est à cet égard moins riche qu'on ne pourrait le croire. En outre, elle ne peut être appliquée au sujet qui nous occupe que sous réserve d'une observation : tous les faits de contagion ont été relevés dans des ateliers où les chiffons étaient manutentionnés pour des opérations industrielles.

Les ateliers où sont triés et manipulés les chiffons doivent être l'objet de mesures spéciales visant la propagation possible des germes infectieux. Ces ateliers, grands producteurs de poussière, présentent en outre les causes d'insalubrité graves inhérentes à toutes les industries à poussières et doivent être assainis à cet égard. Donc, vis-à-vis du travail des chiffons, tout un ensemble de mesures sanitaires s'impose. Peut-on dire qu'elles ne sauraient être efficaces sans rendre impossible l'exercice même de l'industrie dont, par conséquent, les hygiénistes doivent être conduits à demander la suppression? Nous ne nous croyons pas autorisé à aller jusque-là. Nous n'avons à nous préoccuper ici que du premier terme des opérations qui mettent en œuvre les chiffons, à savoir leur triage dans le tout-venant de la collecte. Il nous paraît que ce triage peut être fait dans des conditions hygiéniques parfaitement acceptables. C'est le cas notamment à l'usine de Puchkeim.

Ce qui est inacceptable, par exemple, c'est le régime du chiffonnage tel qu'il existe à Paris et que nous l'avons décrit plus haut.

(1) Anweisungen des Ministers der öffentlichen Unterrichts, Medizinalanlange-legenheiten zur Ausführung des Gesetzes betreffend die Bekämpfung übertragbaren Krankheiten, von 28 August 1905, Berlin, 1905-1906.

Ce régime, outre les inconvénients évidents qu'il présente pour la propreté de la rue, a celui, capital, de diviser les chiffons en une infinité de mains. Il a comme conséquence l'éparpillement du travail dans une foule de petits ateliers qui ne peuvent supporter aucun frais d'assainissement et où les conditions d'insalubrité sont portées au maximum.

La suppression de tous ces petits dépôts ou ateliers est désirable mais impossible à réaliser dans l'état actuel des choses. En attendant, et comme le demande Vallin (1) : « Il y a lieu d'encourager et même de provoquer la création des « lessiveries » destinées au lavage et au blanchiment des chiffons, qui depuis quelques années commencent à s'établir dans la zone suburbaine. C'est dans de telles usines que devraient se faire, en une seule fois et avec des installations perfectionnées, ces triages indéfinis qui se renouvellent chez les biffins, les chineurs, les placiers, les maîtres-chiffonniers, et qui se terminent, d'ordinaire, dans d'excellentes conditions, chez les grands négociants et les fabricants de papier. » Les opérations de triage et les petits dépôts doivent être éloignés des quartiers populeux, et on doit recommander d'humecter légèrement les chiffons avant le triage par une aspersion d'eau (80 grammes d'eau par kilogramme de chiffons) additionnée d'une petite quantité de chorure de chaux (15 grammes par litre), d'eau de Javel ou de formol.

La suppression du chiffonnage serait la mesure radicale qui couperait court à tous les inconvénients. Mais, comme le fait observer M. Vallin, il ne faut pas oublier qu'à Paris et dans sa banlieue le nombre des personnes employées dans l'industrie des chiffons est de plus de 20 000. On ne peut supprimer, du moins d'un seul coup, une industrie dont vivent tant de personnes. Il serait en tout cas désirable et possible de lui interdire la rue et de la concentrer dans les usines.

Les récipients et le matériel de transport. — Les récipients à ordures s'ils ne sont pas fréquemment nettoyés et lavés à grande eau, ou mieux avec une solution désinfectante, risquent de devenir une source de mauvaises odeurs. Il en est de même des véhicules et du matériel de chemin de fer qui servent au transport des gadoues. Ce dernier, s'il était utilisé ensuite, sans désinfection préalable, au transport des légumes ou de denrées alimentaires susceptibles d'être mangées crues, pourrait même présenter des inconvénients plus sérieux.

Le Conseil d'hygiène publique et de salubrité du département de la Seine avait émis, dans sa séance du 4 décembre 1908, le vœu que le règlement du 12 novembre 1897, pour le transport par le chemin de fer des matières dangereuses ou infectes, fût complété par l'obligation de n'effectuer aucun transport dans des wagons ayant contenu des ordures ménagères sans que ces wagons aient été au préalable soigneusement désinfectés.

(1) VALLIN, *Conseil d'hygiène publique et de salubrité du département de la Seine*, 10 déc. 1909.

Saisi de ce vœu, M. le ministre des Travaux publics faisait connaître : que la commission d'application du règlement du 12 novembre 1897 consultée avait émis l'avis qu'il n'y avait pas lieu, quant à présent, de prescrire la désinfection demandée. Les raisons données de cet avis sont que : les wagons plats affectés aux ordures ménagères ne sont jamais employés, dans la banlieue de Paris, au transport de légumes ; que la faible valeur des gadoues vertes ne permet pas de les frapper d'une taxe de désinfection s'élevant à environ 2 francs par wagon et dépassant la moyenne de leur prix de vente ; que la désinfection des wagons nécessiterait leur envoi dans les gares, peu nombreuses, outillées pour cette opération et entraînerait leur immobilisation pendant un ou deux jours ; que, dès lors, les Compagnies seraient obligées de relever le tarif, très bas, actuellement consenti pour le transport des gadoues, à moins que la ville de Paris ou ses concessionnaires ne consentent à constituer un matériel spécialement affecté à ce genre de transport.

Le Conseil d'hygiène, après avoir pris acte du fait que les wagons affectés aux ordures ménagères ne sont jamais employés, dans la banlieue de Paris, au transport des fruits ou des légumes, n'a pas cru devoir insister (1).

Les observations relatives à la difficulté de désinfecter les wagons nous paraissent exagérées. Cette désinfection pourrait se faire par un simple lavage avec une solution de chlorure de chaux ou d'eau de Javel (500 grammes de chlorure de chaux ou 1 litre d'eau de Javel pour 30 litres d'eau). Le matériel nécessaire peut se réduire à un seau et à quelques balais.

III. — PROJETS MUNICIPAUX CONCERNANT LA COLLECTE.

Projet de la ville de Paris. — Les services techniques de la ville de Paris viennent d'élaborer un projet de réorganisation de la collecte des ordures ménagères. L'exposé du régime nouveau se trouve annexé au rapport présenté au Conseil municipal, en décembre 1910, par M. Chérioux ; nous en reproduisons les grandes lignes :

« La collecte de nuit pratiquée dans certaines villes de l'étranger, notamment à Cologne et à Hambourg, ne paraît guère admissible pour Paris, au moins dans tous les quartiers. Il serait en effet difficile d'exiger que les boîtes ne fussent sorties au plus tôt qu'après dix heures ou au maximum onze heures du soir ; or, à cette heure-là, bon nombre de quartiers sont encore en pleine animation et, pour les quartiers de résidence, c'est le moment où commencent à se terminer les réunions familiales ou les réceptions ; l'étalage des boîtes d'ordures sur la voie publique à pareille heure serait donc extrêmement déplaisant. Sans

(1) *Conseil d'hygiène publique et de salubrité du département de la Seine,* 11 juin 1909.

doute cette objection n'aurait-elle pas partout la même valeur et les inconvénients à craindre seraient-ils tolérables dans certains cas; quoi qu'il en soit, il paraît difficile de réaliser une réforme générale dans cet ordre d'idées. Tout au plus pourrait-on tenter d'enlever les ordures ménagères de dix heures à minuit dans la moitié des arrondissement et de six heures à huit heures du matin dans l'autre moitié; cette organisation aurait l'avantage de permettre aux voitures de faire une double tournée, ce qui conduirait à employer des véhicules automobiles: par contre, on se heurterait à des réclamations innombrables, car il existerait toujours, dans les arrondisements où la collecte se ferait le soir, des théâtres, des lieux de réunion, cafés, restaurants, etc., dont les intérêts seraient lésés par le nouvel horaire adopté. »

Il faut donc avoir recours à un système comportant la collecte de jour, mais alors celle-ci doit être effectuée de façon à respecter deux principes fondamentaux :

a. Les boîtes à ordures ne doivent pas séjourner sur la voie publique ; elles ne doivent être sorties des immeubles qu'au moment de la collecte;

b. Le transvasement dans les voitures doit être opéré de façon que les ordures soient strictement soustraites à la vue, ce qui entraîne l'adoption de voitures continuellement couvertes et ce qui supprime toutes possibilités de production de poussières ou de dispersion par le vent.

Les meilleurs types de boites et de dispositifs pour la vidange sans échappement d'ordures seraient, d'après les auteurs du projet, ceux adoptés à Charlottenbourg comme récipients de cendres.

« En procédant d'après ces données, on pourrait faire la collecte à n'importe quel moment de la journée (Exemple : Berlin, Charlottenbourg, etc.), et cette conséquence serait de nature à simplifier singulièrement le problème du transport.

« Chaque immeuble serait muni d'une ou plusieurs boites à couvercles analogues à celle décrite plus haut et usitée à Charlottenbourg ; les ouvriers de la collecte pénétreraient dans la maison, y prendraient la caisse pleine et l'y rapporteraient vide. La durée de la collecte serait certainement augmentée du fait de ces allées et venues; nous essayerons plus loin de chiffrer la dépense. Les voitures seraient munies d'un système approprié de trappe. La collecte pouvant se prolonger pendant la journée, chaque voiture ferait plusieurs voyages, au moins deux, si ce n'est même trois. Il serait indiqué d'employer des automobiles. Aux usines, l'arrivée des voitures étant répartie sur une plus longue durée de temps, l'attente serait supprimée et l'on regagnerait ainsi, en partie, la perte de temps due à l'augmentation de durée de la collecte.

« Le service dans les rue commencerait au plus tard (en hiver) à six heures du matin ; la dernière tournée devrait être terminée aux environs de quatre heures du soir. Bien entendu, on commencerait par les voies les plus passantes, de façon à y éviter le stationnement des véhicules au moment où la circulation est la plus intense ; les tournées subséquentes auraient lieu dans les voies et les quartiers de résidence ou de faible animation.

« En somme, pour la moitié environ des immeubles, l'enlèvement ne serait pas opéré plus tard qu'actuellement, et, pour l'autre moitié, il serait retardé de quelques heures ; mais dans l'un comme dans l'autre, l'opération serait conduite de façon à ne présenter aucune gêne ni au point de vue de la propreté, ni au point de vue du bon aspect.

« En ce qui concerne la collecte dans l'intérieur même de la maison, — et nous entendons par là le rassemblement des ordures d'appartement ou d'étage dans le récipient d'immeuble, — il n'y aurait rien ou peu de chose à changer aux habitudes actuelles, là où les immeubles seraient desservis par les premières tournées. Dans les autres cas, il faudrait soit que le récipient commun ait une place appropriée et peu gênante, par exemple, dans une courette, où il resterait constamment à la disposition des locataires, soit qu'il ne fût placé à l'endroit où il ne serait pris par les ouvriers qu'une heure ou deux avant le passage de la voiture ; comme ce passage aurait lieu à une heure à peu près fixe, il serait facile de prendre ses dispositions en conséquence.

« Sans doute il se présentera dans la pratique à ce sujet quelques difficultés, mais elles n'ont rien d'insurmontable ; les règlements à édicter devront laisser une latitude suffisante pour que, dans chaque immeuble, le rassemblement des ordures puisse être opéré au mieux des intérêts de chacun ; le souci de la bonne tenue de l'immeuble et les mesures d'espèces prises par les propriétaires feront le reste. »

La question du chiffonnage serait réglée de la façon suivante :

« Dans la nuit, de une heure à quatre heures du matin, les chiffonniers seraient comme à présent autorisés à vider les boîtes sur une toile et à y faire leurs recherches ; mais ils ne pourraient les sortir des immeubles qu'une à une et seraient tenus de les rentrer une à une sitôt leur visite terminée. S'il restait des ordures sur le trottoir, le fait leur en serait indiscutablement imputable et il pourrait leur être dressé procès-verbal ; s'ils replaçaient les ordures d'une façon malpropre dans les caisses, les concierges dont les immeubles seraient ainsi salis auraient vite fait de leur supprimer la tolérance de chiffonnage. Bon gré, mal gré, ils seraient obligés d'opérer à peu près proprement. A supposer que la propreté dût continuer à souffrir du triage sur une toile, ce triage serait toujours terminé avant l'heure où commencerait le nettoiement, et les cantonniers auraient pu en faire disparaître les traces avant le moment où la circulation des piétons reprend son intensité. »

En définitive le régime nouveau fonctionnerait ainsi :

« *a*. Les boîtes à ordures ne sortiront de l'immeuble qu'au moment où les hommes de la collecte viendront les y prendre pour les déverser dans la voiture. Elles seront par ces mêmes hommes rapportées vides à leur emplacement dans l'immeuble. Elles seront toutes d'un type uniforme et munies d'un couvercle.

« *b*. A titre de tolérance, les chiffonniers qui en auront obtenu l'autorisation des propriétaires ou de leurs représentants, pourront, comme actuellement, vider les boîtes sur le trottoir dans une toile pour y faire leurs recherches ; cette tolérance sera subordonnée à la condition que l'opération commence au plus tôt à une heure du matin et soit terminée au plus tard à quatre heures, que chaque chiffonnier ne sorte qu'une boîte à la fois et la rentre dans l'immeuble immédiatement après l'avoir visitée, qu'il ne soit laissé sur le trottoir aucun déchet quelconque.

« *c*. Les voitures de la collecte seront automobiles, entièrement fermées et munies d'un dispositif à trappes permettant d'y déverser les ordures *en vase clos*, c'est-à-dire de façon à ce qu'elles soient entièrement soustraites à la vue et de façon à éviter toute production de poussière.

« *d*. La collecte commencera au plus tard à six heures du matin ; elle pourra au besoin se prolonger l'après-midi, puisqu'elle n'entraînera plus aucun inconvénient sérieux ni pour la propreté de la voie publique, ni pour le bon aspect ; elle sera organisée de façon à ce que chaque voiture fasse au moins deux tournées.

« A côté de ce programme d'avenir qui ne saurait sans doute être réalisé que progressivement, se posent immédiatement d'autres questions, celles des *palliatifs* à apporter *de suite* à la situation actuelle ; nous citerons par exemple le report du début de la collecte à cinq heures et demie en été et six heures en hiver et l'essai de voitures automobiles et de voitures à caisses movibles. Nous étudions dès à présent des propositions en ce sens ; nous croyons donc inutile de nous y arrêter maintenant. »

Projet du Havre. — Dans la séance du 30 novembre 1910, le Conseil municipal du Havre, sur la proposition de M. de Coninck, a voté le principe de l'enlèvement des ordures ménagères à l'aide de camions automobiles avec remorque. Le nouveau régime doit fonctionner à partir du mois de juin 1911. Cette décision a été prise après de minutieuses études et conformément aux conclusions d'un rapport établi par une commission technique spéciale. Le service serait organisé sur les bases suivantes :

Chaque voiture automobile traînant sa remorque effectuerait sa collecte dans les quartiers de la basse ville où leur circulation serait aisée, puis, abandonnant les remorques chargées, les voitures motrices iraient visiter les rues étroites des vieux quartiers et les voies offrant quelque déclivité. La majeure partie de leur besogne ainsi achevée, les voitures tracteuses viendraient rechercher les véhicules auxiliaires et continueraient la collecte dans les voies larges en se dirigeant, autant que possible en droite ligne, vers l'usine d'incinération.

Un programme a été établi pour la fourniture de dix neuf camions automobiles et de dix-sept remorques; nous en reproduisons ci-dessous les données essentielles :

« Un camion auto et une remorque doivent pouvoir enlever ensemble 11 mètres cubes, sans toutefois que le volume enlevé par le camion auto soit supérieur à 7 mètres, ni inférieur à 5. Il est admis que le poids des ordures ménagères ne dépasse pas 550 kilos par mètre cube.

. . . .

« Les caisses des voitures seront entièrement closes avec ouvertures latérales pour le chargement et ouverture à l'arrière pour le déchargement. Les ouvertures latérales seront munies de volets articulés assurant une fermeture hermétique et disposée de manière à éviter tout ferraillement pendant la marche. Ces ouvertures auront leur partie inférieure à une hauteur ne dépassant pas 1^m,60 au-dessus du sol (cote de rigueur pour la facilité du chargement). L'ouverture d'arrière devra pouvoir permettre le déchargement total, comme il est dit ci-après; elle devra, en outre, être disposée pour qu'on puisse égaliser le chargement ou compléter ce chargement quand il n'est plus possible d'utiliser les ouvertures latérales.

« Les caisses devront basculer à l'arrière, en atteignant un angle de 45° avec l'horizontale pour effectuer le déversement dans les trémies de l'usine d'incinération; le basculement devra être opéré sans avoir recours à des engins indépendants de la voiture et sans autre concours éventuel que celui du conducteur.

« Les fonds des caisses seront entièrement plans, de forme trapézoïdale, avec leur plus grande largeur à l'avant, afin de faciliter le déchargement des ordures.

. . . .

« Les caisses devront couvrir les roues pour éviter que les chargeurs ne risquent d'être blessés pendant la marche du véhicule.

. . . .

« Les roues d'avant des voitures automotrices seront munies de bandages en caoutchouc, les roues d'arrière étant à bandages en fer. Les roues des voitures de remorque seront à bandage en fer. Il pourra être proposé des systèmes de roues élastiques ayant déjà fait nettement leurs preuves, mais il sera donné une garantie toute spéciale à ce sujet.

« Les véhicules auront à faire la collecte des ordures et pendant cette opération subiront des démarrages et des arrêts très rapprochés. Les moteurs devront donc présenter une grande souplesse, et l'attention des constructeurs est tout spécialement appelée sur la nécessité d'embrayages et de changements de vitesse offrant toutes garanties à ce sujet. »

Projet de Rouen. — Le Conseil municipal de Rouen a voté, dans sa séance du 29 janvier 1907, en principe, l'organisation d'un service d'enlèvement des ordures effectuant la collecte sur les bases suivantes. La collecte sera faite au moyen de caisses métalliques, fermant par des trappes, d'un volume d'un demi-mètre cube.

« Le dépôt des ordures continuera à se faire sur la voie publique, dans des poubelles pour lesquelles, sans rien prescrire d'absolu, on recommandera la boîte de tôle de forme cylindrique et haute. Le transvasement se fera dans les caisses susvisées.

« Les boîtes collectrices seront mobiles et reposeront, au moyen de deux tourillons, sur un cabrouet à deux roues, muni de brancards, et qui sera traîné à la main.

« Caisses et cabrouet seront disposés de telle façon que les caisses pourront être chargées et déchargées, sans que les deux ouvriers qui accompagneront le cabrouet aient à y mettre la main.

« Dans les stations de quartier, les caisses reposeront sur deux chantiers scellés dans le sol.

« Pour le chargement, le cabrouet enlèverait la caisse sur ses tourillons au moyen d'un simple abaissement des brancards ; pour décharger, le mouvement inverse suffirait. La caisse, placée sur le cabrouet, sera tout à fait à la portée de l'homme chargé d'y déverser les poubelles. Elle sera fermée par un couvercle en tôle attenant au cabrouet.

« Une expérience, faite dans des conditions assurément moins bonnes qu'elles ne le seront lorsque le système fonctionnera dans son entier, permet d'affirmer que l'enlèvement des ordures par ce procédé nouveau n'exigera pas plus de temps que par le mode ancien.

« Lorsque les caisses pleines d'ordures seront rentrées à la station de quartier, munies de leur couvercle, elles y seront reprises par des tracteurs automobiles, disposés pour en emporter huit à la fois et qui feront le transport des stations à l'usine d'incinération. Six tracteurs automobiles sont prévus pour le service des cinquante stations, en sorte que chaque tracteur aurait à effectuer en moyenne neuf voyages.

« Ces voitures donneront en outre à l'administration municipale la possibilité d'assurer un service réclamé depuis longtemps par nos concitoyens : l'arrosage régulier des chaussées.

« Chaque jour, les boîtes de collecte devront être désinfectées et les dépôts de quartier devront être lavés à grande eau. »

III. — L'ÉVACUATION AUX DÉCHARGES. LE JET A LA MER.

Les décharges. — L'envoi aux décharges publiques, et leur utilisation pour combler des excavations du sol, est la méthode simple à laquelle les villes recourent le plus volontiers pour se débarrasser de leurs gadoues. Les dépôts ou voiries ainsi créés présentent, au point de vue de l'hygiène publique, des inconvénients et même des dangers à raison surtout des odeurs qu'ils peuvent dégager et des risques de contamination des nappes aquifères.

Les dépôts de « boues et immondices » sont rangés dans la première classe des établissements dangereux, insalubres ou incommodes, avec comme inconvénient spécifié « odeurs ». Dans les enquêtes qu'ils ont à faire en vue de l'autorisation, les conseils d'hygiène veillent aussi, d'une façon constante, à la protection des sources et des nappes. Au sujet des précautions spéciales qui peuvent être imposées dans chaque cas, on ne saurait rien dire de général ; la rigueur des mesures à prescrire dépend d'ailleurs de l'importance du dépôt prévu, de la nature des détritus qu'il doit recevoir et des opérations qui doivent y être pratiquées.

Une décision du Conseil d'État, en date du 11 mars 1908, permet de classer les établissements où se répartit la charge entre les divers véhicules de la collecte, lorsque l'opération comporte transbordement des gadoues.

Le jet à la mer. — Le jet à la mer, — qui peut se pratiquer sur les ordures telles que les donne la collecte et ne nécessite par conséquent aucun triage préalable, qui ne laisse d'autre part aucun résidu qu'il faille mettre en tas, avec la certitude de s'en trouver un jour encombré, — constitue une solution intégrale de la question, et l'hygiéniste n'aurait rien à y reprendre en principe.

Ce système a été et est encore pratiqué par nombre de villes. C'est ainsi qu'à New-York une partie des ordures ménagères est déversée à la Basse-Baie au moyen de barques d'un type spécial, s'ouvrant en deux par le bas pour évacuer leur charge (1). A Liverpool, une partie des gadoues est déversée dans la Mersey, en aval de sa barre, à 23 milles de la ville. Le transport est effectué par deux steamers construits à cet effet et portant de 390 à 400 tonnes. En 1908, sur 340 422 tonnes de gadoues recueillies, on a envoyé à la Mersey seulement 24 045 tonnes de gadoues et 12 136 tonnes de scories.

Pour que ce système puisse fonctionner utilement, deux choses sont nécessaires, savoir : en premier lieu, que les conditions de la navigation permettent, en tout temps, d'évacuer le jour même la collecte du matin ; en second lieu, que le jeu des vents et des courants marins

(1) Voy. CHAPIN, *loc. cit.*

soit tel que, du point choisi pour le déversement, les ordures se trouvent entraînées vers la haute mer et ne risquent, en aucun cas, d'être rejetées sur la côte vers des lieux habités.

Le Conseil supérieur d'hygiène publique de France a eu à examiner, en diverses circonstances, des projets d'assainissement présentés par des villes maritimes et comportant le jet à la mer, sans épuration préalable, des produits du tout à l'égout. Il a admis que cette pratique pouvait être permise, sous la réserve qu'une étude préalablement faite du régime des vents et des courants marins autour du point projeté de déversement aurait montré qu'il n'y avait à craindre aucun retour des matières vers le rivage.

La tolérance qui s'applique aux produits du tout à l'égout s'applique évidemment *a fortiori* aux ordures ménagères, et là où on peut faire sans inconvénients le déversement de l'un on pourrait aussi conduire les autres. Peut-être même les gadoues, à raison de leurs parties flottantes, constitueraient-elles un bon témoin de la fidélité avec laquelle les produits abandonnés aux courants sont entraînés au large.

En France, seules jusqu'à ce jour, Marseille et Nice ont employé le jet à la mer. A Marseille, cette méthode, dont l'application, collecte à part, coûtait 78 000 francs par an, fut abandonnée en 1886, quand on résolut de transporter la totalité des gadoues vers les plaines de la Crau. A Nice, le jet ne se fait que tous les deux jours, à l'aide d'un chaland qu'un petit remorqueur traîne jusqu'à environ 8 kilomètres du rivage. Lorsque le mauvais temps empêche la sortie du chaland, on est obligé d'aiguiller la collecte vers la campage et de la distribuer chez les cultivateurs de la région. Ajoutons que les ordures reviennent souvent vers la côte de la baie des Anges, le long de la promenade des Anglais. Pour ces raisons, la ville s'est préoccupée de trouver à la question des gadoues une autre solution.

IV. — *L'UTILISATION AGRICOLE.*

I. — L'ENGRAIS GADOUE ET SON UTILISATION EN GÉNÉRAL.

Valeur des gadoues comme engrais. — Les données analytiques que nous avons rapportées précédemment montrent que les gadoues de ville contiennent les divers éléments, azote, acide phosphorique, potasse, que l'agriculture recherche dans les engrais. Si on ajoute qu'elles contiennent aussi en grande quantité les matières cellulosiques, capables de donner par rétrogradation les éléments de l'humus, on voit qu'elles sont capables de constituer non seulement un engrais, mais encore un amendement. Elles sont en définitive capables de répondre aux mêmes indications que le fumier de ferme.

Les ordures ménagères sont employées comme engrais à l'état de gadoue verte ou de gadoue noire et, selon les cas, enfouies dans le sol par les labours ou répandues à la surface en forme de couverture.

La gadoue verte est contituée par les ordures telles qu'elles viennent d'être recueillies, simplement triées pour éliminer les matériaux inertes et susceptibles de blesser au moment du labour les pieds des animaux : débris de verre et de porcelaine, ferrailles, etc.

La gadoue noire résulte de la transformation de la gadoue verte sous l'influence des fermentations se produisant lors de la mise en tas.

La mise en tas des gadoues est une pratique inévitable de leur utilisation comme engrais, non seulement parce que les fermentations dont elles sont alors le siège constituent un temps de la rétrogradation qui rendra leurs éléments utilisables par la végétation, — ces fermentations s'accompliraient après l'enfouissement, — mais parce qu'elle constitue le régulateur indispensable entre la production des villes, qui est continue, et la consommation agricole, qui est intermittente.

Dès les premiers jours de la mise en tas, la fermentation se déclare. Sur son mécanisme et sur la nature des microorganismes qui en sont les agents, nous ne savons rien ou à peu près. Elle doit représenter dans l'ensemble une fermentation forménique, analogue à celle qui se produit dans la maturation des fumiers, et les gaz qui se dégagent doivent être, comme pour celle-ci, constitués par un mélange de formène, d'acide carbonique et d'azote.

Quand la fermentation est bien en train, la masse de gadoue s'échauffe et devient le siège d'émanations malodorantes qui peuvent devenir une cause d'incommodité grave. Au bout d'un certain temps, la fermentation se ralentit et la température tombe. La gadoue a considérablement diminué de volume : elle est devenue noire, présentant l'aspect et la consistance du terreau. Elle se prête alors particulièrement bien à l'utilisation agricole.

MM. Muntz et Girard donnent les compositions suivantes pour deux échantillons de gadoue noire provenant, l'un A, d'un dépôt âgé de six mois de gadoues du XIVe arrondissement, l'autre B, d'un dépôt âgé de six mois également de gadoues du Ier arrondissement :

	A.	B.
1er lot. — Matières pierreuses...............	8,4	2,43
2e lot. — Matières organiques et parties fines...	91,6	97,57
Sur le 2e lot : Eau p. 100....................	41,88	49,30
— Matières organiques sèches........	14,02	14,30
— Matières minérales	44,10	36,40
— Azote	0,48	0,40
— Acide phosphorique	0,65	0,47
— Potasse........................	0,56	0,50
— Chaux.........................	4,10	3,03

La comparaison de ces chiffres avec ceux du tableau ci-dessous montre que, si on s'en tient aux données analytiques, les ordures auraient une richesse en principes fertilisants qui ne serait pas inférieure à celle du fumier de ferme. Les gadoues broyées, dont nous reproduirons la composition plus loin, lui seraient même supérieures :

NOMS DES CHIMISTES ET DÉSIGNATION DES LABORATOIRES.	TENEUR PAR TONNE (1 000 KG.) EN			
	Azote total.	Acide phosphorique total.	Potasse totale.	Chaux totale.
§ I. — Fumier d'étable.				
MM. Muntz et Girard.........	5 720	2 600	8 060	Variable.
Wolf...................	5 400	1 930	5 560	—
Aubin, Chimiste de la Société des Agriculteurs de France.............	3 900	1 900	4 500	4 900
Moyennes......	5 006	2 143	6 010	4 900
§ II. — Fumier d'écurie.				
MM. Muntz et Girard.........	4 800	3 200	8 400	Variable.
Wolf...................	5 800	2 800	5 300	—
Georges Ville.............	4 080	1 880	3 750	8 025
Aubin.................	4 000	3 300	7000	Variable.
Moyennes......	4 670	2 795	6 113	8 025

Si nous faisons le calcul, disent MM. Muntz et Girard, en ne considérant que les principes fertilisants, *sans tenir compte de l'encombrement des matières, des frais relativement considérables de transport et de l'utilisation plus ou moins rapide par la végétation*, nous obtiendrons les résultats ci-dessous, en assignant les valeurs suivantes par kilogramme : à l'azote organique, 1,50 ; à l'acide phosphorique, 0,50 ; à la potasse, 0,40 ; à la chaux, 0,10, pour le prix de 100 kilogrammes de gadoue.

| | Gadoues vertes. | Gadoues noires. | |
		A.	B.
Pour l'azote	0,57	0,67	0,57
— l'acide phosphorique	0,20	0.30	0,24
— la potasse	0,17	0,20	0.12
— la chaux	0,02	0,04	0,03
Total	0,96	1,21	0,97

Il faudrait en outre tenir compte de la présence des matières cellulosiques transformables en humus. « Dans le commerce des choses de l'agriculture, on a peu l'habitude d'attribuer une valeur marchande à l'humus. Elle n'est cependant aucunement négligeable. On n'est certainement pas au-dessus de la vérité en attribuant une valeur de 1 franc à l'humus qui représente la matière organique contenue dans une tonne de gadoues de ville (1). »

On trouve, dans nombre de traités et de rapports, des évaluations de la valeur agricole des gadoues, établies d'après la méthode ci-dessus. Mais leurs auteurs négligent le plus souvent les sages réserves dont MM. Muntz et Girard avaient fait précéder les leurs, et ils se trouvent par là conduits à attribuer aux chiffres obtenus une signification qu'ils n'ont pas.

En ce qui concerne l'utilisation par la végétation, bien que les données analytiques conduisent à considérer la gadoue comme étant au moins l'équivalent du fumier de ferme, d'après M. Risler, l'expérience a appris aux agriculteurs de la Beauce à considérer qu'une tonne de fumier vaut deux tonnes de gadoue.

Pour ce qui est de l'encombrement, l'expérience a montré que dès qu'elles doivent s'éloigner de leur point de production, les gadoues de ville se trouvent grevées de frais de transport qui sans — et même malgré — des tarifs spéciaux de faveur deviennent rapidement prohibitifs. La question de l'utilisation agricole de leurs ordures ménagères se ramène, pour la plupart de villes, à une question de transport.

En outre, dès qu'il faut recourir à des mises en dépôts temporaires hors du lieu d'utilisation, les frais de déchargement et de rechargement deviennent extrêmement onéreux.

C'est parce qu'on n'avait pas tenu compte de toute cette complexité de la question et qu'on s'en était rapporté à l'appréciation simpliste de la valeur des éléments fertilisants considérés d'une façon intrinsèque, que bien des illusions fondées sur l'exploitation agricole des gadoues de ville ont dû s'évanouir.

Les prix qu'on peut tirer de la vente d'une tonne d'ordures de ville varient selon les temps et les lieux; mais il n'apparaît pas qu'ils aient jamais atteint, sauf en tout cas de très rares exceptions, les cours élevés que les évaluations précédentes feraient entrevoir.

(1) VINCEY. Notice monographique sur les ordures ménagères de Paris. *Bulletin de la Soc. d'encouragement à l'industrie nationale*, Paris, 1900.

Voici quelles sont les indications fournies à cet égard par les statistiques de la ville de Paris :

1889........ Le prix varie de 0,50 à 0,75)
1892........   —   0,50 à 1,25 (le mètre cube pris à Paris sur wagon
1897........   —   0,25 à 1,50 (ou sur bateau.
1898........   —   0,25 à 1,70)
1907........ Les ordures sont parfois livrées gratuitement aux cultivateurs ou
            vendues à des prix variant de 0,25 à 2,50 la tonne.
1908........   Id.

La gadoue d'été, ramassée d'avril à octobre, est la plus appréciée à raison surtout de sa richesse en débris végétaux ; la gadoue d'hiver, chargée de cendres de charbon de terre, est au contraire peu prisée.

Dans les parties de la Brie voisines de Paris, les agriculteurs qui paient 3 fr. 75 le mètre cube de gadoue d'été, rendu sur place, n'acceptent la gadoue d'hiver que si elle est, également rendue sur place, livrée pour rien.

Voici quels étaient en 1907, d'après les renseignements fournis par les municipalités intéressées au cours d'une enquête instituée par la municipalité du Havre, les prix moyens de vente des gadoues à l'agriculture (1) :

Lille............ 1 fr. le mètre cube pris au dépôt.
Roubaix........ 0 fr. 75 à 2 fr. 75 le mètre cube (ordures brutes).
Reims.......... 1 fr. 50 à 2 francs le mètre cube (ordures triées).
Nimes .... 2 fr. 50 le mètre cube après triage et fermentation.
Bordeaux...... 1 fr. 50 à 4 francs suivant les saisons (ordures brutes).

Pendant longtemps les ordures ménagères n'ont eu, en France et ailleurs, d'autre destination que l'utilisation agricole comme engrais. Elles constituaient même à cet égard une matière assez riche pour que les villes pussent tirer de leur vente, tous frais de collecte payés, un certain revenu.

Peu à peu la situation s'est modifiée. L'engrais gadoue s'est trouvé déprécié et sur certains points complètement abandonné : en sorte que presque partout les villes ont vu les bénéfices qu'elles tiraient de sa vente s'évanouir pour faire place à des dépenses dont la montée, sans cesse grandissante, constitue pour leurs municipalités un sujet de graves préocupations.

Il ne saurait entrer dans le cadre de notre travail d'analyser par le menu les causes de cette évolution économique; pourtant nous ne pouvons, non plus, nous dispenser de les envisager brièvement, car, parmi elles, nous verrons qu'on a fait intervenir des considérations d'hygiène dont nous aurons à préciser le sens et la portée.

Les causes qui, autour de certaines grandes villes, de Paris notamment, interviennent pour restreindre le champ d'utilisation agricole des gadoues sont multiples. La diffusion des engrais chimiques plus facile-

(1) LENORMAND, Traitement des ordures ménagères (Rapport au Conseil municipal, Havre, 1908).

ment dosables et moins encombrants y est pour beaucoup. Il faut tenir grand compte aussi des inconvénients que présentent leurs odeurs dans les banlieues où les maisons de campagne se multiplient, vu surtout l'impossibilité matérielle d'éviter la mise en tas. Les villes qui, comme Lyon et Bordeaux, ont à proximité des terrains peu habités et facilement accessibles, se prêtant à la constitution de dépôts, se trouvent, par le fait, placées pour l'écoulement de leurs gadoues dans des conditions particulièrement avantageuses.

Les agriculteurs n'ont peut-être pas toujours oublié que les villes étant productrices forcées, eux, les acheteurs, étaient maîtres du marché.

Trop souvent des municipalités ont, sous l'influence de préoccupations louables, puisqu'elles procédaient du souci de protéger la santé publique, mais injustifiées, puisqu'elles visaient des dangers inexistants, apporté à la circulation et à l'emploi des gadoues des entraves presque prohibitives.

Pendant la crue de la Seine, en 1910, ce n'est qu'au prix de difficultés inouïes que la Ville de Paris a pu attendre la réouverture de ses usines de traitement. « La plupart des communes riveraines se sont opposées à ce qu'on mît des ordures en dépôt sur les champs de leur territoire; ici, la mairie s'y refusait malgré le désir des cultivateurs; là, c'est par menace et revolver au poing que les habitants faisaient tourner bride aux tombereaux (1). »

Utilisation des gadoues pour l'amendement et la mise en culture des terres arides.— Certaines villes ont pu réaliser, par l'emploi judicieux de leurs gadoues, de vastes opérations d'amendement. Elles ont ainsi gagné à l'agriculture des espaces considérables de terres autrefois incultes.

A Anvers, les ordures de ville, représentant environ 150 000 mètres cubes par an, sont en partie vendues aux particuliers pour l'usage agricole, et en partie utilisées pour la fertilisation de terrains que la ville a acquis dans la Campine, à une distance moyenne de 18 kilomètres.

La ville possède en tout 183 hectares de terrain. Les gadoues y sont répandues sur une hauteur de 45 centimètres, soit à raison de 4 500 mètres cubes à l'hectare. Les terrains, remblayés ensuite, sont ensemencés pour être transformés en prairies. Le rendement de ces prairies est excellent et très rémunérateur.

Depuis 1887, les gadoues de Marseille sont employées à peu près exclusivement à la fertilisation de la Crau d'Arles, et l'œuvre réalisée sous la direction de M. de Montricher est assez importante pour que nous la décrivions avec quelques détails.

La Crau a la forme d'un triangle sensiblement isocèle de 40 000 hectares de superficie. Le sommet est au col de Lamanon, à la cote 110,

(1) MAZEROLLE, *loc. cit.*

la base est formée par le canal d'Arles-à-Bouc, au niveau de la mer.

Le sol est constitué par une terre argileuse (14 p. 100 d'argile coagulable) et silico-ferrugineuse, rubéfiée par oxydation et presque dépourvue de calcaire. Cette terre est mélangée à des cailloux roulés répandus à sa surface ou enfouis dans son épaisseur, dans une proportion de moitié du volume total. La hauteur moyenne de la terre inculte atteint 0ᵐ,30 à 0ᵐ,40.

Sous le poudingue s'étagent, sur une épaisseur de 10 à 15 mètres, les cailloux roulés, de même nature que ceux de la surface, mélangés à des sables calcaires. L'épaisseur de tout le système atteint 20 mètres environ dans la Haute-Crau, vers Lamanon, tandis qu'en aval, dans le voisinage de la mer, sous les marais, elle se réduit jusqu'à disparaître.

La Crau n'est, par sa constitution physique et géologique, que peu favorable au développement de la végétation : elle ne comportait avant les travaux de fertilisation que de maigres herbages, dont la dépaissance ne donnait pas un revenu de plus de 5 à 7 francs par an à l'hectare.

Les premiers essais d'appropriation de la Crau par irrigation et colmatage, effectués au xviᵉ et au xviiᵉ siècle, ont conquis à l'agriculture 20 000 à 25 000 hectares. Mais le colmatage par irrigation seule, à raison de 15 000 à 20 000 mètres cubes d'eau par hectare et par an, même en temps de crues limoneuses, ne s'effectue que lentement et à des conditions financières presque prohibitives.

L'emploi judicieusement combiné des irrigations par les eaux de la Durance et des fumures par les gadoues de Marseille provoque en peu d'années le feutrage du sol, en y incorporant, outre les éléments fertilisants (azote, acide phosphorique et potasse), les matières humiques.

Les gadoues apportées de Marseille chaque matin aboutissent sur le terrain d'exploitation par un embranchement spécial se détachant de la grande ligne Paris-Lyon-Méditerranée à mi-distance environ entre les gares de Saint-Martin et d'Entressen.

L'embranchement s'aiguille sur la voie montante et se bifurque à 150 mètres du point de soudure en deux voies parallèles, pour faciliter l'échange des wagons vides et des wagons chargés.

Les gadoues sont déchargées à la fourche et forment, le long de la double voie de l'embranchement, deux buttes parallèles. Toutefois, pour éviter un développement exagéré de voies ferrées, on a prolongé l'une de celles-ci par une voie volante, sans ballast. Le déchargement se fait à la fourche d'un côté seulement de la voie, laissant l'autre libre ; à mesure que le dépôt se forme et s'agrandit, la voie est déplacée progressivement du côté libre par un simple ripage au levier, exécuté au commandement par une escouade de six hommes.
La voie volante, ainsi déplacée, forme avec le prolongement de la

direction de la voie fixe à laquelle elle est insérée un angle de plus en plus grand. Lorsque les gadoues entassées en forme de vaste triangle ont été successivement enlevées pour être employées, la voie mobile est finalement rendue à son emplacement primitif par des ripages en sens inverse.

Les matières déchargées sont triées à la main, passées à la claie et soumises à divers procédés mécaniques, analogues au blutage et au bocardage. Les produits du triage sont épandus, et après prélèvement des résidus utiles, verres, fers-blancs, chiffons, etc., sont employés au ballastage des voies ou à l'empierrement des routes.

Les gadoues, fermentées et transformées en terreau humifère d'aspect noirâtre et plastique, sont expédiées par voies portatives Decauville en diverses directions. Ce matériel mobile et léger, rayonnant en tous sens, forme, sur l'immense plaine unie, le deuxième réseau, le premier étant constitué par les voies de la grande ligne et de l'embranchement.

Tout agent fertilisant, qui n'aurait pas apporté dans la Crau l'humus indispensable, n'aurait eu sur son sol aucune action utile, mais à la faveur des apports de gadoue les cultures florissantes ont pu prendre la place des zones stériles.

De toutes les cultures, la plus répandue dans la Crau est celle des prairies.

Les prairies de légumineuses servent de point de départ aux prairies de graminées. Sous l'influence de l'azote des fumiers de gadoues, les légumineuses disparaissent en quatre ou cinq ans et font place aux graminées, dont les récoltes sont plus rémunératrices.

Les vignes américaines trouvent dans le sol siliceux et sous le climat de la Crau, des conditions particulièrement favorables à leur développement; les maladies cryptogamiques y sont peu répandues, et la chlorose, si fréquente en sols calcaires, y est inconnue. Les rendements ne dépassent guère 30 hectolitres à l'hectare, mais les vins sont de bonne qualité.

Dans les parties de la Crau qui confinent aux pentes de Salon-Miramas-Istres, existent d'abondantes plantations d'amandiers.

Enfin le mouvement agricole considérable produit par l'entreprise des gadoues de Marseille a récemment donné naissance à deux nouvelles cultures, les truffes et les primeurs.

L'utilisation agricole des gadoues dans le territoire de la Crau d'Arles a conquis à la culture, depuis la fondation de ce service en 1887, plus de 4 000 hectares de terrain pierreux et inculte (1).

(1) H. DE MONTRICHER, *Association française pour l'avancement des sciences*, 1901, et Lettre particulière.

II. — LA QUESTION DE L'UTILISATION AGRICOLE
DES GADOUES DE PARIS.

La situation qui est faite à chaque ville pour l'écoulement agricole de ses gadoues dépend des particularités locales, et il est impossible de rien dire de général quant aux solutions qui peuvent le mieux s'adapter à chacune d'elles. Nous étudierons avec quelques détails le cas spécial de la ville de Paris, et cela moins à raison de son intérêt propre que parce qu'il fournit l'occasion d'envisager la question dans toute sa complexité.

Les gadoues broyées; la poudre de gadoue. — On avait pensé que la difficulté toujours croissante qu'on éprouvait à vendre à l'agriculture les gadoues parisiennes disparaîtrait, ou tout au moins deviendrait moindre, si au lieu du produit brut nécessitant de la part de l'acheteur un triage avant l'utilisation, et toujours peu homogène, on lui présentait une matière triée et homogénéisée par broyage. C'est de cette idée que naquit la première usine de broyage, créée à Saint-Ouen en 1895 par la Société des engrais complets, qui a depuis installé deux usines similaires à Issy-les-Moulineaux et à Romainville.

Dans ces usines, les ordures ménagères sont déversées par les tombereaux dans de vastes fosses où elles s'empilent aux heures d'arrivage, de sept à dix heures du matin. Elles sont d'abord livrées aux chiffonniers qui ont le privilège d'entrée dans les usines, puis se trouvent entraînées par une toile sans fin placée au fond de la fosse. Quatre ouvriers trieurs placés le long du chemin mobile enlèvent au passage les tessons de bouteilles, débris de porcelaine, etc., et en général tout ce qui est impropre à la culture. La gadoue est alors conduite dans un broyeur-malaxeur système Dennin et Pioger, d'où elle sort déchiquetée. Le produit de ce déchiquetage était autrefois directement reçu sur les wagons d'expédition. Il est maintenant soumis à un tamisage qui sépare une partie fine (poudre de gadoue), seule offerte en vente à l'agriculture, et un refus, qui est brûlé.

Un autre mode de traitement comportant le broyage comme élément essentiel a été mis en œuvre, à partir de 1907, à l'usine de Vitry, par la Société des engrais organiques.

Les matières à traiter sont amenées à l'usine, le matin, par les charrettes qui ont effectué la collecte dans les rues ; le déchargement se fait dans une fosse longitudinale. Le fond de cette fosse, profonde de 2 mètres environ, est constitué par un chemin roulant sur lequel des manœuvres étalent sommairement la gadoue, tout en procédant à un premier triage destiné à enlever les objets encombrants. De ce chemin roulant, les ordures passent, au moyen d'un élévateur, sur une toile sans fin qui court au-dessus des broyeurs. Au droit de chacun de ces derniers appareils se trouve placé un ouvrier qui pousse les ordures dans l'entonnoir de chargement, en même temps qu'il enlève à la main les objets volumineux qui peuvent rester.

Les broyeurs sont du système à marteaux de Weidknecht et Schœller. Ils débitent une poudre dans laquelle se retrouvent encore, à l'état primitif, ayant par conséquent échappé au broyage, certains éléments de la gadoue (papiers, chiffons, paille, etc.).

La poudre de gadoue tombe sur un chemin roulant qui la déverse sur un élévateur, par lequel elle est conduite dans un vaste tamis cylindrique animé d'un mouvement de rotation. Ce tamis ne laisse passer qu'un terreau noirâtre, que la Société des engrais organiques appelle *poudro* et qu'elle vend comme engrais.

Le refus des tamis est brûlé.

La Société des engrais organiques se propose de compléter les opérations pratiquées à Vitry en stérilisant le *poudro* par un séchage dans des dessiccateurs Huillard ; le produit deviendrait alors absolument imputrescible et pourrait être conservé sans inconvénient en magasin.

Tel qu'on l'obtient à Vitry, le *poudro* se présente sous forme d'une poudre terreuse, homogène, semblable à du terreau ; il pèse, au mètre cube 1 100 à 1 200 kilos (alors que l'ordure brute en pesait 500) : son odeur, assez prononcée aussitôt après la fabrication, s'atténue avec le temps : au bout de trois semaines, elle a complètement disparu.

Les données ci-dessous se rapportent à l'engrais obtenu avec les gadoues havraises, analysé par M. Pottevin :

	Pour 1 000 kilos.
Azote	1^{kg},56
Acide phosporique	8^{kg},365
Potasse	8^{kg},195
Matières organiques (humus)	»
Humidité	131^{kg},06

Il s'agissait d'une gadoue d'été.

Quoi qu'il en soit de la valeur et de l'avenir commerciaux des gadoues broyées, il faut bien reconnaitre que la mise en œuvre des procédés de broyage n'a pas résolu le problème en vue duquel ils avaient été conçus, et qui consistait à assurer l'écoulement agricole de la totalité des ordures parisiennes. En présence des méventes persistantes, on a dû créer partout, à côté de l'usine de broyage, une usine d'incinération, capable de brûler l'invendu et, le cas échéant, toute la production. Pour sauver les sociétés concessionnaires, la ville de Paris a dû d'abord payer par annuités les usines d'incinération et subventionner leur exploitation, puis encore aller plus loin.

Toutefois il faut remarquer que la Société des engrais complets, qui possède dans chacune de ses trois usines de Saint-Ouen, de Romainville et d'Ivry des usines d'incinération fonctionnant à côté des appareils de broyage, et qui reçoit de la ville de Paris une subvention de 2 francs par tonne d'ordures brûlée, n'a pas été amenée à pratiquer l'incinération sur une échelle un peu étendue pendant les mois d'été, ainsi que cela résulte des données du tableau ci-dessous qui se rapporte à l'exercice 1909 :

Total des ordures, en provenance de Paris, incinérées par mois.

Janvier	12 041,678
Février	11 075,694
Mars	14 0;7,963
Avril	10 725,774
Mai	4 468,800
Juin	»
Juillet	»
Août	665,000
Septembre	81.539
Octobre	10 518.658
Novembre	17 722.995
Décembre	17 734.358

Cette observation est d'accord avec ce que nous savons de la défaveur dont sont frappées les ordures d'hiver. Il est bien vraisemblable que les opérations qu'on leur fait subir, broyage et tamisage, n'arriveront pas à leur donner une plus-value notable, par la raison que les cendres qui les encombrent et font leur principal démérite passeront aux tamis et se retrouveront en proportion accrue dans les poudres. On se rend bien compte qu'il doit en être ainsi en comparant le graphique de la page 453 à celui que nous donnons page 507, et qui est relatif à la teneur en cendres des gadoues de Charlottenbourg.

Plan général d'utilisation. — D'après ce qui précède, le programme rationnel de l'exploitation des ordures parisiennes, tel qu'il paraît résulter des indications de l'expérience, serait : incinération des gadoues d'hiver; écoulement agricole des gadoues d'été, broyées ou non. Il ne nous semble pas démontré que la plus-value que le broyage donne à la gadoue d'été soit supérieure aux charges qu'il entraîne. Le meilleur régime serait peut-être l'évacuation sans rupture de charge, des ordures brutes directement chargées sur wagon, depuis la gare de Paris jusqu'à la gare de destination finale.

M. Risler (1), directeur de l'Institut agronomique, a étudié en 1894 la question de la répartition des gadoues de Paris sur les points du territoire où elles pourraient être utilisées par l'agriculture. Il a tracé un programme dont nous reproduisons ci-dessous les grandes lignes.

Les agriculteurs de la Beauce estiment que deux tonnes de gadoue valent à peu près une tonne de fumier.

D'après cela, les gadoues de Paris (un million de tonnes par an) représentent pour l'agriculture une valeur de 4 500 000 à 5 000 000 de francs, à la condition d'être rendues sur place, ou du moins en gare, près des champs où elles doivent être employées.

(1) Cité par BROUARDEL, *Comité consultatif d'hygiène publique de France*, t. XXVI.

Il est probable que, pour divers motifs, les agriculteurs ne voudraient pas les payer plus de 3 francs à 3 fr. 50.

On emploie une certaine quantité de gadoues dans les départements de la Seine, de Seine-et-Oise et de Seine-et-Marne, mais leur emploi ne prend pas une extension plus grande, parce que leur odeur a de grands inconvénients dans les pays où les maisons de campagne et les villages sont nombreux. Pour absorber le million de tonnes de gadoues que Paris fournit chaque année, il faut pouvoir les porter dans des contrées moins populeuses, comme les départements de la

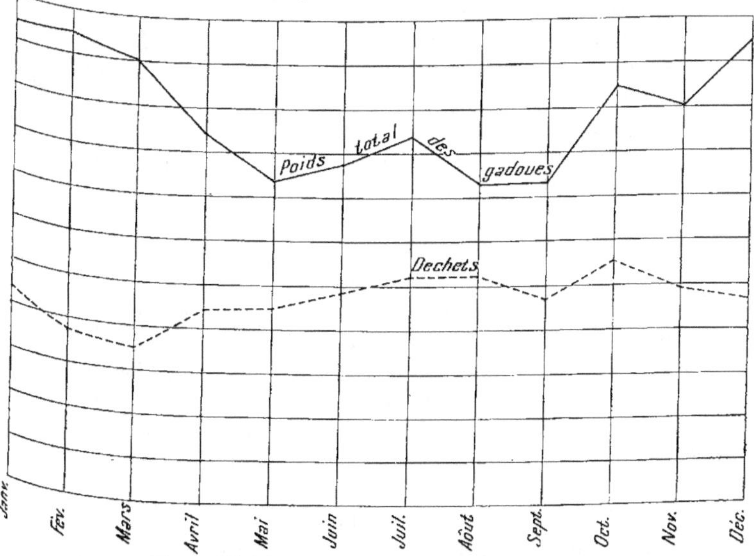

Fig. 244. — Quantités de gadoues reçues par mois à l'usine d'Ivry et quantités de déchets provenant du traitement.

Marne ou ceux du Loiret et de Loir-et-Cher. C'est une question de frais de transport. Voyons ce qu'on pourrait faire dans ces deux régions.

On a l'habitude d'employer beaucoup de compost dans les vignes de la Champagne, qui se trouvent toutes situées à sa limite occidentale, aux environs d'Épernay et dans la vallée de la Marne, jusqu'à Château-Thierry. Les gadoues pourraient entrer dans la confection de ces composts, mêlées à des terres prises sur place qui neutraliseraient leur mauvaise odeur.

Au delà de la bordure de vignes qui se trouve entre la Brie et la Champagne, s'étendent les vastes plaines de craie où les villages et les fermes sont rares. Il ne serait pas difficile d'y trouver des places isolées pour y entreposer des gadoues, et celles-ci seraient très utiles pour fertiliser les champs autour de ces dépôts. Mais, pour y arriver par chemin de fer, il faudrait prendre depuis Châlons, qui est déjà à 173 kilomètres de Paris, les lignes perpendiculaires à la grande ligne qui conduisent soit à Reims ou à Sainte-Menehould, soit à Arcis-sur-Aube et Troyes, et l'on aurait bientôt à dépasser 200 kilomètres, c'est-à-dire à avoir des frais de transport qui absorberaient tout le prix de vente des gadoues, et, dans tous les cas, qui ne permettraient de faire aucune diminution de prix aux syndicats et ne laisseraient aucune marge de bénéfice.

Il est probable que l'emploi des gadoues pourrait prendre une certaine extension dans les parties de la Beauce qui sont traversées par les chemins de fer d'Orléans et de Tours, si la compagnie d'Orléans accordait un tarif assez bas pour le transport, et des facilités pour le déchargement et l'entrepôt de ces matières, dans des endroits où leur odeur aurait moins d'inconvénient que près des gares. Les fermiers de la Beauce auraient intérêt à acheter de plus en plus de gadoues, qui donnent d'excellents résultats dans leurs terres, particulièrement pour la culture de la betterave.

Au delà d'Orléans s'étend la Sologne, contrée de 450 000 hectares, dont la plus grande partie est couverte de bois, mais dont le reste aurait grand besoin des résidus de la ville pour accroître le rendement de ses cultures. Son point central, La Motte-Beuvron, est situé à 157 kilomètres. Son point extrême, Vierzon, est situé à 200 kilomètres de Paris. De La Motte-Beuvron, une ligne secondaire la traverse dans la direction de Blois. Par conséquent les distances à parcourir pour y arriver varient de 130 à 200 kilomètres.

Dans tous les cas, la Champagne, la Beauce et la Sologne réunies pourraient facilement employer le million de tonnes de gadoues que Paris fournit chaque année. Les cultivateurs de Beauce en mettent jusqu'à 80 tonnes par hectare pour leurs cultures de betteraves, mais c'est une fumure qui doit durer trois ans. Comptons seulement 10 tonnes par hectare et par an : il ne faudrait pas 100 000 hectares pour absorber la production annuelle de la capitale.

Les tarifs actuels, consentis par les chemins de fer pour le transport des gadoues, ne se prêtent guère encore à la réalisation du plan dressé par M. Risler.

Les tarifs les plus récents pour le transport des boues, gadoues et immondices de la ville de Paris remontent au 20 octobre 1908, et résultent d'un traité passé entre la ville et les chemins de fer de l'Est, de l'État, du Nord, de l'Ouest, de Paris-Lyon-Méditerranée et de la Grande-Ceinture.

Ils sont applicables à des wagons chargés d'au moins 10 000 kilogrammes ou payant pour ce poids.

Le prix par 1 000 kilogrammes, à augmenter des frais de gare, soit 0 fr. 48 par tonne, est :

Par kilomètre jusqu'à 25 kil........................... 0,04
Par chaque kilomètre en excédent. { De 25 à 50........... 0,02
                                   { Au delà de 50....... 0,01

avec un minimum de 1 fr. 50 par tonne, frais de gare compris.

Pour les relations avec la Grande-Ceinture et pour celles qui s'établissent avec emprunt de la Grande-Ceinture en transit, il est ajouté aux prix ci-dessus, en plus des frais de gare ou, s'il y a lieu, au minimum de 1 fr. 50, frais de gare compris, 0 fr. 40 par tonne pour chaque transmission avec la Grande-Ceinture (1).

Pour couvrir les 150 à 200 kilomètres qui la séparent de sa zone d'utilisation, la tonne de gadoue se trouverait grevée, en comptant 0 fr. 50 pour frais de chargement et de déchargement, d'une taxe allant au moins de 3 fr. 40 à 3 fr. 90, c'est-à-dire dépassant le prix probable de vente.

Mais depuis longtemps la ville de Paris a renoncé à l'espoir d'écouler ses gadoues au pair, même rendues en gare de départ ou à l'usine de transformation. Elle s'est décidée à subventionner à la fois leur destruction par le feu et les opérations qui ont pour but de les transformer en un engrais commercial.

Le Conseil municipal a été saisi, en 1910, d'un projet de régime nouveau qui, — laissant encore en dehors les gadoues du quartier des Halles particulièrement recherchées, et susceptibles d'une adjudication forfaitaire acceptable, — s'applique à l'ensemble des vingt arrondissements dont les gadoues se trouveront ainsi réparties :

Aux deux usines de Saint-Ouen et d'Ivry exploitées,
   d'après ses procédés, par la Société des engrais
   complets, par jour.............................. 733 tonnes.
Aux usines de Romainville et d'Ivry exploitées, d'après
   les procédés appartenant à la Société des engrais
   organiques, par une société à former.............. 944 —
A une usine, à construire à Gennevilliers, qui sera purement incinératrice et exploitée en régie......... 434 —
                                                   ____
                                                    2111 tonnes.

Ce régime doit coûter annuellement à la ville, les gadoues une fois rendues aux usines :

1° Sommes à payer aux sociétés :
   Comme annuité calculée à 6 p. 100 du capital engagé
   (intérêt à 3,5 p. 100 et amortissement en 25 ans)....... 693 000
   Comme subvention d'exploitation...................... 342 000
2° Annuité calculée comme ci-dessus pour intérêt et amortissement du capital engagé dans la construction de
   l'usine de Gennevilliers............................ 186 000
                                                      ____
                   Total...................... 1 221 000

Le projet suppose que l'exploitation de l'usine de Gennevilliers couvrira ses frais par la vente de l'énergie disponible, et que la vente

(1) MAUBECOURT, La question des gadoues de Paris (*Journal l'Engrais*, 25 février 1910).

des engrais produits dans les usines de broyage pourra laisser des bénéfices dont le partage entre la ville et les sociétés se ferait suivant un barème déterminé.

D'après ces prévisions, nous voyons que la dépense annuelle par tonne serait de 1 fr. 69 pour la gadoue envoyées aux usines mixtes et de 1 fr. 26 pour la gadoue incinérée.

Admettons l'évaluation, probablement optimiste, d'après laquelle l'usine d'incinération couvrirait ses frais (Voy. sur le côté économique de l'incinération, p. 483); admettons aussi que les bénéfices tirés de l'exploitation des gadoues broyées, venant en déduction de la subvention, ramènent la dépense pour elles comme pour les autres au taux de 1 fr. 26: il n'en ressort pas moins que cette subvention pourrait, dans l'économie d'un projet ayant pour bases les indications de Risler, être raisonnablement ajoutée au prix que représente la valeur réelle de la gadoue rendue sur place.

Si avec cette donnée nouvelle on confronte les prix de vente probables, indiqués par Risler, et les tarifs actuellement existants, l'opération de l'écoulement agricole apparaît comme parfaitement réalisable, dans des conditions même qui pourraient être moins onéreuses pour la ville de Paris que le régime auquel elle a dû se résoudre.

Il nous semble tout à fait regrettable qu'une telle opération, avantageuse pour tout le monde, n'ait pas tenté les syndicats agricoles des régions intéressées.

M. Vincey a élaboré un programme d'évacuation et d'utilisation des gadoues parisiennes, qui envisage toutes les faces du problème et propose pour chacune d'elles des solutions auxquelles la haute compétence de son auteur donne un intérêt tout spécial. Nous ne pouvons entrer dans des développements à son égard, ayant déjà trop largement traité la question parisienne, et nous devons nous borner à renvoyer le lecteur à la brochure de M. Vincey (1).

III. — HYGIÈNE DE L'UTILISATION AGRICOLE.

Les causes d'insalubrité qu'on a invoquées à la charge de l'utilisation agricole des gadoues de ville visent d'une part les dépôts qu'elle entraîne à faire dans la campagne, d'autre part les dangers de propagation des germes infectieux répandus avec elles sur les champs et les cultures maraîchères.

Les dépôts. — Les dépôts faits dans la campagne, sur le lieu même d'utilisation, présentent comme inconvénients : la gêne qui résulte de la circulation des voitures mal couvertes, l'odeur qu'ils dégagent pendant la fermentation, les souillures que peuvent causer à des sources

(1) Projet de régime nouveau pour les ordures ménagères de Paris, par PAUL VINCEY, Paris, 1901.

ou à des nappes d'eau trop voisines les eaux qui les ont lavés. Les deux premiers ordres d'inconvénients, dont l'importance s'accroît évidemment en raison directe de l'importance du tas, ne correspondent en somme qu'à des causes d'incommodité, faciles à apprécier et à éviter par des précautions simples, notamment en tenant les tas suffisamment éloignés des chemins des habitations et des sources.

L'ordonnance du préfet de police du 24 décembre 1881 contient les dispositions suivantes :

« Aucun dépôt de boues et d'immondices ne pourra être établi dans l'intérieur des cours, jardins ou autres enclos contigus aux habitations.

« Les dépôts de cette nature pourront être formés dans les champs par les cultivateurs, après déclaration à la préfecture de police et avis favorable de l'autorité municipale, pourvu que leur emplacement soit à une distance d'au moins 200 mètres de toute habitation et de 100 mètres des routes et chemins.

« Cette distance pourra être réduite dans le cas où les chemins ne serviraient qu'à l'agriculture.

« Sont exceptés des dispositions de l'ordonnance les dépôts de boues et immondices assez considérables pour former des voiries, lesquels sont soumis aux formalités prescrites pour les établissements dangereux ou insalubres de première classe. »

L'emploi cultural. — Les microbes des affections gastro-intestinales susceptibles d'être transmis par l'eau et les aliments quittent le malade avec ses excreta : fèces, urines, vomissements. Les ordures ménagères présentent un degré de suspicion en rapport direct avec les chances qu'elles ont de se trouver contaminées par ces excrétions mêmes.

Quand les boues et poussières de rue sont comprises dans la collecte, elles peuvent constituer une cause de contaminations. On lit dans le rapport présenté au Comité consultatif d'hygiène publique de France, en 1896, par Brouardel et Du Mesnil : « Si à Paris le cube des ordures ménagères est évalué à un litre par habitant et par an, il est plus considérable à Marseille, et leur qualité comme engrais est supérieure grâce à la proportion de matières fécales qu'elles renferment, étant donné dans cette ville la pratique du jetage à la rue (1). » La situation est certainement changée à Marseille depuis l'assainissement ; mais notre citation montre bien qu'il se rencontre des gadoues de ville présentant tous les dangers des matières de vidange et auxquelles, par conséquent, doivent être réservés les mêmes sort et traitement qu'à ces dernières.

Au contraire, si la collecte ne comprend que les ordures ménagères proprement dites, il nous paraît difficile qu'elles comportent une

____

(1) *Travaux du Comité consultatif,* t. XXVI, p. 210.

souillure importante par des microbes intestinaux. Si des matières fécales s'y trouvaient systématiquement mélangées par malveillance ou par incurie, les préposés à la collecte ne manqueraient pas de protester, et il serait facile de faire cesser les abus.

Nous considérons donc que les ordures ménagères, ne contenant que ce qui répond à leur définition même, ne peuvent être, en règle générale, pour les sources et les cultures, une cause de contamination spécifique.

Cette distinction entre les diverses significations que peut recevoir, hygiéniquement parlant, le terme de gadoues de ville, nous a paru intéressante à établir, notamment en ce qui concerne l'application possible, à ces matières, des articles 10 et 28 de la loi du 15 février 1902.

Pour éviter à cet égard toute discussion, les villes agiront sagement en évitant de mélanger les boues et poussières de rue aux ordures ménagères, et en donnant aux premières la même destination qu'aux matières fécales(1). Cette pratique s'impose tout au moins pour les quartiers qui, à raison de particularités spéciales, se trouvent, au point de vue des pratiques du tout à la rue, frappés de suspicion légitime.

Même si les ordures ménagères ne peuvent apporter aux nappes et aux cultures qu'une souillure banale, il est important de l'éviter. On établira les tas à distance suffisante des puits et des sources. A moins de situations spéciales, il nous paraît qu'une distance de 100 mètres est largement suffisante.

Appliqué à la grande culture, selon le mode d'enfouissement par labours, l'engrais gadoue ne présente aucun inconvénient; il ne rentre même pas dans la catégorie de ceux dont l'usage peut être interdit dans le périmètre de protection des sources. On l'utilise assez souvent pour les cultures maraîchères sous forme de couverture. Dans les vœux présentés à la Société de médecine publique par sa Commission spéciale des ordures ménagères, il est dit (2) : « Avec ces engrais, à moins de stérilisation préalable, la fumure dite en couverture doit être rigoureusement interdite, en ce qui concerne les terres couvertes de productions légumières ou fruitières destinées à être mangées à l'état cru. » Nous demandons qu'on distingue. Si la suppression des couvertures de gadoue doit avoir pour conséquence la suppression même de la méthode des couvertures ou l'emploi pour cet objet d'une fumure spéciale, à l'abri de tout soupçon, nous sommes d'accord. Si elle devait aboutir au remplacement des gadoues par le fumier de ferme, nous ne pourrions l'accepter. Le fumier est toujours souillé de matières fécales, et nous le considérons comme une fumure beaucoup plus dangereuse que les gadoues de ville.

(1) Pour l'élimination des boues et poussières de rue, voy. fasc. XII.
(2) *Revue d'hygiène*, août 1910.

Cette notion que le fumier gadoue est moins dangereux, au point de vue des contaminations spécifiques, que le fumier de ferme nous paraît bien de nature à préciser combien les appréhensions et les plaintes qu'ont soulevées, en maintes occasions, les fumures à la gadoue, ou les tas de gadoue préparés en vue de la fumure, étaient exagérées.

Les types de règlements sanitaires communaux adoptés par le Conseil supérieur d'hygiène pour servir de guide aux municipalités, dans l'établissement des règlements prévus par l'article 1er de la loi du 15 février 1902, ne contiennent aucune disposition visant la collecte, l'évacuation ou l'utilisation des ordures ménagères.

L'article 74 du règlement type, applicable aux villes, spécifie qu'il est interdit de déverser des matières de vidange et des eaux d'égout sur les champs où sont cultivés au ras du sol des légumes et des fruits destinés à être mangés crus. Il est muet sur l'utilisation possible, pour les mêmes cultures, des ordures ménagères.

On peut diminuer les inconvénients des odeurs qui se dégagent des tas de gadoue en les recouvrant de terre. A Liége, la ville prépare un engrais recherché des agriculteurs en procédant de la façon suivante. Les ordures sont conduites à Brenoux, commune limitrophe, où se trouve un vallon spacieux et profond, s'étendant environ sur 500 mètres de longueur.

Après chaque déversement des ordures d'une série de voitures, on répand sur la masse un lit de chaux vive en poudre. Chaque jour, il vient deux séries de voitures. A la fin de la journée, on complète l'opération par l'arrosage avec un lait de chaux.

On obtient ainsi un engrais très recherché par les agriculteurs et les maraîchers. Comme le dépôt s'étend sur une grande longueur, la culture peut s'approvisionner dans les amoncellements qui ont deux et trois ans de date. La coupe du déblai est nette et permet d'y apercevoir les couches successives du terreau qui s'y est formé.

Pour la vente de ce terreau, la ville perçoit une somme de 0 fr. 50 par charrette.

Il n'y a pas eu de plaintes formulées par les populations relativement aux odeurs dégagées par les gadoues (1).

Souvent, des maires ont pu prendre, vis-à-vis de la circulation ou de l'exploitation des gadoues de ville, des mesures qui équivalaient à la prohibition absolue. Leur autorité est en effet très étendue.

La Cour de cassation a décidé (26 février 1908) que « est légal l'arrêté municipal portant interdiction de transporter des gadoues sur le territoire d'une commune, du 1er juin au 1er octobre de chaque année ».

Le règlement municipal de la commune de Grigny susvisé est ainsi conçu :

(1) Maurecourt, *Journal l'Engrais*, Paris 1910.

ART. 2. — Les dépôts, le transport et l'épandage des engrais désignés à l'article précédent (boues, gadoues, immondices, etc.) et de tous autres engrais de commerce dégageant des odeurs nuisibles à la salubrité, ne pourront être autorisés que du 1er octobre de chaque année au 31 mai suivant.

Les attendus de la Cour disent notamment que, « par la disposition susvisée, relatée, le maire n'a pas dépassé le cercle de ses attributions, tel qu'il est fixé par l'article 97 de la loi du 5 avril 1884, dans l'intérêt de la salubrité publique; que, d'autre part, cette disposition constitue non une interdiction absolue qui pourrait être contraire à la liberté du commerce et de l'industrie, mais une réglementation dont la légalité ne saurait être contestée.

« Si l'autorité judiciaire est compétente pour apprécier la légalité d'un arrêté municipal, elle ne peut, sans excès de pouvoir, en apprécier l'opportunité; ce droit n'appartient qu'à l'autorité administrative. »

Contrairement à l'avis de la Cour, il nous semble bien que l'interdiction de la circulation des ordures du 1er juin au 30 septembre équivaut à une prohibition absolue de l'utilisation agricole des gadoues. Dans le cas particulier de Paris, les seules ordures vraiment utilisables pour la fumure sont celles de l'été; celles d'hiver sont déjà et semblent bien devoir être pour toujours, dans l'avenir, brûlées. Si les maires de toutes les communes circonvoisines prenaient des arrêtés interdisant la circulation des gadoues sur leur territoire en été, comme on ne pourrait songer à établir des dépôts dans l'intérieur de la ville, ce serait l'interdiction formelle et absolue faite à Paris d'envoyer ses gadoues sur les champs.

L'arrêté de la Cour de cassation fait d'ailleurs observer que l'autorité administrative reste juge de l'opportunité des mesures prises par le maire en exécution de la loi de 1884. Il serait désirable, pour éviter les excès de prudence ou de zèle, que les administrations préfectorales prennent l'habitude de ne jamais sanctionner les arrêtés de la nature de ceux que nous visons, sans l'avis du Conseil départemental d'hygiène; ou même, si la question met en jeu les intérêts des grandes villes situées hors du département intéressé, sans l'avis du Conseil supérieur d'hygiène.

V. — L'INCINÉRATION.

I. — GÉNÉRALITÉS SUR LES FOURS INCINÉRATEURS DE GADOUES.

Historique.— Bien que l'incinération ne soit pratiquée en France, à l'heure actuelle, que par deux villes seulement, Paris et Elbeuf, elle est largement répandue à l'étranger, surtout en Angleterre.

Les premiers essais furent faits à Londres en 1870. Les résultats furent médiocres. Mais bientôt la méthode se perfectionna. Sur le continent, les villes de Bruxelles (1872) et d'Hambourg (1875) l'adoptèrent et créèrent des usines qui fonctionnent encore presque dans les conditions mêmes de leur installation.

A Paris, en 1895, des fours d'essai furent annexés à l'Usine municipale du pavage en bois, quai de Javel, et des expériences se poursuivirent toute l'année.

Les résultats de ces expériences furent l'objet d'une publication de M. Petsche, qui les considérait comme très favorables et permettant de concevoir l'application en grand.

Nous avons vu, plus haut, pour quels motifs l'incinération a été définitivement adoptée en 1907, comme auxiliaire du broyage, dans la mesure où la production de l'engrais gadoue dépasse les besoins de l'agriculture.

Dans les premiers fours construits, qui étaient à tirage naturel, la température n'atteignait jamais le degré nécessaire pour que la combustion des gaz formés par la distillation des gadoues, au moment de leur entrée dans le four, pût être complète. Ils dégageaient par les cheminées des produits malodorants, et les usines d'incinération soulevaient des plaintes justifiées. Depuis lors, nombre d'ingénieurs se sont attachés à les perfectionner. Leurs efforts avaient un double but : obtenir le plus de chaleur possible afin de créer une force motrice largement utilisable, et sauvegarder les lois de l'hygiène, pour que les incinérateurs puissent être édifiés sans dangers, même au milieu des quartiers habités.

Un progrès décisif fut réalisé par l'adoption du tirage forcé obtenu par l'injection sous les grilles, d'un courant d'air, ou pour quelques types d'installation, de vapeur d'eau. C'est à partir de cette époque que la température des fours devint assez haute pour assurer la destruction totale des matières organiques, en même temps que la production d'une quantité de vapeur suffisante pour assurer les services de l'usine et laisser encore de l'énergie disponible.

Caractères généraux des usines d'incinération. — Pour étudier méthodiquement les usines d'incinération de gadoues, il est commode de diviser les installations qu'elles comportent en quatre groupes comprenant respectivement :

1º Le four proprement dit avec ses dépendances : amenées d'air ou de vapeur pour le tirage forcé, conduits évacuant les produits de la combustion ;

2º Les dispositifs adoptés pour recevoir les gadoues et les amener sur les grilles de combustion, ainsi que ceux destinés à enlever des grilles et à évacuer hors du hall de l'usine les scories ;

3º Les installations faites pour tirer parti des scories ;

4º La partie mécanique, comprenant : les chaudières interposées sur les conduits d'évacuation des gaz chauds pour récupérer la chaleur sous forme de vapeur d'eau : et la machinerie qui met en valeur l'énergie ainsi récupérée, soit pour le fonctionnement même de l'usine en actionnant les ventilateurs, les grues électriques, etc. ; soit, quant au surplus disponible, pour la fourniture à d'autres industries.

L'étude détaillée des installations du quatrième groupe sortirait tout à fait du cadre d'un traité d'hygiène publique. C'est affaire exclusivement de constructeur et de mécanicien. Il n'y a d'ailleurs là rien qui soit spécial à la question des gadoues. Les types de chaudière et les appareils divers, notamment ceux qui transforment l'énergie disponible en courant électrique, ne diffèrent par rien d'essentiel de ceux qui sont d'un usage courant dans l'industrie.

Le résidu fixe, laissé par l'incinération sous forme de scories (*clinkers*) et de cendres, représente, en général, de 30 à 50 p. 100 du poids des gadoues brûlées. On s'est préoccupé d'en tirer parti, et maintes tentatives ont été faites en vue de l'utiliser pour la construction de lits bactériens, pour remplacer le sable dans la confection des mortiers et des briques, etc. D'après des expériences effectuées en Angleterre et rapportées par M. Goodrich (1), les briques faites avec des clinkers broyés se montreraient plus résistantes que celles faites, toutes choses égales d'ailleurs, avec du sable. Mais la question est loin d'être au point et si, dans quelques cas, l'exploitation des clinkers paraît avoir été faite dans des conditions économiques, le plus souvent on n'arrive à s'en débarrasser qu'en les disposant comme matériaux de remblais. Autrement ils s'accumulent en tas qui vont grossissant de jour en jour aux abords des usines.

C'est par les installations des groupes 1º et 2º que s'affirme surtout l'individualité des diverses usines. Ce sont elles qui doivent tenir la plus grande place dans une étude systématique de l'incinération. Mais, au point de vue qui nous préoccupe ici, elles sont loin de présenter les unes et les autres le même intérêt et d'exiger les mêmes développements.

Pour ce qui regarde les fours eux-mêmes, nous pourrons nous en tenir à quelques larges généralités. Autant que nous avons pu en juger par les visites que nous avons eu l'occasion de faire dans

(1) Goodrich, Refuse Disposal and Power Destruction, Londres 1904. Archibald Constable et Cº.

diverses usines d'Europe, les particularités de chaque type sont sans influence sur son efficacité technique quant à l'incinération effective et complète des gadoues et sur l'hygiène des opérations. Avec tous les types de four, on peut réaliser des usines fonctionnant bien et dans de bonnes conditions d'hygiène.

Au contraire, les dispositifs adoptés pour la réception et l'emmagasinage des gadoues, pour le chargement des fours, pour l'escarbillage et l'élimination des scories, constituent au premier chef les caractéristiques hygiéniques de chaque usine en particulier.

Le chargement des fours s'effectue par le haut (*top fed*) ou par le bas. Dans le premier cas, les gadoues sont introduites par un orifice percé dans la voûte et tombent de haut en bas sur la grille de combustion. Dans le second cas, elles sont enfournées, soit par la porte unique qui sert à la fois au chargement et à l'escarbillage (*front fed*), soit par une porte spéciale ménagée à l'arrière (*back fed*). Le chargement par le bas se fait toujours à la pelle; celui par le haut s'effectue soit à la pelle, soit par procédés mécaniques.

Les fours incinérateurs de gadoues peuvent être classés en deux groupes : ceux où chaque foyer est isolé dans une cellule maçonnée et ceux où chaque cellule contient plusieurs grilles de combustion. Quand une même cellule en maçonnerie contient plusieurs grilles, chacune de celles-ci fonctionne néanmoins comme four indépendant ayant ses orifices propres de chargement et d'escarbillage.

Les grilles généralement adoptées sont constituées par des barreaux mobiles juxtaposés comme dans les fours ordinaires. Dans une catégorie d'incinérateurs (système Herbertz), la grille est remplacée par une boîte en fonte dont la face supérieure est percée d'ouvertures par où l'air du tirage forcé pénètre dans le four.

On ne peut, nous l'avons déjà dit, réaliser les températures élevées indispensables pour la combustion intégrale des gadoues que grâce au tirage forcé. Tous les fours incinérateurs comportent donc un système de ventilation, généralement par ventilateurs centrifuges, destiné à amener sous les grilles un courant d'air intense. Dans certains types, on a remplacé l'action du ventilateur par celle d'une injection de vapeur d'eau, mais la tentative nous paraît être demeurée isolée. Une pratique plus répandue, au contraire, consiste à adjoindre à l'air insufflé, un peu avant le moment où les scories doivent être retirées des grilles, une certaine proportion de vapeur. L'effet de celle-ci, à raison principalement de la chaleur absorbée par la dissociation qui se produit au contact des grilles rougies, est de refroidir les barreaux et de rompre, ou en tout cas de diminuer, leur adhérence aux scories, ce qui facilite, en définitive, l'escarbillage.

Que les grilles de combustion soient réunies dans une même cellule ou séparées, il est constant que les conduits d'évacuation des gaz soient disposés de telle façon que ceux provenant d'un certain nombre d'entre elles se trouvent, avant de s'engager dans les carneaux qui conduisent à la cheminée, réunis et brassés dans une chambre appelée chambre de combustion. La pratique a montré l'utilité d'un tel dispositif, et cela à un double point de vue.

Au moment où des gadoues vertes arrivent en masse sur la grille, il se produit une distillation amenant l'entraînement de gaz combustibles. Si ceux-ci se trouvaient refroidis dans les carneaux, ils s'échapperaient sans se brûler : par leur mélange dans la chambre de combustion avec les gaz chauds provenant des grilles en plein travail, cet inconvénient est évité. Le même mécanisme agit en outre comme régulateur de la température des gaz arrivant sous les chaudières.

Au sortir de la chambre de combustion, les gaz se rendent à la cheminée par une série de carneaux qui doivent être établis de façon à pouvoir être facilement visités et nettoyés, car il s'y produit un abondant dépôt de poussières. Chemin faisant, ils traversent les générateurs de vapeur et parfois un dispositif destiné à réchauffer l'air qui doit être insufflé sous les grilles.

Pour contrôler la marche des fours et leur travail régulier, on peut très utilement consulter le diagramme des pressions réalisées dans les chaudières. Si la pression se maintient constante et élevée, c'est que la combustion se fait régulièrement et bien. Si on constate des baisses de pression, c'est que des à-coups se sont produits pendant lesquels la combustion a été défectueuse et où, par conséquent, des produits gazeux ont dû s'échapper non entièrement brûlés.

On peut aussi, mais l'opération devient plus compliquée, pratiquer l'analyse directe des gaz prélevés au pied de la cheminée. Ces analyses doivent témoigner de l'absence de gaz combustibles et notamment d'oxyde de carbone. La proportion de ce dernier corps ne doit pas s'élever à plus de 0,5 p. 100.

Analyse des gaz émis par un incinérateur type Horsfall, à Finsburg, par M. J. Karl Colwell (1).

	GAZ DU CARNEAU PRINCIPAL 7 mars 1902.		GAZ DE LA CHEMINÉE 26 février 1902.	
	3 h. 50 soir.	5 h. 50 soir.	1 h. 30 soir.	2 h. 20 soir.
Température	268° C.	293° C.	176°,5 C.	210° C.
Acide carbonique p. 100...	7,0	7,6	5,1	5,7
Oxyde de carbone — ...	0,0	0,0	0,4	0.0
Oxygène — ...	12,2	11.0	14,2	13,4
Azote — ...	80,0	81,4	79,9	80.9
Oléfines et hydrocarbures .	0,4	0,0	0,4	0,0
Gaz de Marsh — ...	0,4	0,0	0.0	0,0
Pourcentage d'air.........	58,1	52,3	67,6	63,8

(1) W. F. Goodrich, *loc. cit.*

La chambre de combustion est la partie des installations où la température est le plus élevée. Dans toutes les usines marchant bien, on peut s'assurer que ses parois sont portées au rouge vif; souvent elles atteignent le rouge blanc. On a songé à l'utiliser pour détruire par le feu, quand la chose devient nécessaire par mesure prophylactique ou pour toute autre raison, les cadavres de gros animaux et les objets volumineux, tels que matelas, literies, etc. A cet effet, on a muni la paroi supérieure de la chambre d'une ouverture fermée par un couvercle amovible, au-dessus duquel est disposé un treuil pour faciliter l'introduction des objets à brûler.

II. — LES INCINÉRATEURS EN PARTICULIER.

Incinérateurs type Heenan.— Comme usines de ce type, nous décrirons celle qui a été construite en 1905 à King's Norton (Birmingham) et celle qui se trouve actuellement en construction au Havre (1). La seconde n'est d'ailleurs qu'une réplique de la première, à quelques variantes près. Nous dirons quelques mots des usines en voie de construction à Rouen et à Portsmouth qui se différencient des précédentes par le mode de chargement des gadoues dans les fours.

L'usine de King's Norton comprend trois fours, composés chacun de trois cellules, à voûte ondulée dans le sens longitudinal, communiquant avec la chambre de combustion qui se trouve sur le même alignement, à l'extrémité du massif. Ces massifs sont établis entre deux couloirs parallèles ; sur celui d'arrière s'ouvrent les portes qui servent pour le chargement, sur celui d'avant s'ouvrent les portes d'escarbillage.

Les voitures arrivant à l'usine parviennent, par une rampe d'accès peu élevée et en pente très douce, sur une plate-forme de déversement, bordée sur toute sa longueur d'un heurtoir contre lequel s'appuient les roues. Par un mouvement de bascule, elles déchargent leur contenu dans des trémies. Il y a trois trémies, une par massif de fours, d'une capacité de 40 tonnes chacune. Le fond des trémies s'ouvre sur le couloir, large de 2 mètres environ, dans lequel se tiennent deux ouvriers qui enfournent les ordures à la pelle.

L'escarbillage se fait par les portes d'avant. Les scories tombent dans des brouettes métalliques qui sont ensuite roulées à main d'homme hors du hall.

L'air du tirage forcé se trouve, avant d'être envoyé aux foyers, réchauffé jusque vers 150° par un dispositif spécial qui utilise les gaz ayant traversé la chaudière. Il arrive autour de l'ouverture de chaque cellule, dans une paroi creuse en fonte, dans laquelle sont placées des vannes qui servent à en régler le débit, au-dessus et au-dessous de la grille, suivant les besoins de la combustion.

(1) Voy. pour tous détails la publication déjà citée du Dr Lenormand.

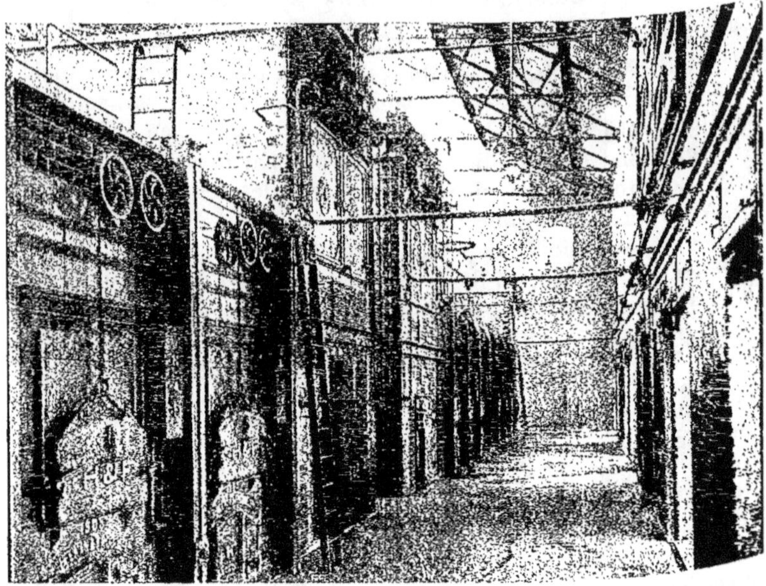

Fig. 245. — Usine de King's Norton. Vue du couloir d'avant avec, à sa gauche,
les trois massifs de fours

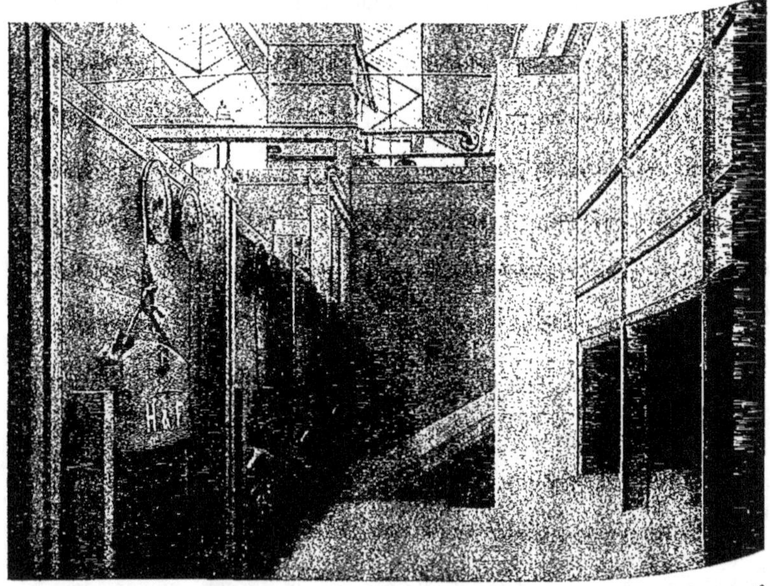

Fig. 246. — Usine de King's Norton. Vue du couloir d'arrière. A droite, la base
d'une trémie. A gauche, les portes de chargement des fours.

Le ventilateur, qui refoule l'air dans les fours, a encore une autre
mission : il sert à renouveler l'atmosphère des trémies et du hall

tout entier. Dans ce but, le lanterneau, établi à la faîtière de la toiture, sur toute sa longueur, est entièrement clos vers l'extérieur. Il

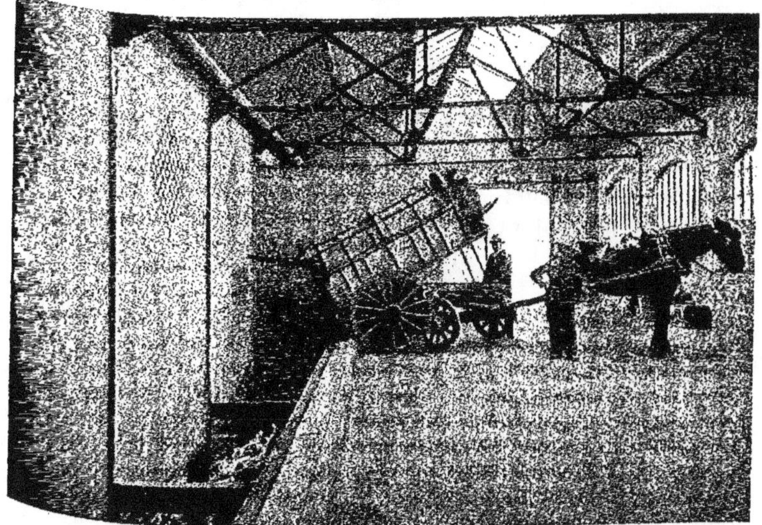

Fig. 247. — Déversement d'un tombereau dans la trémie.

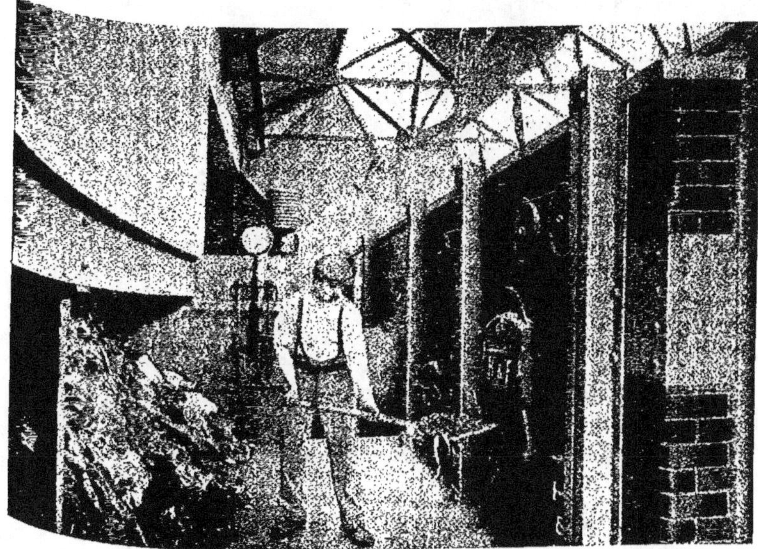

Fig. 248. — Enfournement des ordures à la pelle.

s'ouvre, en dedans du bâtiment, par une série de baies, et des conduites le relient aux ventilateurs. Lorsque le ventilateur fonctionne, un vide partiel se produit dans le lanterneau, et l'air du hall y est aspiré.

Nous reviendrons, plus loin, avec tous les détails qu'elles comportent, sur les particularités que présentent au point de vue de l'hygiène les systèmes de chargement et d'escarbillage, ainsi que sur les effets réalisés par les dispositions générales de la ventilation de l'usine.

L'usine du Havre, construite sur les mêmes données que celle de King's Norton, est prévue pour l'incinération journalière de 100 tonnes d'ordures. Chacun des groupes de fours doit brûler en vingt-quatre heures 50 tonnes.

Les grilles présentent une surface utile de 2^{mq},33 environ, soit, pour chaque groupe de cellules, 7 mètres carrés, et pour toute l'usine 21 mètres carrés.

La plate-forme de déchargement à l'extrémité de la rampe d'accès est close sur l'extérieur ; elle peut être également close du côté des trémies et du côté de la rampe par des portes qui devront être fermées aussitôt que le dernier chariot aura opéré son déversement. Au-dessous d'elle, l'espace libre compris entre son plancher et le sol du chantier doit être aménagé pour recevoir les ventilateurs, les chauffeurs d'eau, les pompes, les carneaux, les moteurs et appareils à produire le courant pour l'éclairage électrique, l'atelier de réparations et autres annexes.

Les trémies, au nombre de trois, d'une contenance de 30 tonnes, correspondent chacune à un massif de cellules. Elles sont placées entre la plate-forme de déversement et le couloir d'enfournement. Séparées de la plate-forme par des portes métalliques à contrepoids et du couloir d'enfournement par des volets également métalliques et à contrepoids, elles représentent de véritables cavités closes, ne communiquant avec le hall des fours que par une série d'ouvertures ménagées à leur partie supérieure et assurant leur ventilation.

Les scories seront transportées, depuis l'orifice d'escarbillage des fours jusque sous le hangar où elles doivent se refroidir avant leur mise en dépôt, au moyen de bennes métalliques supportées par un rail aérien.

La cheminée aura une hauteur de 50 mètres au-dessus du sol et un diamètre intérieur de 2 mètres au sommet.

La ville du Havre a traité pour la construction de l'usine, comprise de façon à pouvoir incinérer 100 tonnes par jour, sur les bases suivantes :

Appropriation du terrain, bâtiments et rampe d'accès...	171 549
Fours et dépendances : carneaux, cheminées, ventilateur, chauffeur d'air, etc.	214 681
Générateurs et accessoires : épurateur d'eau, chauffeur d'eau, surchauffeur	127 935
Éclairage électrique	18 000
	532 165 fr.

La société adjudicataire garantit notamment : que la température dans la chambre de combustion dépassera toujours 750° C.; que l'usine ne donnera lieu à aucune « nuisance » sous forme de poussières, d'odeurs insalubres ou incommodes du fait de la combustion; que l'incinération de 1 kilogramme d'ordures vapo-risera en moyenne 1 kilogramme d'eau et plus; que la quantité maxima de vapeur nécessaire pour alimenter le tirage forcé sera de 500 kilogrammes par heure.

Les prévisions d'exploitation, pour l'incinération journalière de 80 tonnes d'ordures, comportent notamment :

Vingt-quatre hommes en trois équipes travaillant huit heures chacune, à 1 800 francs par homme en moyenne, et une prévision supplémentaire pour l'application de la loi sur le repos hebdomadaire... 51 000

Frais de réparation et d'entretien du four (non compris les appareils à vapeur)........................... 9 955

60 955

Soit, du fait seul de ces dépenses, qui ne comprennent pas celles qui résulteront de l'évacuation des scories, de l'entretien des appareils à vapeur et des bâtiments, de la direction technique, etc., une évaluation qui fait ressortir à 2 fr. 20 les frais d'incinération d'une tonne d'ordures.

Les fours pourraient, avec le même personnel, brûler par jour 100 tonnes, ce qui ramènerait la dépense unitaire à 1 fr. 76.

Dans l'usine projetée à Rouen, qui reproduit les grandes lignes des types précédents, il est prévu un chargement mécanique pour la description duquel nous renvoyons au rapport présenté au Conseil municipal le 29 janvier 1909.

L'usine actuellement en construction à Portsmouth comprend des cellules à quatre grilles. Le chargement des fours sera fait par un procédé mécanique.

Les ordures, à leur arrivée à l'usine, seront déversées dans des caisses dont le volume correspond à deux charges de grille. Une fois remplies, ces caisses, prises par un tracteur aérien, seront mise en dépôt sur la plate-forme qui surmonte le couloir placé en avant des fours.

L'orifice de chargement, placé à la partie supérieure des fours, est obturé par une porte circulaire en fonte. Celle-ci est munie sur son pourtour d'une saillie verticale plongeant dans une rainure remplie d'eau et réalise aussi une occlusion à joint hydraulique. Juste au-dessus de la porte vient aboutir une gaine métallique qui reçoit les ordures au sortir des caisses.

Pour le chargement, les caisses sont reprises sur la plate-forme où elles se trouvent en réserve, toujours au moyen du tracteur aérien, et portées au-dessus d'un orifice d'où partent les gaines correspondant à deux grilles contiguës. Quand la caisse est venue reposer par son pourtour inférieur sur la couronne de l'orifice des gaines, un simple lâcher du cable porteur détermine l'ouverture de son fond, et les gadoues qu'elle contient tombent dans les deux gaines : elle est ensuite reprise et ramenée au point de remplissage.

Les gaines contiennent la charge de gadoue qui doit être d'un coup envoyée sur les grilles. L'ouvrier effectue le chargement par l'intermédiaire d'une tige de commande. En agissant sur celle-ci, il imprime à la porte un mouvement double, de bas en haut et de latéralité, qui a pour effet de dégager l'orifice des fours. Les gadoues tombent alors directement de la gaine sur la grille de combustion.

Un lanterneau fermé qui règne sur toute la faîtière de l'usine recueille les gaz qui s'y dégagent. Un ventilateur aspire dans ce lanterneau l'air qu'il refoule sous les grilles. Chemin faisant, cet air s'échauffe en circulant autour de conduits dans l'intérieur desquels passent de bas en haut les produits de la combustion s'échappant vers la cheminée.

La chambre de combustion, unique pour les quatre grilles d'une même cellule, est placée sur leur prolongement.

Voici, d'après une publication des constructeurs, les caractéristiques des incinérateurs type Heenan, adoptés dans ces dernières années par un certain nombre de villes d'Europe :

Villes.	Année d'adoption du projet.	Tonnes d'ordures à brûler en 24 heures.	Mode de chargement des fours.
Havre.........	1908	150	A la pelle par l'arrière.
Haslingden....	1908	50	Id.
Aldershot......	1908	20	Id.
Portsmouth....	1908	100	Mécanique par le haut.
Rotterdam.....	1909	450	Id.
Rouen.........	1909	150	Id.
Bellshill.......	1910	30	A la pelle par l'avant.
Hersford......	1910	25	Id.

Incinérateurs type Meldrum. — Les incinérateurs Meldrum comprennent des cellules à grilles multiples, munies, en général tout au moins, de *soles de séchage*. Ces soles sont des plans maçonnés, réservés dans la cavité de la cellule, en arrière des grilles, et sur lesquels sont d'abord envoyées les ordures. Elles doivent s'y dessécher, avant d'être amenées, par l'ouvrier qui conduit le feu, sur la grille même où s'accomplit la combustion. Le tirage forcé est produit à l'aide de souffleurs à vapeur qui entraînent l'air à la façon d'un injecteur Giffard.

Aux usines de Watford et de Woolwich, le chargement du four se fait à la pelle, par l'avant. Une seule porte sert pour l'enfournement et pour l'escarbillage.

Les trois usines construites à Saint-Ouen, Issy-les-Moulineaux et Romainville par la Société des engrais complets, sous le contrôle de la ville de Paris, étaient à l'origine constituées par des fours à trois grilles, type Meldrum. Elles ont subi depuis des modifications assez importantes quant aux organes mêmes de combustion, grilles et souffleries.

Dans ces usines, le chargement se fait par le haut, à travers une ouverture circulaire s'ouvrant dans la voûte des fours. Normalement

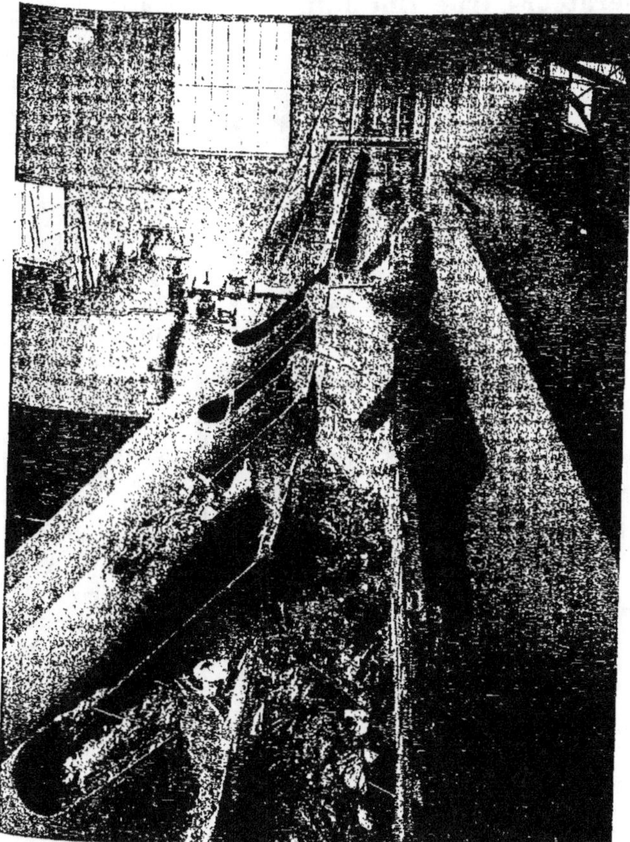

Fig. 249. — Manches pour le chargement des fours à l'usine de Saint-Ouen.

cette ouverture est obturée par un tampon en fer et matériaux réfractaires pouvant tourner autour d'un axe vertical sur une glissière en fonte polie.

Les ordures, d'abord reçues dans une fosse où elles sont chiffonnées, sont reprises par un chemin roulant, puis amenées par une chaîne à godets au-dessus d'une toile sans fin qui court devant une série de manches métalliques correspondant chacune à l'ouverture d'un four. L'orifice inférieur de la manche vient s'appuyer sur le tampon qui obture l'orifice de chargement.

Par une manœuvre bien indiquée sur la figure 249, l'ouvrier placé devant le chemin roulant fait tomber les ordures dans les manches et garnit successivement chacune de celles-ci. L'ouvrier chargeur, placé sur la voûte des fours, n'a qu'à faire pivoter le tampon obturateur pour que les ordures tombent sur la sole de séchage.

Incinérateurs type Horsfall. — Les incinérateurs du type Horsfall se composent de cellules à grille unique disposées en une seule rangée ou sur deux rangées parallèles accolées dos à dos. Chaque cellule débouche sur un grand carneau principal, placé à l'arrière du massif, qui tient lieu de chambre de combustion.

Au pied des cheminées, se trouve souvent un collecteur de poussières. Il est constitué par un conduit circulaire dans lequel les gaz doivent prendre un mouvement giratoire, ce qui entraîne le dépôt des poussières vers la périphérie.

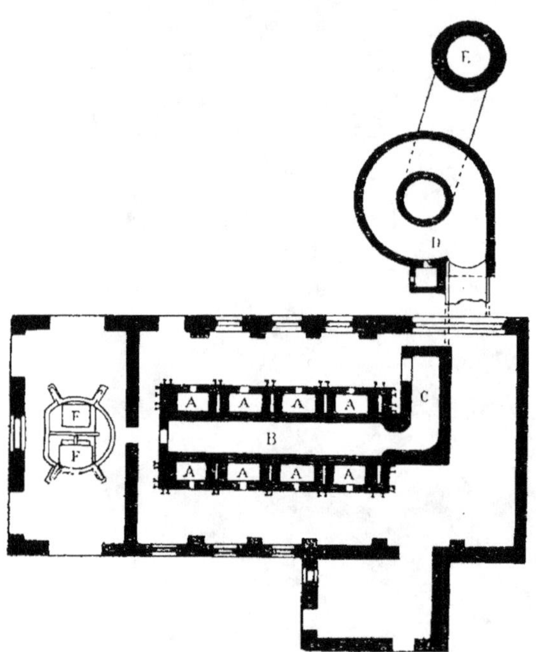

Fig. 250. — Usine de Saint-Pétersbourg (système Horsfall, coupe horizontale).

A, Fours ; B, chambre de combustion ; C, chaudière ; D, collecteur de poussières ; E, cheminée ; F, fosse et trémie de déchargement.

Les anciennes usines Horsfall, celles par exemple de Zurich, de Bruxelles, de Hambourg, de Sheffield, etc., comportent en général le chargement à la pelle par le haut.

Les ordures arrivant à l'usine sont reçues et entreposées jusqu'au moment de leur mise en œuvre sur des plates-formes ou dans des trémies placées au-dessus des fours.

Chaque cellule porte, à sa partie supérieure, un orifice circulaire qui débouche sur le sol de la plate-forme. Cet orifice est obturé en temps ordinaire par une plaque métallique. Pour effectuer le chargement, l'ouvrier repousse latéralement la plaque de fermeture et fait tomber au moyen d'une fourche ou d'une pelle les gadoues dans le four.

Les usines nouvelles sont munies d'un système de chargement mécanique : tel est le cas, notamment, pour celles de Leeds, de Greenock, de Saint-Pétersbourg, etc.

A Zurich, on a adjoint à l'ancienne usine deux fours nouveau système, à chargement mécanique, et comportant en outre des grilles moins étendues que celles des fours anciens : $1^{mq},8$ par cellule

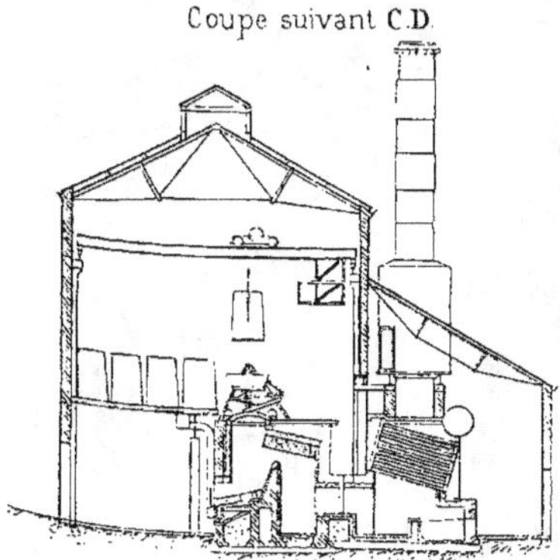

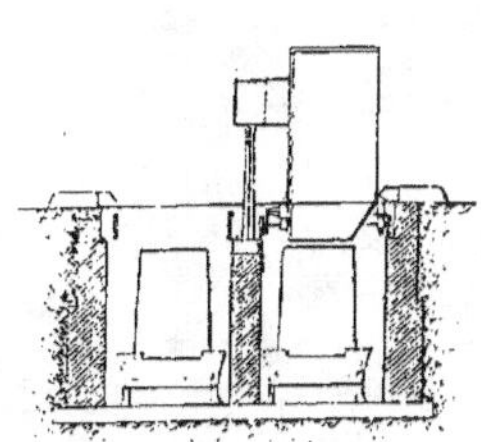

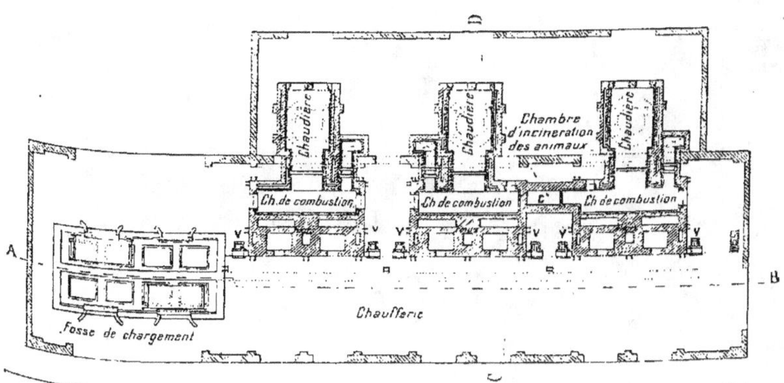

Fig. 251. — Installation d'une usine à trois groupes de deux cellules, usine Horsfall.

au lieu de $2^{mq},78$. Cette installation a été faite d'abord à titre d'essai ; mais tous les fours anciens doivent être transformés par la suite.

L'usine de Greenock comprend six cellules ayant chacune une surface de grille de $2^{mq},30$ et pouvant brûler 24 tonnes d'ordures en vingt-quatre heures. Les ordures recueillies en ville au moyen de tombereaux sont déversées, à leur arrivée à l'usine, dans des caisses d'une capacité de 3 mètres cubes, représentant le volume de la charge d'un four. Ces caisses en bois à armature métallique ont la forme d'un tronc de pyramide quadrangulaire. Une fois remplies, elles sont enlevées au moyen d'un transporteur électrique et mises

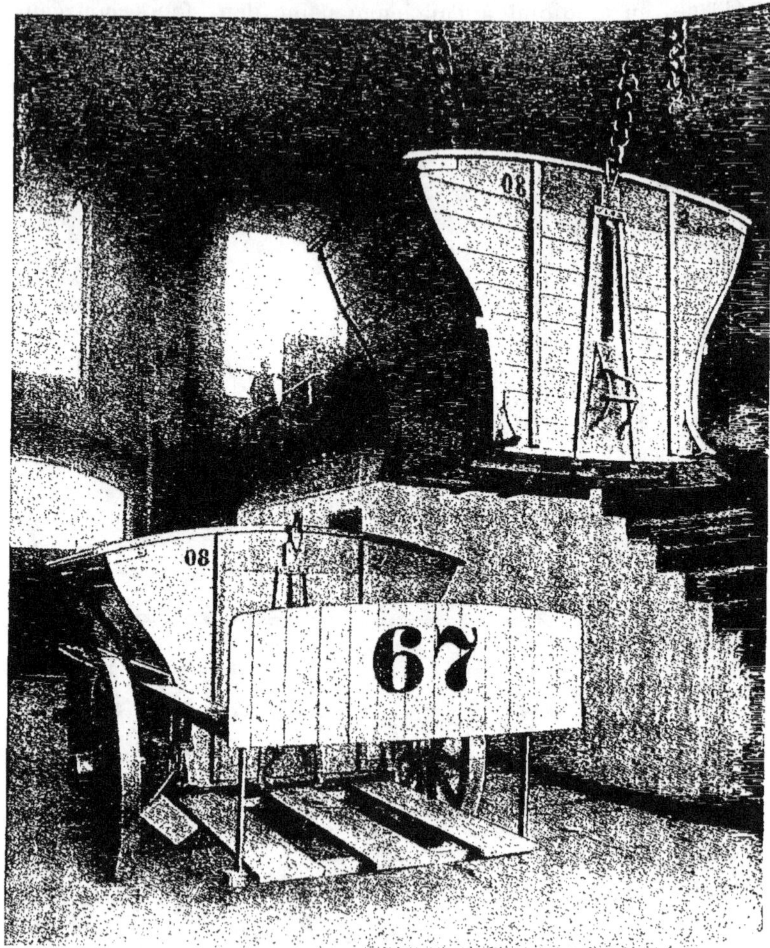

Fig. 252. — Usine nouvelle de Zurich. Arrivée des caisses collectrices.

en dépôt dans le hall qui surmonte les fours. Au fur et à mesure des besoins, le transporteur vient prendre une de ces caisses et la dépose sur l'orifice d'une cellule. La vidange s'effectue alors automatiquement, comme nous le verrons un peu plus loin.

A Zurich, la collecte est faite au moyen de caisses spéciales, montées sur un châssis(1). Arrivées à l'usine, ces caisses sont prises

(1). Voy. fig. 243, p. 427.

par un transporteur électrique et mises en dépôt (1). Puis, selon les besoins, chacune d'elles est reprise, portée au-dessus de l'orifice des fours et vidée automatiquement dans ceux-ci (2).

Quel que soit le modèle des caisses, le mécanisme de la vidange automatique est le suivant: la porte qui ferme, à joint hydraulique,

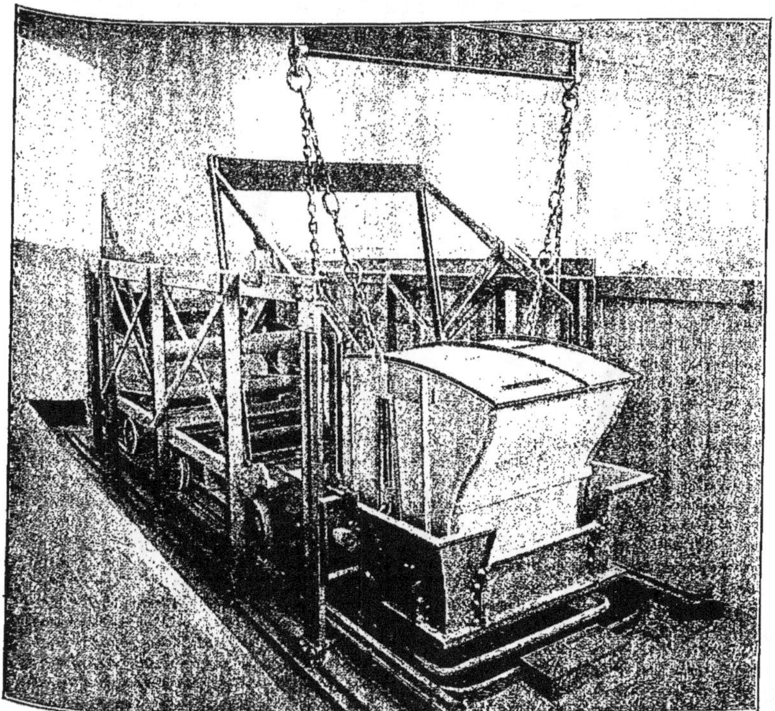

Fig. 253. — Usine nouvelle de Zurich. La caisse collectrice est engagée dans l'ajutage du système de chargement des fours.

l'orifice percé dans la voûte du four est constituée par un bâti en fonte, garni intérieurement de briques réfractaires. Elle est mue par un système de leviers articulés en relation avec un ajutage métallique formant cuvette sans fond, dont le cadre inférieur correspond exactement au pourtour de la face inférieure des caisses collectrices.

Quand la caisse apportée par le transporteur électrique approche de l'orifice du four, elle vient se poser sur l'ajutage. Sous l'influence de son poids, elle soulève de bas en haut et déplace latéralement la porte du four, découvrant ainsi l'orifice dans lequel vient s'encastrer le cadre inférieur de l'ajutage. Le câble du transporteur

(1). Voy. fig. 251, p. 474.
(2). Voy. fig. 252, p. 475.

étant alors lâché, les portes à charnière qui ferment inférieurement la caisse s'ouvrent, et la charge de gadoues passe dans le four. Par une série de mouvements inverses des précédents, la caisse est reprise par le transporteur et la porte du four remise en place automatiquement.

L'enlèvement des escarbilles s'effectue au moyen de wagonnets-bennes suspendus à un chemin de fer aérien, qui les reçoivent à leur sortie des fours et les transportent à leurs places d'utilisation ou de refroidissement.

A l'usine de Zurich est annexé un atelier, édifié en 1908, pour le

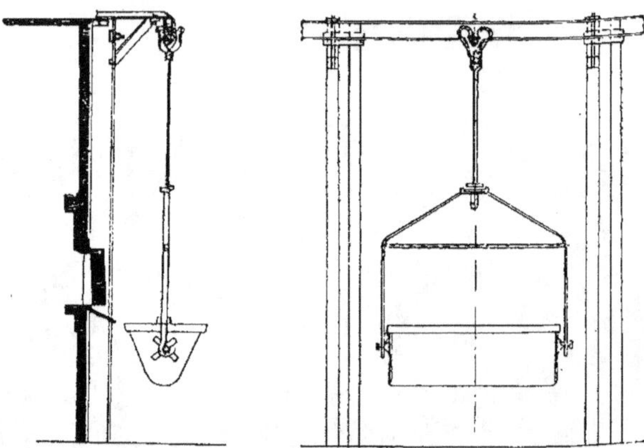

Fig. 254. — Chemin de fer aérien et wagonnets-bennes (système Cox et Mac Taggart).

traitement des résidus de l'incinération. Ceux-ci représentent — moyenne des quatre années 1905-1908, — 45,6 p. 100 en poids des gadoues brûlées, soit 36,9 p. 100 de scories proprement dites, et 8,7 p. 100 de cendres.

Les scories concassées au moyen d'un appareil spécial (appareil Bossardt) passent au travers d'un tambour magnétique qui retient le fer. La partie qui a traversé le tambour est conduite par un élévateur au second étage et aboutit à un tamis qui la sépare en deux portions correspondant à des grosseurs de 2 centimètres et de 4 à 5 centimètres de diamètre.

Les grains fins sont employés par un entrepreneur pour fabriquer du ciment. Les gros grains sont écoulés à un entrepreneur de bâtisse pour faire des remblais, du béton et des empierrements de routes.

Les gros morceaux de métal, boîtes de fer-blanc, poêles, etc., sont empaquetés à la machine. Les paquets faits de métal noir et blanc sont écoulés dans les fonderies de fer ou d'étain; ceux composés de métal galvanisé ou émaillé ne peuvent pas être vendus.

Incinérateurs type Warner. — Ces incinérateurs sont à cellule unique, avec sole de séchage.

Dans les usines de Kensington (Londres) et de Sheffield, le chargement se fait par le haut.

A Kensington, où la collecte a lieu toute la journée, les tombereaux sont déversés dans les fours aussitôt leur arrivée à l'usine. Ils accèdent pour cela, par une rampe, dans un hall placé au-dessus des cellules et sur le sol duquel s'ouvrent les orifices de chargement. Le tampon réfractaire qui bouche l'orifice étant écarté, le tombereau est vidé directement dans le four par « mise à cul ». Cette méthode a l'avantage d'éviter tout dépôt malodorant d'ordures en réserve, mais il a l'inconvénient de mettre la conduite de l'incinération sous la dépendance de l'arrivée des tombereaux, et quand ceux-ci arrivent en presse, il peut y avoir des malfaçons.

Incinérateurs type Manlove et Alliott.— La ville de Liverpool possède six usines incinératrices, toutes de ce type.

L'usine de Smithdown Road, qui comprend huit fours adossés quatre à quatre et peut incinérer 100 tonnes par jour, est située dans le quartier riche de Liverpool, en bordure d'une belle avenue et à deux pas de luxueux hôtels particuliers.

Le mode spécial de chargement est dû à l'ingénieur de Liverpool, M. Broadie.

A l'arrivée, les voitures sont déchargées dans un wagonnet rectangulaire, roulant sur rails, qui est ensuite conduit au-dessus des fours. Ce wagonnet est l'organe essentiel du système. Il est divisé, par des cloisons parallèles aux petits côtés, en six cases, dont chacune peut contenir la quantité d'ordures qui représente la charge d'un four.

Par un double jeu de mécaniques, l'ouvrier chargeur amène le wagonnet dans une position telle que le fond d'une case se trouve placé juste au-dessus de l'orifice d'un four, — les armatures de ces deux organes s'adaptent exactement l'une à l'autre; — puis il ouvre simultanément le four et la case, et les gadoues tombent dans le foyer.

La manœuvre inverse permet de refermer le four et de reculer le wagonnet jusqu'à ce qu'une deuxième charge soit nécessaire.

Incinérateurs type Herbertz.—Ces incinérateurs sont à cellules séparées. La caractéristique du système consiste principalement en ce qu'il donne aux cellules des dimensions réduites, — la surface de combustion est pour chacune d'elles de $0^{mq},76$, — et qu'il remplace, comme nous l'avons déjà indiqué, les grilles des fours ordinaires par une boîte en fonte, percée à sa partie supérieure de trous, garnis de busettes facilement remplaçables, donnant passage à l'air du tirage forcé.

La boîte dont la paroi supérieure constitue la sole de combustion a la forme d'un trapèze. Les côtés non parallèles forment les faces latérales, tandis que le plus petit des deux autres côtés correspond

au fond de la cellule. Elle est disposée selon un plan légèrement
incliné de haut en bas et d'arrière en avant. Il résulte de cet ensemble
de dispositions, ainsi que des dimensions restreintes données aux
cellules, que l'escarbillage est moins pénible que dans les grands
fours ordinaires.

Il suffit le plus souvent à l'ouvrier chargé du travail de piquer la
masse incandescente de scories et d'exercer une traction modérée
pour la faire glisser d'une pièce dans le wagonnet disposé sous la
porte.

Le procédé de chargement des fours mis en œuvre dans les usines

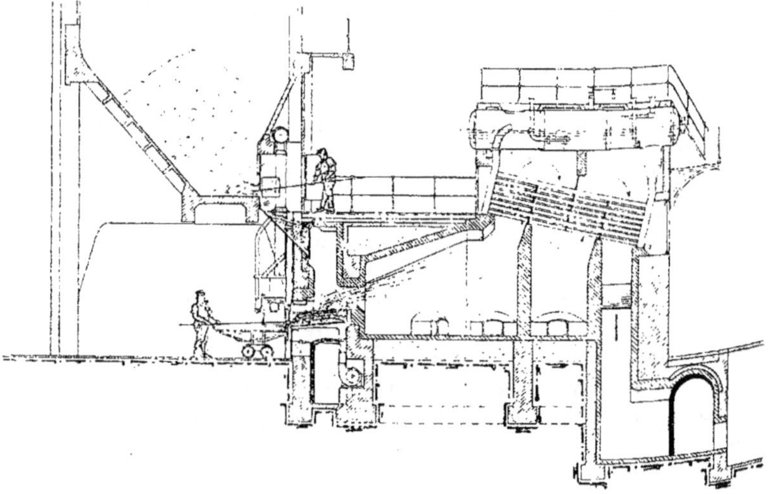

Fig. 255. — Coupe longitudinale schématique d'un incinérateur (système Herbertz).

de Kiel, de Francfort, etc., est, comme le type de cellules, spécial au
système Herbertz.

Les ordures sont reçues dans un vaste réservoir ou silo placé au-
dessus des fours. Ce silo, à plancher très incliné, est fermé en façade
par une cloison, percée d'autant de baies qu'il y a de cellules au rez-
de-chaussée. A chaque baie correspond une trémie. Celle-ci, placée
au sommet et à l'avant du four, est en forme de pyramide tronquée,
ouverte en haut du côté des gadoues, et close par une trappe en
bas du côté de la cellule. L'ouvrier chargé de remplir les trémies se
tient sur la voûte des fours ; il ne se trouve pas au contact des
ordures. Par les baies, à l'aide d'un râteau, il attire la gadoue dans
les trémies, qu'il remplit successivement ; là se borne son travail,
car ce n'est pas lui qui introduit dans le four les matières à incinérer.
Cette mission incombe au chauffeur. Pour charger une cellule, ce
dernier abaisse une tringle en fer placée en avant de la façade et,
par un jeu de leviers, fait basculer une trappe qui ferme la trémie ;

les gadoues tombent dans le four. Une fois la trémie vidée, le chauffeur relève la tringle et referme ainsi la trappe.

Ce système, très séduisant en théorie, présente dans la pratique, des inconvénients provenant principalement du fait que les gadoues glissent mal dans le silo et peuvent arriver à former des masses voûtées, n'obéissant plus au crochet de l'ouvrier chargé de remplir les trémies. Cet ouvrier se trouve alors amené à tenir constamment ouvertes les portes du silo et même à pénétrer à l'intérieur où les ordures, échauffées, dégagent, surtout vers les fins de journées, des odeurs et des gaz qui font l'atmosphère irrespirable.

Pour obvier à cet inconvénient, dans l'usine qu'ils viennent d'édifier à Colombes, en vue d'incinérer les boues draguées dans le collecteur des égouts de Paris, les constructeurs, tout en adoptant un silo de dimensions restreintes, ont donné à sa face inférieure une inclinaison plus grande et ont disposé, au-dessus de l'orifice de chargement de la trémie, un système de rouleaux cylindriques destinés à assurer la progression régulière des gadoues.

Le chargement des silos se fait, à Francfort, par le simple déversement des tombereaux de collecte. Ceux-ci sont, à leur arrivée à l'usine, pris par un transporteur, élevés jusqu'au-dessus du silo et basculés.

A Kiel, le système du chargement des silos est combiné avec celui de la collecte. Les ordures sont recueillies en ville au moyen de boîtes cylindriques métalliques, de 80 centimètres de hauteur sur 45 centimètres de diamètre. Au moment de la collecte, les boîtes pleines, closes d'un couvercle, sont arrimées sur un camion et remplacées, dans chaque habitation, par des boîtes vides. Transportées ensuite à l'usine, elles sont déposées sous le hall ouvert qui prolonge la rampe d'accès. Là, les ouvriers les prennent successivement pour vider leur contenu dans le silo. Le déversement s'opère au travers d'un ajutage spécial à bascule représenté par la figure 256. La boîte s'adapte exactement sur l'orifice de l'ajutage, qui s'obture automatiquement quand elle est retirée. Cette manière d'entonner les immondices réussit fort bien à empêcher les abondantes poussières que produisent toujours les banneaux basculants.

Toutes les boîtes sont lavées à grande eau, brossées mécaniquement et au besoin réparées sur place avant de quitter l'usine pour une nouvelle collecte.

A Francfort, où les scories représentent de 40 à 45 p. 100 des gadoues brûlées, avec en plus environ 8 p. 100 de cendres, on a fait d'intéressants essais de granulation.

La sole des fours est disposée de façon que les scories puissent être refoulées vers l'arrière. Elles pénètrent ainsi dans la chambre de combustion et tombent en un point bas où se trouve un creuset. Elles sont fondues grâce à l'apport d'une certaine quantité de coke, introduit par la partie supérieure du four, au travers d'un gueulard à double cloche.

Les scories, à leur sortie du creuset de fusion, sont reçues sous un jet d'eau. Par l'effet du refroidissement brusque, elles se délitent et donnent un produit qui se prête, paraît-il, très bien à la fabrication des matériaux de construction. Mais les essais ne semblent pas avoir été, jusqu'ici, concluants.

Il est question, d'autre part, d'installer des défourneuses pour le décrassage automatique (1).

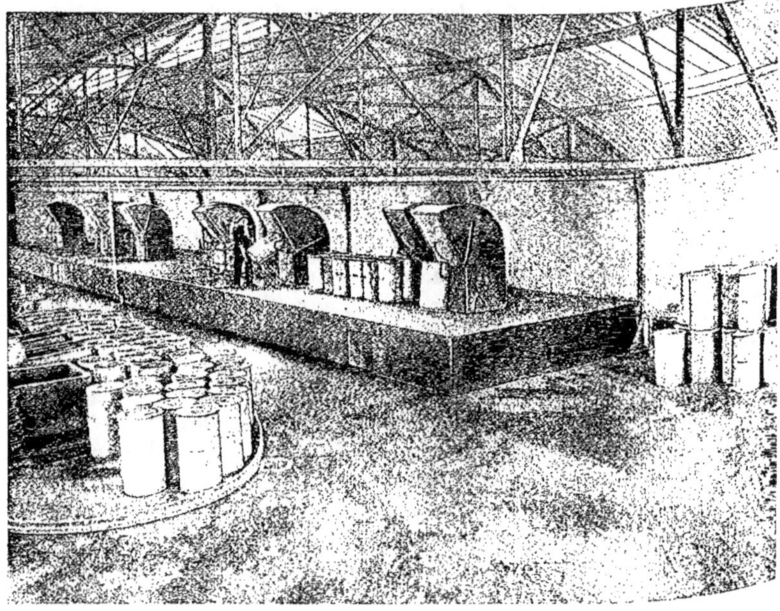

Fig. 256. — Usine de Kiel. Culbutage des boîtes à ordures dans les silos.

Le four installé à Colombes comporte le défournement mécanique par l'arrière. Les scories tombent dans la chambre de combustion avec les poussières. La chambre elle-même est construite en contre-haut du sol et se termine vers le bas par un orifice fermé par une porte métallique. En ouvrant la porte, on fait tomber cendres et scories dans un wagonnet, mobile sur rails, qui les évacue au dehors.

L'usine construite en 1909 pour incinérer les 5 600 kilogrammes d'ordures que produit journellement en moyenne la ville d'Elbeuf, reproduit, dans leurs dispositions essentielles, celles de Francfort et de Kiel. Elle comprend seulement deux cellules et a coûté 50 000 francs.

Incinérateurs type Dör. — L'usine de Wiesbaden, établie pour

(1) GRÉBAUVAL, *Rapport au Conseil général de la Seine*, Paris, 1910.

brûler journellement 50 tonnes de gadoues en été et 90 en hiver, comprend six fours du système Dör.

Chaque four représente une sorte de cubilot haut d'environ 5 mètres, n'ayant aucune partie métallique qui soit en contact avec le feu.

Il comporte un orifice de chargement, a ; le four proprement dit, b ; un conduit d'échappement des gaz, c, une chambre de poussières, e, aboutissant à un grand collecteur, g, avec galerie de vidange, h ; et une soufflerie, i.

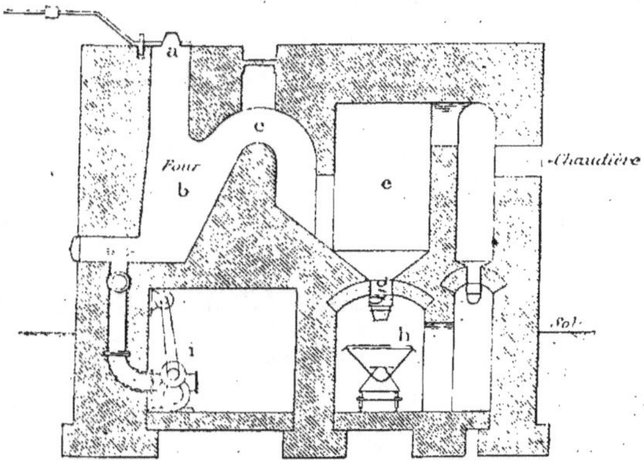

Fig. 257. — Incinérateur Dör. Coupe longitudinale.

L'incinération est conduite de telle manière qu'à des intervalles réguliers de trente-cinq minutes environ la gueule des fours est débarrassée des escarbilles. Les matières en ignition, situées immédiatement au-dessus de ces escarbilles, descendent et viennent prendre leur place à la partie basse du four, d'où elles seront enlevées au prochain escarbillage.

Le chargement s'effectue par le sommet du cubilot.

Voici comment il se fait à Wiesbaden. L'étage supérieur de l'usine est séparé en deux parties égales par une cloison médiane longitudinale. Des deux chambres ainsi formées, l'une sert de bac d'emmagasinement et surplombe le hall des fours ; l'autre, utilisée pour le chargement, correspond à la voûte des chambres de combustion.

Quand les tombereaux arrivent à l'usine, leurs caisses sont emportées par un pont roulant qui les amène et les déverse dans la chambre de dépôt.

Selon les besoins de l'enfournement, des bennes, que des hommes placés dans la chambre de dépôt remplissent à la pelle, sont hissées par un treuil et montent jusqu'à une hauteur de 5 mètres le long de la paroi médiane. A cet endroit, par suite d'un mouvement de bascule, leur contenu tombe dans une espèce d'entonnoir qui vient affleurer à une ouverture pratiquée dans la cloison.

Le chargement proprement dit s'effectue dans le compartiment voisin, dans lequel s'ouvrent, au niveau du plancher, six orifices circulaires qui répondent chacun au sommet d'un cubilot. Ces orifices sont normalement fermés par des valves pesantes que l'on déplace à l'aide d'un bras de levier, en les faisant tourner autour d'un axe circonférenciel. Quand la valve est ôtée, le trou d'alimentation du four est ouvert. Deux ouvriers s'arment alors d'une longue fourche secouant la masse de gadoues précédemment introduites dans le foyer, préparant ainsi la place de celles qui vont y être projetées à leur tour. Pour ce faire, ils adaptent à l'ouverture du four l'extrémité inférieure mobile de l'entonnoir, et le plein de la benne se trouve dirigé vers l'intérieur du foyer. Puis l'entonnoir est enlevé et la valve obturatrice remise en place.

La chambre à poussière est placée en contre-haut du sol et se vide dans un wagonnet.

III. — ÉCONOMIE DE L'INCINÉRATION.

Lors des premiers essais d'incinération, on pouvait se demander si les ordures ménagères seraient partout, et en toute saison, capables de brûler d'elles-mêmes, sans addition de combustible. L'expérience des quinze dernières années a répondu par l'affirmative. Avec les fours modernes à tirage forcé, les ordures sont autocombustibles. Elles possèdent même une puissance calorifique assez importante pour que la chaleur produite, récupérée au moyen de générateurs à vapeur, puisse devenir une source de bénéfices venant en déduction des frais de l'incinération.

Dépenses. — Si les ordures brûlent seules, quand elles sont introduites dans les fours chauds, elles sont insuffisantes pour l'allumage, et celui-ci comporte toujours la dépense d'une certaine quantité de charbon. Cette dépense, insignifiante dans les usines à travail continu, doit entrer en sérieuse ligne de compte, quand il s'agit de petites installations ne brûlant que quelques heures par jour. Une usine établie pour brûler les ordures ménagères de l'école de la marine, à Newport (4 tonnes et demie par vingt-quatre heures), dépense 1 kilo de charbon pour 13 à 17 kilogrammes d'ordures.

Il est extrêmement difficile de se faire une idée exacte de ce que peut être, dans les conditions spéciales aux villes de France, le bilan financier de l'incinération.

Pour ce qui regarde les frais de premier établissement et la charge qui doit en résulter sous forme d'intérêt et d'amortissement, il est évidemment impossible de rien dire de général. Ils dépendront à la fois du type de fours adopté et d'une foule de circonstances particulières à chaque cas d'espèce. Mais toute municipalité ayant à envisager l'établissement d'une usine trouvera facilement, auprès des techniciens spécialistes, les indications nécessaires pour apprécier à leur valeur les demandes du constructeur.

Les prévisions comme frais d'exploitation comportent une partie, la plus importante d'ailleurs, susceptible d'être évaluée avec une suffisante approximation : c'est celle qui se rapporte aux salaires du personnel ouvrier. Mais il en est d'autres, telles que celle qui a trait à l'évacuation des scories, pour lesquelles on en est réduit à raisonner sur des hypothèses.

Dans le cas spécial de la ville de Paris, l'ingénieur Lauriol arrivait à l'évaluation (pour la justification de laquelle nous renvoyons à son rapport) d'une dépense de 2 francs par tonne d'ordures incinérées. D'après Mazerolle (1), « ce chiffre n'est pas infirmé par les résultats constatés dans les usines d'incinération de Paris ; à Romainville, où les mâchefers sont simplement mis en décharge à proximité de l'usine, il ne paraît pas atteint; à Saint-Ouen et Ivry, il paraît dépassé précisément à cause des manipulations des clinkers ». Au Havre, les prévisions que nous avons rapportées plus haut sont à peu près du même ordre : elles comportent pour le salaire du personnel ouvrier et les frais d'entretien du four une dépense de 2 fr. 10 par tonne d'ordures incinérées.

Recettes. — Les recettes escomptées doivent provenir de la vente de l'énergie qui reste disponible, sur celle que produit l'utilisation de la vapeur, après prélèvement de la quantité nécessaire au fonctionnement de l'usine. « On peut admettre que 1 kilogramme de gadoue produit 1 kilogramme de vapeur. En faisant usage de bonnes machines de condensation et de dynamos de construction moderne, il n'y a rien d'exagéré à prévoir que 1 tonne de gadoue produisant 1 000 kilogrammes de vapeur donnera aux bornes des dynamos 100 chevaux-heure (10 kilogrammes de vapeur par cheval-heure), soit 73 kilowatts-heure. En admettant que le service de l'usine (éclairage, élévateurs, appareils de manutention) absorbe 10 p. 100 de la puissance produite, il reste $73 \times 0,83$, soit 60 kilowatts-heure de disponible. Si l'on peut trouver à vendre cette énergie au tarif déjà très bas de 0 fr. 05 le kilowatt-heure, on se procurera une recette de $60 \times 0,05$, soit 3 francs par tonne, qui paraît devoir suffire largement à couvrir les frais de l'incinération (2). » Dans ses observations sur le rapport de l'ingénieur, l'inspecteur général Boreux formule à propos de ces évaluations quelques réserves : « Il n'est pas bien démontré, jusqu'à ce jour, que 1 tonne de gadoue puisse produire 1 000 kilogrammes de vapeur en marche normale du foyer d'incinération. » Il considère en outre que la question de l'évacuation des clinkers présente encore d'inquiétants aléas.

La production de 1 kilogramme de vapeur (à 10 kilogrammes de pression) par kilogramme d'ordures brûlées figure en général parmi les garanties que fournissent les constructeurs. Nous avons pu nous assurer, par l'analyse des documents que nous avons eus entre les mains, qu'elle est facilement réalisée dans les épreuves de réception. Nous n'en dirions pas autant pour ce qui regarde le rendement moyen

(1) Rapport au Préfet de la Seine, Paris, 1910.
(2) Mazerolle, *loc. cit.*

annuel des fours en marche normale. Les résultats se montrent alors bien plus capricieux, et il est évident que la garantie des contrats n'est pas de nature à donner aux villes une sécurité réelle. Si on la suppose non satisfaite, aucune autorité de justice ne pourra contraindre le constructeur à faire produire aux fours une quantité de vapeur supérieure à celle que comporte la nature même de la gadoue mise en œuvre.

La connaissance du pouvoir calorifique des gadoues, mesuré à la bombe calorimétrique, ne permet pas des évaluations directes. La quantité d'énergie récupérée sous forme de vapeur dépend à la fois de la puissance thermique du combustible et du four dans lequel il est brûlé. Elle ne pourrait que servir de base à des évaluations comparatives.

Si on connaissait le rendement fourni par une gadoue de pouvoir calorifique donné, dans un four donné, on pourrait en déduire le rendement probable dans le même four d'une autre gadoue dont le pouvoir calorifique serait également connu. Mais, à l'heure actuelle, nous manquons absolument de points de repère pour des raisonnements de cette nature.

Le tableau suivant indique les productions de vapeur constatées, au cours d'expertises faites par l'Association parisienne des propriétaires d'appareils à vapeur, aux usines de Saint-Ouen, d'Ivry et de Vitry.

D'après la faible proportion de scories, il y aurait lieu de penser que les essais ont porté sur des gadoues déjà triées en vue du broyage ; pourtant le rapport auquel nous empruntons les données du tableau ne le dit pas :

DATE DE L'ESSAI.	DURÉE.	PRESSION de la vapeur à la chaudière.	PRODUCTION ET POIDS des clinckers.	QUANTITÉ DE VAPEUR produite par kilo d'ordures brûlées.	OBSERVATIONS.
	Heures.	Kilos.			
29 juillet 1907.	6 45	»	»	0,645 (1)	(1) Mise en marche des fours.
8 août 1907.	8 »	12 »	»	0,892 (1)	
7 août 1907.	8 »	12 »	»	0,991 (1)	(2) Les gaz n'ont passé qu'en partie sous la chaudière.
20 déc. 1907.	10 »	11,75	»	1,17	(3) La gadoue brûlée était du refus de tamis ayant la composition suivante :
21 déc. 1907.	10 »	11,75	»	1,13	Humidité........ 28,7 p. 100
30 janv. 1908.	8 »	11,50		1,390	Mat. volatiles... 32,6 —
21 janv. 1908.	10 »	10 »	25 p. 100	1,871	Cendres .... 21,4 —
1er fév. 1908.	4 »	»		0,842 (2)	Charbon fixe.... 17,3 —
3 fév. 1909.	7 30	5,48	21,4 —	1,81 (3)	La puissance calorifique mesurée à l'obus Mahler par M. Campedon était de 2534 calories.
4 fév. 1909.	7 30	6,24		1,86 (3)	

Bilans municipaux. — Les données que fournissent les bilans d'exploitation des usines incinératrices établies dans les différentes villes étrangères, bien que présentant entre elles, comme il fallait s'y attendre, des divergences considérables, font ressortir que l'opération reste toujours, en définitive, une charge pour les municipalités. Voici quelques exemples :

Hackney (Londres). — Bilan des opérations d'un incinérateur type « Sterling » —construit en 1902— pour l'année finissant au 31 mars 1903. L'énergie disponible est utilisée pour la production de la lumière électrique (1).

Quantité totale d'ordures brûlées	34 006	tonnes.
— maxima brûlée par jour	186	—
— minima	41	—
— moyenne	120	—

Sous-produits :

Scories, cendres, poussière de carneaux	11 578	tonnes.
Débris métalliques	120	—
Quantité totale de vapeur produite et utilisée pour la production d'électricité	18 680	—
Quantité d'eau évaporée pour 1 kilo d'ordures brûlées	$0^{kg},54$	
Recettes.— Fourniture de vapeur au service municipal d'éclairage électrique	56 700	
Recettes diverses	200	56 900
Dépenses. — Dépenses de l'incinération proprement dite	113 200	
Intérêts et amortissements	13 860	127 060
Différence à la charge de la municipalité, en tout		70 160
— — par tonne		2,06

Zurich (2).—La vapeur produite par l'incinération est en partie utilisée dans l'usine et en partie vendue, sous forme d'énergie électrique, à des industries du voisinage. Le bilan de l'exploitation, pour la moyenne des quatre années 1905 à 1908, s'établit ainsi :

Quantités d'ordures incinérées	19 405	tonnes.
Dépenses	97 701	francs.
Recettes	13 488	—
Excédent de dépenses	84 213	—
Dépenses par tonne d'ordures brûlées	4,34	

Pour l'année 1908 en particulier, on trouve que dans l'ensemble 1 kilogramme d'ordures brûlées a donné $0^{kg},7$ de vapeur ; les dépenses et les recettes s'établissent comme suit pour 21 703,2 tonnes d'ordures brûlées.

Dépenses. Frais généraux, assurances, habillement, matériel, transport	17 009,05		
Intérêt du capital et amortissement	18 170,30	91 993,25	
Main-d'œuvre	56 813,90		
Recettes.. Taxe	2 867,10		
Vente de force motrice	4 604,25		
Vente de scories et cendres	6 556,65	21 314,61	
Vente de ferraille et divers	5 400,51		
Profits divers	1 886,10		
Soit une dépense totale de		70 678,64	
— — par tonne		3,20	

(1) GOODRICH, *loc. cit.*, p. 286.
(2) *Gesundheits-und Wohlfuhrtspflage der Stadt Zurich*, Zurich, 1909.

Manchester (1) (usine de Caythorpe Street). — Les dépenses d'exploitation représentent environ 1fr. 30 par tonne d'ordures brûlées.

Botton (1). — Les dépenses d'incinération s'élèvent à 1fr. 21 par tonne, sans compter l'amortissement du capital engagé.

Liverpool (1).— Quantités d'ordures brûlées et d'énergie produite en 1907 dans cinq usines :

USINES.	QUANTITÉ d'ordures brûlées en tonne.	QUANTITÉ d'énergie produite en kilowatt-heure.	NOMBRE de kilowatts par tonne d'ordures.
Charlons Street............	56 976	3 464 593	60,8
Smithdow-Road............	25 238	1 323 474	52,4
Saint-Dormingo	35 813	1 841 648	50,0
Garston..................	7 804	411 964	52,8
Lavrock-Bank............	31 254	2 167 690	69,3

On a pensé pouvoir augmenter les revenus de l'incinération en récupérant l'azote ammoniacal qui se trouve entraîné avec les gaz chauds. Nous avons vu que l'étude de cette récupération éventuelle avait fait l'objet primitif du travail de Damour. Voici quelles ont été ses conclusions.

« Tandis que, dans les houilles les plus azotées, la teneur en azote, abstraction faite des cendres et de l'eau, ne dépasse pas 1,20 p. 100, j'ai trouvé dans le refus de tamis, c'est-à-dire dans la portion de la gadoue qui se prêterait le mieux au traitement en gazogènes, des teneurs allant jusqu'à 1,40 et parfois même 1,70 dans une gadoue de Saint-Ouen spécialement prélevée pour mes essais au gazogène Riché : et comme la teneur en cendres y était de 50 p. 100, le rapport de l'azote au carbone atteignait une valeur plus grande. D'ailleurs, comme on peut toujours, dans un même gazogène, obtenir un gaz où le rapport $\dfrac{CO}{CO_2}$ soit constant, c'est-à-dire un gaz de pouvoir calorifique invariable, quel que soit le combustible, ce qui importe au point de vue gazogène, c'est non le rapport $\dfrac{\text{Azote}}{\text{Organique}}$, mais plutôt $\dfrac{\text{Azote}}{\text{Pouvoir calorifique}}$. Si donc on attribue à l'organique le pouvoir calorifique 4800, moyenne de mes essais, avec 1,75 d'azote, et à la houille le pouvoir calorifique 8300 avec la teneur 1,20, l'un et l'autre étant compté abstraction faite des cendres et de l'eau, on trouve que le rapport composé $\dfrac{\text{Azote}}{\text{Pouvoir calorifique}} = \dfrac{1,75 \times 8300}{1,20 \times 4300} = 2,7$.

« Toutes choses égales d'ailleurs, un gaz produit avec de la gadoue

(1) PARIS et CARMIGNAC, Rapport au Conseil municipal de Paris et au Conseil général de la Seine, Paris, 1909.

pourra donc contenir 2,7 fois plus d'azote susceptible de donner des produits ammoniacaux qu'un gaz à la houille.

« Et comme, d'autre part, la gadoue (refus de tamis) n'est pas collante, comme elle n'est pas trop cendreuse, comme, en un mot, elle se prête très bien, après dessiccation, à un emploi en gazogène, — mes expériences de Clichy et de Pantin, l'ont prouvé, — on peut conclure que la gadoue pourrait être incinérée en gazogène fermé, et que le problème de la récupération de l'azote mérite une étude plus complète.»

IV. — HYGIÈNE DE L'INCINÉRATION.

En principe, l'incinération résoud la question des gadoues, d'une façon à laquelle les hygiénistes ne peuvent que donner leur adhésion sans réserve. En pratique, la méthode sera, hygiéniquement parlant, parfaite si par le fait même de son application elle ne donne naissance à aucune cause spéciale d'insalubrité. Nous envisageons à part les craintes qu'elle peut soulever en ce qui concerne, d'une part, le voisinage de l'usine, d'autre part, le personnel ouvrier.

Hygiène du voisinage : classement. — Parmi les causes d'insalubrité ou d'incommodité qu'on a relevées à la charge des usines d'incinération, les unes se rattachent aux opérations même de l'incinération et leur sont par conséquent spéciales, les autres, relatives au transport et à la mise en dépôt des ordures, se retrouvent ici les mêmes que dans toutes les installations qui reçoivent et traitent des quantités plus ou moins importantes de gadoues.

L'acheminement des ordures amène la présence, à certaines heures de la journée, dans les voies qui aboutissent à l'usine, d'une file de voitures spéciales qui constituent souvent pour le voisinage une cause de gêne réelle. Cet encombrement des rues par des voitures de gadoue est même la principale raison invoquée par les protestations qu'on retrouve à l'examen de tous les dossiers d'enquête : il faut reconnaître qu'elle est le plus souvent fondée. Trop fréquemment, en effet, les tombereaux de la collecte ne sont pas recouverts, ou ils le sont d'une façon tellement insuffisante, que leur contenu a toute liberté de s'envoler au gré du vent. Ils sont offensants pour la vue et pour l'odorat, et les légers nuages de poussière qu'ils soulèvent à chaque cahot viennent saupoudrer les matières alimentaires exposées aux étalages. Si même on concède que ces poussières faites surtout de cendres ne sont pas infectieuses, il n'en reste pas moins qu'elles sont désobligeantes, et qu'on ne peut trouver exagérées les prétentions des gens qui préfèrent se passer de ce condiment.

Tous ces inconvénients seraient d'ailleurs évités si on voulait n'employer, pour le transport des gadoues, que des voitures munies d'un mode de fermeture ou de recouvrement efficace. Cette condition n'est pas impossible, ni même, semble-t-il, très difficile à réaliser.

Il sera indiqué, en tout cas, de faire choix, pour l'usine, d'un emplacement dont l'accès soit facile et, autant que possible, abordable par plusieurs côtés. On aura ainsi plus de chances d'éviter les encombrements. Le terrain, clos de murs, de l'installation doit être assez vaste pour recevoir tous les véhicules au fur et à mesure de leur arrivée, de façon à éviter tout stationnement dans la rue.

Si les gadoues apportées chaque jour sont toujours brûlées dans les vingt-quatre heures, et c'est une condition fondamentale à remplir pour toute usine d'incinération, il n'y a à redouter de leur dépôt aucun inconvénient sérieux.

Les véhicules collecteurs, les fosses, les trémies ou les récipients divers dans lesquels les ordures sont reçues à l'usine devant être fréquemment lavés, il sera nécessaire de disposer d'une assez grande quantité d'eau.

Il faudra aussi prévoir des dispositifs appropriés pour l'évacuation des eaux sales et leur épuration éventuelle, si on ne dispose pas d'un égout qui puisse les recevoir telles quelles.

L'usine elle-même pourrait être une cause d'incommodité pour le voisinage :

1° Par les gaz et les vapeurs produits dans les fours, s'ils s'échappaient de la cheminée sans avoir été complètement brûlés, ou en entraînant des poussières ;

2° Par les émanations se dégageant : soit des fours eux-mêmes, au moment de l'ouverture des portes pour le chargement ou l'escarbillage ; soit des trémies où sont emmagasinées les ordures.

Examinons successivement ces deux faces de la question.

Pour que les gaz, nés de la distillation ou de la combustion partielle des matières organiques, soient brûlés en totalité, il faut : d'une part, que le tirage forcé amène sous les grilles une quantité d'air suffisante ; d'autre part, que le mélange de l'air et des gaz soit maintenu, pendant un temps assez long, à une température où la combustion puisse s'effectuer.

La quantité d'air insufflé est facile à régler au moyen des ventilateurs ou de l'injection de vapeur, et un tirage convenable sera toujours facilement établi.

Le mélange intime et prolongé de l'air et des gaz, à haute température, se trouve réalisé par les dispositions adoptées dans les usines modernes pour les chambres de combustion et les carneaux. Dans toutes les usines que nous avons eu l'occasion de visiter, à quelque type qu'elles appartiennent, quand l'incinération est bien conduite, l'analyse des gaz pris à la base de la cheminée témoigne toujours que la combustion est complète. Il est indiqué d'ailleurs d'introduire des spécifications à cet égard dans les arrêtés d'autorisation et de fixer, par exemple, un maximum que ne devra pas dépasser le taux d'oxyde de carbone. On peut parfaitement stipuler que cette teneur ne doit jamais atteindre à 0,5 p. 100. C'est là une condition aisément réalisable.

En ce qui concerne les poussières et les fumées, il faut tenir grand compte du fait que, sous l'influence du tirage forcé, il se produit, surtout lorsque les gadoues sont chargées en cendres, un abondant entraînement de poussières, qu'il est indispensable d'arrêter dans leur chemin vers l'extérieur. Leur issue par la cheminée constituerait, pour le voisinage des usines, une cause grave d'incommodité.

La chambre de combustion, les carneaux, les tubes de chauffe des chaudières, constituent autant de points d'arrêt des matières solides entraînées par les gaz de la combustion.

La chambre de combustion agit surtout très efficacement comme collecteur de poussières.

Dans l'exemple suivant, qui est emprunté à l'exploitation d'un incinérateur du type Meldrum, la quantité de cendres retenue par la chambre de combustion représente environ 60 p. 100 de la totalité.

Quantités de cendres et poussières recueillies pendant un mois dans les diverses régions des conduits de fumée.

Dans la chambre de combustion............	environ 17 800 kilos.
Sous les grilles des fours.................	— 1 600 —
Sous les parois du générateur.............	— 2 700 —
Dans les carneaux......................	— 6 800 —
	28 900 kilos.

Parfois on place encore en avant de la cheminée un dispositif destiné à arrêter les dernières particules de poussière. Parmi ceux qu'on a imaginés, il faut citer les collecteurs centrifuges dont sont munies certaines usines de la Compagnie Horsfall. Ces dispositifs peuvent être utiles, mais ils ne sont pas indispensables quand l'usine possède des chambres de combustion bien installées.

Dans toutes les installations que nous avons eu l'occasion de visiter, l'arrêt des poussières est parfaitement réalisé, et c'est toujours une remarque intéressante à faire que de comparer le léger panache, de nuance claire, qui surmonte les cheminées des incinérateurs, aux lourds nuages noirs qui sortent des cheminées des usines environnantes. Il est certain que les incommodités provenant des fumées d'un incinérateur sont moindres que celles des usines où on brûle du charbon, et qu'en se conformant, en ce qui concerne ces cheminées, aux règles suivies pour les cheminées ordinaires, on sera sûrement à l'abri de tout mécompte.

Nous avons dit que, sans qu'il parût qu'on eût trouvé une solution générale, économiquement applicable en tous les cas, on s'était préoccupé de diverses façons de tirer partie des scories. Une des pratiques auxquelles on a eu le plus souvent recours consiste à les pulvériser, et avec les poudres ainsi obtenues à fabriquer des mortiers et des ciments. En vue de faciliter le broyage par une granulation préliminaire, on a essayé d'installer des dispositifs permettant d'amener les scories au sortir du four sous un puissant jet d'eau froide. Nous avons indiqué, à propos de l'usine de Francfort, un mode de réalisation possible de cette granulation.

Ces pratiques : granulation, pulvérisation, mélange avec la chaux pour former un ciment, ne sont évidemment qu'une application de la méthode générale adoptée pour la fabrication des ciments de scories ou de laitier, indiquée il y a plus de quarante ans par Langen, et qui paraît prendre aujourd'hui même, en France, un développement assez grand pour que le Conseil supérieur d'hygiène publique de France ait eu à délibérer sur ses inconvénients possibles.

Pour être incorporées à la chaux sous forme de ciment, les scories doivent être très finement broyées et tamisées, d'où production de poussières. En outre, le laitier et les scories d'incinération renferment toujours une certaine quantité de sulfure de calcium qui se dissocie partiellement au moment de la granulation en dégageant une certaine quantité de gaz sulfuré, d'où mauvaise odeur.

Conformément à l'avis du rapporteur, le Dr Villejean, le Conseil supérieur émit l'avis qu'il y avait lieu de classer les fabriques de ciment de laitiers sous une rubrique telle que la suivante :

« Ciment de laitier ou de scories : fumée et poussières ; deuxième classe (1). »

Les installations destinées à traiter soit par le procédé essayé à Francfort, soit par un procédé similaire, les scories d'incinération des gadoues, en vue de leur utilisation à la fabrication du ciment, tomberaient, pour peu que leur chiffre de production fût développé, sous le coup des mêmes observations.

En France, les usines d'incinération de gadoues sont rangées dans la catégorie des établissements classés comme insalubres, dangereux ou incommodes. Le décret du 31 août 1905 les classe ainsi :

DÉSIGNATION DES INDUSTRIES.	INCONVÉNIENTS.	CLASSES.
Ordures ménagères (Incinération ou carbonisation des).		
a. Quels que soient l'état et la quantité traités journellement.	Poussière, fumée, odeurs.	1re classe.
b. A l'état vert, s'il est traité au plus 150 tonnes par jour et si leur traitement est opéré sans triage et exécuté dans les vingt-quatre heures de leur apport.	Id.	2e classe.

« Le Décret fait deux réserves importantes. D'abord, il n'emploie pas l'expression : *boues et immondices*, mais bien : *ordures ménagères*. Cette dénomination est voulue. Elle résulte des remarques

(1) Travaux du Conseil supérieur, 13 février 1905.

faites à l'étranger sur les inconvénients que présente l'incinération des matières fécales, ou des détritus des halles et abattoirs. En France, on ne songerait pas à brûler les matières fécales, mais quelques municipalités pourraient vouloir se débarrasser des résidus des halles par la crémation. Or ce mode de destruction dégage des odeurs très désagréables ; il ne serait pas admissible dans les villes, et le décret de 1905 ne le veut pas. D'ailleurs, les matières animales en question sont très riches en azote et en phosphore et sont bien plus recherchées par les cultivateurs que les ordures ménagères.

« En second lieu, pour que l'usine d'incinération reste dans la deuxième classe, le décret spécifie formellement qu'il ne doit pas y avoir de triage ; le chiffonnage, dont nous avons signalé les graves inconvénients, se trouve ainsi interdit d'avance (1). »

La réserve formulée en ce qui touche l'incinération possible des débris des halles et abattoirs ne nous paraît pas fondée. Avec les fours modernes à tirage forcé, à chambre de combustion, de pareils résidus peuvent parfaitement être incinérés sans qu'il se dégage de mauvaises odeurs et sans que les gaz prélevés aux bas de la cheminée contiennent de produits incomplètement brûlés. Nous avons eu l'occasion de voir pratiquer de semblables opérations, notamment sur des quantités importantes de poissons, sans avoir constaté aucun inconvénient.

Dans le rapport qu'il a présenté au Conseil d'hygiène publique et de salubrité du département de la Seine, au sujet de la demande introduite par la Société des engrais organiques, en vue d'être autorisée à construire à Ivry l'usine destinée à traiter par broyage et incinération les ordures ménagères de quatre arrondissements de Paris, M. Hanriot, envisageant les inconvénients de ces sortes d'installations, relève :

1° L'odeur, quand il y a stationnement prolongé des matières ;

2° Les poussières que peuvent développer le traitement et la manutention des produits ;

3° L'encombrement des voies dû à la file des tombereaux qui amènent les gadoues à l'usine.

Il conclut qu'il y a lieu d'accorder l'autorisation demandée aux conditions suivantes, qui peuvent être prises comme base pour les prescriptions à formuler dans les cas analogues :

1° Le sol de l'usine et de la cour sera surélevé au-dessus du niveau atteint par les eaux en 1910 ;

2° Le terrain occupé par l'usine sera entièrement clos de murs de 3 mètres de hauteur. Ceux-ci s'élèveront à 5 mètres dans la partie contiguë aux terrains actuellement bâtis ;

3° La construction sera en matériaux incombustibles et imperméables, la charpente en fer, le sol des ateliers imperméable ;

4° Les cours et voies d'accès seront pavées sur béton, et le pavage

(1) Paul Adam, Établissements classés, in *Traité d'hygiène*, fasc. XII, p. 675.

sera entretenu en bon état ; il aura une pente suffisante pour pouvoir être lavé à grande eau ;

5° La gadoue sera reçue dans des bennes étanches fermées par un couvercle métallique. Elle ne pourra, sous aucun prétexte, être versée dans la cour ou dans une fosse. Les trémies où s'effectuera le déversement devront être closes et ne pas laisser dégager de poussières ;

6° A partir de ces trémies, les appareils servant au broyage, au criblage et au séchage, et les conduits qui les relient, doivent être hermétiquement clos ;

7° Les fours à incinération seront tels qu'ils ne laissent dégager ni poussière, ni odeur, ni fumée ;

8° Les divers ateliers seront ventilés et l'air qui provient des appareils sera ramené sous les foyers d'incinération ou purifié par tout autre moyen équivalent ;

9° Le chargement sur wagon s'opérera également dans un local clos ; des machines mobiles assureront la descente des produits sans poussières gênantes ;

10° Le travail sera conduit de façon que le séjour des gadoues à l'usine ne dépasse pas vingt-quatre heures, y compris le départ des wagons. L'incinération devra être effectuée quand cette clause ne pourra être remplie ;

11° Les eaux de toutes sortes seront envoyées directement à l'égout ;

12° L'usine sera largement pourvue d'eau destinée aux lavages. Les murs de la cour et des ateliers seront blanchis à la chaux une fois par an ;

13° Il sera mis à la disposition des ouvriers des vestiaires avec lavabos et water-closets.

L'usine ne pourra être mise en marche que lorsqu'on aura reconnu que toutes les prescriptions ci-dessus ont été exécutées.

Hygiène du personnel ouvrier. — En ce qui concerne le personnel ouvrier, il y a lieu d'envisager à part les caractéristiques hygiéniques des travaux qu'il doit accomplir pour le service (chargement et déchargement) des fours, et l'état de l'atmosphère dans laquelle il se trouve obligé de vivre.

Les dispositifs et les modes opératoires adoptés pour conduire les gadoues de la voiture qui les apporte jusque sur les grilles des fours constituent, nous avons déjà eu l'occasion de le dire, la caractéristique hygiénique la plus importante des diverses usines d'incinération. C'est un des points sur lesquels s'est le plus exercée, dans ces dernières années, la sagacité des ingénieurs spécialistes.

Le chargement à la pelle par l'avant du foyer, dont la porte unique sert à la fois pour le chargement et pour l'escarbillage, nous paraît peu recommandable. Les ordures emmagasinées au voisinage immédiat de la gueule des fours sont trop directement exposées à la chaleur radiante. Elles s'échauffent et deviennent malodorantes. Les opérations de chargement sont pénibles pour les ouvriers. Enfin, dans certaines usines, nous avons vu que le dépôt des gadoues arrivait à être si voisin de la porte de chargement qu'il y avait danger d'incendie, par suite de la chute possible de scories en ignition sur la gadoue, au moment de l'escarbillage.

Le chargement à la pelle par l'arrière, l'escarbillage se faisant par l'avant, n'est certainement pas l'idéal, mais tel que nous l'avons vu fonctionner au cours d'une enquête à laquelle nous avons participé en 1907 et 1908, il nous a paru, de tous ceux qui avaient alors défilé sous nos yeux, le plus simple et, somme toute, celui qui présentait le moins d'inconvénients pour les ouvriers. C'est aussi celui qu'avait adopté, au cours de l'année 1907, la ville de New-York.

A King's Norton, par exemple, les ouvriers travaillent au milieu d'un couloir, large de 2 mètres, parfaitement ventilé et éclairé, qui sépare la base des trémies des portes d'enfournement, situées seulement à 38 centimètres du sol. Se plaçant un peu de côté, par rapport à l'ouverture des fours, et prenant la position fléchie qui est normale en pareil cas, ils remplissent d'abord leur pelle; puis, sans avoir besoin de se relever, les bras décrivant simplement un arc de cercle; ils lancent la petite masse d'ordures dans la direction des grilles.

Nous avons assisté à ce travail, et nous avons pu nous assurer qu'il n'est pas pénible; il n'est pas davantage malsain, car l'homme, préservé du contact immédiat des gadoues, se tient dans un endroit où la lumière pénètre largement, où l'air est sans cesse renouvelé.

Avec les fours se chargeant par le haut, on opère quelquefois le déversement des ordures directement de la voiture collectrice dans le four. A Kensington (Londres), ce déversement se fait par simple « mise à cul » des tombereaux, au-dessus de l'orifice préalablement découvert. Cette façon de procéder a certainement l'avantage d'éviter toute stagnation des ordures dans l'usine; mais, outre qu'elle n'est applicable intégralement que si la collecte dure aussi longtemps que l'incinération, elle a le très grave inconvénient de mettre la marche des fours sous la dépendance absolue de l'arrivée des tombereaux. Si l'arrivage est retardé, le four se refroidit; s'il y a presse, le four se trouve vite encombré, et les ordures doivent être évacuées encore incomplètement brûlées.

Dans les anciennes usines, le chargement par le haut se faisait presque toujours à la pelle, les ordures étant au moment de leur arrivée emmagasinées dans des trémies placées au-dessus des fours (Bruxelles, Hambourg, Zurich, etc.) ou déposées sur la plate-forme, dans le sol de laquelle s'ouvrent les orifices d'enfournement.

Cette disposition présente l'inconvénient grave d'entreposer les ordures dans une région ou règne toujours une température assez élevée. Il en résulte des dégagements malodorants qui rendent parfois l'atmosphère des locaux très pénible à supporter. En outre, les ouvriers, pour repousser les ordures, doivent souvent monter sur les tas et se trouvent ainsi en contact par trop intime avec la gadoue en fermentation. Sans doute ces inconvénients ne sont pas inéluctablement attachés à l'exploitation des usines possédant le *top fed*. Quel que soit l'agencement des fours et des locaux, une bonne organisation du travail et une ventilation bien comprise peuvent les atténuer au point de les rendre inappréciables. Néanmoins nous devons reconnaître que, dans presque toutes les usines que nous avons visitées, ils étaient très apparents et certainement très gênants pour le personnel.

Parfois le désir d'éviter des déplacements à l'ouvrier chargé de l'enfournement, et pour qu'il n'ait qu'à faire glisser les ordures dans le four, on monte le tas de gadoues jusque sur l'orifice de chargement. La figure 258, que nous empruntons à l'ouvrage de M. Goodrich, montre une telle disposition; elle suffit parfaitement à faire comprendre que l'ouvrier qui travaille dans ce tas d'ordures, exposé à toutes les émanations qui sortent du four, soit au moment du chargement, soit en tout temps par les maljoints du tampon, se trouve dans des conditions d'hygiène inadmissibles.

Les procédés de chargement mécanique ont été imaginés en vue d'exclure toute manipulation des ordures. A ce titre, ils méritent d'être accueillis avec le plus vif intérêt par les hygiénistes.

D'après la définition, nous voyons que les modes de chargement spéciaux aux fours Herbertz et Dör ne sont pas, à proprement parler, des procédés mécaniques. Le second surtout, loin d'exclure les manipulations, a plutôt au contraire pour effet de les multiplier. Nous n'avons rien à ajouter à ce que nous avons déjà dit à leur sujet.

Pour que les procédés mécaniques proprement dits (Heenan, Horsfall, Manlove et Alliott) puissent donner les bons effets qu'on est en droit d'attendre d'eux, il est nécessaire qu'ils fonctionnent avec une régularité parfaite ; que l'ouverture et la fermeture des bennes et des orifices de chargement se fassent bien exactement avec l'automatisme prévu; que l'obturation des fours, dans l'intervalle des chargements, soit bien effective. Ces conditions ne sont sans doute ni impossibles ni même très difficiles à réaliser avec des mécanismes convenablement entretenus et surveillés ; néanmoins il sera toujours prudent de compter sur l'imprévu. En fait, dans toutes les usines il y a des accrocs, tenant tantôt à une faute du mécanisme, tantôt à ce que les ordures, matière essentiellement hétérogène, se tassent dans la benne et glissent mal. Il se produit alors, par les orifices mal clos du four, des dégagements de gaz provenant de combustions incomplètes, qui vicient gravement l'air du hall de l'usine. Cette viciation est parfois encore aggravée par les odeurs que dégagent les gadoues lorsqu'elles sont entreposées dans le hall même, toujours chaud.

Il est indispensable de lutter contre ces deux causes d'insalubrité par une ventilation bien organisée. Faute de quoi l'atmosphère peut devenir rapidement très nocive dans la partie supérieure du hall. Or dans cette partie doit précisément se mouvoir le chariot roulant qui porte l'ouvrier préposé à la manœuvre des bennes. Lors d'une

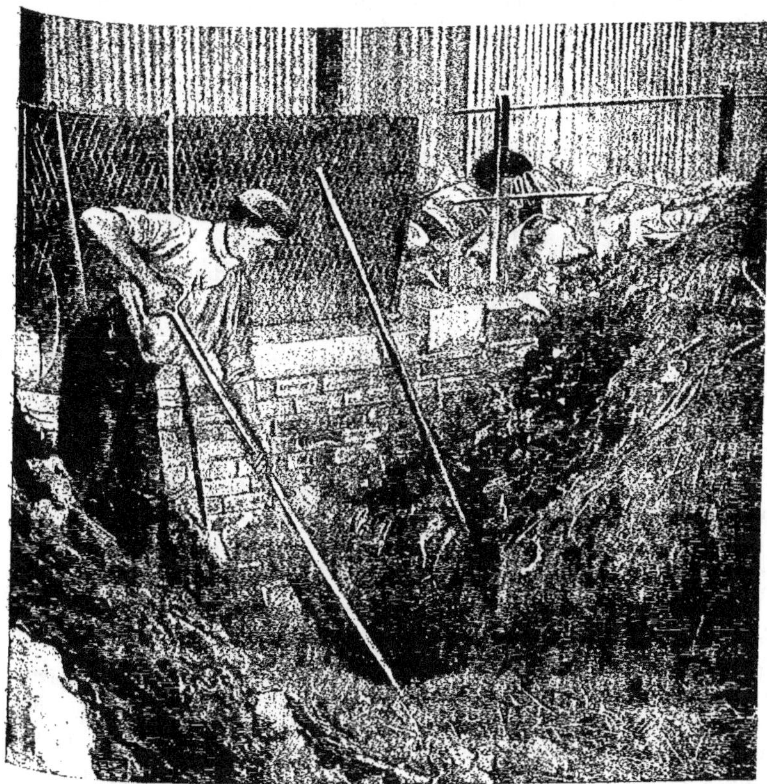

Fig. 258. — Chargement par le haut, à Bradford.

visite effectuée dans une usine pourvue d'un chargement mécanique, une commission sanitaire dont nous faisions partie a été unanime à considérer que les conditions dans lesquelles on faisait vivre cet ouvrier étaient absolument inacceptables.

Dans les usines d'incinération, les chauffeurs ont à conduire les feux (répartir les charges d'ordure d'une façon uniforme sur les grilles et régler la marche de la combustion), à effectuer l'escarbillage et à transporter les scories jusqu'aux places de refroidissement ou d'utilisation.

Les premières opérations sont d'autant plus difficiles que la surface des grilles est plus grande. Avec les cellules à très grandes grilles (plus de 2^m,7) pendant la manœuvre du crochet qui répartit le combustible, l'ouvrier se trouve fort incommodé par la réverbération des foyers.

L'escarbillage marque dans tous les cas un temps très pénible du travail. Les scories constituent une pâte semi-fluide occupant toute l'étendue de la grille, sur une épaisseur de 10 centimètres et plus. Il faut diviser au ringard cette masse incandescente, tirer hors du four et transporter hors de l'usine les blocs ainsi détachés. Cette opération, qui dure une dizaine de minutes, se renouvelle pour chaque grille de four environ une fois toutes les deux heures.

Dans les fours Herbertz, la grille est remplacée par une cuvette en fonte perforée, disposée de façon que le bloc de scories peut glisser d'une seule pièce assez facilement; c'est un perfectionnement qui mérite d'être apprécié.

Il serait désirable, et la chose ne nous paraît pas d'une exécution très malaisée, que des écrans métalliques fussent disposés de façon à protéger, pendant l'escarbillage, le visage et le thorax des chauffeurs contre la réverbération des foyers. Des écrans analogues devraient être appliqués sur les wagonnets-porteurs pour éviter l'incommodité trop réelle et partout constatée, due à la chaleur rayonnante des clinkers.

Les poussières déposées sur le chemin que parcourent les gaz allant à la cheminée contiennent des parties extrèmement fines et ténues. Leur enlèvement, auquel il faut procéder de temps à autre, constitue une opération assez pénible pour l'ouvrier qui doit les manutentionner à la pelle. Nous avons vu que, dans certaines installations, la chambre de combustion a été disposée en élévation, sa partie inférieure étant fermée par une trappe mobile au-dessous de laquelle peut venir se placer un wagonnet; on procède ainsi à l'enlèvement des poussières d'une façon plus rapide et moins incommode.

Avec les systèmes de fours qui ont une *sole de séchage*, il arrive qu'au moment de l'escarbillage, des ordures provenant de la sole et non incinérées sont attirées avec les scories incandescentes. Continuant à brûler hors du four, elles répandent, dans le hall et dans la cour extérieure de l'usine, des émanations infectes.

Le même inconvénient se présente avec certaines cellules à grilles multiples dans lesquelles la séparation entre les foyers juxtaposés est insuffisante. Il n'y a alors en réalité qu'une seule grille avec trois portes. Quand on escarbille par la porte centrale, il est malaisé d'éviter le glissement des ordures encore intactes des grilles latérales et leur entraînement avec les scories.

Dans toutes les usines, il se produit, au moment de l'ouverture des portes ou des orifices de chargement des fours, des retours de fumées et de vapeurs malodorantes.

Nous avons vu, dans nombre d'usines, des hottes de tirage disposées au-dessus des portes de fours en vue de recueillir les vapeurs ou les gaz qui s'échappent au moment où ces portes doivent être ouvertes.

La plupart du temps, ces hottes ne fonctionnaient pas et, quand elles fonctionnaient, elles ne servaient à rien ou à peu près, car les fumées qui se dégagent sont vivement projetées, par bouffées, et dépassent rapidement la zone d'aspiration.

La masse de gadoue qui se trouve rester en réserve entre le moment où la collecte l'amène à l'usine et celui où elle peut être introduite dans le four est loin d'être inodore. Ce dernier inconvénient est fortement aggravé dans certaines installations où, par suite de l'agencement spécial des dispositifs de chargement, les gadoues se trouvent entreposées dans une région de l'usine placée au-dessus des fours et, par conséquent, toujours chaude. Les ordures portées ainsi à une température très favorable à leur fermentation émettent des odeurs qui, dans quelques usines, nous ont paru véritablement intolérables. Il y a là un point sur lequel les hygiénistes chargés d'apprécier des plans d'installation d'incinérateurs devront porter une très sérieuse attention. Les dépôts de gadoues devraient toujours être placés de façon à ne pas être exposés à la chaleur des fours.

Pour supprimer les odeurs inhérentes à tout établissement où s'entreposent et se manipulent des matières organiques putrescibles, il existe un moyen très anciennement connu et recommandé par tous les traités d'hygiène industrielle. Il consiste à installer une ventilation appropriée pour recueillir les gaz odorants et les diriger, avec le courant d'air chargé d'activer les combustions, vers les grilles des foyers, où ils sont brûlés. Semblable disposition s'impose à notre avis d'une façon absolue pour les usines qui traitent les gadoues.

Nous terminerons, et nous conclurons, cette étude des caractéristiques hygiéniques des usines d'incinération en rappelant, nous l'avons déjà dit, mais il n'y a pas d'inconvénient à le répéter, que ces usines, quel que soit le type de fours qu'elles comportent, peuvent être agencées et exploitées de façon à ne représenter, à aucun titre, une cause de gêne ou d'insalubrité pour le voisinage ou pour le personnel ouvrier.

On pourrait appuyer cette affirmation par de nombreux exemples d'usines établies au centre de quartiers populeux et ne donnant lieu à aucune protestation.

« A Londres, dans un des plus élégants quartiers, près de l'hôtel Cecil, on trouve une usine d'incinération. Il en existe également à Darwin et dans d'autres localités anglaises. Personne ne s'en plaint, et on est venu construire tout autour des pavillons élégants.

« A Monaco, l'usine de traitement des ordures ménagères est installée à proximité du palais du Prince, presque sous ses fenêtres, et l'insalubrité qu'elle peut occasionner ne doit pas être bien redoutable, puisque, postérieurement à la construction de l'usine, on a édifié, tout à fait à proximité, le nouvel Hôtel-Dieu (1). »

(1) CHERIOUX, Conseil d'hygiène et de salubrité du département de la Seine 6 juillet 1909.

VI. — PROCÉDÉS D'UTILISATION DIVERS.

Fabrication d'agglomérés. — Divers procédés ont été imaginés pour tirer parti des gadoues en les incorporant, après dessiccation préalable, à des matières combustibles de façon à constituer des briquettes.

A l'occasion d'une demande d'autorisation examinée par le Conseil d'hygiène et de Salubrité de la Seine, le rapporteur, M. Hanriot [1], décrit ainsi les opérations qui se retrouvent, à quelques variantes près, dans tous les projets analogues.

Les agglomérés devaient être formés, selon les proportions suivantes : 12 p. 100 de gadoues sèches, 85 p. 100 de coke ou d'anthracite, 3 p. 100 de brai.

L'usine projetée devait traiter par jour 150 tonnes d'ordures provenant de la région nord-ouest du département de la Seine et éventuellement du XIII° arrondissement de Paris. Elle comportait trois ateliers susceptibles de classement, savoir :

1° Un atelier de carbonisation d'ordures ménagères au-dessus de 150 tonnes : première classe (décret du 31 août 1905) ;

2° Un atelier de fabrication d'agglomérés au brai gras : deuxième classe (décret du 31 décembre 1866) ;

3° Un dépôt de brai gras : troisième classe (décret du 31 décembre 1866).

D'après le projet : les ordures, arrivant par bateaux à un quai de débarquement établi en bordure de la Seine, seraient reçues dans des boîtes en fer étanches, élevées par une grue, puis étalées sur un transporteur sans fin, où on les débarrasserait à la main des matières inutilisables telles que ferrailles, débris de verres ou de porcelaines, etc. ; de là elles passeraient sur un crible à secousses qui les priverait de leurs cendres, puis dans un broyeur rotatif où elles seraient pulvérisées.

Elles seraient ensuite versées dans l'appareil à carbonisation, composé d'un four vertical à deux étages, où elles seraient d'abord desséchées, puis chauffées à une température de 240 à 250°. Les gaz et vapeurs produits pendant cette carbonisation seraient repris à la partie supérieure du four par un ventilateur qui les refoulerait sous les grilles des foyers où ils seraient brûlés.

Le reste de l'opération est bien connu : la matière carbonisée est mélangée avec du poussier de charbons divers et du brai ; le tout est malaxé à la température de 60°, puis comprimé à la presse hydraulique sous forme de boulets ou de briquettes.

L'autorisation demandée fut accordée sous les conditions suivantes :

[1] Conseil d'hygiène publique et de salubrité du département de la Seine, 28 fév. 1908.

1° L'usine sera suffisamment élevée pour être au-dessus des plus fortes crues de la Seine. Elle sera entourée d'un mur continu de 2ᵐ,50 au minimum de hauteur ;

2° L'usine sera entièrement construite en matériaux incombustibles ; les parties en contact avec la gadoue seront enduites en ciment ;

3° Les broyeurs à gadoue ou à charbon, ainsi que les cribles à cendres, seront disposés dans des chambres closes, en sorte qu'il ne s'en dégage pas de poussières ;

4° Les gadoues seront reçues par bateaux dans des boîtes étanches (cette clause figurait dans les prévisions du projet soumis en vue de l'autorisation). Le transport et le traitement auront lieu dans la journée où aura lieu l'enlèvement à domicile, en sorte qu'en aucun cas les ordures ne puissent avoir plus de douze heures de date ;

5° Les gaz provenant du four de carbonisation seront renvoyés dans les foyers des générateurs ; ceux-ci seront placés sous un hangar très largement ventilé ;

6° Il ne pourra être brûlé de gadoue verte dans les foyers des générateurs ;

7° Les ouvriers de l'usine en contact avec les gadoues seront pourvus de vêtements fréquemment blanchis ; un vestiaire spécial sera mis à leur disposition ;

8° Des lavages fréquents assureront la propreté des locaux ou appareils en contact avec la gadoue ;

9° Un réservoir d'eau de 100 mètres cubes sera maintenu constamment rempli ; une canalisation spéciale assurera le service d'incendie ; enfin un tas de sable de 10 mètres sera disposé à proximité de l'atelier.

Pour ces usines, comme d'ailleurs pour toutes celles où on traite les ordures ménagères, le soin apporté aux différentes opérations est le facteur le plus important de leur salubrité. Deux établissements similaires entraîneront ou non les plaintes du voisinage suivant la façon dont le travail y est conduit.

M. Chantemesse (1) a signalé qu'une installation analogue existe en pleine ville de Berlin.

Projets et essais. — M. Rouvillaim a imaginé un procédé de traitement dont le principe consisterait selon lui :

1° A enrichir les ordures en les débarrassant mécaniquement et à peu de frais des matières encombrantes sans valeur ;

2° A rendre imputrescibles, par la dessiccation complète, toutes ces matières fertilisantes et à les réduire ensuite en poudrettes, destinées à être vendues comme engrais.

Le côté original de l'opération consisterait surtout en ce que le premier triage se ferait sous l'eau et par lévigation. Les détritus

(1) Conseil d'hygiène et de salubrité du département de la Seine, 14 fév. 1908.

amenés par les tombereaux seraient déversés dans une grande cuve pleine d'eau. Les matières surnageant seraient reprises pour faire l'engrais. Une toile sans fin courant à mi-profondeur recueillerait les matières lourdes, tandis que les parties fines, cendres, etc., iraient se collecter au fond de la fosse (1).

Un nouveau procédé de traitement des ordures fonctionne en station d'essai à Rixdorf, près de Berlin. Il consiste en un triage séparant divers groupes de produits, qui sont ensuite livrés à l'industrie. Le triage se fait, en partie du moins, mécaniquement et sous l'eau. Les ordures arrivent d'abord sur un tamis retenant les parties grossières (verre, porcelaine, papier, etc.), qu'on enlève avec des fourches. Les parties fines tombent sur un chemin mobile, où elles sont fortement arrosées, et vont ensuite dans des bassins où une série d'agitateurs et de tamis exécutent le triage mécanique (2).

(1) Voy. *Revue d'hygiène*, 1895, p. 912.
(2) *Gesundheit*. 15 mars 1909.

VII. — LE SYSTÈME DE LA COLLECTE SÉPARATIVE

Généralités. — La méthode séparatrice, d'après laquelle les ordures doivent être classées par le producteur en plusieurs catégories, déposées chacune dans un récipient spécial, est très répandue aux États-Unis (1). En Europe, elle a été adoptée, il y a quelques années par les villes de Potsdam et de Charlottenbourg.

Le plus souvent, la division des ordures se fait en trois lots, selon l'une des deux formules suivantes :

I. Cendres;
Résidus et déchets de cuisine ;
Résidus divers et balayures.

II. Cendres et balayures;
Résidus et déchets de cuisine ;
Résidus divers.

La seconde formule est de beaucoup la plus répandue.

L'adoption de la méthode séparative a pour conséquence, sinon absolument nécessaire, tout au moins pratiquement constante, le régime des collectes espacées. A moins de disposer de voitures spéciales, capables de recevoir en même temps les trois catégories d'ordures, comme on ne peut songer à faire plusieurs collectes par jour, on se trouve entraîné à les faire par roulement à plusieurs jours d'intervalle.

Application du système en Amérique. Utilisation du « garbage » ; nourriture des animaux; procédés de réduction. — En Amérique, dans la grande majorité des cas, la collecte des résidus et déchets de ménage qui constituent le « garbage » est faite trois fois par semaine. Il n'y avait en 1901 que Washington et quelques rares villes, principalement dans le sud, où l'enlèvement du « garbage » fut effectué chaque jour.

Le procédé le plus anciennement et encore le plus généralement adopté en Amérique, pour l'utilisation des résidus de cuisine, consiste à les faire servir à la nourriture des animaux, en l'espèce, des porcs. On avait essayé de les donner aux vaches; mais les animaux fournissaient un lait pauvre, souvent doué de mauvais goût, si bien que les autorités sanitaires ont été amenées, en divers points, à proscrire cette pratique qui ne s'est pas généralisée. Par contre, l'élevage des porcs est assez fructueux; c'est même, d'après Chapin (2), le seul

(1) Parmi les grandes villes des États-Unis, il y en avait en 1901 plus de quatre-vingts, dont Baltimore, Boston, Brooklyn, Colombus, New-York, Philadelphie, Saint-Louis, etc., qui pratiquaient la collecte séparative, avec mise à part du « garbage ».

(2) Voy. pour tout ce qui concerne les villes américaines, CHAPIN, Municipal Sanitation in the United-Etates, Snow et Farnhan, Providence, 1901.

procédé par lequel une ville américaine puisse, à l'heure actuelle, tirer de l'exploitation de ses ordures un revenu sérieux.

Comme exemple de rendements avantageux, Chapin cite les suivants, qui correspondent à deux exploitations municipales d'élevages de porcs :

	Dépenses pour la collecte du « garbage ».	Recettes par la vente des porcs.
Brockton	34 914,06	21 930,81
Worcester	88 111,35	34 803,82

Le « garbage », qui n'est pas utilisé pour l'alimentation des animaux, est traité dans les usines de « réduction ».

Voici, à titre d'exemple, quel a été en 1908 le sort des gadoues collectées à Boston (1).

I. *Cendres et balayures.* — Total collecté : 311 586 tonnes; 87 000 tonnes, soit 28 p. 100, ont été évacuées par les bateaux du service municipal et déversées en mer en dehors des limites du port; les 244 586 tonnes ont été utilisées comme remblai.

II. *Résidus et déchets de cuisine.* — Total collecté : 78 615 tonnes; 67 454 ont été livrées à une compagnie qui exploite une usine de réduction ; le reste, soit 11 161 tonnes, a été vendu dans la banlieue pour servir à l'alimentation des porcs.

III. *Résidus divers.* — Total collecté : 12 050 tonnes, qui ont été, après triage par parties, vendues ou incinérées.

Les résidus des marchés, représentant 9 382 tonnes, ont été jetés à la mer avec les cendres.

Comme exemple de la composition du garbage, Chapin rapporte la suivante, tout en faisant observer qu'elle ne représente pas la moyenne des productions américaines, lesquelles sont en général plus riches.

Composition moyenne de 3 000 tonnes de « garbage » d'été provenant des villes de Buffalo, Saint-Louis, Philadelphie et Brooklyn, traitées en 1896 par M. George E. Waring :

Humidité	71 p. 100.
Matières organiques	20 —
Graisses	2 —
Matières minérales	7 —

Les chiffres relevés à Buffalo et à Providence font ressortir des teneurs en graisse atteignant 3,70 et 4,5 p. 100.

Les procédés dits de réduction, appliqués au traitement du « garbage », ont tous comme caractéristique commune de viser l'extraction des graisses, assez abondantes dans ces résidus, et la transformation du reste en un produit sec, susceptible d'être vendu comme engrais.

Le plus ancien des procédés de réduction, celui de Mertz, consis-

(1) The collection and desposal of Refuse of the City of Boston. *Engineering News,* 10 fév. 1910.

lait à dessécher les gadoues, qui étaient ensuite épuisées à l'huile de naphte, en vue de l'extraction des graisses. Le procédé Simonin ne représente guère qu'une réplique du précédent.

Le procédé Arnold est, à l'heure actuelle, avec des variantes quant aux détails d'exécution le plus généralement adopté. Il fonctionne à Boston, à New-York, à Philadelphie, etc.; il vient d'être tout nouvellement installé en grand à Columbus.

La ville de Columbus (Ohio) a mis en marche, le 20 juillet 1910, son usine municipale pour le traitement du « garbage ».

Les résidus de cuisine, collectés dans des voitures spéciales, sont conduits à une station de chemin de fer, chargés sur wagon par simple « mise à cul » des voitures montées au haut d'une rampe qui domine la voie ferrée, puis acheminés vers l'usine.

L'usine est installée à environ 6km,5 de la ville, juste à côté de la station d'épuration des eaux d'égout. Elle comprend quatre bâtiments

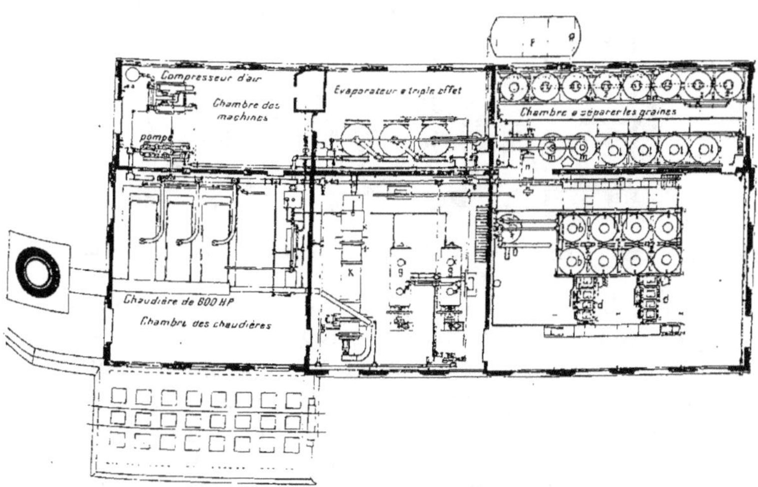

Fig. 259. — Usine pour le traitement du « garbage », à Columbus (plan).

distincts, savoir : le bâtiment principal, mesurant 49 mètres sur 23; le bâtiment pour la réception de la gadoue, 27 mètres sur 12; un petit bureau et les écuries.

Les wagons de gadoue arrivent par une voie qui traverse tout le bâtiment de réception : ils sont basculés latéralement, et leur contenu est répandu sur le sol, où il subit un triage. Un caniveau couvert de plaques perforés qui règne tout le long du bâtiment collecte les eaux et les évacue après passage au travers d'une boîte à graisse.

La gadoue tirée est versée à la pelle sur un transporteur, qui la conduit jusqu'à l'étage supérieur du bâtiment principal. Là, le transporteur circule devant les orifices de tuyaux métalliques mobiles, dont l'extrémité inférieure peut venir s'aboucher sur la porte d'entrée des digesteurs.

Chaque digesteur, *b*, est constitué par un cylindre de 4^m,25 de haut avec un diamètre de 2^m,12, pouvant contenir 10 à 12 tonnes de gadoue. A sa partie inférieure, il porte deux tuyaux d'amenée de vapeur, et, par une tubulure partant de sa partie supérieure, il est relié à un condenseur.

Les digesteurs sont au nombre de huit, disposés en deux groupes de quatre, chaque groupe étant desservi par une presse à rouleaux.

Quand le digesteur est chargé, on envoie de la vapeur à la pression initiale de 60 à 70 livres, et on prolonge la coction pendant six heures environ.

Directement au-dessous des ouvertures de vidange d'un groupe de

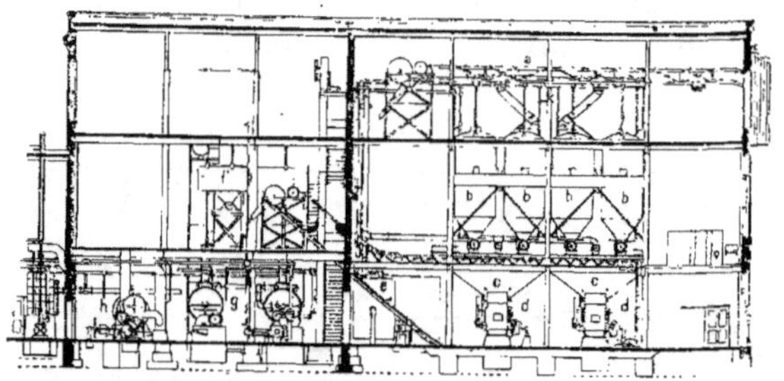

Fig. 260.— Usine pour le traitement du « garbage » à Columbus (coupe).

digesteurs, est placée la trémie *c* de la presse correspondante *d*. Au moment où la gadoue est déversée dans la trémie, un aspirateur fait passer au travers de celle-ci un courant d'air, qui est ensuite dirigé vers un condenseur, puis sous les foyers des générateurs.

La presse à rouleaux est logée dans un bâti hermétiquement clos, en connexion avec les trémies, de façon que les produits ne sont exposés à l'air ni avant ni pendant leur passage à la presse.

Une conduite fermée mène les eaux qui s'écoulent de la presse dans des puisards placés sous le plancher et d'où des pompes centrifuges les refoulent dans les réservoirs séparateurs placés au premier étage, en arrière des digesteurs.

Les réservoirs séparateurs sont des cylindres de 3^m,60 de haut sur 2^m,12 de diamètre. Ils sont au nombre de six, disposés en batterie, de façon que les graisses qui montent à la surface dans le premier refluent dans le second, et ainsi de suite jusqu'au sixième, d'où elles sont soutirées.

Les liquides sortant des presses entraînent une certaine quantité de résidus solides qui viennent se collecter, les uns à la partie inférieure, les autres à la partie supérieure des réservoirs séparateurs. On les soutire par siphonnage, puis ils passent sous une presse à vis et donnent un effluent liquide qui revient aux puisards et un résidu solide qui va aux dessiccateurs.

La graisse soutirée des réservoirs de séparation est épurée, par chauffage dans un réservoir spécial. Elle est ensuite mise en dépôt, dans quatre grandes tanks de 68 mètres cubes chacun, d'où elle peut être pompée dans les wagons-citernes.

Le liquide sortant des réservoirs de séparation contient de 5 à 7 p. 100 de matières dissoutes. Il est envoyé dans des évaporateurs à vide, à triple effet, qui le ramènent à l'état de sirop marquant 22° B.

Les matières solides sortant des presses à rouleaux sont prises par un élévateur en spirale qui les conduit dans un séchoir cylindrique tournant.

L'air qui circule au travers du cylindre est collecté à la sortie et conduit sous les foyers des générateurs.

Un élévateur en spirale reprend les matières à la sortie du sécheur et les déverse dans un tamis circulaire à révolution.

Le résidu tamisé est conduit dans des évaporateurs à vide, où vient le rejoindre le liquide sirupeux provenant des réservoirs séparateurs. Le tout est alors desséché complètement, puis mis en réserve jusqu'au moment d'être vendu comme engrais.

Le traitement par la presse ne permet pas d'extraire plus de la moitié des graisses contenues dans les gadoues. On est en train de construire une nouvelle installation, qui permettra d'effectuer un traitement percolateur, au moyen de nouveaux réservoirs pour la séparation, l'épuration par chauffage et la mise en dépôt.

Les résultats des premiers mois d'exploitation ont paru excellents au point de vue financier ; au point de vue hygiénique, l'installation ne laisserait rien à désirer.

Le prix total de l'usine s'élève à 180 000 dollars.

Application du système à Charlottenbourg (1). — A Charlottenbourg, les ordures sont divisées en trois lots :

1° Cendres et balayures : elles doivent être déposées dans des boîtes en tôle d'une capacité de 250 litres déposées dans les caves des maisons ;

2° Restes et déchets de cuisine : ils doivent être déposés dans des boîtes en tôle d'une capacité de 50 litres ;

3° Résidus et débris divers, comprenant tout ce qui ne rentre pas dans l'une des deux catégories précédentes. Ces matériaux doivent être mis dans des sacs à fermeture spéciale fournis et enlevés par la société concessionnaire.

La compagnie concessionnaire met à la disposition des habitants des armoires comprenant trois cases affectées aux trois sortes d'ordures, aux prix de 20 à 25 marks le grand modèle et 6 à 7 marks le petit modèle.

(1) Voy. THIESING, Neuere Erfahrungen auf dem Gebiete der Müllbeseitigung. Berlin, 1908.

La collecte est faite trois fois par semaine. Elle emploie des voitures de deux types différents. Les unes recueillent les cendres et balayures qui sont évacuées en vue de l'utilisation agricole. Les autres ont été spécialement construites pour l'application du système séparatif : elles reçoivent le contenu des boîtes à résidus et déchets de cuisine et emportent le sac contenant les résidus divers. Ces deux dernières catégories d'ordures sont transportées à la gare, où une installation provisoire a été construite pour permettre leur chargement sur wagons, puis acheminées vers Seegefeld, où elles sont exploitées.

Les résidus de cuisine servent à l'élevage des porcs. Les résidus divers sont triés ; ce qui a une valeur marchande est vendu ; la partie combustible est brûlée dans les foyers des générateurs qui alimentent l'usine. Il doit aussi sans doute, comme partout, rester une masse encombrante de matériaux inutilisables, tels par exemple que les ustensiles de ménage en fer émaillé.

L'établissement de triage de Seegefeld a besoin, d'après Thiesing, d'être modifié de façon à être mis en conformité avec les exigences de l'hygiène et de l'économie bien entendues.

Les résidus de cuisine, avant d'être donnés aux animaux, sont soumis à un chauffage à la vapeur sous pression pendant une heure et demie à deux heures. Ils sont ensuite utilisés aussitôt, ou desséchés à une température supérieure à 100° et conservés en dépôt.

La société concessionnaire, qui assure la collecte et reste propriétaire des ordures, reçoit de la ville une subvention annuelle calculée à raison de 1 fr. 60 par tête d'habitant.

Pour une population de 258 988 habitants, on a collecté du 1er mai 1907 au 20 avril 1908 (1) :

Cendres et poussières	29 661 990 kilos,	soit 67 p. 100 du total.			
Résidus de cuisine..........	7 059 218	—	—	16 —	—
Résidus divers	7 744 112	—	—	17 —	—

(1) D'après Pierson, Herny et Whinery, cités par Thiesing, la ville de New-York (avec ses faubourgs de Mahattan, de Broux, Brooklin, Queeus et Richmond, 4 258 387 habitants), a fourni en 1906 :

Cendres ,............	1 815 150 179 kilos,	soit 77 p. 100 du total.			
Résidus de cuisine...	335 940 385	—	—	15	—
Résidus divers.......	176 617 687	—	—	8	—

La variation des proportions relatives des divers résidus selon les saisons est indiquée dans le tableau ci-dessous :

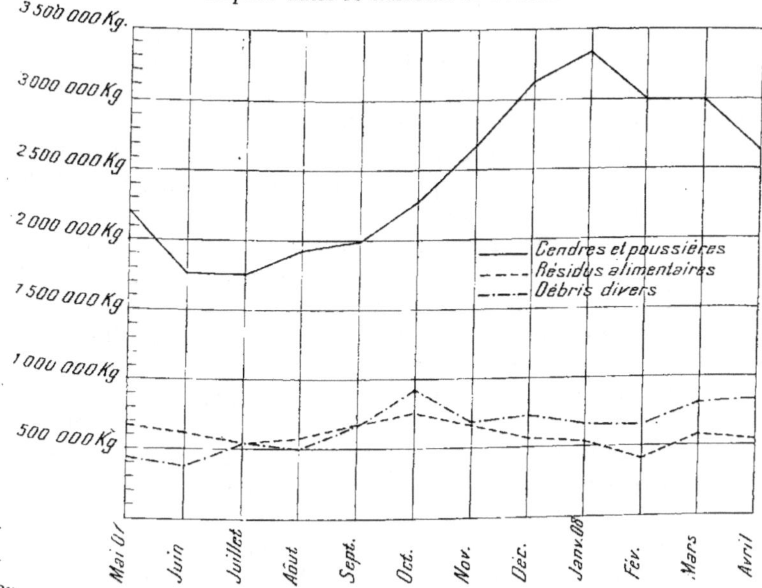

Fig. 261. — Quantités de gadoues collectées à Charlottenbourg, du 1er mai 1907 au 30 avril 1908 : 3 centim. = 1 000 000 de kilos (d'après Thiesing).

L'analyse des résidus de cuisine pratiquée à la station chimique de recherches agricoles de Berlin a donné :

	I.	II.
Matières protéiques.................	11,35 p. 100	16,85 p. 100
Graisses........................	2,31 —	3,98 —
Hydrates de carbone..............	10,78 —	5,83 —
Matières minérales	4,81 —	7,60 —
Eau............................	77,07 —	74,50 —

Deux analyses, faites par les laboratoires de recherches agricoles de Berlin et de Charlottenbourg, ont donné pour les cendres (sans mélange avec les poussières) :

	I.	II.
Acide phosphorique	0,27 p. 100	0,36 p. 100
Potasse........................	0,38 —	0,55 —
Chaux.........................	16,24 —	14,25 —

Mais, fait observer Thiesing, les cendres de charbon de terre renferment du sulfure de calcium, qui peut être nuisible à la végétation.

L'exploitation des gadoues par le système séparatif peut être économiquement plus avantageuse que par le système unitaire, surtout quand on emploie les résidus de cuisine à l'élevage des porcs. Mais nous manquons absolument de bases pour apprécier ce que pourrait donner son application dans les villes françaises.

L'hygiène et le système de la collecte séparative. —
Au point de vue de l'hygiène publique, les avantages du système ne
nous apparaissent pas bien nettement.

Le système séparatif a l'inconvénient d'exclure en fait l'enlèvement
journalier des résidus de cuisine. Ces matières particulièrement
putrescibles doivent donc séjourner plusieurs jours dans la maison.
Quelque soin qu'on mette à tenir les boîtes closes et au frais, il nous
paraît qu'il y a là une cause d'incommodité sérieuse, tant en raison
des odeurs à craindre en été que de l'attraction qu'elles ne manque-
ront pas d'exercer sur les rats.

On peut se débarrasser commodément des résidus de cuisine en
les brûlant dans les fourneaux domestiques : mais alors il arrive
souvent, si on ne prend pas de précautions spéciales pour introduire
les résidus par petites portions et quand le feu est bien allumé, qu'il
se produit au début, quand la matière est encore humide, des combustions incomplètes avec dégagement de gaz malodorants s'échappant par les tuyaux de fumée. Cet inconvénient peut devenir très
gênant, si la pratique se trouve quelque peu généralisée, surtout
dans les quartiers populaires, où les tuyaux de fumée ne sont pas
toujours montés très haut.

Le système séparatif ne supprime pas le triage et ne nous semble
pas diminuer les manipulations auxquelles donne lieu le système
unitaire ; à tout prendre, il les augmenterait même plutôt.

Il paraît bien que, d'une façon générale, les usines de réduction
installées aux États-Unis sont loin d'être inodores. Le rapport
établi en janvier 1910 par la Commission que la ville de Boston avait
chargée d'enquêter sur le meilleur régime à établir pour les gadoues
constate que l'usine de traitement de Spectacle Island, bien que
placée dans une île au milieu du port, donne lieu à des plaintes par
suite des mauvaises odeurs qu'elle dégage. Mais il est certain aussi
que, par une judicieuse disposition de l'usine, en prenant soin notamment de collecter à leur origine les gaz malodorants pour les envoyer
sous les grilles des foyers, on peut fortement atténuer, sinon même
faire totalement disparaître, cette source d'incommodité. La Commission de Boston, tout en reconnaissant qu'un système qui comporte
pour les résidus de cuisine le traitement chimique en vue d'en retirer
d'une part les graisses, d'autre part un engrais, et pour le reste des
gadoues l'incinération, pourrait être pratique et avantageux, considère que le système séparatif entraîne des inconvénients sérieux, principalement celui de faire passer les ordures par un grand nombre de
mains. Elle émet en définitive l'avis que tout système de collecte et
d'évacuation qui comporte une séparation est, au point de vue sanitaire, inférieur à celui qui consiste à recueillir en vrac tous les déchets
et à les porter directement à l'incinérateur.

L'élevage des porcs, lorsqu'il prend un certain développement, comme c'est le cas à Charlottenbourg (1 000 têtes environ) présente, outre les causes d'insalubrité bien connues afférentes aux porcheries, des dangers spéciaux quant au développement des maladies infectieuses, notamment de la *swine-pest* et du *hog-cholera*.

A Charlottenbourg, dans les premières années de l'exploitation, la porcherie a été envahie par la *swine-pest* ; il a fallu abattre tous les animaux, malades ou non. Depuis, grâce aux mesures prophylactiques adoptées pour éviter l'introduction d'animaux contaminés, l'accident ne s'est pas reproduit ; mais il n'en reste pas moins bien prouvé qu'il serait extrêmement dangereux d'abandonner l'exploitation d'une telle industrie à une société concessionnaire qui ne serait pas l'objet d'une surveillance constante et rigoureuse de la part d'un service sanitaire compétent. Nous avons eu l'occasion d'insister, ailleurs, sur les relations de parenté étroite qui existent entre les microbes constituant le groupe des salmonelloses, auquel appartiennent à la fois les germes trouvés chez l'homme à l'occasion des infections alimentaires par les viandes et chez les animaux atteints du *hog-cholera*. Nous avons fait ressortir les conséquences hygiéniques que ce rapprochement comporte (1).

Toujours à l'égard des porcheries alimentées par les résidus de cuisine, il nous paraît nécessaire d'attirer l'attention sur un point spécial relatif à la diffusion possible de la trichinose. Les trois hôtes principaux de la trichine sont le rat, le porc et l'homme. L'homme la prend du porc quand il mange sa chair crue. Des faits récemment rapportés en Allemagne témoignent que le porc peut la prendre du rat par le même mécanisme (2). On sait, d'autre part, que les dépôts de débris alimentaires cuits ou non deviennent, à moins de précautions minutieuses et d'une surveillance constante, des repaires de rongeurs. En 1887, le Bureau d'hygiène du Massachusetts aurait constaté que les porcs des élevages utilisant le « garbage » étaient proportionnellement plus frappés que les autres par la trichine. Il nous a paru qu'il y avait là un ensemble de données et d'observations qui méritaient d'être juxtaposées et signalées à l'attention de ceux qui ont à s'occuper, au point de vue sanitaire, des stations utilisant en grand les résidus de cuisine pour l'élevage des porcs.

(1) Pottevin, *Annales de l'Institut Pasteur*, 1907.
(2) V. Jos-Böhm, *Zeitschr. f. Fleisch-und Milchhygiene*, 1909, p. 356.

LES CIMETIÈRES

PAR

le Dr **H. POTTEVIN**

Docteur ès sciences.
Secrétaire général de l'Office international d'hygiène publique.

I. — LA DESTRUCTION DES CADAVRES DANS LE SOL.

Marche générale des phénomènes en sol humide et poreux. — Comme préface à tout ce que nous aurons à dire au sujet des cimetières, des conditions de leur installation et de l'influence qu'ils peuvent avoir sur l'hygiène du voisinage, il est indispensable que nous commencions par rappeler brièvement la marche des phénomènes qui aboutissent à la destruction des cadavres et ramènent en définitive à l'état de composés minéraux, eau, acide carbonique, ammoniaque, etc., les éléments dont ils étaient constitués.

Le premier effet qui se produit, de cinq à douze heures après la mort, est l'apparition de la rigidité cadavérique. Les microbes n'y ont aucune part ; elle est sans doute attribuable à une formation d'acide provoquant la coagulation de l'albumine des muscles.

C'est après la disparition de la rigidité cadavérique, c'est-à-dire du deuxième au troisième jour, que commence à apparaître l'odeur propre des cadavres. On voit alors se former sur la peau du ventre des taches verdâtres dues à des hémorragies sous-cutanées, par suite d'un commencement de destruction des tissus. Elles sont un témoignage du développement de l'activité des ferments dans la région abdominale. Bientôt on trouve en effet les parois du ventre gonflées par l'action du gaz. En même temps les tissus se ramollissent, se colorent en noir en se laissant pénétrer par le sang, que ne retiennent plus les vaisseaux. Ce sont les premiers symptômes de dissolution générale de l'organisme.

Tous ces phénomènes préliminaires s'accomplissent à peu près de la même façon, que le cadavre soit laissé à l'air, plongé sous l'eau ou enfoui dans la terre ; mais le tableau change pourtant, suivant celle de ces conditions qui se trouve réalisée.

D'une façon générale, dans toutes les actions régressives qui se produisent dans la nature et tendent à décomposer les tissus organisés morts pour ramener leurs éléments sous l'état où ils deviennent assimilables et propres, par conséquent, à servir à l'édification de générations nouvelles, le cycle complet met en œuvre les actions successives et complémentaires des microbes anaérobies et des aérobies.

Dans leur action, les microbes anaérobies s'arrêtent toujours à des résidus de structure encore assez compliquée. Ces résidus, inassimilables pour eux, leur sont des poisons et finissent, s'ils s'accumulent dans le milieu, par empêcher leur développement. Les microbes aérobies, agents de combustion complète et de minéralisation totale, reprennent ces résidus et les brûlent. Par l'action synergique de ces deux catégories d'êtres, les premiers devant aux seconds de pouvoir continuer leur œuvre que ceux-ci terminent, s'accomplit la destruction finale de toute matière organisée. Mais celle-ci, d'après ce que nous voyons, exige comme condition essentielle la présence de l'oxygène de l'air.

Un cadavre humain, exposé à l'air libre, dans un lieu à température moyenne, est, au bout de huit jours, coloré en vert sale sur toute sa surface et répand une odeur putride marquée. Son épiderme est soulevé par des ampoules remplies de sérum et a même pu disparaître sur certains points; le ventre est ballonné, la poitrine bombée par les gaz, et le tissu cellulaire plus ou moins emphysémateux sur tous les points du corps. A ce moment, tous les tissus ou à peu près sont envahis par les ferments, et les dégagements gazeux dont ils sont le siège témoignent du rôle considérable que jouent les anaérobies.

Après quatre à six semaines, on trouve, dans nos climats, le cadavre à l'état de ramollissement putride. La peau, restée la plus résistante, montre de grandes fentes au niveau de la poitrine et du ventre. Elle a fini par éclater sous la pression du gaz. Tous les organes au-dessous sont devenus une bouillie d'une couleur rouge brun sale; la forme du corps et même les contours des membres sont complètement effacés; la structure histologique n'est même plus que difficilement reconnaissable. La matière organique n'a pas encore disparu, et la vie des ferments n'en a transformé qu'une partie, mais leurs diastases ont dissous tous les organes et ont préparé aux microbes une bouillie nutritive, dont la disparition n'est plus qu'une affaire d'humidité, de chaleur et de temps (1).

Pour le cadavre enfoui, aux profondeurs où on inhume d'ordinaire, dans un sol poreux et perméable, les premières phases de la putréfaction s'accomplissent à peu près comme à l'air libre.

(1) V. Duclaux, Chimie biologique. *Encyclopédie agricole*, Paris, 1883, Dunod, éditeurs.

Sous l'action des diastases autolytiques et des ferments, il se produit une sorte de liquéfaction, de colliquation de l'ensemble.

L'absorption par le sol des liquides qui s'écoulent des tissus en voie de décomposition favorise la pénétration de l'air, l'invasion des microbes aérobies, la disparition ou la neutralisation des produits de putréfaction qui pourraient empêcher l'action de se continuer, et rend par suite la disparition du cadavre assez rapide. Elle l'est pourtant beaucoup moins, il est facile de le comprendre, que s'il avait été exposé à l'air.

Pour les cadavres immergés, les anaérobies seuls peuvent prendre possession du terrain, et les phénomènes se déroulent bien plus lentement qu'à l'air. Carper admet qu'en moyenne, et toutes choses égales d'ailleurs, une semaine de séjour à l'air équivaut à deux semaines sous l'eau et à deux mois dans la terre.

Parmi les produits gazeux que dégagent les cadavres en voie de putréfaction, il faut citer en première ligne l'acide carbonique, l'hydrogène, l'hydrogène sulfuré, diverses hydrogènes carbonés et l'azote.

Les deux premiers sont les plus abondants. L'azote est moins fréquent et moins abondant, mais sa présence a été vérifiée avec certitude.

La présence de l'hydrogène carboné a été directement constatée par Brouardel et Boutmy. Ces savants ont fait l'analyse des gaz retirés des parois du scrotum et de l'abdomen d'un noyé qui commençait à entrer en putréfaction. Ces gaz brûlaient avec une flamme pâle et présentaient la composition suivante :

	Scrotum en commencement de putréfaction.	Abdomen à une époque un peu plus avancée.
Hydrogène	12.2	11,5
— sulfuré	1,2	1,4
— carboné	13,4	6,0
Oxygène	7,8	traces.
Acide carbonique	33,5	64,7
Azote	31,9	16,4
	100,0	100,0

Les corps volatils qui contribuent à donner aux gaz putrides leur odeur sont nombreux et mal connus; parmi eux figurent, en tout cas, les hydrogènes phosphorés et l'ammoniaque.

Sur les hydrogènes phosphorés, on ne sait à peu près rien. On connaît seulement le dégagement dans les cimetières, au-dessus des fosses d'animaux dans les champs, de gaz inflammables dans lesquels existent des hydrogènes phosphorés divers. Mais on ne sait ce qu'ils sont, ni même s'ils appartiennent aux types connus.

L'ammoniaque à l'état de carbonate ou de combinaison avec un acide gras est présente dans tous les cas de putréfaction un peu avancée. Elle est en général accompagnée d'ammoniaques composées.

Le phénol, l'indol et le scatol, ces deux derniers intervenant pour leur part dans l'odeur caractéristique des putréfactions, s'y trouvent aussi en proportions plus ou moins importantes.

Dans un sol convenable, tous les produits intermédiaires de la putréfaction, sauf probablement les hydrogènes carbonés, sont absorbés et oxydés. Les produits d'oxydation sont entraînés par les eaux. L'acide carbonique s'écoule aussi par simple gravitation. La terre ne se charge pas de matières organiques, et l'atmosphère qui règne dans la profondeur n'est pas différente de celle qu'on rencontre dans les terres cultivées. Tout cela résulte nettement d'expériences effectuées en 1880 par Schutzenberger, que nous croyons devoir mentionner avec quelques détails. Ces expériences avaient pour but de répondre à un certain nombre de questions posées par la Commission d'assainissement des cimetières parisiens (1).

Première question. — La terre des cimetières se sature-t-elle, au bout d'un certain temps d'usage, de matières organiques susceptibles de la rendre impropre à la disparition ultérieure de nouveaux cadavres?

Pour résoudre cette question, on a prélevé, au cimetière d'Ivry, de la terre prise dans une fosse commune ayant servi deux fois; les dernières inhumations dataient de 1873. La fosse avait été remaniée en 1879, et c'est au printemps de la même année que les prélèvements ont eu lieu. On a pris trois échantillons :

Le premier, de terre vierge, n'ayant jamais servi aux inhumations (n° 1);

Le second, immédiatement au-dessus de la couche des cercueils (n° 2);

Le troisième, immédiatement au-dessous de la couche des cercueils (n° 3).

La terre en question est jaune, de nature argilo-sablonneuse, avec peu de calcaire (5,5 carbonate de chaux p. 100 de terre sèche). Elle est perméable à l'eau et à l'air et peut être considérée comme moyenne au point de vue de la perméabilité et de l'accès de l'air. Dans ces trois échantillons de terre n° 1, n° 2, n° 3, on a dosé la matière organique, en déterminant par combustion le *carbone*, l'*hydrogène* et l'*azote*, ce dernier se trouvant tant à l'état de composé azoté *organique* qu'à l'état de *nitrate*.

Les analyses ont donné :

	N° 1.		N° 2.		N° 3.	
Carbone p. 100 gr. de terre....	0,82	0,85	1,67	1,10	1,24	0,95
Hydrogène..................	0,32	0,39	0,47	0,37	0,33	0,32
Azote.....................	0,01	»	0,14	»	0,16	»

La petite quantité de matière organique contenue dans la terre des fosses communes établit nettement que la combustion est com-

____

(1) Travaux du Comité consultatif d'hygiène publique de France, t. XXVI.

plète après cinq ans, dans une terre moyennement perméable à l'air et que, par conséquent, il n'y a pas lieu de s'arrêter *à l'idée d'une saturation de la terre par les matières organiques.*

Deuxième question. — La destruction lente des cadavres dans les conditions normales de l'inhumation est-elle de nature à développer et à épandre dans l'atmosphère des gaz délétères?

Les seuls gaz délétères qu'ait visés M. Schutzenberger sont : l'hydrogène sulfuré, l'ammoniaque, l'oxyde de carbone.

On a puisé, dans des conditions variées de température extérieure, depuis 10° jusqu'à 25 et 30°, de l'air tant à la surface du cimetière qu'à des profondeurs dans le sol variant de 0m,40 à 0m,80, au-dessous de fosses anciennes datant de plusieurs années ; et de fosses plus récentes, un mois et six mois après l'inhumation.

Dans aucun cas, l'examen le plus attentif et le plus minutieux n'a pu révéler la moindre trace des gaz ci-dessus mentionnés.

Les prélèvements ont été faits avec toutes les précautions voulues, au moyen d'un aspirateur à eau terminé par un tube en plomb plongé dans le sol et portant à son extrémité inférieure une boule percée de trous. Après l'enfouissement du tube et de sa boule à la profondeur voulue, on tassait la terre autour et on attendait douze heures au moins afin de laisser aux gaz du sol le temps de se diffuser.

L'expérience d'aspiration durait toujours plusieurs heures et était conduite lentement, bulle par bulle. L'hydrogène sulfuré a été recherché en faisant passer l'air à travers une solution, acidulée à l'acide acétique, d'acétate de plomb ; l'ammoniaque au moyen d'une solution titrée d'acide sulfurique ; l'oxyde de carbone au moyen d'une solution de chlorure cuivreux, après absorption de l'acide carbonique et de l'oxygène, ou par combustion eudiométrique.

Troisième question. — Quelle est la composition de l'air puisé à diverses profondeurs au-dessus des fosses et à la surface du sol?

Les expériences ont été faites : 1° dans une partie du cimetière Montparnasse qui avait servi à enfouir les débris humains provenant des hôpitaux et où les cadavres accumulés en masse sur une certaine épaisseur n'avaient pu disparaître par combustion lente. On y trouvait, en effet, à une profondeur de 2m,50, une couche de débris organiques très épaisse ; 2° au-dessus de diverses fosses du cimetière des Invalides, contenant des cadavres plus ou moins anciennement inhumés.

Dans tous les cas, la composition qualitative de l'air était la suivante :

Azote;

Oxygène ;

Acide carbonique.

La proportion d'acide carbonique s'est trouvée variable avec la profondeur et le lieu, mais son volume était toujours à peu près complémentaire de celui de l'oxygène, c'est-à-dire que sur 100 volumes d'air on trouvait :

Azote..	80
Oxygène et acide carbonique............................	20
	100

Ce résultat constant établit que l'acide carbonique est produit par une combustion lente de la matière organique aux dépens de l'oxygène. Il s'accorde avec les observations de Boussingault sur la composition de l'air dans le sol arable.

Voici d'ailleurs le détail des résultats :

Expériences au-dessus du cimetière des hôpitaux.

		Azote.	Oxygène.	Ac. carb.
15 juillet...	Air à la surface du sol.............	79.20	20,70	0.10
	Air à une profondeur de 40 cent..	80,00	14,80	5,20
25 juillet...	Air à la surface du sol.............	79,40	20,55	0,05
	Air à une profondeur de 80 cent..	79,30	8,10	12,60
13 octobre .	Air à la surface du sol.............	79,70	20,9	0,03
	Air à une profondeur de 80 cent..	79,60	9,5	10,90

Proportion en volume p. 100.

Expériences au-dessus du cimetière des Invalides.

	Azote.	Oxygène.	Ac. carb.
Air prélevé le 2 avril 1880 à 40 cent. de profondeur au-dessus d'un cadavre inhumé le 7 juin 1879..	79,00	16,10	4,83
Air prélevé le 5 avril 1880 à 40 cent. de profondeur au-dessus du cadavre précédent ; entre les deux prélèvements il avait beaucoup plu.......	80,00	16,88	3,10
Air prélevé le 7 août 1880 à 40 cent. de profondeur au-dessus d'un cadavre inhumé le 13 mars 1880.	79,10	14,30	6,60
Air prélevé le 3 avril 1880 à 40 cent. de profondeur au-dessus du cadavre précédent.............	79,60	14,90	5,50

Proportion en volume p. 100.

Ces observations et d'autres dans le détail desquelles nous ne pouvons entrer avaient motivé les conclusions suivantes de la Commission des cimetières.

1° Si, dans le voisinage des anciens charniers, et surtout alors que les inhumations se faisaient dans les églises, on a pu observer des accidents résultant du dégagement des gaz produits par la putréfaction, ces dangers sont devenus illusoires aujourd'hui, où ils se répandent à l'air libre, bien que les prescriptions des articles 4, 5, 6 du titre premier du décret du 23 prairial an XII ne soient pas strictement observées.

2° Les gaz délétères ou gênants, produits de la décomposition des cadavres inhumés à 1ᵐ,50, n'arrivent pas à la surface du sol ;

3° Dans l'espace de cinq ans, la presque totalité de la matière organique a disparu et a été brûlée ; par conséquent, dans les conditions actuelles des inhumations parisiennes, la terre des cimetières ne se sature pas, pourvu que le sol soit suffisamment perméable ;

4° Par un drainage méthodique des terrains consacrés aux inhumations, on accélérera la rapidité de rotation qui pourrait être vraisemblablement abrégée.

Ces conclusions, comme les observations qui leur servent de base, ne s'appliquent en toute rigueur qu'aux cimetières parisiens et à ceux établis dans des terrains de qualité analogue. Il serait peut-être imprudent de les étendre, comme on le fait quelquefois sans critique, à tous les cas.

Vallin a eu l'occasion de voir, dans de petits villages de Bretagne, les cimetières arriver, après des épidémies de typhus exanthématique, à un degré de saturation tel qu'une odeur infecte se répandait dans tout le voisinage, toutes les fois qu'on ouvrait une fosse.

Cette sorte d'inconvénients paraît surtout à craindre avec les sols trop grossièrement perméables : pierreux, etc.

Sols trop perméables et secs. — Sols imperméables. — Nous venons de voir comment les choses se passent quand un cadavre se trouve enfoui dans un sol poreux, humide et perméable. La destruction est alors rapide, et on peut admettre comme terme général qu'en moins de trois ans elle sera complète, ne laissant qu'un squelette.

Les choses se passent tout autrement si le sol ne présente pas les qualités que nous lui avons supposées.

On connaît l'histoire de ces caveaux, de ces chambres mortuaires dans lesquelles les corps, sans avoir été soumis à aucune préparation spéciale, se desséchaient sans se putréfier. Tels sont ceux de l'hospice du mont Saint-Bernard, ceux du mont Saint-Michel, du cloître des Capucins à Palerme, etc.

Tous ces caveaux, placés dans des conditions très diverses au point de vue de la température, se ressemblent en ceci qu'ils contiennent tous un air très sec et où l'évaporation est active. Les cadavres qu'on y transporte perdent rapidement leur eau par la surface. La putréfaction n'en commence pas moins chez eux et envahit ordinairement sans difficulté les intestins, qu'on trouve dans la momie à l'état de masse noirâtre homogène, ou du moins à texture méconnaissable, remplissant à moitié la cavité abdominale ; mais, avant que les ferments n'aient envahi les muscles ou n'y aient amené des modifications importantes, la dessiccation rend leur vie impossible.

Pourtant, dans les momies, le sang s'extravase toujours, colore les tissus et donne à la peau une teinte rouge brun. Cette peau se dessèche, en se collant contre les os, et serrant les masses musculaires, qui se dessèchent ainsi et diminuent de volume. La forme générale du corps se conserve. Il en est de même pour les traits de la face. L'odeur a quelque chose de rance et rappelle celle du fromage, mais ne présente rien de putride. Dans ces tissus desséchés et devenus cassants, aucune putréfaction ne peut évidemment se produire.

C'est par un mécanisme analogue que les cadavres abandonnés par les caravanes dans les déserts de l'Arabie et de l'Afrique se dessèchent, presque sans pourrir, dans le sable et sous le soleil équatorial.

Au contraire, dans les terrains argileux imperméables à l'eau et qui, dès qu'ils sont humides, deviennent imperméables à l'air, la décomposition des cadavres est infiniment lente. Le fait est bien connu et a été maintes fois constaté.

Brouardel a relevé dans le cimetière de Saint-Nazaire des cadavres qui, ensevelis dans un sol argileux, étaient encore, après cinq ans, dans un état de conservation presque parfaite. Nous avons eu l'occasion de faire au Havre, au cours d'une enquête pour le Conseil supérieur d'hygiène publique de France, avec notre regretté collègue et ami Jean Binot, des constatations identiques, mais portant sur des cadavres inhumés depuis treize ans. L'enquête faite en 1905 était motivée par la reprise prochaine des terrains dans lesquels avaient été ensevelies les personnes décédées au cours de l'épidémie cholérique de 1892 (1).

Le cimetière du Havre occupe un plateau et le flanc d'un ravin qui lui fait suite. La pente du sol est, par places, très prononcée. La partie où avaient été inhumés les cholériques est située dans la portion la plus déclive du terrain. La coupe géologique du sol indique à cet endroit une couche d'argile compacte d'au moins 3 mètres d'épaisseur surmontant les assises du calcaire turonien. Les cercueils que nous avons dû relever pour les besoins de notre enquête étaient enterrés à 2ᵐ,50 de profondeur en pleine argile.

Voici dans quels termes Binot exposait au Conseil supérieur d'hygiène les résultats de nos observations.

« La surface du sol, recouverte d'herbe, est si uniformément nivelée qu'il est difficile de distinguer chaque tombe ; néanmoins, grâce à l'excellente tenue des registres du cimetière, M. le conservateur peut nous indiquer deux emplacements comme renfermant les corps de :

« Mᵐᵉ F..., décédée le 12 septembre 1892, à l'âge de trente et un ans. Prise d'une attaque de choléra le 11 septembre vers quatre heures de l'après-midi, elle succombait dans la nuit du 11 au 12 vers minuit. Enterrée le 12 septembre.

« M. K..., cinquante ans, agent de police, mort de choléra et enterré le 9 septembre 1892.

« Nous avons fait procéder sous nos yeux à l'ouverture des fosses.

« Après avoir enlevé une mince couche de terre arable, on rencontre une couche compacte et très homogène de terre argileuse brune et humide, qui moule exactement les cercueils.

« Le premier cercueil relevé, celui de Mᵐᵉ F..., est en parfait état de conservation et peut être extrait, quoique avec beaucoup de diffi-

____

(1) Travaux du Conseil supérieur d'hygiène, 8 janvier 1906.

culté, vu l'adhérence de l'argile. Le bois de chêne, devenu noir, a gardé une consistance si solide que le soulèvement du couvercle est laborieux.

« Le linceul de toile a conservé toute sa solidité, il est humide et moule exactement le corps.

« Le corps, qui a gardé ses formes, est dans un état surprenant de conservation : le ventre aplati n'a pas éclaté, les poils du pubis sont difficiles à arracher. A l'ouverture de l'abdomen, on trouve la couche de graisse sous-cutanée avec son aspect lobulé. L'odeur, peu prononcée, est fade, sans aucune exhalaison putride.

« Les intestins ont conservé un aspect humide, brillant, encore un peu rosé ; les vaisseaux ont une teinte presque semblable à celle que l'on constate dans les autopsies. Les tuniques musculaires de l'intestin ont conservé leur élasticité. Le gros intestin et l'intestin grêle sont vides de matières ; la muqueuse, d'aspect légèrement rosé, et dont on voit nettement la vascularisation, est recouverte d'un mince enduit de matières brunâtres.

« Le cercueil du second corps était si fortement inclus dans la terre qu'il fut impossible de l'amener à la surface. Après avoir, avec beaucoup de difficultés, fait enlever le couvercle de sapin, dont les clous tenaient solidement, nous avons pu constater que le cadavre était, extérieurement, dans le même état de conservation que le précédent ; enveloppé dans son linceul, il avait gardé exactement ses formes.

« Dans l'un comme dans l'autre cas, nous n'avons vu aucune trace de chaux ou de tout autre corps antiseptique.

« Le Conservateur du cimetière, qui était en fonction lors de l'épidémie cholérique, en 1892, nous a affirmé qu'on ne faisait subir aux cadavres aucun traitement. Les rapports concernant l'épidémie n'en font pas non plus mention.

« Nous avons prélevé pour nos ensemencements des fragments de la paroi abdominale, du gros intestin, de l'intestin grêle, enfin du raclage de muqueuses intestinales.

« Ces matériaux ont été ensemencés par M. Pottevin et par nous, parallèlement et dans nos laboratoires respectifs. Chaque prélèvement a été ensemencé dans un grand nombre de tubes de milieux liquides, bouillon ordinaire, eau peptonisée gélatinée. Dans certains tubes, nous avons mis des fragments atteignant le volume d'un petit pois. Nous avons fait un grand nombre de plaques de gélose et de gélatine en grandes boîtes de Roux. Enfin nous avons ensemencé des tubes de gélose inclinée, gélose ordinaire, gélose sucrée, gélose glycérinée, et avons fait des cultures anaérobies en milieu liquide : eau peptonisée gélatinée et bouillon ordinaire.

« *Tous ces tubes et plaques sont restés stériles*, à l'exception d'un ensemencement aérobie provenant du gros intestin, qui a donné lieu à la culture d'un petit microbe non sporulé, tenant évidemment à une contamination bien explicable par la complexité des manipulations.

« Des animaux inoculés avec ces produits n'ont présenté aucune réaction. »

Cette stérilité, bien que surprenante, est le corollaire nécessaire de la conservation des tissus. On ne comprendrait guère l'une sans l'autre ; pourtant il n'est pas à notre connaissance qu'avant l'observation que nous en avons faite elle eût été directement constatée sur les organes profonds des cadavres ensevelis dans des sols argileux.

On peut s'expliquer la stérilisation du milieu par l'acidification qui se produit immédiatement après la mort et dont témoigne, nous l'avons déjà vu, la production de la rigidité cadavérique. Cette production d'acide, sous l'influence du ferment diastasique des cellules, n'est qu'une prolongation de l'activité vitale individuelle de ces dernières.

La liquéfaction des organes profonds, qui marque le premier temps de la destruction du cadavre, s'accomplit, nous l'avons dit aussi, sous l'influence combinée des actions diastasiques autolytiques et des ferments. Les actions autolytiques, comme celles qui ont conduit à la formation d'acide, représentent une prolongation de l'activité fonctionnelle individuelle des cellules ; elles ne s'exercent bien qu'en milieu neutre ou légèrement alcalin ; la réaction acide les arrête.

Il en est de même pour la plupart des microbes anaérobies, agents de la putréfaction. Les microbes aérobies, surtout les moisissures, sont en général mieux adaptés aux milieux à réactions acides. En outre, quand ils poussent sur un milieu riche en matières azotées, ils produisent en abondance de l'ammoniaque. Si donc on considère un cadavre où les phénomènes de la putréfaction s'accomplissent au contact de l'air, l'acidité primitive des tissus sera vite neutralisée par les alcalis résultant de l'action des ferments aérobies. Si l'oxygène est absent, l'acidité persistera. C'est à cette persistance qu'il faut attribuer, selon nous, la stérilisation du milieu.

Quand les cadavres sont ainsi soustraits aux actions destructrices des ferments, et à celle puissante aussi des insectes nécrophores et nécrophages, ils subissent généralement, d'une façon plus ou moins accusée, une transformation graisseuse spéciale, observée pour la première fois en 1776 par Fourcroy, dans les fouilles faites au cimetière des Innocents.

Cette transformation en gras du cadavre est assez souvent partielle ; rarement on la trouve généralisée comme dans les cas observés par Fourcroy. Mais alors toute la partie musculaire semble transformée en une masse homogène ayant la couleur et la consistance de la cire, ou plutôt du suif, et conservant l'aspect du muscle aux dépens duquel elle s'est formée.

Cette matière, qu'on nomme adipocire, ou gras de cadavre, renferme, d'après Welherell, une sorte de corps gras ; d'après Virchow, des acides gras, solides et cristallisés. Elle paraît être de poids plus faible que le muscle qu'elle remplace, bien que cette comparaison n'ait été faite avec précision dans aucun cas. Mais tous les observateurs signalent sa faible densité.

Cette comparaison du poids de l'adipocire à celui du muscle a une certaine importance dans la question de l'origine de cette substance. Si, en effet, malgré son volume, elle n'a pas un poids supérieur à celui de la matière grasse existant dans le muscle qui l'a fournie, son origine est facile à saisir. Chevreul a montré qu'on pouvait en obtenir de pareille en saponifiant par l'ammoniaque les graisses animales. Or nous avons, dans un cadavre en putréfaction, d'un côté les matières grasses, de l'autre les ferments des matières albuminoïdes, qui fournissent précisément du carbonate d'ammoniaque. Il y a donc tout ce qu'il faut pour expliquer la formation du gras des cadavres. Mais, si l'adipocire a un poids supérieur à celui qui résulterait de cette origine, il faut recourir, pour en expliquer la formation, à l'intervention de certains ferments qui feraient de la matière grasse aux dépens de la matière albuminoïde du muscle.

Gautier et Étard ont montré que, dans certaines fermentations, les graisses animales disparaissent aussi bien que les matières protéiques et que les corps gras naturels sont remplacés par de l'acide palmitique, à l'exclusion de tout autre acide gras, formé aux dépens des matières albuminoïdes. Les cellules de certains organismes anaérobies ont donc la propriété, d'après ces savants, de transformer la chair musculaire en acide gras, mais non en graisses.

Nous avons cru devoir insister un peu sur ces conditions de formation du gras de cadavre, parce qu'il nous a paru qu'il se produit souvent dans les écrits une confusion. Toutes les fois qu'on parle d'un cadavre qui se conserve longtemps dans un sol humide, on dit qu'il y a transformation en gras de cadavre. Le phénomène observé par Fourcroy n'est certainement pas si banal. En tout cas, nous pouvons assurer que les cadavres exhumés par nous au Havre, ainsi que cela résulte bien d'ailleurs de la description que nous en avons donnée, n'étaient pas transformés en gras de cadavre. Les masses musculaires de l'abdomen et de l'intestin avaient conservé leur consistance et leur aspect normaux.

L'observation que nous faisons à cet égard n'a pas une portée seulement théorique ; elle aurait ainsi ses conséquences pratiques. On sait combien les matières grasses se montrent résistantes aux actions microbiennes : l'expérience qu'on en fait dans les stations d'épuration des eaux industrielles est presque classique. Un cadavre transformé en adipocire doit être, quoi qu'on fasse, presque impossible à détruire par putréfaction. Il n'en est plus de même du corps simplement conservé. Donc si, par un drainage, on vient à modifier les conditions de perméabilité du terrain où ils reposent, selon toute vraisemblance, le premier persistera dans son état, tandis que le second sera saisi par les ferments et subira leur action destructive.

C'est parce que la transformation en gras de cadavre paraît rare que l'amélioration des anciens cimetières par un drainage méthodique nous semble pouvoir être utilement tentée.

La faune des cadavres. — En même temps que s'accomplissent les phénomènes de désintégration produits par les microbes anaérobies et aérobies, le cadavre est envahi par une infinité de parasites animaux. Nous ne parlerons pas des gros parasites, rats, chacals, etc. Leur intervention n'a pas besoin d'être expliquée. Mais nous devons insister un peu sur le rôle des insectes, dont les générations successives exercent une action comparable à celle des microbes. Les deux actions se déroulent d'ailleurs côte à côte, souvent sous la dépendance l'une de l'autre, se commandant, s'aidant ou se complétant à l'occasion.

On sait les belles expériences par lesquelles un naturaliste florentin de la Renaissance, Redi, montra que les vers rencontrés sur les cadavres, ou sur les viandes abandonnées à l'air, n'étaient autre chose que les larves, résultant de l'éclosion des œufs que les mouches étaient venues pondre sur ces matières en putréfaction.

Ces larves sont loin de représenter à elles seules toute la faune des cadavres ; on y rencontre, à côté d'elles, nombre d'autres insectes sous leurs divers états : larvaire nymphal ou parfait.

Quand un cadavre se trouve abandonné à l'air libre, chaque insecte choisit pour y déposer ses œufs un moment précis, déterminé par l'état d'avancement des phénomènes de la putréfaction. Ce moment varie d'une espèce à l'autre. Il en résulte que les espèces se succèdent à mesure que la putréfaction progresse. L'ordre de leur succession est tellement régulier qu'on peut apprécier l'âge d'un cadavre d'après l'examen des débris qu'elles ont laissés.

Mégnin (1) a réuni, dans son livre intitulé : *La faune des cadavres*, la description des principales espèces rencontrées sur les cadavres humains ainsi qu'un certain nombre d'exemples montrant le parti qu'on a pu tirer des observations entomologiques au point de vue de la médecine légale. Nous lui empruntons les données qui vont suivre.

Les insectes des cadavres se groupent naturellement en « escouades de travailleurs », chaque escouade comprenant ceux qui travaillent ensemble, ou se suppléent selon les circonstances de temps ou de lieu, mais dont la présence est toujours caractéristique d'un même

______

(1) La faune des cadavres, par P. Mégnin, 1 vol., Paris, 1894. — Voy. auss sur le même sujet : V. Niesabitowski, Experimentelle Beiträge zur Lehre von der Leichefauna. *Vierteljahrschrift für gerichtliche Medizin*, 1902. — Biondi, Contributo allo studio della fauna cadaverica. *Lo sperimentale*, 1902.

stade de la décomposition cadavérique. Ces insectes sont des diptères, des coléoptères, des micro-lépidoptères et des acariens. Leurs groupements s'établissent ainsi :

Première escouade. — Mouches appartenant aux genres *Musca* (*M. domestica*); *Curtonerva* (*C. stabulum*); *Calliptora* (*C. vomitoria*); les pupes : ces dernières sont particulièrement abondantes sur tous les cadavres exposés à l'air ou inhumés pendant l'été.

Deuxième escouade. — Mouches du genre *Lucilia* (*L. casar*); *Sarcophaga* (*S. carnaria, S. arvensis, S. laticrus*).

Troisième escouade. — Coléoptères du genre *Dermestes* (*D. lardarius, D. Prischii, D. undulatus*) et lépidoptères du genre *Aglossa* (*A. pinguinalis, A. cuprealis*).

Quatrième escouade. — Mouches du genre *Pyophila* (*P. petasionis*) et *Anthomyia* (*A. vicina*); coléoptères du genre *Corynetes* (*C. caruleus, C. ruficollis, C. violaceus, C. rufipes*).

Cinquième escouade. — Mouches des genres *Tyreophonas* (*T. cynophila, T. furcata, T. anthropophaga*); *Lonchée* (*L. nigrimaria*); *Ophyra* (*O. cadaverina*); *Phora* (*Z. aterrima*); coléoptères des genres *Necrophorus* (*N. fossor*); *Silpha* (*S. littoralis, S. obscura*); *Hister* (*H. cadaverinus*); *Saprinus* (*S. rotundatus*).

Sixième escouade. — Les insectes de cette escouade sont des acariens, fonctionnant à tous les âges et surtout à celui de femelle ovigère. « L'action de certains acariens est telle que, si les circonstances les font arriver sur un cadavre en même temps que les travailleurs des premières escouades, tout en laissant ceux-ci fonctionner dans les cavités splanchniques, ils pénétreront sous la peau, dans le système musculaire, y pulluleront à l'infini, tout en absorbant les humeurs liquides et le tissu propre de l'organe, en respectant le tissu conjonctif, et le cadavre sera réduit à l'état de momie, ses téguments ayant la consistance et la sonorité du parchemin, la couleur brun orangé que les entomologistes nomment testacée. » Les acariens qui composent la sixième escouade appartiennent aux genres *Uropoda* (*U. nummularia*); *Trachynotus* (*T. cadaverinus*); *Tyroglephines*; *Glyaphagus* (*G. cursor, G. spinipes*); *Tyroglyphus* (*T. siro, T. longior*); *Serrator* (*S. necrophagus*); *Cæpophagus* (*C. echinopus*).

Septième escouade. — « Les travailleurs de cette escouade sont les mêmes qui rongent nos étoffes de laine, nos tapis, nos fourrures et surtout nos collections d'histoire naturelle. Ce sont certains coléoptères voisins des *Dermestes* et même certaines espèces de *Dermestes*, les *Attagènes* et les *Anthrènes*; puis certains micro-lépidoptères des genres *Aglossa* et *Tineola*. »

Les insectes trouvés sur des cadavres humains et rangés dans cette escouade comprennent des coléoptères des genres *Attagenus* (*A. pellio*); *Anthrenus* (*A. museorum*); des lépidoptères des genres *Aglossa* (*A. cuprealis*) et *Tineola* (*T. orselliela*).

Huitième escouade. — Cette escouade, la dernière, n'est composée que de deux espèces d'insectes appartenant, l'une au genre *Tenebrio* (*T. obscurus*) et *Ptinus* (*P. brunneus*).

Les cadavres inhumés, au moins dans les conditions ordinaires, ne sont pas à l'abri des insectes. Le fait a été constaté nettement lors des exhumations pratiquées en 1886-1887, au cimetière d'Ivry, pour étudier la marche de la décomposition des cadavres. M. Mégnin put faire, sur des corps inhumés depuis deux ou trois ans, une ample collecte de larves, de coques de nymphes et même d'insectes adultes. Il a trouvé quatre espèces de diptères : *Calliptora vomitoria*, *Curtonevra stabulans*, *Phora aterrima* et une *Anthomynde* du genre *Ophira* ; deux espèces de coléoptères, le *Rhizophagus parallelocollis* et le *Philontus ebeninus* ; deux thysanoures, l'*Achorutes armatus* et le *Templetonia nitida* ; enfin une *Iule* indéterminée.

Sur des cadavres exhumés au nouveau cimetière de Saint-Nazaire, M. Mégnin a trouvé des *Ophira cadaverina* et une *Staphilinide*, le *Philotonta ebeninus*. Comme sur les cadavres à l'air libre, ces diverses espèces n'apparaissent que successivement ; sur des cadavres exhumés après deux ans, le rôle des larves de *Calliptères* et de *Curtonèvres* était terminé depuis longtemps. Les *Anthomyces* leur avaient succédé. Mais les larves de *Thoras* venaient seulement d'accomplir leur travail, car leur métamorphose nymphéale était toute récente, et l'éclosion des adultes se fit dans les tubes où on en avait enfermé un certain nombre, trois ou quatre jours après la collecte.

Les *Rhizophagus* ont été trouvés au bout de deux ou trois ans d'enfouissement en pleine activité.

Les mouches, *Calliptères* et *Curtonèvres*, ne se trouvaient que sur les cadavres inhumés pendant l'été ; il est évident que les œufs y avaient été déposés avant l'inhumation.

L'approche de la mort d'un animal ou d'un être humain, dans une saison où les insectes sont en pleine activité, est signalée par la ténacité de certaines mouches à se poser sur sa peau et particulièrement au voisinage des ouvertures naturelles, où elles s'acharnent à vouloir pondre leurs œufs. Aussitôt après la mort, puis dès qu'apparaissent les premiers signes de la putréfaction, viennent successivement deux autres espèces de mouches. Il en résulte que, lorsqu'on enterre un cadavre pendant la saison chaude, on enferme avec lui dans la bière des myriades d'œufs de mouche.

Quant aux *Phoras* et aux *Rhizophagus*, il faut forcément admettre que ces insectes, attirés par des émanations cadavériques particulières, perceptibles à leurs sens délicats, sont venus pondre leurs œufs au-dessus des tombes, et que les larves sorties de ces œufs ont traversé toute la couche de terre qui les séparait du corps enseveli. En se servant peut-être des galeries des vers de terre et dirigées par leur odorat, elles sont ainsi arrivées à la surface du cadavre. On connaît d'ailleurs l'exemple d'autres larves de mouches, qui savent se diriger jusqu'aux truffes en décomposition cachées sous terre.

Le *Rhizophagus parallelocollis* est un petit coléoptère rare rencontré exclusivement dans l'herbe des cimetières. Cette localisation spéciale n'a pas lieu de surprendre. L'insecte se trouve sur les tombes, soit qu'il vienne y pondre, soit qu'il revienne d'accomplir avant et après métamorphose un double voyage souterrain et retourne à l'air libre pour s'accoupler.

Ces constatations tendent à montrer que l'isolement entre la profondeur des tombes et la surface du sol est moins rigoureux qu'on ne pouvait le croire. Nous savions déjà, par les expériences anciennes de Pasteur, que les lombrics se chargent d'assurer un système de communications. Il est possible que toute une légion d'insectes les vienne seconder. Les premiers sont capables de ramener au jour les spores charbonneuses, que peuvent faire les seconds? Il y a là une éventualité qui mériterait d'être envisagée, tout au moins dans certains cas spéciaux. Certains systèmes de drainage peuvent faciliter les migrations.

II. — INSTALLATION DES CIMETIÈRES.

Situation, surface, viabilité. — Le décret de Prairial recommande de rechercher l'orientation Nord par rapport aux agglomérations. Cette recommandation, faite pour prévenir l'apport par les vents dominants des émanations possibles, est inutile avec les cimetières bien aménagés. Il ne s'y produit pas d'émanation appréciable au voisinage immédiat, à plus forte raison risquant de gêner les habitations à 100 mètres de là. Le décret dit aussi de rechercher les terrains élevés. On peut avoir ainsi des terrains où l'écoulement des eaux se fait mieux, qui ont chance d'être plus secs ou, en tout cas, plus faciles à drainer; mais il faut veiller aux sources ou aux puits qui pourraient se trouver en contre-bas.

Les éléments qui permettent de calculer la surface à donner au cimetière qui doit desservir une agglomération de population connue sont, d'une part, la mortalité annuelle, au sujet de laquelle nous n'avons rien à dire, d'autre part, la surface réservée à chaque tombe, et celle qu'on attribue proportionnellement aux allées et dégagements; puis la période fixée pour le roulement des inhumations, c'est-à-dire le temps qui doit s'écouler entre deux inhumations pratiquées sur la même place.

En France, le décret de Prairial prescrit que les cercueils seront placés à une profondeur qui peut varier de 1^m,50 à 2 mètres. Les fosses doivent avoir 2 mètres de long sur 0^m,80 de large; ces dimensions peuvent être réduites pour les enfants. La distance entre les fosses est au moins de 0^m,30 sur le côté et de 0^m,50 à la tête et aux pieds. Le délai d'ouverture des fosses pour de nouvelles sépultures est fixé à cinq ans.

Les mesures données comme distances entre les tombes ne sont que des minima; il nous semble bon de ne pas les prendre au pied de la lettre et de compter plus largement.

Dans l'aménagement d'un cimetière, il faut prendre soin de ne pas disposer dans un espace de terrain plus de matières organiques que cet espace n'en peut détruire; autrement on accroît les souillures des eaux d'infiltration et partant les dangers de celles-ci pour les nappes prochaines.

Le délai d'ouverture fixé à cinq ans est nettement insuffisant. Nous avons donné plus haut des exemples montrant qu'au bout de ce temps il arrivait que des cadavres étaient encore en état de conservation presque parfaite. Nous pourrions citer des villes où, par le fait du roulement quinquennal, on est amené à relever tous les cinq ans des cadavres presque intacts qui sont incinérés. Cette pratique d'incinérations clandestines nous semble peu recommandable. Elle vaut certainement mieux que l'antique envoi au charnier, mais il nous paraît que le respect des morts voudrait qu'on se montrât moins strict dans le compte du temps qui leur est imparti pour arriver au terme de décomposition complète.

Vallin (1) demande que la rotation ne soit pas, en France, inférieure à dix ans, considérant d'ailleurs qu'il s'agit là d'un minimum dont on devrait se contenter pour les cimetières actuels, mais que, lorsqu'on créerait des cimetières nouveaux, il serait bon compter sur un délai de vingt-cinq ans. Ce sont là des exigences absolument justifiées.

Aux termes du décret susvisé, toutes les inhumations devaient se faire dans des fosses individuelles. Mais le règlement du 27 avril 1889 autorise l'usage des tranchées pour les inhumations communes, à la condition que les cercueils y soient enfouis à 1m,50 de profondeur et à 20 centimètres de distance. « C'est une concession des plus fâcheuse faite à l'exiguïté des cimetières. Elle est aussi contraire à l'hygiène qu'aux désirs des familles pauvres, auxquelles elle cause un pénible froissement. Il faudrait de toute nécessité revenir sur cette mesure (1). »

Le maintien de la fosse commune apparaît comme un anachronisme dans notre société démocratique.

D'après les estimations de Vallin, on devrait compter sur une surface de 4m,9 par tombe. Pour une ville de 10 000 habitants, ayant une mortalité annuelle de 20 p. 1 000, en comptant une rotation de dix ans, on arriverait à une surface de 8 000 mètres pour les sépultures; à laquelle il faudrait ajouter 7000 mètres pour les voies d'accès, les monuments, les chapelles, les concessions perpétuelles. Soit, en tout, un hectare et demi. Si on s'en tient strictement au décret de prairial, un demi-hectare pourrait suffire.

Aménagement du sol. — Quand il s'agit de choisir l'emplacement d'un cimetière, il faut se préoccuper avant tout de la nature du terrain. Dans nos régions, nous n'avons pas à craindre les sols trop secs où les cadavres seraient momifiés : le seul danger est celui des sols imperméables.

Nous n'avons pas à entrer ici dans des développements sur les qualités des sols et les rapports entre leur constitution physico-chimique et leur perméabilité pour l'air et pour l'eau ; ces notions ont été développées dans une autre partie du traité (2). Nous nous bornerons à rappeler sommairement quelques données essentielles.

Bien que les tombes ne soient jamais creusées jusque dans le sous-sol géologique, la nature de celui-ci doit être prise en très sérieuse considération, puisqu'elle règle le régime des eaux dans la couche superficielle.

(1) Jules Rochard et E. Vallin, Encyclopédie d'hygiène et de médecine publique, t. IV.

(2) Voy. fasc. II du *Traité d'hygiène.*

Dans les calcaires, même les plus poreux, la finesse des pores et leur pénétration habituelle par l'air font que cet air ne se laisse pas déplacer. Il suffit de creuser, à quelques centimètres, une couche de craie exposée depuis plusieurs semaines à la pluie, pour la trouver sèche, ou du moins réduite au degré d'humidité qu'exige l'équilibre des tensions de vapeur en ses divers points. Les eaux ne circulent guère dans ces couches calcaires qu'au travers des fissures qu'elles pénètrent, et qu'elles élargissent d'ailleurs perpétuellement, en dissolvant leurs parois.

Les roches granitiques et volcaniques, très imperméables sur certains points, sont, sur d'autres, parcourues par des fissures très nombreuses et très fines, qui permettent les suintements. On peut les ranger à côté des terrains sableux pour la régularité de l'action de l'eau sur leurs parois qu'elle ne corrode pas. On peut les mettre à côté des terrains calcaires à cause de leur circulation fissuraire.

Les terrains argileux sont imperméables, mais par un mécanisme différent des précédents. L'argile, perméable quand elle est sèche, devient imperméable quand elle est mouillée. Les molécules d'argile, extrêmement ténues (il y en a dont les dimensions sont inférieures à un millième de millimètre) ne laissent entre elles que des intervalles presque infranchissables pour l'eau. Il faut admettre, en outre, que l'atmosphère d'eau dont s'entoure par attraction chaque molécule d'argile est plus fortement retenue et devient par là plus difficile à déplacer de proche en proche qu'avec d'autres corps. Quoi qu'il en soit du mécanisme de son action, l'argile pure ou contenant même de la craie, et alors à l'état de marne, forme le type des terrains imperméables.

Fleck a examiné, au point de vue de leur perméabilité à l'air, le sol des cimetières de Dresde. Le tableau ci-après, dans lequel la perméabilité du sol le plus perméable est exprimée par 100, résume ses principaux résultats :

Nature du sol.	Volume des pores.	Perméabilité relative.
Gravier roulé (15^{cc},5 = 20 gr. renfermant : gravier pierreux, 5 cc.; sable, 10 cc.; argile, 0^{cc},5).....	49,7 p. 100	100,00
Gravier et sable............................	32,9 —	62,33
Sable quartzeux (grain de 0^{mm},5 à 2 mm.)........	34,5 —	61,60
Sable plus fin, traces d'argile...................	43,2 —	45,86
Sable très fin..............................	41,3 —	36,88
Sable argileux (sable, 15; argile, 4,5)..........	56,4 —	1,46
Sable argileux en poudre très fine..............	52,1 —	1,09
Sable riche en argile et marne..................	51,8 —	0,61
Sol argileux, moitié sable, moitié argile........	55,8 —	0,59
Sol argileux ne renfermant que des traces de sable.	54 8 —	0,52

La perméabilité croît avec la proportion de silice et avec la grosseur des grains sableux. Dans un sol comprenant des grains de dimensions différentes, ce sont les éléments les plus fins qui commandent la perméabilité (1).

(1) Arnould, Éléments d'hygiène, 4e édition, Paris, 1906.

Les sols qui ne se prêtent pas à l'établissement de cimetières, soit parce que, à raison de leur trop forte proportion d'argile, ils deviennent impénétrables à l'air dès qu'ils sont humides, soit parce que la nappe aquifère, trop près de la surface, risquerait de submerger d'une façon permanente ou temporaire les cercueils, peuvent être amendés par un aménagement judicieux. Celui-ci comporte dans tous les cas, comme mesure essentielle, un drainage méthodique.

Nous n'avons pas à faire ici l'étude des procédés divers de drainage. Nous nous bornerons à indiquer comme donnée générale à réaliser pour les cimetières : 1° l'établissement d'un fossé et d'un drain périphériques destinés à arrêter les eaux d'infiltration venant de l'extérieur ; 2° la disposition d'un système de drainage ou, en tout cas, d'écoulement superficiel pour les eaux de pluie tombant sur la surface occupée ; 3° le drainage proprement dit à établir en contrebas du fond des fosses.

Il est des cas où on se trouve entraîné à exécuter des travaux dépassant le cadre d'un simple assèchement du sol. Parfois on doit créer par des remblais un véritable sol artificiel. Dans d'autres cas, on n'a pu résoudre le problème d'assurer la disparition des cadavres dans un délai pas trop long qu'aux prix d'aménagements plus importants encore.

A Saint-Nazaire, le sol du cimetière est imperméable ; il est formé par de l'argile compacte, provenant de la décomposition des micaschistes, et retient les eaux à 0^m,66 en hiver et à 1^m,50 environ en été. M. Coupry a eu l'idée de disposer, dans ce sol aussi peu favorable que possible à la destruction des cadavres, les fosses sous forme d'alvéoles avec sous-sol artificiel drainé, et les résultats ont été excellents. Avant de procéder à l'aménagement d'un vrai cimetière sur le type proposé, on fit une expérience dont nous allons rapporter les détails.

« Six rangées de trois fosses chacune ont été creusées jusqu'à la profondeur de 0^m,87 ; ces fosses ont une longueur de 2 mètres, une largeur de 0^m,80. Entre chaque fosse et sur les quatre côtés, il a été laissé une bande de terre naturelle de 0^m,40 d'épaisseur. Ce compartiment de 18 fosses est entouré d'un mur d'enceinte de 0^m,40 d'épaisseur, maçonné à froid et descendu à 0^m,30 au-dessous du fond des fosses, de manière à constituer une enceinte drainante, empêchant l'invasion des eaux extérieures.

Au fond de chaque fosse sont disposées quatre murettes en pierres sèches de 0^m,40 de hauteur, laissant entre elles un vide en forme de croix ; ce vide est prolongé suivant chaque branche de la croix par un tuyau en poterie traversant la bande de 0^m,40 d'épaisseur de terrain naturel et établissant ainsi une communication souterraine entre toutes les fosses contiguës.

En avant de ce compartiment de dix-huit fosses, dans l'allée du cimetière, règne un petit égout placé à une distance de 0^m,55 des fosses et recevant toutes les eaux recueillies par le mur d'enceinte et les poteries des fosses, puis les évacuant hors du cimetière.

Le vide en croix de 0^m,10 de hauteur entre les murettes est garni dans le fond d'une ardoise ordinaire et recouvert par une double ardoise, puis par une couche de 0^m,10 d'escarbilles recouvrant tout le fond apparent de la fosse; le cercueil repose sur cette couche. »

Quatre cadavres ayant été ensevelis, trois dans des fosses agencées comme ci-dessus, le quatrième dans les conditions ordinaires, ont été exhumés les trois premiers au bout d'un an, le quatrième au bout de cinq ans. Tandis que, pour les trois, la destruction était totale ou presque, l'autre était dans un état de conservation parfait, les viscères simplement amincis, le cœur reconnaissable. L'application de ce système a permis d'utiliser pour les inhumations des terrains qui jusqu'ici étaient considérés, à juste titre, comme impropres à cet usage.

Une partie du cimetière de Toutes-Aides, à Saint-Nazaire, aménagée d'après le système Coupry, a été inaugurée en 1893.

On a exhumé, en 1900, six cadavres inhumés en 1893 : 3 dans l'ancien cimetière de la Briandais, 3 dans le cimetière aménagé, les derniers seuls étaient complètement détruits, ne laissant que des os propres (1).

Les eaux collectées par les drains des cimetières présenteront, selon la nature des terrains, la disposition relative des drains et des tombes, etc., des constitutions très diverses. Elles pourront être parfois pratiquement épurées, parfois au contraire extrêmement polluées.

Belgrand rapporte que les puits voisins de Montparnasse et du Père-Lachaise donnaient souvent une eau ayant une saveur douceâtre et répandant une odeur infecte, surtout par les grandes chaleurs de l'été; et que, dans les travaux de consolidation exécutés sous le cimetière Montparnasse, on a rencontré des eaux corrompues par des matières organiques en décomposition provenant de leur infiltration au travers des cadavres. Même observation pour les eaux du souterrain creusé pour le chemin de fer de ceinture sous le cimetière du Père-Lachaise.

Les eaux de drains ne devront jamais être évacuées par puits perdus dans la nappe souterraine servant à l'alimentation, ni, en règle générale, dans les cours d'eaux superficiels dont l'eau est utilisée pour les usages domestiques. Elles devront être traitées comme les eaux des canalisations comportant le tout à l'égout.

La meilleure méthode d'épuration, celle d'ailleurs qui se trouvera le plus facile à réaliser en général, sera l'épandage sur le sol, de

____

(1) Le Goïc, Installation à Saint-Nazaire du cimetière de l'avenir (système Coupry), *Annales d'hygiène publique et de médecine légale*, 3e série, 44, p. 503.

préférence sur le sol couvert de prairies. Il faudra tenir compte de cette épuration ultérieure et prévoir les pentes nécessaires, quand on aura à déterminer l'emplacement d'un cimetière. Si l'endroit choisi est en plaine ou dans un bas-fond, l'écoulement des eaux de drainage sur un sol épurateur devient impossible, et on se trouve fatalement réduit à l'expédient avoué ou clandestin des puits absorbants.

Le projet de règlement nouveau, approuvé en 1896 par le Comité consultatif d'hygiène publique de France, dont nous reproduisons plus loin le texte, prévoit que les eaux de drainage seront conduites dans une citerne étanche. Ce n'est pas une solution. L'étanchéité de pareilles citernes serait toujours fictive, et elles ne représenteraient qu'une modalité du déversement pur et simple dans le sous-sol. S'il n'est pas possible d'écouler les eaux par gravitation à la surface d'un sol épurateur, il nous paraîtrait meilleur d'accepter l'inévitable puits absorbant, à la condition qu'il fût aménagé de façon à présenter à sa partie inférieure un fond filtrant.

Concurremment avec le drainage, on peut tirer un excellent parti, pour l'assèchement du sol, des plantations d'arbres qui, par l'énorme surface d'évaporation que représente l'ensemble de leurs feuilles, constituent ce que Fonsagrives appelait avec beaucoup de justesse des « drains verticaux ». On donnera la préférence aux arbres à feuillage droit, qui ont l'avantage de ne pas couvrir la terre, et par conséquent de ne pas gêner l'évaporation qui se produit à sa surface.

D'après le document anglais que nous citons plus loin, bien que le voisinage des tombes ne paraisse pas comporter de danger réel, il est indiqué de réserver autour du cimetière une bande de 15 mètres dans laquelle on ne creusera pas de fosses. Sur cette bande serait réservé vers l'intérieur un chemin sablé ou asphalté donnant accès à toutes les parties du cimetière, et sur le pourtour on planterait une rangée d'arbres ou d'arbustes qui constituerait un excellent drain périphérique.

Sépulture en caveaux. — Dans les caveaux, les cadavres étant enfermés dans des cellules murées, rien n'absorbe et n'oxyde leurs premiers produits de décomposition.

Le Comité d'hygiène a été d'avis, en 1888, qu'il y avait lieu de mettre dans les cases, sous la bière et au pourtour, une matière pulvérulente, charbon ou sciure de bois mélangée à un désinfectant chimique, et d'assurer la ventilation permanente du caveau.

En Espagne et en Italie, on a coutume de mettre les cadavres dans des caveaux par étages au-dessus du sol.

En France cette méthode est peu répandue ; elle a été autorisée à Nantes, sous réserve que les corps seraient embaumés, toutes les fois qu'il serait possible de le faire, au moyen de l'injection d'une solution de chlorure de zinc ; qu'ils seraient enfermés dans un cercueil en plomb d'au moins 3 millimètres d'épaisseur, renfermé lui-même dans un autre cercueil en chêne, et contenant un mélange désinfectant fait, à parties égales, de sciure de bois desséchée et de sulfate de zinc, répandu sur le corps sous une épaisseur moyenne de 24^{mm},5.

L'espace entre le cercueil et le caveau devait être rempli de noir animal en grains. Le caveau devait être construit en granit avec des murs extérieurs d'au moins 3 centimètres et des cloisonnements intérieurs de 15 centimètres. Chaque case ne devait recevoir qu'un cercueil et être indépendante des cases voisines, de façon à n'être jamais ouverte.

Dépôts mortuaires. — Les dépôts mortuaires, dont l'idée première est due à un Français, Thierry, qui les proposa en 1785, se sont généralisés en Allemagne, dans la première moitié du xixe siècle surtout à raison de la terreur qu'inspirait alors la possibilité d'inhumations anticipées. A l'heure actuelle, on en trouve dans la plupart des grands États de l'Europe, en Autriche, en Hollande, en Belgique, en Norvège, en Suisse, en Italie, en Angleterre. Mais la façon dont l'institution est acceptée et utilisée par la population est très différente d'un pays à l'autre.

La destination des dépôts varie selon la conception locale. Ici, ce sont des salles d'attentes *dubiæ vitæ asilum*, où tout est agencé afin de prévenir l'inhumation anticipée; là, ce sont des asiles où les familles dont le logement est trop étroit peuvent transporter leur mort en attendant l'inhumation. Ailleurs ils tiennent un peu de la morgue, dépôt des morts sans adresse, de l'amphithéâtre, etc.

Quant aux cadavres des contagieux, leur sort est divers, admis ici, repoussés ailleurs. Le décret français du 27 avril 1889 les exclut.

Pas une fois, depuis leur institution, les dépôts mortuaires n'ont servi à ramener à la vie un mort présumé. Mais il n'est pas douteux qu'ils ne soient de nature à procurer un soulagement précieux aux familles pauvres, dont les logements exigus, composés parfois d'une seule pièce, rendent particulièrement pénible la conservation des corps, depuis la mort jusqu'au moment de la mise en bière et de l'ensevelissement.

Les dépôts mortuaires ne sont pas envisagés par la réglementation française comme pouvant aider à la prophylaxie des maladies infectieuses. La raison en est dans le fait que l'autorité a le droit de prescrire, si elle le juge utile, la mise en bière et l'ensevelissement d'urgence. Pourtant leur rôle pourrait être utile, en évitant que pour la formation du convoi les parents, les amis, les voisins, n'envahissent la chambre mortuaire, souvent encore souillée de produits infectieux, puisque la désinfection ne peut se faire qu'après le départ du corps. Si nous supposons un décès de choléra, survenu dans un de ces intérieurs misérables des quartiers pauvres des grandes villes, le sol, les linges du lit, etc., ont été et sont encore souillés par les déjections ou les vomissements du mort : quand on voit, comme cela nous est arrivé, cette chambre envahie par une foule de personnes de tout âge, qui s'y renouvelle tout le long du jour, comme et avec l'essaim des mouches familières, on demeure persuadé qu'il serait meilleur que le cadavre fût évacué au dépôt mortuaire, la chambre et les literies désinfectées, et que le cortège funèbre se forme au dépôt.

A Paris un dépôt mortuaire a été construit il y a plus de vingt ans au cimetière Montmartre (1).

Il est situé dans l'intérieur du cimetière, mais tout près d'une porte qui donne sur la rue de Maistre et par laquelle on peut accéder directement au dépôt. C'est un petit pavillon carré simple, mais très convenable. Il a trois grandes portes à deux battants et cinq fenêtres. Le toit est surmonté par une cheminée ventilatrice en zinc, de 4 mètres de haut à peu près et ayant la forme d'une pyramide quadrangulaire tronquée, dont la base est large de plus d'un mètre.

Le pavillon est divisé en deux par un couloir, sur lequel s'ouvrent les cinq chambres mortuaires et la petite salle d'exposition. Celle-ci s'ouvre également du côté de la façade par une grande porte vitrée qui lui donne jour. Les cinq cellules sont éclairées par les fenêtres indiquées plus haut et dont les carreaux sont en verre dépoli. Le dallage des cellules est légèrement incliné vers les angles pour faciliter l'écoulement des liquides et présente dans ce point une ouverture fermée par une petite vanne. Les parois des cellules sont peintes à l'huile et bordées de soubassements en marbre noir; elles ont pour tout mobilier un lit en fer garni d'un sommier en métal, d'un matelas et d'un drap en caoutchouc imperméable, une petite table et une chaise. La petite salle d'exposition est très convenable et chauffée par un poêle à gaz. Elle sert en même temps de salle d'attente.

Dans un des angles de chaque cellule, se trouve l'ouverture d'une conduite aboutissant à la cheminée. Le tirage est assuré par une couronne de becs de gaz qui se trouve à mi-hauteur et qu'on allume quand il y a un corps dans le dépôt. Les cellules sont éclairées par des impostes vitrées à travers lesquelles passe la lumière du bec de gaz allumé dans le couloir. Au milieu de celles-ci est placé un poêle à gaz avec un fauteuil pour le veilleur de nuit.

Les annexes se composent du logement du gardien et d'un hangar à deux compartiments. Dans l'un se trouvent le liquide désinfectant et les ustensiles de lavage; l'autre sert de remise pour la petite voiture à bras suspendue et semblable aux voitures d'ambulance, avec laquelle on va chercher les corps à domicile. C'est aussi là qu'on fait sécher les toiles imperméables.

(1) V. Rochard et Vallin, *loc. cit.*

Quand on veut faire transporter un corps au dépôt mortuaire, on en avertit le surveillant du cimetière, qui l'envoie chercher par deux hommes traînant la petite voiture. Ils y posent le cadavre, l'enveloppent d'un drap imperméable et l'assujettissent avec des sangles. Arrivés au dépôt, ils le couchent sur un des lits, couvert de son drap imperméable. La famille peut, si elle le veut, rester près de lui jusqu'à huit heures du soir. Après la mise en bière, on transporte le corps dans la salle d'exposition jusqu'au moment de la cérémonie funèbre. Lorsque celle-ci est terminée, on lave la cellule à grande eau, on la désinfecte avec une solution de sulfate de cuivre, et on lave dans la même solution le drap sur lequel reposait le cadavre.

Dans certaines villes étrangères, tous les corps doivent obligatoirement passer par le dépôt mortuaire. Dans d'autres, sans être obligatoire, le passage au dépôt est d'une pratique générale. A Paris, l'institution semble n'avoir eu aucun succès, et on n'y a guère reçu que des cadavres de personnes décédées sans famille, ou à l'hôtel.

III. — L'HYGIÈNE PUBLIQUE ET LES CIMETIÈRES.

Les microbes pathogènes dans les cadavres. — Quand on envisage les dangers que peuvent présenter les cimetières, au point de vue de l'hygiène publique, on n'a, en réalité, à se préoccuper que de ceux qui résulteraient du retour à la surface des germes infectieux enfouis avec les cadavres.

Comme question préjudicielle, se pose celle de savoir pendant combien de temps les microbes infectieux restent, dans le cadavre en putréfaction, vivants et virulents.

Sur ce point, nous ne possédons pas de documentation précise directe. Toutes les expériences sur lesquelles nous pouvons baser un jugement ont été faites sur des animaux, et, si elles sont valables pour le cas d'affections telles que le charbon ou la peste qui réalisent le même type d'infection chez l'animal et chez l'homme, il n'en est pas de même pour d'autres, telles, par exemple, que la fièvre typhoïde ou le choléra. Les conditions ne sont certainement pas identiques au point de vue de la vitalité possible et du sort du vibrion de Koch, selon que l'on introduit une culture de laboratoire dans l'intestin d'un animal ou qu'il se trouve avec les matières riziformes dans l'intestin d'un cadavre cholérique.

Sous ces réserves, voici brièvement résumées les principales données que nous fournit la littérature.

Læsener (1) a fait, pour répondre à des questions posées par les autorités sanitaires allemandes, des recherches en vue de déterminer les dangers de contamination qui peuvent résulter, pour les nappes souterraines et le sol environnant les fosses, de l'enfouissement des cadavres infectieux.

Il s'agissait d'étudier la diffusion des germes dans des sols répondant aux données suivantes :

1º Gros graviers, galets, sol perméable ;

2º Sol argileux peu perméable ;

3º Sol marécageux ;

4º Sol sablonneux,

et d'examiner ce qui se passe, en sol perméable, selon que les cadavres se trouvent exposés : 1º à des alternatives de submersion par l'eau souterraine et d'assèchement ; 2º à une submersion permanente prolongée, ou qu'ils sont simplement atteints par le niveau supérieur de la nappe.

Les expériences ont été conduites en plaçant des cadavres d'animaux volumineux (en l'espèce, des porcs) dont les cavités naturelles étaient abondamment infectées avec les microbes essayés, dans les diverses

(1) LÆSENER, Ueber das Verhalten von pathogenen Bakterien in beerdigten Kadavern. *Arbeiten aus dem kaiserlichen Gesundheitsamte*, Bd. XII, Heft 2, p. 448.

conditions que réalise l'enterrement des cadavres humains ; de façon que les résultats obtenus soient applicables aux cimetières. Elles ont été prolongées pendant deux ans.

Les recherches faites sur les cadavres n'ont permis d'isoler le bacille typhique (encore persiste-t-il quelques doutes relativement à la spécification du microbe isolé) qu'une seule fois. C'était quatre-vingt-seize jours après l'enfouissement.

Le vibrion cholérique est resté vivant vingt-six jours. Le bacille tuberculeux a été retrouvé facilement jusqu'à soixante jours ; après quatre-vingt-quinze, il était devenu rare ; après cent vingt-quatre jours, on ne le trouvait plus.

Les germes du tétanos étaient encore vivants. après deux cent trente-quatre jours ; ils ne l'étaient plus après trois cent soixante et un.

Les germes charbonneux ont conservé leur virulence pendant toute la durée des expériences.

Dans tous les cas, on ne trouvait les microbes qu'à l'endroit même du cadavre où ils avaient été déposés. Ils ne se rencontraient ni dans les liquides baignant les cadavres et la toile des linceuls, ni dans l'eau souterraine, ni dans la terre entourant les bières. Une seule fois, les liquides accumulés au fond du cercueil et la terre superficielle du fond de la fosse contenaient des germes charbonneux virulents ; à ce moment, d'ailleurs, on n'en retrouvait plus dans le cadavre.

Petri avait vu que des germes pathogènes peuvent être extravasés des cadavres et se retrouver à l'intérieur du cercueil. D'après Læsener, on ne peut invoquer, pour expliquer ce fait, une multiplication des microbes en question dans les liquides cadavériques ; il s'agit d'un simple entraînement mécanique.

De ses observations, Læsener conclut que les fosses qui ont reçu des cadavres infectieux ne présentent plus aucun danger de contamination pour les eaux souterraines au bout d'un certain temps, à apprécier d'après les résultats cités plus haut. Si les eaux arrivent à baigner les cadavres avant que les microbes pathogènes n'aient été détruits par la putréfaction, il suffit, pour qu'elles ne risquent pas d'emporter de souillure spécifique, que la terre dans laquelle est creusée la fosse soit douée d'un bon pouvoir filtrant. L'épaisseur de cette couche filtrante pourrait d'ailleurs être minime. Les terrains grossièrement perméables ou fissurés, dont la nappe aquifère se trouverait d'une façon presque permanente au niveau du fond des tombes, présenteraient des dangers sérieux ; ils ne doivent pas être utilisés pour les cimetières.

Filow (1) a trouvé, pour la durée de survie des vibrions cholériques dans les selles riziformes, conservées à l'abri de la lumière ou exposées

(1) *Rouss. Vratch*, 4 juin 1909.

à la lumière du jour, des nombres supérieurs à ceux qui résultent des expériences de Læsener. La durée de survie serait d'environ trois mois.

Les données suivantes se rapportent à la survie du bacille pesteux.

Yokote (1) l'a trouvé vivant dans des cadavres de souris enterrées :

Au bout de 22 jours......................	Temp. de	0° à 10°
— de 18 —	—	10° à 18°
— de 6 à 9 jours......................	—	20° à 22°
— de 7 jours......................	—	22° à 30°

Klein, dans des expériences analogues avec des cadavres de cobayes enfouis, a trouvé, comme terme maximum de survie, quatorze à dix-sept jours.

D'après Zlatogoroff, la vitalité du bacille pesteux est d'autant plus longue que le cadavre est conservé à une température plus basse :

A 30°-35°..................	Plus de bacilles après le 5e jour.	
A 12°-14°-18°..............	— —	28e jour.

A la température de la congélation, on en trouve encore pendant cent quatre-vingt-dix jours.

D'après les recherches de Maassen, Otto, Kisler et Schumacher dans les cadavres de rats pesteux, le bacille reste virulent jusqu'à trente jours, quand la température ambiante oscille aux environs de 16-28°, et jusqu'à trois mois quand elle se tient vers 5-12°.

En définitive, la durée de la survie du bacille est courte, et cette circonstance est heureuse, en présence de la constatation, sur laquelle il semble bien que l'attention n'ait pas été suffisamment attirée jusqu'ici, de la pullulation possible des rats dans les cimetières. Le cimetière de Saint-Ouen se trouve, à l'heure actuelle, envahi par ces rongeurs. Malgré la courte survie du bacille, il peut résulter du rapprochement d'une population murine abondante et de cadavres pesteux une situation dont il serait imprudent, le cas échéant, de ne pas tenir compte. Les rats, on le sait, prennent facilement la peste en mangeant des produits pesteux.

Les eaux du sous-sol des cimetières. — On connaît les belles expériences par lesquelles Pasteur a mis en évidence le retour à la surface des germes charbonneux, ramenés avec la terre qui entoure les cadavres, dans l'intestin des vers. Mais ce mode de retour à la sur-

(1) Yokote, Ueber die Lebensdauer der Pestbacillen in der beerdigten Thierleiche, *Centralbl. für Bakt.*, Abt. 1, 1898, Bd. XXIII, 1030-1033. — Klein, Zur Kenntniss des Schiksals. pathogenen Bakterien in der beerdigten Leiche. *Centralbl. für Bakt.*, Bd. XXV, 1899. — Netter, La peste et son bacille. — S. Y. Zlatogoroff, Ueber die bacteriologische Diagnose der Pest in Kadavern. *Centralbl. für Bakt., Origin.*, Bd. XXXVI, n° 4, 21 juillet 1909, p. 559-576.

face, dont la réalité a été maintes fois confirmée depuis, les vers pouvant être remplacés par les insectes et même par les rats, s'il est possible, n'a jamais été mis en évidence dans les cimetières.

Le danger qui doit surtout attirer l'attention des hygiénistes est celui qui résulterait de l'entraînement des germes avec les eaux souterraines, lorsque celles-ci doivent être employées comme eau de boisson ou pour les usages domestiques.

Dans les expériences de Læsener, une fois, autour d'un cadavre, on a isolé le vibrion cholérique. Le fait n'a rien de surprenant, mais sa constatation montre bien que l'extravasation hors du cadavre et du cercueil peut se produire. Il suffirait dès lors que les circonstances s'y prêtent (nappe aquifère voisine du fond des fosses, sol grossier et non filtrant) pour que l'infection puisse gagner la surface.

Le mémorandum du *Local Government Board*, en date de décembre 1905, relatif aux conditions sanitaires des cimetières, dit : « Le danger qu'un cimetière peut présenter pour le voisinage et l'étendue des limites dans lesquelles ce danger peut s'étendre dépendent dans chaque cas particulier de la position respective du cimetière et des sources, de la profondeur et de la composition du sol intéressé, de la direction des eaux souterraines, etc. Il est impossible de fixer des règles générales. Les roches fissurées peuvent laisser des matières putrides se répandre à grandes distances; un lit d'argile ou une poche étanche les arrêtent; le passage au travers un sol aéré et finement poreux les détruit par oxydation. Les risques de pollution paraissent devoir être portés au maximum quand les tombes et les sources (ou les puits) sont creusées côte à côte dans une couche superficielle aquifère, grossièrement poreuse, surmontant un banc d'argile imperméable au-dessus duquel l'eau reste stagnante.

Il n'apparaît pas que les dangers auxquels sont exposées les sources voisines des cimetières bien aménagés soient en général sérieux. Ils doivent être, en tout cas, bien inférieurs à ceux qui résultent de la présence, dans nombre d'agglomérations, de communication entre la nappe aquifère et les fosses d'aisances, un homme donnant, en moins d'un an, plusieurs fois son propre poids de matières fécales. »

Ailleurs, le même document dit que la distance de 200 mètres prescrite par le Public Health Act de 1879, et même celle de 100 mètres que prescrivait le règlement antérieur, comme devant être réservée entre les cimetières, et les habitations ou les prises d'eau potable, sont largement suffisantes, et qu'il est extrêmement rare qu'on ait eu à relever des plaintes fondées concernant des causes d'insalubrité pouvant provenir des cimetières soit par l'air, soit par l'eau. La réglementation française fixe à 100 mètres la zone entourant les cimetières, dans laquelle on ne peut élever d'habitation ni faire de prise d'eau potable.

En fait, à notre connaissance, on n'a jamais relevé de contagions produites par des germes en provenance de cadavres inhumés. Si nous avons cru devoir insister sur quelques circonstances où le danger pourrait devenir réel, c'est uniquement afin de ne pas laisser dans l'ombre des éventualités dont l'hygiéniste n'a pas le droit de se désintéresser *a priori*.

Inhumation des cadavres infectieux. — Les risques de contamination spécifique du sous-sol et des nappes aquifères par les liquides cadavériques se trouveront encore éloignés par les précautions qui seront prises au moment de l'inhumation. Ces précautions s'imposent d'ailleurs moins pour les dangers qui suivent l'enfouissement que pour ceux qui le précèdent.

Vers la fin de la maladie, les microbes pathogènes sont extrêmements abondants dans les excrétions des mourants, par exemple dans les liquides qui s'écoulent de la bouche et du nez. Les malades qui meurent de choléra, de fièvre typhoïde, de dysenterie, etc., sont souillés, eux et leurs linges de corps et de lit, par les matières infectieuses contenues dans ces excrétions.

Après la mort, il arrive encore que les cadavres se vident prématurément et laissent écouler des liquides infectieux.

Toutes les pratiques de l'ensevelissement qui mettent les personnes en contact avec des cadavres et des linges souillés sont dangereuses et doivent être évitées, ou en tout cas n'être effectuées que selon les indications du médecin et par des personnes dûment éduquées.

D'après Kirchner (1), les cas dans lesquels des maladies se sont propagées à la suite des cérémonies funéraires sont extrêmement nombreux en Allemagne.

En France, la loi donne à l'autorité sanitaire (en l'espèce, le maire) le droit de prescrire, quand cela est utile, la mise en bière et l'inhumation d'urgence. Il serait nécessaire que ladite autorité se préoccupe aussi des modalités de la première opération.

Le cadavre devra être manipulé le moins possible. Il serait désirable que, tout au moins dans les cas de maladies telles que le choléra, la peste à forme pulmonaire, etc., il fût pris tel qu'il est au moment de la mort, sans lavages ni toilette d'aucune sorte, déposé aussitôt dans un linceul imbibé d'une solution antiseptique, soigneusement enveloppé et placé dans son cercueil.

Le vide entre le cercueil et le cadavre devra être garni d'une matière pulvérulente absorbante (charbon, sciure de bois, tourbe, etc.) imbibée d'une solution désinfectante. La couche de substance absorbante placée au-dessous du cadavre devra être d'au moins 6 centimètres.

Pour empêcher le suintement des liquides cadavériques, on peut encore avoir recours à l'imperméabilisation des cercueils (par un

(1) M. Kirchner, Die gesetzlichen Grundlagen der genchen Bekämpfung in deutsches Reich, Iéna, 1907.

badigeonnage à la poix par exemple), à l'usage de cuvettes imperméables placées intérieurement et faites tantôt de carton bitumé, tantôt d'une enveloppe de tissu de caoutchouc, sans parler, bien entendu, des cercueils métalliques. Toutes ces pratiques efficaces pour le but visé ont l'inconvénient de retarder la destruction des cadavres, et s'il est indiqué de les prendre dans les cas de maladies infectieuses, il serait peut-être imprudent de les généraliser.

« A Paris, on a l'habitude, dit Brouardel, de verser dans les bières des poudres antiseptiques, de la sciure de bois imbibée d'acide phénique, d'essence de mirbane, etc... ; la Commission a constaté qu'avec ces substances la conservation des corps se prolongeait beaucoup plus longtemps. On a inventé des bières imperméables en caoutchouc ; au bout de deux ans, une femme phtisique, qui pesait 32 kilogrammes lors de son inhumation, n'avait perdu que 2 kilogrammes de son poids. Dans une bière caoutchoutée, du reste, la destruction se fait au bout de trois ou quatre ans, et elle donne un produit liquide et gras, une espèce de cambouis qui clapote dans le cercueil, et qui, lorsqu'on ouvre la bière, répand une odeur épouvantable. La Commission a donc repoussé, au point de vue de la reprise du terrain dans les cimetières des grandes villes, l'adjonction de substances antiseptiques et l'emploi de bières en caoutchouc (1). »

Le Dr Icard s'est proposé de réaliser un cercueil à la fois bon marché et répondant à la double indication d'être imperméable au moment de la mise en bière, et de devenir perméable au bout de peu de temps d'enfouissement (2).

Son procédé consiste à garnir intérieurement le cercueil ordinaire d'une feuille de zinc laminée, épaisse d'un quinzième à un vingtième de millimètre. L'étanchéité est assurée sans faire aucune soudure, simplement en ramenant et appliquant les côtés de la feuille sur les bords du cercueil. Au moyen de gabarits, on peut préparer d'avance la feuille en forme de cuvette, s'adaptant à chaque cercueil.

Pour que l'imperméabilité ne soit que temporaire, on peut recourir à deux moyens : 1° badigeonner l'intérieur ou l'extérieur du réservoir métallique avec une solution de sulfate de cuivre commercial (20 à 30 p. 100 environ) : en quelques jours, la feuille métallique se trouve rongée ; 2° répandre dans le fond du réservoir métallique une certaine quantité (150 à 300 grammes selon le volume du cercueil) de chlorure de chaux commercial : celui-ci, au contact des liquides cadavériques, donne naissance à de l'acide chlorhydrique, qui ronge et détruit la feuille de zinc.

Le procédé semble pratique et tout à fait recommandable.

D'après une instruction du Préfet de Police du 1er mai 1860, tout

(1) Brouardel, La mort et la mort subite, Paris, 1895, p. 89 et 90.
(2) Icard, L'imperméabilité des cercueils. *Annales d'hygiène publique et de médecine légale*, 1903-1904, p. 537.

corps devant voyager à plus de 200 kilomètres doit être enfermé dans un cercueil en plomb de 2 millimètres d'épaisseur, renfermé lui-même dans une bière en chêne.

Pour les voyages de moindre distance, on peut se contenter du cercueil en chêne, avec une cuvette imperméable et interposition sous le cadavre d'une couche de 6 centimètres d'un mélange pulvérulent et antiseptique.

Dans les cercueils doublés, il est extrèmement rare que les gaz atteignent une pression suffisante pour les faire éclater; le cas ne se produirait pas une fois sur mille; une feuille de plomb de 2 millimètres donne une résistance supérieure à celle d'une feuille de zinc de $0^{mm},5$ à 1 millimètre.

IV. — *LA CRÉMATION*.

Généralités. — La pratique d'incinérer les cadavres et de conserver les cendres en souvenir des disparus, très répandue dans l'antiquité, abandonnée pendant le moyen âge, a été remise en honneur dans la seconde moitié du siècle dernier.

Les premières incinérations, pratiquées avec des fours construits selon les données de la technique moderne, eurent lieu en 1874 à Breslau. En 1876 fut incinéré à Milan le baron Keller qui avait légué à la ville la somme nécessaire à l'édification du four crématoire. Depuis, sous l'influence de propagandistes ardents, la pratique s'est étendue.

On invoque surtout en sa faveur des considérations d'hygiène.

A la dernière réunion de la Société pour la propagation de l'incinération, le Pr Barrier, directeur de l'École d'Alfort, établissant un parallèle entre la police sanitaire des hommes et celle des animaux, disait :

« Les cadavres des contagieux humains sont inhumés sans aucune précaution, si ce n'est quelquefois un simulacre de désinfection et de désodorisation. Aucune mesure administrative n'impose la destruction chimique du corps, son incinération ou son occlusion dans une bière métallique pour empêcher la dispersion de ses germes dans la nappe souterraine et leur retour à la surface par la faune nécrophore et nécrophage qui vit parmi eux. Combien est plus sage la police sanitaire des animaux ! Pour la conservation du cheptel national, pour la défense de la vie humaine menacée, elle a édicté des prescriptions sévères touchant la destruction, la dénaturation ou la désinfection efficace des cadavres contagieux et de leurs dépouilles »; et plus loin : « En matière de prophylaxie sanitaire, ce qu'il nous reste à découvrir est immense à côté de ce que nous savons déjà. Il est bon d'immuniser, mais on doit encore, toujours et partout, détruire le germe pathogène dont on connaît l'existence. L'incinération obligatoire des cadavres contagieux répond économiquement à tous les desiderata ; l'inhumation ne peut y parvenir que d'une façon imparfaite et au prix de lourds sacrifices imposés aux familles et aux édilités. »

On a reproché à l'incinération de rendre impossible la recherche posthume des crimes. Il faut en effet renoncer à chercher dans les cendres conservées les poisons organiques, l'arsenic, le phosphore, les composés mercuriels, qui sont pratiquement les seuls employés dans un but criminel. Pour ces motifs, la réglementation française entoure l'opération de précautions spéciales pour déterminer : 1° la certitude de la mort ; 2° la certitude des causes de mort. Elle exige que tout corps dont on demande l'incinération soit visité par deux médecins : le médecin traitant et un médecin assermenté, médecin de l'état-civil ou en faisant fonction.

L'Église catholique proscrit l'incinération. L'Église protestante anglicane l'a très rapidement acceptée. En Allemagne, l'église protestante fut d'abord divisée, et ce n'est que tout récemment que le synode général prussien a levé l'interdit dont il l'avait frappée. Dans l'Église israélite, les opinions ont été et demeurent encore partagées à raison de divergences dans l'interprétation des textes bibliques.

Tandis que la crémation n'est pas autorisée en Prusse, en Bavière, en Russie, en Hollande, en Autriche-Hongrie, en Belgique, en Espagne, dans d'autres pays, au contraire, elle a pris un développement important, ainsi qu'il résulte des relevés suivants (1).

France.— Le premier appareil a été installé à Paris, au cimetière du Père-Lachaise, en 1889.

Voici le relevé des incinérations demandées par les familles depuis l'origine :

1889	49	1900	277
1890	121	1901	306
1891	134	1902	299
1892	159	1903	307
1893	189	1904	354
1894	216	1905	341
1895	187	1906	362
1896	200	1907	451
1897	210	1908	403
1898	231	1909	394
1899	243		

En outre, depuis le 5 août 1887, on détruit par l'incinération les embryons et les débris d'hôpitaux.

Les monuments crématoires de province sont de construction récente. En 1909 on a pratiqué 23 incinérations à Marseille, 5 à Rouen. A Reims, les 3 premières incinérations ont eu lieu en 1910. On construit actuellement un four à Lyon.

Italie. — L'Italie possède à l'heure actuelle 30 monuments crématoires, répartis dans les principales villes. Il y en a notamment à Florence, Gênes, Milan, Rome, Turin, Venise, etc.

De 1878 au 31 mai 1908, on a pratiqué plus de 6000 incinérations, dont 465 en 1907.

Angleterre. — L'Angleterre comptait, en 1907, 13 monuments crématoires, à Manchester, Glasgow, Liverpool, Londres (Gold's Green), Birmingham, Sheffeleed, etc.

Depuis la construction du premier four, en 1885, jusqu'en 1909, on a pratiqué 8121 incinérations, dont 885 en 1909.

Allemagne. — Nous avons déjà dit que l'incinération était interdite dans certains États, notamment en Prusse et en Bavière. Dans les

(1) V. ROLANTS, Les progrès de l'incinération. *Revue d'hygiène et de police sanitaire*, 1910.

autres, il existe actuellement 22 monuments à Brême, Chemnitz, Hambourg, Heidelberg, Leipzig, Mayence, Mannheim, Stuttgart, etc.

Le nombre des incinérations pratiquées chaque année est très élevé; il y en a eu 4779 en 1909. Dans la ville de Gotha, 50 p. 100 environ des personnes décédées ont été incinérées.

Suisse. — Il existe sept fours : à Bâle, Berne, Genève, Zurich, Lausanne, La Chaux-de-Fonds ; quatre sont en construction dans d'autres villes.

Suède. — Deux monuments crématoires à Stockholm et à Gothenbourg.

Norvège. — Deux monuments à Christiania et à Bergen.

Danemark. — Un monument à Copenhague.

États-Unis. — Il existe aux États-Unis 34 monuments dont les principaux sont ceux de Boston, Chicago, New-York, Philadelphie, San-Francisco, Saint-Louis, Washington. De 1905 à 1909, il a été pratiqué 31 242 incinérations.

Il y a un monument à Montréal (Canada), un à Mexico (Mexique); il en existe aussi au Guatémala et à La Havane.

Amérique du Sud. — On trouve des monuments au Brésil ; dans l'Uruguay, à Montevideo ; dans la République Argentine, à Buenos-Ayres.

Australie. — Il existe un monument à Adélaïde (Australie) et un autre à Wellington (Nouvelle-Zélande).

Asie. — En Asie, les fours crématoires tendent à remplacer les anciens bûchers comme à Bombay, Calcutta, Shanghaï.

Japon. — L'incinération y est très en honneur. A Tokio, en 1907, sur 34 000 personnes décédées, 15 000, soit 40 p. 100 environ, ont été incinérées. Il y avait alors dans la ville 7 crématoires avec 22 fours.

Le règlement de l'armée japonaise pour l'assainissement du champ de bataille dispose que les soldats de l'armée impériale seront incinérés; ceux de l'armée ennemie seront enterrés. S'il existe des maladies infectieuses, tous les corps doivent être incinérés (1).

Les fours crématoires. — On a donné, dans le fascicule XII de ce Traité, une liste de villes avec l'indication des types de four qu'elles emploient.

Le lecteur trouvera, dans l'article déjà cité de MM. Rochard et Vallin, d'excellentes descriptions des fours Poli-Cléricetti, Gorini et Siemens. A titre d'exemple, nous décrivons brièvement les fours du système Toisoul et Fradet, actuellement utilisés à Paris, ainsi qu'aux monuments crématoires édifiés dans ces dernières années à Rouen (1899), à Reims (1902), à Marseille (1907) et dans quelques villes étrangères, notamment à Bradford (1905) et à Leeds (1905).

Le système envisagé comporte trois types de fours :

1° Four à marche continue, chauffé au gaz pauvre (Paris) ;

(1) *Annales d'hygiène publique et de médecine légale,* 4ᵉ série, t. III, p. 374.

2° Four à marche intermittente, chauffé au gaz d'éclairage (Rouen, Reims, Marseille, etc.) ;

3° Four à marche intermittente, chauffé au coke (Paris).

Le four à marche continue qui fonctionne au Père-Lachaise depuis

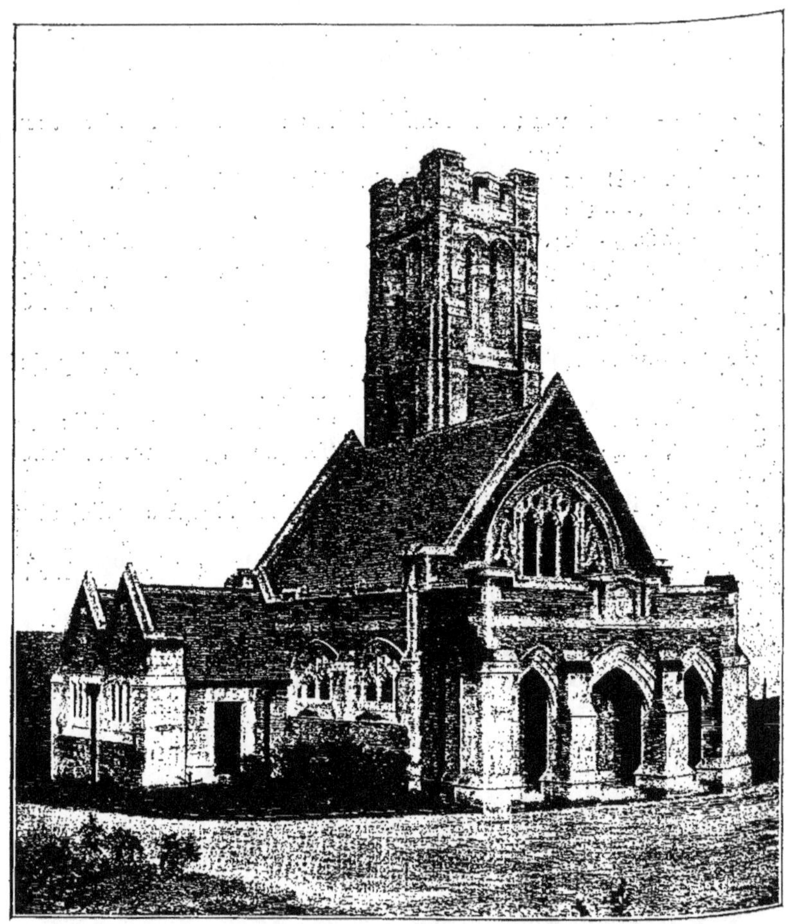

Fig. 262. — Crématoire de Bradford.

1889 (Voy. fig. 265) comprend cinq parties principales : le laboratoire ou chambre d'incinération ; l'appareil d'introduction du cercueil ; le gazogène ; le dispositif des brûleurs à gaz ; le récupérateur ou réchauffeur d'air. Le laboratoire, placé au rez-de-chaussée de l'édifice, est constitué par un massif en maçonnerie, affectant à l'intérieur la forme d'une chambre voûtée, dont la sole est pourvue de deux entailles permettant le passage des bras du chariot.

Au fond du laboratoire se trouve le dispositif spécial des brûleurs à gaz ; sur les deux côtés de la chambre sont les chalumeaux amenant l'air chaud du récupérateur, par des conduits munis chacun d'un registre réfractaire permettant une admission variable suivant les phases de l'opération.

A la partie avant, sur les côtés, sont disposées les descentes de fumée conduisant la vapeur d'eau et les gaz provenant de l'inciné-

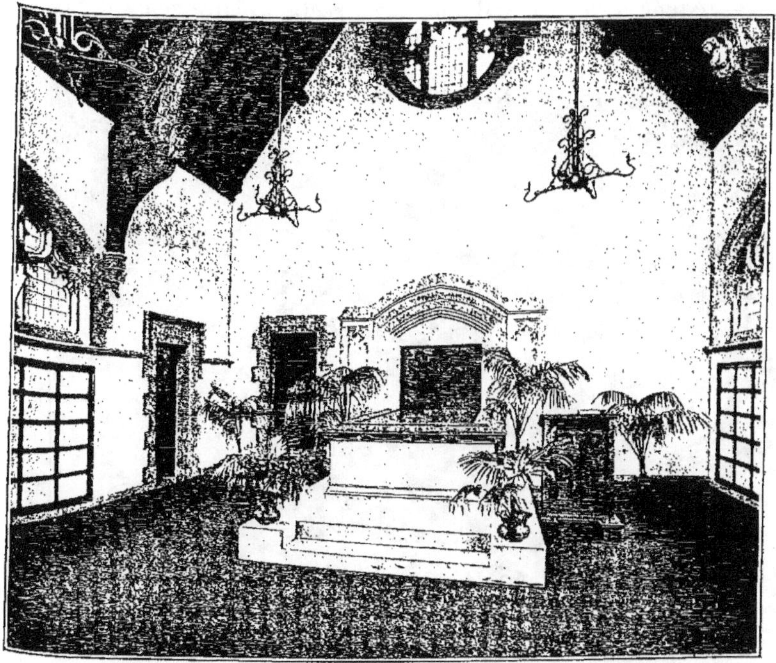

Fig. 263. — Crématoire de Bradford, chapelle et catafalque.

ration dans les conduits de fumée du récupérateur.

A la partie avant, le laboratoire est fermé par une double porte.

La porte extérieure, constituée de deux battants en fonte, se ferme à l'aide d'une poignée agissant sur un excentrique. La porte intérieure est constituée par un châssis en fonte, garni de pièces réfractaires, pouvant glisser de bas en haut et de haut en bas au moyen de contrepoids.

A la partie arrière, se trouvent placées des ouvertures fermées par des tampons qui servent au nettoyage des brûleurs et comme clapets de sûreté.

L'appareil destiné à l'introduction du cercueil se compose : d'un chariot monté sur des rails encastrés dans le sol en maçonnerie du monument et muni de deux longerons articulés, sur lesquels on place la sole métallique supportant le cercueil. Ces deux longerons sont creux et intérieurement remplis d'eau.

A l'intérieur du laboratoire sont ménagées, sur la sole, deux rainures correspondant par leur position et leur profondeur aux longerons de l'appareil introducteur. A la partie arrière du chariot se trouve un volant avec manette, à l'aide duquel, par l'intermédiaire d'un arbre et d'engrenages, on élève ou abaisse les longerons.

Le gazogène a la forme d'une cuve rectangulaire dont la face est terminée, à sa partie inférieure, par une grille en gradins.

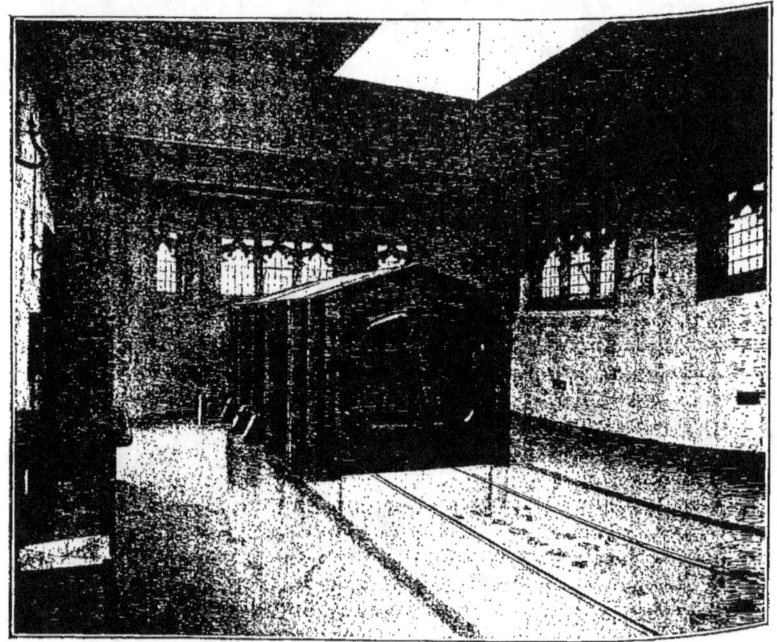

Fig. 264. — Crématoire de Bradford, salle d'incinération.

Les parois sont formées : à l'intérieur, d'un mur en briques réfractaires ; à l'extérieur, d'un mur en briques ordinaires. Ces deux parois laissent entre elles un vide, rempli de sable, de façon à rendre indépendant le mur intérieur et à lui permettre de se dilater sans entraîner une dislocation de l'appareil.

En avant de la grille en gradins, le gazogène est fermé par une porte en fonte, dans laquelle se trouvent ménagées deux ouvertures réglables servant à l'admission de l'air.

A la partie supérieure est disposée une trémie en fonte pour l'introduction du coke, avec, à côté, un trou de repiquage fermé au joint de sable.

Le gaz oxyde de carbone produit dans le gazogène est distribué aux brûleurs du laboratoire par un conduit vertical. Un registre permet d'en régler l'arrivée. On peut, en cas de besoin, diriger le gaz directement vers la cheminée.

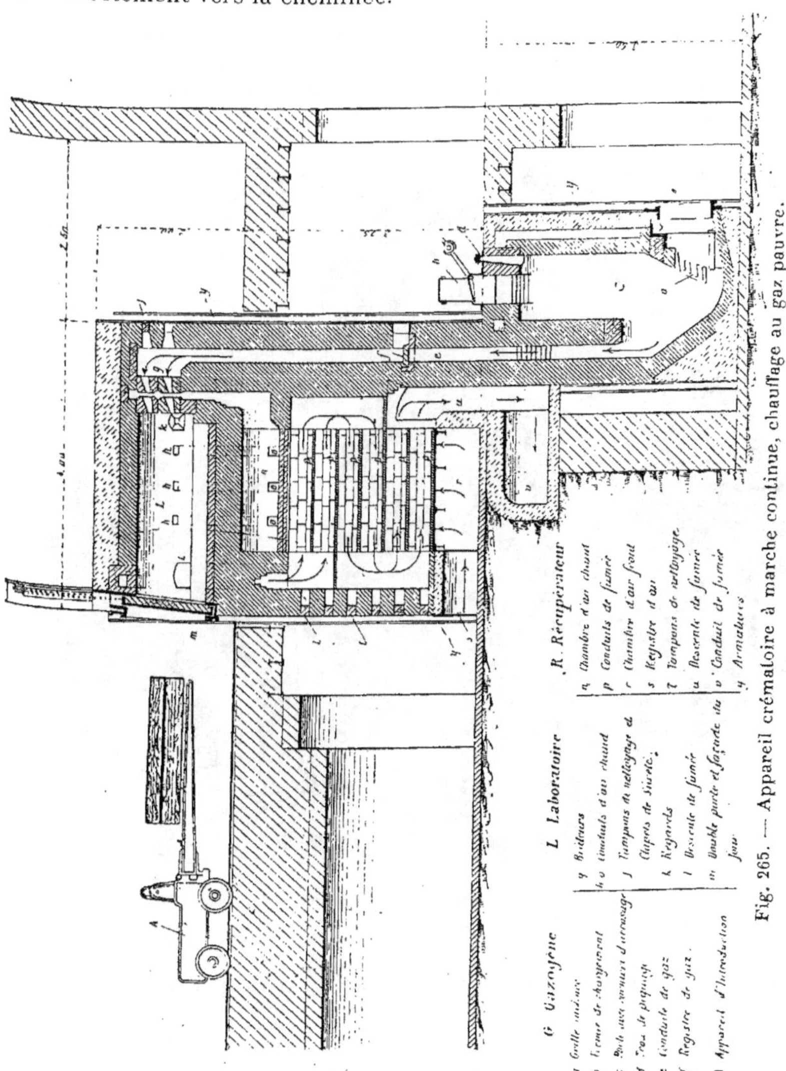

Fig. 265. — Appareil crématoire à marche continue, chauffage au gaz pauvre.

Le récupérateur sert à chauffer l'air envoyé aux brûleurs, en utilisant la chaleur perdue des gaz de la combustion. Il est composé d'un système de conduits en poterie réfractaire où circulent, juxtaposés mais séparément, l'air et les gaz chauds.

La cheminée doit être en briques. Si, pour des raisons d'ordre architectural, la construction comporte une cheminée en pierres il faut disposer à l'intérieur une garniture en briques, isolée de la maçonnerie de pierres.

Pour incinérer un cadavre, on opère de la façon suivante. Le four étant préalablement chauffé, on modère l'arrivée du gaz et de l'air dans le laboratoire en fermant partiellement les registres.

Les longerons sont montés à la partie haute du chariot et on dispose

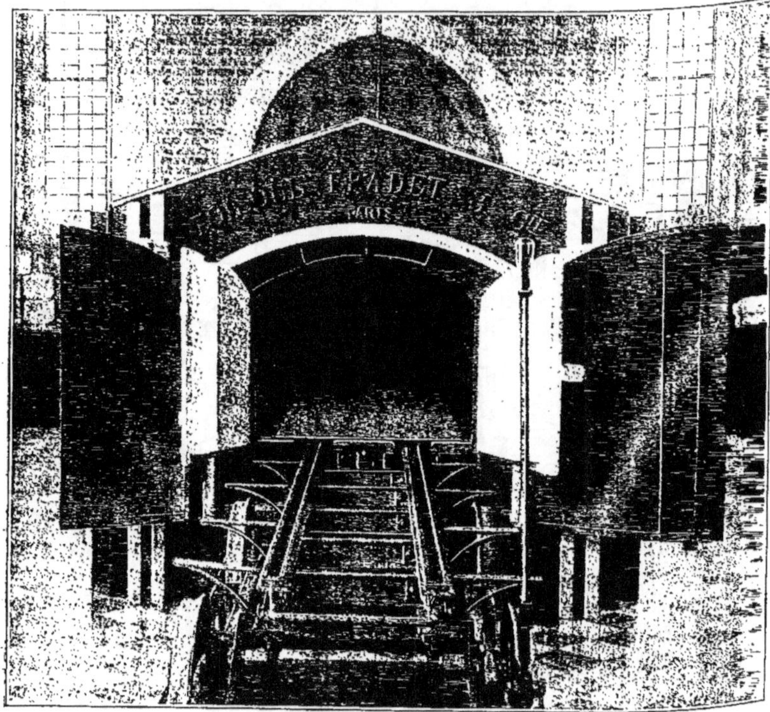

Fig. 266. — Vue de la chambre d'incinération ouverte (la double porte réfractaire est ici à charnière).

dessus un plateau en forte tôle recouvert d'un drap d'amiante sur lequel on place la bière.

On lève la porte intérieure, on ouvre la porte extérieure, et on pousse le chariot de manière à faire pénétrer les longerons dans les rainures de la sole; on baisse les longerons par l'intermédiaire du volant, et on ramène l'appareil d'introduction en arrière, en laissant ainsi le plateau et la bière dans le laboratoire.

Les deux portes étant refermées, on procède à l'incinération proprement dite, dont on règle la marche par l'ouverture ménagée des

registres qui commandent l'arrivée de l'air et du gaz combustible.
L'opération terminée, on ferme presque complètement les registres

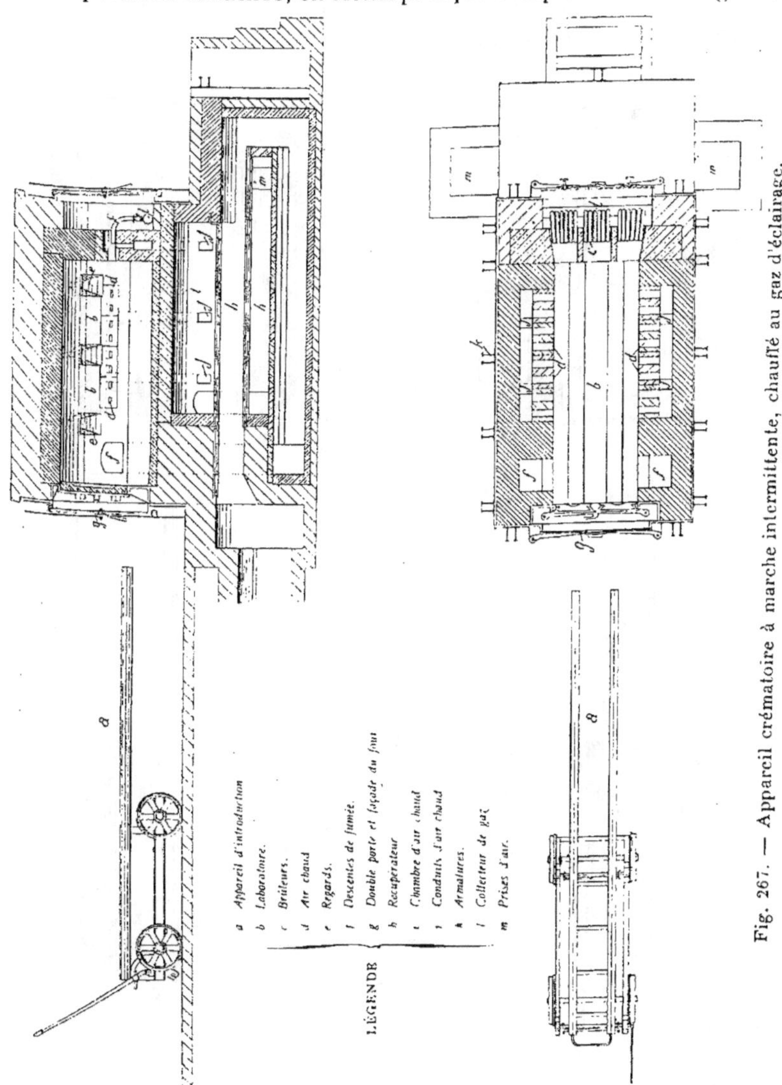

Fig. 267. — Appareil crématoire à marche intermittente, chauffé au gaz d'éclairage.

d'arrivée de l'air et du gaz ; les longerons introduits de la même
manière qu'au début, mais cette fois en position basse, sont relevés,
et le chariot retiré ramène la sole métallique avec son drap d'amiante,
sur lequel on recueille les cendres.

La durée totale d'une incinération est d'une heure environ.

Les appareils à marche intermittente (fig. 267) comprennent comme ceux du type précédent : un laboratoire, un appareil d'introduction des cercueils, un dispositif de brûleurs à gaz, un récupérateur.

Le gazogène n'a plus de raison d'être puisqu'on utilise le gaz d'éclairage fourni par les usines municipales.

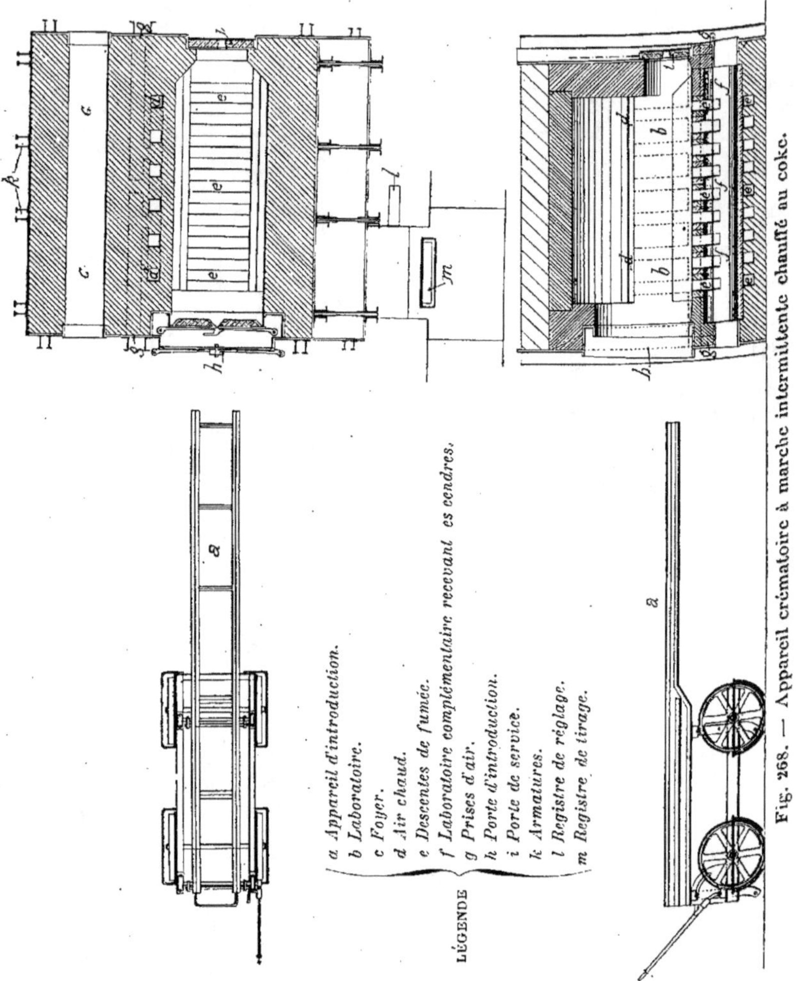

Fig. 268. — Appareil crématoire à marche intermittente chauffé au coke.

Le laboratoire et l'appareil d'introduction sont identiques à ceux déjà décrits; les brûleurs placés à l'arrière du laboratoire sont des becs Bunsen munis chacun d'un robinet et d'une bague de réglage pour l'introduction de l'air.

Pour rendre plus rapide l'échauffement de l'air, on fait généralement le récupérateur avec des tuyaux métalliques au lieu de poteries.

La durée totale d'une incinération, y compris le temps que prend l'échauffement du four, est d'environ quatre heures.

Les dispositions essentielles des fours intermittents, chauffés au coke ressortent assez clairement de la figure 268 pour qu'il soit inutile d'entrer dans de nouveaux détails.

Lorsqu'un cadavre doit être incinéré, il est indiqué, en vue de faciliter l'opération et d'en diminuer la durée, de le placer dans un cercueil en bois léger (peuplier ou sapin) et d'éviter l'interposition des mixtures désinfectantes. Pour éviter l'écoulement des liquides, on peut placer à l'intérieur des cercueils des cuvettes en carton bitumé ou en toile caoutchoutée, et remplir l'espace vide avec de la paille de bois.

Les corps qui doivent être amenés aux fours crématoires, d'une distance de plus de 200 kilomètres, seront également déposés dans un cercueil de bois léger qui pourra être lui-même renfermé dans une bière en zinc soudée. Celle-ci sera retirée avant l'incinération.

Il va de soi que les dispositions prises et les monuments élevés en vue de la conservation des cendres des personnes incinérées n'intéressent pas l'hygiène publique.

V. — RÉGLEMENTATION DES SÉPULTURES.

Nous reproduisons simplement, sans y ajouter de commentaires les divers textes des lois, décrets ou règlements qui régissent en France les cimetières et les inhumations. Nous reproduisons également, comme pouvant servir de guide pour l'établissement des réglementations municipales, les parties essentielles de l'arrêté du Préfet de la Seine, en date du 24 novembre 1910, concernant les cimetières de la ville de Paris.

DÉCRET ORGANIQUE DU 23 PRAIRIAL AN XII
SUR LES CIMETIÈRES ET LES POMPES FUNÈBRES.

TITRE I. — **Des sépultures et des lieux qui leur sont consacrés.**

ARTICLE PREMIER. — Aucune inhumation n'aura lieu dans les églises, temples, synagogues, hôpitaux, chapelles publiques et généralement dans aucun édifice clos et fermé où les citoyens se réunissent pour la célébration de leur culte, ni dans l'enceinte des villes et des bourgs.

ART. 2. — Il y aura hors de chacune de ces villes ou bourgs, à la distance de 35 à 40 mètres au moins de leur enceinte, des terrains spécialement consacrés à l'inhumation des morts.

ART. 3. — Les terrains les plus élevés et exposés au nord seront choisis de préférence ; ils seront clos de murs de 2 mètres au moins d'élévation. On y fera des plantations en prenant des précautions convenables pour ne point gêner la circulation de l'air.

ART. 4, 5, 6 (1). . . . .

TITRE II. — **De l'établissement des nouveaux cimetières.**

ART. 7. — Les communes qui sont obligées, en vertu des articles 1 et 2 du titre I, d'abandonner les cimetières actuels et de s'en procurer de nouveaux hors de l'enceinte de leurs habitations, pourront, sans autre autorisation que celle qui leur est accordée par la déclaration du 10 mars 1776, acquérir les terrains qui leur sont nécessaires, en remplissant les formes voulues par l'arrêté du 7 germinal an IX.

ART. 8. — Aussitôt que les nouveaux emplacements seront disposés à recevoir les inhumations, les cimetières existants seront fermés et resteront dans l'état où il se trouveront, sans que l'on en puisse faire usage pendant cinq ans.

ART. 9. — A partir de cette époque, les terrains servant maintenant de cimetières pourront être affermés par les communes auxquelles ils appartiennent, mais à condition qu'ils ne seront qu'ensemencés ou plantés, sans qu'il puisse y être fait aucune fouille ou fondation pour la construction de bâtiments, jusqu'à ce qu'il en soit autrement ordonné.

(1) Abrogés et remplacés par les articles 12 et 13 du décret du 27 avril 1889.

Titre III. — **Des concessions de terrains dans les cimetières.**

Art. 10. — Lorsque l'étendue des lieux consacrés aux inhumations le permettra, il pourra être fait des concessions de terrains aux personnes qui désireront y posséder une place distincte et séparée, pour y fonder leur sépulture et celle de leurs parents ou successeurs, et y construire des caveaux, monuments ou tombeaux.

Art. 11. — Les concessions ne seront néanmoins accordées qu'à ceux qui offriront de faire des fondations ou donations en faveur des pauvres et des hôpitaux, indépendamment d'une somme qui sera donnée à la commune, et lorsque ces fondations ou donations auront été autorisées par le gouvernement, dans les formes accoutumées, sur l'avis des conseils municipaux et la proposition des préfets.

Art. 12. — Il n'est point dérogé par les deux articles précédents aux droits qu'a chaque particulier, sans besoin d'autorisation, de faire placer, sur la fosse de son parent ou de son ami, une pierre sépulcrale ou tout autre signe indicatif, ainsi qu'il a été pratiqué jusqu'à présent.

Art. 13. — Les maires pourront également, sur l'avis des administrations des hôpitaux, permettre que l'on construise dans l'enceinte de ces hôpitaux, des monuments pour les fondateurs et bienfaiteurs de ces établissements, lorsqu'ils en auront exprimé le désir dans leurs actes de donation, fondation ou dernière volonté.

Art. 14. — Toute personne pourra être enterrée sur sa propriété, pourvu que ladite propriété soit hors et à la distance prescrite de l'enceinte des villes et des bourgs.

Titre IV. — **De la police des lieux de sépulture.**

Art. 15 (1). . . . .

Art. 16. — Les lieux de sépulture, soit qu'ils appartiennent aux communes, soit qu'ils appartiennent aux particuliers, seront soumis à l'autorité, police et surveillance des administrations municipales.

Art. 17. — Les autorités locales sont spécialement chargées de maintenir l'exécution des lois et règlements qui prohibent les exhumations non autorisées et d'empêcher qu'il ne se commette, dans les lieux de sépulture, aucun désordre ou qu'on s'y permette aucun acte contraire au respect dû à la mémoire des morts.

Titre V. — **Des pompes funèbres (2).**

Code civil.

Art. 77. — Aucune inhumation ne sera faite sans une autorisation sur papier libre et sans frais de l'officier de l'état civil, qui ne pourra la délivrer qu'après s'être transporté auprès de la personne décédée pour s'assurer du décès et que vingt-quatre heures après le décès, hors les cas prévus par les règlements de police.

(1) Abrogé par la loi du 15 novembre 1887.
(2) Abrogé par la loi du 28 décembre 1904.

Décret du 7 mars 1808.

« Nul ne peut élever sans autorisation aucune habitation, ni creuser aucun puits, à moins de 100 mètres de distance des nouveaux cimetières transférés hors des communes. Quant aux bâtiments existants, ils ne peuvent être augmentés ni restaurés sans autorisation. Les puits existants peuvent même, après visite contradictoire d'experts, être comblés en vertu d'ordonnance du préfet du département, sur la demande de la police locale » (art. 1 et 2).

L'autorisation dont il s'agit doit émaner du maire.

ORDONNANCE DU 6 DÉCEMBRE 1843.

Titre I. — De la translation des cimetières.

Article premier. — Les dispositions des titres I et II du décret du 23 prairial an XII qui prescrivent la translation des cimetières hors des villes et bourgs pourront être appliquées à toutes les communes du royaume.

Art. 2. — La translation du cimetière, lorsqu'elle deviendra nécessaire, sera ordonnée par un arrêté du préfet, le conseil municipal de la commune entendu.

Titre II. — Des concessions de terrains dans les cimetières pour fondation de sépultures privées.

Art. 3 — Les concessions de terrains dans les cimetières communaux, pour fondation de sépultures privées, seront à l'avenir divisées en trois classes :

1º Concessions perpétuelles ;
2º Concessions trentenaires ;
3º Concessions temporaires.

Aucune concession ne peut avoir lieu qu'au moyen du versement du capital, dont deux tiers au profit de la commune et un tiers au profit des pauvres ou des établissements de bienfaisance.

Les concessions trentenaires sont renouvelables indéfiniment à l'expiration de chaque période de trente ans, moyennant une nouvelle redevance qui ne pourra dépasser le taux de la première.

A défaut de paiement de cette nouvelle redevance, le terrain concédé fera retour à la commune, mais il ne pourra cependant être repris par elle que deux années révolues après l'expiration de la période pour laquelle il avait été concédé, et, dans l'intervalle de ces deux années, les concessionnaires ou les ayants cause pourront user de leur droit de renouvellement.

Les concessions temporaires seront faites pour quinze ans au plus et pourront être renouvelées.

Art. 4. — Le terrain nécessaire aux séparations et passages établis autour des concessions devra être fourni par la commune.

Art. 5. — En cas de translation d'un cimetière, les concessionnaires ont droit d'obtenir, dans le nouveau cimetière, un emplacement égal en superficie au terrain qui leur avait été concédé, et les restes qui y avaient été inhumés seront transportés aux frais de la commune.

Titre III. — **De la police des cimetières.**

Art. 6. — Aucune inscription ne pourra être placée sur les pierres tumulaires ou monuments funéraires sans avoir été préalablement soumise à l'approbation du maire.

Titre IV. — **Dispositions transitoires.**

Art. 7. — Des tarifs présentant des prix gradués, pour les trois classes de concessions énoncées en l'article 3, seront proposés par les conseils municipaux des communes et approuvés par arrêtés des préfets.

Les tarifs proposés pour les communes dont les revenus dépassent 100 000 francs seront soumis à notre approbation.

Art. 8. — Les dispositions du présent règlement ne sont pas applicables aux cimetières de la ville de Paris.

LOI DU 15 NOVEMBRE 1887.

Article premier. — Toutes les dispositions légales relatives aux honneurs funèbres seront appliquées, quel que soit le caractère des funérailles, civil ou religieux.

Art. 2. — Il ne pourra jamais être établi, même par voie d'arrêté, des prescriptions particulières applicables aux funérailles en raison de leur caractère civil ou religieux.

Art. 3. — Tout majeur ou mineur émancipé en état de tester peut régler les conditions de ses funérailles, notamment en ce qui concerne le caractère civil ou religieux à leur donner, et le mode de sa sépulture.

Il peut charger une ou plusieurs personnes de veiller à l'exécution de ses dispositions.

Sa volonté exprimée dans un testament ou dans une déclaration faite en forme testamentaire, soit par-devant notaire, soit sous signature privée, a la même force qu'une disposition testamentaire relative aux biens ; elle est soumise aux mêmes règles quant aux conditions de la révocation.

Un règlement d'administration publique déterminera les conditions applicables aux divers modes de sépulture.

Toute contravention aux dispositions de ce règlement sera punie des peines édictées par l'article 5 de la présente loi.

Art. 4. — En cas de contestations sur les conditions des funérailles, il est statué dans le jour, sur la citation de la partie la plus diligente, par le juge de paix du lieu du décès, sauf appel devant le président du tribunal civil de l'arrondissement, qui devra statuer dans les vingt-quatre heures.

La décision est notifiée au maire, qui est chargé d'en assurer l'exécution.

Il n'est apporté par la présente loi aucune restriction aux attributions des maires en ce qui concerne les mesures à prendre dans l'intérêt de la salubrité publique.

Art. 5. — Sera punie des peines portées aux articles 199 et 200 du Code pénal, sauf application de l'article 463 dudit Code, toute personne qui aura donné aux funérailles un caractère contraire à la volonté du défunt ou à la décision judiciaire, lorsque l'acte constatant la volonté du défunt ou la décision du juge lui aura été dûment notifié.

Art. 6. — La présente loi est applicable à l'Algérie et aux Colonies.

DÉCRET DU 27 AVRIL 1889
PORTANT RÈGLEMENT D'ADMINISTRATION PUBLIQUE SUR LES CONDITIONS APPLICABLES AUX DIVERS MODES DE SÉPULTURE.

TITRE I. — Dispositions générales.

ARTICLE PREMIER. — L'officier de l'état civil peut, s'il y a urgence, notamment en cas de décès survenu à la suite d'une maladie contagieuse ou épidémique, ou en cas de décomposition rapide, prescrire, sur l'avis du médecin commis par lui, la mise en bière immédiate après la constatation officielle du décès, sans préjudice du droit d'ordonner la sépulture avant l'expiration du délai fixé par l'article 77 du Code civil.

ART. 2. — Si le décès parait résulter d'une maladie suspecte, dont la protection de la santé publique exige la vérification, le préfet peut, sur l'avis conforme écrit et motivé de deux docteurs en médecine, prescrire toutes les constatations nécessaires et même l'autopsie.

ART. 3. — Il ne peut être procédé aux opérations tendant à la conservation des cadavres par l'embaumement ou par tout autre moyen sans une autorisation du préfet de police dans le ressort de la préfecture et du maire partout ailleurs.

Pour obtenir cette autorisation, il y a lieu de produire : 1° une déclaration indiquant le mode et les substances que l'on se propose d'employer, ainsi que le lieu et l'heure de l'opération ; 2° un certificat du médecin traitant, affirmant que la mort est le résultat d'une cause naturelle.

La décision est prise sur le rapport d'un médecin assermenté commis pour vérifier le décès et établi dans les formes prescrites par l'article 17.

ART. 4. — Sauf la translation à la chambre funéraire prévue à l'article suivant, le déplacement d'un cadavre ne peut s'effectuer s'il n'a été autorisé par le maire ou par le sous-préfet, selon que ce déplacement a lieu dans les limites de la commune ou de l'arrondissement ; dans les autres cas, il doit être autorisé par le préfet du département où a lieu le décès.

L'introduction de corps en France, le transport au lieu de sépulture, sont autorisés par le ministre de l'Intérieur.

ART. 5. — Il peut être établi des chambres funéraires destinées à recevoir avant la sépulture les corps de personnes dont le décès n'a pas été causé par une maladie contagieuse.

Ces chambres funéraires sont créées, sur la demande du conseil municipal, par arrêté du préfet, qui ne peut statuer qu'après enquête *de commodo et incommodo* et avis du Conseil d'hygiène.

Si une chambre funéraire présente des inconvénients graves, le préfet peut en ordonner la suppression, le conseil municipal entendu.

ART. 6. — L'admission des corps à la chambre funéraire ne peut avoir lieu que sur la production :

1° D'une demande écrite du chef de famille ou de toute autre personne ayant qualité pour pourvoir aux funérailles. Cette demande énoncera les noms, prénoms, âge, profession et domicile du décédé ;

2° D'un certificat de décès dans lequel le médecin traitant doit constater que le décès n'a pas été causé par une maladie contagieuse.

Art. 7. — A défaut de médecin traitant, l'admission à la chambre funéraire ne peut avoir lieu qu'en vertu d'une autorisation du maire ou du commissaire de police.

Dans les cas prévus par l'article 81 du Code civil, cette admission doit être autorisée par le procureur de la République.

Art. 8. — Les corps sont transportés à la chambre funéraire dans des voitures spéciales ou des civières fermées.

Ils doivent avoir le visage découvert et les mains libres.

Art. 9. — La constatation officielle du décès peut être faite à la chambre funéraire.

Art. 10. — La sépulture dans le cimetière d'une commune est due :

1° Aux personnes décédées sur son territoire, quel que soit leur domicile ;

2° Aux personnes domiciliées sur son territoire, alors même qu'elles seraient mortes dans une autre commune ;

3° Aux personnes non domiciliées dans la commune, mais y ayant droit à une sépulture de famille.

Art. 11. — A défaut de la famille, la commune est tenue de pourvoir à la sépulture des personnes décédées sur son territoire, sauf à réclamer contre qui de droit remboursement de la dépense.

Titre II. — Des inhumations.

Art. 12. — Les cercueils doivent être déposés dans les fosses et tranchées à une profondeur de 1ᵐ,50 au moins.

Art. 13. — Chaque fosse particulière doit avoir au minimum une largeur de 80 centimètres sur une longueur de 2 mètres. Pour l'inhumation des enfants en bas âge, les fosses peuvent être réduites à 1 mètre superficiel.

Les fosses doivent être distantes entre elles de 30 centimètres au moins.

Art. 14. — Les concessions, dans le cas où il n'y a pas de caveau de famille, ne peuvent recevoir plusieurs corps que si cinq années au moins séparent chaque inhumation ou si les corps ont été placés de manière que la profondeur réglementaire soit observée dans la dernière inhumation.

Art. 15. — Dans les inhumations en tranchée, les cercueils doivent être distants les uns des autres d'au moins 20 centimètres.

Titre III. — De l'incinération.

Art. 16. — Aucun appareil crématoire ne peut être mis en usage sans une autorisation du préfet, accordée après avis du Conseil d'hygiène.

Art. 17. — Toute incinération est faite sous la surveillance de l'autorité municipale. Elle doit être préalablement autorisée par l'officier de l'état civil du lieu du décès qui ne peut donner cette autorisation que sur le vu des pièces suivantes :

1° Une demande écrite du membre de la famille ou de toute autre personne ayant qualité pour pourvoir aux funérailles ; cette demande indiquera le lieu où doit s'effectuer l'incinération ;

2° Un certificat du médecin traitant, affirmant que la mort est le résultat d'une cause naturelle ;

3° Le rapport d'un médecin traitant; le médecin assermenté doit procéder à une enquête sommaire dont il consignera les résultats dans son rapport.

Dans aucun cas, l'autorisation ne peut être accordée que si le médecin assermenté certifie que la mort est due à une cause naturelle.

ART. 18. — Si l'incinération doit être faite dans une autre commune que celle où le décès a eu lieu, il doit en outre être justifié de l'autorisation de transporter le corps conformément à l'article 4.

ART. 19. — La réception du corps et son incinération sont constatées par un procès-verbal qui est transmis à l'autorité municipale.

ART. 20. — Les cendres ne peuvent être déposées, même à titre provisoire, que dans des lieux de sépulture régulièrement établis. Toutefois, les dispositions des articles 12 et 15 ne sont pas applicables à ces dépôts.

ART. 21. — Les cendres ne peuvent être déplacées qu'en vertu d'une permission de l'autorité municipale.

ART. 22. — Toute contravention aux dispositions réglant les conditions des sépultures, et contenues dans les articles 3, 4, 8, § 2, 16, 17, 18, 20 et 21, est passible des peines prévues aux articles 3 et 5 de la loi du 15 novembre 1887.

ART. 23. — Sont abrogées toutes dispositions contraires au présent décret.

ART. 24. — Il sera pourvu, par un règlement ultérieur, au mode d'application, dans les colonies, de la loi du 15 novembre 1887.

PROJET DU COMITÉ CONSULTATIF.

Le Comité consultatif d'hygiène publique de France a approuvé, sur la proposition de Brouardel, le 10 mars 1896, un projet de règlement nouveau. Nous le reproduisons *in extenso*.

Nous avons eu l'occasion de faire quelques observations au sujet de certaines dispositions qui s'y trouvent inscrites en ce qui concerne l'évacuation des eaux de drainage dans une fosse étanche, et le délai de réoccupation fixé à cinq ans. Nous n'y reviendrons pas.

I

Chaque commune doit être pourvue d'un cimetière public.

Tout nouveau cimetière doit être installé dans un terrain tel que les corps ne puissent être en contact ni avec les eaux stagnantes, ni avec les eaux de la nappe souterraine, quelles que soient leurs oscillations. Il sera placé au moins à 100 mètres de l'agglomération urbaine ou rurale.

II

Aucune inhumation n'est faite dans la partie agglomérée de la commune ni dans les édifices consacrés soit aux différents cultes, soit à des services hospitaliers, non plus que dans ceux qui auraient été autorisés à servir de dépôts mortuaires. Aucun corps ne peut être déposé dans lesdits édifices pendant un délai excédant quarante-huit heures. Dans toutes les villes de plus de 10 000 habitants, il est créé dans les cimetières un *caveau d'attente* convenablement aménagé pour recevoir les corps dont l'inhumation définitive est ajournée.

Néanmoins, lorsqu'un bienfaiteur fait de son inhumation dans l'intérieur d'un établissement de bienfaisance la condition expresse de sa libéralité, le préfet peut, sur la demande de l'administration hospitalière et après avis du Conseil d'hygiène, autoriser l'exécution de cette volonté, pourvu que l'inhumation soit faite en dehors des bâtiments.

III

Tout cimetière est clos par des haies vives, des palissades ou des murs maintenus constamment en bon état ainsi que les portes ou les barrières qui y donnent exclusivement accès.

Le sol est drainé. L'extrémité des tuyaux de drainage est distante d'au moins 100 mètres soit de tout cours d'eau, soit de toute source servant à l'alimentation ; elle est reçue dans une citerne étanche.

Le cimetière est planté. Les plantations sont suffisamment espacées pour laisser pénétrer l'air et la lumière.

IV

Les corps sont inhumés soit dans des caveaux, soit dans des fosses isolées, soit en tranchées. Chaque corps doit être isolé.

V

Lorsque les sépultures sont faites dans un nouveau caveau, chaque case du caveau est mise en communication avec le sol. La case la plus rapprochée de la surface du cimetière doit en être séparée par un espace de 1 mètre au moins.

La fosse a au moins 1^m,50 de profondeur, 0^m,80 de largeur, 2 mètres de longueur. Elle est remplie de terre non foulée.

Pour les enfants, ces dimensions peuvent être réduites.

La distance entre les fosses est au moins de 0^m,30 sur les côtés et de 0^m,50 de la tête aux pieds.

Dans les inhumations en tranchées, les cercueils sont distants les uns des autres d'au moins 0^m,20. Les tranchées sont séparées par un passage de 1 mètre à la tête et aux pieds.

VI

La réouverture des fosses en tranchées pour de nouvelles sépultures ne peut, en aucun cas, avoir lieu avant un délai de trois années.

Le terrain du cimetière, non compris les parties réservées pour des concessions de plus de trois ans, doit donc avoir une étendue au moins triple de celle nécessaire au service d'une année.

VII

Les cimetières remplacés restent fermés pendant cinq ans. Il ne peut être fait pendant ce temps aucun usage du sol.

Si le cimetière désaffecté n'est pas drainé dans les conditions ci-dessus indiquées, il ne doit, même le délai de cinq ans expiré, être fait usage du sol qu'après avis du Comité départemental d'hygiène.

VIII

Peut être autorisée par le maire une inhumation dans une propriété privée appartenant à la personne décédée ou à ses ascendants, descendants, frères ou sœurs, à la condition que le lieu de sépulture soit conforme aux prescriptions 1 et 3 ci-dessus.

Les propriétaires du terrain peuvent être ultérieurement autorisés par le maire à transporter les corps ainsi inhumés dans le cimetière public ; ils prennent toutes les précautions prescrites pour l'exhumation et le transport.

IX

Nul ne peut sans autorisation du maire, donnée conformément à l'avis du Conseil départemental ou de la Commission d'hygiène, creuser un puits à une distance moindre de 100 mètres d'un cimetière.

Les puits existants à moins de 100 mètres d'un cimetière peuvent, après visite d'experts et sur l'avis conforme du Conseil départemental d'hygiène, être comblés en vertu d'un arrêté du préfet.

X

. Aucun mode de sépulture autre que l'inhumation ne peut être mis en pratique qu'en vertu d'un arrêté municipal réglementaire approuvé par le préfet sur l'avis conforme du Comité consultatif d'hygiène publique de France.

Aucun appareil crématoire ne peut être mis en usage sans une autorisation du préfet accordée après avis du Conseil départemental d'hygiène.

XI

Le corps, dont le transport en dehors de la commune est autorisé en vertu du décret du 27 avril 1889, doit, si la distance à parcourir est supérieure à 100 kilomètres, être placé dans un cercueil de plomb de 2 millimètres d'épaisseur, ou de zinc ayant au moins $0^{mm},5$ d'épaisseur, et ce cercueil doit être renfermé dans une bière en chêne ou en bois ayant une solidité égale au chêne, d'une épaisseur de 27 millimètres au moins et munie de frettes en fer.

Si la distance est moindre de 100 kilomètres et supérieure à 10 kilomètres, le corps doit être placé dans une bière ayant la solidité du chêne, d'une épaisseur de 27 millimètres au moins, munie de frettes en fer contenant une couche épaisse de sciure de bois (1 hectolitre ou 17 kilos).

Les prescriptions des paragraphes précédents sont applicables, que le transport ait lieu immédiatement après le décès ou bien à la suite d'une exhumation.

Si la personne décédée a succombé à une des maladies suivantes : choléra, peste, fièvre jaune, typhus, fièvre typhoïde, variole, scarlatine, diphtérie, charbon, le transport ne peut être autorisé, quelle que soit la distance à parcourir, que dans les conditions édictées pour le transport à plus de 100 kilomètres. Si, préablement au transport, il doit être procédé à l'exhumation d'une personne décédée de l'une des mêmes maladies, cette exhumation ne peut avoir lieu qu'après un délai de trois ans.

Quant aux corps destinés à être incinérés, leur transport est subordonné aux conditions fixées par le ministre de l'intérieur après avis du Comité consultatif d'hygiène publique de France.

XII

Lorsqu'une commune se trouve dans l'impossibilité de satisfaire à quelqu'une des prescriptions du présent règlement, il en est référé au ministre de l'Intérieur, qui statue après avis du Comité de direction des services de l'hygiène.

DISPOSITIONS EXTRAITES DE L'ARRÊT DU PRÉFET DE LA SEINE DU 24 NOVEMBRE 1910, PORTANT RÉGLEMENT GÉNÉRAL SUR LES CIMETIÈRES DE LA VILLE DE PARIS.

Dans chacun des quatre cimetières *extra muros*, une tranchée est affectée à l'inhumation, à titre gratuit, des décédés pour lesquels il n'a pas été acquis de concession de terrain. Les cercueils sont déposés à une distance d'au moins 20 centimètres les uns des autres. Les tranchées sont séparées entre elles par un isolement de 50 centimètres de largeur.

La superficie du terrain affecté à chaque fosse particulière concédée pour cinq ans est de 2 mètres, les sépultures étant disposées de manière à ce qu'elles aient uniformément 2 mètres de longueur sur 1 mètre de largeur.

On ne peut inhumer qu'un seul corps dans les terrains concédés pour cinq ans. Toutefois, deux enfants de la même famille, âgés respectivement de moins de sept ans, peuvent être réunis dans une fosse unique si les deux inhumations sont opérées au cours de la même année. Plusieurs enfants de la même famille, décédés dans la même année, peuvent être inhumés dans une fosse unique, si aucun d'eux n'a plus de sept ans et si le total de leurs âges n'excède pas quatorze ans. Des enfants d'une même famille ayant les conditions d'âge indiquées à l'article précédent et déjà inhumés pourront être réunis dans une même concession acquise, soit dans le cours de l'année du dernier décès, soit postérieurement.

Le corps d'un enfant âgé de moins de trois ans pourra être réuni au corps soit de l'un de ses ascendants tels que père, mère, grand-père ou grand'-mère, soit à celui d'un frère ou d'une sœur, à la condition que les deux inhumations soient effectuées dans le cours de la même année.

Le corps d'un enfant de l'âge sus-indiqué pourra, alors même qu'il aurait déjà été inhumé soit en concession de cinq ans, soit en tranchée gratuite, être réuni au corps de ses père, mère, grand-père, grand'mère, frère ou sœur, dans une concession acquise pour l'un de ces derniers, soit au cours de la même année, soit postérieurement.

Les restes des corps ayant plus de cinq années d'inhumation en tranchée gratuite ou en concession de cinq ans pourront être réunis à un autre corps de la même famille inhumé en concession de cinq ans, moyennant le paiement de la redevance prévue par l'article 59, § 6 ci-dessous.

De même, les cendres des corps incinérés pourront être réunies, moyennant le paiement de la dite redevance, à un corps de la même famille inhumé dans une concession de cinq ans, pourvu que la période restant à courir jointe à la durée du dépôt dans le columbarium soit au moins égale à une période de cinq ans.

La surface des terrains concédés à perpétuité est de 2 mètres au minimum, comportant 2 mètres de longueur sur 1 mètre de largeur.

Toutefois, des terrains d'un mètre au minimum peuvent être concédés soit pour la sépulture d'un enfant âgé de moins de sept ans, soit pour le dépôt d'urnes contenant les cendres de corps incinérés.

Il y aura entre chaque concession un isolement de 0 à 40 centimètres à la tête et sur les côtés et d'un mètre au pied. Les terrains concédés seront, autant que possible, livrés dans la forme d'un rectangle.

Il ne sera délivré de concessions excédant 4 mètres superficiels qu'en vertu d'une autorisation spéciale.

Tout terrain occupé par des arbres âgés de plus de vingt ans ne pourra être concédé que sur autorisation spéciale et à titre exceptionnel.

Il est accordé des concessions de trente ans, ayant uniformément une superficie de 2 mètres et comportant 1 mètre de largeur sur 2 mètres de longueur avec un isolement de 30 à 40 centimètres à la tête et sur les côtés et d'un mètre au pied. Ces concessions peuvent être acquises antérieurement à tout décès pour la fondation d'une sépulture.

Elles sont soumises aux prescriptions régissant les concessions perpétuelles et conditionnelles, notamment en ce qui concerne la faculté d'y construire des caveaux, monuments et tombeaux de famille. Toutefois, il ne pourra pas y être déposé de corps pendant les cinq dernières années de la concession, à moins qu'elles ne soient renouvelées ou converties en concessions perpétuelles.

La reprise des terrains concédés pour cinq ans ou affectés à des inhumations en tranchée sera opérée dans le cours de la sixième année qui suivra leur occupation.

L'inhumation peut être faite soit en pleine terre, soit en caveau. A la partie supérieure du caveau, il sera réservé, par mesure sanitaire, un vide qui aura au minimum 1 mètre de hauteur entre le niveau du sol et le dessus du premier dallage (mesure prise au point le plus bas). Aucune inhumation n'y sera effectuée.

Toutefois, dans les caveaux destinés à recevoir des urnes cinéraires, le vide sanitaire ne sera pas obligatoire.

Chaque case devra avoir une hauteur minima de $0^m,50$, y compris la dalle de recouvrement, et sa largeur ne pourra être inférieure à $0^m,65$, mesure prise entre bandeaux.

En aucun cas, le vide du caveau, pris dans la partie la plus large des cases, ne sera supérieur à la largeur du terrain concédé. Toute infraction à cette disposition sera considérée comme formant une anticipation.

Les bandeaux destinés à supporter les dallages de recouvrement des cases devront avoir au moins $0^m,05$ de saillie, afin de faciliter les descentes et pour servir de points d'appui aux ouvriers, lors des opérations effectuées dans l'intérieur des caveaux.

Lorsque la largeur des cases excédera $0^m,75$ entre bandeaux ou que leur hauteur sera supérieure à $0^m,60$, les caveaux devront être munis d'échelons dans toute leur hauteur. Ces échelons seront espacés de $0^m,35$ au plus et scellés solidement dans les murs.

Lorsqu'un caveau devra être construit en ciment armé, si les murs ne doivent pas occuper la moitié de la largeur de l'isolement, l'excédent de largeur devra être rempli avec de la maçonnerie ou du béton. Dans aucun cas, le vide du caveau ne devra excéder la largeur du terrain concédé, ainsi qu'il est dit à l'article 95.

Les murs des caveaux seront couronnés par un dallage en granit, pierre dure ou ciment armé d'au moins 0^m,05 d'épaisseur taillé en forme de caniveau avec dévers de 0^m,02. Ce dallage couvrira la demi-largeur des isolements ; il aura 0^m,20 de largeur du côté des chemins, et il suivra les pentes du sol, conformément aux indications contenues dans la feuille de caniveaux.

Le fond d'angle pourra être taillé à angle franc ou bien en ménageant une gorge dont le rayon n'excédera pas 0^m,04.

Il est interdit d'établir des caveaux en élévation au-dessus du sol.

Toutefois, les concessionnaires pourront établir des cases destinées à recevoir des urnes cinéraires dans l'épaisseur des monuments, même au-dessus du sol, mais à la condition que la partie du monument dans laquelle elles seront creusées sera en pierre dure monolithe.

Les parois extérieures auront au moins 10 centimètres d'épaisseur, et les cloisons de séparation entre chaque case, s'il y en a plusieurs, auront au moins 5 centimètres d'épaisseur.

Les cases seront closes au moyen d'un double dallage parfaitement scellé, dont l'épaisseur totale aura au moins 10 centimètres.

Le ciment armé pourra être employé, mais à la condition que les dispositions et les épaisseurs indiquées ci-dessus soient observées.

Autant que possible, l'ouverture des caveaux sera effectuée au moins cinq ou six heures avant l'inhumation.

Dès qu'un corps aura été déposé dans une case de caveau, celle-ci devra être immédiatement recouverte d'un dallage en pierre dure parfaitement scellé.

Lorsque l'introduction d'un nouveau corps, dans le caveau ouvert, sera reconnue impossible, il pourra être déposé soit dans le caveau dépositoire municipal, soit dans un caveau provisoire d'entrepreneur.

Dans les cimetières où il n'existe pas de caveau provisoire, le corps pourra être déposé en pleine terre durant un délai ne pouvant excéder cinq jours, sauf autorisation spéciale de l'Administration.

Aucune exhumation ne pourra avoir lieu sans une autorisation du préfet de police, exception faite pour celles qui seraient ordonnées par l'autorité judiciaire.

Les cendres des cadavres incinérés sont placées dans une urne qui est fournie gratuitement lorsque l'incinération ne donne pas lieu à la perception de la taxe.

Les urnes qui doivent être déposées dans une case du columbarium municipal n'excéderont pas les dimensions suivantes : hauteur, 28 centimètres ; longueur, 48 centimètres ; largeur, 28 centimètres.

Les cendres ne peuvent être déposées, même à titre provisoire, que dans les lieux de sépulture régulièrement établis.

Il peut être acquis, pour le dépôt des urnes cinéraires, des concessions perpétuelles ou conditionnelles d'un mètre superficiel seulement, ainsi que le disposent les articles 18 et 26 ci-dessus.

TABLE DES MATIÈRES

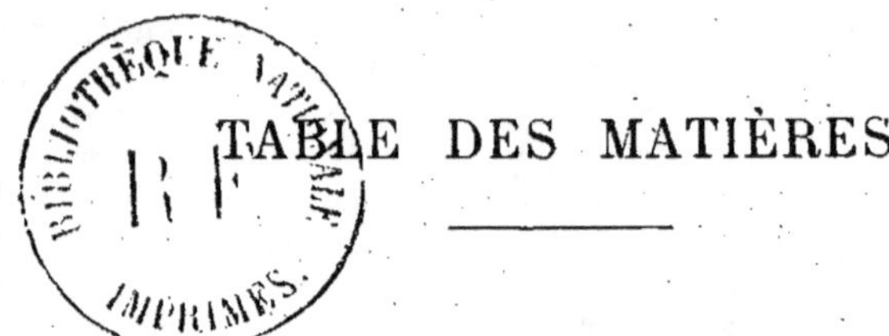

10360-10. — Corbeil. Imprimerie Crété.

www.ingramcontent.com/pod-product-compliance
Lightning Source LLC
Chambersburg PA
CBHW050655070726

47595CB00014B/38